全国高等职业技术教育卫生部规划教材

供五年一贯制临床医学专业用

外　科　学

主　编　王庆宝

副主编　熊云新　于万杰　张　峰

编　者（以姓氏笔画为序）

于万杰（黑龙江中医药大学佳木斯学院）

王少六（河南洛阳卫生学校）

王庆宝（泰山医学院）

王　欣（绍兴文理学院医学院）

王　洪（河北省职工医学院附属医院）

成建初（湖南省益阳卫生学校）

李全兴（四川绵阳医科学校）

张　峰（山东省淄博市中心医院）

郑之和（三峡大学第二临床医学院）

赵德生（吉林大学四平医学院）

韩国新（泰山医学院）

鹿占鹏（山东省济宁市第一人民医院）

熊云新（柳州医学高等专科学校）

编写秘书　韩国新

人民卫生出版社

图书在版编目（CIP）数据

外科学/王庆宝主编. —北京：人民卫生出版社，2003

ISBN 978-7-117-05831-5

Ⅰ. 外…　Ⅱ. 王…　Ⅲ. 外科学-医学院校-教材　Ⅳ. R6

中国版本图书馆 CIP 数据核字(2003)第 109740 号

外　科　学

主　　编：王庆宝
出版发行：人民卫生出版社（中继线 010-59780011）
地　　址：北京市朝阳区潘家园南里 19 号
邮　　编：100021
E - mail：pmph @ pmph. com
购书热线：010-59787592　010-59787584　010-65264830
印　　刷：北京人卫印刷厂
经　　销：新华书店
开　　本：787×1092　1/16　　印张：35
字　　数：841 千字
版　　次：2003 年 12 月第 1 版　　2015 年 2 月第 1 版第 7 次印刷
标准书号：ISBN 978-7-117-05831-5/R·5832
定　　价：46.00 元

全国高等职业技术教育卫生部规划教材出版说明

医学高等职业技术教育作为我国高等教育的重要组成部分，近年来发展迅速，为保证教育质量，规范课程设置和教学活动，促进我国高等职业技术教育的良性发展，卫生部教材办公室决定组织编写全国医学高等职业技术教育教材。2001 年 11 月，卫生部教材办公室对我国医学职业技术教育现状（专业种类、课程设置、教学要求）进行了调查，并在此基础上提出了全国医学高等职业技术教育卫生部规划教材的编写原则，即以专业培养目标为导向，以职业技能的培养为根本，满足 3 个需要（学科需要、教学需要、社会需要），力求体现高等职业技术教育的特色。同时，教材编写继续坚持“三基、五性、三特定”的原则，但基本理论和基本知识以“必须、够用”为度，强调基本技能的培养，特别强调教材的实用性与先进性；教材编写注意了与专业教育、中等职业教育的区别。考虑到我国高等职业技术教育模式发展中的多样性，在教材的编写过程中，提出了保障出口（毕业时的知识和技能水平），适当兼顾不同起点的要求，以体现教材的适用性。从 2002 年 4 月起，卫生部教材办公室陆续启动了检验、影像技术、药学、口腔工艺技术、护理、临床医学专业等专业课和专业基础课卫生部规划教材的编写工作。

2003 年 4 月，卫生部教材办公室在山东淄博召开了“全国医学高等职业技术教育文化基础课、医学基础课和五年一贯制临床医学专业卫生部规划教材主编人会议”，正式启动了高等职业技术教育五年一贯制临床医学专业卫生部规划教材的编写工作。本套五年一贯制临床医学专业课教材共 17 种。

医学心理学	主　编	刘志超
	副主编	徐传庚
医学伦理学	主　编	田荣云
	副主编	曾繁荣
中医学	主　编	李佃贵
	副主编	郭靠山　耿　杰
诊断学	主　编	孙九伶
	副主编	于三新　须　建
内科学	主　编	侯　恒
	副主编	林继超　苏保松
外科学	主　编	王庆宝
	副主编	熊云新　于万杰　张　峰

妇产科学	主　编	王志瑶
	副主编	刘　君
儿科学	主　编	闵秀全
	副主编	华　涛
神经精神病学	主　编	郑丽霞
	副主编	覃远生
传染病学	主　编	王秋海
五官科学	主　编	孟祥珍
	副主编	许复贞　李　敏
皮肤性病学	主　编	温树田
社区急救	主　编	杨玉南
	副主编	张贵云
常用社区护理技术	主　编	阎国钢
	副主编	王瑞敏
预防医学	主　编	袁聚祥
	副主编	于君美　张苏亚
卫生保健学	主　编	马　骥
	副主编	卢玉清
全科医学概论	主　编	任光圆
	副主编	肖敬民

前　言

医学高等职业技术教育作为我国高等教育的重要组成部分，近年来发展迅速，为保障教育质量、规范课程设置和教学活动，促进我国高等职业技术教育的良性发展，卫生部教材办公室决定组织编写医学高等职业技术教育教材。按照卫生部教材办公室提出的编写原则和基本要求，我们于2003年4月下旬开始组织编写本教材。教材主要面对一些地区高等职业技术学院、中等卫校的五年一贯制临床医学专业学生，以培养面向农村、社区医院的助理执业医师为主要目标，以职业技能的培养为根本，满足学科需要、教学需要、社会需要，力求体现高等职业技术教育的特色。

在编写过程中，始终坚持了“三基五性”原则，“三基”主要指基本理论、基本知识和基本技能。其中基本理论和基本知识以“必须、够用”为度，强调基本技能的培养；“五性”包括思想性、科学性、先进性、启发性、适用性。其中特别强调实用性和先进性。注意突出本书的特点，力求文字简练，层次清晰，重点突出，上下贯通，逻辑性强，以便于学生掌握。

本书共61章约60万字，在常见病、多发病方面，重点阐述在基层医疗卫生机构条件下，如何进行诊断和处理问题，方法实用、具体。在急危重症方面，着重论述救治原则，以最大限度提高诊断符合率，减少误诊误治。对近年来国内外医学科学的新进展和诊疗新技术也作了简要介绍，注意拓宽知识面，对显微外科、移植分列章节进行了介绍，在疼痛治疗章节中除介绍了术后镇痛外，对慢性疼痛和癌症疼痛也进行了论述。

本书在编写过程中，承蒙卫生部教材办公室的大力支持和悉心指导，使本教材在短短半年内顺利完成。在编写过程中，泰山医学院、黑龙江省中医药大学佳木斯学院、柳州医学高等专科学校给予了大力关怀和支持，在此一并致谢。本书的编写秘书韩国新副教授协助主编做了大量具体工作，摄影师文波同志对有关插图作了技术性处理。

由于时间紧，工作量大，加之水平和能力所限，缺点错误在所难免，敬希同道们批评指正。

王庆宝　熊云新
于万杰　张　峰

目　录

第一章　绪论……1

第一节　外科学发展简史……1

第二节　如何学习外科学……3

一、医德为本，强化服务宗旨……3

二、重视基本知识、基本技能和基础理论的学习……4

三、贯彻理论与实践相结合的原则……4

第二章　无菌术和手术基本操作……6

第一节　无菌术……6

一、无菌术的方法及其应用……6

二、病人手术区的准备……8

三、手术人员的术前准备和术中无菌原则……9

四、手术室的要求与制度……11

第二节　手术基本操作……12

一、切开……12

二、分离……12

三、止血……13

四、打结……13

五、缝合……15

第三章　麻醉……18

第一节　概述……18

第二节　麻醉前准备及麻醉前用药……18

第三节　局部麻醉……20

一、局麻药物……20

二、麻醉方法……22

第四节　椎管内麻醉……24

一、椎管内解剖和生理……24

二、椎管内麻醉方法……25

第五节　全身麻醉……29

一、吸入麻醉……29

二、静脉麻醉……31

三、全身麻醉的实施……34

四、全身麻醉的并发症和防治 …… 35
第六节 麻醉期间和麻醉恢复期的监测和管理 …… 37
一、麻醉期间的监测和处理 …… 37
二、麻醉恢复期的监测和管理 …… 37

第四章 心肺脑复苏 …… 39
第一节 初期复苏 …… 39
第二节 后期复苏 …… 41
第三节 复苏后处理 …… 43

第五章 疼痛治疗 …… 45
第一节 概述 …… 45
一、疼痛的分类 …… 45
二、疼痛程度的评估 …… 46
三、疼痛对机体的影响 …… 46
第二节 慢性疼痛的治疗 …… 47
一、诊治范围 …… 47
二、常用的治疗方法 …… 47
第三节 术后镇痛 …… 50
一、镇痛药物 …… 50
二、镇痛方法 …… 50
第四节 癌症疼痛治疗 …… 51

第六章 围手术期处理 …… 53
第一节 手术前准备 …… 53
第二节 手术后处理 …… 55
第三节 术后并发症的处理 …… 58

第七章 外科病人的体液失衡 …… 60
第一节 体液代谢失调 …… 60
一、水和钠的代谢紊乱 …… 60
二、钾的异常 …… 63
三、低钙血症 …… 64
第二节 酸碱平衡失调 …… 64
一、代谢性酸中毒 …… 64
二、代谢性碱中毒 …… 65
三、呼吸性酸中毒 …… 65
四、呼吸性碱中毒 …… 66
第三节 外科病人体液失衡的治疗 …… 66

第八章 外科病人的营养支持 …… 68
第一节 外科病人营养状况的评定和营养支持的适应证 …… 68
一、外科病人营养状况的评定 …… 68
二、营养支持的适应证 …… 69
第二节 肠外营养 …… 69
第三节 肠内营养 …… 71

第九章 输血 …… 73
第一节 输血的适应证 …… 73
第二节 输血的并发症及其防治 …… 74
第三节 自身输血 …… 75
第四节 血液成分制品和血浆增量剂 …… 76

第十章 外科感染 …… 78
第一节 概述 …… 78
第二节 浅部化脓性感染 …… 85
一、疖 …… 85
二、痈 …… 86
三、急性蜂窝织炎 …… 87
四、丹毒 …… 87
五、急性淋巴管炎和淋巴结炎 …… 88
六、脓肿 …… 88
第三节 手部急性化脓性感染 …… 89
一、甲沟炎 …… 90
二、脓性指头炎 …… 90
三、急性化脓性腱鞘炎及滑囊炎 …… 90
四、手掌深部间隙感染 …… 91
第四节 全身性外科感染 …… 92
第五节 有芽胞厌氧菌感染 …… 94
一、破伤风 …… 94
二、气性坏疽 …… 97

第十一章 创伤与战伤 …… 99
第一节 创伤分类 …… 99
第二节 创伤的病理与临床 …… 100
第三节 创伤的救治 …… 104
第四节 清创术 …… 106
第五节 战伤分类和急救 …… 108
第六节 火器伤和冲击伤 …… 111

一、火器伤 …… 111
二、冲击伤 …… 112

第十二章 烧伤、冻伤、咬螫伤 …… 115
第一节 烧伤 …… 115
第二节 冷伤 …… 121
一、冻疮 …… 121
二、冻结性冷伤 …… 122
第三节 咬螫伤 …… 123
一、毒蛇咬伤 …… 123
二、虫螫伤 …… 125

第十三章 休克 …… 126
第一节 概论 …… 126
第二节 外科常见休克 …… 133
一、失血性休克 …… 133
二、损伤性休克 …… 134
三、感染性休克 …… 134

第十四章 多器官功能不全综合征 …… 137
第一节 概论 …… 137
第二节 急性肾衰竭 …… 139
第三节 急性呼吸窘迫综合征 …… 143

第十五章 肿瘤 …… 146
第一节 概述 …… 146
第二节 常见的体表肿瘤 …… 153
一、皮肤乳头状瘤 …… 153
二、皮肤癌 …… 153
三、痣与黑色素瘤 …… 153
四、脂肪瘤 …… 154
五、纤维瘤 …… 154
六、神经纤维瘤 …… 154
七、血管瘤 …… 154
八、囊性肿瘤与囊肿 …… 155

第十六章 显微外科 …… 156
一、概述 …… 156
二、显微外科手术的设备和器材 …… 156

三、显微外科基本手术技术 …… 158
四、显微外科的应用范围 …… 160

第十七章　移植 …… 162
第一节　概述 …… 162
第二节　移植的基本原则和步骤 …… 163
第三节　器官移植 …… 166

第十八章　颅内压增高 …… 169

第十九章　颅脑损伤 …… 175
第一节　概述 …… 175
第二节　头皮损伤 …… 178
一、头皮挫伤和血肿 …… 178
二、头皮裂伤 …… 178
三、头皮撕脱伤 …… 179
第三节　颅骨骨折 …… 179
一、颅盖骨折 …… 179
二、颅底骨折 …… 180
第四节　脑损伤 …… 180
一、脑震荡 …… 180
二、脑挫裂伤 …… 181
三、脑干损伤 …… 181
四、颅内血肿 …… 182
五、开放性颅脑损伤 …… 184

第二十章　颅脑、椎管、脊髓的外科疾病 …… 185
第一节　颅内肿瘤 …… 185
第二节　脑脓肿 …… 187
第三节　脑卒中的外科治疗 …… 188
第四节　脑积水 …… 189
第五节　椎管内肿瘤 …… 190

第二十一章　颈部疾病 …… 192
第一节　甲状腺疾病 …… 192
一、解剖生理概要 …… 192
二、单纯性甲状腺肿 …… 193
三、甲状腺功能亢进的外科治疗 …… 195
四、甲状腺炎 …… 199

五、甲状腺腺瘤 …… 200
六、甲状腺癌 …… 200
第二节 原发性甲状旁腺功能亢进 …… 202
第三节 颈淋巴结结核 …… 203

第二十二章 乳房疾病 …… 205
第一节 解剖生理概要 …… 205
第二节 急性乳腺炎 …… 206
第三节 乳腺囊性增生病 …… 208
第四节 乳房肿瘤 …… 209
一、乳房纤维腺瘤 …… 209
二、乳管内乳头状瘤 …… 209
三、乳房肉瘤 …… 210
四、乳腺癌 …… 210

第二十三章 胸部损伤 …… 216
第一节 概论 …… 216
第二节 肋骨骨折 …… 217
第三节 气胸 …… 218
一、闭合性气胸 …… 219
二、开放性气胸 …… 219
三、张力性气胸 …… 220
第四节 血胸 …… 221

第二十四章 胸壁疾病与脓胸 …… 223
第一节 胸壁结核 …… 223
第二节 急性脓胸 …… 224
第三节 慢性脓胸 …… 225

第二十五章 肺部疾病 …… 226
第一节 肺癌 …… 226
第二节 肺结核的外科治疗 …… 232
一、肺叶切除术 …… 232
二、胸廓成形术 …… 233
第三节 肺脓肿 …… 233
第四节 支气管扩张的外科治疗 …… 234

第二十六章 食管疾病 …… 236
第一节 食管良性病变 …… 236

一、贲门失弛症 …… 236
二、腐蚀性食管灼伤 …… 236
三、食管良性肿瘤 …… 237
四、食管憩室 …… 237
第二节　食管癌 …… 238

第二十七章　心脏疾病 …… 243
第一节　先天性心血管病的外科治疗 …… 243
一、动脉导管未闭 …… 243
二、肺动脉口狭窄 …… 244
三、房间隔缺损 …… 244
四、室间隔缺损 …… 244
五、法洛四联症 …… 245
第二节　后天性心脏病的外科治疗 …… 246
一、慢性缩窄性心包炎 …… 246
二、后天性心脏瓣膜病 …… 247
三、冠状动脉粥样硬化性心脏病 …… 248
四、心脏粘液瘤 …… 249

第二十八章　原发性纵隔肿瘤 …… 251
一、胸腺瘤 …… 252
二、神经源性肿瘤 …… 252
三、畸胎类肿瘤 …… 252
四、纵隔囊肿 …… 253
五、胸内甲状腺肿 …… 253
六、纵隔淋巴瘤 …… 254

第二十九章　腹外疝 …… 255
第一节　概述 …… 255
第二节　腹股沟疝 …… 256
第三节　股疝 …… 260
第四节　其他腹外疝 …… 261
一、脐疝 …… 261
二、切口疝 …… 262

第三十章　急性腹膜炎 …… 263
第一节　急性继发性腹膜炎 …… 264
第二节　腹腔脓肿 …… 268
一、膈下脓肿 …… 268

二、盆腔脓肿 …… 269
三、肠间脓肿 …… 269

第三十一章 腹部损伤 …… 271
第一节 概述 …… 271
第二节 常见内脏损伤的特征和处理原则 …… 274
一、脾破裂 …… 274
二、肝破裂 …… 275
三、小肠破裂 …… 276
四、结肠破裂 …… 276
五、直肠损伤 …… 276

第三十二章 胃十二指肠疾病 …… 277
第一节 解剖生理概要 …… 277
一、胃的解剖和生理 …… 277
二、十二指肠的解剖和生理 …… 279
第二节 胃十二指肠溃疡的外科治疗 …… 279
一、十二指肠溃疡的外科治疗 …… 279
二、胃溃疡的外科治疗 …… 280
三、胃十二指肠溃疡急性穿孔 …… 280
四、胃十二指肠溃疡大出血 …… 281
五、胃十二指肠溃疡瘢痕性幽门梗阻 …… 283
六、手术方式 …… 283
七、术后并发症 …… 285
第三节 胃癌 …… 288

第三十三章 阑尾炎 …… 292
第一节 解剖生理概要 …… 292
第二节 急性阑尾炎 …… 292
第三节 特殊类型阑尾炎 …… 297
第四节 慢性阑尾炎 …… 298

第三十四章 肠疾病 …… 299
第一节 解剖生理概要 …… 299
第二节 肠炎性疾病 …… 300
一、克罗恩病 …… 300
二、肠结核 …… 301
三、急性坏死性肠炎 …… 302
第三节 肠梗阻 …… 302

一、粘连性肠梗阻 …… 306
二、肠扭转 …… 306
三、肠套叠 …… 307
第四节　肠系膜血管缺血性疾病 …… 307
第五节　肠肿瘤 …… 308
一、小肠肿瘤 …… 308
二、结肠癌 …… 309

第三十五章　直肠肛管疾病 …… 312
第一节　解剖生理概要 …… 312
第二节　直肠肛管检查方法 …… 314
第三节　肛裂 …… 316
第四节　直肠肛管周围脓肿 …… 317
第五节　肛瘘 …… 318
第六节　痔 …… 319
第七节　直肠息肉 …… 322
第八节　直肠癌 …… 323

第三十六章　肝脏疾病 …… 326
第一节　解剖生理概要 …… 326
第二节　肝脓肿 …… 327
一、细菌性肝脓肿 …… 327
二、阿米巴肝脓肿 …… 329
第三节　肝包虫病 …… 329
第四节　原发性肝癌 …… 330

第三十七章　门静脉高压症 …… 334

第三十八章　胆道疾病 …… 341
第一节　解剖生理概要 …… 341
第二节　特殊检查 …… 342
第三节　先天性胆管扩张症 …… 343
第四节　胆石病 …… 343
一、胆囊结石 …… 344
二、肝外胆管结石 …… 345
三、肝内胆管结石 …… 346
第五节　胆道感染 …… 347
一、急性胆囊炎 …… 347
二、慢性胆囊炎 …… 348

三、急性梗阻性化脓性胆管炎 …… 349
第六节 胆道蛔虫病 …… 350
第七节 胆道肿瘤 …… 351
一、胆囊息肉 …… 351
二、胆囊癌 …… 351
三、胆管癌 …… 352

第三十九章 胰腺疾病 …… 354
第一节 解剖生理概要 …… 354
第二节 胰腺炎 …… 355
一、急性胰腺炎 …… 355
二、慢性胰腺炎 …… 359
第三节 胰腺囊肿 …… 361
一、胰腺假囊肿 …… 361
二、先天性胰腺囊肿 …… 362
三、滞留性囊肿 …… 362
第四节 胰腺癌和壶腹部癌 …… 362
一、胰腺癌 …… 362
二、壶腹部癌 …… 364

第四十章 急腹症的鉴别诊断 …… 366

第四十一章 周围血管和淋巴管疾病 …… 370
第一节 概论 …… 370
第二节 下肢动脉硬化闭塞症 …… 372
第三节 血栓闭塞性脉管炎 …… 373
第四节 雷诺综合征 …… 374
第五节 急性动脉栓塞 …… 375
第六节 动脉瘤 …… 376
第七节 单纯性下肢静脉曲张 …… 377
第八节 下肢深静脉血栓形成 …… 378
第九节 淋巴水肿 …… 379

第四十二章 泌尿、男生殖系统外科检查和诊断 …… 381
第一节 泌尿、男生殖系统外科疾病的主要症状 …… 381
一、与排尿有关的症状 …… 381
二、与尿液有关的症状 …… 382
三、尿道分泌物 …… 382
四、其他 …… 382

第二节　泌尿、男生殖系统外科检查 …… 383
一、体格检查 …… 383
二、实验室检查 …… 384
三、器械检查 …… 385
四、影像学诊断 …… 385

第四十三章　泌尿系统损伤 …… 387
第一节　肾损伤 …… 387
第二节　膀胱损伤 …… 389
第三节　尿道损伤 …… 390
一、前尿道损伤 …… 390
二、后尿道损伤 …… 391

第四十四章　泌尿、男生殖系统感染 …… 393
第一节　肾积脓 …… 393
第二节　肾皮质多发性脓肿 …… 393
第三节　急性细菌性膀胱炎 …… 394
第四节　泌尿、男生殖系统结核 …… 394
一、肾、输尿管、膀胱结核 …… 394
二、前列腺、精囊、附睾结核 …… 396
第五节　前列腺炎、精囊炎、附睾炎、睾丸炎 …… 396
一、前列腺炎 …… 396
二、精囊炎 …… 398
三、附睾炎 …… 398
四、睾丸炎 …… 399

第四十五章　泌尿系统梗阻 …… 400
第一节　概述 …… 400
第二节　肾积水 …… 401
第三节　前列腺增生症 …… 403
第四节　急性尿潴留 …… 404

第四十六章　尿石症 …… 406
第一节　概述 …… 406
第二节　上尿路结石 …… 407
第三节　膀胱结石 …… 410
第四节　尿道结石 …… 411

第四十七章　泌尿、男生殖系统肿瘤 …… 412

第一节　肾肿瘤 …… 412
一、肾癌 …… 412
二、肾母细胞瘤 …… 413
三、肾盂肿瘤 …… 413
第二节　膀胱肿瘤 …… 414
第三节　阴茎癌 …… 416
第四节　睾丸肿瘤 …… 416
第五节　前列腺癌 …… 417

第四十八章　泌尿、男生殖系统的其他疾病 …… 418
第一节　尿道下裂 …… 418
第二节　包茎和包皮过长 …… 418
第三节　隐睾 …… 419
第四节　鞘膜积液 …… 419
第五节　精索静脉曲张 …… 421

第四十九章　男性性功能障碍、不育和节育 …… 423
第一节　概论 …… 423
第二节　男性性功能障碍 …… 424
第三节　男性不育 …… 425
第四节　男性节育 …… 426

第五十章　骨科检查法 …… 429
第一节　骨科理学检查的基本要求及内容 …… 429
一、检查的基本要求 …… 429
二、基本检查方法和内容 …… 430
第二节　各部位的理学检查 …… 431
一、脊柱检查法 …… 431
二、骨盆检查法 …… 434
三、肩部检查法 …… 435
四、肘部检查法 …… 435
五、腕和手部检查法 …… 436
六、髋关节检查法 …… 436
七、膝关节检查法 …… 438
八、踝及足部检查法 …… 440
第三节　X线检查方法 …… 440

第五十一章　骨折 …… 442
第一节　概述 …… 442

一、骨折的定义、病因、分类及移位 …… 442
二、骨折的临床表现 …… 444
三、骨折并发症 …… 444
四、骨折的愈合过程 …… 445
五、骨折的急救 …… 446
六、骨折的治疗原则 …… 447
七、骨折的手法复位 …… 448
八、骨折的固定 …… 450
九、功能锻炼 …… 452
十、开放性骨折的处理 …… 452
第二节 上肢骨折 …… 453
一、锁骨骨折 …… 453
二、肱骨干骨折 …… 454
三、肱骨髁上骨折 …… 455
四、前臂双骨折 …… 456
五、桡骨下端骨折 …… 457
第三节 下肢骨折 …… 458
一、股骨颈骨折 …… 458
二、股骨干骨折 …… 460
三、胫腓骨干骨折 …… 462
四、踝部骨折 …… 462
第四节 脊柱骨折 …… 463
第五节 骨盆骨折 …… 466

第五十二章 关节损伤 …… 468
第一节 关节脱位 …… 468
一、概述 …… 468
二、肩关节脱位 …… 470
三、肘关节脱位 …… 471
四、小儿桡骨头半脱位 …… 472
五、髋关节脱位 …… 473
第二节 膝关节半月板损伤 …… 475
第三节 膝关节韧带损伤 …… 476

第五十三章 手部损伤 …… 478
第一节 手部损伤的一般处理 …… 478
第二节 常见的手部损伤 …… 480
一、手部骨折与脱位 …… 480
二、肌腱断裂与神经损伤 …… 483

三、手部切割伤 …… 483
四、手部挤压伤及皮肤撕脱伤 …… 485

第五十四章 周围神经损伤 …… 486
第一节 概论 …… 486
第二节 上肢神经损伤 …… 487
一、臂丛神经损伤 …… 487
二、正中神经损伤 …… 488
三、尺神经损伤 …… 489
四、桡神经损伤 …… 489
第三节 下肢神经损伤 …… 489
一、坐骨神经损伤 …… 489
二、腓总神经损伤 …… 490
三、胫神经损伤 …… 490

第五十五章 骨与关节化脓性感染 …… 491
第一节 化脓性骨髓炎 …… 491
一、急性血源性骨髓炎 …… 491
二、慢性骨髓炎 …… 493
第二节 化脓性关节炎 …… 494

第五十六章 骨与关节结核 …… 497
第一节 概述 …… 497
第二节 脊柱结核 …… 500
第三节 髋关节结核 …… 502
第四节 膝关节结核 …… 503

第五十七章 骨肿瘤 …… 504
第一节 概述 …… 504
第二节 良性骨肿瘤和瘤样病变 …… 505
一、骨瘤 …… 505
二、软骨瘤 …… 505
三、骨软骨瘤 …… 505
四、骨巨细胞瘤 …… 506
五、骨囊肿 …… 506
第三节 恶性骨肿瘤 …… 507
一、骨肉瘤 …… 507
二、软骨肉瘤 …… 507
三、骨纤维肉瘤 …… 508
第四节 滑膜肉瘤 …… 508
第五节 转移性骨肿瘤 …… 508

第五十八章　非化脓性关节炎 …… 509
第一节　骨性关节炎 …… 509
第二节　类风湿性关节炎 …… 511

第五十九章　运动系统畸形 …… 513
第一节　先天性畸形 …… 513
一、先天性肌斜颈 …… 513
二、并指（趾）与多指（趾） …… 513
三、先天性髋关节脱位 …… 514
四、先天性马蹄内翻足 …… 515
第二节　特发性脊柱侧凸 …… 517

第六十章　颈肩痛和腰腿痛 …… 520
第一节　颈肩痛 …… 520
一、颈部软组织急性损伤 …… 520
二、颈肩部软组织慢性劳损 …… 520
三、颈椎病 …… 521
四、胸廓出口综合征 …… 523
五、肩关节周围炎 …… 523
第二节　腰腿痛 …… 524
一、概述 …… 524
二、急性腰扭伤 …… 525
三、慢性腰部劳损 …… 526
四、腰椎间盘突出症 …… 527
五、腰椎椎管狭窄症 …… 530
六、梨状肌综合征 …… 531

第六十一章　运动系统慢性损伤 …… 532
第一节　狭窄性腱鞘炎 …… 532
第二节　腱鞘囊肿 …… 533
第三节　肱骨外上髁炎 …… 534
第四节　滑囊炎 …… 534
第五节　骨软骨病 …… 535
一、股骨头骨软骨病 …… 535
二、胫骨结节骨软骨炎 …… 536
附：常见运动系统慢性损伤的门诊治疗 …… 536
一、狭窄性腱鞘炎的门诊手术治疗 …… 536
二、肱骨外上髁炎的封闭术 …… 537

第一章 绪论

第一节　外科学发展简史

医学是在人类和伤病斗争的长期过程中形成的，外科学是在医学发展中自然分出的。在古代，外科学的范畴仅限于一些体表的疾病和外伤，随着医学的发展，外科学在基础理论和临床实践上都有了极大的提高，加之诊断方法和手术技术不断改进，现代外科学的范畴已包括许多内部的疾病。外科疾病主要包括损伤、感染、畸形、肿瘤和其他需要手术治疗的疾病。外科学不但包括上述疾病的诊断、治疗和预防的知识和技能，还要研究疾病的发生和发展规律。随着现代医学的发展，外科学的范畴也在不断地更新变化，原来需要手术治疗的疾病如胃十二指肠溃疡随着 H_2 受体阻滞剂的应用需行胃大部切除者的数量大大下降，有的原来不能手术治疗的疾病，现在有了有效的手术疗法。由于介入放射学的发展，外科学与其他临床学科有了更多的交叉。

我国医学史上外科开始很早，公元前 14 世纪商代的甲骨文中就有“疥”、“疮”等字的记载。周代已有专门的骨伤科，外科医生称为“疡医”。西周和春秋战国时期，我国现存最早的医学名著《黄帝内经》全面详尽地论述了疾病的解剖、生理、病理、诊断等。汉代杰出的医学家华佗，使用酒服麻沸散为病人进行死骨剔除术、剖腹术等。在南北朝时，龚庆宣著有我国最早的外科学专著《刘涓子鬼遗方》，其中有金疡专论，已开展了骨折的切开复位治疗，反映当时处理创伤的情况。隋代巢元方在《诸病源候论》中，记述了炭疽、痔、瘘、组织清创、用丝线结扎血管等。唐代孙思邈所著的《千金要方》记述了手法整复下颌关节脱位，与现代医学采用的手法类似，蔺道人的《理伤续断秘方》是我国第一部伤科专著，制定了一套与现代治疗相类似的骨折整复固定方法和处理开放性骨折需要注意的规则。宋代王怀隐著《太平圣惠方》中已有砒剂治疗痔的记载。金元时代齐德之的《外科精义》，强调了外科治疗中的辨证论治及整体观。危亦林著《世医得效方》在正骨方面有精确的记载，用悬吊复位治疗脊柱骨折比西方提出悬吊复位法早 600 余年。明代是我国外科学的全盛时代，薛己出色地总结了婴儿破伤风的预防方法，陈实功在其所著的《外科正宗》中，记述了刎颈切断气管应急用丝线缝合刀口，对于急性乳房炎（乳痈）和乳腺癌（乳岩）也有较确切的描述。孙志宏著《简明医彀》中，已载有先天性肛管闭锁的治疗方法。清初设有专治骨折和脱臼的专科。《医宗金鉴》的“正骨心法”是当时最好的正骨书。

古代的外科学发展源于经济文化发达的文明中心，在欧洲，有关医学的记载可见于 Hippocrates 的著作中，对骨折、脱位等创伤提出了多种新疗法，强调环境的致病作用及治疗中的整体观念，其中也记载了有名的关于医德的"Hippocrates 誓言"。古罗马的 Celsus 和 Galen 用拉丁文写医书，开始了持续 1 500 年用拉丁文作为欧洲医学公用语言的传统。在长达 1 000 年的中世纪，由于宗教神学对解剖研究、外科手术的严格限制，外科学几乎停滞不前。14 到 16 世纪的文艺复兴时期，外科学开始进一步完善和发展。科学的发展带动了医学的发展，现代外科学奠基于 19 世纪 40 年代，先后解决了手术疼痛、伤口感染和止血、输血等问题。对止痛问题很早就有各种探索，而且也找到了一些药物，但未能为手术提供无痛条件。1846 年美国的 Morton 首先采用了乙醚作为全身麻醉剂，1847 年苏格兰的 Simpson 开展了氯仿麻醉，从此开创了外科的新纪元，手术成为一种可行的治疗方法。1852—1905 年，又发展了用可卡因、普鲁卡因行局部浸润麻醉与椎管内麻醉。伤口感染是 100 多年前外科医生面临的最大问题之一，1846 年匈牙利 Semmelweis 最先在产科倡用抗菌法，提出在检查产妇前用漂白粉水将手洗净，遂使他所治疗的产妇死亡率由 10%降至 1%。英国外科医生 Lister 是公认的抗菌外科的创始人，他所应用的主要抗菌剂是石炭酸，用以浸泡手术器械，使他所施行的截肢手术的死亡率自 40%降至 15%。1878 年，德国人 Koch 发现切口感染的病原菌，此后，其同胞 Bergmann 发明了蒸气灭菌法，在现代外科中建立了无菌术。随着 1889 年德国的 Fürbringer 提出了手臂消毒法，1890 年美国的 Halsted 提倡用无菌橡皮手套，无菌术基本完善，使现代外科向身体各个部位迅速发展。1929 年英国 Fleming 发现了青霉素，德国人 Domagk 倡用百浪多息（磺胺类药），此后各国陆续研制出了一系列抗菌药物，为外科的发展开辟了一个新时代。手术出血也曾是妨碍外科发展的另一重要因素，1872 年英国的 Wells 发明了止血钳，1873 年德国 Esmarch 在截肢时倡用止血带，他们是解决手术出血的创始者。1901 年，美国 Landsteiner 发现了人类血型，并于 1907 年由 Jam Jansky 首次完成了人类异体输血，至此长期困扰外科学发展的困难被逐一突破。

20 世纪中叶以来，新的技术革命在全球兴起，自然科学的进展和新技术、新材料的出现推动了各学科的发展，医学本身也从生物医学模式转向生物-心理-社会医学的模式。外科在诊断治疗疾病的同时，也日益重视社会、心理、行为因素在疾病发生、发展中的作用。当代外科已进入了一个蓬勃发展的阶段，数以千计的对身体各个系统或器官有明确药理作用的药物扩大了外科治疗的范围，提高了治疗的安全性和效果。诊断技术的提高使许多过长难以确诊的疾病已能在早期查出，影像学检查如 B 超、CT、MRI、血管造影等在确定病变性质和范围上可达到相当准确的程度。内镜操作已成为外科的一项重要的诊治手段，许多胸腹部手术已在胸腔镜或腹腔镜下完成，关节镜的应用范围也在逐渐扩大，显微外科的发展促进了创伤、整形、移植外科的发展，吻合器、氩气刀、超声刀等外科手术器械、新型生物材料为外科手术提供了极大便利。随着移植免疫学、移植技术的提高及免疫抑制剂的不断更新，器官移植已挽救了许多终末期病人的生命。随着外科学在广度和深度方面的迅速发展，外科学已分成若干专科，普通外科、胸心外科、骨科、泌尿外科、神经外科、小儿外科先后建立，在此基础上又有新的专业如器官移植外科、显微外科等专科成立。随着分子生物学的发展，人们已开始在分子水平探讨疾病的病因和病理生理的变化，分子外科学正处于萌芽状态。计算机与通讯技术极大地促进了当代外科的进展，人们可以通过 Internet 快速地获取医学领域的各种信息，与同行交流经验和进行远程会诊。目前现代外科学同时向扩大化与缩微化两个方向发展。所谓扩大化是指手术治疗的范围不断扩大，现代外科手术几乎无处不到，无所不能，手术的禁区逐渐突破，外科早已不受年龄的限制，从胎儿时期到高龄，在必要的情况下都可进行手术，肾、肝、心、肺乃至多脏器联合移植正蓬勃发展。所谓缩微化，一是指显微外科技术的发展，开辟了外科手术新的治疗领域；另一方面，在保证肿瘤根治的前提下，为了保证机体的结构与功能，提高病人的生存质量，有些肿瘤的手术范围有缩小的趋势。微创外科的发展更是令人瞩目，腹腔镜、胸腔镜、关节镜、血管镜治疗的疾病种类越来越多，放射介入治疗领域也取得了显著的成绩。随着外科学的不断发展，外科学必将走向更加辉煌。

现代外科学传入我国已有百余年的历史，旧中国的外科水平一直处于落后状态，有外科设施的医院均设在少数几个大城市，稍大的手术如胃大部切除术、胆囊切除或肾切除也只能在这几所医院中进行。新中国成立后，我国的医疗体系不断完善，全国各省、市、自治区都建立了医学院校，外科队伍不断壮大，外科技术在普及的基础上有了显著提高。常见外科疾病和一般手术都能在县医院治疗和施行，许多县以下的基层卫生院也开展了外科工作。经过不断努力，新的外科领域，如心血管外科、显微外科及器官移植正在不断发展并取得了可喜的成绩。传统医学与现代医学相结合，又焕发了勃勃生机。中西医结合治疗一些外科急腹症，如急性胰腺炎、胆管结石和粘连性肠梗阻等，取得了较好的效果。其他如内痔、肛瘘和血栓闭塞性脉管炎等应用中西医结合疗法，也取得了较好的疗效。

建国以来，广大外科工作者在对严重危害人民健康的疾病和创伤，竭尽全力进行救治并取得了优异成绩。自 1958 年成功抢救了 1 例大面积深度烧伤工人之后，大面积烧伤的抢救水平不断提高，进入了国际先进行列，1963 年成功地为一工人接活了离断已 6 小时的左前臂后，全国各地陆续接活了断指、断掌、断肢数千例，自体移植足趾进行手再造功能良好，在国际上属于首例。多年来，我国外科工作者在长江两岸血吸虫病流行地区，在简易的手术室中为几万名晚期血吸虫病人进行了巨脾切除术，使他们恢复了健康。在全国范围内的肿瘤防治工作也迅速开展，对食管癌、肝癌、胃癌、乳癌等进行了数十万至数百万人口的普查，使许多恶性肿瘤病人得到了早期发现、早期诊断和早期治疗，使得上述恶性肿瘤的手术成功率、长期生存率有了显著提高。我国的器官移植外科虽然起步较晚，但发展速度较快，在肾、肝、心、脾、胰、小肠、骨髓移植等方面的成就已接近或达到国际先进水平。近年来实验外科学也取得了较快发展。

第二节 如何学习外科学

一、医德为本，强化服务宗旨

医学是一门生命科学，是关系人民健康的科学，医疗工作中任何疏忽失误都会不同程度地影响人的健康。作为外科医生，只有具有良好的医德、医风，才能发挥医术的作用。学习外科学必须正确处理好服务与学习的关系，要善于在服务中学习，也就是要在全心全意地为人民服务的基础上学好本领，再转过来更好地为病人服务。手术是外科工作中的一个重要手段，也是治疗成败的关键。但是忽视围手术期处理，认为外科就是手术，手术能解决一切问题的观点是不正确的。因此，学习外科学首先要严格掌握外科疾病的手术适应证，如果能用非手术方法治疗的，就不要采用手术治疗，如能用小手术治愈的，就不能采用大手术。要充分作好手术前准备，制定周密的手术计划，对术中可能发生的意外也要有所准备。手术中要细致操作，注意保护正常组织，手术后要细心观察，防止各种并发症的发生。一定要纠正单纯手术观点，在注重基本功培养的基础上，循序渐进的学习手术方式，不抢做手术，不争做大手术，更不要做自己不会做的手术。要学好外科学，必须具有对医学事业的无比热爱，高度的责任感，深厚的同情心，惟此才能产生强烈的求知欲望，不断提高自己的业务水平，全力以赴地救治病人。无论在外科手术还是在日常工作中，外科医生均应团结协作，保持谦虚谨慎的工作作风，认真对待每一位病人，在诊断和治疗中遇到困难时要虚心求教，集思广益。

二、重视基本知识、基本技能和基础理论的学习

基本知识不仅包括疾病的诊断治疗等外科方面的内容，也包括解剖学、生理学、病理学、病理生理学、免疫学等基础医学知识与内科学、麻醉学、影像学等临床相关学科知识。例如熟悉腹股沟区局部解剖是作好腹股沟疝修补术的基础；随着人口老龄化，伴有高血压、冠心病、糖尿病的病人越来越多，充分利用所学的内科学知识作好围手术期处理是手术成功的保证。因此，外科医生不能只强调手术操作，基本知识的学习也是非常重要的。在基本技能方面，不仅要写好病史记录，学会体格检查，也要注意培养严格的无菌观念，更要重视外科基本操作的训练，须知如何高难复杂的外科手术，均以精巧、高超的切开、分离、止血、结扎、缝合等外科基本操作为基础。另外对一些常用的临床操作如血管穿刺、胃肠减压、导尿、腹腔穿刺、气管切开、胸腔闭式引流等也应熟练掌握。重视基础理论学习，能够使外科医生思维开阔、清晰，对疾病的认识不断深化，在工作中有所突破和创新。

在重视基本知识、基本技能和基础理论学习的基础上，还应注意社会科学和相关自然科学等边缘知识的学习。医生除了为人群服务外，还要在健康问题上为各个具体的人服务，作为社会的人来说，世界上没有完全相同的人，诸如社会背景、文化素质、经济状况、家庭关系、健康知识等，无不影响各人对健康和疾病的认识。同一种疾病在不同人身上有不同的表现，对诊疗措施也有不同的反应，病与人不能分，因此，医生不仅要有丰富的医学知识，还要掌握心理学、社会学等方面的知识，善于与病人沟通，取得病人对自己的信任。当今科学日新月异，分子生物学、材料科学、计算机科学等进展迅速，外科医生应结合自己的工作实际有目的地去获取有关知识，去克服在诊断和治疗疾病中遇到的困难。

三、贯彻理论与实践相结合的原则

外科学的每一进展，都体现了理论和实践相结合的原则。学习外科学，一方面要认真学习书本上的理论知识，另一方面必须亲自参加实践。作为临床医生，最终是要面对病人，用自己的本领为病人解除疾苦。书本知识是对疾病典型表现的概括与总结，而每一个病人均有个性化的表现，病情也在变化发展中，有时还可能合并其他疾病，解决实际问题的能力只在实践中得到。刚刚接触临床的医学生和年轻医生必须把临床实践放在第一位，将理论知识应用于临床实践，并不断验证，修订自身的判断，才能不断提高。带着实践中遇到的问题去读书也会取得事半功倍的效果。医学院校毕业后的最初几年是关键阶段，在这一时期可以在学习、工作和督促自己提高等方面养成许多良好的习惯，终生受益。总之，我们要重视临床实践，善于分析实践中遇到的各种问题，不断通过自己的独立思考，把感性认识和理论知识紧

密地结合起来，不断提高分析问题和解决问题的能力。

当今科学日新月异，广大外科工作者应在掌握现有知识的基础上，不断用先进知识武装自己，勤奋学习先进理论和先进技术，更新观念，同时要勇于实践，在实践中不断提高自己的才能，为医学的发展和人类的健康做出应有的贡献。

（王庆宝）

第二章

无菌术和手术基本操作

第一节　无　菌　术

微生物普遍存在于人体和周围环境之中。活体胃肠道、呼吸道、外生殖道、皮肤表面等，都为有菌的地方；而机体的皮下组织，肌肉、骨骼、实质器官、体腔、血液、脑脊液等，则属无菌区。手术进行中，致病菌可通过空气或接触途径污染创口。无菌术就是针对这些感染来源所采取的一种预防措施。外科的无菌术以预防手术伤口感染为主。是否发生感染，取决于细菌的数量、种类和毒性，机体的抗感染能力，组织是否坏死或存在异物等。

手术伤口感染的细菌来源有：①人体皮肤表面的细菌可通过切口进入组织。②体内感染病灶和胃肠道、气管等有腔器官内存在细菌。③人体鼻咽腔内的细菌，可通过说话、呼气或咳嗽排出，污染伤口。④手术器械、敷料和其他手术用品未消毒或被细菌污染。⑤空气中的细菌直接落入伤口。

无菌术由灭菌法、抗菌法、操作规则和管理制度组成。灭菌法主要是用物理的方法，消灭与手术区或伤口接触的器械、物品上的微生物。抗菌法又称消毒法，主要是用化学药物来杀灭微生物。有关的操作规则和管理制度，主要是防止经过灭菌和消毒过的手术物品、手术人员、无菌区等不再被污染的方法。

无菌术是临床医学一个基本操作规范。所有外科工作人员都应该自觉地严格遵守这个法则，即绝对无菌的东西只能接触绝对无菌的东西，相对无菌的东西只能接触相对无菌的东西，有菌的东西只能接触有菌的东西；若无菌的东西与非无菌的东西接触，则变为有菌的，必须重新灭菌后才能使用。

一、无菌术的方法及其应用

（一）灭菌法

1. 高压蒸气灭菌法　应用最普遍，效果可靠。用蒸气压力 104.0～137.3kPa（15～20Ibf/in^2）时，温度可达到 121～126℃，维持 30 分钟，能杀灭包括细菌芽孢在内的一切细菌，达到灭菌目的。各类物品灭菌所需时间略有不同，金属器械所需时间为 10～15 分钟，敷料为 30～45 分钟，橡胶类和玻璃、搪瓷制品为 15 分钟，瓶装溶液类为 20～40 分钟。注意事项：①应有专人负责；②灭菌物品不要包得过大过紧，一般不超过 55cm×33cm×22cm；③检查灭菌效果的方法，是在灭菌包内和包外各贴一条灭菌指示纸带，如压力达到

104.0kPa（15Ibf/in^2），温度达到120℃左右，并维持15分钟，指示纸带上出现黑色条纹，表示已达到灭菌效果；④灭菌后的物品，一般可保留2周。

2. 煮沸灭菌法　该法简便，应用正确，杀菌效果较为可靠，用于耐热耐湿的物品，如金属器械、玻璃、搪瓷制品及橡胶类的灭菌。在水中煮沸至100℃，持续20分钟，能杀灭一般细菌，超过1小时才能杀灭带芽胞的细菌。如水中加入碳酸氢钠，使成2%的碱性溶液，温度可提高至105℃，灭菌时间可缩短为10分钟，不仅增强灭菌效果，还有除污防锈的作用。高原地区气压低，沸点低，宜用压力锅煮沸灭菌，蒸气压力一般为127.5kPa，温度可达124℃左右，10分钟即可灭菌。注意事项：①被灭菌的物品必须先去油洗净；②被灭菌的物品必须完全浸在水面以下，器械的关节必须打开，容器内气体必须排尽；③煮沸时应盖紧煮沸器的锅盖，灭菌时间从煮沸后开始计算，在灭菌过程中不应加入其他物品，如果必须加入，应重新计算时间；④开始灭菌时间需在煮锅外有记录，已灭菌和未灭菌的物品要有所标志；⑤小的物品，如针头、小注射器、各种缝线、细小导管等必须放在纱布内再放入煮锅；⑥玻璃物品需先放在冷水中，然后加温煮沸，避免破裂。

3. 火烧法　在紧急的情况下，将金属器械放在金属或搪瓷盆中，倒入95%酒精少许，点火燃烧灭菌，此法对器械损害较大，不常使用。

4. 紫外线　可杀灭悬浮在空气中和依附在物体表面的微生物，用于手术室、换药室和隔离病房等处的灭菌。

（二）抗菌法

有药液浸泡和气体熏蒸两种方法。用于皮肤的消毒和不耐高温灭菌的物品，如内腔镜、锐利的金属器械等的消毒。常用的化学消毒药品有：

1. 酒精　为最常用的消毒剂。70%（重量计）或75%（容量计）的酒精杀菌力最强，能使微生物的蛋白质变性、凝固。常用于皮肤的消毒，并有脱碘作用。剪刀、刀片等锐刃器械消毒时，浸泡时间为30分钟～1小时。

2. 碘酒　常用浓度为2.5%～4.0%，杀菌力强。用于皮肤消毒，由于刺激性较强，面部、阴囊、粘膜及婴幼儿皮肤、供皮区消毒禁用，以免引起损伤。

3. 苯扎溴铵（新洁尔灭）溶液　用于皮肤和金属器械的消毒，如剪刀、刀片、缝针、内腔镜的消毒，0.1%溶液浸泡时间为30分钟。0.1%新洁尔灭1 000ml中，加医用亚硝酸钠5g，成为防锈新洁尔灭溶液，能防止金属生锈。

4. 碘伏　是碘与聚维酮（PVP）的结合物，含碘1%，对皮肤的暂存和常存细菌均有效果，用于皮肤的消毒，杀菌作用可保持2～4小时。

5. 氯已定（洗必泰）溶液　毒性和刺激性小，杀菌能力强，用0.1%溶液浸泡锐刃器械，时间为30分钟。

6. 福尔马林（甲醛溶液）　能使蛋白质变性，杀菌力强。对皮肤黏膜和眼睛刺激性大，10%甲醛溶液适用于塑料制品、输尿管导管和有机玻璃的消毒，需浸泡30分钟。浸泡后的器械使用无菌水洗净后方可使用。按40%甲醛溶液2ml和高锰酸钾1g的比例计算，将甲醛溶液倒入高锰酸钾内，即可产生蒸气。用有蒸格的容器，物品置蒸格上部，容器盖紧，熏蒸1小时即可达到消毒目的，但灭菌需6～12小时。

二、病人手术区的准备

(一) 皮肤准备

目的是消灭病人手术区皮肤上的细菌。术前除了洗澡、更衣等一般性的清洁卫生外，还应重视病人手术区皮肤的清洁，特别是清除腋窝、脐或会阴部的污垢。剃去切口部位的汗毛。备皮范围要大于皮肤消毒范围，备皮时避免损伤皮肤，否则可继发感染影响切口愈合，因此，剃毛时间以接近手术时为佳。小儿除头部以外可不剃毛。

(二) 皮肤消毒

各手术区的消毒范围（图 2-1），一般应超出切口周围 15cm 的区域。皮肤消毒常用 2.5%碘酒涂擦皮肤一遍，略干后再用 75%酒精脱碘两次。另一种方法是用碘伏消毒皮肤 3 遍。对于面部、肛门、外生殖器和婴儿皮肤宜用 0.1%氯己定或 0.1%新洁尔灭溶液消毒 3 遍。皮肤消毒的方法，是以手术切口为中心，由里向外涂擦，如为肛门或感染伤口，应由外向里涂擦。皮肤消毒常用两把卵圆钳，第 1 遍使用一把卵圆钳，然后，改用第 2 把卵圆钳作第 2、3 遍的皮肤消毒。

(三) 铺无菌单

手术区皮肤消毒后，铺无菌单。目的是保护手术野，避免手术中的污染。除小手术只需要一块孔巾外，其余手术切口周围至少两层无菌单遮盖。每块无菌单的一边折叠少许并靠近切口部。腹部切口的铺单方法如下：先用中单两块，分别铺在切口的上下方，通常先铺下腹部和会阴部等相对不洁区；方巾两块，铺在切口两侧，并用巾钳夹住交角处，防止移动；最后铺大单，头侧应盖过麻醉架，两边及足侧应超过手术台边缘 30cm。

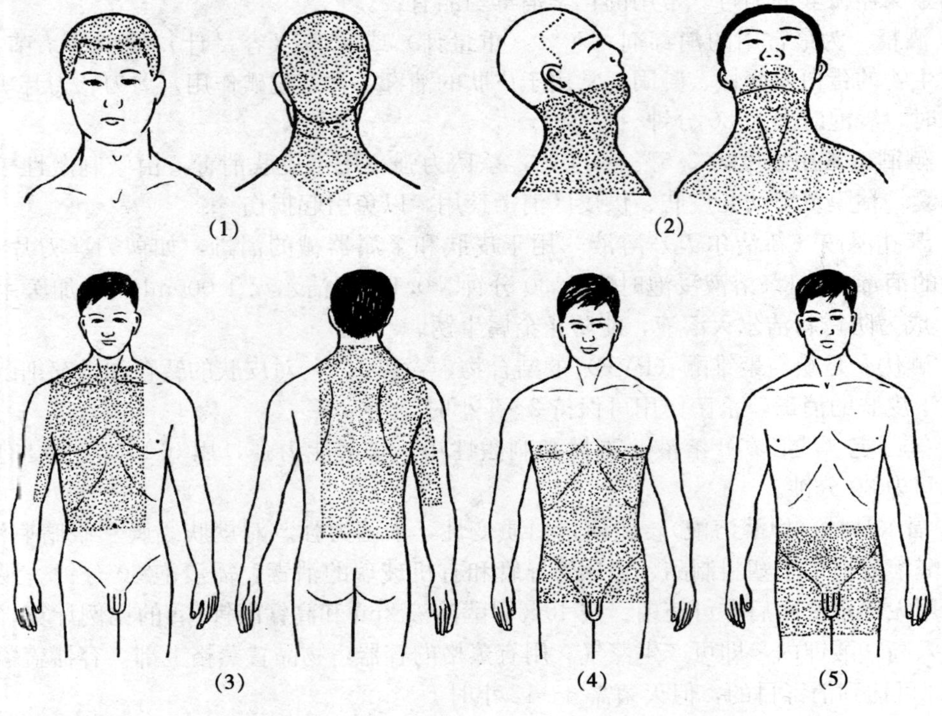

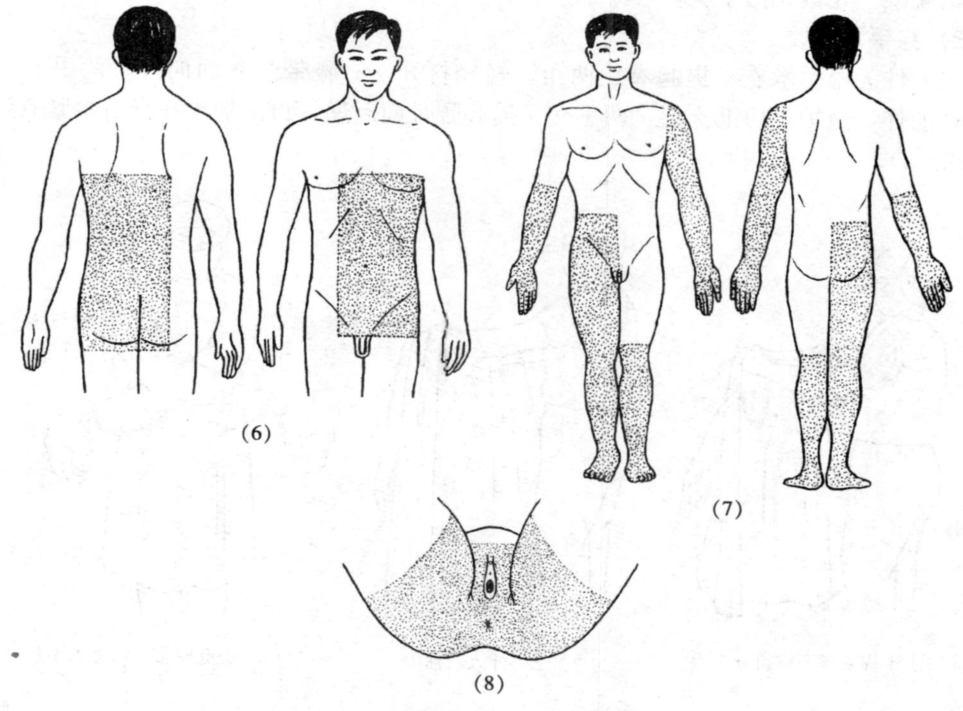

图 2-1　病人不同手术区的皮肤消毒范围

(1) 颅脑手术的皮肤消毒范围；(2) 颈部手术的皮肤消毒范围；(3) 右胸部手术的皮肤消毒范围；(4) 腹部手术的皮肤消毒范围；(5) 腹股沟和阴囊部位手术的皮肤消毒范围；(6) 左肾手术的皮肤消毒范围；(7) 四肢不同部位的手术的皮肤消毒范围；(8) 会阴和阴囊部位的手术的皮肤消毒范围

三、手术人员的术前准备和术中无菌原则

(一) 一般准备

有手臂皮肤感染或上呼吸道感染者不应参加手术。剪短指甲，清除甲缘的积垢。在手术室的更衣间，换穿清洁的鞋和衣裤，戴帽子、口罩。帽子要盖住全部头发，口罩盖住鼻孔，上衣的下摆放在裤腰内。手术当天，原则上应先参加无菌手术，其次是沾染或感染的手术，最后给感染伤口换药。

(二) 洗手法

方法较多，主要有两个步骤：一是用肥皂进行刷洗，二是用化学消毒剂浸泡或涂擦。①以普通肥皂作一般洗手后，再用无菌刷子蘸煮过的肥皂水交替刷洗双手，从指尖顺序刷至肘上 10cm 处。特别注意甲缘、甲沟和指蹼等处，继以清水自手指冲洗，冲洗时保持肘关节于最低位，如此反复刷洗 3 遍，共约 10 分钟。然后用无菌手巾将手指至肘部顺序擦干。②浸泡常用的浸泡液为 75%酒精或 0.1%新洁尔灭，浸泡时间为 5 分钟。浸泡的范围应超过肘上 6cm，同时用桶内毛巾轻轻擦洗。泡毕，在胸前作拱手姿势，待其自干，不许再接触未消毒的物品。也可用碘伏涂擦两遍代替浸泡。碘伏具有较持久的灭菌效力，对组织的刺激性较小。

在紧急的情况下，可采用快速洗手法，即以 2.5%～4%碘酒涂抹手及前臂，干后用

75%酒精脱碘。先戴无菌手套，再穿手术衣。

(三) 穿手术衣

取出一件无菌手术衣，提起衣领两角，轻轻抖开，有腰带的一面向外。两手插入衣袖内，两臂前伸，由护士协助穿上。两手交叉提起腰带向后递，再由护士在身后系紧衣带及腰带（图2-2）。

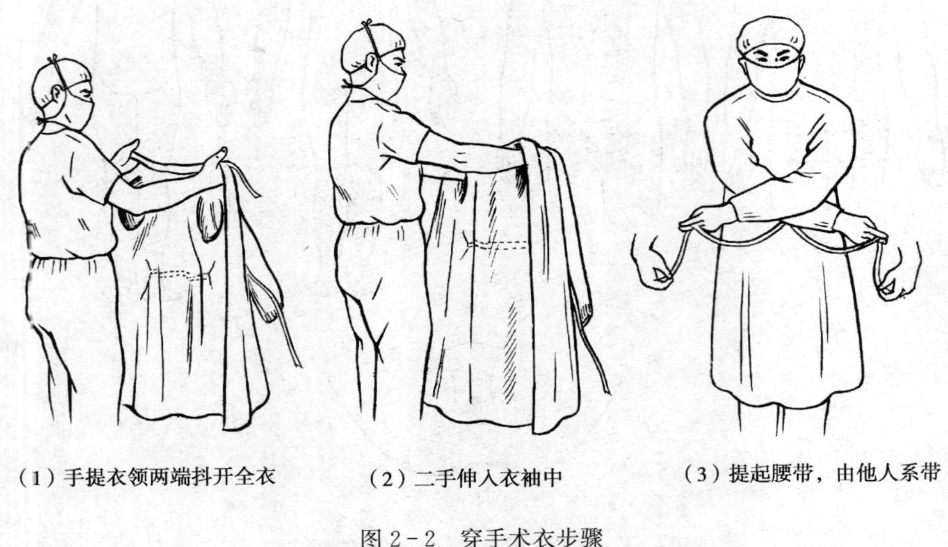

(1) 手提衣领两端抖开全衣　(2) 二手伸入衣袖中　(3) 提起腰带，由他人系带

图2-2 穿手术衣步骤

(四) 戴无菌手套

手套因灭菌方法不同，分干、湿两种（图2-3），前者以高压蒸气灭菌，最为常用；后者经煮沸或化学药液浸泡灭菌，仅用于亟待手术的病人多、干手套已无法供应的特定场合(如战地)。

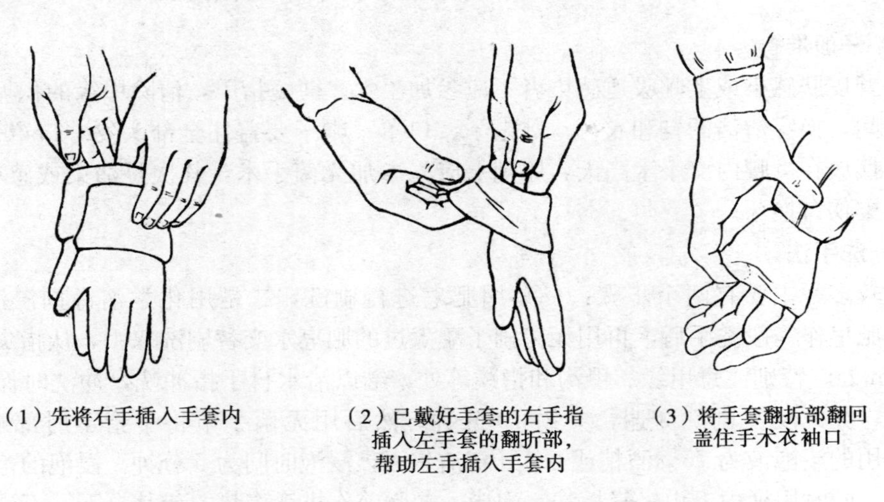

(1) 先将右手插入手套内　(2) 已戴好手套的右手指插入左手套的翻折部，帮助左手插入手套内　(3) 将手套翻折部翻回盖住手术衣袖口

图2-3 戴手套步骤

1. 戴干手套法　最为常用。取出手套夹内无菌滑石粉包，轻轻敷擦双手，使之干燥光滑。用左手自手套袋内捏住手套套口翻折部，将手套取出。先以右手插入右手手套内，再用

已戴好手套的右手2、3、4、5指插入左手手套的翻折部，帮助左手插入手套内，并将手套翻折部翻回盖住手术衣袖口。用无菌盐水冲净手套外面的滑石粉。

2. 戴湿手套法　手套经清水沸煮或0.1%升汞溶液浸泡灭菌。手术人员应先戴手套，后穿手术衣。戴时先将手套灌满清水或升汞液，使手易于进入手套内；戴好后，将手腕部向上举起，并握拳，挤出手套内的液体，使其沿腕部流下，再穿手术衣。

（五）术中无菌原则

在手术进行中，参加手术的人员必须认真执行下列无菌原则：

1. 肩以上、脐水平以下、背部、手术台边缘以下都认为是有菌地带。所以，不允许在手术人员的背后传递器械，器械落到手术台边缘以下时不可取回再用。

2. 发现手套破裂或被污染，应立即更换；衣袖被污染时需加戴无菌套袖或更换手术衣。

3. 出汗较多时，将头偏向一侧，由他人协助擦去，以免汗滴落入术野。

4. 术中需要更换位置时，一人后退一步，转过身背对背的交换。

5. 切开空腔脏器前，先用纱布保护周围组织，防止污染。

6. 缝合胸、腹腔切口前，认真核对器械和敷料，以防遗留在体内造成严重后果。

7. 切开或缝合皮肤之前，均需要再一次消毒皮肤。

四、手术室的要求与制度

（一）手术室的要求

手术室一般靠近外科、妇产科、五官科病房，以利病人接送。从清洁与方便管理的角度考虑，最好选在二、三楼的一端或更高层；为了避免阳光直射，保持室内光线恒定，手术间宜设在朝北一面；房间多少依医院需手术治疗的科室病床而定，至少要分出无菌、有菌手术两间；每间面积大小适中，常为24m^2～40m^2。酌情设置更衣室、卫生间、办公室、洗手间、器械室、敷料室等。手术室要坚固，便于清洁，地板多用水磨石或防滑瓷砖等，并向一侧稍稍倾斜，以便冲洗水经排水孔流出；墙壁应平坦光滑，下半截涂以浅蓝、浅绿色油漆，给病人以恬静的心理感受；窗户应安装磨砂玻璃，门窗须装纱窗，防止虫蝇钻入。手术间温度以20℃～25℃，湿度以48%左右为宜，室内设置应简单、实用，仅安放必不可少的手术台、无影灯、药品、敷料柜、麻醉桌、麻醉机、输液架、氧气筒、吸引器、脚蹬凳等。现代化的手术室装有高效能的空调、空气过滤器及杀菌的超声波装置，可确保室内空气洁净新鲜，温度、湿度恒定，并有呼吸、循环、血气分析、血液电解质监测仪等，使手术、麻醉更为安全。

农村基层单位或战时条件下，应远离厕所、污水沟、垃圾堆，选择地势高、接近水源的地方（战时宜隐蔽），建立简易手术室；手术台多用门板架成；门、窗、房顶挂以布单，以防灰尘、小虫侵入或掉落；地面喷洒10%漂白粉液既能消毒，又可减少尘土飞扬；若无电源则以自然光或手电筒照明。

（二）手术室制度

手术室必须严格管理，有关规章制度均应自觉遵守。

1. 区域隔离　凡进入手术室的工作人员，一律更换手术室专用的鞋、帽、衣、裤及口罩；患有呼吸道感染而又必须进入者，宜戴双重口罩。

2. 保持肃静　手术进行过程中，应避免不必要的走动和谈笑。

3. 按时清洁消毒　手术结束，常规清洗地面，去除污液及杂物，每周大扫除1次，并定期用药物熏蒸或紫外线灯照射2小时行空气消毒。前者通常将80%乳酸盛于容器内，按每100m^3空间12ml计，地面洒水、紧闭门窗后以酒精灯加热，直至蒸发完毕熄火，30～60分钟后打开门窗排除酸雾；若破伤风等特异感染术后，先紧闭门窗，每m^3空间使用甲醛溶液2ml，高锰酸钾1g，将甲醛溶液液倒入盛有高锰酸钾的容器内，即见沸腾产气，12小时后再开门通风排气；绿脓杆菌感染后，先用乳酸进行空气消毒，1～2小时后再清扫；乙型肝炎患者术后，宜用10%漂白粉或0.1%次氯酸钠液喷洒，30分钟后清扫和清拭。

4. 注重防护　手术衣、巾单、被等尽可能用一次性物品，用后销毁，已知或怀疑手术病人带有传染性病毒时，手术人员须戴双层手套，以防血接触污染。

5. 合理安排　每个手术间当日计划安排几种手术时，要按无菌手术、一般污染手术、感染手术，特殊感染手术次序进行。

6. 井然有序　手术室内各种用品，如器械、缝线、敷料、布类、胶布、注射器、急救药等，宜储放在固定地方，并经常检查，随时补充。

第二节　手术基本操作

虽然手术的种类很多，复杂程度和手术范围也不相同，但都是通过下列各种基本手术操作完成的。

一、切　开

根据病变部位和手术方式而设计切口。理想的切口应满足下述要求：①显露病灶充分，能直达手术区，且便于延长；②损伤组织少，不损伤重要的血管和神经；③愈合后不影响功能；④操作简单，切开、缝合所需时间短。

手术刀的执法有：①执弓式：用于胸、腹部较大的切口。②抓持法：用示指压住刀背，下刀有力，用于较坚韧组织的切开。③执笔法：动作和力量主要放在手指，使操作轻巧、精细。用于小切口的切开或血管、神经的分离等。④反挑法：刀刃向上挑开组织，以免损伤深部组织及器官。常用于浅表脓肿的切开。

切开前需要固定皮肤，必要时在皮肤消毒前用甲紫、碘酒作好标线。小切口由术者用拇、示指在切口两侧固定，较长切口由术者和助手用手在切口两侧或上下固定皮肤，刀腹与皮肤垂直，用力均匀地一次性切开皮肤及皮下组织。

二、分　离

分离是显露和切除病变组织的重要步骤。分锐性和钝性两种。锐性分离是利用手术刀或剪进行切开与剪开，对组织损伤小，适用于比较致密的组织。为了避免发生副损伤，需要在直视下进行。钝性分离是利用血管钳、手指、刀柄、剥离纱球等进行，适用于组织间隙或疏松组织间的分离。钝性分离切忌粗暴，避免重要组织结构的撕裂或损伤。实际操作时，根据病变和解剖层次，交替使用这两种方法，可获得良好的分离效果。

三、止　血

是一项最重要的手术基本操作，外科医生技术熟练与否，很大程度反映在控制出血的能力上。术中止血可保持术野清晰，便于操作，还可减少失血量，有助于术后的恢复。常用的止血方法有：①压迫止血：用纱布压迫出血处，使血管破口缩小，闭合，血小板、纤维蛋白和红细胞迅速形成血栓而止血。对于较广泛的渗血，利用温热盐水纱布压迫有助于止血。②结扎止血：分单纯结扎和缝合结扎两种。单纯结扎是血管钳尖端钳夹活跃出血点，用丝线结扎止血。缝合结扎用于大血管和重要部位的止血，在单纯结扎的基础上，加上缝合结扎。方法是在血管钳与单纯结扎线之间贯穿血管缝合 1 针，先结扎一侧组织，再绕过另一侧打结，去掉血管钳后继续拉紧线再打结（图 2-4）。③电凝止血：高频电流通过电刀使组织接触电产热，起凝固血液的作用。用于不易结扎的小出血点，节省时间，止血迅速，缺点是止血效果不完全可靠。④其他止血方法：创面渗血时用明胶海绵止血，骨断端用骨蜡止血，颅脑外科手术用的银夹止血，还有阻断血管控制出血等方法。

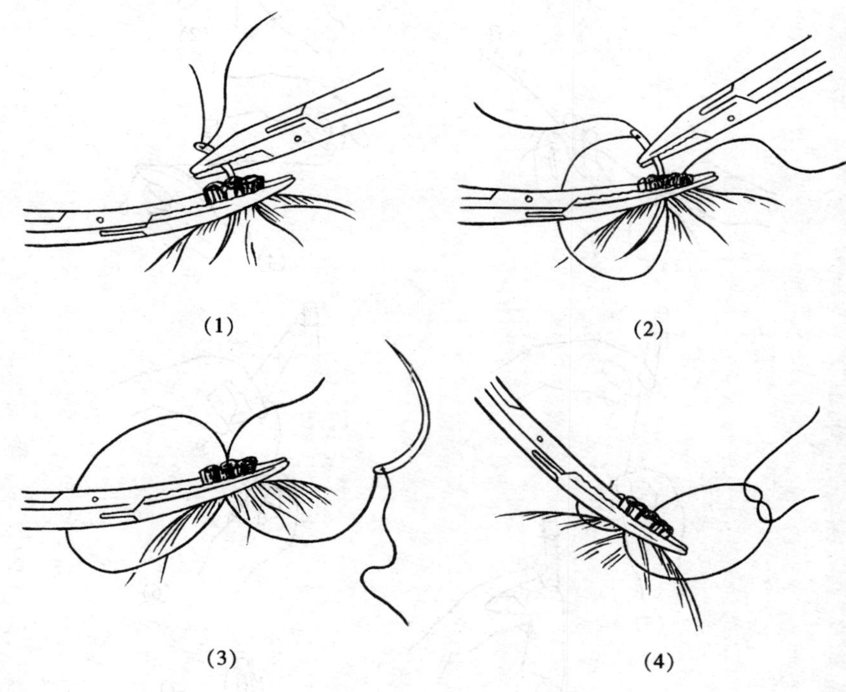

图 2-4　贯穿缝合结扎法

（1）用带丝线弯针从被结扎的组织中间穿过；（2）绕过血管钳近侧，再将缝针穿过组织一次；（3）缝针绕过血管钳远侧；（4）结扎打结

四、打　结

打结是重要的手术基本操作之一。打结不熟练必然延长手术时间；打结不正确，结扎线松扣或滑脱，造成大出血或缝合组织裂开，影响手术效果。

（一）结的种类

1. 方结　由方向相反的两个单结组成，结扣牢靠，用于各种结扎或缝合后的打结。

2. 三重结　是在方结的基础上再加一个单结，第 3 个单结与第 1 个结方向相同。用于有张力的组织、大血管、肠线和尼龙线的打结。

3. 外科结　在打第 1 个单结时线圈绕两次，使摩擦面增大，打第 2 个单结时第 1 个结不易松开。用于组织张力较大的打结或结扎固定引流管。

（二）打结方法

1. 单手打结法　分右手或左手打结法。在手术中最为常用，方法简单迅速（图 2-5）。

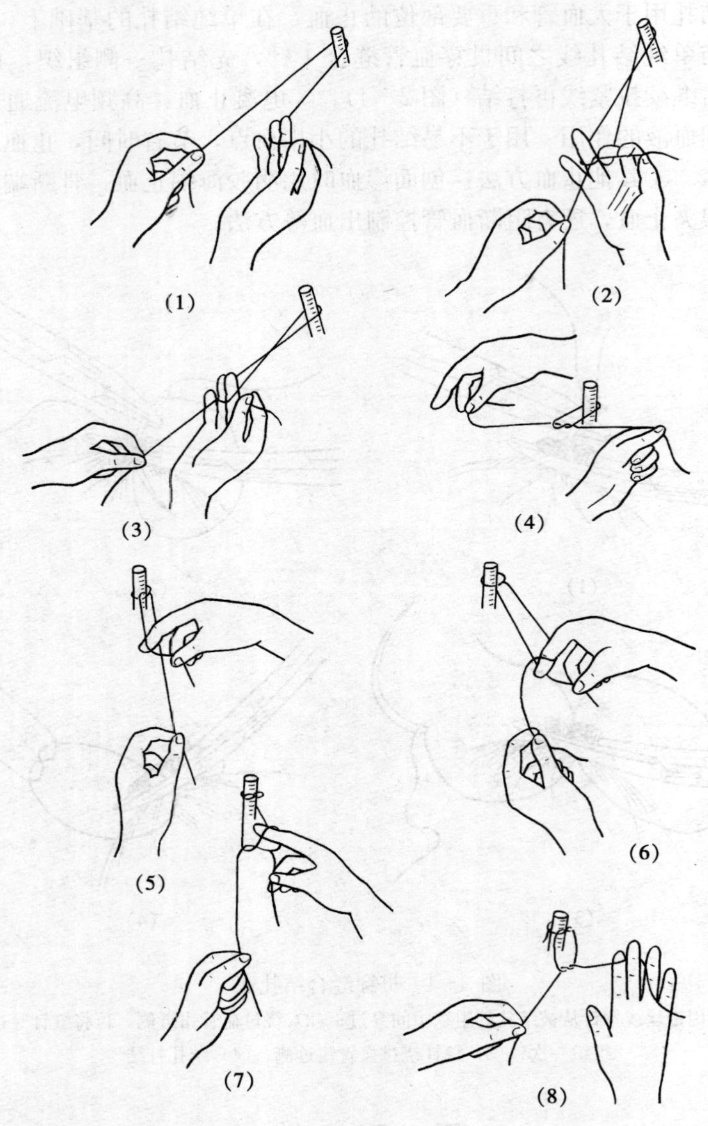

图 2-5　单手打结法

(1) ～ (4) 为第 1 结扣；(5) ～ (8) 为第 2 结扣

2. 双手打结法　第 1 个单结与单手打结法相同，第 2 个单结换另一只手以同样方法打结，适用于深部结扎。

3. 持钳打结法　适用于线头过短或小手术仅术者一人时使用（图 2-6）。

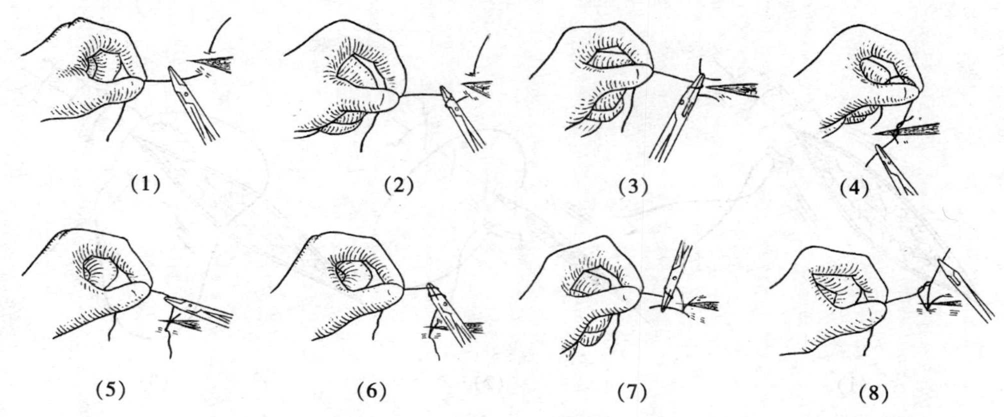

图 2-6　持钳打结法

（三）注意事项

1. 打结时两手用力要相等，两手用力点及结扎点三点成一直线，不能向上提拉，以免撕脱结扎点或造成滑结。

2. 打第 2 个线结时，第 1 个线结不能松扣。

3. 打结后剪线时，将剪刀尖端略张开，沿拉直的结扎线滑至线结处，剪刀头稍向上倾斜剪线，倾斜度越大，所留线头也越长。重要部位的结扎线和肠线的线头留长些，缝合皮下的细丝线头留短些（图 2-7）。

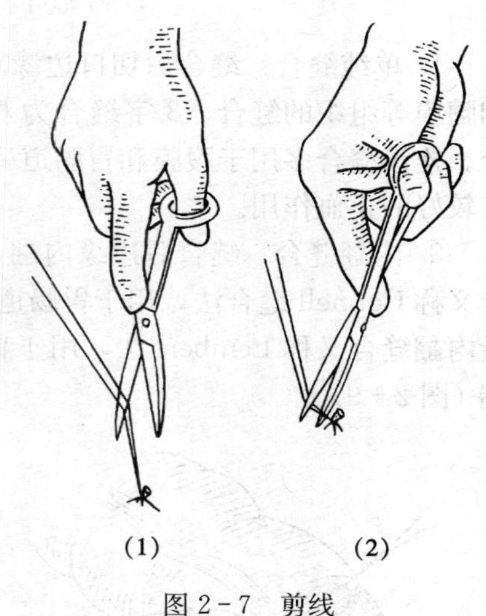

图 2-7　剪线

五、缝　　合

缝合是将手术切开或外伤裂开的组织器官重新对合在一起，以促进愈合。组织愈合与缝合线、缝合方法、缝合技术有直接关系。

（一）缝合线

分为不吸收和可吸收两大类。常用的有丝线、肠线、金属丝、合成纤维等缝合线。

1. 丝线　最常用，组织反应小，拉力持久，便于打结。但丝线不能被吸收，感染时线结可成为隐藏细菌的异物，形成窦道而经久不愈，只有取出线头才能愈合。

2. 肠线有普通和铬制两种　普通肠线的吸收时间为 1 周左右，铬制肠线为两周左右。铬制肠线较为常用，用于胆道、胃肠道、泌尿道的内层缝合。

3. 合成纤维分不吸收和可吸收两类　尼龙线和涤纶线为不可吸收缝线，共同特点是组织反应小，张力强度较大，对伤口影响小。缺点是质地稍硬，易松扣，需打 3～5 个线扣。Dexon 和 Vicryl 为可吸收缝线，对组织反应轻，有抗菌作用，因有耐酸性而适用于胃肠吻合，此类缝线在临床应用逐渐增多。

（二）缝合方法

有单纯缝合、内翻和外翻缝合三类。各类缝合又有间断缝合和连续缝合两种（图 2-8）。

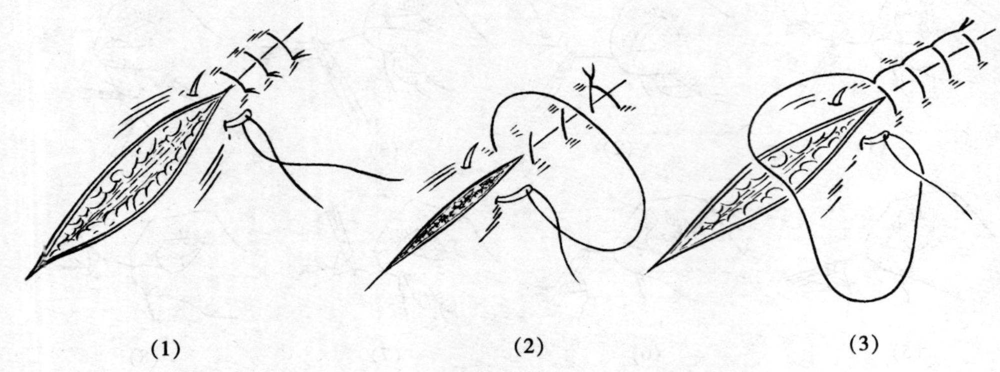

(1) (2) (3)

图 2-8 单纯缝合法

(1) 间断式；(2) 连续式；(3) 连续交锁式（毯边缝合）

1. 单纯缝合 缝合后切口边缘对合。间断缝合又称结节缝合，多用于皮肤、皮下组织和腱膜等组织的缝合。8 字缝合为双间断缝合，多用于张力较大的组织、肌腱及韧带的缝合。连续缝合多用于腹膜和胃肠道后壁的内层吻合。锁边缝合用于胃肠道后壁内层的吻合，有较好的止血作用。

2. 内翻缝合 缝合后边缘内翻，外面光滑，可减少污染，促进愈合。连续全层内翻缝合又称 Connell 缝合法，用于胃肠道吻合的前壁全层缝合，方法为外→里→里→外缝合。间断内翻缝合又称 Lembert 法，用于胃肠道吻合的浆肌层缝合。荷包缝合常用于包埋阑尾残端（图 2-9）。

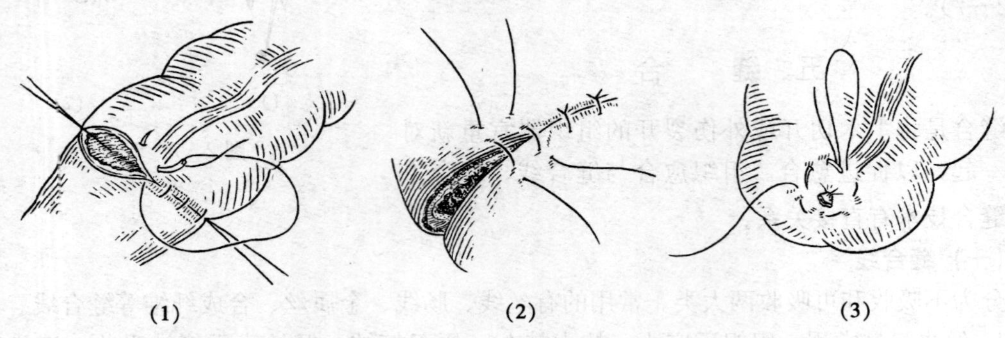

(1) (2) (3)

图 2-9 内翻缝合法

(1) 连续内翻缝合法；(2) 间断内翻缝合法；(3) 荷包缝合法

3. 外翻缝合 缝合后边缘外翻，里面光滑，血管吻合常用。间断外翻缝合为 U 字形缝合，用于减张缝合或血管吻合。连续外翻缝合为连续的 U 字形缝合，用于血管吻合或腹膜缝合（图 2-10）。

(三) 注意事项

1. 按解剖层次由深至浅对位缝合，不留死腔。

2. 针距大小适宜，以不发生弧形裂隙为佳。

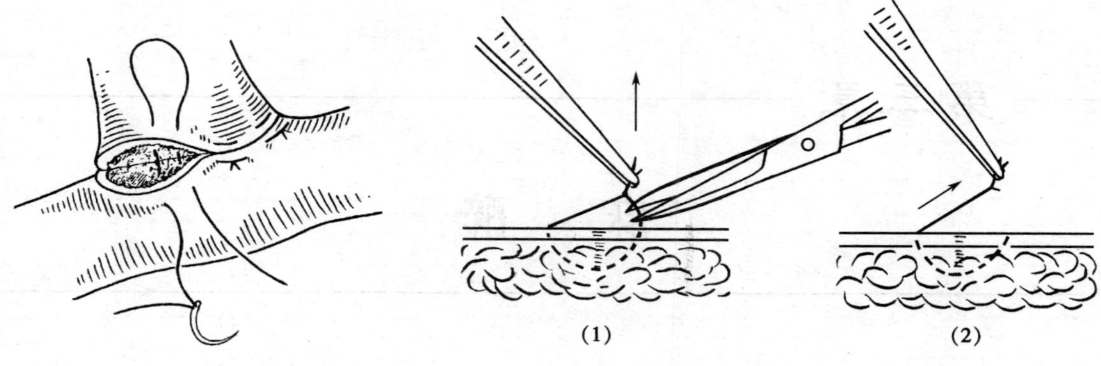

图 2-10　褥式外翻缝合法　　图 2-11　拆线

3. 缝合皮肤时，进出针与切口边缘的缘距应相等。

4. 结扎缝合线时应松紧适度，太紧影响血运及切割组织，过松影响组织愈合。

5. 腹部切口一般术后 7～9 天拆线。头面及颈部术后 4～6 天拆线。对年老体弱、营养不良、局部血运较差，关节附近等张力较大的缝线，应延至 9～12 天拆线或间断分期拆线（图 2-11）。

6. 若发现切口感染或积脓时，须提前间断拆线，以利引流。

（王少六）

第三章

麻　醉

第一节　概　　述

现代麻醉学是一门研究临床麻醉、重症监测治疗、复苏、疼痛机制和诊治的综合性学科。而麻醉的原意是用药物或非药物方法使机体的整体或一部分暂时失去知觉或痛觉以达到手术无痛的目的（即临床麻醉）。随着麻醉学的发展，麻醉已远远超出单纯解决术中镇痛的范围。因此临床麻醉的基本任务是，确保病人在安全、舒适、无痛的条件下顺利的完成手术操作，为手术创造良好条件，还要在麻醉和手术中主动地监测、调控病人的生理功能，防止并发症的发生。

麻醉作用的产生，主要是利用麻醉药物使神经系统中全部或某些部位受到抑制的结果。根据麻醉作用部位和所用药物的不同，将临床麻醉分为局部麻醉、全身麻醉和复合麻醉三大类。

全身麻醉包括：①吸入麻醉；②静脉注射麻醉；③肌肉注射麻醉；④直肠灌注麻醉。后两种现在临床上已很少应用。

局部麻醉包括：①椎管内麻醉。根据药物注入的部位和途径不同又可分为蛛网膜下腔阻滞麻醉（简称腰麻）、硬脊膜外腔阻滞麻醉（简称硬膜外）和骶管阻滞。②神经（干、节、丛）阻滞；③区域阻滞；④表面麻醉；⑤局部浸润麻醉。

复合麻醉是指将不同药物或（和）不同方法相互配合使用的麻醉方法。

第二节　麻醉前准备及麻醉前用药

麻醉前准备是为了保障病人在麻醉期间的安全，增强病人对手术和麻醉的耐受力，避免或减少围手术期并发症的主要措施。因此必须做好以下准备事项：

（一）麻醉前病情评估

麻醉人员在麻醉前应：①熟悉病史：了解现病史，既往史，麻醉史及手术史，有无药物过敏史及是否用过特殊药物等。②仔细查体重点检查生命体征，心、肺及呼吸道，脊柱及神经系统，结合各种辅助检查结果，了解病人心、肺、肝、肾等重要脏器的功能，并对并存病的严重程度进行评估。③了解病人最近全身状况：如体温、脉搏、呼吸、血压和血象等。④了解手术意图、手术部位、手术时间的长短等。并根据以上结果，对病情和病人对麻醉及手术的耐受性做出全面评估。美国麻醉医师协会（ASA）将病情分为5级（表3－1），对病情的判断有重要的参考价值。一般认为，Ⅰ～Ⅱ级病人对麻醉和手术的耐受力良好，风险性较小。Ⅲ级病人的器官功能虽在代偿范围内，但对麻醉和手术的耐受力减弱，风险性较大，如术前充分准备，尚能耐受麻醉。Ⅳ级病人因器官功能代偿不全，麻醉和手术的风险性很大，即使术前准备充分，围术期的死亡率仍很高。Ⅴ级者为濒死病人，麻醉和手术都很危险，不宜行择期手术。

表3－1 ASA病情分级和围手术期死亡率

分级*	标 准	死亡率(%)
Ⅰ	体格健康,发育营养良好各器官功能正常	0.06～0.08
Ⅱ	除外科疾病外,有轻度并存病,功能代偿良好	0.27～0.40
Ⅲ	并存病较严重,体力活动受限,但能应付日常工作	1.82～4.30
Ⅳ	并存病严重,丧失日常工作能力,经常面临生命危险	7.80～23.0
Ⅴ	无论手术与否,生命难以维持24小时的濒死的病人	9.40～50.7

急症病人手术风险较择期手术增加,如急症手术应在分级后面加"E"

（二）麻醉前准备事项

1. 心理准备 病人于手术前常有紧张、焦虑，甚至有恐惧感。因此麻醉前应做好解释工作，解除病人对麻醉和手术的疑虑，消除紧张情绪，争取病人配合。对于过于紧张而难以自控者，应以药物配合治疗。有心理障碍者，应请心理医师协助处理。

2. 纠正或改善病理生理状态 麻醉前应尽量改善病人营养状况，纠正生理功能紊乱和治疗并存的其他疾病，使病人处于最佳状态，提高病人对手术和麻醉的耐受力。包括输血、补液纠正水、电解质和酸碱平衡失调、防治休克、改善呼吸功能、循环功能等。

3. 胃肠道准备 择期手术前应常规排空胃，以防止麻醉和手术中呕吐和误吸，导致窒息和吸入性肺炎。因此成年人择期手术前12小时应禁食，4小时禁水。小儿手术前4～8小时禁食（奶），2～3小时禁水。

4. 麻醉方法的选择 根据病情、手术方式及要求，麻醉医师的经验及麻醉的设备条件等选择。

5. 麻醉用具、药物的准备和检查 应根据麻醉方法，备好麻醉用具和麻醉药物并进行检查。即使是一个简单的麻醉或较小的手术，也不能忽视。如准备麻醉机，急救设备和药品等。

（三）麻醉前用药

1. 目的 ①消除病人紧张、焦虑和恐惧心理，使病人在手术麻醉前情绪稳定，充分合作。②提高痛阈，增强止痛效果。③降低基础代谢率和消除不良神经反射，如迷走神经反射。④对抗某些麻醉药的不良反应，抑制呼吸道腺体的分泌，减少呼吸道并发症。

2. 常用药物

（1）镇痛药：有镇痛和镇静作用，能提高痛阈，减少麻醉药用量。常用药物：哌替啶（度冷丁），成人剂量25～100mg，儿童1mg/kg肌肉注射。吗啡，成人剂量5～10mg，皮下注射。芬太尼0.1mg肌肉注射。

（2）抗胆碱药：能阻断节后胆碱能神经支配的效应器上的胆碱能受体，松弛多种平滑肌，抑制腺体分泌，保持呼吸道通畅。还可抑制迷走神经的反射。常用药物阿托品，成人剂量 0.5mg，儿童 0.1mg/kg 肌肉注射或皮下注射；东莨菪碱，成人 0.3mg 肌肉注射。

(3) 镇静安定药：有镇静、催眠、抗焦虑、抗惊厥、及中枢性肌松的作用。主要有苯二氮䓬类，吩噻嗪类和丁苯酰胺类。代表药物：地西泮（安定）5～10mg 肌肉注射，异丙嗪 12.5～25mg 肌肉注射和氟哌利多 5mg 静脉注射。

(4) 催眠药：主要用药为巴比妥类药，有镇静，催眠、抗惊厥作用，并能预防局麻药毒性反应。常用的有苯巴比妥（鲁米那）0.1～0.2g 肌肉注射，戊巴比妥、司可巴比妥（速可眠）等。

3. 用药方法　成人全麻前 30～60 分钟肌注哌替啶 50～100mg，或皮下注射吗啡 8～10mg 及阿托品 0.5mg。局部麻醉前 30～60 分钟肌注苯巴比妥 0.1～0.2g 或地西泮 5～10mg。哌替啶也可在术中应用。

4. 麻醉前用药注意事项　麻醉前用药应根据病情和麻醉方法作适当的增减。一般状况欠佳、年老体弱、恶病质、休克、甲状腺功能低下者，吗啡、哌替啶、巴比妥类药剂量应酌减。呼吸功能欠佳，颅内压升高或产妇，禁用吗啡、哌替啶等镇痛药。心动过速者、甲亢病人不用阿托品，必须用者以东莨菪碱为宜。特殊病情应给予某种特定的药物，如甲状腺机能亢进的病人，术前应用抗甲状腺药物和碘剂，以控制病情，使甲状腺缩小、变硬，便于手术操作和预防术后并发症的发生。

第三节　局 部 麻 醉

指用局部麻醉药（以下简称局麻药）暂时阻断某些周围神经的冲动传导，使其支配的区域产生麻醉作用，称局部麻醉简称局麻。局麻适用于较表浅的小手术。局麻的优点：病人保持清醒，重要器官功能干扰轻微，并发症少，且简便易行等优点。临床常用的局麻方法有局部浸润麻醉、表面麻醉、区域阻滞麻醉、神经及神经丛阻滞麻醉。广义的局麻包括椎管内麻醉，但椎管内麻醉有其特殊性，将在下一节讨论。

一、局 麻 药 物

(一) 局麻药的分类

1. 按化学结构分类　可分为两大类即酯类和酰胺类。普鲁卡因、丁卡因属于酯类，利多卡因、布比卡因，属于酰胺类。现临床常用酰胺类。

2. 按临床作用时间分类　可分为长效局麻药，如布比卡因、丁卡因作用持续时间在 4 小时以上；中效局麻药，有利多卡因，作用持续时间在 2～4 小时左右；短效局麻药有普鲁卡因，作用时间在 1 小时左右。

(二) 常用局麻药的理化性质和麻醉性能

局麻药的理化性质，主要的是离解常数、脂溶性、血浆蛋白结合率对局麻药的麻醉性能产生一定的影响。使用局麻药前必须了解其药理特性、维持时间、毒性及一次用药最大剂量（表 3-2）才能确保安全及效能。

表 3-2 常用局麻药理化性能和麻醉效能

	普鲁卡因	丁卡因	利多卡因	布比卡因	丙胺卡因
pKa	8.9	8.5	7.9	8.1	7.9
脂溶性	0.6(低)	80(高)	2.9(中等)	28(较高)	0.9(低)
蛋白结合率(%)	6	76	70	95	55
麻醉效力	1	8	2	6	2
组织穿透性	弱	最强	强	—	—
显效时间	1～3	5～10	1～3	5～10	1～3
维持时间(h)	0.75～1	1～1.5	2～3	3～7	1.5～3
主要用途及单次最大用量	浸润麻醉 1 000mg 腰麻:150mg	表面麻醉 40mg 神经阻滞 80mg	浸润麻醉 400mg 神经阻滞 400mg	200mg	600mg

此系成人剂量，使用时应根据具体病人、具体部位决定。持续时间为局部浸润注射后持续时间

1. 脂溶性与阻滞效能 脂溶性是局麻药阻滞麻醉效能的决定因素。一般说来，麻醉效能与药物脂溶性成正比。

2. 离解常数（pKa）与显效时间 局麻药的离解常数是局麻药起效快慢的决定因素。在pH为7.4的生理状态下局麻药显效时间的快慢与pKa成反比关系。在临床应用中，局麻药显效快慢还与用药浓度及剂量有关。

3. 蛋白结合率与作用持续时间 蛋白结合率大的局麻药对神经阻滞时间较长。各种局麻药的扩血管作用及注射部位不同对局麻药的阻滞时间及显效快慢影响也很大。

局麻药能扩张血管，用于血管丰富部位，易被吸收，导致血中浓度迅速升高而引起中毒。若在局麻药中加入适量肾上腺素，可使血管收缩，延缓药物吸收及降低单位时间内血药浓度，在临床上可延长麻醉时间并减少毒性作用。但过量又可导致心率加快，血压升高。因此四肢末梢部位手术，心脏病、高血压、甲亢患者，局麻药中勿加入肾上腺素。

（三）吸收、分布、生物转化和清除

1. 吸收 局麻药自注射部位吸收后，进入血液循环，其吸收的量和速度决定血药浓度。吸收受下列因素影响：

（1）药物剂量：一次注药的剂量和血药峰值浓度成正比，为了避免血药峰值浓度过高引起药物中毒，每一局麻药都规定了一次用药的限量。

（2）作用部位：与注射部位血供是否丰富有直接关系，如咽喉、气管和尿道粘膜表面用药，吸收速度很快。

（3）局麻药的性能：普鲁卡因、丁卡因可使注射区血管明显扩张，加速药物的吸收。布比卡因因易和组织蛋白结合，故吸收速度减慢。

（4）血管收缩药：一般局麻药都有血管扩张作用，在局麻药中加入少量肾上腺素，使血管收缩，可延缓麻醉药液吸收，延长麻醉作用时间，并减少局麻药的毒性作用。

2. 分布 局麻药进入血液后，首先分布于肺，随后很快分布到心、脑和肾，然后以较慢速度再分配到肌肉、脂肪和皮肤。

3. 生物转化和清除 局麻药进入血液循环后，被代谢成水溶性更高的代谢产物自尿中排出。

（四）局麻药的不良反应

主要指全身反应。它包括毒性反应和过敏反应两种：

1. 毒性反应　指机体和组织器官对局麻药所产生的不良反应或损害。其中中毒反应（指单位时间内血液中局麻药浓度超过机体的耐受力而引起的不良反应）多见。

引起局麻药全身毒性反应的常见原因有：①局麻药过量；②误注入血管内；③血液供应丰富的部位，未酌情减量或局麻药中未加肾上腺素；④病人因年老体弱等原因对局麻药的耐受力降低。

全身毒性反应以中枢神经系统和心血管系统毒性反应最为严重，且中枢神经系统对局麻药的作用更敏感。临床表现：

（1）轻度毒性反应：表现为谵妄、多语、头晕目眩、寒战、血压升高、脉压缩小；

（2）中度毒性反应：病人烦躁不安、血压明显升高但脉搏趋于缓慢，并伴有缺氧和抽搐；

（3）重度毒性反应：表现为肌肉痉挛、抽搐、心律失常、血压下降，如不及时处理，可迅速导致呼吸循环衰竭而死亡。处理的关键是立即停止用局麻药，吸氧，尽快解除抽搐，一般主张静注2.5%硫喷妥钠1～2mg/kg，必要时注射琥珀胆碱，快速气管内插管保持呼吸道通畅，并同时维持循环稳定，如发生心跳呼吸骤停，应立即心肺复苏。

毒性反应的预防：①限定局麻药的安全剂量，即一次用药量不超过限量；②根据病人状态或注射部位适当减量；③注药前回抽无血方可注射或边进针边注药；④对缩血管药无禁忌者，局麻药中加入适量肾上腺素，以减慢吸收；⑤麻醉前用药，减少局麻药的毒性反应。

2. 过敏反应　两类局麻药中酯类发生机会较酰胺类多，酰胺类罕见。临床上常把毒性反应或局麻药中加入的肾上腺素所致的不良反应误认为过敏反应。真正的过敏反应指使用少量的局麻药后即出现荨麻疹，咽喉水肿，支气管痉挛，低血压及血管神经性水肿等，可危及病人生命。必须给予处理，严重者应立即皮下或静脉注射肾上腺素0.2～0.5mg，然后给予皮质激素及抗组胺药物抢救。

二、麻醉方法

（一）表面麻醉

将渗透性能强的局麻药与局部粘膜接触所产生的无痛现象称为表面麻醉。适用于眼、鼻腔、口腔、咽喉、气管、支气管、尿道等处的表浅手术及诊疗性操作。常用局麻药为1%丁卡因或2%利多卡因。用法：眼部点滴，鼻部涂敷，咽喉及气管喷雾，尿道多用1%丁卡因3～5ml灌注。

（二）局部浸润麻醉

将局麻药沿手术切口注射于手术区的组织内，阻滞神经末梢，称为局部浸润麻醉。

1. 操作方法　先在手术切口线一端，将针头的斜面紧贴皮肤进针至皮内，注药形成皮丘，然后经皮丘向皮内和皮下分层注射。若需浸润远方的组织，穿刺针应从浸润过的部位刺入，减少穿刺的疼痛。如手术需达深层部位，应逐层浸润。

2. 常用药物　0.5%普鲁卡因溶液，最大剂量为0.8～1.0g；0.25%～0.5%利多卡因，最大剂量为400～500mg。

3. 注意事项　①每次注药前应回抽无血时方可注药，防止局麻药误注血管内，或边进针边注射局麻药；②每次注药量不超过极限量；③肌膜面、筋膜下和骨膜等处神经末梢分布最多，且常有粗大的神经通过，应加大局麻药剂量；④实质脏器及脑髓无痛觉无需注药；⑤感染及肿瘤部位不宜用局部浸润麻醉。

（三）区域阻滞麻醉

围绕手术区，在其四周及底部注射局部麻醉药以阻滞进入手术区的神经干和神经末梢，称区域阻滞麻醉。适用于小肿块、小囊肿切除术及组织活检和腹股沟疝修补术。用药及操作要点同局部浸润麻醉。其优点在于避免直接穿刺病理组织和肿瘤组织；可避免因局麻药使小肿块不易触及和局部组织不易辨认而增加手术难度。

（四）神经阻滞麻醉

在神经干、神经丛、节的周围注射局麻药阻滞其冲动传导，使其支配的区域无痛，称神经阻滞麻醉。其操作比较简单，往往注射一处，即可获得较大的麻醉区域，但操作时必须熟悉局部解剖，以免发生严重的并发症。临床常用的神经阻滞有颈丛、臂丛神经、肋间神经、指（趾）神经、阴茎背神经阻滞等。

1. 指（趾）神经阻滞　适用于手指、足趾手术。操作方法：先于指（趾）根一侧正中处垂直进针抵指（趾）骨，回抽无血注药，然后稍退针，分别向指（趾）掌面及背面注药。按同法阻滞另一侧指（趾）神经。使其局麻药环绕指（趾）根。常用2%普鲁卡因或1%利多卡因4ml，局麻药中禁止加入肾上腺素。

2. 阴茎背神经阻滞　适用于包皮环切术。操作方法：在阴茎根部背面正中线处作皮丘，经此进针抵白膜，回抽无血注药，阻滞阴茎背神经，然后稍退针向两侧作皮下注射；再由阴茎腹面两侧分别以15°～20°进针抵达白膜，回抽无血注药，以阻滞左、右阴茎腹神经，稍退针向两侧皮下注药，形成阴茎根部环行皮下浸润区。常用2%普鲁卡因或1%丁卡因8ml左右。

3. 臂丛神经阻滞　臂丛神经由 $C_{5\sim8}$ 神经和 T_1 神经的前支组成。在前、中斜角肌间，从锁骨的外下方与第一肋骨上面穿行，经腋窝分布于上肢。臂丛神经有椎前筋膜形成的三角管鞘包裹，该神经血管鞘向腋窝延伸即为腋鞘。在腋鞘任何部位注入局麻药均可使臂丛神经阻滞。临床上主要用于上肢手术。常根据手术所需的阻滞范围选用不同途径进行臂丛阻滞麻醉，主要有锁骨上径路、肌间沟径路及腋径路法（图3-1）。

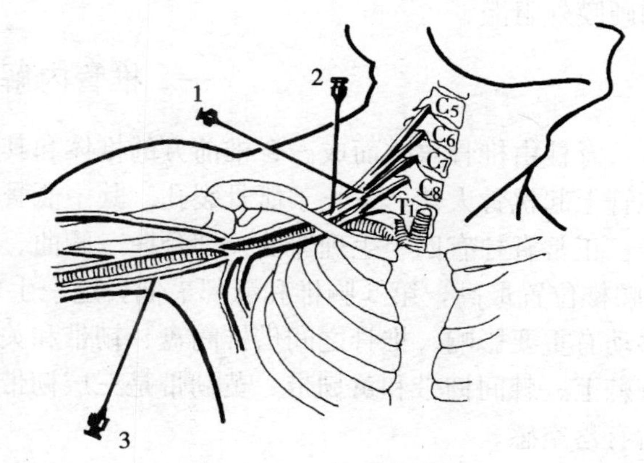

图3-1　臂丛神经阻滞

1. 肌间沟径路；2. 锁骨上径路；3. 腋径路

（1）锁骨上径路法：病人取仰卧位，患肩下垫一薄枕，头转向对侧，手臂贴身，使肩下垂，使臂丛神经拉紧更接近皮肤表面。确定锁骨中点，在其上方1cm处进针作一局麻皮丘，并向后、内、下方刺入，进针约1～2cm可触及第1肋骨。反复针刺骨面，当上肢出现麻木、触电感时，固定针头，回抽无血，即可注药。常用1%～1.5%利多卡因20～30ml。气胸、血胸是主要并发症。

（2）肌间沟径路法：体位同上。穿刺点在前、中斜角肌之间，锁骨上2cm处。一般以细针穿刺垂直进入皮肤，略向后、下、内方探触，病人出现异样感即可注药。一般用1.3%利多卡因 15～25ml。优点：易于掌握；小剂量局麻药可阻滞上臂及肩部；高位穿刺不会引起气胸。缺点：尺神经阻滞起效延迟或效果欠佳；有误入硬膜外腔和蛛网膜下腔的危险；易引起膈神经、喉返神经麻痹和霍纳综合征。

（3）腋径路法：取仰卧位，患臂外展 90°，在腋窝顶部先摸到腋动脉搏动处，用左手固定腋动脉，右手持 7 号针沿腋动脉的尺侧或桡侧于皮肤垂直方向进针，在穿破筋膜鞘时有明显的突破感或病人有异感时停止进针。松开手指后可见针头随腋动脉搏动而摆动，即可连接注射器，回抽无血后注药。一般注入 1.3%利多卡因 30ml 或 1%利多卡因 40ml。缺点：易发生桡神经阻滞不全。优点：易定位，便于操作；并发症发生率低；还可在腋鞘内留置针或导管进行连续阻滞。

4. 肋间神经阻滞　$T_{1\sim12}$神经的前支围绕躯干环行，称肋间神经。与肋间动脉、静脉伴行于肋骨的下缘，位于内外肋间肌之间，支配肋间肌、腹部肌和相应的皮肤。由于肋间神经于腋前线处分出外侧皮神经，故应在肋骨角或腋前线处进行肋间神经阻滞。操作方法：病人侧卧或俯卧上肢外展，前臂上举。在距脊柱中线 8cm 处与脊柱的平行线上触及肋骨后，用 7 号针头连接注射器在肋骨的下缘垂直刺入至肋骨骨面，然后缓慢移动穿刺针滑到肋骨下缘，再进针 0.2～0.3cm 回抽无血、无气后注入 1.0%～1.5%利多卡因 3～5ml。此法常用于肋间神经痛、带状疱疹及肋骨骨折的治疗。并发症：气胸；局麻药误注肋间血管内引起毒性反应。

第四节　椎管内麻醉

将局麻药注入椎管的蛛网膜下腔或硬脊膜外腔，暂时阻滞部分脊神经的传导，使其支配的区域无痛的麻醉方法，称椎管内麻醉。根据局麻药注入部位的不同，分为蛛网膜下腔阻滞和硬膜外阻滞。

一、椎管内解剖和生理

脊柱由椎骨重叠而成。脊椎前方的椎体和其后方的椎弓围成的椎孔上下连接即为椎管。椎管上起枕骨大孔，下止于骶骨裂孔。其中骶骨内的一段称为骶管。

正常脊柱有四个生理弯曲，即颈曲、胸曲、腰曲和骶曲。病人仰卧位时，第 3 颈椎和第 3 腰椎位置最高，第 6 胸椎和骶部最低。这一生理弯曲对蛛网膜下腔阻滞时局麻药在其间的移动有重要影响。椎骨之间借椎间盘、韧带和关节相互连接固定。脊柱后方的韧带自外向内有棘上、棘间韧带和黄韧带。黄韧带是三层韧带中最坚韧的一层，针尖穿过时有阻力，穿过后有落空感。

椎管内有脊髓和脊神经。脊髓上与延髓相连，下端在成人止于 $L_{1\sim2}$，儿童位置较低，新生儿在第 3 腰椎的下缘。脊髓有三层被膜，由内到外为软膜、蛛网膜和硬脊膜。软膜和蛛网膜之间的腔隙称蛛网膜下腔。硬脊膜与椎管壁之间的潜在腔隙称为硬脊膜外腔。脊髓发出 31 对脊神经，包括 8 对颈神经、12 对胸神经、5 对腰神经、5 对骶神经和 1 对尾神经。人体脊神经的支配区在体表呈节段性分布（图 3-2）。其解剖标志记述为：甲状软骨部位为 C_2，胸骨上缘是 T_2，双乳头连线是 T_4，剑突下缘是 T_6，平脐是 T_{10}，耻骨联合部是 T_{12}，大腿部是 $L_{1\sim3}$，小腿和足背为 $L_{4\sim5}$，大小腿后部及足底、会阴部由 $S_{1\sim5}$神经支配。每条脊神经由前、后根合并而成。前根从脊髓前角发出，由运动神经纤维和交感神经传出纤维组成。后根由感觉神经纤维和交感神经传入纤维组成，进入脊髓后角。各种神经纤维粗细不同，交感神经最细首先被局麻药阻滞，其次是感觉神经纤维，最粗的是运动神经纤维，最后被局麻药阻滞。交感神经阻滞平面一般要比感觉神经高 2～4 节段；运动神经平面比感觉神经低 1～4 个节段。

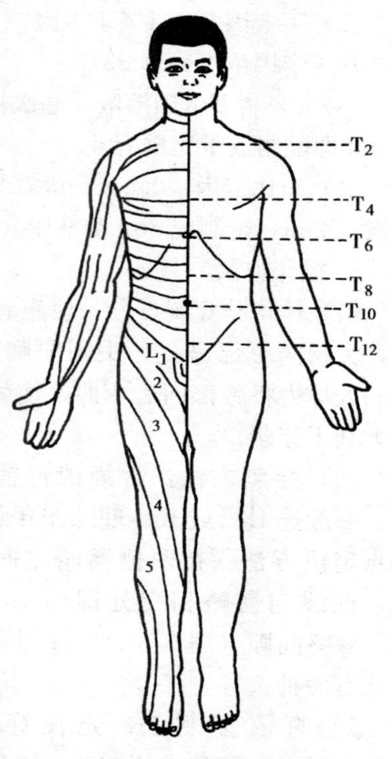

图 3-2 脊神经在体表的节段分布

二、椎管内麻醉方法

（一）蛛网膜下腔阻滞麻醉

将局麻药注入蛛网膜下腔，被药物波及的脊神经根及脊髓表面部分受到阻滞后，脊神经所支配的相应区域产生麻醉作用，称蛛网膜下腔阻滞麻醉，简称腰麻或脊麻。按阻滞平面分为高平面（T_4 以上）中平面（$T_{4\sim10}$）和低平面（T_{10}以下）腰麻。

1. 适应证及禁忌证　适用于 2～3 小时以内的下腹部、盆腔、下肢及肛门会阴部手术。腰麻的禁忌证有：①中枢神经系统疾患，如脊髓多发性硬化症、脑膜炎、颅内压增高；②败血症；③穿刺部位有感染，冠心病慎用；低血容量性休克如能补足血容量，低平面阻滞可慎用。

2. 常用局麻药　最常用的是普鲁卡因和丁卡因，近年也用利多卡因和布比卡因（表 3-3）。一般配成重比重液。局麻药注入蛛网膜下腔后，需经过一段时间方发挥对神经根阻滞效应，这段时间称为腰麻诱导时间。诱导时间的长短与用药种类、比重及配方方式有关。蛛网膜下腔阻滞持续时间与药物的种类、浓度及剂量有关，而主要取决于药物浓度。与其呈正比相关。但浓度过高可损害神经而致永久性麻痹。按局麻药比重的不同，可分为重比重和轻比重局麻药，并根据比重不同配合体位调节阻滞平面。

表 3-3　腰麻常用局麻药剂量和浓度表

药　名	高平面（mg）	中平面（mg）	低平面（mg）	鞍区（mg）	最高剂量（mg）	最低有效浓度（%）	常用浓度（%）	维持时间（min）
普鲁卡因	120～150	100～150	75～125	50～100	180	2.5	5～6	45～90
丁卡因	10～12	8～10	6～8	4～6	15	0.1	0.33	75～120
利多卡因	100～120	80～100	60～80	40～60	120		2	75～150
布比卡因	12～15	7.5～12	4.0～7.5	2.5～6	20		0.5～0.75	180～360

3. 麻醉准备　麻醉前常用巴比妥类或苯二氮䓬类药，准备局麻药、穿刺用具、消毒用品和急救用品。

4. 局麻药配制　临床上常用重比重局麻药，常用配方：

（1）普鲁卡因：用 5%葡萄糖溶液或病人脑脊液将普鲁卡因粉溶成 5%溶液 3ml，成人一次用量为 100～150mg，最多不超过 180mg。为了延长麻醉作用时间，药液中常加入 0.1%肾上腺素 0.25ml。

(2) 丁卡因：用1%丁卡因、10%葡萄糖溶液和3%麻黄碱各1ml，配成所谓的111溶液，其丁卡因浓度为0.33%。

(3) 2%利多卡因溶液：一次用量为60～100mg，最多不超过150mg，加入5%葡萄糖0.5ml即配制成重比重溶液。

(4) 布比卡因：0.5%～0.75%布比卡因2ml，加10%葡萄糖溶液0.8ml和0.1%肾上腺素0.2ml，配制成3ml溶液中含布比卡因10mg或15mg。

5. 操作方法

(1) 体位与穿刺点：一般患者取侧卧位，背部与手术台面垂直并与边缘平齐，两膝弯曲，大腿向腹部靠拢，头则向胸部屈曲，嘱病人尽力将腰部向后弯曲，使棘突间隙开大利于穿刺。

(2) 穿刺方法：常规消毒铺无菌单后，一般选 $L_{3\sim4}$ 或 $L_{4\sim5}$ 间隙作穿刺点。穿刺点定位方法：在两侧髂嵴之间作一连线，此线与髂嵴相交处即为 L_4 棘突或 $L_{3\sim4}$ 棘突间隙（图3-3）。常用脊椎穿刺方法有两种：

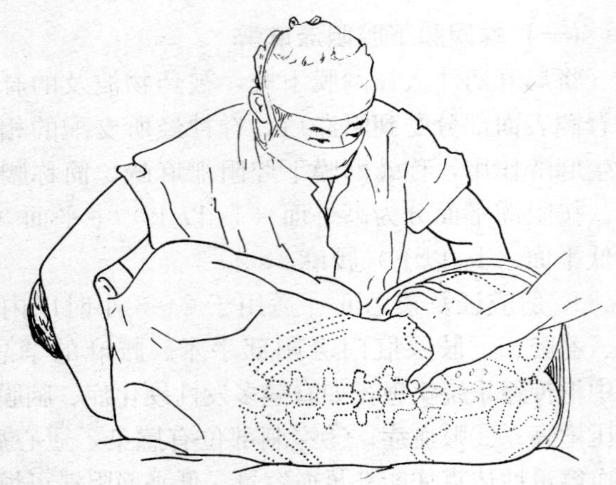

图3-3 腰椎间隙定位图

1) 直入穿刺法：先在穿刺点以0.5%～1.0%普鲁卡因或0.5%利多卡因做局部浸润麻醉，用细腰穿针刺入脊间隙中点皮肤与病人背部垂直缓慢进针，并体会经过皮下组织、棘上韧带、棘间韧带和黄韧带的阻力变化，当针穿过黄韧带时阻力突然消失即所谓落空感，即进入硬膜外腔，再继续缓慢进针刺破硬脊膜和蛛网膜时，常有第2个落空感，拔出针芯有脑脊液自针内流出示穿刺成功。

2) 侧入穿刺法：在棘突间隙中点下侧旁1.5cm处作局麻，穿刺针经皮丘向中线倾斜与皮肤约成75°角，对准椎间孔的方向刺入，突破黄韧带和硬膜达蛛网膜下腔。穿刺成功后将装有配制好的局麻药注射器与穿刺针衔接，稍加回抽后将药液以每5秒钟1ml的速度注入，注入后再回抽证实注入蛛网膜下腔后，将针体同注射器一同拔出。

6. 麻醉平面调节　麻醉平面指麻醉后痛觉消失的最高界面。

常用针刺皮肤试痛或用冷盐水浸过的棉棒试冷温觉测知阻滞平面。麻醉平面的调节是蛛网膜下腔阻滞操作技术最重要的环节，应在短时间内（注药后5～10分钟完成），将麻醉平面控制在手术需要的范围内。如果局麻药的配制方式和剂量已经确定，则穿刺部位、病人体位、针口方向和注药速度成为主要影响因素。①穿刺部位：当注药后病人转为侧卧位时，从 $L_{3\sim4}$ 注入的大部分药液向骶段移动，则麻醉平面偏低，而从 $L_{2\sim3}$ 穿刺注药时大部分药液向胸段流动，则麻醉平面偏高。②病人体位：由于重比重溶液在蛛网膜下腔向低处流动扩散，因此调整病人体位对麻醉平面起重要作用。③针口方向和注药速度：如针口方向朝头部，注药速度愈快，药液愈向上扩散，麻醉范围愈广；如针口方向朝下即使注药速度较快，麻醉平面也不易上升，注药速度越慢，麻醉平面愈窄。一般以每5秒钟1ml的速度为宜。

7. 并发症

（1）麻醉失败：注药速度过慢，体位调节不当导致麻醉平面过窄。

（2）血压下降：一般阻滞平面超过 T_4 时常出现血压下降，伴心率减慢。多发生在注药后15～30分钟。一般静脉注射麻黄碱15～20mg，并加快输液速度即可。

（3）呼吸抑制：麻醉平面过高时，肋间肌麻痹可引起呼吸抑制，平面愈高，抑制愈严重。其表现为胸闷气短、咳嗽无力、说话费力。应立即吸氧，辅助通气，必要时做气管内插管或人工呼吸进行抢救。

（4）恶心呕吐：主要原因为循环呼吸受抑制，引起脑缺氧所致。另外腰麻后交感神经抑制，迷走神经兴奋，手术牵拉也可引起。发生呕吐时立即将病人的头转向一侧，避免误吸；恶心呕吐严重者，应暂停手术，使血压回升，吸氧，肌肉注射阿托品0.5mg。

（5）头痛：是腰麻后较常见的并发症，多发生在年轻女性。在腰麻后1～3天内出现。常在病人术后第一次抬头或起床时发生。特点是抬头或坐起时头痛出现或加重，平卧时减轻或消失。多数病人头痛在1周内消失，但个别病人的病程可长达半年以上。头痛的原因多数人认为是因脑脊液自穿刺孔流出致脑脊液压力降低所致。防治措施应选用细针穿刺，避免反复穿刺。腰麻后去枕平卧6小时。如出现头痛应平卧，注意补液，应用小剂量的镇静药或镇痛药，轻度头痛2～3天可自行消失。严重者可行硬膜外腔内注射无菌生理盐水15～30ml。

（6）尿潴留：因支配膀胱的骶神经恢复较晚所致。也可能因下腹部手术刺激，会阴及肛门部手术疼痛及病人不习惯卧位排尿等引起，大多可自行恢复。其治疗可针刺足三里、三阴交、阴陵泉、关元等穴位，热敷下腹部，必要时导尿。

（7）其他：因操作不当损伤脊神经，因无菌操作不严格引起脑脊膜炎等。

（二）硬膜外腔阻滞麻醉

将局麻药注入硬膜外腔，阻滞部分脊神经根，使其支配的区域产生暂时性麻醉，称硬膜外腔阻滞麻醉，简称硬膜外麻。有单次法和连续法两种，一般用连续法。

1. 适应证及禁忌证　主要适用于腹部手术。颈部、上肢、胸部也可应用。严重贫血、高血压及心脏功能代偿不良者慎用；严重休克、穿刺部位有感染灶者禁忌。对呼吸困难者不宜选用颈、胸段硬膜外麻醉。

2. 麻醉前准备　术前1小时给予巴比妥类或苯二氮䓬类药物，可用阿托品，以防心动过缓。准备好硬膜外麻用具。

3. 硬膜外腔阻滞麻醉常用局麻药　1%～2%利多卡因（注药5～12分钟起效，作用时间平均90分钟）和0.5%～0.75%布比卡因（注药5～10分钟起效，维持4～6小时）。

4. 硬膜外腔穿刺术

（1）选择穿刺点：根据手术要求选择穿刺点，一般参考体表解剖如第7颈椎（C_7）棘突（屈颈最高隆起点）或第4腰椎（L_4）棘突标志确定。一般颈部手术取 C_7～T_1、胸壁手术选 $T_{6\sim7}$、上腹部手术选 $T_{8\sim9}$、下腹部手术选 $T_{10\sim11}$ 等。

（2）穿刺（图3-4）：与腰麻相似，也有直入法和侧入法两种。除穿刺点选择不同外，体位、进针方法及针达硬膜外腔的层次与腰麻相同，但不穿破硬膜。硬膜外穿刺针尖呈勺状，针尖又钝，因此针尖抵黄韧带时的阻力及突破黄韧带的落空感均较腰麻时明显，结合负压现象，可判断穿刺是否成功。负压测定常用方法：

1）悬滴法：针尖抵黄韧带时将针芯取出，在针尾放一滴液体继续进针，当突破黄韧带进入硬膜外腔时，此滴液即被吸入；

2）玻璃接管测定法：操作与悬滴法相似，将悬滴液改为盛装有少量液体的玻璃接管，当穿刺针进入硬膜外腔呈负压时，管内液体被吸入或随负压变化而波动。示穿刺成功。侧入法穿刺程序与腰麻相似。

5. 注药方法　穿刺成功后如用单次法，可注入试验剂量，确定未注入蛛网膜下腔后，即可分 2～3 次将所需麻药全量注入。连续法则将特制的硬膜外导管插入超过针口 3～4cm，然后边拔针边固定导管，直至将针体拔出皮肤。穿刺置管成功后将病人转为仰卧位，应注入试验剂量 3～5ml，确定未注入蛛网膜下腔，一般在 5～10 分钟后，每隔 5 分钟注入 5ml 直达完善的阻滞效果，诱导剂量不能超过各药的最大剂量。之后根据手术时间的长短间断给首次量的 1/3～1/2 以维持麻醉。

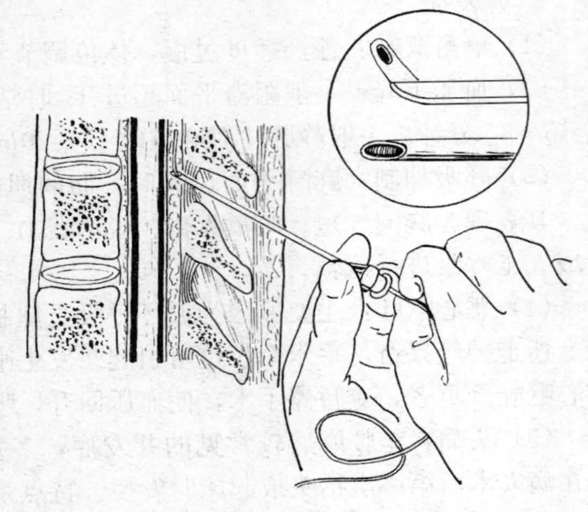
图 3-4　硬膜外腔内插入导管

6. 硬膜外腔阻滞平面调整　影响麻醉平面最主要的因素是穿刺部位。当穿刺部位确定后还受以下因素影响：

（1）导管位置及方向：头侧置管时，药物宜向头侧扩散；足侧置管时，药物宜向足侧扩散。

（2）药物容量和注药速度：容量越大，速度越快，阻滞范围越广。

（3）体位药液扩散：很少受体位影响，但在调整体位后再加速注药，药液可向低处扩散 1～2 个节段。

（4）病人状况：老年人、婴幼儿、妊娠妇女或腹腔巨大肿瘤患者硬膜外腔相对狭小，药液宜向头侧扩散，所需药量应减少。

7. 并发症

（1）全脊麻：指穿刺针或硬膜外导管误入蛛网膜下腔未能及时发现，即将超过脊麻数倍的局麻药注入蛛网膜下腔，产生异常广泛的阻滞，即全部脊髓被阻滞，称全脊麻。为硬膜外腔阻滞麻醉最严重的并发症。临床表现为全部脊神经支配区无痛觉、低血压、意识丧失、呼吸停止。如处理不及时可致病人心跳骤停。其处理原则为维持有效的循环和呼吸功能，气管内插管，机械通气，加快输液，应用血管活性药物升高血压，若心跳骤停按心肺脑复苏进行处理。

（2）血压下降：多发生在胸段硬膜外阻滞，一般在注药后 15～30 分钟出现，应加快输液速度，必要时静脉注射麻黄碱 15mg。

（3）呼吸抑制：高位硬膜外麻多有不同程度的呼吸抑制，尤其是阻滞平面达 T_2 以上，通气储备功能明显低下。除麻醉期间严密观察外，吸氧列为常规，并作好呼吸急救的准备。

（4）硬膜外血肿：多系导管刺破腔内丰富的血管丛所致。血肿聚集较大，可压迫脊髓引起瘫痪。若阻滞平面持久不消退或消退后又复出现，同时腰背部剧痛，都是血肿形成的征兆。应在血肿形成 8 小时内行椎板切开减压术，清除血肿。如血肿超过 24 小时，预后较差。

(5) 脊神经根损伤：多由于穿刺操作不当引起。穿刺过程中病人诉有电击样疼痛并向一侧肢体放射，阻滞平面完全消失后出现该神经支配区感觉和运动障碍。可采用激素、维生素药物、对症治疗与局部理疗，一般数周或数月可缓解。

(6) 导管拔出折断：见于导管质量差及拔管用力粗暴时。导管残端外露或位于皮下，取出不难；若残留硬膜外腔应严密观察，如无感染及明显神经刺激症状，不必手术取出。

(三) 腰-硬联合阻滞麻醉

为了使椎管内麻醉时即具有腰麻的作用快、阻滞完善、肌松效果好的优点，同时又具有硬膜外时可分次注药、作用时间任意调节、对呼吸循环干扰小的优点，现对于腹部以下的手术时间较长（大于1小时）的病人多采取腰-硬联合阻滞麻醉。

方法：用特制的腰-硬联合穿刺针进行硬膜外穿刺，穿刺成功后再通过硬膜外针内行腰麻，然后退出腰麻针，根据手术要求向上或向下置入硬膜外导管。

(四) 骶管阻滞麻醉

骶管阻滞是经骶裂孔将局麻药注入骶段硬膜外腔即骶管腔以阻滞骶神经，是硬膜外腔阻滞麻醉的一种方法。适用于直肠、肛门及会阴部手术，也可用于小儿腹部手术。

1. 麻醉方法　病人取侧卧位或俯卧位。用手指先摸到尾骨尖，可摸到一呈V形的弹凹陷，即为骶裂孔。用22G穿刺针经骶裂孔垂直刺入皮肤，穿破骶管韧带时有阻力消失感觉。此时将针体向尾侧倾斜与皮肤成30°～40°，继续进针2cm即进入骶管腔。衔接注射器回抽无脑脊液及血液，注射生理盐水或空气无阻力，也无皮肤隆起，证实针尖确在骶管腔内，即可注入试验剂量局麻药液3～5ml，观察5分钟后如无脊麻现象，即可将全部局麻药分次注入。

2. 常用局麻药及剂量　常用1.33％～1.6％利多卡因或0.5％布比卡因，需加入肾上腺素，用药量依据阻滞平面的高低而不同，如阻滞平面在T_{12}以下，成人需20ml；阻滞平面达T_{11}需30ml。

3. 并发症　包括局麻药的毒性反应；注药过快可能引起眩晕和头痛；术后尿潴留；因骶裂孔解剖变异较多，穿刺失败率较高。

第五节 全身麻醉

麻醉药经呼吸道吸入或静脉、肌肉注射进入体内，产生中枢神经系统抑制，使病人意识消失周身不感疼痛的方法，称全身麻醉。这种中枢神经的抑制是可以控制的，也是可逆的，当麻醉药从体内排出或在体内代谢后，病人将逐渐恢复意识，不对中枢神经系统有残留作用或留下任何后遗症。根据全麻药进入体内的途径不同，分为吸入麻醉及非吸入麻醉两种。

一、吸入麻醉

麻醉药经呼吸道吸入体内，产生全身麻醉作用，称为吸入麻醉。用于吸入麻醉的药物为吸入麻醉药。

(一) 常用的吸入麻醉药

有气体麻醉药和挥发性麻醉药两类。一般用于全身麻醉的维持，也可用于麻醉诱导。

1. 氧化亚氮（亦称笑气）　它是无色、无刺激性的气体，不燃烧、不爆炸、沸点

—89℃。是麻醉效能最弱的气体麻醉药，常作为其他强效吸入麻醉药或静脉麻醉药的辅助用药。短时间应用，对循环系统基本上无抑制；对呼吸道无刺激性；对肝、肾功能均无影响。因此氧化亚氮适用于肝、肾功能障碍及危重病人的辅助麻醉。

2. 氟烷　药液无色透明，带有苹果香味，不燃烧、不爆炸、不刺激呼吸道。麻醉效能强，麻醉诱导迅速，麻醉时咽喉反射消失快，不易引起喉和支气管痉挛；术后很少发生恶心、呕吐。麻醉维持期用量小，苏醒迅速。因此多用于麻醉诱导和早期的麻醉维持，尤其是用于小儿麻醉。氟烷有明显的扩张血管作用，并能抑制心肌引起血压下降、心律失常。氟烷能使心肌对儿茶酚胺的敏感性明显提高，因此氟烷麻醉时忌用肾上腺素。氟烷可使颅内压升高，所以开颅手术应慎用。最严重的反应是肝脏损害，有肝脏疾患或肝细胞性黄疸的患者禁用。

3. 恩氟烷（安氟醚）　为无色透明液，性能稳定，不燃烧、不爆炸。麻醉效能较强，麻醉诱导迅速，苏醒快速平稳。常用浓度为0.5%～2%，恩氟烷可扩张血管使血压下降，对心肌有轻微的抑制作用。在一般麻醉深度下，心率、血压均能保持稳定，不易引起心律失常。恩氟烷有明显的肌松作用，可使眼内压下降，有利于眼科手术。恩氟烷深麻醉时，可诱发癫痫样异常脑电活动，因此，癫痫病人慎用。

4. 异氟烷（异氟醚）　是恩氟烷的同构体，理化特性与恩氟烷相似，麻醉效能较强，介于氟烷于恩氟烷之间，异氟烷可引起明显的血压下降；对心肌抑制作用较恩氟烷为轻，不引起心律失常；对肝、肾等实质器官的影响更小；异氟烷不引起癫痫样脑电活动，故是颅脑手术较好的麻醉药物之一。

5. 七氟烷（七氟醚）　具有血/气分配系数小，麻醉诱导和苏醒迅速，不增加心肌对肾上腺素的敏感性，气味好闻，不刺激呼吸道的优点。适于吸入麻醉诱导。七氟烷麻醉效能较强，常用浓度为1.0%～1.5%，对心肌抑制轻，不增加心肌对儿茶酚胺的敏感性，不易引起心律失常，不增加颅内压，对肾脏无明显损害。但与碱石灰接触可产生毒性反应；对肝毒性报道不一。

（二）常用的吸入麻醉装置

常用的麻醉装置（麻醉机）可以供给病人氧气，麻醉气体和进行人工呼吸，是进行临床麻醉和急救时不可缺少的设备。麻醉装置包括以下部件：气源、蒸发机、流量计、呼吸囊、呼吸螺纹管、活瓣装置、二氧化碳吸收器及湿化器等。

麻醉机根据其呼吸环路系统分为：开放式、半开放式或半紧闭式和紧闭式三种。

性能良好的麻醉机和正确熟练的操作技能，对于保证手术病人的安全是十分重要的

（三）常用的吸入麻醉方法

有开放点滴吸入麻醉和气管内吸入麻醉。

1. 开放点滴麻醉　现已少用。原主要用于乙醚吸入，偶尔可用氟烷吸入。是利用麻醉面罩点滴乙醚，病人吸气、呼气均与大气直接交换的麻醉方法。麻醉前于眼眶周围抹凡士林少许，用眼罩保护双眼，将覆有6～8层纱布的麻醉面罩罩住病人的口鼻，左手扶托下颌角，右手持滴醚瓶点滴乙醚于麻醉面罩的纱布上，速度由慢到快。如病人有屏气、呛咳，应移开面罩片刻，让病人呼吸新鲜空气后，再盖上面罩重新慢慢滴醚；当病人不屏气时，可快速滴醚，以便迅速而平稳的度过兴奋期，进入外科麻醉期。麻醉深度要根据手术进程和病人情况决定。

2. 气管内吸入麻醉（气管内麻醉）　指在药物诱导下，将特制的导管经过口腔或鼻腔插入气管内，连接麻醉机吸入麻醉药而产生麻醉的方法。其优点是气管插管可保持呼吸道通畅，能充分供氧，必要时还能进行辅助呼吸，是目前全麻中比较安全的方法。适用于各种大手术，尤其是剖胸手术。

（1）用具：麻醉咽喉镜、气管导管、麻醉机等。

（2）插管方法：有经口腔明视气管插管术和经鼻腔盲探插管术两种。一般首选经口腔明视气管插管术，少数病人施行口腔部位手术或张口困难时，则采用经鼻腔盲探插管术。

经口腔明视气管插管术操作方法：预先检查麻醉用具。静脉注射 2.5%硫喷妥钠至眼球固定后，再静脉注射肌松剂琥珀胆碱 50mg，待呼吸暂停即插管。气管插管时置病人头部后仰位，术者左手持咽喉镜，沿病人右侧口角置入，轻柔地将舌体推向左侧，镜片前进至会厌谷后，上提喉镜手柄以显露声带和喉结构。右手持有管芯的气管导管轻巧地插入声门。深度以 3～5cm 为宜，拔出管芯，置放牙垫，然后将导管，牙垫一起固定于口旁，注入适当量空气充盈气管导管套囊，目的是阻塞气管和气管内壁之间的缝隙，防止发生误吸或人工呼吸时漏气。接好麻醉机，根据手术要求维持麻醉于适当深度，术中明确观察血压、脉搏和呼吸的变化。手术接近完毕时停止麻醉，将口腔、鼻腔、气管及导管内的分泌物吸出，待病人咳嗽、吞咽反射恢复后，放掉气管套囊内的气体，一边吸引一边将气管导管慢慢拔出。继续观察一段时间，确认患者呼吸、循环稳定后送回病房。

经鼻腔盲探插管：以 1%丁卡因作鼻腔内表面麻醉，并滴入 3%麻黄碱使鼻腔粘膜的血管收缩，以增加鼻腔容积，减少出血。选用合适管径的气管导管，以右手持管插入鼻腔。于呼气时（声门张开）时将导管迅速推进，如进入声门则感到推进阻力减小，管内呼出气流亦极其明显，有时病人有咳嗽反射，接上麻醉机可见呼吸囊随患者的呼吸而扩张、缩小，表明导管插入气管内。如导管推进后呼出气流消失，为插入食管的表现。应将导管退至鼻咽部，将患者头稍仰使导管尖端向上翘起，或可对准声门利于插入。

气管内插管的并发症：插管操作不规范或粗暴，可致牙齿损伤，口、咽喉部和鼻腔粘膜损伤。浅麻下插管可引起剧烈呛咳、憋气、喉头及支气管痉挛，严重的迷走神经反射可导致心律失常，甚至心跳骤停。气管导管管径过小，导管过硬损伤呼吸道粘膜，甚至引起喉头水肿，导管过软、扭曲引起呼吸道梗阻。导管插管过深可误入一侧支气管，引起通气不足或肺不张。

二、静 脉 麻 醉

将静脉麻醉药经静脉注射进入病人体内，通过血液循环作用于中枢神经系统，而产生全身麻醉作用，称静脉麻醉。静脉麻醉具有诱导迅速、对呼吸道无刺激、病人舒适、无污染及操作方便等优点。常用的静脉麻醉药有硫喷妥钠、氯胺酮、γ-羟丁酸钠等，但单独使用多不能取得满意效果，往往需配合其他麻醉方法进行复合麻醉。

（一）硫喷妥钠静脉麻醉

硫喷妥钠属超短效巴比妥药，是常用的巴比妥类静脉全麻药。易溶于水，呈强碱性。常用浓度 2%～2.5%，其溶液极不稳定，需用时临时配制。静脉注射后，由于药物容易进入血脑屏障，且对中枢神经系统有特殊的亲和力，静脉注射 1 分钟内病人神志消失，很快地进入麻醉状态。药物继之分布于肝、肾组织，并逐步移行于脂肪组织内积存，使血液及其他组织中浓度很快下降，麻醉逐渐变浅，病人从麻醉状态苏醒。

1. 适应证：①短小不需肌松的手术；②静脉快速诱导，配合肌松药行气管插管；③用于各种原因引起的惊厥；④小儿用 2%溶液 15～20mg/kg 作深部肌肉注射进行基础麻醉。

2. 禁忌证：硫喷妥钠对呼吸中枢有选择性抑制作用，上呼吸道感染、已有呼吸困难或呼吸道梗阻者禁用；短时间注射硫喷妥钠量较大可引起血压下降、心肌收缩力下降，心功能不良者禁用或慎用；肝肾功能障碍者禁用；年老、体弱、休克和中毒症状严重者慎用。

3. 麻醉方法：临床多采用小量、分次注射法。硫喷妥钠成人总剂量不超过 1g，儿童按 15～20mg/kg 计算总剂量不超过 0.5g。临床多采用小量、分次注射法，即先静脉注射 1～2ml，观察无不良反应，再注入 2ml 再观察再注射，通常成人注射 6～10ml 后即进入睫毛反射消失，呼吸稍有抑制的第三期麻醉状态，即可开始手术。

（二）氯胺酮静脉麻醉

氯胺酮为苯环己哌啶的衍生物，易溶于水，水溶液 pH 为 3.5～5.5。主要选择性的抑制大脑联络径路和丘脑新皮质系统，而对脑干网状结构的影响较轻。因此病人痛觉消失后而意识部分存在，这种意识和感觉分离的现象称分离麻醉。氯胺酮称为分离麻醉剂。氯胺酮麻醉时患者能维持部分保护性反射，一般下颌不松，舌根不后坠，能保持呼吸道通畅。缺点是兴奋交感神经；静脉注射可引起一过性呼吸抑制；能增加脑血流量和脑耗氧量，苏醒期可能出现精神症状。

1. 适应证：①各种浅表手术，如烧伤清创、切痂植皮、骨折手法复位等。②小儿基础麻醉（常肌肉注射用药）。③全麻诱导：结合肌松药行气管内插管，适用于小儿及全身情况差、休克、低血压病人。④用作辅助麻醉。

2. 禁忌证：严重高血压、颅内压高、眼压最高者禁用；心脏代偿功能不全者禁用；癫痫、精神分裂症者禁用。

3. 麻醉方法：多用 1%溶液缓慢静脉注射。首次剂量 2ml/kg 肌肉注射 1 分钟后即起作用，维持麻醉时间 10～15 分钟，以后根据手术需要追加用药，追加剂量为首剂的 1/2，但总剂量不宜超过 10mg/kg。肌肉注射 5～10mg/kg 可维持麻醉 30 分钟左右，用于小儿基础麻醉。

（三）γ-羟丁酸钠静脉麻醉

γ-羟丁酸钠是 γ-羟丁酸的钠盐，是中枢神经固有物质 γ-氨基丁酸的中间代谢产物，缩写为γ-OH。具有镇静和催眠作用，主要作用于皮质、海马回和边缘系统，对脊髓、丘脑传导系统无抑制作用。

1. 适应证和禁忌证　可用于全麻诱导和其全麻维持，也是很好的小儿基础麻醉剂。与其他麻醉配合用于多种手术，对心肺肝肾功能不全或休克、衰弱、小儿患者尤为适用。但静脉注射后血压升高、脉搏变缓、加快钾离子向细胞内转移，高血压、低血钾患者禁用或慎用。

2. 麻醉方法　常用 25%的水溶液。一般用量 50～100mg/kg，诱导时间为 5～10 分钟，作用维持时间 45～60 分钟，作用将消失时可追加首次剂量的半量。

（四）丙泊酚静脉麻醉

丙泊酚是一种新型、快速、短效静脉全麻药。室温下呈油状，不易溶于水，临床制剂为乳剂。麻醉作用与硫喷妥钠相似，起效快、作用时间短，苏醒快，无兴奋现象、无积蓄作用。

麻醉方法与适应证：用于麻醉诱导（2mg/kg，静脉注射）和维持（50～150μg/(kg·min）持续静脉输注)，尤其适用于小儿及颅脑外科手术麻醉。

（五）依托咪酯静脉麻醉

依托米酯是一种人工合成新型非巴比妥类快速作用的静脉麻醉药。主要用于麻醉诱导，尤其适用于心功能较差的病人。

附：肌肉松弛药

肌肉松弛药（又称肌松药）是骨骼肌松弛药的简称。肌肉松弛药只能使骨骼肌麻痹，而不产生麻醉作用。应用肌肉松弛药不仅便于手术操作，也有助于避免深麻醉带来的危害。

根据干扰方式的不同，肌肉松弛药主要分为两类：去极化肌松剂和非去极化肌松剂。去极化肌松剂：以琥珀酰胆碱为代表。其特点为：①使突触后膜呈持续去极化状态；②首次注药在肌松出现前，有肌纤维成串收缩，是肌纤维不协调收缩的结果。③胆碱酯酶抑制药不仅不能拮抗其肌松作用，反而可增强其效应。非去极化肌松剂：以筒箭毒碱为代表。其特点：①阻滞部位在神经-肌肉接头处，占据突触后膜上的乙酰胆碱受体；②神经兴奋时突触前膜释放乙酰胆碱的量并未减少，但不能发挥作用；③出现肌松前没有肌纤维成束收缩；④能被胆碱酯酶抑制药所拮抗。

常用肌松药：

（1）琥珀酰胆碱：为去极化肌松药，起效快，肌松完全且短暂。临床上常用于气管插管。静脉注射后15～20秒钟即出现肌纤维震颤，在1分钟内肌松作用达高峰。如在给药前静注小剂量非去极化肌松药，可减轻或消除肌颤。静脉注射1mg/kg后，可使呼吸暂停4～5分钟，肌张力完全恢复约需10～12分钟。对血流动力学的影响不明显，但可引起血清钾一过性升高，严重者可导致心律失常。不引起组胺释放，因而不引起支气管痉挛。可被血浆胆碱酯酶迅速水解，代谢产物随尿排出，以原形排出不超过2%。临床主要用于全麻时的气管内插管，用量为1～2mg/kg由静脉快速注入。也可以静脉连续点滴方法来维持肌松，但有可能引起脱敏感阻滞，使肌松恢复时间延长。副作用：有引起心动过缓及心律失常的可能；广泛骨骼肌去极化过程中，可引起血清钾升高；肌肉强直收缩时可引起眼压、颅内压及胃内压升高；有的病人术后主诉肌痛。因此严重烧伤、创伤、高钾血症、截瘫、青光眼、颅内压升高者禁用。

（2）筒箭毒碱：是最早应用于临床的非去极化肌松药，起效较慢，作用时间较长。肌松效果与剂量有关，0.1～0.2mg/kg可使四肢肌松弛，0.4～0.5mg/kg可使腹肌松弛，0.5～0.6mg/kg可满足气管插管。临床主要用于维持术中肌肉松弛，也可用于全麻诱导插管。筒箭毒碱有组胺释放作用，可引起低血压和心动过速，并可引起支气管痉挛。对哮喘和重症肌无力者避免使用。

（3）阿曲库铵：为非去极化肌松药，无解迷走神经的心血管效应，但有轻度组胺释放作用。适用于严重肝、肾功能障碍病人行气管插管和术中维持肌松弛。

（4）泮库溴铵：为非去极化肌松药，肌松作用强作用时间也较长。在临床应用的范围内，无神经节阻滞作用，可中度兴奋心血管系统，不引起组胺释放，轻度抗迷走神经作用，使心率增快。临床上可用于全麻时的气管插管和术中维持肌肉松弛。但高血压、心动过速、肝肾功能障碍者慎用重症肌无力者禁用。

（5）维库溴铵：为去极化肌松药，肌松作用强，为泮库溴铵的 1～1.5 倍，但作用时间较短。在临床用量范围内，不释放组胺，也无抗迷走神经的作用，因而适用于缺血性心脏病病人。

应用肌松药的注意事项：①保持呼吸道通畅，进行气管插管，并施行辅助呼吸或控制呼吸。②肌松剂无镇静、镇痛作用，不能单独使用，应在全麻药作用下应用。③体温降低可延长肌松药的肌松作用；吸入麻醉药、某些抗生素及硫酸镁等可增强非去极化肌松剂的作用。

三、全身麻醉的实施

（一）全身麻醉的诱导

全身麻醉的诱导是指病人接受全麻药后，由清醒状态转为可以进行手术操作的麻醉状态的过程。全麻诱导方法有：

1. 吸入诱导法

（1）开放点滴法：以金属网丝面罩扣于病人的口鼻部，将挥发性麻醉药点滴于纱布上，病人呼吸时将麻醉药吸入逐渐进入麻醉状态。以往主要用于乙醚麻醉，现在也偶尔将其他吸入麻醉药用于小儿麻醉诱导。

（2）面罩吸入麻醉诱导法：将麻醉面罩扣于病人口鼻部，开启麻醉药蒸发器并逐渐增加吸入浓度，待病人意识消失并进入麻醉第Ⅲ期，静脉注射肌松药后行气管插管。

2. 静脉诱导法　静脉诱导具有诱导较迅速，病人舒适，无环境污染的优点。但麻醉分期不明显，对循环的干扰较大。开始诱导时，先以面罩吸入纯氧 2～3 分钟，增加氧的储备并排出肺及组织内的氮气。根据病情选择合适的静脉麻醉药及剂量，如硫喷妥钠、依托咪酯等，从静脉缓慢注入并严密监测病人的呼吸和循环的变化，待病人神志消失后再注入肌松药，肌肉松弛，呼吸由浅到停止，这时应用麻醉面罩进行人工呼吸，然后进行气管内插管。插管成功后，立即与麻醉机连接并进行人工呼吸或机械通气。

（二）全麻维持

在全麻诱导完成以后脑内、血液内麻醉药浓度或分压已达到平衡，只要适当加用麻醉药即可维持和满足手术的要求。可采用：①吸入麻醉药维持。②静脉麻醉药维持。③复合麻醉药维持。

此期应注意下列事项：①全麻维持应与全麻诱导密切衔接，在诱导完成后，应加用吸入麻醉药或追加静脉麻醉药，以维持麻醉深度。②加强呼吸道管理。③关注手术的进程，使麻醉的深度与手术刺激相适应，以满足手术要求。④应用肌松药以非去极化肌松药为主。⑤密切监测病情，及时处理术中出现的各种异常情况。

（三）全麻苏醒

即麻醉恢复期，应使病人重要器官的自主调节功能迅速恢复，若正常的保护性呼吸道反射恢复，可以顺利的拔除气管导管。

（四）全麻分期

对全麻深度的判断，即掌握麻醉分期，关系到手术的成败和患者的生命安全。

1. 乙醚麻醉分期　乙醚虽因易燃、易爆、刺激性强、使呼吸道分泌物增加，能导致中毒、影响体温调节、升高颅内压、对肝肾有一定损害、苏醒时常伴呕吐、污染环境而被淘汰，但由于其麻醉深度能够根据呼吸、循环、眼、肌松弛判断，乙醚麻醉分期最为典型。仍可作为当今临床麻醉中判断和掌握麻醉深度时参考，仍有必要了解。乙醚麻醉由浅入深分为四期，其第三期常又分为4级（表3-4），麻醉部位从大脑皮质和脊髓远端向延髓集中，麻醉停止后按由深而浅的方向恢复清醒。

表3-4 乙醚麻醉分期

		生理基础	特征表现	临床操作
第Ⅰ期		大脑皮质开始抑制	安静入睡，痛觉迟钝	一般不做手术
第Ⅱ期兴奋期		皮质抑制、皮质下兴奋	躁动、血压、脉搏、呼吸剧烈波动，对刺激敏感	禁止任何操作
第Ⅲ期手术期	1级	间脑以上抑制、脊髓下麻痹	由躁动转入安静，睑反射消失，脉搏、血压、呼吸回归正常	宜作刺激性小的手术
	2级	中脑以上抑制脊髓腹段以下麻痹	眼球固定、瞳孔缩小、泪多呼吸匀而慢血压、脉搏正常	适用于大多数手术
	3级	脑桥以上抑制，胸段脊髓以下抑制	腹式呼吸，脉搏快弱，血压稍降，光反射消失，无泪，肌松	仅用于刺激强的手术操作
	4级	延髓开始抑制，颈段脊髓以下麻痹	生命特征进一步恶化，瞳孔散大	立即停止麻醉、抢救
第Ⅳ期延髓麻醉期		延髓呼吸、循环中枢麻痹	心跳、呼吸骤停	心肺复苏

根据上述变化认为：全身麻醉第Ⅰ期，其镇痛作用不能满足一般手术的要求。麻醉诱导时，应尽力缩短第Ⅱ期，妥善掌握第Ⅲ期，绝对避免第Ⅳ期。第Ⅲ期中，第一、二级是外科手术常用的浅麻醉和较深的麻醉；第Ⅲ期是偶用的深麻醉。麻醉深浅的变化是一个连续的过程，病人的个体差异、病情轻重、麻醉前用药、手术刺激的强弱等因素都会影响麻醉分期。因此在整个麻醉过程中要不断观察病人的呼吸、脉搏、血压、瞳孔及肌张力的变化，要从多方面考虑，进行全面分析，正确判断麻醉的深浅。

2. 临床麻醉分期 因临床上麻醉多取复合麻醉，与其按某一种药物进行深度分期，不如根据各种手术刺激下机体的反应划分更为适用。

（1）浅麻醉：呼吸深快、不规律，憋气或咳嗽，呼吸道分泌物多，可有喉痉挛，气道加压时有阻力；脉搏加快，血压升高；眼睑反射（+），眼球活动，泪多；意识朦胧，吞咽反射（+），手术刺激时体动。

（2）手术麻醉期：呼吸深、规律，呼吸道分泌物少，气道加压时阻力小；脉搏正常或稍快，血压正常或稍低，不因手术刺激而改变；眼睑反射（一）眼球固定，泪少；手术操作刺激强仍无体动。

（3）深麻醉：胸式呼吸消失，腹式呼吸浅快，可发绀；脉搏快弱，血压下降；瞳孔散大，光反射（一），无泪；对刺激无任何反应，皮肤厥冷。

四、全身麻醉的并发症和防治

（一）呼吸系统的并发症及防治

1. 呕吐与误吸 全麻中和全麻苏醒期易发生呕吐引起误吸，轻者引起吸入性肺炎，重者窒息。多见于饱餐后急症、肠梗阻及上消化道出血患者。防治措施包括：麻醉前禁饮食，凡病人饱餐后又必须手术者，应保持病人神志清醒而选用局部麻醉或椎管内麻醉。若必须施行全身麻醉，则麻醉诱导前应放置胃管吸引或洗胃，以排空胃内容物。清醒气管插管是防止麻醉诱导时误吸的有力措施。一旦发生误吸，应立即将病人置于头低位，并将头转向一侧，同时清除口腔、鼻腔及气管内的呕吐物。给一定量的支气管解痉药及抗生素，辅助呼吸，必要时经气管插管或支气管镜用 5～10ml 生理盐水行支气管灌洗，并给予大量氢化可的松 2～3 日。

2. 呼吸道梗阻

(1) 上呼吸道梗阻：梗阻部位在声门以上，主要表现为吸气困难。常见原因有舌根后坠、咽喉部积存分泌物、喉痉挛。舌根后坠时可听到鼾声；咽喉部有分泌物时有粗啰音。诊断不困难。只要将下颌托起，或放置口咽通气管，同时把咽喉部分泌物吸净便可解除梗阻。喉痉挛时病人有呼吸困难，吸气时有鸡鸣音，可因缺氧引起紫绀。处理原则是除去病因，解除呼吸困难。可先加压给氧，如不能缓解，应用 16 号针头环甲膜穿刺给氧，或静脉注射琥珀胆碱 50mg 后气管插管人工呼吸。

(2) 下呼吸道梗阻：梗阻部位在声门以下，主要表现为呼气困难。常见原因有气管、支气管分泌物过多及支气管痉挛。麻醉过浅、气管插管过深和慢性支气管炎患者尤易发生。防治强调术前应给足阿托品以减少唾液及呼吸道分泌物，掌握好麻醉和气管插管深度，及时清除气道内分泌物；支气管痉挛者宜用解痉药氨茶碱 0.25mg 加入 50％葡萄糖溶液 40ml 中缓慢静脉注射，或用异丙嗪 25mg 静脉注射；有呼吸困难时给氧吸入。

3. 呼吸抑制　即通气不足，主要表现呼吸浅，不规则甚至呼吸停止。呼吸抑制分为中枢性和外周性两种。中枢性呼吸抑制多因麻醉过深或麻醉性镇痛药用量过大引起。使用肌松药是外周性呼吸抑制的常见原因。治疗应针对原因，同时给氧吸入或进行人工呼吸。

4. 肺部并发症　吸入麻醉后较常见，与气道分泌物增加、分泌物排出困难，气管插管无菌操作不严等有关。比较常见的有肺炎及肺不张。

(二) 循环系统的意外和并发症

1. 血压下降　见于全麻过深或过浅，手术直接或间接激惹迷走神经的心脏支，术中出血多，以及水电解质与酸碱平衡失调等。需酌情妥善处理，如严格控制麻醉深度，合理补液、输血，减轻对迷走神经的刺激等。

2. 心律失常与心跳骤停　麻醉深浅不当，手术刺激、失血、低氧血症及高碳酸血症均可引起心律失常，严重者可导致心室纤颤或心跳骤停。一旦发生心跳骤停应立即进行复苏。

(三) 中枢神经系统并发症

1. 高热惊厥　常见于小儿麻醉，系由于婴幼儿的体温调节中枢尚未发育健全，而麻醉药多能抑制体温调节中枢或外周神经，妨碍机体对体温的调节。如高热不及时处理可致抽搐或惊厥。应立即给氧吸入，确保呼吸道通畅，控制抽搐，同时积极物理降温、尤其是头部降温，防止脑水肿。

2. 苏醒延迟或不醒　常见的原因是麻醉或镇痛药的残余作用或术中发生严重缺氧，造成一定的脑损害。凡术后超过 30 分钟呼唤不能睁眼，对刺激无明显的反应，即视为苏醒延迟。如术后长时间昏迷不醒，各种反射未见恢复，且有烦躁不安、呼吸困难或瞳孔散大等现象，则往往提示造成一定的脑损害，应立即抢救，包括吸氧，人工呼吸，头部降温等，防治脑水肿，降低颅内压。

第六节　麻醉期间和麻醉恢复期的监测和管理

一、麻醉期间的监测和处理

病人在麻醉、手术期间，因为原有的疾病，麻醉药和麻醉术的影响，手术创伤和失血及体位的改变，甚至医源性的因素，都会给病人带来呼吸、循环、神经系统和周身一系列生理变化。因此麻醉期间应严密监测病人的生命体征和生理变化，力求早发现问题，及时处理和纠正，以避免发生严重的并发症。

监测的重点是呼吸和循环的变化。每隔5～10分钟测血压脉搏呼吸各1次，并记录在麻醉单上。发现异常应尽快分析原因，进行处理。

（一）呼吸系统监测

麻醉期间对病人呼吸的观察，主要注意呼吸频率、幅度和呼吸道通畅度。浅而快的呼吸可能是麻醉过浅或是呼吸功能不全的表现，常使呼吸交换量显著减少，引起低氧血症；深而慢的呼吸，多因呼吸中枢受抑制或椎管内麻醉平面过高造成；呼吸道梗阻时往往表现为呼吸困难。要善于识别呼吸异常情况，及时纠正。

（二）循环系统

麻醉期间对病人循环系统的观察，主要根据血压、脉搏、每小时尿量及末梢循环的变化。麻醉期间病人血压下降、脉搏增快、脉压缩小，尿量减少是休克的表现。常因手术出血过多而未及时补足，血容量不足，脱水，严重的全身感染，麻醉药物过量等因素所致；若出现上述变化时病人颈静脉怒张，中心静脉压增高，肺部出现啰音，则是心力衰竭的表现；手术牵拉内脏刺激自主神经引起的血压下降，多伴有心动过缓。此外病人如果皮肤红润、四肢温暖，说明循环功能较好；反之，皮肤紫绀或苍白，四肢厥冷，说明循环功能差，必须予以纠正。

（三）其他

麻醉期间除监测呼吸和循环功能外，还应密切观察全身情况。非全身麻醉病人应注意神志和表情的变化，严重缺氧和低血压可使病人的表情淡漠和神志突然丧失。局麻药毒性反应时，可出现精神兴奋症状，严重者可发生惊厥。体温监测也很重要，特别是小儿。体温过高可使代谢增快，耗氧量增加，严重者可引起代谢性酸中毒和高热惊厥；体温降低时，病人对麻醉的耐受力降低，容易发生麻醉过深而引起循环抑制，麻醉后苏醒时间也延长。另外还应监测患者的皮肤色泽、肢体温度，以及术中出血量等。若神志清醒、皮肤红润、肢端温暖，表示呼吸、循环功能处于较好状态。反之，皮肤苍白或紫绀、四肢湿冷，说明呼吸、循环功能欠佳，必须予以改善。

二、麻醉恢复期的监测和管理

对于大部分外科手术病人，麻醉复苏手术完毕，麻醉结束，但麻醉对病人的影响并未完全消除，因此，麻醉后如何护理好病人十分重要。麻醉后护理重点有下列几方面：

（一）监测

监测指标：血压、脉搏、呼吸、体温、血氧饱和度、心电图。要求大手术后每5～15分钟观察一次生命体征和气道阻力及病人的清醒程度，直到病人病情稳定为止。全麻后病人要观测神志恢复的情况，椎管内麻醉者应密切观察其阻滞部位感觉和运动的恢复情况。对于苏醒延迟、呼吸功能尚未完全恢复而需辅助呼吸者，应定期测呼吸频率和潮气量，必要时进行动脉血气分析。

（二）全麻后清醒延迟的处理

常见原因是全麻药的残余作用。可因麻醉过深引起，亦可因病人的病理生理改变而引起药物代谢和排泄时间延长所致。此外麻醉期间发生的某些并发症，如电解质紊乱、脑出血等，都可引起病人的意识障碍。对于苏醒延迟，首先应维持循环稳定、通气功能正常和吸氧，并根据病人具体病情给予相应处理。对于手术后长时间不清醒者，应进一步检查其原因，并针对病因治疗。

（三）保持呼吸道通畅

麻醉后苏醒期可发生低氧血症。引起低氧血症的主要原因是气道阻塞，呼吸抑制和肺部病变。此期应加强呼吸道管理，保持呼吸道通畅。凡病人呼吸时有痰鸣音者，均需吸痰处理；凡呼吸减慢，幅度缩小，应考虑受体内残余的麻醉药和肌松药的影响，可通过改善通气和高流量吸氧将药物迅速排出，或应用相应的拮抗剂进行拮抗。肺部病变如肺不张、肺部感染者，应在保持呼吸道通畅、吸氧的同时给予抗生素治疗。

（四）维持循环功能的稳定

麻醉对循环系统均有一定的抑制作用，这种抑制情况在麻醉后并未立即恢复，在麻醉恢复期，血压容易波动。发生术后低血压常见的原因有：①低血容量；②静脉回流障碍；③血管张力降低。发生术后高血压的原因：①术后疼痛、尿潴留、烦躁不安；②低氧血症和（或）高碳酸血症；颅内压升高；③高血压病人停用抗高血压药。应根据病人动脉压、中心静脉压、每小时尿量、脉搏的变化，进行病因分析，针对病因治疗，如采用静脉输液，给氧纠正低氧血症，镇痛、降颅压等措施维持循环功能。

（五）疼痛的治疗

全麻苏醒后或麻醉作用消失后，病人均会感到疼痛，应进行术后镇痛。详见第五章第三节。

（六）一般处理

根据麻醉方法和手术的不同安置好合适的体位；麻醉苏醒时如出现躁动，应妥善保护，防止坠床，导管脱落；注意保暖等。

（王英芳）

第四章

心肺脑复苏

复苏泛指一切挽救垂危生命所采取的紧急医疗措施。其基础为心跳、呼吸停止时的心肺复苏是针对心跳呼吸停止所采取的抢救措施，即以有效人工呼吸替代患者自主呼吸，以心脏按压形成暂时的人工循环，诱发和促进心脏和呼吸功能的恢复。而关键是针对脑缺血缺氧性损害的脑复苏，以其最终恢复病人的神志和体力，故临床上真正有效的是心肺脑复苏（CPCR）。

心脏骤停指心脏丧失搏血功能，使全身血液循环处于停止状态。表现为三种类型：

1. 心室停搏　心脏处于静止状态，心电图呈直线。

2. 心室纤颤　心室肌快速不规则地连续颤动，心电图显示室颤波。

3. 心电-机械分离　心肌无效收缩，尚有微弱心跳，心电图显示有心电活动。冠状血管灌流不足。

临床上，若神志突然丧失，大动脉搏动消失（触诊颈动脉或股动脉）、无自主呼吸，即可诊断为心跳呼吸骤停。应立即进行复苏，切忌反复测血压、听心音或做心电图，延误复苏时间。

复苏分为三个阶段：初期复苏、后期复苏和复苏后处理。国际上通用顺数英文字母代表9个主要步骤，即A：气道通畅。B：人工呼吸。C：人工循环。D：药物使用。E：心电监测。F：除颤。G：病情估计。H：恢复病人意识或脑复苏。I：重症监测治疗。

第一节　初期复苏

初期复苏是呼吸心跳骤停时的现场急救措施。是复苏成功的关键，其主要任务是迅速有效地恢复生命器官（特别是心脏和脑）的血液灌流和供氧。复苏的任务和步骤可归纳为ABC：A（air way）指保持呼吸道通畅；B（breathing）指进行有效的人工呼吸；C（circulation）指建立有效的人工循环。

（一）保持呼吸道通畅

保持呼吸道通畅是保证有效人工呼吸的先决条件，也是复苏的关键。因此必须尽可能地清除呼吸道内的异物和分泌物，托起下颌或（和）将头部后仰以解除舌后坠引起的呼吸道梗阻。有条件时尽早进行后期复苏。

（二）人工呼吸

有效的人工呼吸是保证人工循环的前提。没有器械及设备时，尽快实施口对口（鼻）人工呼吸。

实施口对口人工呼吸时，应先将病人的头后仰，并一手将其下颌向上托起，以保持呼吸道通畅；另一手压迫病人前额使其头部后仰，同时以拇指及示指将病人的鼻孔捏闭。然后术者深吸一口气，对准病人口部用力吹入（成人吹气量宜在800ml以上，小儿吹气量达500ml左右即可），继而放松鼻孔，让肺泡气呼出（图4-1），如此反复。开始时可连续吹2～4次，然后以每分12次的频率进行（小儿每分钟16～20次）。每次吹毕即将口移开并作深呼吸，胸廓明显起伏是有效吹气标志。

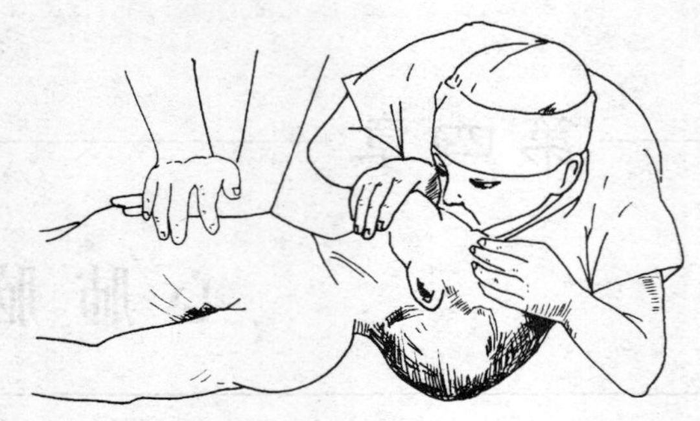

图4-1 口对口人工呼吸及胸外心脏按压

人工呼吸时应注意：经口吹入的气体，常使胃扩张，不仅抬高膈肌影响呼吸，甚至引起呕吐、误吸或胃破裂，紧急处理宜让病人头转向一侧，用手挤压上腹部，使胃内的气体排除。

（三）心脏按压

心脏按压指间接或直接按压心脏以形成暂时的人工循环的方法。心脏按压分胸外心脏按压、胸内心脏按压、经腹心脏按压三种方法。以胸外心脏按压最为简便常用，胸内心脏按压效果最佳，经腹心脏按压效果介于两者之间，仅当剖腹手术时首选。有效心脏按压的标志是：大动脉出现搏动，如按压中瞳孔快速变小且有对光反射者，预后较好。但瞳孔的变化只能作为复苏效果的参考，不宜根据瞳孔的变化来决定是否继续复苏。

1. 胸外心脏按压 胸外心脏按压现场急救最常应用，胸外心脏按压促使血液流动可用心泵和胸泵机制来解释，心泵机制认为胸外心脏按压之所以能使心脏排血，是由于心脏在胸骨和脊柱之间直接受压的结果。胸泵机制认为压迫胸壁所致的胸内压的改变实际上起着更主要的作用。无论机制如何，只要正确操作，即能建立暂时的人工循环。

实施胸外心脏按压时，病人平卧硬板床上或地上，抢救者站或跪在病人一侧（亦可骑跨于病人髋部），以手掌的根部按压于胸骨中下1/3交界处（剑突上4～5cm），另一手掌重叠按压于前者之上，手指向上翘起，两臂伸直，借助于身体的重量，垂直于脊柱的方向按压，使胸骨下陷4～5cm，然后身体后仰即放松，但双手不离开胸壁，使胸廓弹性复位，再接下一次按压，如此反复，按压频率每分钟60～80次（图4-2）；对患儿可一手托胸段脊柱，另一手按压胸骨下部，每分钟80～100次，患儿胸骨下陷2～3cm；婴幼儿则用一手拇指和其余四指挤压，每分钟100～120次，胸骨下陷1～2cm。

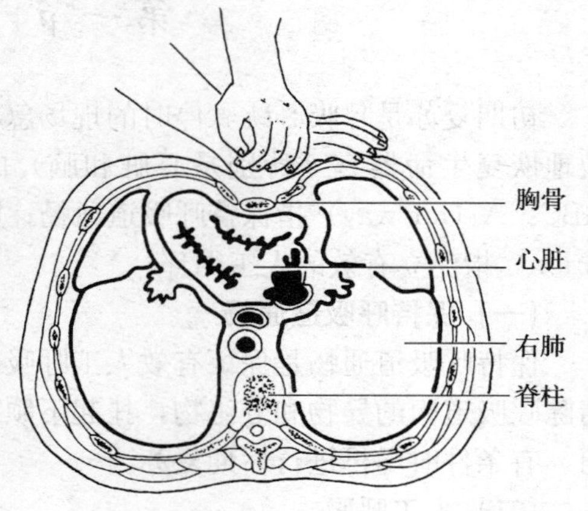

图4-2 胸外心脏按压方法

心脏按压时应注意：按压不可用力过度，以免造成肋骨骨折；严重胸部挤压伤、肋骨骨折、开放性气胸、胸腔积血、心包填塞等禁忌；心脏按压须与人工呼吸配合，如两人复苏，一人口对口人工呼吸每分钟 12～16 次，另一人心脏按压每分钟 80～100 次。一人复苏时，则胸外心脏按压 15 次口对口人工呼吸 2 次。另外心脏停搏早期，可试用心前区叩击（手举高离胸壁 20～30cm 以小鱼际的侧面叩击胸骨下部 2 次）。

2. 开胸心脏按压　开胸心脏按压易刺激自主心跳的恢复，但条件和技术上要求较高，目前应用较少。

第二节　后 期 复 苏

后期复苏是初期复苏的继续和交叉，是借助于器械和设备先进的复苏技术和知识以争取最佳疗效的复苏阶段。承担后期复苏的单位必须具备足够的复苏专用仪器设备和受过专门训练的专业人员。

（一）呼吸道管理

放置口咽或鼻咽通气道、使呼吸道通畅，但最理想的是气管内插管，对于不适宜或不能进行气管插管者可在有效人工呼吸的前提下施行气管切开术。

（二）机械通气

利用器械或呼吸器进行人工呼吸，其效果较徒手人工呼吸更有效。

1. 简易人工呼吸器　即呼吸囊-活瓣-面罩装置。应用时将面罩紧扣于病人口鼻上，另一手挤压呼吸囊使囊内空气进入病人肺内（图 4－3），松压后胸廓回缩肺内气体“呼”出，气囊重新充盈，以供下次挤压。

2. 麻醉机　各种类型的麻醉机均可用于人工呼吸。复苏时现场急救多采用手提式麻醉机；而手术室复苏，用密闭式麻醉机。但麻醉机与简易呼吸器一样，需人为的间歇、均匀的挤压风箱或气囊，仍耗费体力。

3. 便携式呼吸机　以高压氧或蓄电池为动力，驱动呼吸机进行自动机械通气。其供氧和通气效果较好，也可节省人力，尤其适用于气管插管者和病人的转运。

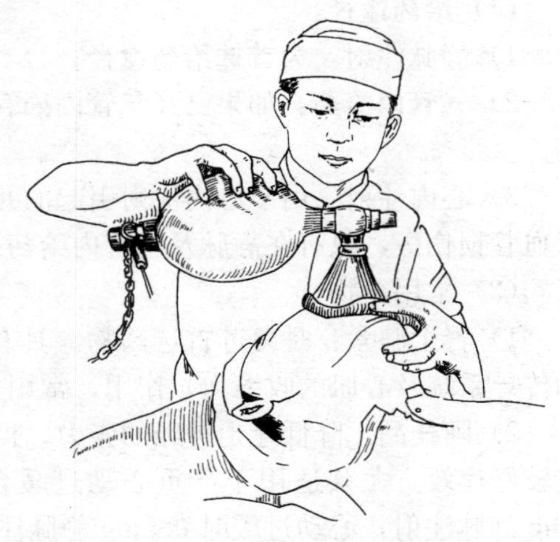

图 4－3　用简易呼吸器行人工呼吸

4. 多功能呼吸机　为性能完善、结构精细的自动机械装置。可按要求调节多项呼吸参数，并有监测和报警系统。使用这种呼吸机不仅能进行有效的机械通气，而且能纠正病人的某些病理生理状态，起到呼吸治疗的作用。主要在重症监测治疗室或手术室等固定场所使用。

（三）循环功能维持

1. 建立静脉通道　尽早建立通畅的静脉通路，利于用药和纠正电解质和酸碱平衡失调。一般先以含 Na^{+} 的生理盐水或平衡盐溶液扩容，避免输葡萄糖，以免加重脑细胞损害。

2. 心电监测　应尽快进行心电图的监测。因为呼吸心跳停止时的心律可能是室性停搏，也可能是室颤，其临床表现虽相同，但治疗却不同。只有心电图才能进行区别。复苏过程中还可能出现其他的心律失常，心电图监测可以明确其性质，为治疗提供极其重要依据。

3. 胸内心脏挤压　适用于剖胸手术胸廓严重畸形、张力性气胸、多发性肋骨骨折心包填塞即胸外心脏按压禁忌时应首选。但胸内心脏按压在技术及条件上要求较高，如符合条件，应采取胸内心脏按压。胸内心脏按压应在无菌条件下进行。切口位于第四肋间，起于胸骨左缘 2～2.5cm 处，止于左腋前线。开胸后，术者将手伸进胸腔将心脏托于掌心，以 2、3、4、5 指向大鱼际部挤压，忌用指尖挤压，以免损伤心肌和冠状血管。按压频率以每分钟 60～80 次为宜。心搏恢复后仔细止血，放置闭式引流，缝合切口。

4. 电除颤　是以强电流短时间冲击心脏使心肌纤维瞬间同时去极化，继而恢复窦性心律的方法。是目前治疗室颤（粗颤）的惟一有效方法。复苏时宜采用对心肌损害小的直流电除颤，电极一块置于胸骨右缘第二肋间，另一块置于心尖部位电能为 200J，若为成功，应立即行心脏按压和人工呼吸，然后充电准备再次除颤，再次电除颤可加大电量，最大可达 360～400J。电除颤有效，则动脉搏动立即恢复，心电图显示正常心律。电除颤时所有人员不得与病人接触。

5. 药物治疗　复苏时用药的目的是为了激发心脏复跳并增强心肌收缩力，防治心律失调维持电解质及酸碱平衡。

（1）给药途径：

1）静脉注射：为首选给药途径。

2）气管内给药：如果已经气管内插管而开放静脉又困难时，应争取时间，由气管内给药。

3）心内注射：由于心内注射引起的并发症较多，如张力性气胸，心包填塞，心肌及冠状血管损伤等，只有在静脉及气管内给药途径尚为建立时，才采用心内注射。

（2）常用药物：

1）肾上腺素：是复苏首选药物。具有兴奋α-受体（血管收缩）和β-受体（增加心脏的传导系统及心肌的收缩力）作用，常用剂量 1ml/次。

2）阿托品：降低迷走神经的张力，提高窦房结的兴奋性，促进房室传导，对心动过缓有较好疗效。尤其适用于严重心动过缓合并低血压和频发室性早搏者。心脏停搏时用量 1mg 静脉注射，心动过缓时 0.5mg 静脉注射，必要时每 5～10 分钟可重复注射。

3）5%碳酸氢钠：为复苏时纠正代谢性酸中毒的主要药物。当心脏骤停超过 10 分钟或心脏按压效果不明显时，可根据血气分析结果静脉注射 5%碳酸氢钠 1.8ml/kg（1mmol/kg），10 分钟后重复注射首剂的半量，以后根据血气分析和酸碱状态给药。

4）利多卡因：是治疗室性心律失常的有效药物，尤其适用于治疗室性早搏。对于除颤后又发生心室纤颤而需反复除颤的病例，利多卡因可使心肌的激惹性降低或缓解室颤的复发。常用剂量 1mg/kg 静脉注射，必要时可重复或以 2～4mg/min 静脉点滴维持。

5）氯化钙：能使心肌的收缩力增强，延长心脏收缩期，提高心肌的应激性。现多限于用肾上腺素和碳酸氢钠后心仍无复跳，特别是高钾或低钙所致的心脏骤停者使用。剂量 2.5～5ml 缓慢静脉注射。

6）其他用药：①多巴胺：适用于低血压或（和）心功能不全者。其对心血管的作用与用量有关，用量为 1～3μg/(kg·min) 时主要兴奋多巴胺受体，对肾和内脏血管有扩张作用，而不使心率增加、血压增高；4～10μg/(kg·min) 时主要兴奋 β-肾上腺受体，可使心率增快，心肌收缩力增强，心输出量增加，外周血管阻力降低；10μg/(kg·min) 以上时可兴奋 α-肾上腺受体，使外周血管阻力和肺血管阻力明显增加，导致肾血管收缩，心输出量降低，心率过速。临床应用开始以 2～5μg/(kg·min) 的速度静脉输注，并根据血流动力学的改变进行调整。②异丙肾上腺素：主要适用于房室传导阻滞的治疗，以 2～20μg/min 的速度静脉输注，维持心率为 60 次/min 左右即可。严重窦性心动过缓且对阿托品治疗无反应者，也可用异丙肾上腺素治疗。③去甲肾上腺素：适用于外周血管阻力降低合并明显低血压者，开始时以 0.04μg/(kg·min) 的速度输注，以后根据血压高低来调节。

6. 起搏器　起搏器是以电刺激波激发心肌收缩的装置。起搏已成为治疗严重心律过缓，房室传导阻滞的重要手段。但心跳停止经过心肺复苏仍未恢复自主心跳者，对人工起搏几乎没有反应，此时放置人工起搏器还可造成不必要的心脏按压中断。因此人工起搏不应作为心肺复苏的常规治疗方法。如已知病人发生心跳停止前存在完全性心脏传导阻滞或心跳已恢复但必须用异丙肾上腺素方能维持心率者，则可考虑使用起搏器。

7. 输液疗法　恢复血容量是复苏中一项十分重要的任务。心跳呼吸停止后因组织缺血缺氧，无氧代谢增强引起酸性代谢产物增加，导致血管平滑肌麻痹，外周血管阻力降低，毛细血管壁的通透性增强，血容量绝对或相对不足。一般心脏停搏后的病人应适当扩容以维持循环功能的稳定。液体以晶体液为主，适当输入胶体液，但不主张输血，除非有明显失血。实际上适当的血液稀释有助于降低血液粘稠度，改善组织灌流。

第三节　复苏后处理

复苏后处理是指心跳和自主呼吸恢复后所进行的较长时间的生命支持治疗。其目的是促进神志等脑功能恢复。其主要内容是防治多器官功能衰竭、脑复苏。如无严重并发症的患者发生心跳骤停，经复苏，心跳在 3～5 分钟内恢复，预后较好，多不需特殊治疗，但应加强监测以防再发生呼吸心跳停止。但对于病情严重或呼吸心跳骤停初期未能及时复苏的病人，心跳呼吸恢复后仍要进行积极的复苏后处理。

（一）维持有效呼吸

心肺复苏后应对呼吸系统进行检查并拍胸部 X 线片，以判断气管插管的位置、有无肋骨骨折、气胸等。如自主呼吸未恢复或有通气功能障碍者，应进行机械通气治疗，并根据血气分析结果调节呼吸器以维持适当的 $PaCO_2$、PaO_2 及 pH。氧合功能对复苏后治疗尤其是对心、脑功能的恢复十分重要。如发生低氧血症，除进行氧疗外，应对其原因进行判断，并作相应治疗。维持良好的通气对于脑复苏尤为重要，可借助轻度过度通气，维持 $PaCO_2$ 为 25～35mmHg 以缓解脑水肿的发展。

（二）确保循环功能的稳定

循环功能稳定是一切复苏措施能奏效的先决条件。复苏后期应严密监测循环功能，以指导临床治疗。复苏后期可能仍需使用某些药物以支持循环功能，其目的是为了给其他治疗创造条件，其结果使病人尽早脱离这些支持。只有在不需要任何药物的支持下仍能保持循环功能正常时，才能认为循环功能确已稳定。

（三）防治肾功能衰竭

心跳呼吸骤停可能损害肾功能，严重者可发生肾功能衰竭。最有效的方法是维持循环稳定，保证肾脏的灌注压。尽量避免使用使肾血管严重收缩及损害肾功能的药物。纠正酸中毒及使用血管扩张的药物对保护肾功能有利。复苏后肾功能的监测包括：每小时尿量、血尿素氮、血肌酐、电解质浓度等，以便早期发现肾功能的改变和及时进行治疗。

（四）脑复苏

脑的重量虽只占体重的2%，但其耗氧量占全身的20%以上。脑循环完全终止3～4分钟，脑组织便可能发生不可逆的缺氧性损害。所以心跳呼吸骤停以后，脑缺氧性损害最严重。不少病例虽心肺复苏却随即死于脑水肿；存活者中，也常留下不同程度的永久性神经损害，甚至成为植物人或脑死亡。事实上意识是否清醒已成为心肺复苏后脑功能是否恢复的标志。鉴于脑缺氧后继发脑水肿，能使可逆性脑损害变为不可逆性脑损害。因此，脑复苏除维持血压在正常范围外，重点是防治脑水肿。其措施主要包括：①降温：可降低脑细胞的氧需量，从而起到保护脑组织的作用。体温每下降1℃，可使代谢下降5%～6%。但降温技术复杂，且低温可提高血液粘稠度，减少心每搏输出量。若掌握不好，体温急剧波动，常致寒颤，反而增加氧耗。故近年来其适应证为心跳骤停超过4分钟或体温升高、肌张力亢进及抽搐者。当病人出现体温升高趋势或有肌紧张表现时应立即降温，若待体温明显升高或出现惊厥时才开始降温，疗效往往不佳。脑组织是降温的重点，头部以冰帽降温效果较好。同时将冰袋置于颈侧、腋窝、腹股沟、腘窝等大血管经过的部位，或配合低温降温或体表冷气，多能达到全身降温的目的。一般维持肛温35～33℃即可。为防止降温时的寒颤反应，在降温前可给予丙嗪类和（或）肌松药。降温持续到估计脑损伤已经好转，病人神志有可能恢复为止。一般不短于60小时，复温时要逐步减少冰袋，使体温缓慢回升，12～24小时内恢复到正常即可。②脱水：通过增加水的排除量来减少全身、特别是脑的体液负荷，一般以渗透性利尿为主，快速利尿药为辅。20%甘露醇最为常用，每次250～500ml（0.5～1.0g/kg）每日4～6次快速静点，必要时加用呋塞米20～40mg/次以增加疗效。③肾上腺皮质激素治疗：虽理论上有许多优点，但临床应用有很多争议。激素应尽早应用，每日可静点氢化可的松100～200mg或应用地塞米松20～30mg/24h，一般使用3～4日停药，以免发生并发症。

（五）其他

1. 控制原发病　为巩固复苏效果的基本疗法，应根据具体情况进行针对性治疗。

2. 防治感染　心跳呼吸骤停使全身抵抗力迅速下降，复苏过程中，多种因素可致机体感染，如误吸、气管插管、激素应用等。所以复苏时尽可能遵循无菌原则，复苏后合理的应用抗生素防治感染。

3. 加强全身支持及护理　充分补充营养，补液纠正水、电解质及酸碱平衡失调。

4. 其他如高压氧疗等。

（王英芳）

第五章

疼痛治疗

第一节 概 述

疼痛是一种与组织损伤或潜在的损伤相关的不愉快的主观感觉和情感体验。疼痛的定义包括痛觉和痛反应，痛觉是指躯体某一部分厌恶的不愉快的感觉，主要发生在大脑皮质；痛反应可以发生在中枢神经系统的各级水平，主要表现有屈肌反射、心率加快、血压升高呼吸运动改变、瞳孔扩大、出汗、恐惧、烦躁不安和痛苦表情等。疼痛的发生机制尚不完全清楚。一般认为神经末梢（疼痛感受器）受到各种有害刺激（理、化）经过传导系统（脊髓）传至大脑，而引起疼痛的感觉。疼痛是一种主观不愉快的感觉，引起一系列病理生理改变当机体受到伤害时往往产生疼痛，有时疼痛难以忍受，严重影响病人的正常生活和工作。因此对疼痛进行正确诊断和治疗具有重要的意义。

疼痛治疗的含义是对各种原因所致的疼痛以及某些神经血管障碍性疾病或体征，采用药物和（或）神经阻滞等各种综合方法治疗，以达到缓解或消除症状，提高患者生活质量的目的。近年来，疼痛治疗已成为现代医学的一个重要组成部分，并发展成为疼痛治疗学。目前许多医院均已开设止痛门诊，主要治疗急、慢性疼痛病人。有些医院还设有病房，专门对疼痛进行研究和治疗。

一、疼痛的分类

疼痛的分类尚无统一标准，临床上疼痛常根据程度、病程、表现形式、部位等进行分类。

（一）按疼痛的程度分类

1. 微弱疼痛　似痛非痛，常与其他感觉复合出现，如痒、麻、酸、沉重感等。

2. 轻度疼痛　痛反应轻微，疼痛局限，程度轻或仅有隐痛。

3. 中度疼痛　痛反应明显，疼痛较为剧烈、但尚能忍受。

4. 剧烈疼痛　痛反应强烈，难以忍受，可有自伤、自杀行为。

（二）按疼痛持续时间的长短分类

1. 急性疼痛　发生突然，如发生于创伤、胃肠道穿孔和手术后的疼痛。

2. 慢性疼痛　发病缓慢或由急性疼痛转为慢性疼痛持续时间长或间断发作，超过一定时限者，如慢性腰腿疼、晚期癌症等。

（三）按疼痛的性质分类

可分为刺痛、灼痛、酸痛、胀痛、绞痛等。

(四) 按疼痛发生的解剖部位分类

可分为头痛、颈肩痛、上肢痛、胸痛、腹痛、腰背痛、下肢痛等。

(五) 按疼痛发生的深浅部位分类

1. 浅表痛　位于体表皮肤或粘膜。特点为定位明确，比较局限，多为刀割样、针刺样的锐痛。

2. 深部痛　内脏、肌腱、关节、骨膜等部位的疼痛。特点是无明显的定位，不局限，对刺激的分辨能力差，性质一般为钝痛。

(六) 按疼痛的表现形式分类

1. 局部痛　指病变部位的局限性疼痛，多为感受器或神经末梢受到刺激而引起。

2. 放射痛　指神经干、神经丛、神经根或中枢神经受到刺激而引起，疼痛不仅发生在局部，并可沿受累的神经向末梢方向传导，使其分布区也出现疼痛。

3. 扩散痛　指一个神经受到刺激时，疼痛除向该分支分布区放射外，尚可扩散到另一个神经分支，甚至临近脊髓节段的其他神经所支配的区域而出现疼痛。

4. 牵涉痛　指深部疼痛（尤其是内脏痛）扩散到远离脏器的体表，出现疼痛。其发生机制可能是内脏和体表的传入神经纤维都汇集到脊髓后角，由内脏病变引起的疼痛传入冲动可在脊髓后角扩散到相应节段的体表，引起体表疼痛，为一特殊的扩散痛。

(七) 按受累的神经分类

1. 周围神经痛　分为躯体神经痛和自主神经痛。

(1) 躯体神经痛：由躯体神经介导的疼痛。表现为局部痛或放射痛，多为表浅痛。

(2) 自主神经痛：由交感神经介导的疼痛，又称交感神经痛。表现为扩散痛或牵涉痛，多为深部痛。

2. 中枢神经痛　指脊髓、脑干、丘脑、大脑皮层等中枢神经系统病变导致痛觉传导通路受损所致的疼痛。

总之，疼痛分类方法很多，应综合考虑。

二、疼痛程度的评估

疼痛作为一种主观感觉，要客观判断疼痛的轻重程度比较困难。目前常用的方法有：

1. 口述评分法　病人描述自身的感受疼痛状态，一般将疼痛分为四级：无痛；轻微疼痛；中度疼痛；剧烈疼痛。每级 1 分，如为“剧烈疼痛”其评分为 4 分，此法虽很简单，病人也已理解，但不够精确。

2. 视觉模拟评分法　在纸上画一直线，长度为 10cm，两端标明“0”和“10”的字样。“0”代表无痛，“10”代表剧烈疼痛。让病人根据自己所感觉的疼痛程度，在直线上标出相应的位置，然后读出起点至记号间的距离长度（以 cm 表示）即为分值。评分值越高，表示疼痛的程度越重。目前临床上多采用视觉模拟疼痛定量方法。

三、疼痛对机体的影响

(一) 精神情绪变化

急性疼痛可使病人情绪处于兴奋焦虑状态；长期慢性疼痛可导致病人抑郁，对环境淡漠，反应迟钝。

（二）内分泌系统

疼痛刺激引起应激反应，促使体内释放多种激素，如儿茶酚胺、促肾上腺激素、醛固酮、抗利尿激素等。从而导致水钠潴留、血糖升高、酮体和乳酸增加，机体呈负氮平衡。

（三）心血管系统

疼痛可兴奋交感神经使病人血压升高、心率加快、心律失常，对伴有冠心病、高血压的病人极为不利。剧烈的深部疼痛有时可引起副交感神经兴奋，导致血压下降、心率减慢，甚至发生虚脱、休克。

（四）呼吸系统

胸腹部剧烈疼痛对呼吸影响较大。疼痛可使肺的顺应性下降，至病人呼吸浅快，肺活量、潮气量、功能余气量均降低，通气/灌流比值下降，以致产生低氧血症。又由于疼痛使病人不敢用力呼吸、咳嗽，气管、支气管内的分泌物不易排出，易并发肺不张和肺炎。

（五）消化系统

疼痛可致恶心、呕吐等胃肠道症状。慢性疼痛常引起消化功能障碍。

（六）泌尿系统

由于肾血管收缩，抗利尿激素分泌增多，导致尿量减少。又因疼痛等原因造成排尿困难，较长时间排尿不畅可引起尿路感染。

（七）免疫系统

疼痛可使机体免疫力下降，对预防和控制感染及控制肿瘤扩散极为不利。

（八）凝血功能

手术后疼痛等应激反应可改变血液的粘稠度，使血液处于高凝状态。

第二节 慢性疼痛的治疗

现代观点认为，急性疼痛是疾病的一种症状，慢性疼痛本身就是一种疾病。与急性疼痛相比，慢性疼痛病程长，病因、临床表现各异而且复杂，诊治也较困难。因此在开始治疗前，须仔细询问病史和查体，并结合辅助检查结果及相关学科会诊意见进行鉴别诊断，以便对慢性疼痛做出正确的定位和定性诊断，并采取相应的治疗措施。

慢性疼痛的治疗一般应遵循：诊治兼重，先诊后治，合理用药的原则。

一、诊治范围

止痛门诊中经常诊治的慢性疼痛性疾病有以下几种：①头痛：如偏头痛。②颈肩痛和腰腿痛：如颈椎病、腰椎间盘突出症、腰肌劳损等。③四肢慢性损伤性疾病：如肱骨外上髁炎。④神经痛：如三叉神经痛、肋间神经痛。⑤周围血管疾病：如血栓闭塞性脉管炎。⑥癌性疼痛。⑦心理性疼痛。

二、常用的治疗方法

（一）药物治疗

是最基本、最常用的方法。一般慢性疼痛病人需较长时间用药，为了维持治疗水平的血浆药物浓度，应定时定量服药。

1. 非甾体类抗炎药（NSAIDs） 又称解热镇痛药，常用的有阿司匹林、保泰松、氨基比林、吲哚美辛等。这类药对于轻度到中度的慢性疼痛如头痛肌肉痛和关节痛效果较好。

2. 麻醉性镇痛药 常用的有哌替啶、吗啡美沙酮、可待因、喷他佐辛等。因这类药很多有成瘾性，仅适用于术后疼痛及晚期癌症病人镇痛。

3. 抗癫痫药 用于治疗神经源性疼痛，如三叉神经痛。常用药物为苯妥英钠和卡马西平。

4. 抗焦虑、催眠镇静药 可抑制疼痛患者的烦躁，提高痛阈，增强镇痛药疗效。以苯二氮䓬类和巴比妥药物常用，但反复应用也可引起药物依赖和耐药性，故不应滥用。

5. 抗抑郁药 用于治疗精神、心理因素导致的疼痛，以及治疗慢性疼痛引起的抑郁症状。常用药有多虑平、丙米嗪、阿米替林等。

6. 其他辅助用药

（1）扩血管药：可辅助治疗由于供血不足引起的疼痛。

（2）缩血管药：可辅助治疗由于血管扩张引起的疼痛。

（3）中药：具有活血化淤作用的中草药及其制剂，一般都具有镇痛作用。

（二）神经阻滞

神经阻滞疗法是通过神经阻滞技术，阻滞不同部位的神经，达到缓解和消除疼痛的目的，并进而治疗病因的一种方法。此疗法具有简单、易行，适宜范围广，镇痛疗效可靠，副作用小，安全、经济的优点。已成为治疗慢性疼痛常用的方法之一。

1. 神经阻滞疗法常用药物 是以局麻药为主，配合使用对神经无损害的药物等。

（1）局部麻醉药：一般将局麻药注射到神经根、干丛的周围，抑制或阻断疼痛冲动的传导，达到镇痛的目的。一般选用长效局麻药，如利多卡因、布比卡因、罗哌卡因。

（2）糖皮质激素类药：常用地塞米松、泼尼松龙、曲安西龙等。在进行神经阻滞治疗慢性疼痛疾病时应用糖皮质激素应遵循用药原则，合理用药。一般早期、短期、小量、局部应用。

（3）神经破坏性药物：适用于各种恶性和顽固性疼痛如癌痛、三叉神经痛。常用的药物是80%～100%无水乙醇或5%～10%酚甘油。在准确定位后注入，是神经产生脱髓鞘作用而达到止痛目的。

（4）神经营养药：常用的神经营养药有维生素 B_{12} 适用于维生素缺乏引起的神经炎；神经妥乐平适用于带状疱疹后神经痛、糖尿病性末梢神经炎及脊神经受压引起的腰腿痛等各种慢性疼痛。

2. 神经阻滞的方法及适应证

（1）痛点阻滞：适用于许多慢性疼痛疾病如腱鞘炎、肩周炎、肱骨外上髁炎、紧张性头痛、腰肌劳损等。这些疾病均在疼痛处有明显的压痛点，可在每一压痛点注射1%利多卡因或0.25%布比卡因1～4ml加泼尼松龙混悬液0.5ml（12.5mg），每周1～2次，3～5次为一疗程。

（2）周围神经阻滞：用于四肢、躯干、头颈部神经痛。可选择相应的神经根、干、丛阻滞。常用的有肋间神经阻滞、三叉神经阻滞、椎旁神经根阻滞等。

(3) 椎管内注射：①蛛网膜下腔阻滞：主要适用于顽固性癌痛。用80%～100%无水乙醇0.5ml，总量不超过2ml或5%～10%酚甘油0.5～1ml。在准确定位后注入蛛网膜下腔，利用体位调节，破坏后根神经，使神经产生脱髓鞘作用而达到止痛目的。②硬膜外腔阻滞；常用于腰背部疼痛和下肢痛。可用局麻药加糖皮质激素硬膜外阻滞；也可在相应节段注入胶原酶，软化、溶解椎间盘，起到减轻压迫神经的作用。

(4) 交感神经阻滞：

适应证：①交感神经功能障碍引起的疼痛性疾病，如灼性神经痛。②血管痉挛或血供障碍引起的疾病，如心绞痛、血管闭塞性脉管炎。③内脏性疼痛，如急性胰腺炎。④躯体性疼痛兼交感神经因素者，如带状疱疹。常用的交感神经阻滞法有星状神经节阻滞和腰交感神经阻滞。

星状神经节阻滞：星状神经节由下颈交感神经节和第1胸交感神经节融合而成，位于第7颈椎和第1胸椎之间，支配头、颈、上肢和胸壁。阻滞时患者平卧，肩下垫一薄枕，取颈极度后仰卧位。在环状软骨平面触及第6颈椎横突。术者用两手指将胸锁乳突肌拨向外侧。用22G穿刺针在环状软骨外侧垂直进针，触及第6颈椎横突，将针后退0.3～0.5cm，回抽无血注入0.25%布比卡因或1%利多卡因10ml，药液可藉弥散作用而阻滞星状神经节，注药后同侧出现手指温度增高和霍纳综合征，说明阻滞有效。

并发症：①药物误注入血管引起的毒性反应；②药物误注入椎管内，引起血压下降，呼吸停止；③气胸；④膈神经麻痹；⑤喉返神经麻痹。

腰交感神经阻滞：腰交感神经节位于腰椎椎体的前侧面，左右有4～5对神经节，支配下肢、膀胱、直肠等。其中L_2交感神经节最为重要。阻滞时病人取侧卧位或俯卧位。侧卧位时阻滞侧在上，俯卧位时在下腹部垫一枕头，使背部突出。在L_3棘突上缘旁开4cm处作皮丘，用22G10cm长的穿刺针，经皮丘垂直刺入，直至针尖触及L_3横突，测的皮肤到横突的距离。将针退之皮下，使针向内向头侧均呈30°倾斜，再刺入而触及椎体。然后调整针的方向，沿椎体旁滑过再进入1～2cm，达椎体前外侧缘，深度离横突不超过4cm，回抽无血无脑脊液，注入0.25%布比卡因或1%利多卡因10ml即可阻滞L_2交感神经节。阻滞后下肢温度升高，血管扩张。

并发症：①药液注入血管引起局麻药毒性反应；②药液误注蛛网膜下腔；③损伤邻近血管引起局部血肿。

(三) 针灸疗法和经皮神经电刺激疗法

针灸疗法在我国具有悠久的历史，而针刺疗法又较灸法常用。针刺有确切的止痛作用，故临床上常用于治疗各种急、慢性疼痛，如头痛、腹痛、腰痛、各种神经痛及痛经等。针刺方法根据取穴部位的不同，分为体针和耳针两种。根据刺激方法的不同又分为手法和电针疗法两种。手法刺激还有补法和泻法之分。

经皮神经电刺激疗法是针刺疗法的改良，是一种无损害的止痛方法。采用电脉冲刺激治疗仪，通过放置在身体相应部位皮肤上的电击板，使脉冲电流透过皮肤刺激神经，以达到提高痛阈，缓解疼痛的目的。类似于针刺疗法中的电针疗法，不同的是用电击板而不是用毫针，其作用原理可用闸门学说解释。

(四) 按摩疗法

按摩又称推拿，是祖国医学的一个重要的组成部分。治疗时医生在病人身体一定的部位或穴位，沿经络运行路线或气血运行的方向，施以各种手法以达到矫正骨和关节解剖位置异常，改善神经肌肉功能，调整脏器的功能状态等治疗目的。可用于治疗多种疾病，如颈椎病、肩周炎、腰肌劳损、腰椎间盘突出等。

（五）物理疗法

物理疗法是应用物理因子，如冷、热、声、光、电磁等，用于医疗、预防和康复治疗的一种方法，简称理疗。方法种类很多，常用的有电疗、磁疗、光疗和蜡疗等。电疗法中常用的有短波、超短波和微波等高频电疗，及直流电离子导入、感应电、电兴奋和间动电疗法等。光疗法常用红外线疗法，有近红外线和远红外线两种。理疗的主要作用是消炎、消肿、镇痛、解痉、改善局部血液循环、提高组织新陈代谢、软化瘢痕和兴奋神经肌肉等。

（六）心理疗法

心理因素在慢性疼痛治疗中起着重要作用。对于器质性疾病或外伤性疾病引起的疼痛，心理疗法虽非治本之举，但可起到减轻和缓解疼痛，减少镇痛药用量，提高慢性疼痛病人生活质量的目的，为病人提供心理慰藉，对于心理性疼痛，心理治疗是最适合并行之有效的方法。因此，疼痛发作时，医护人员灵活的配合心理慰藉措施，鼓励病人接受心理治疗，帮助病人消除焦虑和恐惧等不良心理因素，从而调动病人的主观能动性，增强机体抗病痛的能力。常用的心理治疗方法有：暗示止痛疗法、催眠止痛疗法、松弛止痛法、生物反馈疗法、音乐止痛疗法、转移止痛疗法、行为疗法等。

第三节 术后镇痛

术后疼痛是最常见的急性疼痛，疼痛除造成病人痛苦外，重者还可以影响各器官生理功能的恢复，发生各种并发症，直接影响手术预后。临床上应根据病情综合考虑，选择对病人适宜的药物和技术，以达到最佳的镇痛效果。

一、镇痛药物

术后镇痛最常用的药物是阿片类药，如芬太尼、吗啡、哌替啶等。非阿片类药物中应用较多的有曲马朵，非甾体类抗炎药等。局麻药常选用布比卡因，用于神经阻滞或硬膜外镇痛。

二、镇痛方法

（一）肌肉注射

为传统的术后镇痛方法，常于大手术后1～2日内肌肉注射哌替啶（婴儿禁用）50～100mg，必要时4～6小时可重复使用。这种镇痛方法的缺点：①不能及时止痛；②血液药物浓度波动大；③不能进行个体化用药；④重复肌肉注射易造成注射部位疼痛；⑤有成瘾性。

（二）病人自控镇痛

病人自控镇痛（PCA）指病人根据自身的疼痛情况，自我控制给药，以最大程度的减少镇痛药血中浓度的个体差异，达到镇痛完善而副作用较小的目的。是目前术后、急性创伤后常用的镇痛方法。具有用药方便、及时、个体化镇痛效果确切、副作用少、符合病人心理、减轻护士工作量等优点。其缺点，如相对于传统的肌肉注射方式，它的费用较高；人为失误和机械故障导致用药超量或不足，影响镇痛效果。

通常PCA装置包括三部分：储药泵、按压装置和连接导管。其主要参数包括：单次剂量（即按压按钮启动药泵所输出的药量）、首次负荷剂量又称最小有效镇痛浓度、维持剂量、锁定时间（在此时间内，无论按多少次按钮均无药液输出，目的在于防止用药过量）、最大用药量和药物浓度，较复杂的PCA装置还有首次负荷剂量又称最小有效镇痛浓度、持续给药的背景剂量、注药速率等。在确定上述参数后病人可根据自身疼痛程度通过按压按钮自己给药。PCA根据给药途径的不同可分为静脉PCA、硬膜外PCA、皮下PCA等。

PCA常用的药物为阿片类镇痛药和局麻药。常用的给药模式：①单纯PCA：病人完全自控给药，即感觉疼痛时自行按压给药键。②持续给药加PCA：持续或“背景”给药辅以间断给药。小剂量持续给药减少麻醉药血液浓度的波动以改善镇痛效果，此外连续给药减少病人给药次数，提高镇痛效果。③负荷剂量加持续给药加PCA：即先有医务人员给一个负荷剂量，再持续输注一定的背景剂量，当病人感觉疼痛时或活动引起疼痛前自行按压给药键。此方式多用于急性创伤后。

（三）神经阻滞

1. 区域阻滞　区域阻滞一般首选长效、毒性小、对神经影响小的局麻药。包括局部浸润、外周神经阻滞等。具体操作见相关章节。

2. 椎管内镇痛　采用在硬膜外腔和蛛网膜下腔应用局麻药、阿片类药或其他镇痛药，阻止或减轻伤害性刺激的传入，以达到镇痛的目的。具体操作参照相关章节。

第四节　癌症疼痛治疗

癌症是一种常见病、多发病，是人类死亡的主要原因之一。约70%～80%晚期癌症患者有剧烈疼痛，一些病人甚至绝望产生轻生念头，这对患者本人、对其家庭和社会都会带来很大影响。所以世界卫生组织在肿瘤工作的综合计划中确定了预防、早期诊断、根治治疗和姑息治疗四项重点。在姑息治疗中把癌症疼痛治疗提到重要和优先的地位。对于晚期癌症的治疗，不但要控制疼痛，而且要重视对病人进行心理治疗，包括临终关怀。

癌症疼痛的药物治疗要遵守世界卫生组织（WTO）推荐的三阶梯疗法。其应用原则为：

1. 阶梯给药　根据病人的疼痛程度和原因选择相应的镇痛剂（表5－1）。第一阶段：即对于轻度疼痛的病人，先用非阿片类镇痛剂，主要选用解热镇痛剂类（NSAIDs）的止痛剂，代表药物是阿司匹林、扑热息痛和布洛芬。第二阶段：即对于中度疼痛的病人，选用弱阿片类药物，代表药物是可待因。第三阶段：即对于重度疼痛的病人，则选用强阿片类药物，代表药物是吗啡。

表5－1　癌症疼痛三阶梯止痛方法

阶　梯	治疗药物
第一阶段(用于轻度疼痛)	非阿片类镇痛药±辅助用药
第二阶段(用于中度疼痛)	弱阿片类±非阿片类镇痛药±辅助用药
第三阶段(用于重度疼痛)	强阿片类±非阿片类镇痛药±辅助用药

注意镇痛剂的使用应由弱到强逐级增加。在癌症疼痛治疗中常采用联合用药的方法，即加用一些辅助药以减少主药的用量和副作用。这些辅助药有①弱安定药，如地西泮；②强安定药，如氯丙嗪；③抗抑郁药，如阿米替林。

2. 口服给药　应首选口服给药途径，尽可能避免创伤性给药途径。这样便于病人长期用药，临床合理口服用药极少产生精神依赖（成瘾性）或生理依赖性。

3. 按时给药　镇痛药应当有规律地“按时”给药，而不是按需给药即只在疼痛时给药，下次给药应在前次药物效果消失前给予，以维持有效血药浓度，可减少病人不必要的痛苦及机体耐受性。

4. 用药应个体化　即应注意具体病人的实际疗效。止痛药剂量应根据病人的需要由小到大直至病人疼痛消失为止。不应对药物严格控制，导致用药量不足，影响止痛效果。

5. 注意处理其他问题　一般说来有三类问题需处理：①癌症疼痛病人常伴有抑郁、焦虑等症状，应相应的采用抗抑郁、抗焦虑药或镇静催眠药治疗。②镇痛药应用中有不同程度的不良反应，应注意。③癌症疼痛病人体质一般较差，可用一些支持疗法。

对于晚期顽固性癌症疼痛病人，药物治疗无效时，可采用硬膜外腔注入吗啡或局麻药也可用硬膜外病人自控止痛。蛛网膜下腔内注入神经破坏性药物为最后的选择。

（王英芳）

第六章

围手术期处理

手术既是外科治疗的重要手段，又是一个创伤过程，任何手术都会造成病人心理和生理上的负担。因此，手术前准备，就要求全面检查病人，采取各种措施，尽可能使病人具有良好的生理条件，以便更安全的耐受手术；手术后处理，要求尽快地恢复生理功能，防治各种并发症，促使早日恢复健康。

第一节　手术前准备

手术前准备和手术轻重缓急、范围大小有密切关系。手术性质各有不同，大致分三类：①择期手术：施行手术的迟早，不致影响治疗效果，应当做到充分的手术前准备；②限期术手术：手术时间虽然也可以选择，但有一定限度，不宜过久延迟，应该在这一段时间内尽可能做好充分准备；③急症手术：需在最短时间内迅速手术，同时应根据病情分清轻重缓急，重点地进行必要的准备。

从病人对手术耐受力的角度来看，可以归纳为两类：

第一类　耐受力良好，指病人的全身情况较好，只要进行一般性准备后，便可施行任何类型的手术。

第二类　耐受力不良，指病人的全身情况欠佳，需作积极和细致的特殊准备后，才可施行手术。

（一）一般准备

手术前一般准备主要包括心理和生理两方面：

1. 心理准备　医务人员必须就诊断、手术方法、可能发生的各种并发症，以及预防措施等各方面都进行充分研究讨论；对病人及家属，就施行手术的必要性、可能取得的效果、手术的危险性、可能发生的并发症，以及手术恢复过程和预后等都要交代清楚，以取得病人的信任和配合。

2. 生理准备　主要指维护生理状态的准备，使病人能够在较好的状态下，安全渡过手术。

（1）适应手术后变化的锻炼：让病人学会在床上大小便；手术前教会正确咳嗽和咳痰的方法。有吸烟习惯的病人，术前 2 周应停止吸烟。

（2）输血和补液：大手术前，应备好一定数量的全血。电解质代谢紊乱的病人，应予以纠正。

（3）预防感染：手术前应采取各种措施预防感染，提高病人的体质，严格掌握无菌原则，在下列情况下，应预防性应用抗生素：①涉及感染病灶或切口接近感染区域的手术；②肠道手术的准备；③操作时间长的大手术；④污染的创伤，清创时间较长或难以彻底清创者；⑤癌肿手术和血管手术。

(4) 胃肠道准备：胃肠道手术病人，手术前1～2日开始进流质饮食。其他手术，饮食不必限制，但从手术前12小时开始，都应禁食；4小时开始禁止饮水，以防因麻醉或手术过程中的呕吐而引起窒息或吸入性肺炎；必要时，可用胃肠减压。对一般性手术，手术前一日应作肥皂水灌肠。如果施行的是结肠或直肠手术，应行清洁灌肠，并于手术前开始口服肠道制菌药物，以减少术后感染。

(5) 其他：术前应对全部准备工作检查一遍。病人有体温升高或妇女月经来潮等情况，即应延迟手术日期。当晚可给予镇静剂，以保持充分睡眠。进手术室前，应排尽尿液；估计手术时间长的，或者施行的是盆腔手术，还应留置导尿管。此外，应将病人的活动义齿取下，以免麻醉或手术过程中脱落或咽下。

(二) 特殊准备

对手术耐受力不良的病人，还需根据病人的具体情况，做好特殊准备。分述如下：

1. 营养不良　补充热量及蛋白质，如进食差者应静脉输注脂肪乳、氨基酸、白蛋白等。

2. 高血压　病人血压在160/100mmHg以下，可不必作特殊准备。血压过高者，在术前应适当用降血压药物，使血压控制在一定程度，但并不要求降至正常后再做手术。

3. 心脏病　心脏病人施行手术的死亡率明显高于无心脏病者，心脏病的类型与手术耐受力有关，如表6-1。

表6-1　心脏病与手术耐受力的关系

心脏病类型	手术耐受力
非紫绀型先心病、风湿性和高血压心脏病，心律正常而无心力衰竭的趋势	良好
冠状动脉硬化性心脏病，房室传导阻滞	较差，必须作充分的术前准备
急性心肌炎、急性心肌梗死和心力衰竭	甚差，除急症抢救外，推迟手术

手术前准备的注意事项：①长期使用低盐饮食和利尿药物，水和电解质失调的病人，手术前需纠正；②贫血病人，术前应少量多次输血矫正；③有心律失常者，应根据不同原因，区别对待。应通过有效的内科治疗，尽可能将心率控制在正常范围内；④急性心肌梗死病人6个月内不施行择期手术，6个月以上，只要没有心绞痛发作，在监测条件下可施行手术。而心力衰竭病人，最好在心力衰竭控制3～4周后，再施行手术。

4. 呼吸功能障碍　呼吸功能不全的主要表现是轻微运动后就发生呼吸困难。哮喘和肺气肿是两个常见而且严重的慢性病，都属于阻塞性肺换气功能不足。凡有呼吸功能不全的病人，都应做血气分析和肺功能检查，如表6-2。

手术前准备：①停止吸烟2周，练习深呼吸和咳嗽；②应用麻黄碱、氨茶碱等支气管扩张剂以及异丙基肾上腺素雾化吸入等，使痰液稀薄。经常咳脓痰的病人，应使用抗生素，并做体位引流；③经常发作哮喘的病人，可给平喘药物；④麻醉前给药量要少，以避免呼吸抑制和咳痰困难。

表 6-2　动脉血气分析、肺最大通气量与肺功能关系

项　目	肺　功　能		
	正　常	轻度不全	重度不全
氧分压(kPa)	9.3↑	8.0	6.6↓
氧饱和度(%)	90↑	90	84↓
二氧化碳分压(kPa)	5.2	6.4	7.1↑
最大通气量(%)	70↑	60～70	60～40↓

5. 肝疾病　常见的是肝炎和肝硬化。凡有肝病者，手术前都应做各项肝功能检查，都应通过各种途径，改善全身情况，增加肝糖原储备量。必要时可每天应用葡萄糖、胰岛素和钾盐混合液，还可输白蛋白、多次输新鲜血，补充维生素。

6. 肾疾病　凡有肾病者，都应进行肾功能检查。肾功能损害的程度，可根据 24 小时内生肌酐廓清率和血尿素氮测定值判断，大致可分三类，即轻、中和重度（表 6-3）。

表 6-3　肾功能损害程度

测　定　法	轻　度	中　度	重　度
24 小时肌酐廓清率(ml/min)	51～80	21～50	<20
血尿素氮(mmol/L)	7.5～14.3	14.6～25.0	25.3～35.7

轻、中度肾功能损害病人，经过适当的内科疗法处理，都能较好地耐受手术；重度损害者，在有效的透析疗法下，仍然能相当安全地耐受手术。手术前应最大限度地改善肾功能。

7. 糖尿病　糖尿病人对手术的耐受力差，手术前应适当控制血糖，纠正水、电解质代谢失调和酸中毒，改善营养情况。凡是施行有感染可能的手术，术前都应使用抗生素。

施行大手术前，要求病人血糖稳定于轻度升高状态（5.6～11.2mmol/L）、尿糖＋～＋＋。如果病人应用降血糖药或长效胰岛素，均应改用胰岛素，皮下注射，每 4～6 小时 1 次，使血糖、尿糖控制于上述水平。手术应在当日尽早施行，以缩短手术前禁食时间，避免发生酮性酸中毒。如果估计手术时间很长，可在输给的葡萄糖溶液内加胰岛素，比例是 5∶1（葡萄糖 5g 加胰岛素 1U）。

手术完毕后，胰岛素的应用量，可根据 4～6 小时尿糖测定给予，如为＋＋＋＋用 15U，＋＋＋给 10U，＋＋给 5U，＋不用胰岛素。如尿液酮体阳性，胰岛素剂量还要加 5U。

第二节　手术后处理

病人术毕回病房前，就要准备好床位和手术后所需要的用具。病人送回病室后，要轻柔而平稳地搬上病床，接好各种引流管，在麻醉尚未消失或清醒前，不要贴身放热水袋，以免烫伤。

中、小型手术而情况平稳者，手术后可定时测定脉搏、呼吸和血压；大手术必须进行密切观察，并予记录。有条件者，应送入监护病室，直到病情稳定。要特别注意呼吸道梗阻、窒息、伤口出血和休克等的早期表现，并找出原因，及时处理。

(一) 卧位

全身麻醉而尚未清醒的病人，应平卧，头转向一侧。蛛网膜下腔麻醉病人，亦应平卧或头低卧位 12 小时，以防头痛。清醒病人，可根据手术需要安置卧式。

颅脑手术后，如无休克或昏迷，可取 15°～30°头高脚低斜坡卧位；施行颈、胸手术后，多采用高半坐位卧式；腹部手术后，多取低半坐位卧式；脊柱或臀部手术后，可采用俯卧或仰卧位。休克病人，应取下肢（床脚）抬高 20°，头部和躯干同时抬高 5°左右的体位。

(二) 活动和起床

手术后病人，原则上应该早期活动，争取在短期内起床随意活动。早期活动有增加肺活量、减少肺部并发症、改善全身血液循环、促进切口愈合、减少因下肢静脉淤血而发生血栓形成的优点。此外，尚有利于肠道和膀胱功能的恢复，从而减少腹胀和尿潴留的发生。早期起床活动，应根据病人的耐受程度，逐步增加活动量。

(三) 饮食和输液

何时开始饮食，可以根据下列两种情况来掌握：

1. 非腹部手术　视手术大小、麻醉方法和病人的反应，来决定开始饮食的时间。在局部麻醉下手术者，手术后即可随病人要求而给予饮食。蛛网膜下腔麻醉和硬脊膜外腔麻醉在手术后 3～6 小时可根据病人需要而进饮食。全身麻醉者，应待麻醉清醒后，方可进食。

2. 腹部手术　尤其是胃肠道手术后，应待肛门排气后，开始进少量流质饮食，逐渐增加到全量流质饮食；第 5～6 日开始进半流质，一般在第 7～9 日可以恢复普通饮食。禁食期间，应经静脉输液来供给水、电解质和高价营养液。

(四) 缝线的拆除和切口愈合的记录

缝线的拆除时间，可根据切口部位、局部血液供应情况、病人年龄来决定。一般头、面、颈部在 4～5 日拆线，下腹部、会阴部 6～7 日，胸部、上腹部、背部、臀部 7～9 日，四肢 10～12 日（近关节处可延长一些），减张缝线 14 日。青少年病人可缩短拆线时间，年老、营养不良、糖尿病病人可延迟拆线时间。有时可先采用间隔拆线。

切口愈合情况，只限于记录初期完全缝合的切口。这种切口可分为三类：

1. 清洁切口：用“Ⅰ”代表，是指缝合的无菌切口，如甲状腺大部切除术等；

2. 可能污染切口：用“Ⅱ”代表，是指手术时可能带有污染的缝合切口，如胃大部切除术等。皮肤不容易彻底灭菌部位、6 小时内的伤口经过清创术缝合、新缝合的切口又再度切开者，都属此类；

3. 污染切口：用“Ⅲ”代表，是邻近感染区或组织直接暴露于感染物的切口，如阑尾穿孔切除术等。

切口的愈合也分为三级：

1. 甲级愈合：用“甲”字代表，是指愈合优良，无不良反应；

2.“乙”级愈合：用“乙”字代表，是指愈合处有炎症反应，如红肿、硬结、血肿、积液等，但未化脓；

3.“丙”级愈合：用“丙”字代表，是指切口化脓，需要做切开引流。

按上述分类分级的方法，应于手术后密切观察切口愈合情况，做出记录。如甲状腺切除术后愈合优良，则记以“Ⅰ/甲”，胃大部切除术后切口血肿，则记以“Ⅱ/乙”，余类推。

（五）引流物的处理

要经常检查术中放置的引流物，有无阻塞、扭曲等情况，要加强固定，以防落入体内或脱出。乳胶片引流一般在手术后1～2日拔出。烟卷式引流多用于渗液较多，浓度稠厚者，引流时间较长，大都要4～7日才能拔除。胃肠减压管一般在肠道功能恢复、肛门排气后，即可拔除。

（六）各种不适的处理

1. 疼痛　麻醉作用消失后，病人开始感觉切口疼痛，24小时内最剧烈。2～3日后疼痛明显减轻，在安静休息下即不感到疼痛。小手术后，口服止痛片或可待因，对皮肤和肌肉性疼痛都有较好效果。大手术后1～2日内，需用哌替啶，作肌肉或皮下注射（婴儿禁用），必要时可间隔4～6小时重复使用。有条件者可应用止痛泵。

2. 发热　发热可能是手术后最常见的症状，变化幅度在1.0℃属于正常范围，超过1℃者，就应重视，注意寻找原因。可能原因是感染、致热原、脱水等。手术后24小时以内发热，常常是由于代谢性或内分泌异常，低血压、肺不张和输血反应。术后3～6日的发热，要警惕感染的可能；注意是否为手术切口和肺部感染以及留置导尿管引起的感染；如果发热持续不退，要密切注意是否由更为严重并发症所引起，如腹部手术后的残余脓肿等。对术后发热的处理，应在明确诊断的前提下，作针对性治疗。

3. 恶心、呕吐　手术后恶心、呕吐的常见原因是麻醉反应，待麻醉作用消失后，即可停止。其他原因如颅内压增高、糖尿病酸中毒、尿毒症、低钾、低钠等。如腹部手术，反复呕吐，有可能是急性胃扩张或肠梗阻。

处理方法：应根据不同原因进行治疗。如一时原因不明，可先应用镇静、镇吐药物减轻症状。

4. 腹胀　手术后肛门排气前可有不同程度的腹胀，一般术后48～72小时胃肠功能恢复、肛门排气后，即可自行缓解。如手术后已数日而仍未排气，兼有腹胀，没有肠鸣音，可能是腹膜炎或其他原因所致的肠麻痹。如腹胀伴有阵发性绞痛，肠鸣音亢进，甚至出现气过水声或金属音者，多是粘连性或其他原因所引起的机械性肠梗阻。无论是肠麻痹还是机械性肠梗阻都需及时处理，可应用持续胃肠减压，放置肛管，以及高渗溶液低压灌肠等。有时尚需再次手术。如非胃肠道手术，亦可采用新斯的明。

5. 呃逆　手术后呃逆多为暂时性，但有时可为顽固性。原因可能是神经中枢或膈肌直接受刺激所引起。可采用压迫眶上缘，短时间吸入二氧化碳，抽吸胃内积气、积液，给予安眠镇静药物或解痉药。施行上腹部手术后，如果出现顽固性呃逆，要特别警惕吻合口或十二指肠残端漏，导致膈下感染可能。顽固性呃逆可在颈部作膈神经封闭。

6. 尿潴留　全身麻醉或蛛网膜下腔麻醉后排尿反射受抑制、切口疼痛以及病人不习惯在床上排尿都可引起尿潴留。手术后6～8小时尚未排尿，就应在下腹耻骨上区作叩诊检查，如发现有明显浊音区，即表明有尿潴留，应及时处理。方法是应先安定病人情绪，协助病人排尿。下腹部热敷，用止痛镇静药解除切口疼痛，都能促使病人自行排尿。必要时可在严格无菌技术下进行导尿。凡是未能及时发现尿潴留，以致导尿时尿液量超过500ml者，应留置导尿管1～2日，有利于膀胱逼尿肌恢复收缩力。有器质性病变，如骶前神经损伤、前列腺增生等，也需留置导尿管。

第三节 术后并发症的处理

各种术后并发症的防治，是术后处理上的一个重要组成部分。术后并发症可分两类：一类是各种术后都可能发生的并发症；另一类是与手术相关的特殊并发症。后者将在有关章节内介绍。

（一）手术后出血

术中止血不完善，渗血未完全控制等，都可造成手术后出血。术后出血大都发生于位置相对比较隐蔽的体腔。如果没有放置引流物，局部体征不一定明显，只有通过密切的临床观察，必要时进行腹腔穿刺，才能明确诊断。如果施行的是胸腔手术，从胸腔引流管内，每小时引流出血液量持续较多，拍胸部X线片，显示有胸腔积液，就提示有内出血。术后早期出现失血性休克的各种临床表现，特别是在输给足够的血液和液体后，休克征象和各种检测指标均无好转，或继续加重，或一度好转后又恶化者，都提示术后出血。

防治：手术时要求严格止血，关闭切口前手术野没有任何出血点，都是预防术后出血的要点。一旦确诊为手术后出血，都须再次手术探查，彻底止血。

（二）切口感染

切口感染是指清洁切口和可能污染切口并发感染，切口感染除了细菌的因素外，还受血肿、异物和局部组织反应及全身抵抗力削弱等因素的影响。手术后3～4日，切口疼痛加重或减轻后又加重，并伴有体温升高，脉率频速，白细胞计数增高，即提示切口可能感染。体格检查时，可发现切口局部有红、肿、热和压痛的典型体征。有疑问时，可以用血管钳予以撑开，进行观察。凡是症状和体征提示有切口感染者，都应取切口分泌液作涂片和细菌培养。这不仅能明确诊断，而且可以选择有效的抗生素。

防治：①严格遵守无菌操作；②注意手术操作技术精细；③加强手术前后处理，增进病人抗感染能力；④如切口已有早期炎症现象，应使用有效的抗生素和局部理疗等，使其不发展为脓肿。已形成脓肿者，应予切开引流。

（三）切口裂开

多见于腹部手术，主要原因有：①营养不良，组织愈合能力差；②切口缝合技术有缺点，如缝线过细，打结不紧，腹膜撕裂等；③腹腔内压力突然增高的动作，如剧烈咳嗽或严重腹胀等。切口裂开分为完全和部分裂开两种，前者切口全层裂开；后者为深层破裂而皮肤缝线完整。

防治：除根据其原因采取适当措施外，可使用以下预防方法：①手术时在依层缝合腹壁的基础上，加用全层腹壁减张缝线；②及时处理腹胀；③病人咳嗽时，最好平卧，以减轻咳嗽时横膈突然大幅度下降，骤然增加腹内压力；④适当的腹部包扎，也有一定的预防作用。

切口完全破裂时，要立刻用无菌敷料覆盖切口，送手术室，在良好麻醉下，重予缝合并作减张缝线。

（四）肺不张

常发生在胸、腹部大手术后，多见于老年人、长期吸烟和患有急、慢性呼吸道感染者。这些病人术后呼吸活动受到一定限制，肺底部、肺泡和支气管内容易积聚分泌物，如不能很好咳出，就会堵塞支气管，造成肺不张。表现为手术后早期发热、呼吸和心率增快等。体格检查时，可以发现在肺不张部位叩诊呈浊音或实音，听诊时有局限性湿性啰音，呼吸音减弱、消失或为管性呼吸音，常常位于后面肺底部位。继发感染时，体温升高明显，白细胞和中性粒细胞计数增加。血气分析中氧分压下降和二氧化碳分压升高，就可做出诊断。必要时可作胸部 X 线检查，以证实诊断。

防治：①术前锻炼深呼吸；②术前 2 周应停止吸烟，减少肺泡和支气管内的分泌物；③术后避免限制呼吸的固定或绑扎；④协助排出支气管内分泌物；⑤防止术后呕吐物的吸入。发生此并发症后，要鼓励病人深吸气，解除支气管阻塞，帮助病人多翻身，使不张的肺重新膨胀。如病人无力或怕痛而不敢用力咳嗽，可用橡皮导管插入气管，激发咳痰或作吸痰。如果痰液粘稠不易咯出，可使用蒸气吸入或口服氯化铵等，使痰液变稀，易于咯出。如痰量持续过多，作支气管镜吸痰、必要时可考虑作气管切开术。便于吸引痰液。同时给予抗生素治疗。

（五）尿路感染

留置尿管和尿潴留是手术后尿路感染的重要原因。急性膀胱炎的主要表现为尿频、尿急、尿痛，有时尚有排尿困难。尿液检查有较多的红细胞和脓细胞。急性肾盂肾炎多见于女病人，主要表现为全身发冷、发热、肾区疼痛、白细胞计数增高，除尿检查有红细胞外，严格无菌采集的中段尿作镜检时，可以发现有大量白细胞和细菌。

防治：防止和及时处理尿潴留，是预防膀胱炎的根本措施。尿潴留的处理原则，是在膀胱过度膨胀前设法排尿。尿路感染的治疗，主要是应用有效抗生素，维持充分的尿量，以及保持排尿通畅。如尿潴留量超过 500ml 时，应放置导尿管作持续引流。安置导尿管和冲洗膀胱时，应严格掌握无菌技术。

（鹿占鹏）

第七章

外科病人的体液失衡

体液主要成分是水和电解质。它分为细胞外液和细胞内液两部分，成年男性的体液量一般为6C%，新生儿由于脂肪较少，可达体重的80%。14岁以后体液量所占的比例和成人相仿。细胞内液量约占体重的40%，细胞外液量均占20%。细胞外液又可分为血浆和组织液两部分，血浆量约占体重的5%，组织间液量约占体重的15%。细胞外液中主要的阳离子是Na^+，主要的阴离子是Cl^-、HCO_3^-和蛋白质。细胞内液中的主要阳离子是K^+和Mg^{2+}，主要阴离子是HPO_4^{2-}和蛋白质。细胞外液和细胞内液的渗透压相等。

第一节　体液代谢失调

一、水和钠的代谢紊乱

（一）脱水

脱水是细胞外液的容量不足。因体液容量取决于水的多少，故称脱水或缺水。脱水分可为：

1. 等渗性脱水　又称急性脱水或混合性脱水。水和钠成比例地丧失，血清钠仍在正常范围，细胞外液的渗透压也保持正常。

2. 低渗性脱水　又称慢性脱水或继发性脱水。水和钠同时缺失，但缺钠多于失水，血清钠低于正常范围（<135mmol/L）。细胞外液处于低渗状态。

3. 高渗性脱水　又称原发性脱水。水和钠虽同时缺失，但缺水多于缺钠，故血清钠高于正常范围（> 150mmol/L），细胞外液呈高渗状态。

【病因】　脱水常见病因（表7-1）。需要说明的是，治疗措施不当可改变脱水性质，如用利尿药过量或等渗性脱水输液时补充水分过多，可变成低渗性脱水。

表7-1　脱水常见原因

原　因	临 床 表 现	脱水性质
消化液丢失	呕吐、腹泻、小肠瘘、肠梗阻胃肠减压、胰瘘等	等渗性，或低渗性，易伴发低钾、代谢性酸、碱中毒
摄入不足	食道癌吞咽困难摄水不够，鼻饲高浓度要素饮食，静脉注射大量高渗盐水溶液	高渗性

续表

原　因	临 床 表 现	脱水性质
水分丧失过多	大量出汗、烧伤暴露疗法	高渗性
血浆成分丢失	创伤、烧伤、腹膜炎	等渗性或低渗性，易伴发酸中毒
排尿过多	药物利尿不当	高渗性

【临床表现】 临床表现与细胞外液（主要是血浆）容量和钠含量的改变程度密切相关。临床症状还与脱水发生的急缓有关。急者症状明显，慢者通过机体代偿反应，临床表现可较轻。三种脱水的临床表现见表 7-2。

表 7-2　脱水的临床表现

	等 渗 性	低 渗 性	高 渗 性
胃肠症状	舌干、厌食、恶心、不口渴	恶心、呕吐、不口渴	唇、舌干燥、口渴
中枢神经	乏力、淡漠、嗜睡、昏迷	头晕、乏力、抽搐、腱反射弱、昏迷	软弱、烦躁、谵妄、昏迷
心血管	脉细速弱、肢端凉、血压下降	脉弱、血压不稳	心率快、血压低
尿量	尿少→无尿	尿少、尿比重＜1.010	尿少、比重高
其他	皮肤弹性差、眼窝凹陷		皮肤弹性差

【诊断】 根据病因、临床表现和实验室检查：①红细胞计数、血红蛋白量和血细胞比容增高；②血钠＜135mmol/L，见于低渗性脱水。血钠＞150mmol/L，见于高渗性脱水；③尿比重测定，低渗性脱水尿比重低于 1.010，高渗性脱水和等渗性脱水尿比重常增高。

【预防和治疗】 处理病因是防治脱水的根本措施。例如：肠梗阻的解除、小肠瘘的闭瘘、烧伤创面的治疗等，否则，体液平衡失调就不容易恢复。在病因尚未消除和机体尚未恢复生理状态时，需采取下列方法防治脱水。

1. 水和钠需要量的估计

（1）生理需要量：指静息状态下不记额外丢失的水、钠需要量，可预防正常人静息状态下单纯禁食后发生的脱水。一般可每日静脉滴注 5%～10%葡萄糖约 1 500ml，5%葡萄糖盐水约 500ml（含氯化钠 4.5g），10%氯化钾 30～40ml。

（2）补充额外丧失量：原则上应按血浓缩程度补充，公式为：补等渗盐水量＝红细胞比积上升值/红细胞比积正常值×体重(kg)×0.2。

临床上有时难以确定病人原有的血细胞比积，可根据已观察到的病情估计补液量：①如病人有脉搏细速和血压下降等症状，常表示细胞外液缺失量可达体重的 5%（即累积损失量），可推注平衡盐溶液或等渗盐水 3 000ml（按体重 60kg 计算），以恢复血容量。如血容量不足表现不明显时，可给病人上述用量的 1/2～2/3，即 1 500～2 000ml，补充缺水量；②补给每日生理需要量；③补充额外丧失量（每日继续损失量），如胃肠减压、引流液或大量出汗等。烧伤的补液方法是按烧伤的补液公式计算需要量。

（3）调整血钠的需要量：

低渗性脱水：需额外补充钠盐，可根据测定的血钠值按公式计算：钠盐需要量（mmol）＝〔血钠正常值（mmol/L）－血钠测定值（mmol/L）〕×体重（kg）×0.6（女性为 0.5）。举例如下：女性病人，体重 60kg，血钠值 135mmol/L，需补充钠量（mmol）为（145～135）×60×0.5＝300mmol。以 17mmol Na^+ 相当于 1g 钠盐计算，补氯钠量约为 18g，当天先补给

1/2 量，即 9g，加每日需要量 4.5g，共计 13.5g，以输注 5%葡萄糖盐水 1 500ml 即可基本完成，此外还应补给日需液体量 2 000ml。其余的一半钠，可在第 2 天以等渗盐水补给。

高渗性脱水：需额外补充水分公式为；水需要量(ml)＝〔血钠测得值（mmol）－血钠正常值（mmol)〕×体重（kg)×4（女性为 3，婴儿为 5)。

例如：体重 60kg 男性病人的血钠值 150mmol/L，需补充水量为（150－145)×60×4＝1 200ml。

计算所得的补水量不宜当日一次补完，以免发生水中毒。一般分 2 日补给，当天输入补水量的一半，余下的一半在次日补给。此外，还应补给日需要量 2 000ml。

等渗性脱水：可静脉滴注平衡盐溶液或等渗盐水，以尽快恢复细胞外液量，使血容量得到尽快补充。如果输注不含钠的葡萄糖溶液则会导致低血钠症。

2. 治疗脱水的常用制剂为等渗（生理）盐水和 5%葡萄糖溶液。为防止输入较多等渗盐水造成血氯过高（即生理盐水不生理：因等渗盐水含 Na^+ 和 Cl^- 各 154mmol/L，而血清内 Na^+ 和 Cl^- 的含量分别为 142mmol/L 和 103mmol/L。两者相比，等渗盐水的 Cl^- 含量比血清的 Cl^- 含量高 50mmol/L)，为了保持血浆的电解质浓度（ Cl^- 低于 Na^+)，目前常用的平衡盐溶液有两种：即乳酸钠加复方氯化钠溶液（1.86 %乳酸钠溶液和复方氯化钠溶液，其比为 1∶2）与碳酸氢钠加等渗盐水溶液（1.25%碳酸氢钠溶液和等渗盐水，其比为 1∶2)。

3. 注意事项 ①脱水往往伴有低钾和酸中毒，应在尿量＞40ml/h 后补充钾，后期如仍有酸中毒时，可根据二氧化碳结合力容积补充碳酸氢钠溶液予以纠正；②补液量和速度必须根据病情控制剂量和速度；③脱水较重时，输入速度应较快。等渗性和低渗性脱水，需先输盐水；高渗性脱水先输葡萄糖溶液。如肾功能正常，每小时平均尿量达 50ml 左右，提示血浆容量已基本恢复，输液应减慢速度。所以输液时应观察尿量的动态变化；④对发热的病人，一般可按体温每升高 1℃，从皮肤丢失低渗体液约 3～5ml/kg 的标准增加补给量。中度出汗的病人，丧失体液约 500～1 000ml，大量出汗时，丧失体液约 1 000～1 500ml。气管切开的病人，每天从呼吸道蒸发丧失的水分约 1 000ml 左右。在补液时需增加补给量。

（二）水中毒

又称稀释性低血钠。是由于机体摄入水分总量超过了排出总量，造成体液，主要是细胞外液的容量过多，血浆水分相对较多而血钠浓度降低。病因有：①各种原因所致的抗利尿激素分泌过多；②肾功能不全，排尿能力下降；③接受过多的静脉补液。

【临床表现和诊断】

急性水中毒：发病急，表浅静脉怒张；由于脑细胞肿胀和脑组织水肿引起颅内压增高，表现各种神经精神症状，如头痛、失语、精神错乱、嗜睡、躁动、惊厥，甚至昏迷。

慢性水中毒：可有无力、恶心、呕吐、嗜睡，往往被原发病症状所掩盖。病人体重明显增加，皮肤苍白而湿润。

实验室检查可发现：红细胞计数、血红蛋白量、血细胞比容和血浆蛋白量均降低；血浆渗透压、血钠降低，红细胞平均容积增加和红细胞平均血红蛋白浓度降低。表示细胞内、外液均有增加。

【预防和治疗】 水中毒一经诊断，应立即停止水分摄入。预防重于治疗。对容易发生抗利尿激素分泌过多的情况者，如疼痛、失血、休克、创伤和大手术等；急性肾功能不全的病人及慢性心功能不全的病人，应严格限制入水量。程度较轻者，在机体排出多余水分后，水中毒即可解除。程度严重者，除禁水外，用利尿剂促进水分排出。一般用渗透性利尿剂，如20%甘露醇200ml静脉内快速滴注，以减轻脑细胞水肿和增加水分排出。也可静脉注射呋塞米（速尿）和依他尼酸。还可静脉滴注5%氯化钠溶液，以迅速改善体液的低渗状态和减轻脑细胞肿胀。

二、钾的异常

有低钾血症和高钾血症，以前者为常见。

（一）低钾血症

血清钾的正常值为3.5～5.5mmol/L。低于3.5mmol/L表示有低钾血症。

【病因】 低血钾常见原因有：①长期不能进食；②应用利尿药、肾小管病变、盐皮质激素过多等钾从肾脏排出过多；③补液病人长期接收不含钾盐液体；④呕吐、肠瘘等；⑤大量输注葡萄糖和胰岛素，使钾向细胞内转移。

【临床表现】 低血钾的最早表现是肌无力，严重时可软瘫。有的可发生吞咽困难、腹胀和肠麻痹，甚至出现呼吸困难或窒息等。心脏受累主要表现为传导和节律异常。典型的心电图改变为早期出现T波降低、变平或倒置，随后出现ST段降低、QT间期延长和U波。低钾血症病人不一定都有心电图改变，故不能单凭心电图来判定有无低钾血症的存在。病人有较重脱水时，低钾症状可不明显，但在纠正缺水后，钾被稀释，低钾血症的症状变得明显。

【诊断】 根据病史、临床表现和血清钾测定可做出诊断。血清钾浓度低于3.5mmol/L，心电图检查有助于诊断。

【预防和治疗】 积极治疗原发病，可使低钾血症易于纠正。已发生低钾血症时，可根据血钾水平，通常是采取分次补钾，边治疗边观察的方法。一日补氯化钾4～5g甚至6～8g，不足量可在次日给予。补充钾盐应注意：①凡能口服者应尽量口服或少用静脉途径；②对无尿和少尿的病人应先恢复血容量和促使排尿，待尿量超过40ml/h后，才能经静脉补钾；③静脉滴注钾盐，每500ml液体中含钾宜不超过1.5g、速度每分钟不宜超过60滴；严禁将10%氯化钾作静脉推注；④经静脉补钾过程中应监测血清钾和心电图的变化，防止输入过多造成高钾血症。

（二）高血钾症

血清钾超过5.5mmol/L称高钾血症。

【病因】 常见的原因是：①酸中毒、缺氧、大面积损伤（如挤压伤）、脓毒败血症等，使细胞内的钾大量释出，肾脏不能迅速将钾排出体外，因而血清钾增高；②大量输入保存较久的库血、输注钾盐过快，使细胞外液的钾过多；③急性肾功能衰竭少尿、无尿期，盐皮质激素不足，致钾在血液内滞留。

【临床表现和诊断】 临床表现可无特异性，可有轻度的神志改变、感觉异常、四肢软弱、皮肤苍白、发冷、低血压等。最危险的是高血钾可致心搏骤停。心跳缓慢、心律不齐。特别是血钾超过7mmol/L时，几乎都有心电图的改变。典型的心电图改变为早期T波高尖，QT间期延长，随后出现QRS增宽，PR间期延长。

出现一些不能用原发病解释的临床表现，又有引起高钾血症的病因，即应考虑有高钾血症的可能，测定血钾后可确诊。必要时做心电图检查。

【预防和治疗】 应严格掌握用钾盐的适应证、剂量和方法。高钾血症病人有心搏突然停止的危险。确需补充钾盐时，能口服时应尽量口服，经静脉给药必须遵循补钾的原则。一旦发生高血钾症，除尽快处理原发病和改善肾功能外，还要进行如下治疗。

1. 停用一切含钾高的食物、饮料和含钾盐的药物。

2. 降低血清钾浓度。

(1) 使 K^+ 转入细胞内：①先静脉注射 5%碳酸氢钠溶液 60～100ml 之后，再经静脉滴注碳酸氢钠 100～200ml。Na^+ 可对抗 K^+ 的作用。高渗碱性溶液可增加血容量，不仅使血清 K^+ 得到稀释，又使 K^+ 移入细胞内或由尿排出，有助于酸中毒的治疗；②一般用 25%葡萄糖溶液 100～200ml，每 3～4g 糖加入胰岛素 1U 静脉滴注，可使 K^+ 转入细胞内，降低血清钾浓度。必要时 3～4 小时重复给药。③肾功能不全不能输液过多时，使用 10%葡萄糖酸钙溶液 100ml、11.2%乳酸钠溶液 50ml、25%葡萄糖溶液 400ml，加入胰岛素 30U，24 小时持续静脉滴注（6 滴/min）。

(2) 阳离子交换树脂：可从消化道带走较多的钾离子，用法为每日口服 4 次。为防止发生粪块性肠梗阻，应同时口服甘露醇导泻。

(3) 透析疗法：用上述疗法仍不能降低血清钾浓度时，应采取血液透析。

3. 对抗心律失常　钙与钾有对抗作用，能缓解 K^+ 对心肌的毒性作用。一般可静脉注射 10%葡萄糖酸钙 20ml。并可重复使用，也可加入静脉输液内滴注。

三、低钙血症

正常血清钙浓度为 2.25～2.75mmol/L。当血清钙＜2mmol/L 时，引起神经肌肉兴奋性增高的症状称低钙血症。

【病因】 低钙血症可发生在急性重症胰腺炎、坏死性筋膜炎、甲状旁腺功能受损害、肾功能衰竭、小肠瘘等，均可使血钙降低。

【临床表现和诊断】 主要是神经肌肉兴奋性增强的症状，有容易激动、四周和指（趾）尖麻木及针刺感、手足抽搐、腱反射亢进。耳前叩击试验（Chvostek 征）阳性和束臂试验阳性。根据上述病因及临床表现，血清钙低于正常，可确定诊断。

【预防和治疗】 积极治疗原发病，并补充钙剂。临床常将 10%葡萄糖酸钙 20ml 或 5%氯化钙 10ml 作静脉注射，并可多次给药。需要长期治疗者可补充钙剂及补充维生素 D。如补充钙盐后仍有抽搐应注意有无低镁的可能，以便纠正。

第二节　酸碱平衡失调

正常人的体液保持着一定的 H^+ 浓度，即保持着一定的 pH（动脉血浆的 pH 为 7.40±0.05），以维持正常的生理和代谢功能。人体在代谢过程中，既产酸也产碱，故体液中 pH 经常发生变动。机体可通过体液的缓冲系统，肺和肾的调节作用，使血液内 pH 仅在小范围内变动，保持在 7.35～7.45 之间。如果血 pH 低于 7.35 称酸中毒；pH 高于 7.45 称碱中毒。原发性酸碱平衡失调可分为代谢性酸中毒、代谢性碱中毒、呼吸性酸中毒和呼吸性碱中毒。有时存在两种或两种以上的原发性酸碱平衡失调，则称为混合型酸碱平衡失调。

一、代谢性酸中毒

临床上代谢性酸中毒最为常见，由体内 HCO_3^- 减少引起（HCO_3^- 正常值平均为

24mmol/L）。

【病因】 外科主要发生于：①胆瘘、胰瘘、小肠瘘、腹泻等，此时均有 HCO_3^- 的丧失；②高热、抽搐、绞窄性肠梗阻、腹膜炎等；③休克、创伤以及心肺复苏后等；④肾功能不全，不能将内生性 H^+ 排出而致。

【临床表现和诊断】 轻度代谢性酸中毒症状不明显。代谢性酸中毒突出的表现是呼吸深而快（为机体代偿经肺增加 CO_2 排出的表现），呼吸频率有时可达每分钟 30～40 次，呼气中可带酮味。面部潮红、心率加速、血压偏低。重症病人有疲乏、眩晕、嗜睡，腱反射减弱或消失。严重者神志不清或昏迷。在休克病人，严重的酸中毒可阻碍血管收缩药的升压作用。

根据病史及临床表现，血气分析可明确诊断并可了解严重程度。如无条件作血气分析，可测定二氧化碳结合力（CO_2CP）和 pH，前者低于 40 容积%（正常为 60 容积%），后者低于 7.35，尿多呈酸性反应。

【治疗】 积极治疗原发病是纠正代谢性酸中毒的关键。若肾和肺的功能尚可，病因去除后较轻的酸中毒常可自行纠正，无需碱剂治疗。较重时，应用碳酸氢钠溶液。计算公式：碳酸氢钠需要量(mmol)＝〔HCO_3^- 正常值(mmol/L)－HCO_3^- 测得值(mmol/L)〕×体重(kg)×0.4。

二、代谢性碱中毒

体内 H^+ 丢失或 HCO_3^- 增多可引起代谢性碱中毒。

【病因】 ①酸性胃液丧失过多，是外科病人中发生代谢性碱中毒的最常见原因。如严重呕吐，长期胃肠减压使胆汁、胰液、肠液中的 HCO_3^- 未能被胃液中的 H^+ 中和，吸收后使血中 HCO_3^- 含量增高。此外，大量胃液的丧失也丧失了钠、氯和细胞外液，使肾近曲小管内的 Cl^- 减少。为了维持离子平衡，代偿性地再吸收 HCO_3^- 增加；②血钾低时，K^+ 从细胞内进入细胞外，每 3 个 K^+ 从细胞内释出，就有 $2Na^+$ 和 $1H^+$ 进入细胞内，引起细胞内酸中毒和细胞外碱中毒；③使用呋塞米和依他尼酸等利尿剂使尿排出的 Cl^- 比 Na^+ 多，肾回吸收入血的 Na^+ 和 HCO_3^- 增多，可引起代谢性碱中毒；④碱性药物使用过多也会引起代谢性碱中毒。

【临床表现和诊断】 轻者无明显症状，较重者表现有呼吸变浅变慢，或中枢神经症状，如谵妄、精神错乱或嗜睡，严重时发生昏迷。

血气分析显示血 pH 和 HCO_3^- 增高，$PaCO_2$ 正常。根据上述指标可以诊断。

【治疗】 首先应积极治疗原发疾病。对丧失胃酸过多或使用依他尼酸等过多者，可输注等渗盐水或葡萄糖盐水，以恢复细胞外液量和补充 Na^+、Cl^- 纠正低氯性碱中毒，碱中毒时几乎都伴发低钾血症，故须考虑同时补给氯化钾，以加速碱中毒的纠正，注意补给钾盐应在病人尿量每小时超过 40ml 以后。呼吸和中枢神经症状较明显时，需用稀盐酸溶液或 2%氯化铵溶液作静脉滴注。

三、呼吸性酸中毒

呼吸性酸中毒系指肺泡通气功能障碍，不能有效排出体内生成的 CO_2，使体内 CO_2 蓄积造成 $PaCO_2$ 增高，pH 降低，称呼吸性酸中毒。

【病因】 ①呼吸道梗阻，如窒息、上呼吸道分泌物或异物阻塞、血气胸，急性肺水肿，支气管痉挛，心搏骤停等；②医源性因素，如全身麻醉过深、镇静剂过量、呼吸机使用不当等；③慢性阻塞性肺部疾病如肺不张、肺炎等。

【临床表现和诊断】 病人有呼吸困难，气促、紫绀、胸闷，严重者血压下降、谵妄、昏迷。脑缺氧可致脑水肿、脑疝，甚至呼吸暂停。血气分析显示 pH 降低，$PaCO_2$ 增高，血浆 HCO_3^- 可正常。

【治疗】 尽快治疗引起呼吸性酸中毒的病因，改善肺功能，迅速排出蓄积的 CO_2。必要时可行气管插管或气管切开使用呼吸机，能有效地改善机体通气及换气功能。由于呼吸机已基本普及，应注意调整呼吸机频率、压力和容量。针对肺部疾病采取控制感染，扩张小支气管、促进排痰等措施，可改善换气功能和减轻酸中毒程度。

四、呼吸性碱中毒

呼吸性碱中毒是由于肺泡通气过度，CO_2 排出过多，引起血 $PaCO_2$ 降低，pH 升高，又称低碳酸血症。

【病因】 高热、疼痛、创伤、中枢神经系统疾病、低氧血症、轻度肺水肿、肺栓塞、肝功能衰竭和呼吸机使用不当等，都可引起呼吸性碱中毒。

【临床表现和诊断】 多数病人有呼吸急促之表现，有出现手足麻木、抽搐者。血气分析显示 $PaCO_2$ 和 HCO_3^- 下降、pH 增高，结合病史可做出诊断。

【治疗】 原发疾病应于积极治疗。用纸袋罩住口鼻，增加呼吸道死腔，含 5%CO_2 的氧气吸入，可提高血 $PaCO_2$。因呼吸机引起者应予及时调整。手足抽搐者可用钙剂。

第三节 外科病人体液失衡的治疗

外科病人经常会出现体液失衡，治疗不及时或不恰当将影响病人的顺利康复，严重者危及生命，应引起外科医务人员的重视。外科病人的体液（容量、浓度、成分）失衡往往是三种失调混杂存在。因此，临床治疗要求综合分析病情、全面考虑、动态观察、及时调整补液的量和速度，达到理想的治疗效果。举例供治疗参考。

例一：女性病人，因慢性十二指肠溃疡并幽门梗阻，反复呕吐 7 日入院。自诉全身乏力、尿少。查体：体温 36.7℃，呼吸 18 次，脉搏 68 次/min，血压 120/80mmHg。体重 60kg，神志清，安静，口干。心肺无异常。上腹部隆起，可见胃蠕动波，腹软、无压痛，振水音阳性。化验室检查：红细胞 6.0×10^{12}/L，血红蛋白 170g，红细胞比积 0.60。血清 Na^+ 128mmol/L，K^+ 2.8mmol/L，Cl^- 80mmol/L，二氧化碳分压 45mmol/L。尿比重 1.026。

分析处理：病人不能进食，因反复呕吐，额外丢失多量胃液。临床表现脱水。化验显示血浓缩和低钾、低氯、代谢性碱中毒。治疗应禁食水、留置胃管胃肠减压、补液，术前准备、择期手术。

输液估计需要量：①每日需要量约 2 000ml，含氯化钠 4.5g、氯化钾 4.0g；②补充每日继续损失量，按血细胞比容增高程度计算：〔0.6－0.45（正常值）/0.45〕×52kg ×0.2＝3.463L，按 3 400ml 计；③缺钠补充量：〔145（正常值）－128mmol/L〕×52kg×0.6＝524.4mmol，相当于氯化钠 31g；此钠盐量等于同时提供 Cl^- 524.4mmol；④缺钾，可补氯化钾 4g，相当于 K^+ 和 Cl^- 各 54mmol；⑤代谢性碱中毒可输等渗盐水。以上合计需补液 5 400ml，氯化钠 35.5g 和氯化钾 8g。

输液治疗的使用：入院后当日先给予日基础需要量加 1/2 的脱水补充量，约 2 700ml。即日基础需要量 2 000ml，加继续丧失量 5 400ml 的一半等于 2 700ml。氯化钠当日补继续丧失量的 1/2 为 15.5g 和生理需要量 4.5g，共 20g。依次输等渗盐水 1 000ml、10%葡萄糖 2 000ml、5%葡萄糖盐水 1 000ml 以及复合氨基酸 500ml。当尿量恢复 40ml/h 以后，将氯化钾 6g（当日需要量 4g 加额外丢失量的一部分）分散加于液体内输入。余量第 2 日补给。第 2 日晨复查血化验，并根据前 1 日出入量记录，以等量 5%葡萄糖盐水补足继续丢失量（如胃肠减压排出的胃液等）。第 3 日起，只补回生理需要量和前 1 日的继续丢失量。直到为手术治疗做好准备为止。

例二：男性病人，32 岁。曾因腹部外伤行腹部手术。反复呕吐，肛门停止排气、排便 5 天入院。查体：神志清，口唇干燥，眼窝凹陷，血压 90/65mmHg，脉搏 106 次/min，腹膨隆，右下腹见纵行切口瘢痕。脐周及右侧腹见肠型及蠕动波。腹软，压痛阳性，无反跳痛，可触及移动性浊音，肠鸣音亢进。实验室检查：红细胞 5.6×10^{12}/L，血红蛋白 158g/L，红细胞比积 0.55，血清 Na^+ 126mmol/L，K^+ 2.8mmol/L，Cl^- 88mmol/L，CO_2CP15mmol/L，尿量 500ml/d。

分析处理：本病人诊断为急性粘连性肠梗阻。因长时间反复呕吐及液体滞留于肠腔及腹腔，表现脱水、血液浓缩、电解质紊乱及代谢性酸中毒。治疗除针对病因治疗外需纠正脱水、电解质紊乱及酸碱失衡。本病人的治疗可采取：①补给当日生理需要量 2 000～2 500 ml，其中钠 4.5g，钾 4g；②当日继续丧失量的一半约 1 000～1 500ml，钠 5～10g，钾 2～4g，5%碳酸氢钠 100～200ml。本病人实际补液量约 3 000～4 000ml，其中可输等渗盐水 1 000ml，10%葡萄糖 1 500ml，5%葡萄糖盐水 500ml，复合氨基酸 500ml，5%碳酸氢钠 200ml，10%氯化钾 60～80ml（尿量恢复 40ml/h 后补给）。第 2 日可根据病人情况和化验检查进一步调整，一般病人脱水、电解质紊乱和酸碱平衡失调可得到纠正。

（郑之和）

第八章

外科病人的营养支持

机体的正常代谢及良好的营养状态，是维护生命活动的重要保证。外科病人常因疾病本身或手术打击引起进食不足或不能进食。能量消耗增加和机体代谢的改变，存在不同程度的营养不良。营养不良可削弱病人对外科手术和感染的耐受力，增加手术的危险性以及影响术后的恢复。因此，外科病人的营养支持越来越受到重视。人们已经认识到营养支持是维持和改善器官、组织、细胞的功能与代谢，防止多器官功能衰竭发生的重要措施。

机体对能量、水、电解质、蛋白质、维生素及微量元素均有基本的生理需要量。正常成人一般每日约需能量 7 535kJ（1 800kcal），由食物提供。禁食时，机体的代谢虽会降低，但仍需消耗能量，此时，只能动用自身的能量储备，但体内碳水化合物的储备量有限（肝糖原约 200g，肌糖原约 300g），禁食 24 小时后，肝糖原即被耗尽，而肌糖原仅能被肌肉本身所利用，于是，维护生命器官如脑组织、神经组织、红细胞等所需的能量转由体内蛋白质的糖异生所供给，每日约需消耗蛋白质 75g。脂肪是机体最大的能源储备，但机体需要一个过程才能利用脂肪供能。在禁食早期，如果每日从静脉补充葡萄糖 100g，虽然供给的能量有限，但可以明显减少蛋白质的糖异生。创伤及手术后体内发生一系列的代谢变化，主要表现在以下几个方面：①能量代谢的增高与创伤和感染的严重程度成正比，同时出现胰岛素抵抗，补充外源性葡萄糖对蛋白质的节省作用不如禁食时明显，体内蛋白质分解加速，出现负氮平衡。②蛋白质分解代谢加速：在手术或创伤后，可持续产生蛋白质的分解代谢，一般持续数天。③糖代谢紊乱，表现为高血糖、糖利用率降低、糖耐量下降及糖异生作用增强等。④动员体内的能量储备，主要是脂肪组织分解。

第一节　外科病人营养状况的评定和营养支持的适应证

一、外科病人营养状况的评定

营养状况的评定主要根据病史、人体测量和某些检测结果等资料来综合评定，其目的在于了解病人的代谢变化，确定营养状态，诊断营养不良的程度和类型，预测术后并发症的发生率和病死率，协助制定营养支持方案及监测营养支持的效果。但目前营养评定的方法尚不完善，常用的评价方法包括：人体测量、内脏蛋白测定、免疫状态测定以及氮平衡测定等四大类，其中氮平衡测定是相对较敏感的指标。

正常成人摄入食物中的含氮量和排泄物中的含氮量往往是相等的，这种氮出入相等的情况称为氮平衡。氮平衡是衡量蛋白代谢的常用指标，可动态反映蛋白质代谢的平衡状态。摄入的食物中的含氮量大于排泄物中的含氮量称为正氮平衡。当摄入的蛋白质不足或有消耗性疾病时，蛋白质的分解大于蛋白质的合成，排出的氮量大于摄入的氮量，称为负氮平衡。氮平衡（g/d）＝24 小时摄入氮量（g/d）－24 小时总氮丧失量（g/d），24 小时总氮丧失量（g）＝24 小时尿内尿素氮（g）＋3g（代表从尿、大便、皮肤、肺等处丧失的非尿素氮），摄入氮量按 1g 氮＝6.25 蛋白质计算。在基层医院较为实用的估计营养不良的依据可归纳为：①有病因，如病人无法从胃肠道正常摄食或胃肠道吸收功能障碍、大面积烧伤、严重创伤和感染等。②体重在短期（2 周内）降低 10%以上。③血清白蛋白低于 35g/L。④氮平衡负值＞0.5g/(kg·d)。⑤淋巴细胞计数少于 1.5×10^9/L。⑥上臂中部肌肉周长小于正常参考值超过 30%。

二、营养支持的适应证

凡不能或不宜经口摄食超过 5～7 天的病人，都是营养支持的适应证。一般说来，营养情况较好的病人或不存在严重创伤或感染的病人，通过病因治疗和补充液体及电解质，并在短期内恢复饮食，即可使病人顺利康复，并不需要特殊的营养支持。对于存在严重营养不良和严重创伤、感染或术后发生严重并发症，在较长时间内不能正常进食的病人，则需及早给予营养支持。营养支持分肠外营养（PN）和肠内营养（EN）。肠内营养和肠外营养各有其优缺点，两者应互为补充，胃肠道有功能者首选肠内营养，必要时经胃肠外补充部分热量、水和电解质，胃肠道无功能者则选用肠外营养。从外科角度来看，肠外营养支持的适应证包括：营养不良者的术前应用、消化道瘘、急性坏死性胰腺炎、短肠综合征、严重感染与败血症、大面积烧伤、急性肾功能衰竭、复杂手术后等，肠道炎性疾病，如溃疡性结肠炎和 Crohn 病，应用肠外营养可使肠道休息，有利于病情缓解。因长时间的肠外营养可导致胃粘膜萎缩、肠道细菌移位等，因此，一旦胃肠道功能恢复后应逐步过渡到肠内营养。

第二节 肠外营养

肠外营养是指通过静脉途径给予适量的氨基酸、脂肪、碳水化合物、电解质、维生素和微量元素，以达到营养治疗目的的一种方法。PN 在我国的开展已有近 30 年的历史，近年来已在我国得到大范围的普及应用，临床营养已挽救了无数的重危症病人，成为外科危重病人的重要辅助治疗手段。

（一）肠外营养制剂

1. 葡萄糖　葡萄糖是肠外营养的主要能源物质。每克供热量 17kJ（4kcal）。机体所有器官、组织都能利用葡萄糖能量，通过血糖、尿糖的监测能够了解其利用情况，使用相当方便。

2. 脂肪乳剂　脂肪乳剂是肠外营养的另一种重要能源。以大豆油或红花油为原料，卵磷脂为乳化剂，制成的制剂有良好的理化稳定性，按其脂肪酸碳链长度分为长链甘油三酯及中链甘油三酯两种。10%溶液含热量是 4.18kJ（1kcal）/ml，为等渗液，可经周围静脉输入。

3. 复方氨基酸溶液　复方氨基酸是肠外营养的惟一氮源。按不同的临床需要，又可分为通用的平衡氨基酸及适用于不同疾病的特殊配方氨基酸两类。平衡氨基酸溶液含必需氨基酸（EAA）8 种，非必需氨基酸（NEAA）8～12 种，其组成符合正常机体代谢的需要，适用于大多数病人。特殊氨基酸溶液专用于不同疾病，配方成分上作了必要调整。

4. 电解质　肠外营养时所使用的电解质制剂为临床常用的 10％氯化钾、10％氯化钠、10％葡萄糖酸钙和 25％的硫酸镁等，磷在合成代谢和能量代谢中发挥重要作用，肠外营养时的磷制剂为有机磷制剂，其成分是甘油磷酸钠，含磷 10mmol/10ml，为成人每日基本需要量。

5. 维生素　用于肠外营养的维生素有水溶性及脂溶性两种，均为复方制剂，每支注射液包含正常人各种维生素的每日基本需要量。

6. 微量元素　也是复方制剂，每支含量也是成人正常需要量。短期内肠外营养一般不会发生缺乏症，若禁食超过 1 个月，则应给予补充。

（二）全营养混合液

肠外营养所供的营养素种类较多，为了保证机体最大限度地利用各种营养物质，将各种营养素在体外混合在 3L 塑料袋内（称全营养混合液）再输入的方法最为合理。全营养混合液的配方参见热、氮需要（表 8－1）及常用全营养混合液的组成（表 8－2）。在基本溶液中，应根据病人病情酌情添加各种电解质和水溶性维生素制剂，短期禁食者不会产生脂溶性维生素或微量元素缺乏，因此只需要在禁食时间超过 2～3 周后给予补充。溶液中可加适量胰岛素（胰岛素：葡萄糖＝1U：8～10g）。各种特殊病人，营养液的组成可根据病情不同有

表 8－1　热、氮需要

	热量(kcal/kg・d)	氮量(g/kg・d)
基本需要	25	0.15
中度应激	30～35	0.2～0.3
重度应激	40～50	＞0.4

表 8－2　全营养混合液的基本组成

	ml	kJ(kcal)	N(g)
全量配方			
25％葡萄糖	1 000	4 180(1 000)	
20％脂肪乳剂	250	2 090(500)	
10％葡萄糖	500	836(200)	
5％糖盐水	500	418(100)	
复方氨基酸	1 000	———	9.4
	3 250	7 524(1 800)	9.4
部分量配方			
25％葡萄糖	500	2 090(500)	
20％脂肪乳剂	250	2 090(500)	
5％糖盐水	1 000	836(200)	
复方氨基酸	500	———	4.7
	2 250	5 016(1 200)	4.7

所改变。全营养混合液的配制要在无菌条件下按下列顺序进行：①将电解质、水溶性维生素、微量元素、胰岛素等加入氨基酸或葡萄糖溶液中；②磷酸盐加入另一瓶氨基酸或葡萄糖溶液中；③脂溶性维生素加入脂肪乳剂中；④将含有各种添加物的氨基酸和葡萄糖溶液以三通路同时加入 3L 袋中；⑤最后加入脂肪乳剂，并不断轻摇使之混匀。

（三）肠外营养的输入途径

肠外营养支持不超过 2 周者可经周围静脉输注。对于需长期肠外营养的病人，则以中心静脉途径为宜。目前主张选择上腔静脉置管，多采用经皮穿刺颈内静脉或锁骨下静脉置管法。

（四）肠外营养的并发症

充分认识肠外营养的各种并发症，采取措施予以预防及积极治疗，是实行肠外营养的重要环节。肠外营养的并发症可分为技术性、代谢性及感染性三类。技术性并发症包括：气胸、血胸、纵隔血肿、神经损伤、空气栓塞等。空气栓塞是最严重的并发症，空气可在穿刺置管过程中或导管接头脱开时进入静脉，一旦发生，后果严重甚至导致死亡。代谢性并发症可归纳为补充不足所致，糖代谢异常以及肠外营养本身所致。补充不足所致的并发症主要有：血清电解质紊乱，以低钾血症及低磷血症较常见；微量元素缺乏，最多见的是锌缺乏；必需脂肪酸缺乏症。糖代谢紊乱所致的并发症以高血糖常见，严重的高血糖（血糖浓度超过 40mmol/L）可导致高渗性非酮性昏迷。葡萄糖的大量输入可引起肝脂肪变性而致肝功能损害。肠外营养本身引起的并发症包括胆囊内胆泥和结石形成，胆汁淤积及肝酶谱升高，肠屏障功能减退。感染性并发症主要是导管性脓毒症。

第三节　肠 内 营 养

肠内营养是指经胃肠道口服或通过管饲来提供营养基质及其他各种营养素的营养支持方式。

（一）肠内营养制剂

为适合机体代谢的需要，肠内营养制剂包括碳水化合物、蛋白质、脂肪或其分解产物，也含有生理需要量的电解质、维生素和微量元素等。制剂大致可分成两类：一类为以整蛋白为主的制剂，如匀浆饮食、牛奶基础膳等，适用于胃肠道功能正常者，另一类为以蛋白水解产物（或氨基酸）为主的制剂，以不需消化或很容易消化的糖类为主要供能物质，混以矿物质、维生素及少量必需脂肪酸。适用于胃肠道消化、吸收功能不良者。

（二）肠内营养的实施

肠内营养的输入途径有口服、经鼻胃管、鼻十二指肠管、胃造瘘管、空肠造瘘管、经肠瘘口远端置管等。临床上应用最多的是经鼻胃管和空肠造瘘管。近年来经皮内镜胃造瘘管的应用渐增多。肠内营养的输注方法有按时一次性输注、间歇重力滴注和连续输注三种方式，目前多主张采用连续输注方式。按时一次性输注是将配好的营养液用注射器缓慢地注入胃内，每次 200～400ml，每天 6～8 次。该法易引起腹痛、腹胀、腹泻等。间歇重力滴注是将配好的营养液置于输液瓶中，经输液管与肠道营养管相连，借重力缓慢滴注，每次 250～500ml，速率 30ml/min，每天 4～6 次，连续输注常采用输液泵控制输注速度，12～24 小时持续均匀输注。开始时可稀释成 12%浓度，以 50ml/h 速度输入，每 8～12 小时后逐次增加浓度及加快速度，约3～4天后达到全量，即24%100ml/h，一天总液体量约2 000ml，室温较低时需将营养液适当加温。

（三）肠内营养适应证

1. 胃肠道功能正常，但营养物质摄入不足或不能摄入者。如昏迷病人、大面积烧伤、复杂大手术后、严重创伤、严重感染等。

2. 胃肠道功能不良者，如消化道瘘病人可在瘘的远端经管或空肠造瘘输入营养液，短肠综合征病在初级阶段采用肠外营养作为营养支持，以后在适用的时机可兼用肠外和肠内营养。

3. 胃肠功能基本正常但伴其他脏器功能不良者，例如糖尿病或肝肾衰竭者。

4. 术前肠道准备。

（四）肠内营养的并发症及防治

1. 胃肠道症状　如恶心、呕吐、腹痛、腹胀、腹泻等，多为滴速过快或浓度过高所致，一般经调整滴速和浓度可消除这类症状。

2. 机械性并发症　如营养管堵塞、脱落和营养管刺激引起消化道出血、穿孔等。防治的方法包括选用细软的营养管并妥善固定，采用粘度低的膳食，输毕用水冲管等。

3. 代谢并发症　如高钠、高氯、高血糖、氮质血症等，应根据病人的情况选择适当的营养制剂来避免代谢并发症的发生。

（王庆宝）

第九章

输 血

输血是治疗外伤、失血、感染等疾病引起的血液成分丢失或破坏和血容量降低的重要手段，包括输入全血、成分血和血浆增量剂。输血不但能直接挽救病人的生命，还能改善循环，增强携氧能力，提高血浆蛋白，增进免疫力和凝血功能。

根据病人的实际需要采用的成分输血，不但因输入的血液成分纯度大、浓度高而效果更好，还避免了同时输入不需要成分引起的副作用，因此比输全血更节省血源、科学合理和安全有效。输血虽有治疗作用，但应当注意血液制品也有潜在的危险性。外科医生应当严格掌握输血的适应证和正确选用各种血液制品。

第一节 输血的适应证

（一）输血适应证

1. 急性出血 创伤、手术等原因引起的急性失血，失血量达总血容量20%（1 000ml）时，病人出现较明显的血容量不足、血压不稳定，应输入晶体或胶体溶液补充血容量，同时输入浓缩红细胞以提高血液携氧能力。失血量超过30%时，可输全血与浓缩红细胞各半，同时输入晶体和胶体液、血浆以补充血容量。

2. 贫血或低蛋白血症 手术前输注浓缩红细胞纠正贫血，可以提高病人对手术的耐受力；补充血浆或清蛋白治疗低蛋白血症，有利于组织的修复愈合。

3. 重症感染 全身性严重感染或脓毒症、严重骨髓抑制继发难治性感染者，可输入新鲜血液或浓缩粒细胞以增强抗感染能力。

4. 凝血机制障碍 根据引起病人凝血功能紊乱的原发疾病，选用相关的血液成分输注。

（二）输血技术

输血途径：①经周围静脉穿刺是常用的输血途径。通常采用重力点滴输入。在病情危重、急性大出血而静脉穿刺困难者可行中心静脉置管输血；②经动脉穿刺输血，可在短时间内补充血容量，用于抢救大出血濒死和重度休克病人，病情好转，应立即改为经静脉输注。

为防止细胞聚集物和纤维蛋白块输入，血液制品应使用带过滤器的输血器输入。输注速度成人一般控制在5～10ml/min。一次输血不应超过4小时，以免室温下引起细菌繁殖，每次以200～400ml为宜。急性大出血时，可使用加压输血器快速输入。

（三）注意事项

1. 输血前必须仔细核对供血者与病人的姓名、血型、交叉配血报告、血袋的严密性、血液的外观质量、所用的抗凝剂及保存时间。

2. 输血前后可用生理盐水冲洗输血管道，血液中不应加入任何药物，以免发生凝血或溶血。

3. 快速大量输血、新生儿输血或输入含有很强的冷凝集素时，应在血袋外加保护袋预热（<32℃）后输入。

4. 输血过程中应严密观察病人反应，注意体温、脉率、血压及尿色变化。输血后血袋应保留 24 小时，以备化验检查之用。

第二节 输血的并发症及其防治

（一）发热反应

最常见的早期输血并发症。多发生于输血开始后 1～2 小时内，或在输血过程中及输血之后。主要表现为畏寒、寒战、高热、头痛、出汗、恶心、呕吐及皮肤潮红。症状持续 15 分钟至 1 小时后逐渐缓解。血压多无变化。少数反应严重者还可出现抽搐、呼吸困难、血压下降，甚至昏迷。原因：①经产妇或多次接受输血者免疫反应；②输血器具或制剂被致热源污染；③细菌污染和溶血所致。

对于症状较轻的发热反应，应立即减慢输血速度，重者应停止输血。肌肉注射异丙嗪 25mg 或地塞米松 2～5mg 静脉滴入。预防应强调输血器具严格消毒、控制致热源。对于多次输血或经产妇病人应输注成分血。

（二）过敏反应

轻者反应为皮肤局限性或全身性瘙痒或荨麻疹，重者可出现咳嗽、呼吸困难、腹痛、腹泻，甚至过敏性休克和昏迷、死亡。原因：①病人或供血者为过敏性体质；②病人因多次使用血浆制品，体内有多种抗血清免疫球蛋白抗体。

病人出现局限性皮肤瘙痒或荨麻疹时，应减慢输血速度，口服抗组胺药物苯海拉明 25mg 或肌注异丙嗪 25mg。重者应立即停止输血，皮下注射肾上腺素 0.3～0.5mg 和（或）静脉滴注地塞米松 5～10mg。严重呼吸困难者应作气管插管或切开，同时防治休克。预防：对有过敏史患者，在输血前半小时口服抗过敏药或静脉输入糖皮质激素。

（三）溶血反应

是最严重的输血并发症。发生迅速、死亡率高。表现为病人输血 2～3 分钟后，立即出现沿输血静脉的红肿及疼痛，寒战、高热、呼吸困难、腰背酸痛、头痛、胸闷、心率加快乃至血压下降、休克，严重者出现血红蛋白尿、溶血性黄疸、休克、弥散性血管内凝血（DIC）及急性肾衰竭。原因：①主要是因误输了血型不合的血液；②其次血液贮存、运输不当，红细胞破坏或细菌污染。

怀疑出现溶血反应时，应立即停止输血并应抽取静脉血 5ml，离心后观察血浆色泽，若为粉红色即证明有溶血。尿潜血阳性也有诊断意义。同时复核血袋标签和配血报告单与病人姓名，重新作交叉配合试验。治疗重点是抗休克和保护肾功能，扩容、纠正低血容量性休克，5%碳酸氢钠静脉滴注，使尿液碱化，防止肾小管阻塞；使用药物利尿以加速游离血红蛋白排出。必要时行血液透析或血浆交换治疗，以彻底清除病人体内的异型红细胞及有害的抗原-抗体复合物。

预防：严格按照输血的规程操作，加强核查工作，尽量行同型输血。

（四）循环超负荷

由于输血速度过快、过量而引起急性心衰和肺水肿。表现为输血中或输血后突发心率加快、呼吸急促、发绀、咳出血性泡沫痰。颈静脉怒张、静脉压升高，肺内可闻大量湿啰音。胸片可见肺水肿表现。原因：输血速度过快或原有心、肺功能不全致心脏的负荷过重。

治疗：立即停止输血、半坐位、吸氧、使用强心剂、利尿剂。

预防：大量输血时要严密观察病情变化，监测中心静脉压，严格控制输血速度及输血量，严重贫血者以输浓缩红细胞为宜。

（五）细菌污染

被细菌污染的血液输入后可立即出现内毒素性休克和DIC。临床表现有烦躁、寒战、高热、呼吸困难、恶心、呕吐、发绀、腹痛和休克。也可出现血红蛋白尿及肾衰竭。原因是采血、贮存环节中血液被污染，细菌繁殖并产生内毒素。

治疗：①立即中止输血并将剩余的血液进行细菌培养及涂片染色检查。②采用大剂量、有效的抗生素治疗，必要时可加用糖皮质激素。

预防：①严格无菌制度，按无菌要求采血、贮血和输血。②血液在保存期内和输血前按规定检查，如发现有受污染可能时，禁止使用。

（六）疾病传播

经输血可传播：①肝炎：主要是乙型和丙型肝炎；②其他：可见艾滋病、人T细胞白血病、梅毒、疟疾、回归热、梅毒等。

预防：加强对献血人员的体检，严格掌握输血的适应证，避免不必要的输血和鼓励自体输血。

（七）其他并发症

大量输入冷藏血后，可能出现低体温、碱中毒、暂时性低血钙、高血钾等变化，也可出现出血倾向。原因是血液保存较久，血浆内钾离子浓度增高，枸橼酸钠在肝转化成碳酸氢钠，较长时间的库存血血小板被破坏，凝血因子Ⅴ、Ⅷ和Ⅸ被消耗。

预防：大量输血时应监测血钙、血钾水平，根据血气分析和电解质检测结果，进行治疗。

第三节 自身输血

自身输血是指收集病人自身的血液或术中失血，然后再回输本人的方法。它没有传播传染病的危险，不引起过敏和溶血反应，无需查验血型和交叉配血试验，尤其在血型特殊或血源困难时可发挥重要作用。自身输血有以下方法：

（一）预存自身库存血

适用于身体状况良好的择期手术病人。在手术前病人提前1个月与医院和血站联系，首次采血A（1单位），第7日采血B和C（共2单位），回输A；第14日采血D和E（共2单位），回输B；第21日采血F和G（共2单位），回输C。至手术日，已保存有1～2周的血液D、E、F、G共4单位，供术中及术后使用。自体血以液态全血（最长35天）或浓缩红细胞形式低温（－80℃）保存。适用于择期性大手术。禁忌证为血液已受污染（脓、菌、尿）者，肿瘤有血液扩散者、胸腹腔开放性损伤和心、肺、肝功能不全者及原有出凝血障碍和贫血者。

（二）术中失血回输

回输术中失血能有效地补充血容量和减少输血量，并且很安全。胸、腹腔大血管破裂、闭合性外伤所致脾破裂、异位妊娠破裂出血时，可用自身输血装置，经抗凝和过滤后回输。术后引流血液也可经处理后回输。但回输总量以不宜超过3 500ml，同时需适量补充新鲜冷冻血浆以提供凝血因子。禁忌证同上。

（三）术前血液稀释回输

麻醉前自身取血，同时从另一静脉补充血浆增量剂以置换采集的血量。此时血液处于稀释状态，但仍维持原来的血容量。取血量不超过总血容量的 20%～30%，取血速度约 200ml/5min。取出后可室温下保存 4 小时，在术中失血量达到 600ml 时，或术后需要时可按后采的血先输的原则回输。

第四节 血液成分制品和血浆增量剂

新鲜全血经过离心、融解等制备过程可将血液中各种成分分离出来，精制成浓度较高的有效制品，用于补充病人某种血液成分的缺乏。

（一）血细胞制剂

1. 红细胞加入抗凝剂的全血离心除去上层血浆后剩下的便是红细胞。

(1) 浓缩红细胞（浓缩红细胞）：常加入红细胞添加剂或生理盐水使其血细胞比容接近全血水平，制成悬浮红细胞。主要用于需补充红细胞的各种贫血。

(2) 特殊红细胞制剂：包括去白细胞的红细胞和洗涤红细胞，适用于多次输血后产生白细胞抗体的贫血病人，器官移植、血液透析、尿毒症等对血浆有过敏反应的贫血病人。

2. 血小板制剂有浓缩血小板：用于再生障碍性贫血和各种血小板低下的病人及大量输库存血或体外循环手术后血小板锐减患者。

（二）血浆成分

1. 新鲜冷冻血浆和冷冻血浆，适用于多种凝血因子缺乏症、肝胆疾病引起的凝血障碍和大量输库存血后的出血倾向。

2. 冷沉淀主要用于血友病 A 出血倾向的治疗。

（三）血浆蛋白成分

1. 人血清蛋白以 5%制品最常用。可以补充清蛋白，扩充血容量。

2. 免疫球蛋白包括正常人免疫球蛋白和针对各种疾病的免疫球蛋白（抗乙肝、抗破伤风、抗牛痘及抗 Rho 免疫球蛋白等）。用于预防传染病和治疗低球蛋白血症引起的重症感染。

3. 浓缩凝血因子包括凝血因子Ⅷ、凝血酶原复合物（Ⅸ因子复合物）、浓缩Ⅷ、Ⅺ因子及ⅩⅢ因子复合物、抗凝血酶Ⅲ和纤维蛋白原制剂等。用于治疗血友病及各种凝血因子缺乏症。其中ⅩⅢ因子复合物有利于促进伤口愈合。

（四）血浆增量剂

1. 右旋糖酐　中分子右旋糖酐的渗透压较高，具有良好的扩充血容量的作用，能在体内维持作用6～12小时，常用于低血容量性休克、输血准备阶段以代替血浆。24小时用量不应超过1 500ml。以免引起出血倾向。低分子右旋糖酐具有降低血液粘稠度，改善微循环的作用。

2. 羟乙基羟乙基淀粉　由玉米淀粉制成的血浆增量剂。在体内维持作用的时间较长，能维持胶体渗透压、补充细胞外液的电解质和提供碱储备，有降低血液粘稠度，改善微循环的作用。用于急性失血后各种手术的血液稀释疗法和微循环障碍性疾病。

3. 明胶类代血浆　由各种明胶与电解质组合的血浆代用品。具有血液稀释作用和改善微循环，加快血液流速的效果。适用于手术、创伤引起的失血性血容量降低和血液稀释、体外循环时，用作胶体性血浆增量剂。

（王　欣）

第十章

外科感染

第一节　概　　述

外科感染一般系指创伤或手术后的感染，可由细菌、真菌、病毒、原虫等病原体感染所引起，其中以细菌感染最为主要。因此，应高度重视其预防和治疗。外科感染的特点为：①常为几种细菌所致的混合感染。②以内源性感染为主，即大部分致病菌来自于自身皮肤、口咽鼻腔、肠道和泌尿生殖道。③局部症状明显而突出。④病变多为器质性的，常致组织坏死化脓。⑤通常需要手术处理原发病灶才能有效控制其进展。

【分类】 外科感染的病原菌侵入人体不同部位的组织器官而引起多种病变。其分类方法有以下三种：

（一）按致病菌分类

1. 非特异性感染　通称为化脓性感染或一般感染，此类感染由化脓性细菌所引起，占外科感染的大多数。其特点为：同一种致病菌可引起多种化脓性感染，而同一种化脓性感染又可为几种细菌混合感染所致。这类感染一般先有急性炎症的共同表现，病变继续进展可致局部化脓，防治原则基本相似。例如疖、痈、急性淋巴结炎、急性手部感染、急性乳房炎、急性骨髓炎、急性腹膜炎等。手术后切口感染也多属此类。

2. 特异性感染　是指结核病、破伤风、气性坏疽，以及人体抵抗力低下时所发生的真菌感染等。此类感染的特点是一种致病菌只能引起一种特定的感染，各种特异性感染都有各自不同的致病菌，其病程演变和防治方法各有特点。

（二）按病程分类

一般分为急性、亚急性和慢性感染等三类。外科感染多为急性感染，病程一般在 3 周之内，病程超过 2 个月者为慢性感染，而介于两者之间者为亚急性感染。

（三）按发生条件分类

就其重要性来说一般可分为条件性（机会性）感染、二重感染（菌群交替症）、医院获得性感染（医院内感染）等三类。上述感染是否发生取决于机体状态、病原菌滋生环境及其毒力大小等。故而临床上应强化其预防并合理治疗。

【病因】 机体是否发生感染，主要受人体抵抗力和病原菌数量和毒力作用等因素的综合影响。

（一）机体因素

机体抵抗力强弱是决定感染发生与发展的重要因素。

1. 局部抵抗力 当皮肤及粘膜屏障被破坏或局部组织血供障碍时局部抵抗力降低，极易发生感染。导致局部抵抗力降低的常见原因：①皮肤或粘膜的损害：如各种开放性损伤、烧伤、胃肠道穿孔、手术、穿刺等过程中遭受病原菌感染；②管腔阻塞致使内容物淤积、压力升高造成粘膜受损，招致病原菌侵袭。如乳腺导管阻塞致乳汁淤积所发生的急性乳房炎，粪石或寄生虫阻塞阑尾腔所发生的急性阑尾炎，以及急性肠梗阻所导致的肠道细菌移位等多属此类；③局部组织血供障碍或缺血而削弱抗菌和修复能力，如血栓闭塞性脉管炎所发生的趾（指）干性坏疽，以及下肢静脉曲张并发的小腿溃疡均可继发感染；④皮肤或粘膜本身存在原发病变，如足癣常继发淋巴管（结）炎或丹毒，口腔溃疡继发的细菌或真菌感染。

2. 全身抵抗力 ①严重的创伤或休克、糖尿病、尿毒症、肝功能损害等，均可导致免疫力低下；②长期使用免疫抑制剂以及抗癌的化疗药物和放射疗法等，均可削弱抗感染的能力；③长期营养不良、维生素缺乏、贫血和低蛋白血症，以及白细胞减少症等极易遭受感染。

值得注意的是，当机体局部或（和）全身抵抗力降低时，本来寄居于人体的正常菌群或毒力很弱的病菌将会变成条件致病菌，趁机繁殖而引起的自身感染称为条件性（机会性）感染。常见的如正常情况下位于肠道内的大肠杆菌、厌氧类杆菌等细菌，如若移位到伤口、腹腔内、泌尿生殖道内均可造成感染；表皮葡萄球菌所致的感染也属此类。在长期应用广谱抗生素治疗原发感染性疾病过程中所产生的一种新感染，或是由于某种原因，致使体内某部位正常菌群中各菌种间的比例严重失调，而诱发的感染，通常称为二重感染或菌群交替症。这是由于原来的致病菌或体内正常菌群受到不同程度的抑制，未受抑制的或外来的耐药菌趁机大量繁殖而致病。常见的二重感染以金黄色葡萄球菌、革兰染色阴性杆菌和白色念珠菌最为多见，常使病情复杂化。医院获得性感染系指病人在住院期间所发生的感染。按其传播途径可分为：①交叉感染：由医院内病人或医务人员直接或间接传播引起的感染；②内源性感染（自身感染）：由病人自己体内正常菌群失调所引起的感染；③医源性感染：在诊疗操作中无菌观念淡漠、或器械用具以及药物消毒不严而造成的感染。对于此类感染重在加强防范，才能有效的控制其发生。

（二）致病菌因素

在外科感染的发生及发展中，致病菌起着至关重要的作用。一般来说侵入机体致病菌的种类越多、数量越大、毒力越强，感染的几率也就越高。外科感染的主要病原菌包括常见的化脓性细菌和特异性感染的致病菌等两大类（表 10－1）。现将常见的化脓性细菌分述如下：

表 10－1 常见外科感染的主要病原菌

感染种类	主要病原菌
一般软组织感染	
①疖、痈、蜂窝织炎、脓肿、乳腺炎	金黄色葡萄球菌、表皮葡萄球菌、乙型溶血性链球菌、多种肠道细菌△
②丹毒、淋巴管炎	乙型溶血性链球菌
软组织混合感染	葡萄球菌、链球菌、多种肠道细菌△、厌氧类杆菌
烧伤创面感染	绿脓杆菌、金黄色葡萄球菌、多种肠道细菌△、真菌

续表

感染种类	主要病原菌
骨髓炎	
①急性骨髓炎	葡萄球菌、链球菌、绿脓杆菌
②慢性骨髓炎	金黄色葡萄球菌、多种肠道细菌△、绿脓杆菌
化脓性关节炎	金黄色葡萄球菌、表皮葡萄球菌、多种肠道细菌△、绿脓杆菌
脑脓肿	金黄色葡萄球菌、多种肠道细菌△、链球菌、厌氧类杆菌
脓胸	链球菌、葡萄球菌、多种肠道细菌△、厌氧类杆菌
肝脓肿	
①血源性	葡萄球菌、多种肠道细菌△、厌氧类杆菌
②胆源性	多种肠道细菌△、厌氧类杆菌、绿脓杆菌
胆道感染	厌氧类杆菌、多种肠道细菌△、绿脓杆菌
胰腺感染	多种肠道细菌△、绿脓杆菌、金黄色葡萄球菌、厌氧类杆菌
脾脓肿	金黄色葡萄球菌、链球菌、多种肠道细菌△、绿脓杆菌
原发性腹膜炎	多种肠道细菌△、链球菌
继发性腹膜炎	多种肠道细菌△、厌氧类杆菌、绿脓杆菌
腹腔脓肿	多种肠道细菌△、厌氧类杆菌、绿脓杆菌
手术部位感染	金黄色葡萄球菌、多种肠道细菌△、厌氧类杆菌
手术后肺部感染	多种肠道细菌△、金黄色葡萄球菌、绿脓杆菌、厌氧类杆菌、真菌
尿路感染	多种肠道细菌△、绿脓杆菌、金黄色葡萄球菌、链球菌
静脉导管感染	葡萄球菌、大肠杆菌、绿脓杆菌、真菌
特异性感染	
①破伤风	厌氧性破伤风梭状芽孢杆菌
②气性坏疽	厌氧性产气荚膜梭状芽孢杆菌
医院内感染	葡萄球菌、链球菌、绿脓杆菌、多种肠道细菌△、厌氧类杆菌、真菌

注：△多种肠道细菌，包括大肠杆菌、克雷伯杆菌、肠杆菌、变形杆菌、沙雷菌、肠球菌等

1. 葡萄球菌　革兰染色阳性。常定植于人的鼻、咽部粘膜和皮肤及其附属腺体上。其中金黄色葡萄球菌的毒力最强，能产生多种毒素和血浆凝固酶，损害人体的防御功能，故而可引起多种感染；同时它也是医院内感染的常见耐药菌株；其特点是感染易于局限化，脓液稠厚，黄色无臭，若致全身性感染常伴有转移性脓肿。表皮葡萄球菌为条件致病菌，但在医院内的感染力很强，并对多种抗生素耐药，故可引起尿路感染或全身性感染，以及人工材料置入性手术后迁延性感染。

2. 链球菌　革兰染色阳性。常广泛定植于人体的皮肤、上呼吸道、消化道、女性外生殖道等部位。链球菌的种类很多，根据其溶血与否和溶血的性质，将其分为溶血性链球菌、绿色链球菌和粪链球菌等三种：①溶血性链球菌的毒性最强，可产生溶血素和多种酶，如透明质酸酶、链激酶等，能溶解破坏细胞间质的透明质酸和纤维素所形成的脓腔壁，故而使感染易于扩散而缺乏局限化趋向。其脓液稀薄、量多、淡红色。典型的感染是急性蜂窝织炎、丹毒、淋巴管炎等。也可引起全身性感染，但一般不并发转移性脓肿；②绿色链球菌为条件

致病菌，它是引起急性扁桃体炎和亚急性心内膜炎的常见致病菌，也可成为胆道感染或腹腔感染的病原菌；③粪链球菌（肠球菌），一般无致病性，偶尔可成为肠道或阑尾穿孔后所致的混合感染的病原菌之一。

3. 大肠杆菌　革兰染色阴性。大量存在于肠道内，每克粪便内约有 10^8 个大肠杆菌，参与维生素 K 合成。单独致病力不大。单纯大肠杆菌感染所产生的脓液黄色稠厚并无臭味。但常和其他致病菌一起造成混合感染，尤其是与厌氧菌如类杆菌、粪链球菌合并感染时，其脓液稠厚并有特殊的恶臭。

4. 绿脓杆菌　革兰染色阴性。常存于肠道内和皮肤上。由于有很强的耐药性，故而常为继发性感染的主要致病菌。常致大面积烧伤的创面感染和脓毒症。脓液的特点是淡绿色，有特殊的甜腥味。

5. 变形杆菌　革兰染色阴性。常广泛分布于周围环境中，并定植于人体肠道和前尿道。常为尿路感染、急性腹膜炎和大面积烧伤感染的病原菌之一。因其有广泛的耐药性，故在应用抗生素治疗混合感染后，可转变为单纯的变形杆菌感染。脓液具有特殊的恶臭。

6. 厌氧类杆菌　革兰染色阴性无芽孢专性厌氧菌。广泛存在于口腔、胃肠道和外生殖道，其中以结肠内数量最多，每克粪便约有 10^{10} 菌数。厌氧类杆菌是人体内源性感染最主要的致病菌，常与其他需氧菌和厌氧菌一起形成混合感染，故而为阑尾穿孔和胃肠道手术后感染的重要致病菌，并可引起浅表感染和深部脓肿，以及化脓性血栓性静脉炎和全身性感染等。其脓液特点呈灰褐色、较稠厚、有恶臭，涂片检查可有细菌，但普通培养则无细菌生长。

特异性感染的主要致病菌：①破伤风杆菌：为革兰染色阳性厌氧性芽孢杆菌。侵入局部伤口内生长繁殖，产生毒素而致病；②产气荚膜梭状芽孢杆菌：此为一类革兰染色阳性厌氧性芽孢杆菌。该类病菌的毒性很强，一般侵入深部创口后可引起严重的局部感染和全身中毒症状。其特点是肌肉广泛坏死，并有水肿和产气，分泌物恶臭，常伴有全身中毒症状，通称气性坏疽；③结核杆菌：其致病性可能与该菌在组织细胞内大量繁殖引起的炎症，以及机体对菌体成分及其毒性作用所产生的免疫损伤有关；其典型的病理特征为结核结节形成和干酪样坏死，部分液化后可形成寒性脓肿（局部无疼痛和无红热，故称为寒性脓肿）；④真菌：主要有放线菌、白色念珠菌等，前者常引起软组织慢性化脓性感染，其特征是常形成瘘道或瘘管，并排出硫磺样颗粒；后者多因正常菌群失调或人体抵抗力降低时常见的继发性感染，人体的各个部位均可发生真菌感染，但以皮肤和粘膜浅部的感染较为常见。其典型表现是病程迁延，持续发热，口腔粘膜出现霉斑，使用一般抗生素治疗无效。

【病程演变】 外科感染发生后的病程演变过程受诸多因素影响。但总的来说人体抵抗力、细菌数量及毒力和治疗措施是否得当为影响愈合的关键因素。由于上述因素的影响，外科感染不外乎有三种结局：

（一）吸收、消散或局限化

当人体抵抗力占优势地位加之及时有效的药物治疗，可使炎症吸收和消散，或者局限化形成脓肿。小的脓肿也可自行吸收，较大的脓肿经破溃或切开引流后，排出脓液和坏死组织则得以愈合。

（二）感染扩散

当致病菌的数量和毒力超过人体抵抗力时，感染便可迅速扩散。仅是病菌存在于血液中就可发生菌血症；如其在血液中持续存在生长繁殖，产生大量毒素，介导多种炎性介质和细胞因子，还可引起全身性炎症反应综合征（SIRS）或形成脓毒症，使病情复杂化。

（三）转为慢性感染

当人体抵抗力与致病菌的毒力处于相持状态时，感染既不能扩散，也不能完全吸收，则转为慢性病灶；一旦抵抗力降低，而感染又可急性发作。

【临床表现】

（一）局部症状

细菌侵入部位出现明显的炎症反应，感染区域红、肿、热、痛及功能障碍。这是外科急性化脓性感染的典型症状。局部症状可因炎症轻重，病变的范围和位置深浅不同而有差异。一般病变范围小或位置较深、炎症轻的感染，则局部症状不明显；相反病变范围大而位置表浅或（和）炎症重的感染，则局部症状十分明显。特异性感染：如气性坏疽则表现为伤部剧痛，局部进行性肿胀并有气泡；结核病患者可发生寒性脓肿；真菌感染者局部可发生溃疡、脓肿、瘘道，其分泌物奇特。

（二）全身症状

取决于病人对感染的反应能力和感染程度。感染轻者一般无全身症状。感染较重者，常有畏寒、发热、头痛、乏力、全身不适、食欲减退等感染中毒症状。病程长者，可出现营养不良、贫血、消瘦或低蛋白水肿。全身性感染，特别是革兰染色阴性杆菌所致的严重感染，极易引起水、电解质平衡失调和代谢性酸中毒，并可发展为脓毒性休克，以及多器官功能不全综合征（MODS）。破伤风则表现为全身横纹肌持续收缩和阵发性痉挛等典型症状；结核病患者常有结核的中毒症状。

【诊断】 根据临床表现一般诊断不难。表浅部位的急性感染，诊断多无困难；但深部感染，因其局部表现不明显，可在局部压痛最明显部位做诊断性穿刺则有利于明确诊断。

实验室检查：①白细胞计数明显增加并有核左移，细胞内出现中毒颗粒；②脓液或分泌物做细菌涂片检查，以及细菌培养和药物敏感实验，不但可明确致病菌的种类，还可指导临床选用抗菌药物；③对疑有全身性感染的病人，应做血培养，一次培养结果阴性者，必要时可做多次培养检查；如若多次做血液细菌普通培养仍为阴性者，可抽血作厌氧菌培养，或者作尿液和血液真菌检查及培养。

对深部感染或内脏脓肿者，如采用一般方法其诊断仍有困难时，可酌情选用X线、B型超声波、CT或MRI等检查。

【预防】 增强机体抵抗能力、减少和杜绝病菌入侵的机会，是防止外科感染的两大重要环节。预防的措施如下所述：

1. 加强劳动防护，防止和减少创伤发生；及时正确的处理伤口，彻底清创，酌情引流，促进伤口愈合，能有效的防止感染发生。

2. 爱清洁，讲卫生，改善生态环境，降低致病菌数量，可望减少感染的发生。

3. 坚持适当的锻炼，改善病人的营养状态，增强自身的免疫能力；积极治疗抗感染能力低下的原发病症，必要时予以支持疗法或辅用免疫增强剂，有利于防止感染的发生。

4. 认真实施消毒灭菌技术，杜绝诊疗器械用品或药物被微生物沾染，是防止感染的可靠方法之一。

5. 手术操作应严格遵守无菌技术，爱护组织，彻底止血，防止渗血或渗液，可有效的防止围手术期感染。

6. 换药、气管切开、静脉内置管、留置导尿管以及创伤病人的护理，均应严格遵循无菌操作规则，要特别警惕医院内感染的发生。

7. 应用免疫疗法，如采用破伤风类毒素或抗毒素预防破伤风。

8. 合理应用抗菌药物，对严重创伤或伤口污染严重的病人，以及重大手术可能被细菌感染或人造物植入术者，预防性应用抗菌药物是必要的。但是，绝不能以抗菌药物来代替严格的无菌操作原则和必要的手术处理。

【治疗】 外科感染的治疗原则：清除毒性物质（脓液、坏死组织和异物），积极消除感染病因，增强机体的抗病力和修复力。具体措施包括局部和全身疗法两个方面。一般轻症感染者仅用局部疗法便可治愈，但对于重症感染则需两者并重的综合治疗。

（一）局部疗法

1. 保护患部和制动休息　保护患部不受挤压损伤，局部制动、抬高、休息，必要时加以固定。可防止加重损伤，并能减轻疼痛和减少毒素吸收，更有利于炎症消散或局限化。

2. 物理疗法　有改善局部血液循环，增强局部抵抗力，促进炎症吸收或局限化的作用。可酌情采用热敷、红外线、超短波等治疗。

3. 外敷药物　有改善局部血液循环，消炎止痛，加速感染局限化，以及促进肉芽组织生长等作用。该法大多适用于浅部感染者，但有时也可用于部位深在的感染，并要尽早应用。常用药物有：①中草药，如地丁草、马齿苋、垂盆草、仙人掌（球）、芦荟等捣烂外敷；②其他药物，常用的有鱼石脂软膏、金黄膏、消炎膏，以及50%硫酸镁溶液湿敷局部。

4. 局部封闭或注药　某些急性化脓性感染的初期，如急性乳房炎可采用普鲁卡因加抗生素溶液，于病灶周围和乳房后封闭；急性化脓性关节炎，可于关节腔穿刺抽脓后注入抗生素；对于寒性脓肿者，可于局部潜行穿刺抽脓后注入异烟肼或链霉素溶液。

5. 手术疗法　①脓肿切开或穿刺置管引流术：急性化脓性感染一旦形成脓肿应及时切开引流，某些位置较深在的脓肿，可在B型超声波或X线引导下穿刺置管引流，脓肿虽已破溃，但引流不畅者可行扩创引流术，对于颈部或肢体的感染虽未成脓但局部炎症剧烈，扩展迅速或全身中毒症状明显者，可行切开减压以减轻局部或全身症状；②病灶切除术：将炎变或坏疽的脏器切除，常为控制外科感染的关键环节；③病灶清除术：多用于骨髓炎和结核病等。

（二）全身疗法

1. 支持疗法　目的是改善病人的全身情况和增强抗病能力。其措施包括：①保证病人有充分的休息和足够的睡眠，必要时可用镇静剂或止痛药；②给予营养丰富易于消化的饮食，补充多种维生素，尤其是维生素B、C；③纠正水、电解质及酸碱平衡失调；④少量多次输给新鲜血或血液成分制品，以增强机体抵抗力，可酌情输给复方氨基酸或支链氨基酸等制剂，必要时可注射丙种球蛋白、胎盘球蛋白或康复血清等，以增加免疫力；⑤重症感染应在使用足量抗生素治疗的同时，酌情使用肾上腺皮质激素，以改善病人的一般情况和减轻中毒症状；⑥高热病人可采用物理或药物降温，体温过低者予以保暖；⑦中医中药治疗：除了有抗菌消炎和减轻症状的作用外，还有利于增强抗病能力和改善生活质量；⑧同时应重视对诱发感染的原有疾病的治疗，如糖尿病、尿毒症、白细胞减少症等。

2. 应用抗生素　正确合理的应用抗生素是治疗和预防外科感染的重要措施。在提高手术安全性、减少并发症和扩大手术范围等方面都有举足轻重的作用。但不适当的使用抗生素，不仅使耐药菌株增加，还可引起过敏、中毒以及二重感染等严重并发症。因此，正确使用抗生素十分重要。

（1）应用适应证：①治疗性用药：通常用于全身性感染、深部感染或较重的感染而无局限趋向者，以及配合手术治疗。如急性蜂窝织炎、丹毒、急性淋巴管（结）炎、手部感染、急性化脓性骨髓炎与关节炎、急性腹膜炎、肝脓肿、脓毒症、气性坏疽等。②预防性用药：其适应证包括严重创伤或创口污染严重；空腔脏器破裂穿孔或严重烧伤；大肠手术前的肠道准备；急症手术病人而身体其他部位有化脓性感染者；营养不良、免疫功能低下以及全身情况极差或正在接受激素、抗癌化疗药物而需手术治疗的病人；重大手术可能被细菌污染者；人造物植入术、心脏换瓣以及器官移植等手术。

（2）抗生素的选择：①病因性治疗：科学合理的应用抗生素，一般应根据细菌培养和药物敏感实验的结果，有针对性的选择有效药物，才能确切消除病因而获最佳效果；②经验性用药：如无条件作细菌培养或培养尚无结果时，可根据临床表现、脓液特点、感染来源和脓液涂片检查等来判断致病菌的种类，并根据药物的抗菌谱来选择有效的抗生素（表 10－2）。如经治疗 2～3 日效果仍不明显者，应考虑更换抗生素种类，并检查引流是否畅通以及有无其他病灶存在。同时还应重视抗菌药物的吸收、体内分布和排泄特点，副作用以及药物间相互影响和病人的全身情况等。

表 10－2　抗生素的选用

致病菌	主要外科感染	首选药物	次选药物
葡萄球菌	软组织急性化脓性感染、骨髓炎、全身性感染	青霉素、磺胺甲噁唑＋甲基苄啶、苯唑西林、氯唑西林、万古霉素、左氧氟沙星	红霉素、克林霉素、加替沙星、头孢菌素一、四代
链球菌	急性蜂窝织炎、丹毒、急性淋巴管(结)炎、全身性感染	青霉素、磺胺甲噁唑＋甲基苄啶、氨苄西林＋庆大霉素	大环内脂类、头孢菌素一、四代、林可霉素、克林霉素
大肠杆菌	胆道感染、尿路感染、腹膜炎、全身性感染	哌拉西林、庆大霉素、头孢菌素二、三代、加替沙星	氨苄西林、丁胺卡那、环丙沙星、头孢菌素四代、左氧氟沙星
绿脓杆菌	烧伤创面或全身感染	羧苄西林＋庆大霉素、哌拉西林、替卡西林、环丙沙星、头孢菌素三、四代	布妥霉素、阿米卡星、奈替卡星、左氧氟沙星
变形杆菌	烧伤创面感染、腹膜炎	哌拉西林、庆大霉素、头孢菌素二、三代	羧苄西林、阿莫西林、替卡西林、左氧氟沙星、头孢菌素四代
厌氧类杆菌	腹膜炎、全身感染	甲硝唑、头孢菌素三代、加替沙星、哌拉西林	克林霉素、林可霉素、氯霉素、红霉素、环丙沙星
结核杆菌	结核病	链霉素＋异烟肼	丁胺卡那、利福平、利福定、乙胺丁醇
白色念珠菌	二重感染(局部或全身)	两性霉素 B(全身感染)制霉菌素(局部感染)	氟胞嘧啶、氟康唑、硝酸咪康唑(局部感染)

在选择抗生素时还应遵循以下原则：①能用一种抗生素控制的感染，即不联合应用抗生素；②可用窄谱抗生素控制的感染，则不用广谱抗生素；③有几种药物可供同时选择时，应首选副作用小、药源充足、价格低廉的药物；④对全身情况不佳的病人，应尽量使用杀菌剂来治疗，从而达到尽快控制感染的目的。

（3）给药方法：①给药时间：一旦感染确定则应尽早给药；②给药剂量：一开始即应给以足够的剂量。如剂量不足，不仅疗效较差，反而可导致细菌产生耐药性；但剂量过大，不仅造成药源浪费，还可增加抗菌药物的毒性反应；③给药途径：一般感染可通过口服或肌注途径给药；对于重症感染，应从静脉途径给药。实践证明采用分次静脉给药的效果比单次为好，因其可获更高的血药浓度；④停药指征：急性感染一般宜在症状、体征消失，体温和白细胞计数恢复正常后3天酌情停药。如果感染只是基本得到控制，但未完全消除，可考虑停用或减少广谱、高效的药物，并改用相对窄谱、价廉易得的抗菌药物，直到感染完全消除。

第二节 浅部化脓性感染

一、疖

疖是单个毛囊及其周围组织的急性化脓性感染，常扩展到皮下组织。

致病菌大多为金黄色葡萄球菌或表皮葡萄球菌。疖的发生与皮肤不洁、损伤，以及机体抵抗力降低相关。致病菌自毛囊或汗腺侵入，引起毛囊及其所属皮脂腺的急性炎症，继而炎症扩展，组织、细胞破坏并混有菌体成分等而形成脓性物质。由于金黄色葡萄球菌所含凝固酶的毒性作用，故而脓栓形成是其病理特征。疖的好发部位为毛囊、皮脂腺丰富的头面、颈、背和臀部。多个疖同时反复发生于身体不同部位，称为疖病。常见于营养不良的患儿或糖尿病病人。

【临床表现】 初起局部皮肤出现红肿、疼痛的小硬节，以后逐步肿大呈锥形隆起，有时可自行吸收消散。否则在数日后，结节中央因组织坏死而变软，顶部出现黄白色的小脓栓，结节周围伴有炎症反应。再过数日，表面皮肤自行破溃，脓栓脱落，排除脓液，炎症逐渐消失而愈。疖一般无明显的全身症状，但有时可引起淋巴管（结）炎。面部疖有一定危险性，特别是鼻、唇部（所谓危险三角区）的疖尤其危险，如遇挤压或挑刺，感染极易经内眦静脉和眼静脉进入颅内海绵窦，引起化脓性海绵窦炎，表现为眼部及其周围的组织进行性红肿、硬结和压痛，并出现头痛、寒战、高热，甚至昏迷等严重症状。

【诊断】 根据临床表现，一般诊断不难。如全身症状明显者，可测定白细胞计数；对疖病患者还应酌情测定尿糖和血糖，以及作脓液或血液细菌培养及药物敏感试验，以利指导治疗。

【预防】 改善环境，注意卫生，保持皮肤清洁和避免表皮损伤。

【治疗】 治疗原则为力争尽早消退炎症，成脓者及时排除脓液，防止感染扩散。

疖以局部治疗为主。早期局部可采用热敷或其他物理疗法，外敷鱼石脂软膏或中草药制剂等，以促进炎症吸收消退。已有脓头时，可在其顶部点涂石炭酸烧灼，并用针头或刀尖将脓栓剔除；若有脓肿形成应切开引流，但面部疖应尽量避免作切开引流；切忌挤压病灶部位，以免造成感染扩散。

面部疖或有全身症状的疖以及疖病患者，均应给予抗生素治疗。如有糖尿病或免疫力低下者应同时积极治疗。

二、痈

痈是多个相邻毛囊及其周围组织的急性化脓性感染，或由多个疖融合而成。

致病菌常为金黄色葡萄球菌。感染的发生多与皮肤不洁、损伤、糖尿病等免疫力降低有关，并以中老年人多见。痈好发于皮肤厚韧的颈、背部，也可发生于上唇和腹壁等处。感染常先从一个毛囊底部开始，由于皮肤的阻碍，此时的感染仅能沿着阻力较小的皮下组织向四周扩散，然后再向上侵及周围的毛囊群而形成多个脓栓，则形同蜂窝状的痈就此产生。

【临床表现】 初起时皮肤表面呈现大片暗红色炎症浸润区、略高出皮肤、质地坚韧、界限不清，水肿及触痛明显。继而在中心部位出现多个脓栓，破溃后状似蜂窝。进而中央部皮肤坏死溶解、塌陷形成溃疡，形似火山口状，溢出脓血性分泌物。患处剧痛，区域性淋巴结肿大，全身症状也较为明显。炎症扩散极易并发全身性感染。发生在颈部和上唇的痈危险性更大，可发展为致命的颅内感染。

【诊断】 诊断主要依靠临床表现。血常规和尿常规是必要的化验检查。脓液或血液的细菌培养和药物敏感试验，以及尿糖和血糖测定是诊断和指导临床治疗的重要方法。

【预防】 痈的预防措施与疖相同。同时要重视对抗感染能力低下的糖尿病、白细胞减少症等病症的积极治疗。及时治疗疖，以防感染扩散，也是预防的重要环节。

【治疗】

(一) 局部治疗

除唇痈外，大多数痈都因病变范围较大，坏死组织多，引流不畅，感染不易控制而需要及早作切开引流术。一般采用十字或双十字切开（图 10-1）。切口的长度应超过皮肤病变边缘，深达筋膜，将皮瓣翻起，清除坏死组织，充分减压和排除脓液。创面用 3%过氧化氢

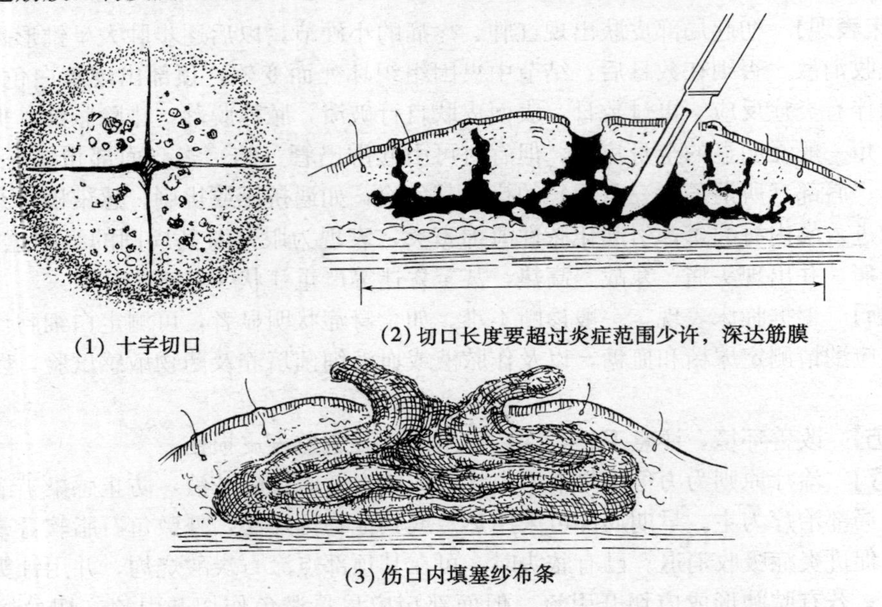

图 10-1 痈的切开引流

溶液冲洗后，填以碘伏或等渗盐水纱布，以后坚持换药直至愈合。如创面过大，可在健康肉芽组织形成后进行植皮，以加速伤口愈合。唇痈一般不宜手术，可在全身治疗的基础上，将病变处敷以药膏，待其自破而排脓消退。

（二）全身治疗

采用全身支持疗法和选用足量有效的抗菌药物。有糖尿病或白细胞减少症者给予相应治疗。

三、急性蜂窝织炎

急性蜂窝织炎是皮下、筋膜下、肌间隙或深部疏松结缔组织的急性弥漫性化脓性感染。

致病菌主要为溶血性链球菌，其次为金黄色葡萄球菌，也可为大肠杆菌或厌氧类杆菌。感染可由皮肤、粘膜或软组织损伤后引起，也可由化脓性感染扩散，以及经血液或淋巴传播而发生。溶血性链球菌释放透明质酸酶和链激酶，以及厌氧类杆菌所产生的胶原酶和透明质酸酶等胞外酶，使炎症易于扩散则少有局限倾向。本病扩展迅速，有时可并发脓毒症等严重的全身性感染。

【临床表现】 常因机体条件，致病菌的种类、毒力作用和感染部位的深浅不同而有所差异。

浅表急性蜂窝织炎，局部明显红肿、剧痛，并迅速向四周扩散，与正常组织界限不清，中央部位因缺血常出现组织坏死；位置深在者，局部红肿多不明显，但局部水肿和深压痛却较为明显。病人常有畏寒、发热、头痛、乏力及白细胞计数增加，特别是深部感染者全身症状尤为突出。口底、颌下和颈部的蜂窝织炎，可发生喉头水肿或压迫气管，引起呼吸困难甚至窒息。厌氧类杆菌以及多种肠道杆菌所致的蜂窝织炎，称为捻发音性蜂窝织炎。多发生于被胃肠内容物污染的腹部或会阴部伤口，局部可有捻发音，病变扩展迅速，包括皮肤在内的局部组织进行性坏死，脓液恶臭，全身症状严重为其特点。

【诊断】 根据病史并结合临床表现可做出诊断。局部穿刺检查不失为提供诊断线索的重要方法。必要时可作B型超声波检查，以便明确病变部位和范围；有脓性分泌物者可涂片检查致病菌；病情严重者可作脓液或血液细菌培养和药物敏感试验，有利于病因诊断和病情观察。

【预防】 注意皮肤清洁卫生，重视治愈皮肤疾病，避免皮肤或粘膜损伤，在诊疗或手术中严格遵循无菌操作规则，以及增强机体的抗病能力均为预防本病的重要方法。

【治疗】 局部制动休息，防止受压，炎症早期热敷或物理疗法，酌情外敷中西药膏，以促进炎症吸收或局限。加强全身支持，使用足量有效的抗菌药物控制感染。如经上述处理无效，病变迅速扩散或全身症状不断加重者，应及时作广泛的切开减压及引流。

值得注意的是：口底、颌下、颈部的急性蜂窝织炎，若经短期内积极治疗无效者，应及早切开减压，以防发生喉头水肿或压迫气管；对捻发音性蜂窝织炎应及早作广泛的切开，彻底清除坏死组织，并用3%过氧化氢溶液或甲硝唑溶液冲洗或湿敷伤口。

四、丹　毒

丹毒是β-溶血性链球菌从皮肤、粘膜的破损处或糜烂处入侵，所致的皮内网状淋巴管的急性炎症。汇流病变区域的淋巴结常有炎症，并有明显的全身反应。丹毒蔓延极快，但很少发生组织坏死或化脓。

【临床表现】 丹毒好发于下肢和面部。起病急，病人常有寒战、高热、甚至谵妄等全身症状。初起时局部表现为片状红疹，色鲜红、压之退色、境界清楚，高于正常皮肤，局部有灼热及疼痛。红肿向四周蔓延，中央部位红色消退而呈棕黄色，常有轻度脱屑，有时可发生血性水泡。附近的淋巴结常有肿大和疼痛。发生在下肢的丹毒，应高度警惕足癣或血丝虫感染所致，若久治不愈或反复发作，则可导致淋巴管阻塞，从而引起下肢水肿，甚至橡皮肿。

【诊断】 一般根据临床表现多可做出诊断。丹毒应与急性蜂窝织炎鉴别。丹毒仅限于皮肤，红肿及灼热明显，境界清楚，而后者常发生于皮下或深在组织，炎症范围较大，与正常组织的境界不清。

【预防】 避免皮肤和粘膜损伤，积极治愈手、足癣，以及血丝虫病；凡与病变区域接触过的所有物品均应消毒灭菌，并将病人隔离治疗，以防接触传染。

【治疗】 休息，患肢抬高制动，局部可用50%硫酸镁溶液湿热敷，并酌情外敷中草药膏。同时应用足量有效的抗生素治疗。在全身和局部症状消失后，仍需继续应用抗生素1周，以免复发。如患有足癣或其他相关病症应予以积极治疗。

五、急性淋巴管炎和淋巴结炎

致病菌主要为金黄色葡萄球菌和溶血性链球菌。急性淋巴管炎是指皮下管状淋巴管及其周围组织的急性炎症。致病菌可从破损的皮肤及粘膜入侵，或从原发感染病灶（如疖或手足癣等）蔓延到邻近的淋巴管内引起急性炎症，致使淋巴管壁及其周围组织充血、水肿，管腔内充满细菌、凝固的淋巴液和脱落的内皮细胞。如炎症继续扩散，以及原发感染病灶中的细菌沿淋巴管侵及到淋巴结，则可引起急性淋巴结炎。

【临床表现】 急性淋巴管炎是管状淋巴管的感染，好发于四肢，以下肢居多。按其发生部位可分为深浅两种：浅层淋巴管炎常在感染灶近侧皮肤出现一条或数条“红线”，状如条索，硬而具有压痛；深层淋巴管炎，因其病变的淋巴管位置较深，一般不出现红线，仅表现为患肢肿胀、疼痛和压痛。两种淋巴管炎常伴有全身炎症反应，仅是程度不同而已。

急性淋巴结炎，轻者局部淋巴结肿大并有压痛；重者局部有红、肿、热、痛，并伴有明显的全身症状；如多个淋巴结发炎可相互粘连成团，甚至坏死形成脓肿。

【诊断】 急性淋巴管炎和淋巴结炎的诊断一般不难。然而不可忽略对原发病变的诊治。

【预防】 积极治疗手足癣和预防皮肤及粘膜损伤或感染，可防止和减少急性淋巴管（结）炎发生。

【治疗】 积极治疗原发病变。患肢抬高休息，局部热敷或外敷药物。应用足量有效的抗菌药物控制感染。一旦脓肿形成，及时切开引流。

六、脓　　肿

脓肿是在急性感染过程中，在组织或器官内发生的组织坏死、液化、脓液积聚，其周围有完整的纤维腔壁。

致病菌多为金黄色葡萄球菌和溶血性链球菌，也可为厌氧类杆菌及多种肠道细菌所致的混合感染。脓肿常继发于急性蜂窝织炎、急性淋巴结炎、疖等化脓性感染；也可发生在损伤后形成的血肿或异物存留处，以及手术切口处；或由远处的原发感染病灶经血流或淋巴途径转移形成。

【临床表现】 浅表脓肿者，全身反应较轻，有红、肿、热、痛等表现，与正常组织分界清楚，局部隆起，压之剧痛，有波动感。深部脓肿者，局部压痛和波动感不明显，但局部疼痛和压痛较明显，常在疼痛区的某一部位出现凹陷性水肿；患处常有功能障碍，穿刺可抽出脓液；全身症状也较明显。

【诊断】 根据临床表现，初步诊断不难。于波动感或压痛明显部位穿刺抽得脓液即可确诊；超声波、X线或CT等检查有助于深部、尤其是内脏脓肿的定位及诊断；脓液或血液细菌培养和药物敏感试验仍有必要。

【治疗】 脓肿尚未形成时的治疗同急性蜂窝织炎。一旦脓肿形成，应及时施行切开引流术，并选用3%过氧化氢或抗生素溶液冲洗脓腔，确保引流畅通；也可酌情采用穿刺置管冲洗和引流术的方法。同时给予全身支持和抗感染治疗。

脓肿切开引流的原则及注意事项：①在波动感明显处、穿刺抽得脓液处，或是B型超声波确定的部位切开；②切口要有足够的长度，并位于脓肿最低处，必要时可做对口引流；③切口方向一般要与皮纹、血管及神经平行，避免经关节作纵形切口，以免影响关节功能；④切开皮肤后可做钝、锐性分离组织，直达脓腔，排脓后用手指或止血钳充分捣毁脓腔内的纤维间隔，使引流通畅；⑤清除脓液和坏死组织后，用3%过氧化氢或抗生素溶液冲洗脓腔；⑥选择适当的引流物压迫止血或引流，如纱布、乳胶片、乳胶管等，但置入的引流物松紧要适当，并达脓腔底部，以利引流通畅，同时应记录所用引流物的数目；⑦术后换药视引流液的多少而定，但应保持外层敷料干净；⑧脓液作细菌培养和药物敏感试验。

第三节 手部急性化脓性感染

手在生产劳动和日常生活中易受损伤。由于手部的解剖特点，即使轻微损伤如若处理不当，也可导致严重感染，甚至造成不同程度的病残。因此，应高度重视手部感染的防治。手部急性化脓性感染包括甲沟炎、脓性指头炎、化脓性腱鞘炎、滑囊炎和掌深间隙感染等。致病菌主要为金黄色葡萄球菌和溶血链球菌。感染可分为血源性和继发性：前者为致病菌经血液和淋巴途径达到手部所致；后者常因手部各种轻微损伤，如擦伤、刺伤、挫伤、甚至剪指甲过深、逆剥新皮倒刺等继发感染所致。为了预防和减少手部感染发生，应普及安全和健康知识，重视及时处理手部的各种伤口，促使尽早愈合。

手部感染感染特点：①手的掌面皮肤较厚且角化明显，如若皮下脓肿穿入皮内层后，常难从表面破溃，而是向纵深扩展；②真皮与皮下深层的骨膜（末节手指）、腱鞘（中节、近节手指）、掌深筋膜之间，有垂直的纤维组织索连接，将掌面皮下组织分为许多坚韧密闭的小格。其感染化脓后内压增高而引起剧烈疼痛；并可引起末节指骨、屈指肌腱、手掌滑液囊，甚至掌深间隙的严重感染；③由于手掌的淋巴液向手背部引流，加之手背部皮下组织松弛，故手掌感染时，则手背反而肿胀明显，极易误诊为手背感染；④手部腱鞘、滑液囊与筋膜间隙相互沟通，发生感染后常可蔓延全手，甚至引起脓毒症。

处理要点：①治疗除抬高患肢、制动休息、热敷或理疗、外敷中西药膏、使用足量有效的抗生素外，应强调及早切开引流和术后功能锻炼；②当腱鞘、滑液囊和手掌深部间隙感染时，由于局部渗出和积液增多，当肿胀严重尚未成脓时，也可切开减张及引流，可防止和减少感染扩散；③脓性指头炎早期，因严重肿胀剧烈疼痛，可导致局部组织缺血坏死，也可酌情切开减张，以缓解症状和防止病变扩展。

一、甲 沟 炎

甲沟炎是指甲沟及其周围组织的化脓性感染。

【临床表现】 初起者在一侧甲沟的皮下发生红肿、疼痛，有的可自行好转，有的则迅速化脓，此时多无全身症状；感染可蔓延到甲沟根部及对侧甲沟，则出现半环形肿胀，称为指甲周围炎；如感染向下蔓延则成为甲下脓肿。如不及时处理可发展为脓性指头炎。

【治疗】 初起者可用热敷或理疗，也可外敷鱼石脂软膏或中草药，适当使用抗菌药物。已成脓者可在甲沟处做纵行切开引流。指甲周围炎者可在甲沟两侧做纵行切口，将甲根皮瓣翻起，置凡士林纱布或乳胶片引流（图 10-2）。甲下积脓则应拔出指甲，以利引流。

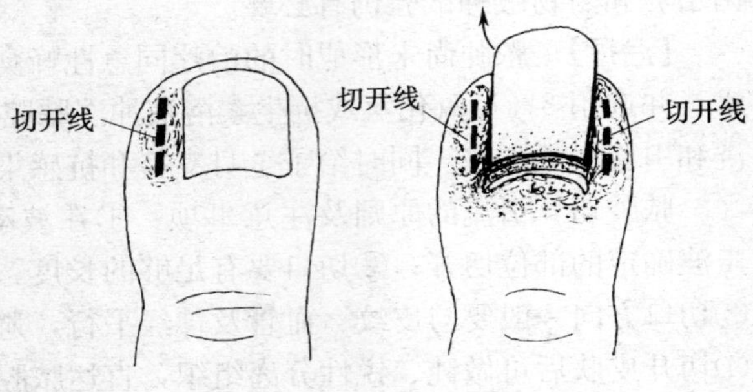

图 10-2 甲沟炎及切开线

二、脓性指头炎

脓性指头炎是手指末节掌面皮下的急性化脓性感染。手指末节掌面的皮肤与指骨骨膜间有许多纵行纤维索，将软组织分为许多密闭的腔隙，感染后脓液难以向四周扩散，腔隙内压力增高，故而疼痛剧烈，甚至引起指骨缺血、坏死及骨髓炎的发生。

【临床表现】 初起时患指尖疼痛，随着炎症发展，疼痛加剧难以忍受，呈搏动性跳痛。指尖红肿并不明显，但触痛特别明显。可有发热和全身不适等症状。当指头皮下组织和末梢神经坏死时，疼痛反而减轻，但病变仍在发展。

【治疗】 早期局部热敷或理疗，外敷中西药膏，同时应用足量有效的抗生素。如不好转，患指搏动性跳痛、肿胀明显，应及时切开减压引流，不能等待脓肿完全形成时才手术，以免感染扩散。

手术时，应在患指侧面做纵行切口，切口不要超过末、中指节交界处的横纹，以免损伤腱鞘；切开后应将皮下纤维间隔离断，以充分减压和通畅引流；必要时做对口引流，但不可做鱼口状切口，以免影响患指感觉功能，冲洗切口后置入凡士林纱布或乳胶片引流（图 10-3）。

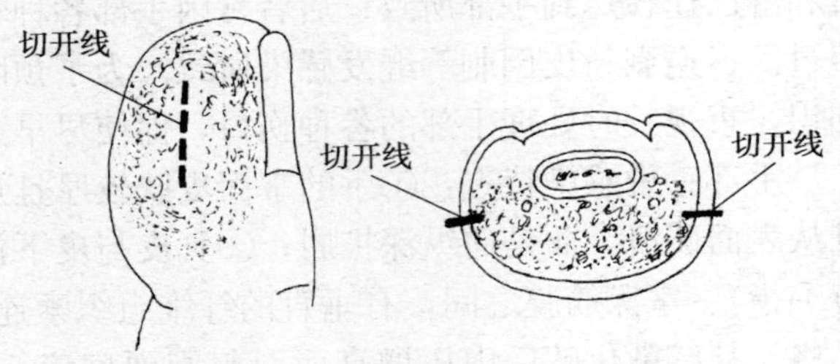

图 10-3 指头炎及切开线

三、急性化脓性腱鞘炎及滑囊炎

急性化脓性腱鞘炎是发生在手指屈指肌腱的急性炎症。滑囊炎则为拇指和小指腱鞘的炎症，分别蔓延到桡侧和尺侧的滑囊所致。两侧滑液囊在腕部相通，故感染可相互蔓延（图 10-4）。

【临床表现】 急性化脓性腱鞘炎，病情发展迅速，常在24小时内出现明显的局部症状和全身症状。①患指剧痛难忍，呈半屈曲状，主动或被动活动患指均可使疼痛加剧；②除末指节外，呈明显的均匀性肿胀，皮肤紧张发亮；③整个腱鞘触痛显著，即使形成脓肿也无波动感。

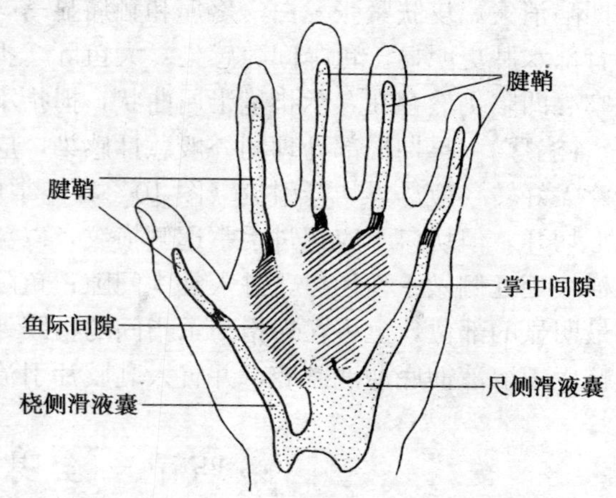

图10-4 手掌侧的腱鞘、滑液囊和深间隙

化脓性滑囊炎：①桡侧滑囊炎者拇指红肿、微屈、不能伸直和外展，拇指与大鱼际处压痛明显；②尺侧滑囊炎者小指和无名指呈半屈曲状，伸指时疼痛加剧，小鱼际处有压痛，但以小鱼际隆起与掌侧横纹交界处最为显著；③感染蔓延到两侧滑液囊时，手掌呈V形肿胀。疼痛和全身症状更重。

【治疗】 化脓性腱鞘炎或滑囊炎一经确诊，经积极的非手术治疗无效者，应尽早切开减压引流。

手术切口应在患指侧面做与手指长轴平行的长切口，不可在手指掌面切开，以免损伤肌腱；切开后显露腱鞘，并在腱鞘上戳一小口，排除脓液后彻底冲洗并置入乳胶片引流。尺侧滑囊感染可在小鱼际桡侧缘做弧形切口引流；桡侧滑囊感染则在大鱼际尺侧缘做切开引流；排出脓液后置入细塑料管进行灌洗和引流；待炎症控制后拔管。同时应及早的进行手部功能锻炼。

四、手掌深部间隙感染

手掌深部间隙是位于手掌屈指肌腱和滑液囊深面的疏松结缔组织间隙。此间隙又被掌腱膜与第3掌骨相连的纤维间隔，分为尺侧的掌中间隙和桡侧的鱼际间隙。掌中间隙感染多由中指和无名指腱鞘炎蔓延引起；鱼际间隙感染常因示指腱鞘炎蔓延所致（图10-4）。

【临床表现】 手掌深部间隙感染者全身症状一般较重。掌中间隙感染：掌心肿胀使原有

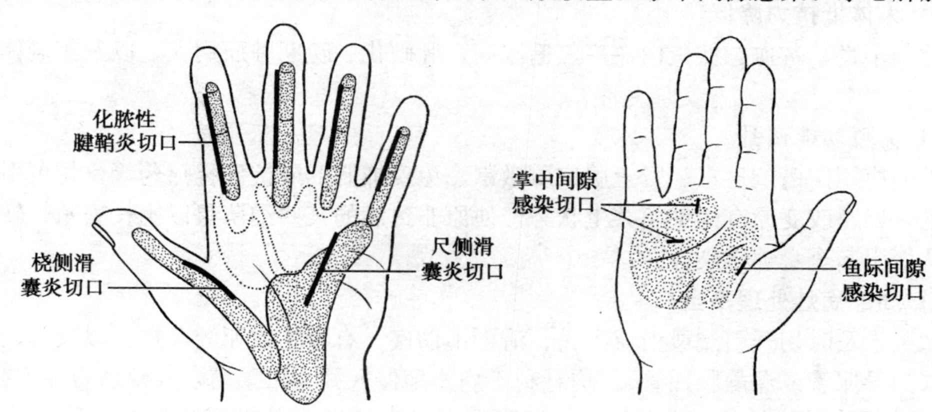

图10-5 腱鞘炎、滑囊炎及掌中间隙感染的手术切口

的凹陷消失，皮肤紧张发白，疼痛和触痛显著，中指、无名指呈半屈曲状，伸指引起剧痛，手背部水肿更明显。鱼际间隙感染：大鱼际、拇指、示指指蹼明显肿胀，疼痛和触痛显著，但掌心凹陷仍然存在，示指呈半屈曲状，拇指不能外展和对掌。

【治疗】 早期局部处理同一般急性感染，应用足量有效的抗生素控制感染，如经短期内治疗无好转，应尽早切开引流（图 10－5）。掌中间隙感染可在中指、无名指指蹼的掌面做纵形切开，但切口不应超过手掌远侧横纹，以免损伤动脉的掌浅弓，也可在无名指相对应的掌横纹处远侧做一横切口，进入掌中间隙；鱼际间隙感染的切口，可选在大鱼际肿胀和波动感最明显的部位，也可在拇指与示指间的指蹼处（虎口）切开；切开排脓后用 3%过氧化氢或抗生素溶液彻底冲洗脓腔，并置入乳胶片引流。

第四节 全身性外科感染

病原菌侵入人体血液循环，并在其内生长繁殖和产生大量毒素，引起严重的全身性感染和中毒症状者，通称全身性感染。多年来，在全身性感染中有几个惯用名词是“毒血症”、“菌血症”、“脓血症”、“败血症”，因其概念模糊，含义不清，故近年来对全身性感染有了新的认识。因此，当前常用的名词是脓毒症和菌血症。值得一提的是：败血症和脓血症必然伴随有毒血症，因此将这三者合并存在者，统称脓毒症；而菌血症仅是脓毒症发生或发展过程中的一种病理类型，但也可单独存在。

脓毒症：有明显的全身性炎症反应的表现，是有体温、循环、呼吸等改变特别明显的外科感染的统称。

菌血症：仅为脓毒症中的一种病理类型。目前系指临床有明显感染症状的菌血症，即血培养检出病原菌者。

【病因】 全身性外科感染常继发于严重创伤后的感染和各种化脓性感染，如大面积烧伤的创面感染、开放性骨折合并感染、急性弥漫性腹膜炎、急性胆道感染和尿路感染等。常见的致病菌为金黄色葡萄球菌和革兰染色阴性杆菌。在长期联合应用广谱抗生素治疗感染的过程中，常可发生真菌性脓毒症。全身性外科感染是否发生，取决于致病菌数量的多少、毒力大小以及机体防御能力强弱等三大因素。因此，下列情况易于发生全身性感染。

（一）人体抵抗力降低

如营养不良、贫血、低蛋白血症、糖尿病、肝硬化、晚期肿瘤病人，以及年老体弱和小儿等。

（二）免疫功能紊乱

如长期应用广谱抗生素、肾上腺皮质激素、免疫抑制剂或抗癌化疗药等，均可引起免疫功能紊乱，以及改变原有的细菌共生状态，使原非致病的某些细菌得以生长繁殖，转变为致病菌，从而引起全身性感染。

（三）局部病灶处理不当

如脓肿未及时切开引流或引流不畅、清创不彻底、有异物或死腔存在，以及体内长期留置导管（如导尿管或深静脉插管），均有利于病原菌侵入并大量繁殖，导致脓毒症发生。

【病理生理】 在全身性感染的发生及发展中，致病菌及其毒素不仅对机体造成直接损害，还可介导多种炎症介质及细胞因子释放，包括肿瘤坏死因子、组胺、前列腺 E、氧自由基、溶酶体酶、白介素（IL－1、IL－6、IL－8）、粘附分子以及一氧化氮和缓激肽等，从而引起全身性炎症反应综合征（SIRS），导致体液平衡失调，进而影响微循环，致使组织细胞缺血、缺氧，脏器受损和功能障碍，严重者可发生感染性休克，甚至多器官功能不全综合征（MODS）。

【临床表现】 脓毒症主要表现为：①起病急骤，病情凶险，发展迅速；突发的寒战，继而高热可达40℃～41℃，严重者体温不升或低于正常；②全身症状，如头痛、头晕、恶心、呕吐、腹胀、面色苍白或潮红、大量出汗，表情淡漠或烦躁不安、谵妄或昏迷；③心率增快、脉搏细数，呼吸急促或困难。④肝脾可肿大，严重者出现黄疸或皮下淤血斑，尿中常有蛋白和管型；⑤白细胞计数明显增高或低于正常，并出现核左移和毒性颗粒；⑥寒战发热时抽血做病原菌培养多为阳性。

全身性外科感染常因致病菌的种类和毒力不同，其临床表现则有各自的特点，根据临床上常见的致病菌可分为三大类型：

（一）革兰染色阳性细菌脓毒症

主要的致病菌为金黄色葡萄球菌，其产生的毒素使周围血管扩张，外周阻力降低。多继发于严重的痈、急性蜂窝织炎、骨与关节化脓性感染等。其临床表现为：①一般无寒战，发热呈稽留热或弛张热；②病人面色潮红、四肢温暖、干燥，多有谵妄和昏迷；③常有皮疹、腹泻、呕吐，可出现转移性脓肿，易并发心肌炎；④病程较长，发生休克少见，且时间较晚。

（二）革兰染色阴性杆菌脓毒症

常为大肠杆菌、绿脓杆菌、变形杆菌等所引起。常继发于泌尿生殖道、胆道、肠道和大面积烧伤感染等。由于该类细菌所释放的内毒素致使血管活性物质分泌增多，而导致的外周血管收缩，血管壁的通透性增加，微循环淤滞，并形成微血栓，致使细胞缺血、缺氧，故而极易发生感染性休克。其临床特点为：①一般以突发性寒战开始，发热可呈间歇热，严重者体温不升或低于正常；②白细胞计数增加不明显或反而减少；③休克发生早，持续时间长，病人四肢厥冷、发绀、少尿或无尿；④多无转移性脓肿。

（三）真菌性脓毒症

常见的致病菌为白色念珠菌。多发生在长期大量应用广谱抗生素治疗的基础上，故发生时间较晚。其临床表现除类似革兰染色阴性杆菌脓毒症外，还具有以下特点：①病人突然发生寒战高热；②全身情况迅速恶化，出现表情淡漠、嗜睡、血压下降和休克；③少数病人有消化道出血；④除血培养外，痰液、尿液或分泌物的检查和培养可获同一真菌；⑤外周血象呈现白血病样反应，出现晚幼和中幼细胞，白细胞计数高达 25×10^9/L以上。

【诊断】 主要根据病史，临床表现和细菌培养的结果来确定诊断。全身性外科感染多为继发性的，可根据原发感染灶的性质及脓液特点，结合一些特征性的临床表现和实验室检查结果综合分析，便可明确是何种病原菌所致的脓毒症。一般说来，血液细菌培养阳性即可确诊。但应注意，多数病人在发生脓毒症之前已经应用抗菌药物治疗，可直接影响培养的结果。因此应连续数日多次抽血做细菌培养，抽血的时间最好选在预计将要发生寒战、高热前，可显著提高阳性率。必要时还可抽骨髓做细菌培养。对多次血液细菌培养阴性者，应高度警惕厌氧菌或真菌性脓毒症，此时可抽血做厌氧菌培养，或做尿液、血液真菌检查和培养，方能明确诊断。

【预防】 及时处理各种损伤，防止发生感染；正确的处理各种化脓性感染，防止炎症蔓延扩散；在诊疗工作中严格遵守无菌操作的原则，提高手术技巧，减少组织损伤，避免形成死腔；正确合理的使用抗菌药物和皮质激素；提高机体素质和抗病能力，为预防全身性外科感染的根本措施。

【治疗】 全身性外科感染的治疗原则：及早处理原发感染病灶，增强机体抵抗力和消灭致病菌。其具体措施包括全身治疗和局部治疗等两个方面：

（一）全身治疗

1. 支持疗法 卧床休息，加强营养，给予营养丰富和易于消化的饮食，补充维生素和支链氨基酸，维持体液平衡，必要时可反复输给新鲜血或血液成分制品，纠正贫血和低蛋白血症，有利于增强机体抵抗力。

2. 应用抗生素 可先根据原发感染病灶的性质、脓液的特点来估计致病菌的种类，酌情选用两种有效的抗生素联合应用。然后再根据细菌培养和药物敏感试验的结果，来调整抗生素的种类和剂量。对真菌性脓毒症，应停用广谱抗生素，改用对原发感染疾病有效的窄谱抗生素，同时进行抗真菌治疗。

3. 对症处理 如镇静止痛，控制高热或体温过低，纠正水、电解质及酸碱平衡失调等。

（二）局部治疗

及早正确的处理原发感染病灶，以防止和减少病原菌继续入侵血液循环，为防治全身性外科感染的重要措施：①创伤要及时彻底清创，彻底清除伤口内的坏死组织和异物；②一旦脓肿形成，应及时切开引流；③对于急性弥漫性腹膜炎、化脓性胆管炎和绞窄性肠梗阻等病人应尽早手术治疗；④对于不能控制其发展的坏疽肢体应迅速截除，留置在体内的各种导管一旦发生感染，必须立即拔除或更换。

第五节 有芽胞厌氧菌感染

一、破 伤 风

破伤风是由破伤风杆菌入侵人体伤口，并在局部伤口内生长繁殖和产生毒素，所引起的一种急性特异性感染。典型表现为全身或局部肌肉持续性收缩和阵发性痉挛。

【病因】 破伤风杆菌广泛存在于泥土和人畜粪便中。为一种革兰染色阳性的专性厌氧性梭状芽孢杆菌。其芽胞抵抗力极强，不易杀灭。

破伤风杆菌必须通过皮肤或粘膜的伤口才能侵入人体，故而破伤风大多发生于伤后。因此任何开放性损伤，均有发生破伤风的可能。由于破伤风杆菌系专性厌氧菌，因此当窄而深、缺血、坏死组织多或异物存留、引流不畅，以及合并其他需氧菌混合感染者，因其伤口局部缺氧，极易发生破伤风。值得注意的是：破伤风也可发生于烧伤、冻伤、虫蛇咬伤、木刺或锈钉刺伤后；此外，脐带消毒不严的新生儿、不洁人工流产、产后感染，甚至摘除异物、直肠或会阴部手术后也可发生。

【病理生理】 破伤风是由破伤风杆菌在局部伤口生长繁殖所产生的外毒素，进入血液循环与靶组织结合而引起的中毒表现。外毒素有两种，一种为痉挛毒素，对神经组织具有特别亲和力，是引起肌肉紧张和痉挛的主要毒素；另一种为溶血毒素，仅引起局部组织坏死和心肌损害。痉挛毒素沿着神经末梢和运动神经的轴突逆行，作用于脊髓前角和运动细胞和脑干的运动神经核，从而引起具有特征性的全身横纹肌持续收缩和阵发性痉挛。

【临床表现】 根据破伤风的临床演变过程可分为三个阶段：

（一）潜伏期

潜伏期一般为7～14天，短者仅为24小时，长者可达数月或数年。潜伏期越短，其症状越重，愈后越差。

（二）前驱期

是指最初出现前驱症状至典型发作的这一阶段，一般经历1～2日。前驱期主要表现为全身兴奋性增高，反射亢进等。病人感乏力、头痛、烦躁不安，局部肌肉有牵拉感，继之有咀嚼肌酸胀不适、张口不便等。

（三）发作期

肌肉强直性收缩和阵发性痉挛为发作期的典型症状。

1. 肌肉强直性收缩　首先发生于咀嚼肌，以后顺序为面肌、颈项肌、四肢肌，最后是膈肌和肋间肌。典型表现：①病人开始感咀嚼不便，张口困难，随后牙关紧闭；②面部表情肌痉挛，而呈现独特的苦笑面容；③颈项肌持续收缩，则出现颈强直，头略后仰；④由于背腹肌同时收缩，因背肌收缩力强大，致使病人腰部前凸，头和足后屈，形似背弓，称为角弓反张；⑤四肢肌肉收缩时，因屈肌力量强大，形成屈膝、弯肘、半握拳状。

2. 阵发性痉挛　重症病人全身肌肉尚可发生阵发性痉挛和抽搐。任何轻微刺激，如光、声音、触碰病人身体，均可诱发抽搐发作。发作时病人面色紫绀、呼吸急促、口吐白沫，头频频后仰，四肢抽搐不止，大汗淋漓，病人神志始终清楚，表情极为痛苦。每次发作可持续数秒钟甚至数分钟，间歇期长短不等，病情重者发作频繁，持续时间长，间歇期短。持续的呼吸肌和膈肌痉挛，可造成呼吸骤停。病程一般为3～4周，自第3周开始抽搐发作的次数渐进减少，症状也有所减轻。但在痊愈之后，某些肌群的紧张和反射亢进仍可持续一段时间。值得注意的是：少数病人仅表现为受伤部位肌肉持续性强直的局部破伤风。

破伤风病人的体温一般在38℃左右，如体温过高多为肺部感染所致；肺部感染、窒息、营养不良、循环衰竭等并发症是导致破伤风病人死亡的主要原因。

【诊断】 根据病人近期的外伤史和典型的临床表现，一般诊断不难。但有时需要与化脓性脑膜炎、狂犬病、颞下颌关节炎，以及子痫、癔病等病症鉴别。

【预防】 破伤风是可以预防的疾病。因此，伤后早期彻底清创，进行免疫注射等均为预防破伤风的常用有效方法。

（一）正确处理伤口

伤后尽早彻底清创，清除一切坏死组织和异物；污染严重的伤口在清创后应将其敞开，并充分引流；一切创口均可采用3%过氧化氢溶液冲洗或湿敷。故而及时正确的处理伤口为预防破伤风的关键环节。

（二）自动免疫

注射破伤风类毒素是预防破伤风发生的可靠有效方法。类毒素刺激人体产生相当高的抗体，并在较长时间内保持一定浓度，以中和进入体内的破伤风毒素，而防止破伤风发生，并可获得自动免疫。我国已普及“百、白、破”三联疫苗注射，其效果确切。具体方法：皮下注射类毒素3次，每次间隔4～8周，第1次为0.5ml，以后每次各1ml，作为基础注射；1

年后再注射 1ml，作为强化注射；以后 5～10 年重复强化注射 1ml，可使人体保持足够的免疫力。凡在 10 年内作过自动免疫注射者，伤后仅需注射类毒素 0.5ml，即可有效的预防破伤风发生。此时不必再注射破伤风抗毒素。

（三）被动免疫

多用于未接受过自动免疫注射的病人。在伤后 24 小时内，皮下注射破伤风抗毒素（TAT）1 500u，儿童与成人剂量相同。注射后血液中抗体浓度迅速增加，以中和破伤风毒素，预防破伤风发生。但被动免疫者血清中的抗体仅能维持 7 日左右，以后抗体浓度迅速下降。因此伤口污染重或受伤时间已超过 12 小时者，注射剂量可加倍，必要时可在 3～7 日后重复注射 1 次。注射前应常规做皮内过敏试验；过敏试验阳性者，可酌情采用脱敏注射法。

可采用人体破伤风免疫球蛋白（TIG）进行被动免疫。1 次肌肉注射 250～500u。可在血液中保留 4～6 周，其免疫效能比破伤风抗毒素大 10 倍以上，且无过敏反应。但此制剂来源困难，故而目前尚不能广泛应用。

【治疗】 其原则为控制和解除痉挛，确保呼吸道通畅，中和游离毒素和预防并发症发生。

（一）控制和解除痉挛

为治疗的重要措施。控制痉挛则有利于减轻病人痛苦，降低人体内消耗和防止窒息等并发症发生。具体措施如下：

1. 隔离治疗　保持环境安静，避免声、光等外界刺激，以防止和减少抽搐和痉挛发作。

2. 镇静、解痉　病情轻者可使用镇静剂或安眠药。一般首先地西泮 10～20mg，每日 1 次，肌肉注射或静脉点滴。病情较重者，每日可用冬眠合剂 1 号（氯丙嗪、异丙嗪各 50mg、哌替啶 100mg）加入 5%的葡萄糖溶液 500ml 中，从静脉缓慢滴注，但血容量过低者忌用；目前多主张使用地西泮 10～20mg/kg 加入 5%葡萄糖溶液 500～1 000ml，静脉滴注，每日 1 次。抽搐频繁难以控制者，可用 2.5%硫喷妥钠 0.5～1.0g，肌肉注射或是加入 5%葡萄糖溶液中静脉滴注。当上述措施仍不能控制抽搐时，可使用肌松剂，但须在气管切开和控制呼吸的前提下使用。

（二）应用破伤风抗毒素

目的是中和游离毒素。一旦毒素与神经组织结合，则破伤风抗毒素毫无中和作用，故应尽早使用。一般用量为 1～6 万 u 分别由肌肉注射与静脉注射，从静脉给药时应加入 5%葡萄糖溶液 500ml 中缓慢滴入。用药前应常规做过敏试验。连续或超剂量用药并无意义，反而可致过敏反应或血清病。人体破伤风免疫球蛋白在早期应用疗效显著，一般用3 000～6 000u，深部肌肉注射 1 次即可。

（三）应用抗生素

首选青霉素，但剂量要足，既可杀灭破伤风杆菌，又可防治肺部感染。其次可用甲硝唑口服或静脉滴注。

（四）处理伤口及消除毒素来源

应在控制痉挛和使用破伤风抗毒素之后，进行彻底清创，清除坏死组织和异物，敞开伤口充分引流，并使用 3%过氧化氢溶液或 0.1%高锰酸钾溶液冲洗或湿敷伤口，以消除毒素来源。

（五）支持疗法

注意营养，补充维生素和多种氨基酸，维持体液平衡；重症病人可输给全血或血浆，必要时可给以管饲，或采用深静脉肠外营养。

二、气性坏疽

气性坏疽系产气荚膜梭菌所引起的一种严重的急性特异性感染。该类感染可分为芽孢菌性肌坏死和芽孢菌性蜂窝织炎。所谓的气性坏疽系指芽孢菌性肌坏死，多继发于肌肉丰富部位的严重损伤后。其特点是病情发展快速，肌肉广泛坏死，可有气体产生，分泌物恶臭并伴有严重的毒血症。若不及时抢救则预后恶劣。

【病因】 产气荚膜梭菌为革兰染色阳性厌氧菌。其中引起本病最主要的致病菌包括产气荚膜杆菌、恶性水肿杆菌、腐败杆菌、溶组织杆菌等。常为两种以上致病菌的混合感染。该类细菌广泛的存在于泥土和人畜粪便中，须经伤口才能侵入人体，但不一定发病。因此气性坏疽的发生取决于人体抵抗力和局部伤口的情况，即局部伤口需具备一个缺氧的微环境，才有利于该类细菌生长繁殖。因此开放骨折合并血管损伤、挤压伤或深部肌肉挫裂伤、使用止血带时间过长或石膏包扎过紧，以及邻近肛门、会阴部的严重创伤极易发生此类感染。

【病理生理】 气性坏疽的病原菌在缺氧的伤口内生长繁殖，产生许多外毒素和酶，引起溶血和组织分解。主要的外毒素为α毒素，为一种坏死性溶血毒素，可引起溶血、少尿、血压下降和循环衰竭。该类细菌所产生的卵磷脂酶、胶原酶、透明质酸酶等，可导致局部组织广泛坏死和严重的毒血症；同时还可引起肌糖、肌蛋白迅速分解，产生大量的二氧化碳和硫化氢，致使病变组织充气并有恶臭。

【临床表现】 潜伏期一般为1～4天，短者仅为6小时。

（一）局部表现

伤部剧痛为最早和最常见的症状。初起时感觉伤部沉重或胀痛，继而出现胀裂样剧痛，使用一般止痛剂无效；患部肿胀迅速恶化，张力增高并出现水泡，皮肤呈紫黑色，触之有捻发音；伤口内肌肉呈砖红色，失去弹性，状如熟肉样，伤口恶臭，压其边缘有气泡逸出并流出稀薄血性液体。

（二）全身表现

病人极度软弱，表情淡漠或烦躁不安，面色苍白，出冷汗，常有高热、脉速、呼吸急促、明显贫血，尿量减少。病情迅速发展，可出现黄疸和血压下降，甚至多器官功能不全综合征。

【诊断】 根据近期有广泛的软组织损伤史，结合临床表现，诊断多无困难。伤口周围有捻发音；伤口内分泌物涂片检查发现革兰染色阳性粗大杆菌；伤口局部X线摄片发现肌间隙内有积气为诊断气性坏疽的重要依据。

【预防】 对泥土污染较重或软组织广泛损伤者应及早彻底清创，清除一切失活、缺血的组织，除去异物，必要时敞开伤口充分引流，并用3%过氧化氢溶液冲洗或湿敷，为预防本病的关键环节。对可疑伤口，术后应用青霉素或甲硝唑来预防感染也很有必要。

【治疗】 本病一经确诊，需即刻治疗。及时正确的治疗不但可挽救病人生命，还可减少组织坏死和截肢率。

1. 紧急手术　在积极的术前准备和良好的麻醉下施行彻底清创术，清创的范围应达正常的肌组织，病变区域广泛多处切开，敞开伤口充分引流。肢体病变，若清创难以控制其病情进展者，应果断的施行近端高位截肢术，残端不予缝合，并用氧化剂冲洗或湿敷。

2. 高压氧治疗　在3个大气压的纯氧下，可提高组织的含氧量，打破细菌生长繁殖的微环境，以终止其毒性物质的释放，可提高治愈率，减少伤残率。

3. 应用抗生素　首选青霉素，但剂量要足，才能奏效。对青霉素过敏者可改用红霉素、甲硝唑或加替沙星。

4. 支持疗法　给予营养丰富和易于消化的食物，维持其体液平衡，反复多次输血与对症治疗等均有必要。

（李全兴）

第十一章

创伤与战伤

各种致伤因子如机械、物理、化学或生物等因素作用于人体可发生各种损伤。创伤是指机械性致伤因子所造成的损伤，为动力作用造成的组织连续性破坏和功能障碍。因为，此类损伤在平时和战时都有很高的发生率，需要外科救治。而许多非创伤的病人接受手术治疗时，也受到一定的创伤，以上损伤均须遵循创伤学原则处理。所以，受到医务人员的高度重视。

第一节 创 伤 分 类

由于机械性致伤因子及其作用强度不一，人体受伤的范围和组织器官不同，创伤的情况各式各样。为此，临床上对创伤有各种分类和命名法，下面逐一介绍。

（一）按致伤原因和有无伤口分类

1. 开放性损伤　指皮肤或粘膜有破损者。多是锐器和火器伤，少数是由钝性暴力所致，由于皮肤或粘膜有破损，深部组织常与外界相通，伤口内有异物，常合并细菌感染。常见有下列几种类型：

（1）擦伤：致伤物与受伤表面切线运动摩擦所造成的表皮损伤，创面常有少量渗出和轻度的炎症反应。

（2）刺伤：尖锐器具插入软组织所致，伤口小而创道较深。若伤及内脏、大血管、神经干等，伤情隐蔽，可造成严重后果。

（3）挫裂伤：为钝性暴力的冲击造成组织破裂，伤口可呈放射状，组织细胞损伤较重。

（4）切伤和砍伤：为锐器所致，伤口整齐，深部血管、神经和肌腱可被累及。所施暴力强大时为砍伤，组织损伤多较严重，常并发骨折。

（5）撕脱伤：人体某部分皮肤受强作用力牵拉所致。如人体某部位卷入转动的机器或车辆等，伤口多不规则，皮肤和皮下组织与深部组织呈潜行性剥脱，可有大面积创面暴露，污染严重。多有广泛出血，常合并休克。

（6）火器伤：枪弹或弹片等投射物击中人体所致，创道有特征性病理区，伤口污染严重并多有异物存留其中。

2. 闭合性损伤　指组织和器官遭受一定程度的破坏，但皮肤或粘膜尚保持完整者。此类损伤多由钝性暴力所致，常见有下列几种类型：

（1）挫伤：钝器或钝性暴力所致软组织损伤。伤后局部皮肤未破，但有青紫、肿胀或血肿。器官的挫伤（如肠壁挫伤、脑挫伤等）是指损伤尚未造成器官破裂。

（2）扭伤：在机体动力失衡时关节部位某一侧受到过大的牵引力所致。表现为局部青紫、肿胀、关节一时性半脱位和功能障碍，可有关节囊、韧带或肌腱损伤。

（3）挤压伤：巨大重物较长时间挤压所致，受伤范围广，伤后可有严重肿胀和循环障碍等，可并发休克和肾功能衰竭。

（4）关节脱位：肢体受暴力牵拉或动力失衡时造成构成关节的各骨失去正常对合。

（5）冲击伤：为高压高速冲击波所致，又称爆震伤。听器、肺、脑、胃肠等可发生损伤。

（二）按受伤部位分类

通常可按大部位分为颅脑伤、颈部伤、胸部伤、腹部伤、会阴伤、四肢伤等。诊治时应进一步区分损伤的组织器官及其多寡，如软组织损伤、骨折、内脏损伤、颅内血肿等；在此基础上明确单个伤和多发伤，由同一致伤原因造成两个或两个系统以上的组织或器官的严重创伤为多发伤，若为两种或两种以上致伤因子引起的创伤为复合伤。

（三）按伤情轻重分类

1. 重伤　严重休克和内脏伤，呼吸、循环、意识等重要生理功能发生障碍。

2. 中等伤　四肢长骨骨折、广泛软组织损伤。

3. 轻伤　一般轻微的撕裂伤、扭伤等，不影响生命者，亦不需要住院者。

目前已有多种对创伤轻重的评分法，可供临床参考。

第二节　创伤的病理与临床

当机体受到创伤时，将会对机体每个器官和所有细胞产生影响。发生相同的生理反应、病理变化、临床表现和并发症等，兹于本节内重点介绍。

【病理】 创伤后机体可发生一系列病理变化，主要有局部与全身两方面。局部病理变化过程是在各种细胞因子的参与下所发生的创伤性炎症、细胞增生和组织修复过程。全身反应则是机体对各种刺激因素的防御、代偿或应激效应，用以调节主要器官功能，恢复内环境的稳定，加速损伤的修复过程。

（一）局部反应

即伤后发生的创伤性炎症，无论创伤轻重伤后数小时局部即起炎症反应。

组织损伤后，局部表现肿胀、疼痛等症状。肿胀是由充血、渗出造成。疼痛为组织内压增加、缓激肽等所致。渗出液中含有纤维蛋白原和白细胞等。纤维蛋白原转变为纤维蛋白，可充填裂隙和作为细胞增生的网架；肥大细胞通过释放某些炎症介质（如肿瘤坏死因子及胃促胰酶类等物质）参与创伤早期炎症；中性粒细胞通过起化学趋化、渗出、吞噬，清除入侵的细菌及坏死组织碎片；单核细胞变为巨噬细胞吞噬损伤组织中坏死组织、异物颗粒、起到生物清创作用。因此，创伤性炎症有利于创伤修复。伤后因某种原因（如缺血、休克、大量肾上腺皮质激素的影响）使局部反应抑制，则会延迟愈合。但局部反应急剧或广泛，又可对机体产生不利后果。如肿胀严重使局部组织内压力升高，造成局部血液循环障碍；渗出过多使血容量减少而导致休克。诊治中应针对这些情况作相应的处理。

（二）全身性反应

即伤后机体的应激反应。创伤愈严重，全身反应愈显著。轻度创伤，一般无明显全身反应。

1. 神经内分泌系统的变化 创伤刺激、失血、失液、精神紧张等，通过下丘脑-垂体轴和交感神经-肾上腺髓质轴的应激反应，前者促肾上腺皮质激素（ACTH）、抗利尿激素（ADH）、生长激素（GH）等释出增多；后者儿茶酚胺释出增多。此外，低血容量时肾血流量降低，激发肾素-血管紧张素分泌，后者直接刺激肾上腺皮质使醛固酮释出增多。

以上神经应激活动对调节和维持重要脏器功能有重要作用。如肾上腺素、去甲肾上腺素等释出增多，不仅使心率加快和心肌收缩力增强，而且使皮肤、肌肉、腹内脏器等血流减少，以保证心、脑、肺血流灌注；儿茶酚胺可使肾血流量降低，ADH 可使肾小管回收水分增多，故尿量减少；醛固酮又可使肾对钠回收增多，对维持血容量有利。然而，伤后机体维持有效循环的代偿机能具有一定限度，当创伤严重、失血过多或救治不及时，就可发生休克和器官功能衰竭。

2. 代谢变化 伤后机体蛋白质、糖原、脂肪、水和电解质及维生素代谢变化与神经内分泌活动密切相关。较严重的创伤后，机体的静息能量消耗增加，引起糖原、蛋白质、脂肪分解代谢亢进，一方面为伤后机体提供能量，并提供氨基酸重新组成创伤修复所需的蛋白质。另一方面又可导致机体消瘦、体重降低等，故需对机体提供相应的营养支持。体液代谢的改变主要是由于创伤后体液的丢失，机体通过尿量减少和钠的排出减少，从而维持了细胞外液的容量。若体液丢失过多或治疗不及时，组织器官长时间低灌注，将导致严重的酸中毒。

（三）免疫反应变化

创伤后机体多项免疫功能降低，如创伤后血清免疫球蛋白和补体值降低，这可能是由于蛋白质合成障碍、分解代谢加速、大量血浆渗至间隙腔的结果。严重创伤和休克还可抑制体液和细胞免疫，抑制巨噬细胞和中性粒细胞的吞噬作用。因此，创伤后的免疫功能降低，与并发感染或脓毒症密切相关，提示伤后加强防治感染措施的重要性。

总之，从创伤开始后的一系列变化，是机体自身尽可能保存生命和恢复结构功能。但是，伤后的反应并不完全对机体有利，外科治疗将帮助机体克服种种不利反应，促进伤者康复。

【临床表现】

（一）局部表现

1. 疼痛 其程度与创伤部位、范围、轻重、炎症反应强弱有关。活动时加剧，制动时减轻，一般在伤后 2～3 日缓解，此时若疼痛不减轻甚至加重表示可能并发感染。严重创伤或并发深度休克等情况下病人常不述疼痛，应予注意。

2. 肿胀 为伤区出血、渗出所致。部位较浅者可出现皮下瘀斑或血肿。组织疏松和血管丰富的部位肿胀尤为显著。挤压伤所致肿胀范围较大，皮肤紧张度高，肢体挤压伤应监测周径和远端血运。创伤性炎症所致肿胀多在 2～3 周后消退。

3. 功能障碍 疼痛可限制运动，组织结构的破坏可直接造成功能障碍。如骨折或关节脱位的肢体不能正常运动，脑外伤后发生意识障碍，窒息、张力性气胸等引起呼吸衰竭。

4. 组织损伤 伤口或创面为开放性创伤所共有，其形状、大小、深度因致伤原因和暴力大小而不一致，有的尚存在异物。无论开放伤或闭合伤，若合并深部组织器官损伤，如神经、血管、内脏等，则有相应的症状和体征。

（二）全身表现

轻度创伤的全身炎症反应不明显，重者可引起内分泌、代谢、循环等方面的改变，并可出现多种严重并发症。

1. 一般表现　病人体温一般在38℃左右，是由于伤区血液、渗出液及其他组织的分解产物吸收所引起。脑损伤可引起高热（中枢性高热）。除此以外，高热一般为并发感染所致。

2. 创伤性休克　较常见，是重度创伤病人死亡的常见原因。创伤较重病人可表现为神志淡漠，烦躁不安，脉搏细速，血压偏低，呼吸加快，口渴，尿少，四肢厥冷和出虚汗等现象。此种休克属于低血容量性休克，主要是在剧烈暴力打击，重要脏器的损伤和大出血的基础上附加疼痛，神经系统受强烈刺激等因素，均可导致有效循环血量减少和微循环障碍。

3. 肾功能变化　常发生在肌肉较丰富的部位，四肢或躯干肌肉丰富的部位受到压砸或长时间重力压迫后，可造成肌肉组织缺血坏死，出现伤处严重肿胀、肌红蛋白尿、高血钾症和急性肾功能衰竭为特征的病理过程，临床上称挤压综合征。其病势凶猛，死亡率较高。在救治上应重点做好伤肢处理、补充血容量、利尿和纠正肾功能衰竭等。

4. 感染　化脓性感染占并发症首位。开放伤都有伤口污染，伤口内有渗液、失活组织、血块或异物等，感染几率更高。闭合伤也可并发各种感染，如胃肠道、呼吸道破裂可受感染，因创伤所致误吸、气道分泌物潴留等继发肺部感染。伤后还可能发生破伤风、气性坏疽等，后果严重。

5. 多器官功能不全综合征　为严重创伤的全身反应或休克、严重感染后所继发，如急性肾功能衰竭、急性呼吸窘迫综合征、应激性溃疡、中枢神经系统衰竭等。多器官功能不全综合征死亡率甚高，目前认为应采取预防为主，防治结合的综合性措施。

【诊断】 包括确定其类型、程度、部位、全身改变及并发症。故必须详细了解创伤史及有关的既往史，较全面的体格检查和必要的辅助检查，并连续动态观察病情演变，应全面掌握所有临床资料，综合分析判断，方能施行有效的治疗。

（一）病史询问

病史可提供诊断线索，应尽可能详细询问和记录。

1. 致伤原因　常关系到创伤的病变；例如刺伤的伤口小而深度超过口径；腹部刺刀伤的外口不大，却可使内脏破裂。又如从高处直身坠落，足着地时身体前屈，可发生肢体骨折，还可发生脊柱骨折。

2. 伤后症状及其演变过程　受伤部位一般都发生疼痛；但神经系统受伤后失去知觉甚至意识；并发深度休克时病人常不自诉疼痛。伤后2～3日疼痛可缓解；如果反而加剧，常因并发感染。各部位的组织器官伤后发生功能障碍，可出现相应的症状，例如颅脑伤后可有意识障碍、肢体瘫痪等；胸部伤后除了胸痛，还可有呼吸困难、咳嗽、咯血等。此外，某些症状与全身性变化相关，例如口渴、尿量减少常表示体内缺水；寒战、发热常反映有较重的感染。

3. 既往史　注意与诊治创伤有关的病史，例如：病人原有原发性高血压，应根据原有血压水平估计伤后的血压变化；病人原有糖尿病、肝硬化、慢性尿毒症、血液病等或长期使用皮质激素类、细胞毒类（抗癌）等药物，伤后就较易受感染或延迟愈合，所以应当重视并采取治疗措施。

（二）体格检查

要求既全面系统，又重点突出。在检查时要分清主次，顺序检查。首先应迅速查明有无心跳骤停、窒息、呼吸困难、活动性大出血、休克、昏迷、严重骨折（尤其是颈椎骨折脱位）、内脏损伤等，如有需先作紧急处理的伤情，应优先处理后再作有重点的系统检查。遇病人较多时，应切实关注因昏迷、深度休克、窒息而不能呼救的“沉默者”。

1. 观察体温、呼吸、脉搏、血压等生命体征，以及神志、面色、体位等。

2. 根据病史提供的情况和某处突出的体征，进行细致的局部检查。同时应遵循各部位理学检查的要求，如腹部伤应观察腹部呼吸运动、触痛、肌紧张、压痛、反跳痛、移动性浊音、肝浊音界、肠鸣音等。还须对伤部邻近组织器官详细检查，如下胸部创伤可能伤及肝脏或脾脏，骨盆骨折可有尿道损伤。

3. 开放伤还须仔细观察伤口或创面，注意其形状、大小、深浅、出血、渗出物、外露组织、污染情况、异物存留、伤道位置等。

（三）辅助检查

对诊断有一定的价值，但应有针对性选择检查项目，切不可面面俱到，贻误抢救时间。

1. 化验检查　可根据需要选用，如血、尿常规，红细胞比积，可提示血浓缩、感染和泌尿系统损伤等；血气分析和血电解质检查，判定有无呼吸功能障碍和电解质紊乱、酸碱平衡失调；尿量和尿素氮等测定可了解肾功能状态；肝功能检查有助于了解肝功能状态。

2. 穿刺检查和导管术检查　各种穿刺技术诊断价值确实，如胸、腹腔穿刺可观察体腔内有无气体或出血等，以判断内脏器官的损伤；留置导尿可辅助尿道和膀胱损伤的诊断；腹腔内留置导管可动态观察腹腔内出血或渗液情况。

3. 影像学检查　X线检查为骨折、胸腹部伤及有无异物存留的常用检查方法；超声检查可发现胸腹腔的积液和腹部实质性脏器损伤；选择性血管造影可帮助确定血管损伤或某些隐蔽的器官损伤；CT可辅助诊断颅脑损伤和某些腹部实质性器官、腹膜后损伤；MRI有助于诊断颅脑、脊柱、脊髓等损伤。

4. 其他　目前各种电子仪器、动脉导管、漂浮导管技术等也用于对严重创伤，尤其是并发休克的病人，进行心、肺、脑、肾等重要器官功能的监测，有利于及时采取治疗措施。

（四）创伤严重程度的测定

目前对创伤严重程度测定有多种方法，对于提高创伤的诊治水平和预后的估计有重要意义。主要方法有：①创伤指数记分法。②CRAMS记分法。③创伤简明定级标准。④创伤严重度记分法。创伤评分法虽然比较简便，但可帮助急救人员迅速区别创伤的严重性，利于组织急救，并可回顾检查急救工作。CRAMS创伤评分法见表11－1。

表11－1　CRAMS创伤评分法

项　目	表　现	记　分
C(循环,circulation)	收缩压>100mmHg,毛细血管充盈良好	2
	收缩压>85～90mmHg,毛细血管迟缓充盈	1
	收缩压<85mmHg,毛细血管不充盈	0
R(呼吸,respiration)	呼吸正常	2
	呼吸30次/min或浅弱或困难	1
	无呼吸运动	0
A(胸腹部 abdomen－thorax)	胸腹均无异常	2
	胸腹有压痛	1

续表

项 目	表 现	记 分
	腹肌紧张、胸壁煽动或胸腹穿透伤	0
M(运动,movement)	运动自主正常	2
	仅对疼痛刺激有反应	1
	位置固定,无运动	0
S(说话,speech)	说话正常	2
	答非所问	1
	仅能发单音或无说话能力	0

注:以上5项相加7分以下时伤情较重或严重

第三节　创伤的救治

创伤的救治已引起世界各国的高度重视。加强宣传教育,采取预防措施,可以预防和减少创伤的发生。如创伤一旦发生,其有效的救治工作就尤为重要。创伤救治必须是抢救组织管理与抢救技术的两者结合,共同发挥作用,才能使病人及早得到合理救治,本节重点阐述后者。

【急救】 治疗创伤的目的是修复损伤的组织器官和恢复生理功能,首要的则是抢救生命。在处理复杂的伤情时,应优先解决危及生命和其他紧急的问题。例如,骨盆骨折合并尿道损伤和休克时,处理的顺序应是先抗休克,其次处理尿道损伤,然后行骨盆牵引固定。必须优先抢救的急症有心脏骤停、窒息、大出血、开放性气胸、休克、腹部内脏脱出等。

较重和重症创伤应从现场着手急救。近年的经验证明,"住院前创伤救治"和急症室(或急症车)手术抢救,能抢救不少的危重伤者生命。表11-2列出急救的初步措施和紧急手术。

表11-2　重症创伤的急救

	初步处理	急症室处理
气道	头部侧向,抬起下颌,口咽吸引,用口咽通气管	经口/鼻气管插管,气管切开或环甲膜切开
呼吸	口对口呼吸,呼吸面罩及手法加压给氧	气管插管接呼吸机支持呼吸
循环	制止外出血;抬高下肢,抗休克裤使用;胸外心脏按压,静脉注射利多卡因/肾上腺素	输液、输血;强心剂注射,心电监测下电除颤,开胸心脏按压。药物除颤
颅脑伤	口咽通气管、给氧	气管插管、给氧;脱水剂注射
颈椎伤	颈部长短夹板/硬领固定	颅骨钳牵引
胸部伤	开放性气胸伤口闭塞;张力性气胸穿刺排气;连枷型肋骨骨折胸壁固定;心包填塞穿刺抽血	心包切开缝合心肌伤口;连枷型肋骨骨折使用骨牵引/气管插管接呼吸机
腹部伤	内脏脱出伤口覆盖包扎	腹腔大出血开腹止血,胃肠减压,输液、输血
骨折	外固定	

急救注意事项：①抢救积极，但不慌乱，保持镇定，工作有序。②现场有多个病人，组织人力协作。不可忽视沉默的病人，因为他的伤情可能甚为严重；③防止抢救中再次损伤，例如移动病人时制动不够，使骨折端损伤原来受伤的血管神经。④防止医源性损害，例如输液过快过多引起肺水肿，输不相容的血液引起溶血等。

【一般处理】

（一）体位和局部制动

较重创伤的病人应卧床休息，所取体位应有利于呼吸、伤处静脉回流和引流，如半卧位有利于呼吸和腹腔等处引流，抬高伤肢有利于减轻水肿。如较严重骨折、血管神经损伤、肌肉肌腱损伤更应重视制动。

（二）软组织损伤的处理

小范围的软组织损伤，早期可用局部冷敷，以减少组织渗血。伤后12～24小时可用温敷和理疗，以利炎症消退。药物以选用活血化淤中药为主，内服或外敷。有血肿形成者，先加压包扎；伤后48小时在无菌操作下穿刺抽血，再加压包扎。

（三）防治感染

开放伤和有胸内、腹内脏器损伤的闭合伤，都应重视防治感染。主要措施是及时正确清创和闭合伤的手术处理，根据污染和组织损伤程度选用抗生素，并注射破伤风抗毒血清等。

（四）营养支持

为了减少创伤早期负氮平衡，有利于创伤修复和增强免疫功能，要重点注意能量和氮的补充。可口服高蛋白、高维生素、高热量的饮食。若不能口服或消化功能障碍者，应选用要素饮食和静脉营养法。

（五）维持体液平衡

创伤后机体因失血、失液或饮食受限制、分解代谢亢进等，都可发生水电解质和酸碱平衡失调，应予及时调整。

（六）对症处理

在不妨碍伤情判别的情况下酌情选用药物镇痛、镇静、安眠和其他必要的对症处理。

【伤口处理】

（一）伤口分类和处理

1. 清洁伤口　指未被细菌污染的伤口，一般系手术切口（甲状腺切除术、腹股沟疝修补手术等），缝合后可一期愈合。污染伤口通过处理也可成为清洁伤口，可当即缝合，一般可达一期愈合。这种愈合其组织修复以本来细胞为主，仅含少量纤维组织，创缘对合好，愈合较迅速，疤痕组织少，局部功能好。

2. 污染伤口　是指伤口有细菌污染，而尚未发展成感染。一般创伤后6～8小时以内伤口属于此类，可采用清创术处理。如果伤口污染严重或细菌毒力强，4～6小时即可发展成感染，不能视为污染伤口。

3. 感染伤口　指伤口已感染甚至化脓，包括延迟处理的开放伤和继发感染的手术切口。伤口须经过换药（敷料交换）达到二期愈合。这种愈合其组织修复以纤维组织为主，愈合缓慢，经肉芽组织形成后达到疤痕愈合，局部功能不良，且可能瘢痕挛缩或增生。

（二）影响伤口愈合的因素

主要有：①伤口污染严重或形成感染；②异物存留或失活组织过多；③受伤部位血循环

不良；④局部制动不够或组织不能连接；⑤营养不良、维生素和微量元素缺乏；⑥使用类固醇、抗炎药物、细胞毒药物和放射治疗等；⑦某些全身性疾病。上述不利因素，应在创伤处理过程中重视预防和采取相应治疗措施。

第四节　清　创　术

临床上通常把污染伤口的一般处理方法称为清创术。

【清创目的】 是将污染的伤口变为清洁伤口，以加速组织修复，缝合后达到一期愈合。

【适应证】 适用于开放性创伤，除擦伤、浅而小的弹片伤、刺伤、切伤外，均可作清创术。清创在伤后8小时内进行；血运丰富部位（如头面部）的伤口、污染较少、失活组织不多，伤后12小时或更长时间仍可施行清创。

【术前准备】

1. 充分了解伤情，判断伤口局部有无神经、血管、肌腱和骨损伤。
2. 防治休克，通常待休克控制，全身情况稳定后再清创。
3. 有活动性大出血者应先行止血。
4. 必要的实验室和其他检查。

【麻醉和体位】

根据伤情、伤口部位、大小及形状，可选用局部麻醉、静脉麻醉、臂丛麻醉或椎管内麻醉。

根据伤口部位选用仰卧、侧卧或俯卧位等。

【操作步骤】 具体清创方法，依创伤部位、程度可有不同，但均包括以下主要步骤（图11-1）：

（一）清洁伤口

伤口内暂时填以无菌纱布，用洗手刷或钳夹纱布块蘸软性肥皂液（油污可用汽油、乙醚）洗净伤口周围皮肤，剃去毛发。揭去伤口纱布，用大量生理盐水冲洗伤口，可按生理盐水→过氧化氢→生理盐水，连续冲3遍。

（二）皮肤消毒

无菌纱布覆盖伤口，按常规消毒皮肤并铺巾。

（三）清理伤口

1. 仔细检查伤口后，清除血块、异物、组织碎片。切除明显挫伤的创缘皮肤（头面和手部皮肤除确有坏死者外，应尽量保留）、皮下组织等。

2. 逐层切开皮肤、皮下组织、深筋膜，充分暴露创腔深部。彻底切除失活组织，包括坏死肌肉（灰暗色、切割不出血、无张力、钳夹不收缩），挫损污染过重的肌腱，污染的血管外膜、神经鞘膜、关节囊壁；咬除明显污染的骨折断端和摘除无骨膜的游离碎骨片等。充分止血并随时用生理盐水冲洗。清理伤口直至比较清洁和显露血液循环较好的组织，通过清理的创壁与手术切口几乎无异。

3. 组织修复　皮肤重新消毒铺巾，术者更换手套和器械，然后根据各组织特点进行修复。①血管：非重要血管伤均可结扎。重要动、静脉伤应予及时修复，如血管修补、缝合、吻合、移植。吻合时，剪去内膜损伤的断端，清除血栓，适量剥离剪去断端外膜，在无张力

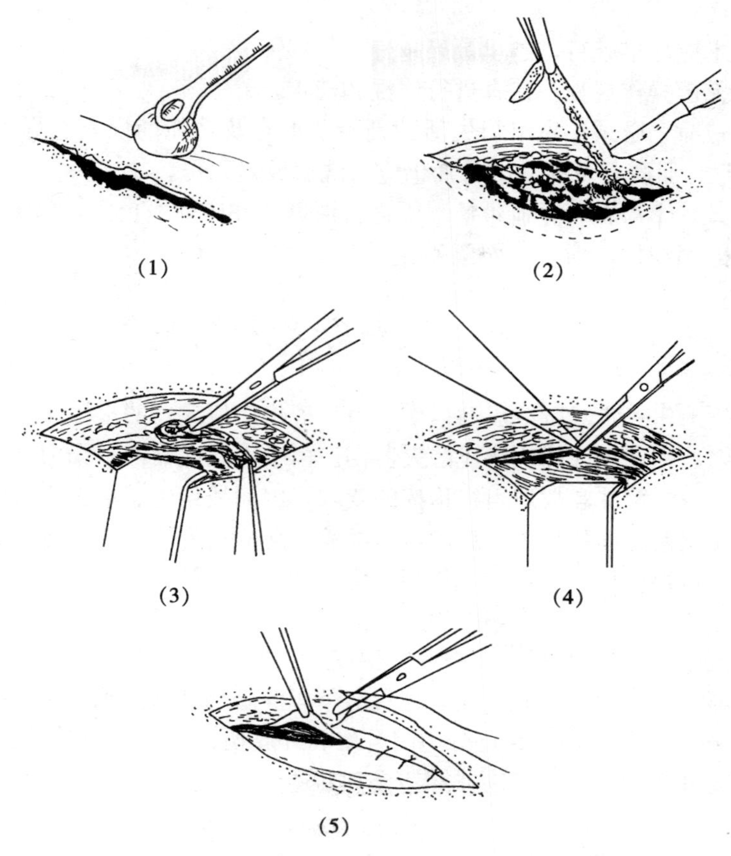

图 11-1 清创术基本步骤

(1) 清洁和消毒；(2) 切修创缘皮肤；(3) 清除异物和失活组织；(4) 彻底止血；(5) 缝合

情况下行端端外翻缝合；②神经：功能重要神经断裂，先用锐刀片修齐断端，对齐后在无张力情况下，用 5-0 丝线间断缝合神经鞘；③肌腱：污染不重，清创彻底时，可将离断肌腱一期修复；若缺损过多，则行肌腱移植；如污染严重，处理较晚，可将断端缝在附近肌肉上(防回缩)，待伤口愈合后 1～3 月作二期修复；④骨：污染不重，清创彻底时，骨折可行直视下复位，同时作内固定；⑤关节囊：污染不重，清创彻底可作一期缝合，原则上关节腔不放引流，囊外放乳胶片引流。

4. 伤口缝合　按组织解剖层次一期缝合创缘。如仍有少量渗液，可留置橡皮片、软胶管等引流；如伤口污染严重而清创后仍有可能感染者，可只缝合深层组织，2～4 日后缝合皮肤和皮下组织。

【术后处理】

1. 伤肢适当固定和抬高，特别是大量软组织损伤、骨折和血管修复后。并注意患肢血运。

2. 严密观察伤口渗液和引流情况，引流物在术后 24～48 小时取出；如有感染或出血，应立即拆除缝线，以利引流或止血。

3. 酌情给予抗生素，预防感染，并按破伤风预防常规处理。

【注意事项】

1. 创伤清创术应尽早施行，越早效果越好。

2. 严格执行无菌操作规程，认真进行清洗和消毒。

3. 在清理伤口时，必须注意组织失活的判断和形态及功能的恢复，尽可能保留和修复重要的血管、神经、肌腱，较大游离骨片仍应清洗后放置原位。

4. 除大出血外，不应在缚止血带情况下进行清创，并应彻底止血，以免形成伤口血肿。

5. 缝合时注意组织层次对合，勿留死腔。

第五节　战伤分类和急救

战伤是指战争中作战武器所造成的损伤。由于现代作战武器的多样化，战伤的种类也日趋复杂，其中大多数为常规武器所造成的火器伤。由于作战武器的杀伤力强，病人数量多而集中，加以战争环境的特殊和战地组织指挥的要求，因而战伤的救治工作有别于其他创伤的处理。我国在战伤救治方面积累了大量的丰富经验，对战伤外科临床具有实践指导意义。

【战伤分类】　可根据伤因、伤部、伤型、伤情和伤势分类。一般采用综合分类法：

1. 伤因　可分为火器伤、刃器伤、化学武器伤、核武器复合伤等，以火器伤多见。

2. 伤部　可分为颅脑、颌面颈、胸背、腰腹、上肢、下肢和多处伤。受伤部位的分布与战争中使用武器种类及防卫措施有关，现代战争以颅脑伤和多处伤较多见。

3. 伤型　①按皮肤是否完整，可分为闭合伤和开放伤；②按体腔（颅腔、胸腔、腹腔、关节腔等）是否与外界相通，可分为非穿透伤和穿透伤；③按伤道形态，可分为贯通伤、非贯通伤、切线伤等。

4. 伤情　指主要的损伤情况如大出血、窒息、休克、昏迷、气胸、截瘫等，特别是危及生命者必须优先救治。

5. 伤势　①轻伤：未伤及重要脏器，无生命危险，暂时失去战斗力，在一个月内能治愈归队；②中等伤：一般无生命危险，需较长治疗时间（1～2个月），愈后可遗留功能障碍而影响归队；③重伤：重要脏器损伤或多系统脏器衰竭，有生命危险，治疗时间需两个月以上，愈后有严重残废。

【战伤救治】

（一）病人分类

由于战时病人数量大，在现场急救时，应及时做好病人分类工作，以便疏散和计划后送，充分发挥有限人力和物力作用，使病人得到及时和妥善处理，这是有组织有计划抢救工作的前提。

病人的分类必须依据伤因、伤部、伤型、伤情综合分类，区别病人的轻重缓急，确定救治和后送的次序。病人分类的军医应具有丰富的战伤救治经验和工作能力，以提高后送和救治效率。

病人分类用伤标和分类牌作标志，挂在病人胸前醒目的部位，使各级各类人员能迅速识别。伤标样式有统一规定，用有色布条或塑料制成，重伤用红色条，骨折用白色条，放射伤用蓝色条，传染病用黑色条，化学伤用黄色条。分类牌是医疗机构内部使用，表示治疗分类和后送分类，样式可由各单位自定，但应容易识别。

（二）分级救治

为了使大批的病人都能得到有效的救治，除应做好病人分类外，还要采取分级救治（阶梯治疗）的办法。从前线到后方，设立各级救治组织，前接后送，密切配合，保证救治工作的连续性和继承性。

1. 战术后方（作战区）救治　连抢救组和营救护所负责火线抢救，主要是：①寻找病人，做临时安置；②实施基本急救，如防治窒息、止血、包扎、固定；③对辐射和化学毒剂沾染初步清洗；④准备安全后送。

团和师（旅）的救护所负责早期治疗，主要是：①从前方接回病人，继续进行急救，如输液、输血、手术止血、清创术等；②留治1～2周内可治愈归队的病人；③派出专人参加核武器或化学毒剂的病人早期救治。

2. 战役后方（兵站区）救治　组织军、兵种医院和部分地方医院，设一、二线医院负责病人治疗。这两线医院设有多个专科，尤其是二线能基本完成病人治疗。

3. 战略后方救治　组织战略后方医院和地方医院，治疗来自战役后方的病人。

（三）火线的急救处理

战伤的急救必须在火线现场实施，在火线上能及时将病人抢救下来是为继续救治创造条件。火线急救主要包括五项基本技术，即通气、止血、包扎、固定、搬运。这五项基本技术在卫生人员中务必熟练掌握，在指战员和民兵中也应普及，可以开展自救互救。

1. 通气　病人气道可被血块、泥土、呕吐物、昏迷舌根下坠等堵塞，应立即恢复呼吸道畅通。主要方法有：①指抠口咽法：一手拇、示指拉出舌头，另一手示指伸入口咽部，取出堵塞物；②击背法：一手支托病人胸骨前使上半身前倾，另一手掌猛击其背部两肩胛骨间，促使咳嗽将呼吸道堵塞物咳出；③托颌牵舌法：昏迷病人舌根后坠堵塞声门，用手托住其下颌部向前上推，使头部过伸，将舌头牵出；④垂俯压腹法：从背侧用双手臂围抱病人上腹部，将病人提起使其上半身垂俯，用力压腹，促使上呼吸道堵塞物吐出、咯出。

2. 止血　根据具体情况选择止血方法。

（1）指压法：通常是用手指压迫近端动脉，如头顶部出血，在耳前对着下颌关节稍上方骨面按压颈动脉；前臂出血，在肘部内侧肱动脉搏动处压迫；下肢出血，在腹股沟韧带中点，用拇指向耻骨上支压迫股动脉。

（2）加压包扎法：常用于一般的伤口止血。在出血伤口上置厚层敷料，再加压包扎，注意松紧适度。

（3）填塞法：用于肌肉、骨折端等部位渗血。先用1～2层大的无菌纱布敷盖伤口，以纱布条、绷带充填其中，再加压包扎。此法止血不彻底，易招致感染。

（4）止血带法：主要用于四肢暂不能用其他方法控制的出血，在应用时要注意：①压力适当，以远端动脉搏动消失为度；②要有明显标志，注明上止血带时间，优先后送；③连续阻断血流一般不超过1小时，应隔1小时放松1～2分钟；④止血带大腿宜绑在上1/3处，上臂宜绑在中上1/3处，以免桡神经损伤。

3. 包扎　是为了保护伤口、减少污染、固定敷料、帮助止血和伤部固定。在急救时根据部位选用包扎方法，要求固定牢靠和松紧适度。

（1）绷带卷包扎法：常用有螺旋形包扎、螺旋反折包扎、8字形包扎和帽式包扎法等（图11-2）。包扎时要掌握“三点一走行”，即绷带的起点、止点、着力点（多在伤处）和走行方向顺序。

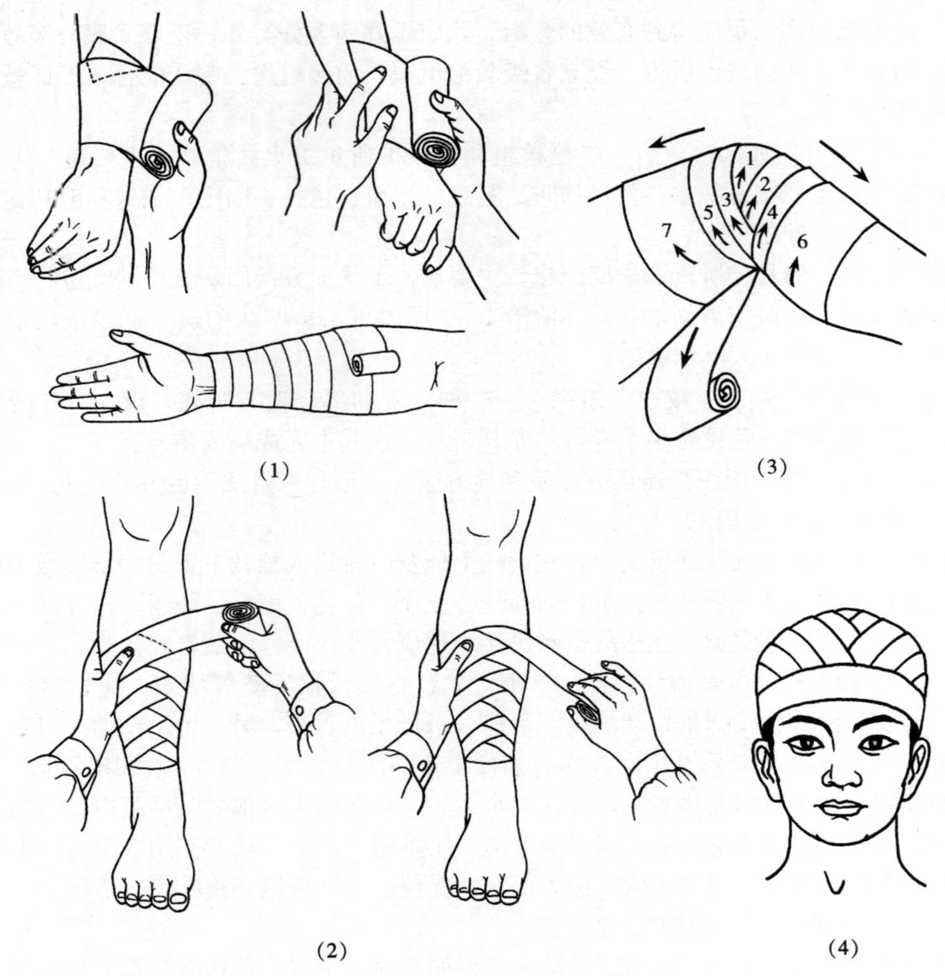

(1) (2) (3) (4)

图 11-2　绷带卷包扎法

(1) 螺旋形包扎法；(2) 螺旋反折包扎法；(3) 8 字形包扎法；(4) 回反形包扎法

(2) 三角巾包扎法：此法操作简捷，且适应于各个部位，但不便于加压，也不够牢固。常用包扎方法有风帽式、燕尾式、蝴蝶式等（图 11-3）。

4. 固定　骨与关节损伤均应及时固定制动，以减轻伤痛，避免因骨折端或骨片损伤血管、神经等，并有助于防治休克。固定注意事项有：①骨折局部如有明显畸形，固定前应尽量矫正；②固定范围应包括骨折处远、近两个关节，固定牢靠，松紧适度，骨突出处加棉垫保护；③固定材料可选用各种夹板，也可就地取材如木板、树枝、枪支等；缺乏固定材料时，可选用自体固定法，如将受伤下肢固定于对侧健肢。

5. 搬运　将病人迅速撤离火线后送是及时救治的关键。火线搬运不同于平时，应根据情况选用以下方法：①背：背着病人匍匐前进；②夹：夹持病人侧身匍匐前进；③拖：用大衣、雨衣、布单等包裹病人，然后拖拉运送；④抬：如双人徒手或用坐椅、担架（可就地取材制作）抬病人。搬运应注意：①搬运昏迷病人，必须保持呼吸道通畅；②骨折，尤其是脊柱骨折病人，搬运时必须保持伤处稳定，切忌弯曲或扭动。

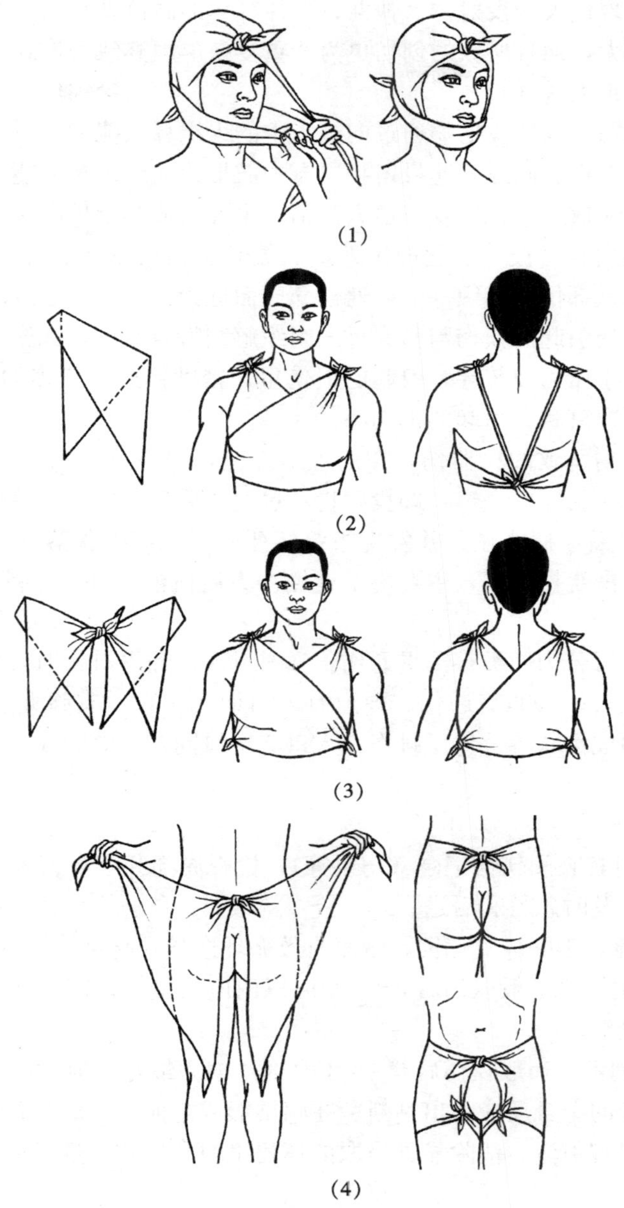

图 11-3　三角巾包扎法

（1）三角巾风帽式包扎法；（2）胸（背）部三角巾燕尾式包扎法；（3）胸（背）部双燕尾式包扎法；（4）双臀蝴蝶式包扎法

第六节　火器伤和冲击伤

一、火　器　伤

火器是指以火药为动力的武器，如枪、炮、手榴弹、炸弹等。火器伤是常规武器战争中最多见的创伤。由于现代火器投射物（弹丸、弹片等）的高速度高动能的特点，因此与过去比较不仅杀伤范围扩大，而且所致的创伤更为严重复杂。因其致伤形式是形成弹道，目前人们对弹道研究已取得重大进展。

【致伤机制和病理】 高速投射物通过向被击中的组织释放能量，对组织起到撕裂和挤压作用，从而引起直接损伤。同时高速投射物以压力波形式向组织释放能量，迫使弹道周围组织急剧膨胀和移位，形成一个比原发伤道大几倍、十几倍或几十倍的瞬间腔隙；紧接着空腔猛烈塌陷，并产生数次脉动波，引起内爆效应。故高速投射物在贯穿组织时所形成的压力波，除了损伤伤道邻近部位的组织外，还通过介质向远处传导，引起远隔部位组织的广泛损伤。另外．高速投射物引起的损伤与其穿过的组织解剖特点有关，如密度高的组织骨骼、肌肉、肝、脾等，有利于压力波传导，引起的损伤重；密度低而含气多的组织颌面部、肺等，压力波在其中传导迅速衰减，引起的损伤小。

因此，高速投射物所致的火器伤，在病理形态上，一般可分为三个区域：即原发伤道区、挫伤区和震荡区。①原发伤道：即投射物穿过组织后残留的永久性伤道；②挫伤区：紧接原发伤道，2～3日后炎症明显；并发生组织坏死；坏死组织脱落后，原发伤道扩大成继发伤道；③震荡区：围绕挫伤区，主要由于受侧冲力后血液循环发生障碍所致，可有充血、水肿、血栓形成等。

按弹道伤口情况可分为四类：①贯通伤：弹道有入口和出口。但入口和出口大小可不一致，多数出口大于入口；②非贯通伤：弹道有入口而无出口，有弹丸或弹片残留；③切线伤：入口与出口相通成沟状者；④反跳伤：入口与出口同在一处的浅部伤。

【处理】

（一）初期处理

1. 询问受伤经过，查阅伤情记录（伤票等），检查局部和全身情况，遇复杂伤情或病人多，区别轻重缓急，及时急救和后送。

2. 积极防治休克，消除休克病因，恢复有效循环血量，给氧等抗休克措施。

3. 及早应用抗生素，一般以伤后3～4小时以内应用最好，用量要大，抗菌谱要广，同时注射破伤风抗毒血清。

4. 早期施行清创术，一般在伤后6～8小时内清创为最好。但时间不是绝对的，应根据伤口局部情况及病人的全身反应作出判断。在感染形成之前，一般主张应行彻底清创术。如伤口已有感染，则只宜引流、清除显见易取的坏死组织和异物，进行换药处理。

（二）后继处理

1. 清创术后逐日更换敷料，检查伤口。如果伤面清洁，有少量肉芽组织生长，无脓性分泌物，周围无红肿，可在3～7天内缝合伤口（延期缝合），伤口可接近一期愈合。

2. 清创后伤口渗液或化脓，应查明原因，采取措施，引流伤口。可用3％～5％高渗盐水或等渗盐水纱布等湿敷伤口，加速组织坏死脱落，待肉芽组织生长和周围组织炎症消退，较小的伤口可达二期愈合。较大的伤口需植皮或切除肉芽组织再愈合。

3. 对于深部组织器官损伤、骨折等，应采取相应的手术方法进一步处理。

二、冲 击 伤

冲击伤又称爆震伤，为炸弹、气浪弹、鱼雷、核武器等超高能武器产生的冲击波所致。

冲击波具有高压和高速，从爆炸中心向四周空间扩展。人体受其高压作用，听器、眼、胸部、脑、胃肠等可发生损伤，体表一般无伤口。此外，火体被推动或物体被抛掷，可造成其他组织的机械性创伤。

【颅脑冲击伤】 发生率最高。冲击波经颅骨传人颅内，使颅内压增高。冲击波还能使躯干血液从颈静脉和椎静脉涌向脑部血管。因而脑和软脑膜发生充血、点状出血、水肿等病理改变。还可合并颅脑机械性损伤，如颅骨骨折、颅内血肿等。病人常发生意识丧失，持续数分钟至数日不等。清醒后可有表情淡漠、忧郁、激怒、失眠、记忆力减退等。严重时可发生颅内压增高和局灶性症状等。脑电图、脑脊液检查可辅助诊断。

治疗：卧床休息，适当给予镇静、止痛药物。意识丧失者需加强呼吸道护理。有颅内压增高症、颅内血肿时，应严密观察，采取相应处理措施。

【听器冲击伤】 主要是冲击波所致鼓膜破裂、鼓室积血、听骨链断离等。内耳也可有渗血、出血、耳蜗结构紊乱等。

临床表现：有耳聋、耳鸣、耳痛、眩晕、头痛等。外耳道可流出浆液或血性液体等。

治疗：主要防治感染。可用消毒干棉球清除外耳道液体、污物，然后以酒精棉球消毒。需要时以干纱条引流，但不可填塞；禁药物滴入或冲洗。全身使用抗生素。鼓膜破裂待二期修复等。

【肺部冲击伤】 是由于胸廓和肺泡受冲击波的超压和负压作用，肺泡破裂，可产生肺泡出血和肺实质出血，肺的血流动力学发生急剧变化。此外，冲击波的动压还可使胸壁、肺、心肌受损。

病人有胸痛、胸闷、咳嗽、咯血等，严重者有明显呼吸困难、发绀、咯血性泡沫痰等。听诊可有肺呼吸音减弱和广泛的湿性啰音、皮下捻发音等。X线摄片可见点状或小片状阴影；超声检查有助于诊断胸腔积液；心电图可观察心脏的改变。

治疗 早期症状可不明显，病人应卧床休息，以免出血加重。症状明显应作如下处理：

1. 呼吸困难 应取半卧位，可作颈迷走交感神经封闭或用α-受体阻滞剂（酚苄明等）。保持呼吸道通畅，必要时作气管切开。

2. 面罩法吸氧，必要时使用呼吸机行间歇或持续的正压通气，以提高动脉血的氧分压。

3. 防治肺水肿 可用95%酒精雾化吸入，适当控制输液量。必要时用20%甘露醇、呋塞米作脱水治疗，或用药物改善心功能。

4. 及早应用抗生素预防肺部感染。

5. 处理合并的机械性损伤，如胸腔闭式引流、固定肋骨骨折等。

【腹部冲击伤】 冲击波的超压作用于腹部，可使空腔脏器如胃肠、膀胱发生破裂。巨大的超压和动压作用还可使肝、脾等实质性脏器或肠系膜血管破裂出血。病人以腹痛为主要症状，伴恶心、呕吐。腹部检查有腹膜炎体征。严重腹膜炎和出血可引起休克。X线腹部透视可见腹腔游离气体。腹腔穿刺可吸出胃肠内容物、尿液或血液等。

治疗：卧床休息，禁食。怀疑或诊断有腹内脏器损伤时，应施行剖腹手术。并注意防治休克和感染等。

冲击伤可采取一些预防措施，以防避或减轻损伤。在冲击波到来之前，人员进入防御工事、隐蔽物后面、战车（坦克等）、坚固的地下室等。暴露人员应卧倒，足朝向爆炸中心并掩耳张口等。以上措施均可使人体免受或减轻冲击波的损伤。

（王 洪）

第十二章

烧伤、冻伤、咬螫伤

第一节　烧　　伤

烧伤泛指各种热源、光电、化学物质、放射线作用于人体所引起的局部或全身性损伤。平时烧伤发病率约占外科住院病人的3%～5%，多为生活烧、烫伤，尤以小儿和暴露部位多见。其中热源烧伤约占85%～90%，其他为酸、碱、磷、电等烧伤。

【病理生理】 烧伤的病理生理改变，主要取决于热源温度和受热时间。轻者仅有局部的病理改变，主要表现为皮肤、粘膜细胞变性、坏死，继而脱落或结痂，甚则炭化形成焦痂。重者除有局部的病理改变外，全身反应明显，主要表现为血容量不足或休克，全身性炎症反应综合征（SIRS）以及脓毒症。

致伤热源首先作用于皮肤及粘膜，继而逐层深入皮下、肌肉、骨骼、乃至内脏。烧伤造成皮肤、粘膜的完整性及其屏障作用破坏；烧伤区域及其邻近部位毛细血管通透性增加，血浆样液体渗出至细胞间隙或表、真皮层间隙，形成水肿和水泡，或直接从创面丢失，从而引起血容量急剧减少甚至发生休克；伤后机体能量消耗增加，分解代谢加速，出现氮负平衡；重症烧伤因血管内凝血和红细胞丢失，而出现血红蛋白尿；甚至贫血和低蛋白血症；伤后机体发生应激反应并释放多种炎性介质，削弱了免疫功能，从而引起全身性炎症反应综合征；同时机体的促炎/抗炎反应失衡，以及信号传导机制紊乱和内毒素的致病作用等是引起伤后病理生理改变的重要因素；人体的防御屏障作用破坏、细菌移位、免疫功能降低，极易并发感染，甚至发生脓毒症，致使病情复杂化。

【伤情判断】 正确的估计烧伤的面积及其深度，是判断伤情及其轻重程度的有力证据，同时也是制定治疗方案的重要依据。

（一）烧伤面积的计算

计算烧伤的面积可用两种方法，即新九分法和手掌法。前者适用于大面积烧伤的计算，后者适用于小面积烧伤的计算。

1. 新九分法　将全身体表面积分为11个9等分（表12-1）。成人体表面积具体计算方法（图12-1）。小儿头部面积较成人大而下肢的面积相对较小。因此，小儿应根据不同年龄来计算头部和下肢的面积（表12-1）。

2. 手掌法　以病人自己的手为准，无论成人或儿童，五指并拢一手掌的面积为1%，若五指自然分开时则为1.25%。该法对计算小面积烧伤简便，同时也可辅助九分法的不足。

表 12-1 新九分法*

部位		占成人体表%		占儿童体表%
头颈	发部	3	9	9+(12−年龄)
	面部	3		
	颈部	3		
双上肢	双上臂	7	9×2	9×2
	双前臂	6		
	双手	5		
躯干	躯干前	13	9×3	9×3
	躯干后	13		
	会阴	1		
双下肢	双臀	7	9×5+1	9×5+1−(12−年龄)
	双大腿	21		
	双小腿	13		
	双足	7		

＊戎年女性双臂、双足各为6%

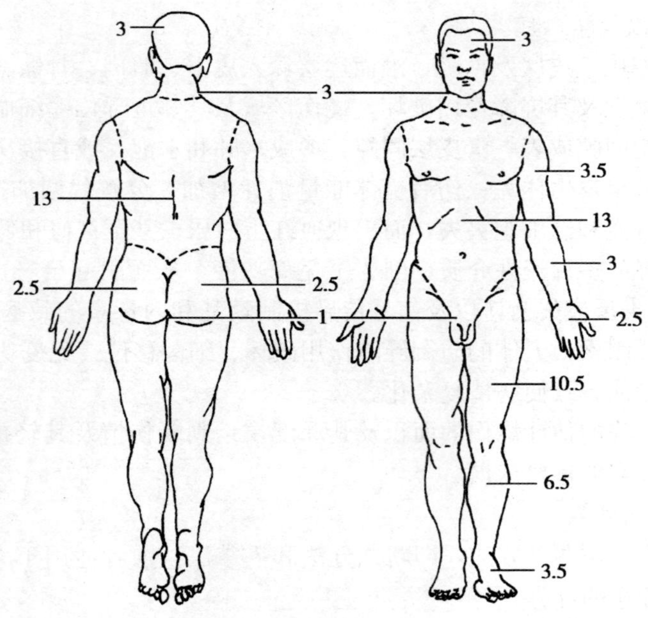

图 12-1 中国新九分法

(二) 烧伤深度的判断

一般采用三度四分法，即Ⅰ°、Ⅱ°(包括浅Ⅱ°、深Ⅱ°)、Ⅲ°(图 12-2)。临床上习惯称Ⅰ°和浅Ⅱ°为浅度烧伤；深Ⅱ°、Ⅲ°为深度烧伤。各度烧伤的临床特点、鉴别方法和转归(表 12-2)。

表 12-2　烧伤深度的鉴别及转归

烧伤深度	伤及层次	临床特点	愈合过程
Ⅰ度 （红斑型）	仅达表皮层，生发层健在	红斑、热、痛、感觉过敏	2～3 日后愈合，无瘢痕
浅Ⅱ度	达真皮浅层	剧痛，水泡大，泡皮薄、基底潮红，明显水肿	2 周内痊愈，无瘢痕，可有色素沉着
Ⅱ度（水泡型） 深Ⅱ度	达真皮深层，仅皮肤附件残留	感觉迟钝，水泡小，泡皮厚，基底苍白，拔毛痛，数日后可出现细小的网状栓塞血管	3～4 周愈合，遗留瘢痕，并有色素沉着
Ⅲ度 （焦痂型）	达皮肤全层，可深及皮下组织，肌肉和骨骼	感觉消失，创面焦黄炭化，干燥，皮革样，数日后可见粗大的树枝状栓塞血管	2～4 周后焦痂脱落，出现肉芽创面，除小面积外，一般需要植皮方能愈合，并遗留瘢痕

（三）烧伤严重程度的区分

烧伤的面积和深度是估计烧伤严重程度的依据。作为烧伤治疗方案设计和抢救成批病人的参考，我国常用下列分度法：

1. 轻度烧伤　Ⅱ°烧伤面积在 9%（儿童 5%）以下。

2. 中度烧伤　Ⅱ°烧伤面积为 10%～29%（儿童 5%～15%），或Ⅲ°烧伤面不足 10%（儿童 5%）。

3. 重度烧伤　烧伤总面积为 30%～49%（儿童 16%～25%），或Ⅲ°烧伤面积为 10%～19%（儿童 6%～9%），或烧伤总面积虽未达到上述百分比，但已发生休克等并发症，以及呼吸道烧伤或伴有严重的复合伤等均属重度烧伤。

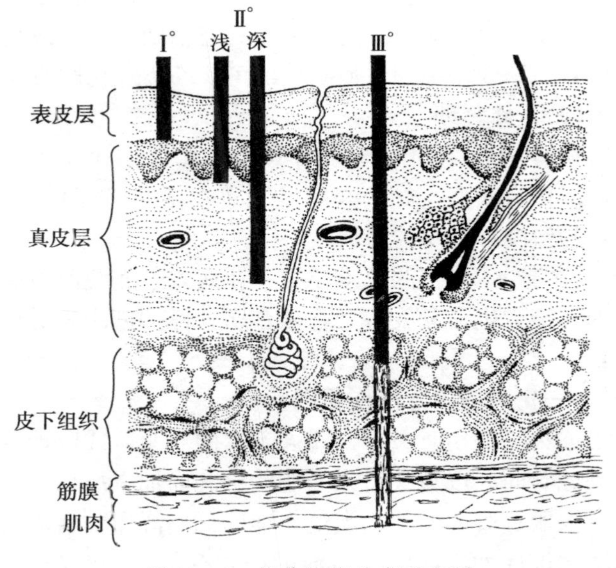

图 12-2　烧伤深度分度示意图

4. 特重烧伤　总面积在 50%（儿童 25%）以上，或Ⅲ°烧伤在 20%（儿童 10%）以上，或已有严重的并发症等均属特重烧伤。

【临床表现】

轻度烧伤以局部表现为主，无全身反应或全身反应较轻，中度以上的烧伤则全身反应极为明显，根据其临床演变过程可分为三个阶段：

（一）休克期

组织烧伤后的立即反应是体液渗出，一般持续 36～48 小时，轻度烧伤以局部渗出为主，重度烧伤则由于大量血浆样液体渗出，和其他血流动力学的变化，可急剧发生休克。烧伤早期休克是逐渐发生的，因伤后 2～3 小时体液渗出最快，8 小时到达高峰，随后逐渐减慢，48 小时后逐渐趋于恢复。此期表现为：烧伤的局部或全身出现水肿，创面有大量渗出液，心率增快，血压下降，呼吸急促，四肢厥冷，口渴、尿少、烦躁不安等，甚至发生血红蛋白尿或多器官功能衰竭。

（二）感染期

烧伤造成人体生物屏障功能破坏，极易发生外源性和内源性感染可引起全身炎性反应。常见而主要的病原菌为绿脓杆菌、金黄色葡萄球菌、大肠杆菌和变形杆菌，其次为真菌。严重者可发展为烧伤脓毒症。脓毒症的发生有三个高峰期：①早期脓毒症：多发生在伤后3～7日，在渗液回吸收的同时，大量细菌和毒素也随之被回吸收所致。②中期脓毒症：多发生在伤后3～4周焦痂溶解期，此期由于创面裸露，病原菌趁机侵入所致。③后期脓毒症：多发生在烧伤1个月以后，由于病人全身情况不佳，免疫力低下，创面经久不愈，极易发生再次感染。烧伤脓毒症主要表现（诊断标准）：①病情突然恶化，体温＞39℃或＜35.5℃，连续在3日以上。②心率＞120次/min。③呼吸频率＞28次/min。④白细胞计数＞12×10^9/L或＜4×10^9/L，其中中性粒细胞＞80％或幼稚粒细胞＞10％。⑤临床症状和体征：精神不佳、烦躁或谵语；腹胀、腹泻或消化道出血；创面色泽转暗、糜烂、坏死、出血等；舌质绛红、毛刺、干而无津。凡临床上具有细菌学证据或高度可疑感染者，只要符合上述4条中的两条并加第5条中的任何一项即可诊断为烧伤脓毒症。

（三）修复期

伤后5～8天开始至创面愈合。Ⅰ°烧伤和浅Ⅱ°烧伤能自行愈合。深Ⅱ°烧伤在3～4周愈合，但留有瘢痕，如合并感染则可变成Ⅲ°创面。Ⅲ°烧伤需植皮才能愈合，愈合后遗留瘢痕，易致畸形和功能障碍。

【急救】 烧伤的急救原则：让病人迅速脱离险区，防止进一步遭受创伤；迅速消除烧伤原因；抢救生命和妥善处理复合伤；保护创面和对症治疗。急救的主要内容包括以下三个方面：

（一）迅速消除烧伤原因

如火焰烧伤时应尽快脱去着火的衣服，或卧地翻滚或跳入清洁水池，以熄灭火焰，切勿奔跑或呼叫，以免火借风力烧的更旺而加重烧伤或引起呼吸道烧伤；热液烫伤应立即剪开并脱去衣服；凝固的油脂类烧伤须即刻用湿布敷盖灭火；化学烧伤时应迅速脱去衣服，并及时用清水彻底冲洗或用中和剂稀释；石灰烧伤时应首先将其干粉清除，然后才用大量清水冲洗；电烧伤时应首先脱离电源。

（二）现场急救要点

1. 抢救生命　对呼吸道烧伤并发呼吸道梗阻或窒息者，应及时作气管切开，确保呼吸道通畅；对心跳和呼吸骤停者，须立即进行心肺复苏处理；重症烧伤即使无休克症状出现，也应予以抗休克治疗。

2. 保护创面　外涂湿润烧伤膏或用清洁被单或布类简单包扎创面，可避免污染或再次损伤。

3. 妥善处理复合伤　简单有效的处理复合伤，如迅速止血、包扎伤口、骨折或脱位的简单固定，开放性气胸的迅速闭合等特别重要。

4. 对症处理　稳定病人情绪，镇静止痛，安慰病人；对疼痛剧烈和烦躁不安者，可给予麻醉性止痛剂，但伴有呼吸道烧伤或颅脑损伤者禁用。

5. 预防感染　应用破伤风抗毒素免疫注射和抗生素治疗，防止感染发生。

（三）转送的注意事项

1. 烧伤病人最好就地治疗，以免在转送途中加重病情或发生意外。对必须转送的病人也应作好充分的准备后再行转送，如呼吸道烧伤者在转送途中可能发生窒息，宜在转送前作气管切开。估计到达转送医院所需的时间超过 1 小时者，应静脉补液或口服含盐饮料，预防休克。

2. 已出现休克者，应先予抗休克治疗，待病情稳定后，再由专人携带急救药品护送。途中应继续补液，并作好抢救准备和各种记录。

【治疗】 小面积烧伤对全身影响较小，重点在于处理好创面，防治感染，促进及早愈合；中度以上的烧伤因其伤情严重，在处理好创面的同时，必须兼顾全身治疗，防止并发症发生。

（一）创面的处理

能否正确处理创面是烧伤治疗成败的关键。当病人就诊时，如果是小面积烧伤或经液体复苏后病情平稳者，可行早期清创术，然后再根据病人的具体情况进行创面处理。一般原则为：Ⅰ°创面保持清洁，减轻疼痛；浅Ⅱ°创面应防止感染，促进愈合；深Ⅱ°创面尽早清除坏死组织，防止感染，保护残留的上皮组织，促进其愈合，以减少瘢痕形成；Ⅲ°创面应保持焦痂完整干燥，防止感染，为早期切痂和植皮创造良好条件。

1. 清创术　清创宜待病情稳定后，在完善的止痛和严密的清创消毒下施行。目的是尽量清除创面污染。具体方法：先剃去创面周围的毛发，并以肥皂水清洗健康皮肤，然后再用 0.1%苯扎溴铵或氯己定溶液，或者碘伏消毒；小水泡可不予处理，大者可将其泡内液抽出或低位剪孔引流并保留泡皮，破损且污染严重的泡皮应予以清除；焦痂者涂以碘酊或碘伏即可。清创后可酌情采用包扎或暴露疗法。

2. 包扎疗法　适用于四肢或躯干的浅度烧伤。该疗法具有保护创面、减少污染、引流渗液、减轻疼痛、便于护理，以及不受条件限制等优点。具体方法和要求：①在清创和创面用药后，先用一层凡士林纱布或中草药浸渍的纱布覆盖创面，外加无菌敷料覆盖，敷料应超出创缘 5cm 以上，并以绷带包扎；②包扎四肢时，应从远端开始，指（趾）间必须用敷料隔开或分别包扎，并暴露指（趾）端，以便观察末梢循环；③关节部位的创面包扎须固定于功能位，并抬高伤肢；④如无感染或敷料干净无异味，可在伤后 7～14 天换药；在包扎期间，一旦发生疼痛加重、渗液浸透敷料或有异味等，为创面感染的征象，应及时打开敷料并酌情处理创面。

3. 暴露疗法　适用于全身各部位的烧伤创面，尤其适用于头面部和会阴部的创面，以及大面积的烧伤。但该疗法需要一定的设备和条件。该疗法具有加速创面干燥和促进结痂形成；避免再度损伤和污染，并有利于创面的观察和处理等优点。注意事项及要求：①病室的温度应保持在 28℃～32℃之间；②严格无菌操作，室内的床架要定时消毒，床单和接触创面的所有物品都应灭菌；③创面可应用磺胺米隆、磺胺嘧啶银等抗菌及收敛药；④定时翻身和更换体位。

4. 焦痂的处理　有三种常用方法：①早期切痂植皮：适用于面积小于 20%的焦痂创面，一般于伤后 3～5 日，一次全部切除焦痂达正常组织为止，采用自体网状皮片植皮，或采用异体皮、异种皮或人工皮覆盖创面，并用自体皮相间混合植皮；②分期切痂植皮：适用于面积大于 20%的焦痂创面，待病情稳定后 3～5 日进行分期切痂植皮，每次切除焦痂的面积为

1/4 左右，间隔 3～5 日 1 次；③蚕食脱痂植皮：伤后 2～3 周已进入自然脱痂期，痂壳开始自溶分离，此时可分期分批的除去焦痂并予植皮。

5. 感染创面的处理　及时清除脓液和坏死组织，充分引流，保持创面清洁；也可采用湿敷、半暴露或浸浴疗法。

(二) 全身疗法

1. 防治休克　其原则是抗渗扩容，但当前防治休克的主要措施为尽早补充血容量。

(1) 补液量的计算：按烧伤面积和病人的体重作为计算依据。具体补液方案包括两个方面：①额外丧失量：伤后第 1 个 24 小时，成人每公斤体重，每 1%烧伤面积（指Ⅱ°和Ⅲ°）补给晶体液和胶体液共为 1.5ml，儿童为 1.8ml，婴幼儿为 2ml；晶体液与胶体液的比例一般为 1∶1；②生理需水量：通常采用 5%～10%葡萄糖溶液补给，成人为 2 000～2 500ml，儿童为 60～80ml/kg，婴幼儿为 100ml/kg。

伤后第 2 个 24 小时，应补给第 1 个 24 小时实际输入晶体液和胶体液的一半，生理需水量仍同第 1 个 24 小时。

(2) 补液的种类和原则：晶体液包括等渗盐水、林格液、平衡盐液等；胶体液包括血浆、血浆代用品（如右旋糖酐、706 羧甲淀粉）、全血或血液成分制品等。补液原则：先晶后胶，先盐后糖，先快后慢；两早一防：即早给碱性溶液，早给利尿剂，预防并发症。补液的方法：应在伤后的前 8 个小时内输入补液量的一半，其余的一半可在 16 小时内完成。

(3) 调节补液的临床指标：由于病人的个体差异和伤情不同，因此上述补液计算公式只能参考而不能机械执行，则应灵活掌握，并结合下列临床指标调节补液。①尿量：尿量是反映血容量是否足够、肾功能是否良好的客观标志。因此应留置导尿管观察尿量，成人每小时尿量应在 30ml 以上（儿童为 20～25ml 以上）尿比重应在 1.010～1.020 左右，尿 pH 应维持在中性或碱性即可。尿量不足或比重过高，提示补液量不足，须加快补液。发生血红蛋白尿者，应尽早输入碱性药物并适量加快补液速度，以防急性肾功能衰竭；②心率与血压：心跳及脉搏有力，成人心率要求在 120 次/min 以下，收缩压维持在 90mmHg 以上，脉压在 20mmHg 以上。否则，在排除其他因素的同时，应加快补液；③精神状态：病人安静，或反应灵敏，是好的征象。若烦躁不安或反应迟钝提示血容量不足；④呼吸平稳，无明显口渴，说明血容量接近或恢复正常。此时可酌情调整补液速度和补液量；⑤周围循环状态：四肢温暖，毛细血管迅速充盈表示血容量足够；⑥中心静脉压：在补液中要求中心静脉压维持在 5～10cmH_2O之间。否则，应调节补液速度和补液量；⑦血红蛋白、红细胞计数、红细胞比积均应接近正常范围。

2. 防治感染　烧伤后感染多为混合感染，而烧伤脓毒症则是导致病人死亡的主要原因，故应积极防治。其防治措施如下：

(1) 消毒隔离：做好床旁隔离与无菌操作，可避免和减少创面污染；严格烧伤病室的规章制度，为防止感染的根本措施。

(2) 正确处理创面：正确及时地处理创面，特别是深度烧伤的创面应创造条件，早期切痂植皮，并保持创面清洁干燥以及精心护理，为防治创面感染的关键环节。

(3) 营养支持、维护体液平衡和器官功能：加强营养，可通过口服、管饲、胃肠外静脉营养等途径来补充足够的营养，可促使肠粘膜屏障修复。同时应维持体液平衡，积极的防治休克以及维护重要器官功能，是治疗烧伤和防治感染的重要环节。

（4）正确应用抗生素：应用抗生素是防治感染的有力措施，但使用必须合理，才能发挥应有的疗效。在应用抗生素的同时，要高度警惕菌群失调及真菌感染。因此，酌情进行细菌培养和药物敏感实验，有的放矢的使用抗生素很有必要。

3. 防治烧伤脓毒症　烧伤脓毒症是引起多器官功能不全的始动因素，而休克与感染的持续状态则是烧伤脓毒症发生和发展的重要诱因，故应积极防治。其防治措施：①实施抗休克治疗的三大目标：即充分的液体复苏，迅速恢复肠道血供，防治氧自由基损伤；②尽早消灭创面：施行早期切痂，采用异体皮和自体皮相间植皮覆盖创面，可有效的防止创面感染；③遏制病情发展：尽早采用大剂量皮质激素、山莨菪碱和潘生丁联合治疗脓毒性休克，可有效的改善全身血流动力学和疏通微循环，有利于遏制病情进展，为后续治疗赢得时间；④透析疗法：对已发生脓毒症者可进行无肝素血液透析治疗。

4. 防治瘢痕挛缩　深度烧伤或创面严重感染者，当创面愈合之后，多有不同程度的瘢痕形成，重者影响容貌和关节功能，甚至残废，故应积极防治。预防的关键是防治创面感染，保持关节于功能位，早期切痂植皮和尽早进行功能锻炼。如已发生挛缩畸形而影响外观和功能者，应及时做矫形手术。

5. 防治并发症　重症烧伤并发症较多，并且相当严重，故应加强防治。

（1）肺部感染：多数发生于面部烧伤或呼吸道烧伤者。应保持口、鼻腔清洁，并鼓励和协助病人翻身、咳嗽、深呼吸；有呼吸困难者应予以氧气吸入，必要时可做气管切开。

（2）消化道出血：由应激性溃疡所致，常发生于伤后1周左右。有效的抗休克和控制全身性感染为预防的关键环节。给予制酸剂、质子泵抑制剂和胃黏膜保护剂仍然必要。

（3）急性肾功能衰竭：关键在于积极地防治休克，当发生血红蛋白尿、肌红蛋白尿时，应在积极碱化尿液的同时，给予利尿剂。

（4）褥疮：保持床单清洁干燥，定时翻身变换体位，避免某一局部长时间受压；注意皮肤清洁卫生，给予理疗和按摩，促进局部血液循环以及补充营养等，为预防褥疮的基本措施和有效方法。

第二节　冷　　伤

冷伤是由低温侵袭人体所致的损伤。根据组织损伤的程度可分为两种类型：一是冻疮，二是冻结性冷伤。

一、冻　　疮

冻疮多发生于耳、鼻、手、足等暴露的末梢部位。初起时常不易发觉，多在受冻部位出现症状时才被发现。典型表现为局部红肿，复温后局部奇痒或刺痛，较重者可以出现水泡，水泡破溃后创面发红并有渗液；并发感染则形成糜烂或溃疡。冻疮常有个体易发因素，且易复发，特别是儿童和青少年，其相关因素与患过冻疮的局部抵抗力降低有关。

冻疮的预防措施是防寒、防冻、注意局部保暖，保持皮肤清洁干燥，也可涂擦防冻露剂加以预防。冻疮发生后，每日热敷数次，并涂以冻疮膏；有糜烂或溃疡者可酌情涂以含抗生素和皮质激素的软膏。

二、冻结性冷伤

局部冻伤和全身冻伤（冻僵）多发生于意外事故或非常时期，例如在野外遭遇暴风雪袭击、陷入冰雪中、或长时间关闭在冷库中，以及工作不慎时遭受强烈制冷剂（液氮、固体二氧化碳等）损伤等。

【病理】 人体局部接触冰点以下低温侵袭时，首先是血管强烈收缩，组织逐渐进入冻结阶段，在细胞外液甚至细胞内液形成冰晶。冻伤的损害主要发生在复温冻融之后，其主要表现为局部血管扩张、充血、渗出，并有微血栓形成；组织内冰晶及其融化过程中所造成的组织破坏和细胞坏死，促使多种炎性介质释放，从而引起炎症反应；加之组织缺血-再灌注损伤导致细胞凋亡，使组织损害进一步加剧。

当全身遭受低温侵袭时，除外周血管强烈收缩和寒战（肌肉收缩和痉挛）反应外，同时体温逐渐降低，而引起血液循环和细胞代谢紊乱，导致全身组织和多器官的功能障碍，重者呈僵死状态，如不及时抢救，可直接致死。此外，还可合并局部冻伤的病变。

【临床表现】

（一）局部冻伤

在复温冻融之前，伤处皮肤苍白、皮温降低，麻木刺痛或丧失知觉。复温冻融之后，按其损伤的深度可分为四度（表 12－3）。

表 12－3 冻伤深度分类及其各自的特点

分类	深度	临床表现	愈合过程
Ⅰ°（红斑）	伤及表皮	局部红肿、灼热、痒、刺痛或麻木	数日后表皮脱落，不留瘢痕
Ⅱ°（水泡）	达真皮层	红肿明显，有水泡和疼痛，知觉迟钝	若无感染局部可成痂，2～3 周脱痂愈合，少有瘢痕
Ⅲ°（坏死）	伤及全层皮肤或皮下	创面由苍白变为黑褐色，知觉丧失，创周肿胀，并有疼痛和血性水泡	若无感染，坏死组织干燥成痂，脱痂形成肉芽创面，愈合慢，留有瘢痕
Ⅳ°（深部坏死）	深达肌肉、骨骼等组织	类似Ⅲ度冻伤，以坏死为主	形成干性或湿性坏疽，愈合后留有功能障碍或残废

（二）全身冻伤（冻僵）

初期时出现寒战、苍白或发绀、四肢发凉、疲乏、无力等。继而出现全身麻木，肢体僵硬，意识障碍甚至昏迷；心律失常，呼吸抑制，甚至发生心跳呼吸骤停。如能得以抢救，其心跳呼吸虽可恢复，但常有心律失常、休克等，或者并发肺部感染或肺水肿，急性肾功能衰竭，甚至发生多器官功能不全综合征。

【急救和治疗】

（一）急救和复温

迅速让病人脱离低温环境和冰冻物体。然后将其全身或冻伤肢体侵入 38℃～42℃温水中，水量和水温应保持相对恒定，并要求在 20～30 分钟内复温；其复温标志为肢端转红润，皮温达 36℃左右。浸泡过久将会增加组织代谢反而不利。浸泡时可轻轻按摩健康皮肤，以改善血液循环；病人如有不适可作对症处理。如无复温条件，可将冻伤肢体置于抢救者的怀中或腋窝等处复温。忌用火烤或热敷。如复温过程中病人发生休克，或心跳呼吸骤停时，应采取相应急救措施。复温后应立即进行保暖，以保证后续治疗顺利进行。

（二）局部冻伤的治疗

Ⅰ°冻伤创面保持清洁干燥，数日后便可愈合。Ⅱ°冻伤创面经消毒后，小的水泡可不予处理，巨大水泡可将其泡内液抽吸后，用软而干的纱布包扎，或涂冻伤软膏后暴露；若创面感染，则应换药处理。Ⅲ°和Ⅳ°冻伤多采用暴露疗法，保持创面清洁干燥，待坏死组织分界清楚时予以切除；若发生感染，则应充分引流并坚持换药；并发湿性坏疽者可酌情截肢。

Ⅲ°以上的冻伤还需配合全身治疗。其措施包括：①防治感染：应用破伤风抗毒素免疫注射和抗生素治疗；②改善血液循环和组织代谢：可选用疏通微循环和扩张血管的药物治疗，如小分子右旋糖酐、妥拉唑啉、罂粟碱，以及维生素C和E等；③补充营养。

（三）全身冻伤的治疗

复温后首先应防治休克和维护重要脏器的功能；重视维持体液平衡和营养支持；同时也应注意局部创面的处理。

第三节　咬　螫　伤

一、毒蛇咬伤

毒蛇咬伤为一种特殊损伤，根据蛇毒的性质大致可分三类：①以神经毒为主，如金环蛇、银环蛇、海蛇等；②以血液毒为主，如竹叶青、五步蛇、蝰蛇、龟壳蛇等；③混合毒，如蝮蛇、眼镜蛇、眼镜王蛇等。病情的严重程度取决于进入人体的毒素多少，其次也与伤者的年龄和体质强弱相关。如蛇毒直接进入血液循环，可在短时间致死，故抢救是否及时为治疗成败的关键。

【临床表现】 毒蛇咬伤后，伤处皮肤留有牙痕，局部有疼痛、肿胀、麻木、出血，或发生水泡，肿胀迅速向近心端蔓延，邻近的淋巴结常有肿大。全身症状因其毒性作用不同而各有特点。

（一）神经毒

其主要毒性作用是引起呼吸肌麻痹和横纹肌瘫痪。于伤后1～2小时出现头晕、嗜睡、恶心、呕吐、四肢无力、眼睑下垂等，重者有视力模糊、言语不清、呼吸困难、发绀，以至全身麻痹、昏迷、血压下降等，终致呼吸循环衰竭。

（二）血液毒

因其具有强烈的溶组织、溶血和抗凝血作用，故而对局部和全身组织引起严重破坏；因其还含有类似组胺、透明质酸、抗杀菌素样物质，故可引起血压下降、毒素扩散和诱发感染。咬伤后数分钟出现局部症状，严重者伤处软组织坏死，甚至蔓延整个肢体。随即出现全身症状，有畏寒发热、头晕眼花、心律失常、烦躁不安或谵妄，尚有多处出血、血尿或血红蛋白尿、少尿、休克、黄疸等，可因多器官功能不全致死。如能抢救治愈，部分病人因局部坏死和感染，则伤口经久不愈。

（三）混合毒

兼有上述两种毒素引起的临床表现。

【诊断】 除应尽量明确是毒蛇还是无毒蛇咬伤外，还应判断是哪类毒蛇所伤。毒蛇咬伤后可在伤处留有一对大而深的牙痕；无毒蛇咬伤则局部仅为一排或两排细小的牙痕。如伤口内发现毒牙或见到被打死的毒蛇，对诊断更有帮助。

【急救和治疗】 急救的关键在于争分夺秒地将毒素迅速排除，防止吸收与扩散。目的在于防止毒素继续吸收中毒致死和尽量减少局部损害。如一时不能判断是否为毒蛇咬伤，应先按毒蛇咬伤处理，并密切观察病情变化。

（一）局部处理

1. 早期绑扎 应就地取材（如胶管、布条、绳索、草藤等），立即在咬伤肢体近心侧约5～10cm处绑扎两道，以阻断淋巴和静脉回流为度；然后用手反复挤压伤口周围，将毒素挤出；间隔30分钟松绑2～3分钟，以防肢体坏死。在急救处理结束或使用有效蛇药30分钟后可除去绑扎。

2. 伤肢休息 伤后即便行走也应缓慢，切忌奔跑，以减少毒素的吸收和扩散；如要转送，应将伤肢制动并放低。

3. 清创排毒 伤口经反复冲洗和彻底消毒后，以牙痕为中心作十字形切开伤口，并除去可能残留的毒牙，再用3%过氧化氢液或1∶5 000高锰酸钾溶液反复冲洗伤口，然后自上而下反复挤压伤肢，促使毒素排出。此外，也可用吸乳器或拔罐法，将伤口内毒液吸出。情况紧急时也可用嘴吸吮，但每吸吮1次需用白酒或适宜的氧化剂漱口，如急救人员的口腔粘膜破溃或有牙齿病者则不宜采用此法，以免发生中毒。

4. 局部降温 将伤肢浸于冷水中（不低于4℃）3～4小时，然后改用冰袋，若能采用1∶5 000冷高锰酸钾液浸泡则效果更好。

5. 破坏伤口内蛇毒 用糜蛋白酶2 000～6 000U加于0.5普鲁卡因溶液10～20ml，封闭伤口周围或近心侧，必要时可重复注射；可采用3%过氧化氢溶液10～15ml加于等渗盐水10～15ml，于伤口周围肿胀组织缓慢注射；还可用地塞米松10mg加于0.5%普鲁卡因溶液20ml，于伤口周围注射。

（二）全身治疗

1. 利尿排毒 静脉补液，并注射利尿剂或甘露醇，以加速体内毒素排出。

2. 中医中药 治疗毒蛇咬伤有效的中成药百年不衰。常用的有南通蛇药片，广州蛇药片，上海蛇药和云南蛇药等，可口服或局部外敷，有的还可注射。中药代表方剂为蛇伤解毒汤加减。此外，还可酌情选用下列中草药内服或外敷，如七叶一枝花（重楼）、半边莲、虎杖、垂盆草、滴水珠、田基黄和白花蛇舌草等也确有疗效。

3. 应用抗蛇毒血清：应用越早疗效越好。一般只注射1次，必要时可重复注射。成人与儿童剂量相同。该血清有单价和多价两种，若能确定毒蛇的类别和蛇毒的性质，选用单价的则效果更好。用药前须做过敏试验，过敏试验阴性者，采用抗蛇毒血清6 000U加于等渗盐水20～40ml，静脉1次缓慢注射；若为阳性者，可用抗蛇毒血清150～300U和地塞米松10mg，加于10%葡萄糖溶液500ml中静脉缓慢滴注，观察半小时无不良反应后，再将全量的抗蛇毒血清加入上述液体中继续滴注。

4. 防治感染 常规使用破伤风抗毒素和抗菌药物。

5. 支持疗法 维持体液平衡和补充营养。

6. 防治并发症 对休克或多器官功能不全者，必须采取相应的治疗措施。

二、虫　螫　伤

（一）蜂螫伤

无论蜜蜂或黄蜂因其尾部具有带毒腺的尾刺，一旦螫伤可将蜂毒注入皮肤并引起症状。数量微少的蜜蜂螫伤后仅有伤口红肿疼痛，伤口内常有尾刺残留，但全身反应轻微；黄蜂螫伤则局部症状严重并伴有全身反应，但无尾刺残留。如被蜂群螫伤则症状更为严重，除多处皮肤红肿外，还有发热、头晕、恶心、呕吐、烦躁不安等，严重者可出现呼吸困难、血红蛋白尿、少尿、休克，甚至急性肾功能衰竭等危重症状。

蜜蜂螫伤可用5%碳酸氢钠溶液冲洗或湿敷局部；并尽量取出尾刺；重者经上述处理后可口服蛇药片，或将其捣烂调成糊状外敷伤处；并酌情选用地塞米松、氯苯那敏等抗过敏药物对症治疗。黄蜂螫伤则应尽快用食醋湿敷局部，再用3%依米丁（吐根碱）1ml加注射用水5ml于伤处注射；并可口服或（和）外敷蛇药；同时对症处理，如给予止痛剂、止痒剂等。出现危重症状者应采取相应的治疗措施。

（二）蝎螫伤

蝎螫伤时将其蝎毒注入皮肤，局部有大片红肿、剧痛、麻木；全身反应有头晕头痛、畏光流泪、恶心、流涎、畏寒、发热等，重者可发生心律失常、血压下降、呼吸困难、内出血、昏迷、抽搐，甚至呼吸循环衰竭。

伤口先作冷敷，再用1%碳酸氢钠溶液洗涤，并可采用口吮或拔罐法拔毒；较深的伤口可用0.5%普鲁卡因封闭后，以刀尖扩大伤口，清除毒刺，然后用3%过氧化氢溶液冲洗。如伤处剧痛不止，可采用3%依米丁（吐根碱）或者复方奎宁0.3ml加于注射用水5ml，于伤口周围注射。也可口服蛇药片或（和）将蛇药片调成糊状外敷伤处；还可用等量雄黄、枯矾研末以浓茶调匀外敷。全身症状严重者可用地塞米松或葡萄糖酸钙静脉注射，并使用抗蝎毒血清；同时对症治疗和防治感染。

（三）蜈蚣咬伤

蜈蚣咬伤时有毒液进入皮肤。伤处红肿、疼痛、奇痒，重者可发生坏死，邻近淋巴结肿痛，甚至发生头痛、发热、呕吐、昏迷、抽搐等全身症状。

伤处冷敷后，采用1%碳酸氢钠溶液洗涤，再用普鲁卡因封闭后取出毒刺，方法与蝎螫伤相同。也可口服蛇药片或（和）将蛇药片调成糊状外敷。同时予以对症治疗。

（李全兴）

第十三章

休克

第一节 概 论

休克是机体受到有害因素强烈作用后，因急性有效循环血容量减少、组织灌注不足，导致细胞代谢紊乱和器官功能受损，所出现的危急综合征。

【分类】 休克的分类方法很多，但尚无一致意见。本章将休克分为低血容量性、感染性、心源性、神经性和过敏性休克五类。低血容量性和感染性休克是外科最常见的类型。

【病理生理】 有效循环血容量锐减及组织灌注不足是各类休克共同的病理生理基础。休克的主要病理生理过程包括微循环改变、代谢变化和重要器官继发性损害。

（一）微循环的变化

1. 微循环收缩期　即休克早期，由于有效循环血容量显著减少，引起组织灌注不足和细胞缺氧；同时因循环容量降低引起动脉血压下降。此时机体通过一系列代偿机制调节和矫正所发生的病理变化。若能在此时去除病因积极复苏，休克常较容易得到纠正。

2. 微循环扩张期　当休克继续进展时，微循环将进一步因动静脉短路和直捷通道大量开放，使原有的组织灌注不足更为加重，细胞因严重缺氧处于无氧代谢状况，并出现能量不足、乳酸类产物蓄积和舒血管的介质如组胺、缓激肽等释放。此期微循环的特点是广泛扩张，表示休克进入抑制期。临床上病人表现为血压进行性下降、意识模糊、发绀和酸中毒。若病情继续发展，便进入不可逆性休克。

（二）体液代谢改变

血容量降低使抗利尿激素和醛固酮增加，两者通过肾减少水、钠排出，以保留血容量。在微循环失常、灌注不足和细胞缺氧情况下，体内出现无氧代谢下的糖酵解过程以提供维持生命活动所必需的能量。葡萄糖的乏氧代谢造成代谢性酸中毒；休克后机体蛋白质分解加速，可使血尿素氮、肌酐增加。休克加重时，除因微循环障碍不能及时清除酸性产物外，还因肝对乳酸进行代谢的能力下降，导致乳酸盐不断堆积和明显酸中毒。细胞受损致细胞内外离子及体液分布异常。

（三）内脏器官的继发性损害

由于微循环障碍的持续存在和发展，内脏器官的部分组织可因严重的缺血、缺氧而发生组织细胞的变性、坏死和出血，而引起内脏器官功能衰竭。几种脏器同时或相继受损的情况称为多器官功能不全综合征，可在休克已经好转后出现，并成为病人死亡的主要原因。内脏器官的继发性损害发生与休克持续时间的长短有密切关系。低血容量性休克一般较少引起内脏器官的继发性损害。休克持续时间超过10小时，容易继发内脏器官的损害。累及的器官为肾、肝和胃肠道、肺、脑、心、肾上腺及胰等。心、肺、肾功能衰竭是造成休克死亡的三大原因。

【临床表现】 按照休克的发病过程可分为休克代偿期和休克抑制期，或称休克早期和休克期。

（一）休克代偿期（早期/轻度）

表现为兴奋或烦躁不安、精神紧张、口渴、皮肤苍白、四肢厥冷；尿量减少、尿比重增高、过度换气、呼吸加快、心率加快、血压稍高、脉压小；中心静脉压（CVP）5～10cmH_2O等。此期休克若能根据相关病史和特征性表现，及时发现，尽早去除病因，并适当补充血容量，可较快得到纠正。

（二）休克失代偿期

若休克未能控制，病情继续发展，便进入休克失代偿期。

1. 休克中期（中度） 临床就诊多属此期患者。血压下降，同时表情淡漠、反应迟钝、面色苍白、紫绀、呼吸急促、皮肤湿冷、表浅静脉下陷、脉搏快弱、尿量减少等典型休克表现。只要抢救措施得力，病情尚能好转。

2. 休克晚期（重度） 发生器官功能衰竭为本期特征。主要表现为：病人表情淡漠、反应迟钝，甚至可出现意识模糊或昏迷，全身皮肤、粘膜明显发绀，四肢厥冷，脉搏摸不清、血压测不出，尿少甚至无尿，心音弱，体温低于正常，呼吸微弱或不规则。若皮肤、粘膜出现淤斑或消化道出血，提示病情已发展致弥散性血管内凝血阶段。若出现进行性呼吸困难、脉速、烦躁、发绀，一般的吸氧而不能改善呼吸状态，应考虑并发呼吸窘迫综合征。病人此时对一般扩容和血管活性药物治疗多无反应，故也称顽固性休克或不可逆性休克，但若能组织有效复苏，仍有部分患者可能获救。

【诊断】 休克的诊断一般不难，关键是应早期及时发现。凡遇到严重损伤、大量出血、重度感染以及有过敏史、心脏病史者，应想到并发休克的可能；临床观察中，对于有出汗、兴奋、心率加快、脉压小或尿少等症状者，应疑有休克存在。若病人出现神志淡漠、反应迟钝、皮肤苍白、呼吸浅快、收缩压降至90mmHg以下及尿少者，则标志病人已进入休克抑制期。

【休克的监测】 通过监测不但可了解病人病情变化和治疗反应，并为调整治疗方案提供客观依据。

（一）一般监测

1. 意识状态 意识状态可以反映脑组织血液灌流和全身循环状况。例如病人安静、神志清楚，对外界的刺激能正常反应，说明病人循环血量已基本足够；相反若病人表情淡漠、不安、谵妄或嗜睡、昏迷、呼吸急促或不规则，反映脑缺血缺氧。

2. 血压 维持稳定的血压在休克治疗中十分重要。血压能反映有效循环血量，但血压并不是反映休克程度最敏感的指标。在判断病情时，还应兼顾其他的参数进行综合分析。通常认为收缩压＜90mmHg、脉压＜20mmHg是休克存在的表现；血压回升、脉压增大则是休克好转的征象。

3. 脉搏 可粗略估计心排血功能，休克时脉率增快与休克程度平行，脉率的变化常出现在血压变化之前。当血压仍较低，但脉率已恢复、清楚，且肢体温暖者，常表示休克趋向好转。常用脉率/收缩压（mmHg）计算休克指数，帮助判定休克的有无及轻重。指数为0.5多表示无休克；1.0～1.5有休克；>2.0为严重休克。

4. 呼吸　呼吸频率、深浅、节律常随休克轻重而发生变化，如呼吸急促或节律不规则，提示休克严重。

5. 尿量　尿量是反映肾血液灌注情况最有价值的指标，并能正确反映重要器官的灌流情况，尿量减少较血压降低更早出现。尿少通常是早期休克和休克复苏不完全的表现。对疑有休克或已确诊者，应观察每小时尿量，必要时留置导尿管。尿量<25ml/h、比重增加者表明仍存在肾血管收缩或血容量不足；血压正常但尿量仍少且比重偏低者，提示有急性肾衰竭可能。当尿量维持在30ml/h以上时，虽然血压仍偏低，也能提示休克已改善。

6. 皮扶　皮肤的温度、色泽是观察体表灌流情况的标志。如病人的四肢温暖，皮肤干燥，轻压指甲或口唇时，局部暂时缺血呈苍白，松压后色泽迅速转为正常，表明末梢循环已恢复、休克好转；反之，四肢皮肤湿冷，轻压指甲或口唇时转红慢或呈紫绀色，则说明休克情况仍存在。

（二）特殊（重症）监测

包括以下多种血流动力学监测项目：

1. 中心静脉压（CVP）　CVP主要反映了右心房或者胸腔段腔静脉内压力的变化，在反映全身血容量及心功能状况方面一般比动脉压改变早。CVP的正常值为5～10cmH_2O。当CVP<5cmH_2O时，表示血容量不足；CVP>高于15cmH_2O时，则提示右心功能不全、静脉血管床过度收缩或肺循环阻力增高；CVP>20cmH_2O时，则表示存在充血性心力衰竭。有条件者应连续观测CVP，动态观察其变化趋势，以准确反映有心前负荷的情况，指导临床治疗及估计预后（表13-1）。

表13-1　中心静脉压和动脉压变化的处理原则

中心静脉压	动脉压	原　因	处理原则
低	低	血容量严重不足	快速补液
低	正常	血容量轻度不足	适当补液
高	低	心功能不全	强心、输氧、利尿
高	正常	容量血管过度收缩 肺循环阻力增高	扩张血管
正常	低	血容量轻度不足或心功能不全	作快速补液试验*，区别原因后处理

*快速补液试验：5～10分钟内快速由静脉输入等渗盐水250ml，如血压升高，而CVP不变，提示原有血容量不足；如血压仍低，而CVP升高3～5cmH_2O，则提示心功能不全

2. 肺毛细血管楔压（PCWP）　以周围静脉将顶端带有小囊的Swam-Ganz飘浮导管插入上腔静脉后，注水充盈小囊，使之随血流漂过右心房、右心室进入肺小动脉。一方面可测得肺动脉压（PAP）和肺毛细血管楔压（PCWP），有助于了解肺静脉、左心房压和肺循环阻力情况；另一方面尚可通过导管进行混合静脉血气分析，了解肺内动静脉分流或肺内通气/灌流比的变化情况。PAP的正常值为10～22mmHg；PCWP的正常值为6～15mmHg，与左心房内压接近。PCWP<6mmHg提示血容量不足（较CVP敏感）；>15mmHg提示肺微循环阻力增高；>20mmHg提示有右心功能不全；>30mmHg多提示存在肺水肿。当临

床上发现 PCWP 增高时，即使 CVP 尚属正常，也应限制输液量以免发生或加重肺水肿。肺动脉导管技术是一项有创性检查，有发生严重并发症的可能（发生率约 3%～5%），置管一般不得超过 72 小时，故仅在抢救严重休克患者时采用。

3. 动脉血气分析 动脉血氧分压（PaO_2）正常值为 80～100mmHg；当降至 30mmHg 时，组织便已处于无氧状态。动脉血二氧化碳分压（$PaCO_2$）正常值为 45～50mmHg。休克时可因肺换气不足，出现体内二氧化碳累积致 $PaCO_2$ 明显升高；相反，如病人原来并无肺部疾病，因过度换气可致 $PaCO_2$ 较低；若病人通气良好，但 $PaCO_2$ 仍超过 45～50mmHg 时，常提示严重的肺泡功能不全；$PaCO_2$ 高于 60mmHg，吸入纯氧仍无改善者则可能是 ARDS 的先兆。动脉血 pH 正常为 7.35～7.45。通过监测 pH、碱剩余（BE）、缓冲碱（BB）和标准重碳酸盐（SB）的动态变化有助于了解休克时酸碱平衡的情况。

4. 动脉血乳酸盐测定 休克病人组织灌注不足可引起无氧代谢和高乳酸血症，监测有助于估计休克及复苏的变化趋势。正常值为 1～1.5mmol/L，危重病人允许到 2mmol/L。此外，还可结合其他参数判断病情，例如乳酸盐/丙酮酸盐（L/P）比值在无氧代谢时明显升高；正常比值约 10∶1，高乳酸血症时 L/P 比值升高。

5. DIC 的检测 对疑有 DIC 的病人，应测定其血小板的数量和质量、凝血因子的消耗程度及反映纤溶活性的多项指标。当下列五项检查中出现三项以上异常，结合临床上有休克及微血管栓塞症状和出血倾向时，便可诊断 DIC。包括：①血小板计数低于 80×10^9/L；②凝血酶原时间比对照组延长 3 秒以上；③血浆纤维蛋白原低于 1.5g/L 或呈进行性降低；④3P（血浆鱼精蛋白副凝）试验阳性；⑤血涂片中破碎红细胞超过 2%等。

6. 其他 检测红细胞比积、转氨酶和血清钾、钠等。

【治疗】 辨别休克类型，并相应采取有所侧重的综合措施，以期尽快消除其原发病因或缓解其原发病的进展，改善全身组织血灌流、纠正细胞缺氧代谢紊乱、维持生命器官良好功能。对休克时间长的患者，要积极防治器官功能衰竭、DIC 等并发症，因患者多神志清醒，还须注意保护性医疗。

（一）一般治疗

1. 体位 避免过多搬动，取平卧位，也可采用 V 形位（取头和躯干抬高 15°～20°，下肢抬高 20°～30°），以增加回心血量和改善呼吸。

2. 给氧 保证呼吸道通畅，鼻导管给氧，氧流量应大，可达 2～8L/min（浓度一般不超过 50%）。缺氧重者需面罩给氧或机械通气，氧浓度可达 95%，宜间歇给氧以防氧中毒；痰多、肺部感染严重或呼吸衰竭者，应作气管插管或气管切开；呼吸严重困难者，超过 35 次/min，宜试用持续气道正压呼吸，保持肺泡扩张；危重病人必要时采取呼气末正压。

3. 补给能量底物 休克时胰岛素分泌减少，细胞缺氧不能有效利用葡萄糖，因而血糖升高，一旦快输 50%葡萄糖 50ml 或 10%葡萄糖 500ml，即有可能诱发高糖高渗性昏迷。故宜直接补给三磷腺苷（ATP），以增加细胞内能量，恢复细胞膜 Na^+-K^+泵功能，消除细胞水肿，降低血钾及减轻酸中毒。但 ATP 不易进入休克细胞，需改用易进入细胞的三磷腺苷-氯化镁（ATP-$MgCl_2$）。待血容量恢复后，可按 50μmol/kg 剂量，滴注 100μmol/ml ATP-$MgCl_2$ 液，其中 ATP 6mg/ml、$MgCl_2$ 2mg/ml，速度以不引起血压下降为限，下降停输，回升再输。

4. 防治感染 感染可能是休克的病因；休克时抵抗力降低，易并发肺部等感染；肠道缺血，粘膜屏障功能受损，尚可致肠菌移位，进入腹腔，甚至血液。

5. 保暖或降温 感染性休克患者体温过高需适度降温，酷热季节室温宜保持在20℃左右；寒冷季节则注意保暖，但不要行体表加温，以免皮肤血管扩张影响重要器官的血灌流量。

(二) 补充血容量

休克均有绝对或相对血容量下降，恢复有效循环血量，是纠正休克引起的组织低灌注和缺氧的关键。应在连续监测动脉血压、尿量和CVP的基础上，结合病人皮肤温度、末梢循环、脉搏幅度及毛细血管充盈时间等微循环情况，判断补充血容量的效果。回心血量不足，而心功能良好者，应及早、大量、快速补液，力争在1～4小时内使血压接近正常，从而减轻生命器官缺血缺氧性损害，避免严重并发症。

1. 建立通畅的输液径路 静脉穿刺针口径应较大，以便调节滴速。如休克较重、浅静脉萎陷穿刺有困难时，应毫不犹豫地进行静脉切开。必要时可经2～3条静脉同时输液。

2. 液体的选择 首选平衡液（可用2份生理盐水与1份1.25%碳酸氢钠液代替），并配合使用适量的新鲜全血或右旋糖酐，以维持携氧能力及血管内胶体渗透压，同时穿插静脉滴注10%葡萄糖液1 500～2 000ml（日需量水），使血液适度稀释（红细胞比积为30%～35%）。

3. 输液量 原则是需多少，补多少。下列指标提示血容量基本补足：病人由表情淡漠迟钝或烦躁不安转为清醒安静、指甲口唇由苍白紫红转为红润、肢端由湿冷转为温暖、血压回升（>90/40mmHg）、脉压（>30mmHg）、脉搏变慢（<100次/min）有力、颈静脉由塌陷转为充盈、每小时尿量达30ml或0.5ml/kg以上。当休克纠正后，输液即宜减速减量。

(三) 控制原发病

为抗休克的先决条件。由外科疾病引起的休克，除应用抗生素防治感染外，不少存在需要手术处理的病灶，如坏死肠管的切除、消化道穿孔的修补、内脏大出血的止血、脓液的引流等，应尽快恢复有效循环血量，抓紧手术；若不去除原发病灶则难以纠正休克时，更应当机立断，在尽快恢复有效循环血量后，同时及时施行手术处理原发病变，才能有效地治疗休克。力争以最短的时间、最简捷的操作解决问题，切忌不顾全身状况而追求大而全的手术。

(四) 纠正酸碱平衡失调

休克早期，患者虽因过度换气，可有呼吸性碱中毒；随着微循环障碍加重，组织灌注不足和细胞缺氧，代谢产物增多，加之肝、肾功能降低，不能及时将其转换或排泄，常有不同程度的酸中毒。故除休克早期外，纠正酸中毒已成为抗休克的重要部分。

纠正酸中毒的最根本的办法是尽快改善血循环、纠正细胞缺氧。机体在获得充足血容量和微循环改善后，轻度酸中毒常可缓解而不需再用碱性药。而酸性环境有利于氧与血红蛋白解离，从而增加组织供氧，故不主张早期使用碱性药物。重度休克合并酸中毒经扩容治疗不满意，二氧化碳结合力明显下降时，可使用5%碳酸氢钠液，通常先静脉滴注200～300ml，待出现血液动力效应（脉搏有力、静脉充盈、尿量增加、血压回升、肤色好转），再间断给予小剂量维持，至休克控制后停药；用药前需保证呼吸功能正常，以免引起CO_2潴留和继发呼吸性酸中毒。

(五) 血管活性药物的应用

严重休克时，单用扩容治疗不易迅速改善循环和升高血压。若血容量已基本补足但循环状态仍未好转，可选用下列血管活性药物：

1. 血管扩张剂 主要用于面色苍白、四肢湿冷、紫绀、淤斑，或经充分扩容后，血压、脉搏、尿量仍未好转，但尚无心力衰竭者。

（1）多巴胺：兴奋α、β-受体，能增强心肌收缩力和扩张内脏血管，尤其是肾血管。一般取40mg加入平衡液500ml（80μg/ml）静脉滴注。若每分钟滴速2～5μg/kg，可使肾血流量明显增加；每分钟滴速5～10μg/kg，则扩张冠状动脉、增强心肌收缩及心排出量；每分钟滴速>20μg/kg，仅兴奋α-受体，使皮肤、肌肉血管收缩，引起血压过高或心律失常。抗休克一般宜保持每分钟滴速2～15μg/kg。

（2）多巴酚丁胺：多巴胺的衍生物，增强心缩力，扩张肺小动脉作用明显，而对其余血管作用较弱。在换气功能不佳、肺动脉高压、不宜用多巴胺时选用。常以每分钟滴速2.5～10μg/kg静脉滴注。若剂量较大，则呈现缩血管与扩血管双重效应。

（3）酚妥拉明（苄胺唑啉）：α-受体阻滞剂，扩张阻力血管、增加组织灌流量。作用暂短，易于控制。常用510mg加入平衡液100～250ml内按0.3mg/分静脉滴注。多与去甲肾上腺素合用，以抵消后者的强力收缩血管的作用。

（4）酚苄明：α-受体阻滞剂，多用于治疗顽固性休克，作用缓慢而持久（一般维持3～4天）。用量0.5～1mg/kg，加入10%葡萄糖液或全血200～400ml中，1～2小时内滴完。

（5）莨菪类药物：含阿托品、山莨菪碱、东莨菪碱。大剂量直接扩张血管，增加冠脉血流量，减轻心前、后负荷，且可疏通微循环、防止血栓形成及DIC。对感染性休克有良效，成人首选山莨菪碱（654－2）5～10mg/次，每10～30分钟1次静脉注射，总量不超过30mg。东莨菪碱兼有镇静、催眠、兴奋呼吸中枢作用，尤其适宜于感染性休克并发脑水肿、有惊厥及呼吸抑制的患儿。

（6）其他：外周阻力高的心力衰竭患者，尚可用硝普钠、硝酸甘油等。硝普钠也是一种血管扩张剂，作用于血管平滑肌，能同时扩张小动脉和小静脉，但对心脏无直接作用。静脉用药后可降低前负荷。剂量为100ml的液体中加入5～10mg静脉滴注。滴速应控制在20～100μg/min，以防其中的高铁离子转变为亚铁离子；用药超过3天者应每日检测血硫氰酸盐浓度，超过12.8%时即应停药。

2. 血管收缩剂 此类药物能升高血压，但有加重微循环障碍和组织缺氧。仅用于全身血管阻力过低，或经充分输液扩容后，收缩压仍低于60mmHg时，短时间小剂量应用，升压不宜过高（维持收缩压在90～100mmHg左右），并避免血压剧烈波动。一般主张用能兴奋α、β-两种受体的去甲肾上腺素、间羟胺和多巴胺等。

（1）去甲肾上腺素：是以兴奋α-受体为主、轻度兴奋β-受体的血管收缩剂，能兴奋心肌，收缩血管，升原发性高血压及增加冠状动脉血流量，作用时间短约10分钟。常用量为1～5mg，加入生理盐水或平衡液500ml内静脉滴注。

（2）间羟胺（阿拉明）：间接兴奋α、β-受体，对心脏和血管的作用同去甲肾上腺素，但作用弱，维持时间约30分钟。常用量2～10mg肌肉注射或2～5mg静脉注射；或10～20mg加入生理盐水或平衡液100ml，按20～30滴/min静脉滴注。

（3）异丙基肾上腺素：能增强心肌收缩和提高心率的β-受体兴奋剂。用0.1～0.2mg溶于100ml的输液中。因对心肌有强大收缩作用和容易发生心律紊乱，不能用于心源性休克。

（4）肾上腺素：为抢救过敏性休克最有效的药物。可给予 1mg 立即深部肌肉注射。

（5）麻黄碱：多用于高位椎管麻醉所致的神经源性休克，一般取 15～30mg 加入 50％葡萄糖液 40ml 中静脉注射。

3. 强心药　包括兴奋α和β肾上腺素能受体兼有强心功能的药物，如多巴胺和多巴酚丁胺等，其他还有强心甙如毛花苷 C，可增强心肌收缩力，减慢心率。当在中心静脉压监测下，输液量已充分但动脉压仍低而其中心静脉压显示已达 15cmH_2O 以上时，可经静脉注射麻黄碱行快速洋地黄化（0.8mg/d），首次剂量 0.4mg 50％葡萄糖液 20～40ml 缓慢静脉注射，有效时可再给维持量 0.2mg。因休克时心肌缺氧，对洋地黄类药敏感，易致心律不齐，麻黄碱用量宜偏小，并作心电图监测。

因休克早期主要病情与毛细血管前微血管痉挛有关；后期则与微动脉和小静脉痉挛有关。治疗时血管活性药物的选择应结合当时的主要病情，须在扩容和纠正酸碱中毒的基础上使用，以防血管扩张、血压骤然下降。采用血管扩张剂配合扩容治疗，在扩容尚未完成时，如果有必要，也可适量使用血管收缩剂、但剂量不宜太大、时间不能太长，应抓紧时间扩容。

为了兼顾各重要脏器的灌注水平，常将血管收缩剂与扩张剂联合应用。例如：去甲肾上腺素 0.1～0.5μg/（kg·min）和硝普钠 1.0～10μg/（kg·min）联合静脉滴注，可增加心脏指数 30％，减少外周阻力 45％，使血压提高到 80mmHg 以上，尿量维持在 40ml/h 以上。

（六）治疗 DIC 改善微循环

对诊断明确的 DIC，可用肝素抗凝，一般 1.0mg/kg，6 小时 1 次，成人首次可用 10 000U（1mg 相当于 125U 左右）；有时还使用抗纤溶药如氨甲苯酸、氨基己酸，抗血小板粘附和聚集的阿司匹林、潘生丁和小分子右旋糖酐。

（七）维护重要器官功能

多器官功能不全综合征，特别是肺、肾、心功能急性衰竭，为休克的死亡原因。保护器官的最好办法是：早期发现休克、有效进行抗休克治疗、尽量缩短休克的持续时间。

1. 提高心排血能力　休克时心泵功能障碍可以是原发性（心源性休克），但多数为继发性。当经充分扩容和使用血管活性药后，循环仍未明显改善，可给予麻黄碱快速洋地黄化，初次用 0.4mg，必要时重复或减量用药维持疗效，但 24 小时内用量不宜超过 1.2mg。只有在改善心功能后，才能继续扩容及应用血管扩张剂。

2. 预防肾功能衰竭　在抗休克的综合措施基础上，尽可能维持尿量在 30ml/h 以上；避免肾毒药物；早期使用低分子右旋糖酐，疏通微循环，改善肾灌流；必须选用去甲肾上腺素时，宜合用苄胺唑啉，另加少量多巴胺扩张血管；当血容量基本补足，收缩压＞80mmHg，而尿量仍＜25ml 时，可静脉滴注呋塞米 20～40mg 及 20％甘露醇 250ml，后者不仅利尿，尚可清除羟自由基，抑制血栓素，减少渗出。

3. 防治急性呼吸功能衰竭　急性呼吸功能衰竭又称呼吸窘迫综合征，其病理改变为弥漫性肺泡萎缩、缺氧和二氧化碳潴留、高碳酸血症。应及早用呼气末正压呼吸有效给氧，使萎缩肺泡重新开放，肺小血管痉挛得到解除，并促使肺泡和间质水分向肺血管内移动，尽量不用抑制呼吸药物，以求达到通气下灌流平衡。

（八）防治感染

感染可能休克的病因。发生休克时，机体抗感染能力降低，而且肠道缺血后粘膜屏障的作用受损，可发生肠道菌群移位（进入腹腔和血循环内），所以休克病人需用抗菌药物。

（九）肾上腺皮质激素的应用

皮质类固醇可用于感染性休克和其他较严重的休克。临床上多在血容量基本补足、代谢性酸中毒已初步纠正，而病人情况仍不见显著好转，或感染中毒性休克血压急剧下降时，早期、足量、短程使用。通常以氢化可的松 10～30mg/kg 或地塞米松 1～3mg/kg，加入 10%葡萄糖 500ml 静脉滴注。一般主张应用冲击大剂量给药，为了防止多用皮质类固醇后可能产生的副作用，一般只用 1～2 次。

第二节　外科常见休克

一、失血性休克

失血性休克在外科休克中很常见，多见于大血管破裂、腹部损伤引起的肝、脾破裂、胃、十二指肠出血；门静脉高压症所致的食管、胃底曲张静脉破裂出血及股骨、骨盆骨折，开放性颅脑损伤，胃、十二指肠溃疡出血等。其发生与失血量和出血速度有关。成人急性失血超过全身血容量的 20%（>800ml），即可出现休克；但若出血速度缓慢，数天内虽失血 1 000ml 以上，也多不发生休克。

【出血量估计】 准确判断失血量，对治疗休克至关重要，但在临床上很难做到这一点，多为估计不足。脉快、乏力、呼吸快、皮肤苍白，表明出血已较多。成人脉搏增至 90～100 次/min、收缩压降至 80～90mmHg，急性失血约 500ml；脉搏增至 100～120 次/min、收缩压降至 60～80mmHg、红细胞比积降至 30%～40%，急性失血约 500～1 000ml；脉搏超过 120 次/min、收缩压低于 60mmHg、红细胞比积低于 30%，急性失血在 1 000ml 以上。也可以休克指数（脉率/收缩压）作参考。若指数为 0.5，说明血容量正常；指数为 1，约有 20%～30%血容量丧失；指数大于 1，表示已丧失 30%以上的血容量。

【治疗】 主要包括补充血容量和积极处理原发病、制止出血；宜同时进行，以免病情继续发展引起器官损害。

（一）补充血容量

可根据血压和脉率的变化来估计失血量。虽然失血性休克时，丧失的主要是血液，但补充血容量时，并不需要全部补充血液。扩容量常为估计失血量的 3～4 倍。成人患者可在头 1～2 小时内自静脉注入平衡液 1 000～2 000ml（20～40ml/kg），然后按血压回升及尿量情况安排输液量；并根据治疗反应，再决定输新鲜全血或右旋糖酐用量。通常失血量小于 20%（800ml），胶体液中全部用羧甲淀粉；失血量达 20%～40%（800～1 600ml），或红细胞比积低于 30%、血红蛋白低于 90g/L，羧甲淀粉与全血各输一半；失血量超过 50%（2 000ml 以上），全血应占 2/3。临床上常以血压结合中心静脉压的测定指导补液（见表 13－1）。近年来采取分次小剂量高渗盐溶液治疗以其他措施未能逆转的低血容量性休克，获得了较满意的疗效。方法为：于 3～4 分钟内静脉注射 5%～7.5%氯化钠液 50ml，每 15 分钟重复 1 次，至总量为 400ml。可增加血渗透压、扩张毛细血管前微动脉、增加心搏出量，促使血压回升。然后继续用等渗液维持血压、中心静脉压、心率、尿量。

（二）止血

在补充血容量同时，如仍有出血，难以保持血容量稳定，休克也不易纠正。多先采取压迫、填塞、包扎等措施，暂时控制出血，待休克病情平稳后再手术彻底止血；对于肝脾破裂、急性活动性上消化道大出血病例，则应在保持血容量同时积极进行手术准备，及早施行手术止血。

二、损伤性休克

损伤性休克见于严重的外伤，如大血管破裂、多处复杂性骨折、多器官损伤、严重挤压伤、大面积烧伤、大手术等，引起血液或血浆丧失，损伤处炎性肿胀和体液渗出，可导致低血容量。受损机体内可出现组胺、蛋白酶等血管活性物质，引起微血管扩张和通透性增高，致有效循环血量进一步降低。另一方面，损伤可刺激神经系统，引起疼痛和神经-内分泌系统反应，影响心血管功能；有的创伤如胸部伤可直接影响心肺功能；截瘫时，因肌肉失去张力，有大量血液滞留在末梢部分，可使回心血量暂时减少；颅脑伤有时可使血压下降等。所以损伤性休克的病情常比较复杂。

【急救要点】 ①首先处理好威胁生命的各种情况，如心跳呼吸骤停、窒息、大出血、开放性或张力性气胸等；②不得随意搬动重伤病人，应待血容量纠正后，再作需搬动的X线等检查；③只有大量扩容才能维持正常血压者，往往提示存在隐蔽而致命的损伤，如肝、脾破裂或较大血管损伤等，务必仔细查明，并紧急手术。

【治疗】 ①镇痛：损伤后疼痛刺激严重者需适当应用镇痛镇静剂。可肌注吗啡10～20mg或哌替啶50～100mg，但儿童、脑外伤、有呼吸抑制或腹部损伤诊断不明者忌用。为了避免吗啡作用过量，应尽可能改用地西泮和巴比妥类、水杨酸类药物维持镇痛效果。另外，对骨折的病人，及时妥善临时固定（制动）受伤部位，常远比药物止痛有效；②补充血容量：损伤性休克也属于低血容量性休克，故其急救也需要扩张血容量，与失血性休克时基本相同。但由于损伤可有血块、血浆和炎性渗液积存在体腔和深部组织，必须详细检查以准确估计丢失量。需参照血压、脉搏、尿量和中心静脉压等充分扩容。临床上补液量常较估计量大得多。计划补给的胶体液中，若能以血浆代替部分全血更好。伤后2～3日开始，肿胀处的液体回收，应注意控制输液量，尤其对老年、体弱、心功能不良者更为重要；③手术：根据具体情况，掌握好手术时机，力争早期彻底清创、妥善处理器官损伤；④预防感染：创伤和休克降低了病人对感染的抵抗力，故对挤压伤、多发性损伤，尤其是合并胸腹部损伤者，必须加强支持治疗，及时应用有效抗生素，以防止伤处和肺部感染；⑤防治急性肾功能衰竭等并发症。

三、感染性休克

感染性休克是外科多见和治疗较困难的一类休克。本病可继发于以释放内毒素的革兰染色阴性杆菌为主的感染，如急性腹膜炎、胆道感染、绞窄性肠梗阻及泌尿系感染等。在确诊为感染性休克的病人中，可能未见明显的感染病灶，但具有全身炎症反应综合征（systemic inflammatory response syndrome，SIRS）：①体温＞38℃或＜36℃；②心率＞90次/min；③呼吸急促＞20次/min或过度通气，$PaCO_2$＜32mmHg；④白细胞计数＞12×10^9或＜4×10^9，或未成熟白细胞＞0.1%。

【分型】 按血流动力学改变情况，可将感染性休克分为两型：

（一）高动力型（又称高排低阻型）

多由重症 G^+ 细菌（金黄色葡萄球菌、链球菌、肺炎球菌）感染引起，见于中毒性肺炎、脑膜炎、脓毒症，以及真菌败血症等。血管以扩张为主，临床上较少见。特点是高心排血量、低外周血管阻力、低血压、中心静脉压正常或偏高，四肢皮肤比较温暖干燥，又称暖休克。

（二）低动力型（又称低排高阻型）

多继发于重症 G^- 细菌（大肠杆菌、类杆菌、变形杆菌、绿脓杆菌）感染，如急性化脓性梗阻性胆管炎、绞窄性肠梗阻、弥漫性腹膜炎、大面积烧伤等。未休克前已有血容量减少，临床上较多见。外周血管收缩，微循环淤滞，大量毛细血管渗出致血容量减少，血管反应以收缩为主，特点是低心排血量、高外周血管阻力、低血压、低中心静脉压，四肢湿冷紫绀，又称冷休克。

有人认为，上述两型只是感染性休克临床演变过程中的不同阶段，即由高排低阻型（代偿期）到低排高阻型（失代偿期），直至晚期，病人的心功能衰竭、外周血管瘫痪，就成为低排低阻型休克。

【表现】 感染性休克的临床表现（表 13－2）：

表 13－2 感染性休克的临床表现

临床表现	冷休克（高阻力型）	暖休克（低阻力型）
神志	躁动、淡漠或嗜睡	清醒
皮肤色泽	苍白、紫绀或花斑样紫绀	淡红或潮红
皮肤温度	湿冷或冷汗	比较温暖、干燥
毛细血管充盈时间	延长	1～2 秒
脉搏	细速	慢，搏动清楚
脉压（kPa）	＜4	＞4
尿量（每小时）	＜25ml	＞30ml

【治疗】 感染性休克的病理生理变化比较复杂，治疗也比较困难。治疗原则是抗休克与抗感染同时进行，在休克未纠正以前，应着重治疗休克，并治疗感染；在休克纠正后，则应着重治疗感染。

（一）补充血容量

因病人的血液分布异常，而有明显的有效循环血量减少，补液不足，难以纠正休克；但毒素常使心、肾受损，补液过多，又有体液超载的危险。因此，此类病人休克的治疗首先以输注平衡盐溶液为主，配合适当的胶体液、血浆或全血，恢复足够的循环血量。在扩容时，最好依据尿量、脉搏、中心静脉压（或颈静脉充盈情况）等不断调整输液量和速度，防止过多的输液导致不良后果。并多次适量输入清蛋白或全血，维持胶体渗透压，改善全身状况。同时要求血红蛋白 100g/L，红细胞比积 30％～35％，以保证正常的心脏充盈压、动脉血氧含量和较理想的血粘度。

（二）控制感染

主要措施是应用抗菌药物和处理原发感染灶。对病原菌尚未确定的病人，可根据临床判断最可能的致病菌种应用抗菌药，或选用广谱抗菌药。如腹腔内感染多数情况下以肠道的多种致病菌感染为主，可考虑选用第三代头孢菌素，如头孢哌酮钠、头孢他啶，加用甲硝唑、替硝唑等，或加用青霉素或广谱青霉素等。已知致病菌种时，则应选用敏感而较窄谱的抗菌药。原发感染病灶的存在是发生休克的主要原因，应尽早处理，如切开排脓、切除坏死的肠段、引流胆总管内的高压脓性胆汁等，才能纠正休克和巩固疗效。

（三）纠正酸碱平衡紊乱

感染性休克的病人，常伴有严重的酸中毒，且发生较早，需及时纠正。一般在补充血容量的同时，经另一静脉通路滴注5%碳酸氢钠200ml，并根据动脉血气分析结果，再作补充。

（四）心血管药物的应用

当经补充血容量、纠正酸中毒、静脉滴注抗生素，甚至已消除感染灶后，而休克未见好转时，应采用血管扩张药物治疗。以α-受体兴奋为主，兼有轻度兴奋β-受体的血管收缩剂和兼有兴奋β-受体作用的α-受体阻滞剂联合应用，以抵消血管收缩作用，保持、增强β-受体兴奋作用，而又不致使心率过于增速，如山莨菪碱、多巴胺等或者合用间羟胺、去甲肾上腺素，或去甲肾上腺素和酚妥拉明的联合应用。

感染性休克时，心功能常受损害。改善心功能可给予强心甙（毛花甙C）、β-受体激活剂多巴酚丁胺。

（五）皮质激素治疗

糖皮质激素能抑制多种炎性介质的释放和稳定溶酶体膜，缓解SIRS。但应用限于早期、用量宜大，可达正常用量的10～20倍，维持不宜超过48小时。否则有发生急性胃粘膜损害和免疫抑制等严重并发症的危险。

（六）其他治疗

包括营养支持，对并发的DIC、重要器官功能不全的处理等。

（熊云新）

第十四章

多器官功能不全综合征

第一节　概　　论

多器官功能不全综合征是急性疾病过程中同时或序贯出现两个或两个以上重要器官（和）或系统的功能障碍或衰竭。主要有心、肾、肺、肝、中枢神经系统、纤溶凝血系统、消化系统的功能障碍或衰竭。如严重的脓毒症、创伤或烧伤，可继发急性呼吸窘迫综合征、急性肾衰竭、应激性溃疡等。

【病因】

（一）发病基础

1. 严重创伤、烧伤或大手术等；

2. 各部位感染性病变造成严重脓毒症、重症感染；

3. 各种原因的休克，DIC 或心跳呼吸骤停复苏后；

4. 大量输血、输液、药物或毒物中毒后、出血坏死性胰腺炎、绞窄性肠梗阻、全身冻伤复温后等等。

（二）发病机制

近年的研究表明多器官功能不全综合征的发病有三个主要环节：始动损伤、介质反应和介质的后续损伤。

始动损伤指各种急性损伤作用于机体，机体受到严重的损害因子侵袭，发生剧烈的防御性反应。介质反应是损伤后机体体液内出现各种细胞因子、炎症介质及其他病理性产物，包括白介素 1、肿瘤坏死因子、白介素 6、血小板活化因子、前列腺素、血栓素和氧自由基等，作用于中性粒细胞、血管内皮细胞和血小板，诱导产生更多炎症介质，引起体温、心血管、呼吸、血细胞等多方面失常（即：全身性炎症反应综合征）。组织各种损害，导致器官功能障碍，启动多器官功能不全综合征。

由于休克、大量的失血、严重损伤、心跳骤停等引起组织缺血，刺激机体内儿茶酚胺、血管加压素等释放，致使血管收缩和微循环障碍。经过输液输血等处理，组织得到血液再灌注。但已受缺血损害的细胞发生凋亡，可使器官功能失常，如肠的缺血-再灌注损伤和严重损伤后的应激反应致肠粘膜屏障破坏，肠管内大量细菌、内毒素进入组织、血液中，引起全身性内皮细胞活化，启动炎症介质和细胞因子释放，发生全身炎症反应导致肺、心肌等重要脏器受损。

【临床表现和诊断】　多器官功能不全综合征的临床过程可有两种类型：

一期速发型　是指原发急症发病 24 小时后有两个或更多的器官系统同时发生功能障碍，此型原发急症甚为严重；

二期迟发型　首先发生一个重要系统或器官的功能障碍，常见心血管或肾或肺的功能障碍，经过一段时间维持后，发生多个的器官或系统功能障碍。多见于继发性感染持续存在，并产生大量毒素或抗原。

多器官功能不全综合征的诊断指标目前尚未统一。各系统器官的功能障碍，有的在临床方面表现比较明显，有的要待病变进展到相当程度才有明显的临床表现。利用化验、心电诊断、影像和介入性监测方法，可以较早且较为准确地发现器官功能障碍。多器官功能不全综合征的诊断需要临床表现和医技检查结果的综合分析。在诊断中应做到以下几点：

1. 熟悉多器官功能不全综合征的高危因素，对急症病人常出现的呼吸加快、心率加速和血压偏低、神志失常、尿量减少等，要深入检查识别。

2. 运用症状诊断学知识，结合具体病情，有目标地选用医技检查方法做出鉴别诊断。

3. 肺、肾或中枢神经系统的症状常首先出现，应着重观察。

4. 对于病变表现暂时不典型的病人，可进行试验性治疗，以助诊断。

5. 发现某一系统器官有明显的功能障碍，即应有目的地检查其他系统器官的功能状态，检查有关的病理生理改变。以利于预先控制和中断多器官功能不全综合征的进展。

【预防】　多器官功能不全综合征发生进展后有相当高的死亡率，且随着衰竭器官的数量增多病人的死亡率也增高，而预防具有事半功倍的优点。预防多器官功能不全综合征的基本要点如下：

1. 处理各种急症时要有整体观点，尽可能达到全面的诊断和治疗。诊断要明确主要的病变部位、病损性质和程度，还要注意其原发疾病，有无并发症等。治疗要根据具体病情采取具体措施，首先是抢救病人生命，同时避免顾此失彼而引起医源性损害。制订处理各种急症的常规，使检查诊断和治疗具有整体观点。配备精密仪器装置和专门人员的 ICU 监护室，在监测、治疗重要器官功能不全的病症中，能发挥重要的作用。

2. 维持病人的循环和呼吸，基本原则是换气、输液和维持循环泵功能、迅速扩充血容量、纠正组织低灌流、及时处理气道阻塞、换气功能低下等。实施救治方法时，还需注意避免诱发或加重某些器官的病变。

3. 防治感染是预防多器官功能不全综合征极为重要的措施。要根据致病菌选用有效的抗生素，而且多需广谱抗生素或多种抗生素联合应用。必要时使用 X 线、B 型超声波、CT 等方法寻找隐匿的感染病灶，以便用手术、置管等方法充分引流感染性物质。对严重的创伤、烧伤或大手术等，应预防性使用抗生素。

4. 尽可能改善全身情况，保持体液、电解质和酸碱度的平衡、维持营养状态，以利于组织的修复和受损脏器的功能恢复。

5. 及早治疗首先发生的器官功能不全，进行有效的器官支持，阻断病理的连锁反应以免形成多器官功能不全综合征。

6. 使用抗氧化剂、可溶性细胞因子等阻断氧自由基的氧化损伤和细胞因子的损伤，通过阻断炎症介质反应来阻断多器官功能不全综合征的发展。同时还应密切注意急性呼吸窘迫综合征、应激性溃疡等的征兆，进行有效的预防。

第二节 急性肾衰竭

急性肾衰竭是指由各种原因引起的急性肾功能损害，出现血中氮质代谢产物积聚及水电解质、酸碱平衡失调及急性尿毒症症状的一组综合征。还可与其他器官的功能障碍并存而构成多器官功能不全综合征。尿量明显减少是肾功能受损最突出的表现。成人 24 小时尿量少于 400ml 称为少尿，尿量不足 100ml 称为无尿。

【病因与分类】

1. 肾前性 由于严重外伤、脱水、大出血、休克、严重脓毒症等因素引起有效血容量减少；静脉压力降低、心脏疾病所致心脏收缩功能不良、心排量不足以及肾血管病变均可引起肾血液灌注压力不足，引起少尿。早期阶段属于功能性改变，肾脏无器质性损害，若肾血流进行性减少，可出现急性肾小管坏死而成为肾性急性肾衰竭。

2. 肾性 肾实质性急性损害所引起的急性肾功能衰竭。急性肾小管坏死是其主要形式，肾缺血和中毒是其主要病变。原因有：①肾缺血：如大出血、感染性休克、血清过敏反应等；②肾中毒：如氨基糖苷类抗生素、重金属、造影剂、阿昔洛韦、顺铂、两性霉素 B、生物性毒素、有机溶剂等；③肾实质弥漫性病变：如急进性肾小球肾炎、急性肾间质疾患、肾血管病变等；④肾小管阻塞：如大面积深度烧伤、挤压伤、误输异型血等。

3. 肾后性 由于双侧肾输尿管或孤立肾输尿管完全性梗阻所致肾功能急剧下降。原因有结石、肿瘤、血块或坏死肾组织引起尿路急性梗阻。梗阻及时解除后肾功能可以恢复。梗阻时间过久，将引起肾实质性损害而导致肾功能衰竭。

【病理生理】 急性肾衰竭的发生是一个复杂的过程，肾血管收缩缺血和肾小管细胞变性坏死可能是主要原因。早期阶段仅仅是功能障碍而无明显器质性损害，继续发展才引起肾实质性损害。在病理上有肾小管坏死和修复两个阶段，表现为少尿期（或无尿期）和多尿期。

（一）少尿期

当肾血流量减少时，肾灌注压力下降，肾小球滤过率下降。肾灌注压力不足是急性肾衰竭的起始因素。肾毒性物质或肾持续缺血可使肾小管细胞变性坏死，导致肾小管内液反流和肾小管堵塞，是急性肾衰竭持续存在的主要因素。脱落的粘膜、细胞碎片等造成肾小管机械性堵塞，是急性肾衰竭持续存在的主要因素。肾缺血-再灌注将加重肾脏的损害。氧自由基的释放，使肾小管上皮细胞内膜发生脂质过氧化导致细胞功能障碍甚至死亡。

（二）多尿期

少尿期后尿量增加而进入多尿期，日尿量达 1 000ml 以上。产生多尿的原因有：肾小管上皮细胞再生，其重吸收和浓缩功能尚未健全；少尿期存留的尿素发生渗透性利尿作用。此期易出现脱水、低钾、低钙血症等水、电解质紊乱。

【临床表现】 少尿型急性肾衰竭一般都经过少尿期（或无尿期）、多尿期及恢复期三阶段：

（一）少尿或无尿期

一般为 7～14 天，日尿量少于 400ml，少尿期越长，病情越严重，是整个病程的主要阶段。

1. 水电解质和酸碱平衡失调

(1) 水中毒：尿少致水、钠潴留，体内水分大量积蓄，导致原发性高血压、心力衰竭、肺水肿及脑水肿，出现呼吸困难、恶心、呕吐、头晕、心悸、嗜睡、昏迷等症状。

(2) 高钾血症：是少尿无尿阶段最重要的电解质失调，是急性肾衰竭死亡的常见原因之一。肾脏是钾离子主要排泄器官。少尿或无尿时，钾离子排出受限。高血钾引起心律失常、甚至心跳骤停。

(3) 高镁血症：40%镁由尿液排泄，在急性肾衰竭时，血镁与血钾呈平行改变，有高钾血症时必然有高镁血症。可出现低血压、呼吸抑制、麻木、肌力减弱、昏迷等。

(4) 高磷血症和低钙血症：60%～80%的磷由肾排出，急性肾衰竭时，转向肠道排泄，与钙结成不溶解的磷酸钙而影响钙的吸收，出现低钙血症，可引起肌肉抽搐。

(5) 低钠血症和低氯血症：急性肾衰竭时，低血钠主要是水潴留的结果，而氯和钠往往是同比例丢失，呕吐、腹泻、大量出汗可使钠过多丢失，细胞钠泵效应下降，细胞内钠不能泵出，肾小管功能障碍，钠再吸收减少。

(6) 代谢性酸中毒：酸性代谢产物不能排出，肾小管功能损害致排酸保碱功能明显下降。表现为呼吸深而快，呼气带有酮味，面部潮红，嗜睡及神志不清或昏迷。

2. 尿毒症症状　血中尿素氮和肌酐不能经肾排泄，积聚于血中，称为氮质血症。若血内酚、胍等毒性物质增加，形成尿毒症。临床表现为恶心、呕吐、头痛、烦躁、意识障碍、昏迷等。

3. 出血倾向　由于血小板质量下降、凝血因子消耗、毛细血管脆性增加，有出血倾向。常有支下、口腔粘膜、牙龈及胃肠道出血，重者可发生弥散性血管内凝血。

（二）多尿期

少尿期后，当 24 小时尿量增加至 400ml 以上，即进入多尿期。一般历时 14 天。多尿 1 周内，肾小管上皮功能尚未完全恢复，血尿素氮、肌酐和血钾继续上升。当肾功能逐渐恢复，尿量大幅度增加后，可出现低血钠、低血钾、脱水现象。病人体质虚弱，易发生感染。低血钾和感染是本期的主要死亡原因。

（三）恢复期

多尿期后，肾小管上皮细胞再生、修复、肾功能逐渐恢复，尿素氮下降至正常范围。肾功能恢复约需半年至 1 年。

非少尿型急性肾衰竭，无少尿期或无尿期，日尿量常超过 1 000ml。血肌酐进行性升高，临床表现轻，预后较好。

【诊断】

（一）病史及体格检查

应注意有无各种引起肾前性、肾性、肾后性急性肾衰竭的病因。注意颈静脉充盈程度，有无心力衰竭、额前和肢体水肿等。

（二）尿量及尿液检查

①精确记录每小时尿量；②注意尿比重，尿比重恒定于 1.010～1.014 之间；③尿常规检查可见肾衰竭管型、蛋白和红细胞。

（三）血液检查

1. 血常规检查　嗜酸性细胞明显增多。

2. 血尿素氮和肌酐　血肌酐和尿素氮呈进行性升高。

3. 血清电解质测定，pH 或血浆 HCO_3^- 测定，分析电解质和酸碱失衡情况。

【预防】 急性肾衰竭的治疗较困难且死亡率较高，所以有效的预防有重要意义。

1. 对严重创伤、大手术、全身性感染、各种因素引起的持续性低血压及肾毒性物质，应及时处理、预防或减轻这些因素的影响，以免引起肾缺血和中毒。

2. 大手术前、术中、术后，要纠正水、电解质和酸碱平衡失调，补充血容量，解除肾血管收缩。对严重软组织挤压伤及误输异型血，应及时碱化尿液，使用利尿剂。

3. 使用腺嘌呤核苷酸类药物、氧自由基清除剂等预防肾细胞损伤、改善肾血流，促进肾细胞修复和再生。

【治疗】

（一）少尿期的治疗

原则是维持内环境的稳定，及时纠正水电解质失衡，控制高血钾，防治尿毒症。

1. 控制入水量　量出为入，严格记录 24 小时出入量，包括尿液、粪便、引流物、呕吐物量和异常出汗量。少尿型病人每日摄入水量应少于 1 000ml。

依据每日补液量＝显性失水＋非显性失水－内生水，宁少勿多，以免引起水中毒。显性失水包括尿量、呕吐、排便、引流液量以及其他途径丢失的液体。非显性失水为皮肤蒸发及呼吸道挥发的水分，一般为 600～1 000ml/d。内生水为体内代谢所产生的水分，约 400～500ml/d。要通过中心静脉压或肺动脉楔压监护血容量状况，控制输液速度。

2. 纠正水、电解质失衡　高血钾是少尿期最主要的死亡原因。严禁钾的摄入，应将血钾控制在 6mmol/L 以下，禁止使用含钾的食物和药物，供给足够的热量、控制感染、清除坏死组织、纠正酸中毒、禁用库存血液，静注钙剂和碳酸氢钠，口服钠型或钙型离子交换树脂与钾交换，使钾排出体外，静滴高渗葡萄糖加胰岛素使钾离子转入细胞内，必要时使用透析疗法。10％葡萄糖酸钙 20ml 经静脉缓慢注射或加入葡萄糖溶液中滴注，以钙离子对抗钾离子对心脏的毒性作用。

3. 维持营养供给热量　减少蛋白分解代谢、减慢尿素氮和肌酐的升高，减轻代谢性酸中毒和高血钾。宜采用低蛋白、高热量、高维生素饮食，补充适量的碳水化合物能减少蛋白分解代谢，维持机体正常的营养状况和代谢功能。

4. 纠正酸中毒　在有严重创伤、感染或休克时，可出现严重的酸中毒。应使用 5％碳酸氢钠静滴纠正酸中毒，必要时通过血液滤过来治疗严重酸中毒。

5. 严格控制感染　感染是急性肾小管坏死的常见病因和死亡原因。预防和治疗已存在的感染是减缓急性肾衰竭发展的重要措施。各种管道包括静脉通路、导尿管等，可能是引起感染的途径，应避免选用有肾毒性及含钾的抗生素，并根据肾功能调整用药量和给药间期。

6. 血液净化　是纠正电解质紊乱和代谢性酸中毒最有效的手段。当保守治疗无效而出现以下情况时，应采用血液净化技术：血肌酐超过 442μmol/L，血钾超过 6.5mmol/L，严重代谢性酸中毒，尿毒症症状加重，出现水中毒症状和体征。

常用的方法有：血液透析，腹膜透析，连续性动静脉血液滤过等。

（1）血液透析：通过血泵将血液输送至透析器。透析器内的半透膜能将血液与透析液分隔，根据血液与透析液间浓度梯度以及溶质通过膜的扩散渗透原理进行溶液与溶质交换，以达到去除水分和某些代谢产物的目的。经透析的血液回输入患者体内（图 14－1）。适用于高分解代谢的急性肾衰竭，病情危重，不宜行腹膜透析者。

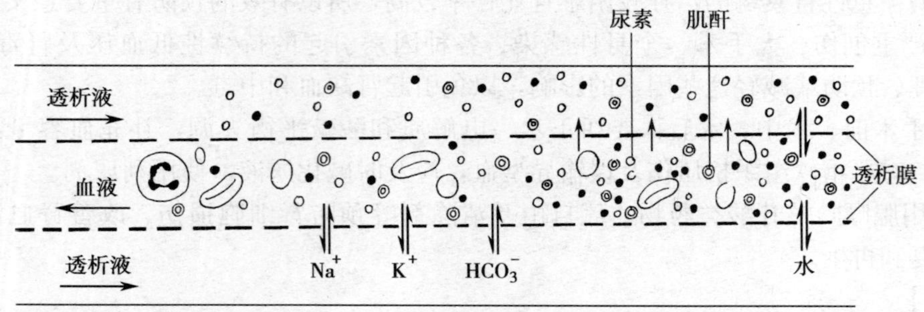

图 14－1 血液透析原理
↑渗透 ⇅弥散

血液透析能快速清除过多的水分、电解质和代谢产物，但需用特殊设备和需要建立血管通路。

(2) 腹膜透析：腹膜具有弥散、渗透、吸收和分泌功能。血液中的水、电解质和蛋白质代谢产物可通过腹膜进入腹腔，腹腔中的水分和溶质也可经腹膜进入血液，直至双方的离子浓度趋于平衡。腹膜透析就是通过腹腔内置管和注入透析液，以腹膜作为透析膜，清除体内积聚之水分、电解质和代谢产物（图 14－2）。适用于非高分解代谢型急性肾衰竭、有心血管功能异常、建立血管通路有困难、全身肝素化有禁忌及老年患者。近期有腹部手术史、腹腔有广泛粘连、肺功能不全和置管有困难者不适合腹膜透析。

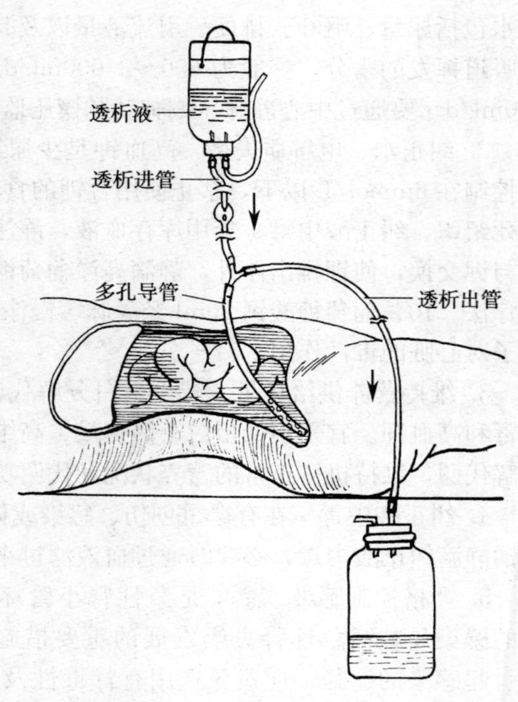

图 14－2 腹膜透析疗法示意图

(3) 连续性动静脉血液滤过：是利用患者自身血压（静脉或动脉）将血液送入血液滤过器，经过超滤清除水分和溶质后，血液及替代液体再输入体内。这种方法血流动力学稳定性好，无需昂贵的设备和专门训练，清除水分迅速。适用于急性肾衰竭伴感染和多器官功能衰竭病人。缺点是需动脉通道以及持续应用抗凝剂，清除 K^+、肌苷、尿素氮的效果欠佳。

（二）多尿期的治疗

多尿期尿量明显增加时，要注意防止脱水和电解质紊乱，特别是低钾血症，要加强营养，注意补充蛋白质，防治感染。

第三节 急性呼吸窘迫综合征

急性呼吸窘迫综合征是由各种疾病和损伤累及呼吸系统造成的严重急性呼吸衰竭。

急性呼吸窘迫综合征主要病理表现有急性、顽固性低氧血症、肺动脉压升高、肺血管内皮和肺泡的损害、肺间质水肿以及后继其他病变。

【病因】

1. 肺损伤原因：①肺内损伤：如肺挫伤、呼吸道烧伤、侵蚀性烟气吸入、胃内容物误吸、溺水、肺冲击伤、纯氧吸入时间过长等；②肺外损伤：大面积烧伤、严重创伤、感染性休克、重症感染、骨折后并发脂肪栓塞症、DIC、大血管手术后或其他大手术后。

2. 感染　肺部感染或肺外感染并发严重毒血症者，如急性梗阻性化脓性胆管炎、腹腔脓肿、烧伤后脓毒症等。

3. 肺外器官系统其他病变　如出血坏死性胰腺炎、急性肾功能衰竭、急性肝衰竭等。

4. 其他　颅内压增高症、癫痫、海洛因、巴比妥类中毒、大量输血、输液等。

【发病机制】 急性呼吸窘迫综合征的发病机制尚未明确。研究结果揭示，吸入的损害性物质作用于肺泡；肺血流中出现损害血管内皮的因子，是重要的致病环节。补体C3a、C5a、激肽、肿瘤坏死因子、血小板活化因子等多种介质和因子参与了急性呼吸窘迫综合征的发生发展过程。

【病理生理】 感染和创伤等因素，使机体产生了上述介质和细胞因子，在这些介质和细胞因子的作用下，肺泡上皮细胞和肺毛细血管内皮细胞受损，血管通透性增高，血液成分渗漏，肺间质发生水肿，并有白细胞浸润和红细胞漏出。中性粒细胞和单核-巨噬细胞可释出多种酶和氧自由基等，加重对组织细胞损害。肺泡发生水肿，Ⅰ型细胞变质，为Ⅱ型细胞代替，肺泡表面活性物质减少，为透明膜和血性液充斥。细小支气管内也可有透明物质和血性渗出物，引起小片肺不张。肺血管有收缩反应，血流内出现微血栓，动静脉交通支分流增加。如肺间质炎症加重，可并发感染。后期有肺实质纤维化、微血管闭塞等改变，心肌因负荷增加和缺氧而明显受损。

【临床表现】 急性呼吸窘迫综合征的临床表现可分为三期：

1. 初期　病人呼吸加快，有呼吸窘迫感，用普通吸氧方法常不能缓解。不一定出现明显的呼吸困难和发绀，肺部听诊无啰音。X线胸片一般无明显异常。发病后可有一表现近似平稳的过渡阶段，肺部理学检查和X线摄片仍可无明显异常。实际是心脏增加每搏输出量，对低氧血症起一定的代偿作用，而肺部病变处在进展过程中。

2. 进展期　病人有明显的呼吸困难和发绀，呼吸道分泌物增多，肺部有啰音；X线胸片有广泛性点、片状阴影。意识发生障碍，如烦躁、谵妄或昏迷；体温可增高，白细胞计数增多。此时必须行气管插管或气管切开辅以机械通气支持，才能缓解缺氧症状；同时需要其他治疗。

3. 末期　病人陷于深昏迷，心律失常，心跳变慢乃至停止。

【诊断】 在具有严重损伤、重症感染的病人的观察过程中，发现呼吸率超过30次/min、呼吸窘迫或烦躁不安等，应考虑到急性呼吸窘迫综合征发生的可能。要立即进行理学检查和X线检查、心电图检查。在排除了气道阻塞、肺部感染、肺不张、急性心力衰竭、慢性肺部疾患等疾病时，应考虑为急性呼吸窘迫综合征。可试行面罩法高浓度吸氧，如果呼吸窘迫和发绀等症状有所改善，可进一步监测血气变化和呼吸功能等。

1. 血气分析　对急性呼吸窘迫综合征的诊断和病情判断有重要意义。动脉血氧分压（PaO_2）＜60mmHg。初期动脉血二氧化碳分压（$PaCO_2$）＜36mmHg；进展后期 $PaCO_2$ 增高＞50mmHg，提示病变加重。由于 PaO_2 可随吸入氧浓度（FiO_2）增加而增高，使用呼吸机支持时，应以 PaO_2/FiO_2 的数值表示呼吸衰竭程度。

2. 呼吸功能监测　包括肺泡-动脉血氧梯度、死腔-潮气量之比、肺分流率、吸气力、有效动态顺应性、功能性残气量等。可以监测肺排出 CO_2 的能力、肺血管变化对换气的影响、通气的能力等。

3. 血动力学监测　置入 Swan－Ganz 飘浮导管，监测肺动脉压、肺动脉楔压、心排出量、混合静脉血氧分压等。可以了解急性呼吸窘迫综合征的病理生理变化、心功能状态等，作为治疗的参考。

4. 胸部X线片　有广泛性点、片状阴影，听诊肺部有弥漫性啰音，可诊断为急性呼吸窘迫综合征的进展期。

【治疗】

（一）呼吸治疗

主要的方法是及早使用呼吸机和氧气，施行定容、定压的人工呼吸，以纠正低氧血症和改善肺泡换气功能。

急性呼吸窘迫综合征初期，病人呼吸加快而其他症状较轻时，可用戴面罩的持续气道正压通气。保持其呼气相压 5～10cmH_2O，增加换气面积，使肺泡复张，并增加吸入氧浓度。

急性呼吸窘迫综合征进展期，需插入气管导管或行气管切开，多选用呼气终末正压通气和（或）间歇性强制通气。呼气终末正压通气可以较好地恢复肺泡功能和功能性残气量。但间歇性强制通气为间歇地施压（气道内平均压稍低），可以减轻对心脏的不良影响。为了迅速纠正低氧血症，使用呼吸机开始时用较高的吸入氧浓度，甚至用纯氧吸入。应在维持 PaO_2＞65mmHg 的水平上，逐步降低至吸入氧浓度≤0.4，以避免高浓度氧加正压对肺的损害。呼气终末正压通气则应逐步增加，以 5～15cmH_2O 为宜，必要时方用更高的压力。潮气量保持 10～15ml/kg；适当调节吸气呼气流速之比（约 1：2），使通气分布比较均匀。长时间使用较高的呼气终末正压通气，会降低心每搏输出量影响循环，可能造成肺气压伤，故应联合间歇性强制通气。使用呼吸机过程中应监测血气变化，以便调节；对呼吸循环的系列监测更能提供调节机械通气的依据。

（二）维持循环，改善血流动力学

及时纠正低血容量、贫血，必须及时输液以支持循环，防止输液过量加重肺间质和肺泡水肿，应监测尿量、中心静脉压或肺动脉楔压，以输入晶体液为主，适当给予清蛋白或血浆，酌情用利尿剂减轻间质水肿。还应酌情选用多巴胺、酚妥拉明、毛花苷C（麻黄碱）、硝酸甘油等心血管药物以及能量合剂、极化剂等。

（三）治疗感染

脓毒症是急性呼吸窘迫综合征的常见病因，且急性呼吸窘迫综合征发生后又可并发肺部感染，因此抗感染疗法是必要的。

（四）对急性呼吸窘迫综合征病变的药物治疗

可选用：①短期使用肾上腺皮质激素如地塞米松、氢化可的松，可减轻炎症反应；②小分子右旋糖酐可改善肺的微循环；③肺表面活性物质雾化吸入，可能改善肺泡功能。超氧化物歧化酶（SOD）、肝素或尿激酶等，可以减少肺血管内微血栓的形成、改善微循环。

（五）其他

采用深静脉高营养或胃肠道营养，减少能量的消耗、增强免疫力。通过血液滤过透析减轻肺间质水肿。使用氧自由基清除剂等去除各种细胞因子和炎症介质，减少肺泡上皮细胞和肺毛细血管内皮细胞的损伤，促进细胞修复和再生。

（王　欣）

第十五章

肿瘤

第一节 概 述

肿瘤是机体中的正常细胞，在各种致瘤因素的作用下，导致异常增生和分化而形成的新生物。新生物一旦形成后，不会因病因的消除而停止增生。肿瘤细胞不受机体生理调节，而具有其特殊的生长规律，它破坏正常组织和器官，对机体影响较大，常危及生命。根据对机体的影响程度及肿瘤生物学特性不同，肿瘤可分为良性与恶性两大类，恶性者常呈浸润性生长，可转移和易复发，治疗困难。

随着疾病谱的改变，人类平均寿命延长，恶性肿瘤对人类的威胁日益突出，肿瘤已经成为目前人类死亡主要原因之一。全世界每年约有1 000万人患恶性肿瘤，恶性肿瘤为男性第二位死因，女性为第三位死因。我国每年约有新发病例 200 万，死亡约 140 万，其中 60％以上为消化系统肿瘤。我国最常见的恶性肿瘤，在城市依次为肺癌、胃癌、肝癌、肠癌、乳癌，在农村为胃癌、肝癌、肺癌、食管癌与肠癌。

【分类】 根据肿瘤细胞的基本生物学特征及肿瘤对机体的影响，肿瘤可分为良性与恶性两大类。良性肿瘤一般称为“瘤”，对人体健康多无大影响。恶性肿瘤包括癌和肉瘤，来自上皮组织的恶性肿瘤称为“癌”；来自间叶组织的恶性肿瘤称为“肉瘤”；胚胎性肿瘤常称母细胞瘤，如肾母细胞瘤；有些恶性肿瘤仍沿用传统名称“瘤”或“病”，如恶性淋巴瘤、白血病等。

肿瘤的一般命名方法是用“部位＋组织＋瘤或癌”，如乳腺纤维腺瘤、胃粘液腺癌等。临床上诊断常用“器官＋肿瘤”，如肺癌、膀胱癌、结肠癌等。相同器官或组织可发生不同细胞形态的肿瘤，如肺鳞状细胞癌与肺腺癌，胃腺癌与胃类癌等。同一细胞类型的癌，由于细胞分化程度不一，又分为高分化、中分化与低（未）分化癌，如胃高分化腺癌、肺未分化腺癌等。

在临床上除良性与恶性肿瘤以外，尚有一小部分肿瘤，形态上虽属良性，但常呈浸润性生长，切除后易复发，从生物行为上显示良性与恶性之间的类型，称为交界性或临界性肿瘤。如包膜不完整的纤维瘤、唾液腺混合瘤等。

【病因】 恶性肿瘤的病因尚未完全明确，其发生是机体内在因素及外界因素多因子多环节发生综合作用的结果。目前的调查研究及实验与临床观察表明，环境因素与行为因素对人类肿瘤的发生有着重要的影响，据估计约 80％的恶性肿瘤的发病与环境因素有关。

(一) 外界因素

1. 化学因素 在动物实验中证明有致癌性的化学物质已有1 000多种，包括直接或经代谢活化后间接的致癌物质。如有机农药、硫芥等可致肺癌及造血器官肿瘤；煤烟垢、煤焦油、沥青等可致皮肤癌与肺癌；氨基偶氮类可诱发膀胱癌、肝癌；亚硝胺类与食道癌、胃癌和肝癌的发生有关；黄曲霉素可诱发肝癌；己烯雌酚可能诱发阴道癌；吸烟与肺癌的发生有关。

2. 物理因素 已经证实的物理因素主要是电离辐射。放射线对组织细胞有电离作用，可能诱发皮肤癌、骨肉瘤、肺癌、白血病、恶性淋巴瘤等；紫外线可使易感者发生皮肤癌；石棉、玻璃丝等纤维的吸入可能诱发肺癌；胆囊结石可能继发胆囊癌；滑石粉与胃癌有关。

3. 生物因素 霉菌、病毒等在一定条件下也可以致癌，如EB病毒与鼻咽癌、伯基特淋巴瘤发病有关；乙型肝炎病毒与肝癌发病相关；单纯疱疹Ⅱ病毒与子宫颈癌相关。某些寄生虫病也与恶性肿瘤的发病有关，如华支睾吸虫病与肝癌、胆管癌有关；日本血吸虫病对大肠具有促癌作用。

(二) 内在因素

1. 遗传因素 与人类癌症的关系虽无直接证据，但癌症确有遗传倾向性，即遗传易感性，具有此遗传素质者，即遗传易感人群，在环境因素作用下易发生肿瘤。结肠息肉综合征、乳腺癌、胃癌等具有遗传倾向，相当数量的食管癌、肝癌、鼻咽癌患者有家族史。故遗传易感性不可忽视，如携带缺陷基因 BRCA－1 者易患乳腺癌；携带有 APC 基因者易患肠道肿瘤。

2. 内分泌因素 目前已经比较明确的与肿瘤发生有关的激素有雌激素和催乳素。催乳素与乳癌的发生相关，雌激素与子宫内膜癌的发生相关。生长激素可能与癌的发展相关，如青少年恶性肿瘤生长迅速，早期发生转移，均与生长激素有关。

3. 免疫因素 近年来随着对免疫缺陷病的不断认识，发现免疫缺陷时肿瘤的发生率明显增加。如获得性自身免疫性疾病（HIV，艾滋病）者易患恶性肿瘤；丙种球蛋白缺乏症病人易患白血病和淋巴造血系统肿瘤。因肾移植而长期使用免疫抑制剂患者，肿瘤的发生率也较高。

4. 胚胎残存组织 某些肿瘤的发生与胚胎残存组织有关。胚胎残存的组织细胞在体内可暂时呈静止状态，但在某些因素的作用下可发展成肿瘤，如胚胎瘤、畸胎瘤等。

肿瘤的发生还可能与慢性刺激、创伤、营养、微量元素等有关。

【病理】 肿瘤细胞是不受机体控制而异常增生的新生物，分裂增生有其独特方式，从而构成其独特的生物学行为。恶性者可表现为浸润性生长和转移。

(一) 恶性肿瘤的发生和发展过程

恶性肿瘤的发生发展过程可分为癌前期、原位癌、浸润癌三个阶段。一般情况下，癌前期病变在致癌因素的作用下，经过 30～40 年可恶变为原位癌。原位癌再经过 3～5 年可发展成浸润癌，浸润癌的病程一般为 1 年左右。如慢性萎缩性胃炎、胃溃疡、粘膜白斑、交界痣等均为癌前期病变。

(二) 肿瘤细胞的分化

良性肿瘤的瘤细胞分化成熟，如同正常的同种细胞，只是瘤体结构不同于正常的同种组织。部分良性肿瘤细胞仍保持着正常的生理功能。

恶性肿瘤的瘤细胞与正常细胞有较明显的不同，分化程度也有差异，其恶性程度亦不一，可分为高分化、中分化与低分化（或未分化）三类，或称Ⅰ、Ⅱ、Ⅲ级。高分化或Ⅰ级的瘤细胞近似分化成熟的正常细胞，显示低度恶性。低（未）分化或Ⅲ级的瘤细胞大小不一，细胞排列紊乱，核分裂多，呈现不规则巨核等形态，显示高度恶性。恶性肿瘤细胞的代谢失常，以无氧代谢为主，消耗能量多，可促使全身分解代谢加速，恶性肿瘤细胞还可引起组织化学方面的变化，如核酸增加、某些酶的活性增高、糖原减少等。

（三）肿瘤细胞的生长与转移

良性肿瘤和恶性肿瘤的生长与扩散各有其特点。

1. 生长方式　良性肿瘤多呈外生性或膨胀性生长，肿瘤生长到一定程度后可挤压周围正常组织，有完整的纤维包膜，与正常组织边界清楚，手术彻底切除后不复发。恶性肿瘤则多呈浸润性生长，肿瘤沿组织间隙、神经纤维间隙或毛细淋巴管扩展，无完整包膜，与正常组织边界不清楚，局部切除后易复发，故应适当扩大切除范围。

2. 生长速度　良性肿瘤生长慢，恶性肿瘤生长快。但良性肿瘤如发生恶变时可快速增大，若合并内出血则在数小时内迅速增大。此外青春期的乳腺纤维瘤、巨大型纤维腺瘤可在数周内明显增大。

3. 转移　良性肿瘤无转移。恶性肿瘤的转移方式为直接蔓延、淋巴转移、血道转移及种植转移四大类：①直接蔓延：是肿瘤细胞沿组织间隙伸展，似树根长入泥土一样，如直肠癌浸及骨盆壁。②淋巴道转移：肿瘤细胞循原发肿瘤部位的淋巴引流依次转移到区域淋巴结。但少数淋巴转移也可呈跳跃式的（越过某一级淋巴结），或可呈逆行性转移（因顺行的淋巴道被癌细胞栓塞）。淋巴道转移是癌的最常见的转移方式。③血道转移：肿瘤细胞经血液循环转移到原发病灶以外的器官，如腹腔内肿瘤可经门静脉系统转移到肝；肺癌可经血液循环转移到骨和脑组织。④种植转移：肿瘤细胞脱落后在体腔或空腔脏器内的转移，最多见的是胃癌种植到腹膜或卵巢。

良性与恶性肿瘤的病理区别见表 15－1。

表 15－1　良性与恶性肿瘤的病理区别

	良性肿瘤	恶性肿瘤
分化程度	分化成熟，异型性小，与原有组织的形态相似	分化程度低，异型性大，与原有组织的形态差别大
生长方式	膨胀性或外生性生长，前者有包膜形成，与周围组织分界清楚	浸润性生长，与周围组织分界不清楚
生长速度	缓慢	较快
继发改变	很少发生坏死、出血	常发生坏死、出血、溃疡
转移	无转移	常有转移
复发	手术后很少复发	手术等治疗后常复发
对机体影响	较小，主要为局部压迫或阻塞的症状	较大，除压迫、阻塞外还可以破坏原发病灶或转移病灶处的正常组织引起坏死、出血及合并感染

【临床表现】肿瘤的临床表现取决于肿瘤的性质、发生的组织、所在部位、进展程度。一般早期多无明显症状，进展后可有以下常见的表现。

（一）局部表现

1. 肿块 为肿瘤最早期的表现，肿块常是第一症状，位于深部或空腔脏器内的肿块不易触及，但可出现脏器受压和空腔脏器梗阻等症状。

2. 疼痛 早期无明显疼痛，到了中晚期由于肿瘤的生长、破溃、感染等压迫和刺激神经而产生疼痛，可为刺痛、跳痛、灼热痛及放射痛。常难以忍受，尤其以夜间为甚。空腔脏器肿瘤可引起梗阻或痉挛而出现绞痛。

3. 溃疡 体表或胃肠道的肿瘤，若生长过快，供血不足可继发坏死，或因继发感染而致溃烂。恶性者常呈菜花样，可有恶臭和血性分泌物。

4. 出血 肿瘤发生破溃后引起出血，如上消化道肿瘤可有呕血和黑便；下消化道肿瘤可有血便和粘液血便；泌尿道肿瘤可有血尿；肺癌可有血痰或咯血；子宫颈癌可发生血性白带或阴道出血；肝癌破裂可引起腹腔内出血。

5. 梗阻 肿瘤堵塞或压迫空腔脏器可引起梗阻症状，如胃癌致幽门梗阻而引起呕吐；胰头癌、胆管癌可引起梗阻性黄疸；肠道肿瘤可引起肠梗阻等。

6. 转移症状 淋巴结转移可出现区域淋巴结肿大；骨转移可产生疼痛甚至发生病理性骨折。

（二）全身症状

良性和早期恶性肿瘤多无全身症状，中晚期的恶性肿瘤常表现出贫血、消瘦、乏力、低热症状，晚期出现恶病质。

【诊断】 恶性肿瘤的早期诊断是获得治愈的关键，但目前仍缺乏理想的特异性强的早期诊断方法。故结合病史与体检和各种检查的综合诊断是目前早期诊断的有效方法。

（一）病史

应注意以下几方面：

1. 年龄 儿童肿瘤多为胚胎性肿瘤或白血病；青少年肿瘤多为肉瘤；中老年肿瘤多为癌。

2. 病程 恶性肿瘤病程短，良性肿瘤病程长，但良性肿瘤恶变时则增长迅速加快。低（未）分化肿瘤发展快，老年肿瘤的发展相对较慢，青少年肿瘤发展往往迅速。

3. 病史 ①有些恶性肿瘤具有遗传倾向，如胃癌、大肠癌、食管癌、乳癌、鼻咽癌等，应注意其家族史。②有些癌有明显的癌前病变，应加以注意，如粘膜白斑、慢性子宫颈炎伴宫颈糜烂、结肠直肠的腺瘤样增生、慢性萎缩性胃炎及胃溃疡、慢性溃疡性结肠炎、皮肤慢性溃疡等。③个人史中应注意与环境相关的因素，如吸烟、长期饮酒、职业因素等。

（二）体格检查

1. 全身检查 包括病人的一般状况、营养状况及心肺功能等，以了解肿瘤对全身的影响程度，估计病人对治疗的承受能力。

2. 局部检查 局部检查时如发现肿块应注意描述以下内容：肿块所在部位、肿块的大小、肿块的个数、肿块的形状、肿块表面是否光滑、肿块硬度及有无波动、境界是否清楚、有无压痛及放射痛、肿块的活动度、与周围组织关系、表面温度、血管分布等。

3. 检查及描述浅部区域淋巴结 如乳癌时，检查腋下淋巴结与锁骨上淋巴结、咽部肿瘤需检查颈部淋巴结、肛管或阴道癌检查腹股沟淋巴结。

（三）影像学检查

是发现和诊断肿瘤的重要检查方法。检查有无肿块及所在部位、肿块形态与大小，以及与邻近器官的关系。

1. X线检查

（1）透视与平片：肺肿瘤、骨肿瘤可见特定的阴影。钼靶X线可检查软组织肿瘤，对乳癌的早期诊断有帮助。

（2）造影检查：①应用对比剂：如钡剂作钡餐或钡灌肠、碘剂作造影，可以得到比较清晰的图像，以判断有无肿瘤、组织破坏程度、有无狭窄等，同时应用山莨菪碱使平滑肌弛张（低张）以观察较细小病变。②器官造影：可经口服、静脉或经内镜插管造影，如口服胆囊造影、肾盂静脉造影、逆行输尿管插管肾盂造影、内镜逆行胆胰管造影（ERCP）等。③血管造影：选择或超选择性动脉造影，如肝动脉、颈动脉、腹腔动脉造影，可显示患瘤器官或肿瘤的血管图像以帮助诊断。近年来应用数字减影血管造影（DSA），具有较高的密度分辨能力及多种成像后处理能力，DSA现已广泛用于头颈部、内脏血管、心脏的大血管等血管成像，正在逐步取代常规血管造影。

2. 超声检查　是安全简便无损伤的检查方法，能较理想的鉴别囊性或实质性肿块，有助于了解肿瘤所在的部位、大小，临床应用广泛，是实质性脏器如肝、脾、胰、肾肿瘤检查的常用方法。在超声引导下进行穿刺活检，成功率可在80%～90%。

3. 电子计算机断层扫描（CT）　主要应用于颅内肿瘤、实质性脏器肿瘤、实质性肿块及淋巴结等的鉴别诊断。目前开展的螺旋CT，大大缩短扫描时间，提高成像质量，可做出高质量的三维图像，提高了微小肿瘤及侵袭转移病灶的分辨率。

4. 放射性核素显像　临床上甲状腺肿瘤、肝肿瘤、骨肿瘤、脑肿瘤及大肠癌等常用放射性核素检查。一般可显示直径2cm以上的病灶。对骨肿瘤诊断的阳性率较高且可早于X线显影，可较早地发现骨转移性肿瘤，但易有假阳性。胃肠道肿瘤阳性率低。

5. 磁共振成像（MRI）　在强磁场下，各种组织对磁场的敏感性不一，出现不同强度的信号，用成像技术，得到不同的图像。对神经系统肿瘤具有优越性，在泌尿系统、头颅肿瘤如鼻咽癌、眼部肿瘤的判断分期均较CT为优。

（四）内镜检查

应用光导纤维内镜直接观察到空腔器官、胸、腹腔及纵隔的肿瘤或其他病变的检查。可直接看到病变部位、范围、形态并可摄影，并可经内镜取细胞或组织进行病理学诊断。还可通过内镜对小肿瘤如息肉进行摘除治疗。常用的内镜有食管镜、气管镜、胃镜、纤维肠镜、直肠镜、腹腔镜、膀胱镜、阴道镜、子宫镜等。

（五）实验室检查

1. 常规化验　包括血、尿、粪便常规检查。胃癌者常伴贫血及大便隐血；大肠肿瘤可有粘液血便或大便隐血阳性；泌尿系统肿瘤常见血尿。

2. 血清学检查　用生化方法测定人体中由肿瘤细胞产生的分布在血液、分泌物、排泄物中的肿瘤标记物，如某些酶、激素、糖蛋白和代谢产物。因特异性较差，只能作为辅助诊断。常用的有碱性磷酸酶（AKP）、酸性磷酸酶、乳酸脱氢酶、CA50、绒毛膜促性腺激素等。

3. 免疫学检查　主要检查来自体内肿瘤的胚胎抗原、相关抗原及病毒抗原。常用的胚胎性抗原：

(1) 甲胎蛋白 (AFP): 为动物胎儿期，由卵黄囊、肝、胃肠道产生的一种球蛋白。肝癌及恶性畸胎瘤者均增高，在我国常用于肝癌的普查与诊断。

(2) 肿瘤相关抗原: 抗 EB 病毒抗原的 IgA 抗体 (VCA-IgA 抗体) 对鼻咽癌有特异，鼻咽癌患者血清 VCA-IgA 阳性率为 90%左右，而正常人仅为 6%～35%，常用于人群筛检。

(3) 癌胚抗原 (CEA): 为胎儿胃肠道产生的一组糖蛋白，在结肠癌、胃癌、肺癌、乳癌时均可增高。大肠癌患者出现 CEA 升高的比例最大，可作为大肠癌的疗效评价和监测复发。

(六) 病理学检查

病理学检查是目前确定肿瘤的最直接而可靠的诊断依据。

1. 临床细胞学检查　此法取材方便，被临床广泛应用。如取胸、腹水、尿液沉渣及痰液与阴道分泌物涂片检查；食管拉网、胃粘膜洗脱液、宫颈刮片及内镜下肿瘤表面刷脱细胞涂片检查；细针穿刺及超声波引导下穿刺涂片。

2. 病理组织学检查　根据肿瘤所在部位、大小等，采用不同的取材方法。①凡能用小手术完整切除者则行切除送检。②位于深部或体表较大而完整者宜行超声波或 CT 引导下穿刺活检，或于手术中切取组织送快速切片诊断。③位于空腔脏器内肿物，可经内镜切取组织送病理学诊断。

【肿瘤分期】 为了合理制定治疗方案，正确评价治疗效果，判断预后，国际抗癌联盟提出了 TNM 分期法。T 是指原发肿瘤 (tumor)，N 为淋巴结 (node)，M 为远处转移 (metastasis)。再根据肿块大小和区域淋巴结转移情况，在 T 和 N 后方标以 0～4 的数字，表示肿瘤的发展程度，1 代表小，4 代表大，0 代表无。在临床上无法判断肿瘤体积时则以 T_X 表达。M_0 代表无远处转移，M_1 表示有远处转移。原位癌是指癌细胞生长于上皮内，尚未破坏基底膜，在 TNM 分期中将原位癌定为 Tis。各种肿瘤的 TNM 分期标准，是由各专业会议协定的。

【预防】 癌症的预防分为三级预防：一级预防为病因预防，是消除或减少可能致癌的因素，降低发病率；二级预防是指癌症一旦发生如何早期发现、早期诊断、早期治疗；三级预防是诊断治疗后的康复，提高生存质量，减轻痛苦，延长生命。

目前，二级预防是预防中的关键，实现二级预防的主要手段，就是对无症状的自然人群进行以早期发现为目的的普查工作，发现癌前期病变及时治疗。

【治疗】 恶性肿瘤的治疗包括手术治疗、放疗、化疗、免疫疗法及中医中药治疗等。

良性肿瘤及临界肿瘤应以手术治疗为主，特别对于肿瘤生长较大，有压迫症状或难以排除恶变者应及早手术切除。切除的标本均应送病理检查。

恶性肿瘤为一全身性疾病，常有浸润和转移，必须根据病人整体情况，拟定综合治疗方案，采取综合治疗措施。

(一) 手术治疗

对恶性肿瘤的治疗，手术切除仍然是最有效的治疗方法。

1. 根治手术　为手术治疗的目的，切除范围包括原发癌所在器官的部分或全部，连同周围正常组织和区域淋巴结整块切除。如典型的乳癌根治术是切除全乳腺、腋下、锁骨下淋巴结、胸大肌和胸小肌及乳房邻近的软组织。对已有远处转移的肿瘤一般不做根治术。

2. 扩大根治术　是在原拟订根治术基础上，适当切除附近器官及区域淋巴结。

3. 对症手术或姑息手术　属于解除症状而非根治性手术，解除痛苦，改善生存质量。如晚期胃癌幽门梗阻行胃空肠吻合；溃烂出血的乳癌，根治困难时行单侧乳房切除等。

4. 其他　激光手术、冷冻手术、去势手术及腔镜下手术等。

术中为防止医源性肿瘤扩散应做好无瘤技术，如以纱布垫或胶布封闭保护隔离好有创面的癌表面；切口要足够大，以免分离肿瘤及腹内肿瘤托出时受挤压；保护好剖腹切口以免肿瘤细胞创口种植；尽早结扎与肿瘤交通的血管以免血道转移等。

（二）化学疗法（简称化疗）

1. 药物分类　按作用原理分为：

（1）细胞毒素类药：由其氮芥基团作用于DNA和RNA、酶、蛋白质，导致细胞死亡。如环磷酰胺、氮芥、白消安（马利兰）、氯乙环己亚硝脲等。

（2）抗代谢类药：此类药物能影响和阻断DNA的合成。如5-氟尿嘧啶、甲氨蝶呤、呋喃氟尿嘧啶、阿糖胞苷等。

（3）抗生素类：有抗肿瘤作用，如放线菌素D（更生霉素）、丝裂霉素、阿霉素、博莱霉素等。

（4）生物碱类：主要干扰细胞内纺锤体的形成，使细胞停留在有丝分裂中期。如长春新碱、长春碱、喜树碱、秋水仙碱等。

（5）激素类：能改变内环境进而影响肿瘤生长，有的能增强机体对肿瘤侵害的抵抗力。如己烯雌酚、他莫昔芬、黄体酮、丙酸睾酮、甲状腺素、泼尼松及地塞米松等。

（6）其他：如甲基苄肼、羟基脲、L-门冬酰胺酶、三嗪咪唑胺等。

按药物对细胞周期作用分：细胞增殖周期包含有DNA合成的各时相（G_1、G_2、S、M、G_0期）。①细胞周期非特异性药物：如氮芥及抗生素。②细胞周期特异性药物：作用于细胞增殖的整个或大部分周期者，如5-氟尿嘧啶等抗代谢类药物。③细胞周期时相特异性药物：选择性作用于细胞增殖周期的某一时相，如阿糖胞苷、羟基脲抑制S期，长春新碱对M期有抑制作用。

2. 给药方法　有口服、肌肉注射、静脉点滴以及选择性动脉灌注，少数情况下为了增高药物在局部的浓度，可采用肿瘤注射、腔内注射、局部涂抹、局部灌流等。

3. 化疗副反应　抗癌药对肿瘤细胞杀伤的同时，对正常细胞也有一定影响，尤其是生长增殖的正常细胞。用药后的主要不良反应有：①白细胞、血小板减少。②恶心呕吐、腹泻、口腔粘膜溃疡。③毛发脱落。④血尿。⑤免疫功能低下。

（三）放射疗法

1. 放射治疗源分为：光子射线类和粒子射线类。应用的方法分为外照射（用各种治疗机）与内照射（如组织内插植镭针）。

2. 放射敏感性　各种肿瘤对放射线的敏感性不一，可分为三类：①高度敏感：淋巴造血系统肿瘤、性腺肿瘤、多发性骨髓瘤、肾母细胞瘤等低分化肿瘤。②中度敏感：基底细胞癌、宫颈鳞癌、鼻咽癌（未分化癌、淋巴上皮癌）乳癌、食管癌、肺癌等。③低度敏感：胃肠道腺癌、骨肉瘤等。

3. 放射治疗的副反应　抑制骨髓（白细胞减少、血小板减少）、皮肤粘膜改变及胃肠道反应等。治疗中发现白细胞降至3×10^9/L，血小板降至80×10^9/L时暂停治疗。可用升血细胞药物，以及养阴补肾、益气健脾的中药。

（四）中医中药治疗

中医中药在肿瘤的防治中有一定的作用，比较适宜于我国城乡癌症病人的需要。以中药补益气血、调理脏腑、辅助放射治疗和化疗，减轻副反应，改善全身状态，增强免疫力，并有抗癌作用。

（五）免疫治疗

免疫治疗是调动机体各种防御因素，提高机体免疫力，通过免疫机制达到治疗肿瘤的目的。免疫治疗是抗肿瘤的一种合理的方法，但有待于继续完善。免疫治疗可分两类：①肿瘤非特异性免疫疗法，如接种卡介苗、短棒状杆菌、麻疹疫苗等，还可用转移因子、干扰素、白细胞介素Ⅱ等。②特异性免疫疗法，如接种自身或异体的瘤苗、肿瘤免疫核糖核酸等。

第二节 常见的体表肿瘤

体表肿瘤是指来源于皮肤、皮肤附件、皮下组织等浅表软组织的肿瘤。

一、皮肤乳头状瘤

皮肤乳头状瘤为表皮乳头样结构的上皮增生，并向表皮下乳头状伸延所形成的肿块。易恶变成癌，如阴茎乳头状瘤极易恶变成乳头状鳞状细胞癌。皮肤乳头状瘤应与两种疣状物相区别。一种是乳头状疣，非真性肿瘤，多由病毒所致。呈乳头状突起，可见多根细柱状突，不向表皮下延伸，有时可自行脱落。另一种是老年性色素疣，多见于头额部近发际、暴露部位或躯干等部位，高出皮肤，黑色、斑块状，不向表皮下延伸。当斑块增大、出血破裂则可能恶变。皮肤乳头状瘤可手术切除治疗。

二、皮 肤 癌

常见的有基底细胞癌和鳞状细胞癌。

（一）基底细胞癌

来源于皮肤或附件基底细胞，呈浸润性生长，但生长缓慢，很少有转移。好发于头面部。质地较硬，表面呈蜡状，破溃后溃疡呈鼠咬状。对放疗敏感，可行放疗，早期也可手术切除。

（二）鳞状细胞癌

好发于肛门和唇边。早期即可成溃疡，表面呈菜花样，边缘不规则隆起，基底不平易出血，常伴感染致恶臭。常有区域淋巴结转移。以手术治疗为主，同时清扫区域淋巴结。放疗较敏感，但不易根治。

三、痣与黑色素瘤

（一）色素痣

为黑色素细胞组成的先天性良性色素斑块，呈灰褐色或黑色。可分为：①皮内痣：痣细胞位于真皮层，可高出皮肤表面，可长有汗毛，很少恶变。②交界痣：痣细胞位于基底细胞层，局部扁平，色素深，有恶变可能。③混合痣：为上述两种痣同时存在。当有脱毛、痒痛、范围扩大或色素加深时可能恶变。无论哪种痣，治疗时都应完整手术切除，切忌不完整切除或烧灼，亦不推广冷冻。

（二）黑色素瘤

为高度恶性肿瘤。色素不均匀，边缘不规则，过度角化，毛发脱落，可破溃出血，局部受刺激后可出现卫星状结节及广泛转移。手术切除治疗。

四、脂 肪 瘤

为正常脂肪样组织的瘤状物，好发于四肢、躯干。呈分叶状，质软可有假囊性感，生长缓慢。位于深部的脂肪瘤可恶变，应及早切除。

五、纤 维 瘤

位于皮下者由纤维组织构成，质硬、光滑、活动好、边界清楚，生长缓慢，恶变者少，可手术切除。

位于腹壁者称带状纤维瘤，是腹壁外伤或产后修复纤维瘤，手术时需完整切除。

六、神经纤维瘤

（一）神经鞘瘤

来源于神经鞘细胞，可见于四肢神经干的分布部位。①中央型：位于神经干中央，该神经支配区可出现麻木、疼痛、感觉过敏等。手术不慎易损伤神经。②边缘型：位于神经边缘，可无症状。易手术摘除，较少损伤神经。

（二）神经纤维瘤

多发性，且多对称，以腰背部多发，大多无症状，皮肤常伴咖啡样色素斑，肿块可如乳房状。病人常伴有智力低下和神经系统症状。有家族聚集倾向。

七、血 管 瘤

由血管组织构成，多属先天性，按其构成分为三类：

（一）毛细血管瘤

多见于婴儿。出生时或生后即发现皮肤上有小红斑点，随体重增长逐渐扩大、隆起，其增长速度较儿体发育快。瘤体界限分明，压之退色。应争取尽早治疗，治疗方法有液氮冷冻和手术切除。

（二）海绵状血管瘤

由小静脉和脂肪组织构成。多位于皮下组织内，可长入肌肉。皮下海绵状血管瘤局部可隆起，肿块界限不清、质软，稍可压缩，皮肤正常，或有毛细血管扩张，或呈青紫色。治疗应及早行血管瘤切除术。

（三）蔓状血管瘤

由较粗大的迂曲血管构成，大多为静脉，也可有动静脉瘘。瘤体具有明显的压缩性和膨胀性，有的可听到血管杂音。应争取手术切除。术前做 X 线造影检查，以了解血管瘤范围，要充分估计术中的困难。

八、囊性肿瘤与囊肿

（一）皮样囊肿

为囊性畸胎瘤，浅表者好发于眉梢或颅骨骨缝处，可与颅内交通呈哑铃状。手术前应充分准备。

（二）皮脂囊肿

非真性肿瘤，是皮脂腺排泄受阻所形成的潴留性囊肿。好发于头面部及背部。有的表面可见小黑点，为皮脂腺开口受阻处，易继发感染。感染控制后手术切除治疗。

（三）表皮样囊肿

为明显或不明显的外伤使表皮进入皮下生长所形成的囊肿。其囊壁由表皮组成，囊内为角化鳞屑。可手术切除治疗。

（四）腱鞘或滑液囊肿

非真性肿瘤，由浅表滑囊经慢性劳损所致。多见于手腕、足背或关节处，坚硬感。治疗可用囊肿穿刺抽出液体后注入醋酸氢化可的松，或手术切除，但易复发。

（赵德生）

第十六章

显微外科

一、概　　述

显微外科是利用光学放大设备，即在放大镜或手术显微镜下，使用显微外科器材，对细小组织进行精细手术的学科。显微外科技术是一种专门的外科技术，广泛地应用在手术学科的各个专业，可应用到任何一门手术分支学科，如妇科显微外科、泌尿显微外科、神经显微外科、显微手外科和显微血管外科、耳鼻喉显微外科和眼科显微外科，成为多学科的交叉和边缘学科。

1921年手术显微镜首次在临床手术中使用，20世纪60年代我国应用显微手术技术，在世界上首次报告断肢再植、断指再植成功。70年代以来，显微外科技术发展迅速。世界各国都对显微外科技术进行了深入的研究，使该专业手术范围不断扩大，手术效果不断提高。我国是进行断肢再植手术较早的国家，各医院显微外科技术应用广泛，许多基层、厂矿医院也纷纷开展显微外科。我国首创的吻合血管的第2足趾移植再造拇指和前臂皮瓣等都居世界领先地位。小管道显微外科和小器官移植外科也迅速发展。80年代我国成立全国性显微外科学组和中华显微外科学会，各省市亦相继成立分会，并且出版了中华显微外科杂志，我国学者在显微外科的解剖学和基础理论等方面的研究，以及手术方法的不断创新，为显微外科事业的发展做出了重大贡献，进一步推动了世界显微外科的发展。

二、显微外科手术的设备和器材

显微外科手术需要一定的工作条件，包括光学放大设备、特殊的显微外科手术器械和缝合针、线，以及显微外科技术训练等。

1. 手术显微镜或手术放大镜　手术显微镜种类很多，不同的专科，如眼科、耳鼻喉科、脑外科对手术显微镜有不同的要求。适用于手外科、整形外科、骨科的手术显微镜，应具备以下要求（图16－1）：

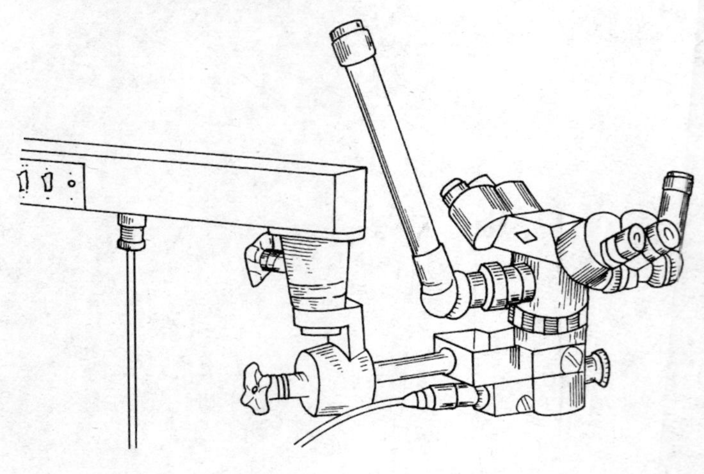

图16－1　双人双目手术显微镜

（1）放大倍数在6～30倍之间自动变化，用手动及脚踏控制变倍、变焦距和位置。变倍时保持视野清晰，无需调整焦距。

（2）工作距离200～300mm，以适应不同手术的需要。

（3）有手术者和助手主、副两套双筒目镜，能各自调节屈光度和瞳孔距离，视场直径较大。

（4）具有同轴照明的冷光源，光亮度大，可调节光度。

（5）显微镜安装在合适的支架上，机械部分操作灵活，电动系统工作稳定。

（6）具有连接参观镜、照相机和摄像系统的接口，以供示教和参观手术用。

常用的手术放大镜为望远镜筒式，又称镜组式放大镜（图16－2）。视场稍小，放大倍数为2.5～6倍，工作距离200～300mm，视野直径20～40mm。瞳孔距离调节范围为50～80mm。这种手术放大镜使用灵活、方便，与手术显微镜互相配合使用，可大大节省手术时间，适用于缝合直径2mm以上的血管、神经。

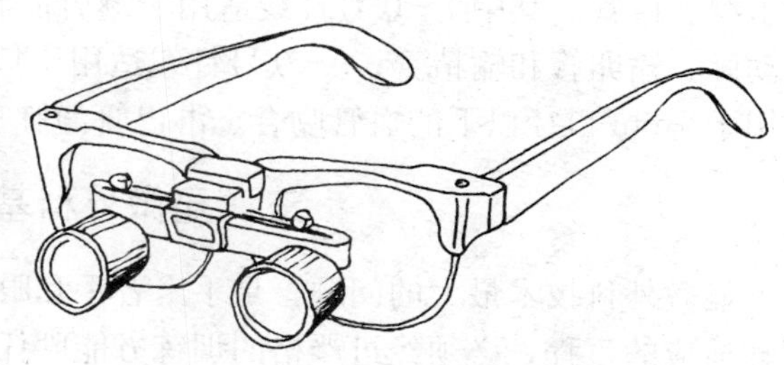

图16－2 镜组式手术放大镜

2. 显微手术器械 显微外科手术器械主要包括：微血管钳、镊子、剪刀、持针钳、血管夹、合拢器、对抗器、血管扩张器或扩张镊子、双极电凝器、吸引器、微型冲洗平针头等（图16－3）。这些器械的特点是小型、轻巧、尖细、不反光、无磁性。

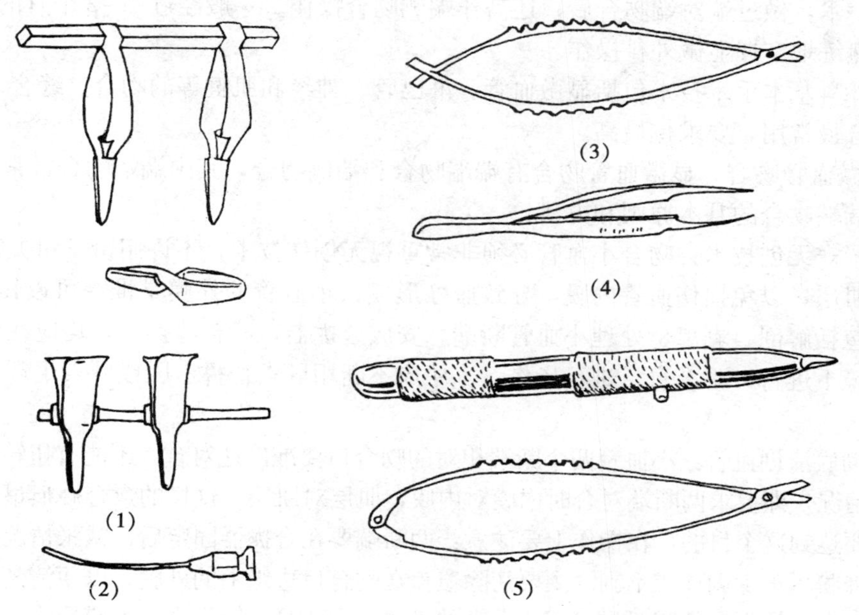

图16－3 显微手术器械

（1）血管夹及合拢器；（2）冲洗平针头；（3）弹簧柄式显微剪；（4）血管镊；（5）持针器

不同专业进行显微外科手术时，往往还有一些特殊器械如自动拉钩、输卵管固定器和神经钩等。其中最常用的是：①镊子：其尖端应尖而不锐、对合好、能稳固地夹住汗毛，常用来提取分离微细组织和夹提缝线打结；②持针器：咬合面光滑无齿、对合紧密，能稳固地夹持7～11－0显微缝合针、线；③剪刀：有直、弯两种，直剪用于修剪血管，弯剪用于组织分离；④血管夹：针对不同口径的血管有各种不同大小型号，要求既能阻断血流，又不损伤血管壁。显微手术器械由于比较精细，要求在使用时特别注意保护，要保存在特制的盒子里，以防损坏。

3. 显微缝合针线　显微外科使用的缝合针线主要有7－0、8－0、9－0、10－0、11－0和12－0六种规格的带针单股尼龙缝合线。各种不同规格的显微缝合针线，适用于缝合不同的组织、血管。其中7－0号针线适用于缝合肌腱；8－0号针线适用于缝合较粗的腘动脉、肱动脉、输卵管和输精管；9－0号针线适用于口径1mm左右的小血管吻合；11－0号针线适用于1mm口径以下的血管吻合、淋巴管静脉吻合等。

三、显微外科基本手术技术

显微外科技术最大的问题，是手术者手和眼的配合，手术者与助手的配合，需要一个训练和适应的过程，必须经过严格的训练方能胜任。训练的规程要循序渐进，可以先从缝合小硅胶管或薄胶膜开始，逐步熟悉手术显微镜，手术放大眼镜和显微手术器械。手术者要坐在舒服的体位，从肘部至小指均放在手术台上，以保持手的稳定性，以防抖动。要学会在镜下使用各种器械，逐渐习惯在放大和小视野下操作。然后进行各种基本手术操作的训练，包括持针、引线、缝合、打结和剪线等基本操作，进一步熟悉在镜下操作，进而在离体血管上进行血管外膜剥离、残端修整和吻合。最后在大白鼠等活体动物上进行血管吻合，先作动脉、后作静脉手术，做过端对端吻合后，还需作端侧吻合操作。一般经过1～2个月的操作训练，就可以较熟练地掌握显微外科操作。

显微外科基本手术技术包括显微血管、淋巴管、神经和肌腱等的吻合、缝合。其中，显微血管吻合最常用，要求也最高。

1. 显微血管吻合　显微血管吻合有端端吻合和端侧吻合，其中端端吻合最常用。

血管端端吻合的基本原则和方法：

(1) 严守无创技术：吻合小血管必须非常重视无创伤技术，不许用镊子钳夹待吻合的血管内膜和肌层，以免损伤血管内膜，导致血栓形成，小血管的外膜是惟一可以钳夹的组织。一切操作包括解剖、剥离、处理小血管断端，安放合拢器，缝合等操作，均应在放大眼镜或手术显微镜下进行，不准盲目进行操作。术中应不断用肝素普鲁卡因或肝素生理盐水湿润血管表面。

(2) 彻底清创血管：小血管两个断端相对的吻合口要准确地对合，不能有扭转、狭窄、外翻或内翻情况，即要求两断端对合时内膜对内膜，肌层对肌层。这样的愈合瘢痕最少，通畅率亦增高。要达到这个目的，在操作上要注意：两断端要在合拢器固定后，减张情况下作吻合手术；血管外膜尽量少剥离或不剥。主要切除覆盖在吻合口边缘上的外膜，以便清楚地暴露出吻合口进行缝合。故剥离外膜时最好用脱手套的方式，方法是用镊子夹住外膜边缘，将外膜拖向吻合口，然后在齐吻合口的水平切掉，外膜自然回缩后可见光滑的血管断端（图16－4）。

(3) 血管冲洗扩张：不断用肝素生理盐水冲洗吻合口，用血管镊或血管扩张器插入血管腔要准确、轻柔。

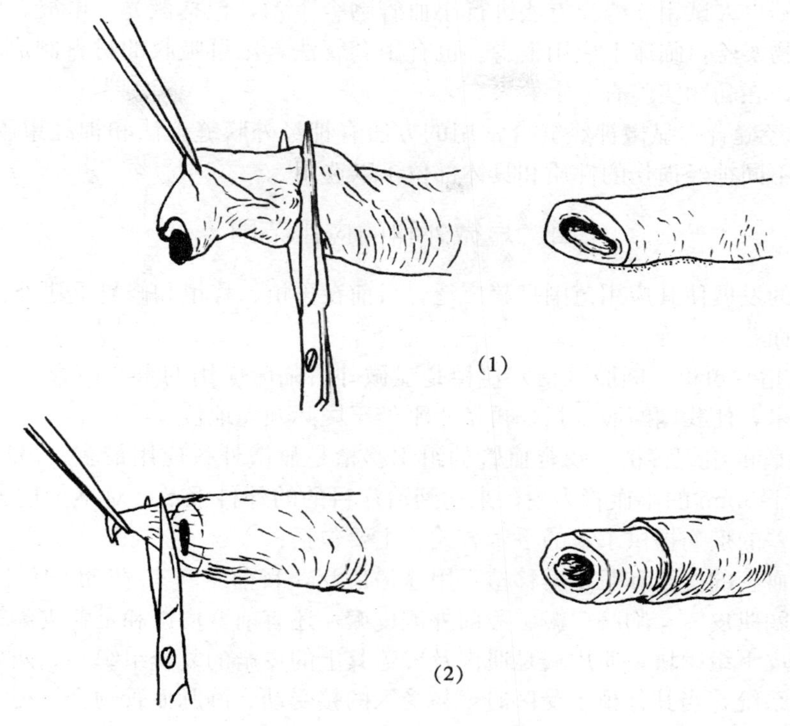

图 16-4　血管清创和外膜切除
(1) 血管清创；(2) 外膜切除

(4) 缝合血管：一律用间断缝合法。缝合时必须强调基本操作要正规，包括缝针与管壁互相垂直地进针，沿针的弧度出针，勿反复穿刺血管壁；用两定点或三定点间断缝合法平均地安排好各针的位置，要求缝针数目尽量少，又要达到不漏血的目的。一般 2～3mm 直径的血管缝 8～10 针；1～2mm 缝 6～8 针；1mm 以下缝 4～6 针。注意每针线的边距。缝动脉边距等于该血管壁厚度的两倍，静脉血管由于管壁较薄，边距的比例可比动脉稍大。内脏的静脉壁很薄，可增加到 3～4 倍。线结要打得平正。第 1 个线结的张力要适中。缝合顺序：常用 180°两定点，即在血管的上、下方各缝 1 针，打结作为牵引，再根据缝合针数在其前壁顺序均匀加缝 2～4 针。然后把血管翻转 180°，用同样方法缝合后壁（图 16-5）。

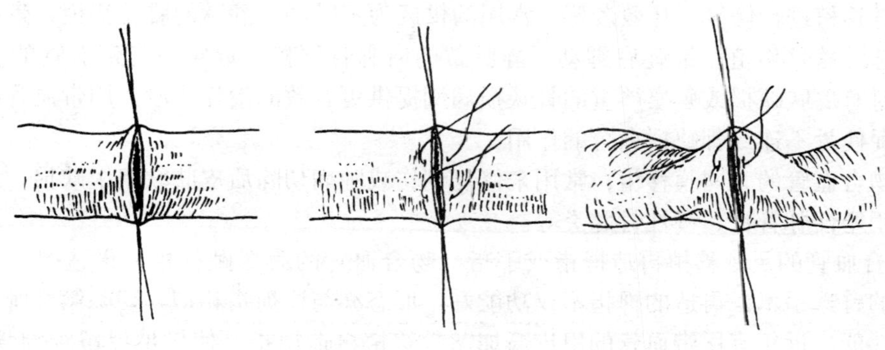

图 16-5　两定点血管缝合法

近年来有不少人试用非缝合方法进行小血管吻合手术，包括激光、电凝、粘合等方法，目前仅限于动物实验，临床上应用很少。也有用套管法，用可吸收的材料制成小血管套管，来套接小血管，在动物实验有一定效果。

2. 显微神经缝合　显微神经缝合常用的方法有神经外膜缝合法和神经束膜（束组）缝合法。可根据不同神经损伤的性质和具体部位予以选用。

四、显微外科的应用范围

显微外科的发展使其应用范围日趋广泛，目前在再植、移植和修复重建外科方面主要应用于以下几方面：

1. 断肢（指）再植　断肢（指）再植是显微外科临床应用的重要内容，广泛利用的显微血管吻合技术，使我国断肢（指）再植水平处于国际领先地位。

2. 吻合血管的组织移植　吻合血管的组织移植是显微外科应用最多、最广的领域。是以吻合直径小于3mm的小血管为主，来达到治疗目的的外科手术。对不少过去治疗上比较困难或效果较差的疾病提供了新的手术方式。主要包括：

（1）吻合血管的皮瓣和肌皮瓣移植：用途最广泛，目前全身有76处的供区。常用的有肩胛皮瓣、背阔肌皮瓣、胸脐皮瓣、股前外侧皮瓣，还有前臂皮瓣和足背皮瓣等。皮瓣是皮肤及其附着的皮下组织块，肌皮瓣是肌肉及覆盖其上的皮瓣的复合组织块。两者都有完整的动、静脉血管系统，当其移植于受区时，与受区的接受动、静脉血管吻合，可立即恢复皮瓣或肌皮瓣的血液供应，来代替受区的功能。达到进行组织整形、填塞死腔、提供血运、改善营养、修补组织缺损和改善功能的目的。皮瓣移植目前用于修复创伤、烧伤、外伤性四肢骨髓炎、放射性溃疡及肿瘤切除后的皮肤缺损或伴有重要深部组织（如肌腱、骨、关节）外露者；严重瘢痕挛缩畸形矫正术后，修复深部组织外露；某些器官再造，如鼻、舌、拇指和阴茎再造手术等。肌皮瓣多用于修复软组织缺损。

（2）吻合血管神经的肌肉移植：可以在一定程度上向受区提供肌肉动力。如前臂广泛肌外伤，前臂缺血性挛缩，无良好肌残留者，可考虑进行背阔肌移植，恢复手部的部分功能。股薄肌、趾短伸肌、背阔肌还可以成几组肌束进行移植，修复面肌瘫痪等。

（3）吻合血管的骨和骨膜移植：吻合血管的骨移植将传统的骨移植术后，爬行替代生长过程转变为直接愈合的过程，大大缩短了疗程，尤其对大块骨缺损的修复提供了新的治疗手段。先天性胫骨假关节、外伤性或炎症性骨缺损及骨肿瘤局部切除术后的骨缺损，都可用吻合血管的骨移植进行修复，疗效较好。常用的供区为带腓动、静脉的腓骨移植，带旋髂深或浅动、静脉的髂骨移植，带旋肩胛动、静脉蒂的肩胛骨移植。近年还有带血管的骨皮瓣移植，为同时有皮肤缺损或瘢痕严重的骨缺损病例提供更有效的治疗手段。用带血管的骨膜移植，亦有促使骨不连或骨缺损愈合的作用。

（4）吻合血管的大网膜移植：常用来修复创伤或肿瘤切除后皮肤软组织缺损，还可用来治疗血栓闭塞性脉管炎、慢性骨髓炎等。

3. 吻合血管的足趾移植再造拇指或手指　吻合血管的第2趾移植，再造拇指，已成为拇指再造的首选手术。再造的拇指不仅功能好，形态亦与原拇指相似，切除第2趾后不影响足的行走功能。近年有用带血管的甲皮瓣加髂骨移植再造拇指，使供足保留趾的骨及关节，另植中厚皮片于其上，这样既不损失趾，又可重建拇指。也有不少报告作2、3趾移植再造双指，甚至5趾移植，再造5指，恢复一定手的功能。目前，我国足趾移植再造拇指和手指，在手术种类、数量和技术水平、普及程度等方面均居国际领先水平。

4. 吻合血管的空肠移植重建食管 切取一段空肠，注意保留肠系膜上动脉第5直支，作为近端的血管蒂，在颈部与颈横动、静脉吻合，以此方法修复颈胸段食管瘢痕性狭窄、先天性食管缺损或闭锁以及重建上、中段食管癌切除术后的食管等。

5. 周围神经显微修复 显微外科技术使神经外膜缝合法或神经束（束组）膜缝合法更加准确地对合，疗效明显提高。近年来吻合血管的神经移植术，对治疗较困难的神经外伤病例有很多优点，对长段神经缺损、软组织床瘢痕严重者尤为优越。常用的供区是带桡动脉的桡神经浅支，带静脉蒂（动脉化）的腓肠神经。也有采用带尺侧副动脉的尺神经治疗臂丛根性撕脱伤。

6. 显微淋巴管外科 淋巴管管道细小，管壁薄且透明无色，肉眼观察操作困难。淋巴管发生病变，可引起四肢慢性淋巴水肿、象皮肿和乳糜尿等顽固性疾病。采用显微外科技术，可以进行细致的淋巴管静脉吻合手术，将淋巴管远侧端与邻近小静脉近侧端行端端吻合，将淋巴液直接引入静脉。近期消肿、控制感染和改善乳糜尿的效果很好，尤其是乳糜尿术后可达80%以上的有效率。我国还首先采用深淋巴管与静脉作吻合，治疗先天性淋巴水肿。近年来还采用淋巴管或小静脉移植到淋巴管之间，代替淋巴管静脉吻合术，已经取得了一定的临床经验。

7. 小管道显微外科 近年来，大量临床与动物实验结果表明，采用显微外科技术，比用一般外科技术进行体内小管道吻合，可以明显地提高术后通畅率。效果显著的有输精管结扎后再吻合手术，输卵管结扎或炎症阻塞的复通手术，鼻泪管外伤的吻合手术，输尿管吻合手术等。

8. 吻合血管的小器官移植 异体器官移植的研究工作，过去需用大的动物进行实验。现在在显微血管外科帮助下，可以用小动物进行实验，对器官移植的研究提供了更多的方便。近年来，大白鼠已成为主要的实验动物，可以用来进行肾、心、肝、胰和肢体等小器官移植，为免疫学的实验性器官移植提供更多的实验动物模型。

（1）自体小器官移植：用吻合血管法将双侧卵巢带血管蒂移植到腹后壁稍高的位置，从而避免了放疗时，射线照射对卵巢的损害，保存卵巢的内分泌功能。

（2）异体小器官移植：对双侧睾丸外伤性缺如者，可行异体睾丸移植。吻合血管的胎儿甲状腺和甲状旁腺异体移植，对于甲状腺大部切除术后引起的甲状旁腺功能不全的抽搐病人，有显著的近期疗效。吻合血管的异体卵巢移植对治疗因恶性肿瘤或其他原因切除双侧卵巢的年轻妇女所出现的严重的性腺内分泌障碍具有疗效。

（3）小儿器官移植：对小儿胆道闭锁进行肝移植，小儿晚期肾炎进行肾移植，由于采用了显微外科技术进行吻合，取得了满意的疗效。

（王 欣）

第十七章

移植

第一节 概 述

将一个个体的细胞、组织或器官用手术或其他方法，移植到自体或另一个个体的某一部位，统称为移植术。移植的细胞、组织或器官称为移植物，提供移植物的个体称为供者、供体，接受移植物的个体称为受者、受体或宿主。

分类 按供者和受者是否同一个体，分为自体移植和异体移植。

按供者和受者的遗传学关系，如两者的基因完全相同，如同卵双生间的异体移植，称为同质移植或同基因移植，移植后不会发生排斥反应；自体移植也属于这一类。如种相同，但基因不同，如人与人之间的移植，称同种异体移植，移植后会发生排斥反应。不同种之间的移植，如人与狒狒之间的移植，称异种移植，移植后会引起强烈的排斥反应。

移植物植入受者原来的解剖部位，称原位移植，如心脏移植、断肢再植术；移植物植入受者与原来不同的解剖部位，则称异位移植，如肾移植术、胰腺移植术。

按移植物是否保持活力，对保持活力、移植后能恢复其原有功能者，称活体移植；移植物已失去活力或经过人工处理灭活，如冻干血管、骨库存骨等的移植，目的是以其提供的机械结构，保留其外形，或使来自受者的同类细胞得以生长存活，移植后不会出现排斥反应，称为结构移植，又称支架移植。

细胞移植是指移植大量游离的某种具有活力的细胞，采用输注到受者的血管、体腔或组织器官内的方法。其主要适应证是补充受者体内该种细胞数量的缺少或其功能的降低，例如输注全血或浓缩红细胞，以治疗失血或贫血。细胞移植实际上开展较早，例如输全血。现今，临床应用日益广泛而受人瞩目的则是骨髓与造血干细胞移植治疗遗传性联合免疫缺陷病、重症地中海贫血等遗传性疾病；重症再生障碍性贫血；以及包括各种白血病的血液系统恶性肿瘤等。此外，还有如胰岛移植治疗胰岛素依赖型糖尿病；肝细胞移植治疗重症肝炎肝昏迷；脾细胞移植治疗重症血友病甲；以及睾丸 Leydig 细胞移植治疗男性性功能低下（低睾酮血症）等。

同种异体细胞移植必然会发生不同程度的排斥反应。另外，除骨髓移植的原理是重建骨髓和重建免疫系统的替代治疗以外，其他细胞移植的有效期多数是短暂的。

组织移植是指某一组织如皮肤、筋膜、肌腱、软骨、骨、血管等，或整体联合的几种组织，如皮肌瓣等的移植术。一般采用游离移植或血管吻合移植以修复某种组织的缺损，多数为结构移植（支架移植）。活体移植还是以自体移植为主，常用如自体皮肤移植修补创面皮肤缺损，以及用显微外科技术施行吻合血管或神经血管的自体皮瓣、肌肉、肌皮瓣、神经、骨及大网膜等移植，以修补组织缺损等。甚至可用一侧足趾，2、3 趾及另一足 2、3 趾同时移植，一次再造全手 5 个手指者。

在医学领域里，移植与现代科学的发展关系密切。可以认为，器官移植作为综合性现代医学的新成绩有着广阔的发展前景。

第二节　移植的基本原则和步骤

（一）供者的选择

1. 免疫学方面的选择　同种异体间移植的器官之所以不能持久存活，主要障碍是受者发生排斥反应，使移植器官功能减退甚至丧失。为了防治排斥反应，就需要用免疫抑制药物。然而目前的免疫抑制剂还不能完全阻止或逆转排斥反应，而且免疫抑制本身会引起许多副作用。为了预防过剧的、甚至致命的排斥反应，移植前应作下列检查：

（1）血型：虽然人类白细胞不表达主要的血型抗原，血型抗原可能在血管内皮上表达，因此 ABO 血型抗原作用与组织相容性抗原同样重要。同种异体间的移植必须血型相同，或至少要符合输血原则。虽有 ABO 血型不相配的肝移植取得成功的病例报道，但血型不合仍是移植物被排斥的重要原因。

（2）淋巴细胞毒交叉配合试验：指受者的血清与供者淋巴细胞之间的配合，是临床上必须作的。一般说来，如肾移植，淋巴细胞毒交叉配合试验必须＜10％或阴性，才能施行。如果受者以前受过输血、有过妊娠或接受过肾移植，很可能在其血清内已存在淋巴细胞毒抗体，对人类白细胞抗原（HLA）敏感，则细胞毒交叉配合试验阳性，器官移植术后，就会发生超急性排斥反应。

（3）HLA 配型：国际标准是测定供者与受者Ⅰ类抗原 HLA－A、B 和 C，Ⅱ类抗原 HLA－DR，DP 和 DQ 共 6 个位点的相容程度。统计表明，HLA 6 个位点配型与亲属肾移植、骨髓移植的存活率有较密切关系。实际上，器官移植的配型主要涉及 HLA－A，B 和 DR，其他抗原配型的相容程度对移植器官的存活并不具有更重要的意义。HLA 配型可以增加尸肾移植的存活率。但随着免疫抑制药物的不断进步，这种差别在逐年减少。

此外，尚有混合淋巴细胞培养，将供者与受者的淋巴细胞放在一起培养，观察其转化率，是目前的组织分型试验中较可靠的一种。淋巴细胞转化率如超过 20％～30％，说明供受者的淋巴抗原不同，即应放弃作器官移植。此法的缺点是观察结果需要 5～6 日，为期太久，限制了它的实际应用价值。对于是否应用其他更敏感的交叉配型方法，如流式细胞技术等，仍存在争议。因为这些方法固然更敏感，但有可能把本来可以移植成功的供者排除在外。

2. 其他方面的选择　随着移植经验的不断积累，年龄的界限已经放宽，如供肺、胰者不超过 55 岁，供心、肾、肝者分别不超过 60 岁、66 岁、70 岁。虽然应用胎儿双肾联合移植给成人取得了良好的短期效果，但能否应用不足 5 岁的童肾仍然存在争议。供移植用的器官体积，要和受者切除的器官相等或略小。

下列情况禁忌作为器官移植的供者：脓毒症血培养阳性或已知有全身性感染尚未彻底治愈、人类免疫缺陷病毒（HIV）感染、患恶性肿瘤（脑原发性恶性肿瘤除外）。采用乙、丙肝炎病毒感染和吸毒者的器官也应慎重。

(二) 受者的选择

应严格遵守手术适应证。年龄不宜超过 55～60 岁。除需切除的有病器官外，其他重要器官的功能应良好，一般情况应能忍受大手术。没有感染性疾病。

以前认为肾移植术前输血可导致超急性排斥反应，目前看法有了改变。20 世纪 70 年代以来许多统计表明：术前输血反能延长存活，提高成功率；至于输血次数、间隔时间等意见尚不一致。

(三) 器官的切取

移植的器官不同，切取与保存的方法也不相同。切取器官的步骤包括：切口、探查、游离器官、原位灌注、切取器官、缝合切口、保存器官并运往移植中心。从同一个供者，可以获取心、肺、肝、胰腺等，移植于多个受者。

(四) 器官的保存

器官移植要求移植一个活的器官。但是，手术切取的、已经没有血液供应的器官，在 35℃～37℃的常温下（称为热缺血）短期内即趋向失去活力。因此，为延长供移植器官的存活时间，器官的保存应遵循下述原则：低温、预防细胞肿胀、避免生化损伤。从 37℃降至 0℃，可使细胞新陈代谢率下降到原来的 1/12。然而在低温条件下，尽管细胞新陈代谢和能量储备的消耗减缓，但细胞代谢主要能量来源的 ATP 和 ADP 仍不断逐渐消耗。因此，保存液的成分是保存器官功能的另一关键因素。

用特制的器官灌洗液（0℃～4℃）快速灌洗器官，尽可能将血液冲洗干净。灌洗的压力保持在 60～100cmH_2O，肝的灌注量约 2～3L，肾和胰腺约 200～500ml。然后保存于 2℃～4℃灌洗液的容器中，直至移植（称为冷缺血）。

1988 年美国威斯康辛大学 Belzer 研制的 UW 液作为器官保存液，已在国际上日益广泛应用。UW 液可保存胰腺、肾达 72 小时，保存肝 20～24 小时。但多数外科医师将器官保存时限定为心脏 5 小时、肾 40～50 小时、胰腺 10～20 小时和肝 6～12 小时。

(五) 临床排斥反应综合征

临床上把排斥反应分为超急性、急性和慢性三类。这种分类不单纯是时间概念，它包含着不同的发生机制、临床和组织学上的特点。急性排斥反应经治疗后可能逆转；超急性排斥反应到目前为止还无法治疗，但大多数是可以预防的；慢性排斥反应的处理仍然是一个难题。

1. 超急性排斥反应　由于受者体内预先存在抗供者组织抗原的抗体，包括抗供者 ABO 血型抗原、血小板、HLA 抗原及血管内皮细胞和单核细胞上 VEC 抗原的抗体，就会引起超急性排斥反应。可能发生于受者、供者血型不合，再次移植，反复输血，多次妊娠，长期血液透析的个体。上述抗体与供者组织抗原结合，通过激活补体而直接破坏靶细胞，致移植器官的血管内皮细胞破坏，血管渗漏，血小板、中性粒细胞聚集和纤维蛋白沉着，造成广泛血栓、血管阻塞和组织梗死，移植器官在血管吻合接通后 24 小时，甚至数分钟、数小时内被破坏，切面可见严重的弥漫性出血。临床上，移植器官功能迅速衰竭，如移植肾立即中止排尿。肾、心、肺和胰腺的同种异体移植都可发生超急性排斥，然而肝对超急性排斥具有良好的耐受性，即使受者、供者血型不合也可能不发生超急性排斥反应。

器官移植的超急性排斥反应是可以预防的，关键在于供者与受者血型必须相同，并且禁忌在抗淋巴细胞抗体强阳性、交叉配合阳性者作器官移植。应用免疫抑制药物对这类排斥反应效果不佳，惟一治疗措施是再移植。

2. 急性排斥反应 主要是由于T细胞的免疫反应所致，一般在移植后数天至两周左右出现，80%～90%发生于移植后1个月内，并往往在几周乃至术后1年内多次重复出现。主要症状有：突然发生寒战、高热，移植物肿大引起局部胀痛，一般情况变差，移植器官功能减退，如肾移植时出现尿量减少、血肌酐和尿素氮增高；肝移植则有明显的黄疸加深，血清转氨酶、胆红素迅速上升。接受现代免疫抑制药物治疗的移植病人，急性排斥的症状常不明显，一旦发生即表现为移植器官丧失功能，此时排斥的诊断即可成立，但要逆转移植器官的功能已很困难。因此，特别强调在移植后第1年内应当加强对急性排斥的监测，如果发现移植器官功能减退，就要及时进行活检。急性排斥的组织学主要表现为弥漫性间质性水肿和圆细胞浸润，后者包括小淋巴细胞、浆细胞、巨噬细胞、单核细胞和中性粒细胞等。移植物的小动脉和毛细血管内有纤维蛋白和血小板沉积而引起的梗死。

3. 慢性排斥反应 是移植物功能丧失的常见原因，可发生移植术后数月至数年。对慢性排斥的病因尚有争论，如急性排斥的反复发作、药物毒性、反复感染（如肺移植的肺炎、肝移植的胆管炎）、慢性梗阻（输尿管、胆道、胰管）、移植时供者器官严重缺血损伤、采用老年人或不够理想的供者器官，以及病人不适应免疫抑制排斥，表现为血管内皮损伤，以及非免疫损伤机制所致的组织器官退行性变。临床表现为移植器官功能缓慢减退，增加免疫抑制药物治疗常难奏效。病理特征则因植入的器官不同而各具特点：移植肾表现为进行性间质纤维化、肾小球病变和少量细胞浸润；移植心表现为迅速进展的动脉粥样硬化；移植肺表现为细支气管炎性闭塞；移植肝表现为小胆管消失。慢性排斥致移植器官功能丧失的惟一有效疗法是再次移植。

（六）急性排斥反应的防治

如果受者的免疫系统不受到抑制，同种异体移植物最终将遭到破坏。理想的用药方法是选择数种免疫抑制药物，联合不同的作用机制，既能成功地预防排斥反应，又不至于完全抑制机体的自身防御功能。临床上常根据植入的器官和受者的特殊需要，选择几种免疫抑制药物联合应用。临床常用的免疫抑制药物介绍如下：

硫唑嘌呤 抑制嘌呤合成，抑制DNA和RNA合成。常用剂量为2～5mg/(kg・d)，维持量0.5～3mg/(kg・d)。主要副作用是骨髓抑制、肝炎、胆汁淤积、肝静脉血栓形成、胰腺炎、皮炎、脱发和促进感染。

霉酚酸酯（MMF） 抑制T细胞和B细胞增殖及抗体生成，制止细胞毒性T细胞繁殖。常用剂量为2g/d。主要副作用是腹泻、白细胞减少、关节痛和胃肠出血。

皮质激素类 主要对T细胞和巨噬细胞起作用，类固醇受体复合物结合DNA，改变细胞因子合成相关基因的转录和翻译，阻止混合淋巴细胞反应和细胞毒性T淋巴细胞的生长，抑制白介素1和6合成。常用有琥珀酸钠氢化可的松、甲泼尼龙琥珀酸钠、泼尼松、泼尼松龙和地塞米松等。此类药物常在术前、术中开始应用。术后急性排斥危象时短期冲击疗法静脉滴注琥珀酸钠氢化可的松，用量可达3g以上。泼尼松龙，常用量1～2mg/(kg・d)。主要副作用是促进感染、应激性溃疡、糖尿病、原发性高血压、库欣征面容。

环孢素 阻止数种早期T细胞激活基因（白介素2、3、4和γ干扰素）的转录，抑制巨噬细胞产生白介素1，常用剂量为6～10mg/(kg・d)（用量依据血液药物水平监测，常用的监测方法是高效液相色谱分析、放射免疫测定或荧光偏振免疫测定等）。主要副作用是肾和肝毒性作用、多毛症、牙龈肥大、原发性高血压、促进感染、高尿酸血症、痛风和糖尿病。

他克莫司（FK506） 类似环孢素（强 10～100 倍），阻止受异常刺激的 T 细胞白介素 2 受体表达。常用剂量为 0.15mg/(kg·d)。主要副作用是糖尿病、肾毒性作用、头痛、失眠、震颤、皮肤感觉异常、促进感染。

抗淋巴细胞球蛋白（ALG），或抗胸腺细胞球蛋白（ATG）多克隆血清，来自马、羊、兔。能清除 T 细胞、B 细胞。常用剂量为 10～20mg/(kg·d)。主要副作用是发热、寒颤、白细胞减少、血小板减少、恶心、呕吐、腹泻、头痛、皮疹、胸痛、瘙痒、静脉炎、荨麻疹，甚至过敏性休克等反应。

莫罗莫邪-CD_3（OKT_3） 为鼠 IgG_2 的免疫球蛋白。抑制 T 细胞活性和多种细胞因子的产生与表达。常用剂量为 5mg/d。主要副作用是发热、寒颤、腹泻、头痛、恶心、呕吐、呼吸困难、气促、肺水肿、脑膜炎、昏迷。禁用于对本品过敏者。

免疫抑制药物的应用根据植入器官和受者的特殊需要各不相同。如肾移植可选用 ATG、OKT_3、环孢素、他克莫司、硫唑嘌呤、霉酚酸酯和泼尼松。尸肾移植后常后的三联药物；硫唑嘌呤、环孢素、泼尼松。但是很多移植中心已用霉酚酸酯替代硫唑嘌呤。如口服环孢素 5～8mg/(kg·d)。口服霉酚酸酯 1g，每日 2 次；泼尼松 50～100mg/d，3～6 个月后很快减量为每天 5～10mg。

第三节 器 官 移 植

临床上应用的器官移植已有肾、肝、心、胰、肺、小肠、脾、肾上腺、甲状旁腺、睾丸、卵巢，以及心肺、肝小肠、心肝、胰肾联合移植和腹内多器官联合移植等。随着移植效果的逐年提高，出现了大批移植后长期存活着，并恢复了正常的生活和工作。

（一）肾移植

肾移植是临床各类器官移植中疗效最稳定和最显著的。首次尸体肾移植 1 年肾存活率达 80% 以上，病人存活率达 90%～95%。亲属供肾较尸体肾移植为佳。HLA 完全相同的兄弟姐妹间肾移植 1 年功能存活率达 95%以上，病人存活率超过 97%。长期存活者工作、生活、心理、精神状态均属满意。肾病如慢性肾小球肾炎、慢性肾盂肾炎、多囊肾、糖尿病性肾小球硬化等发展到慢性肾衰竭终末阶段，经一般治疗无明显效果时，都是肾移植的适应证。肾移植手术已经定型，移植肾放在腹膜后的髂窝，肾动脉与髂动脉吻合，肾静脉与髂静脉吻合，输尿管经过一段膀胱浆肌层形成的短隧道与膀胱粘膜对粘膜吻合（图 17-1），以防止尿液回流。

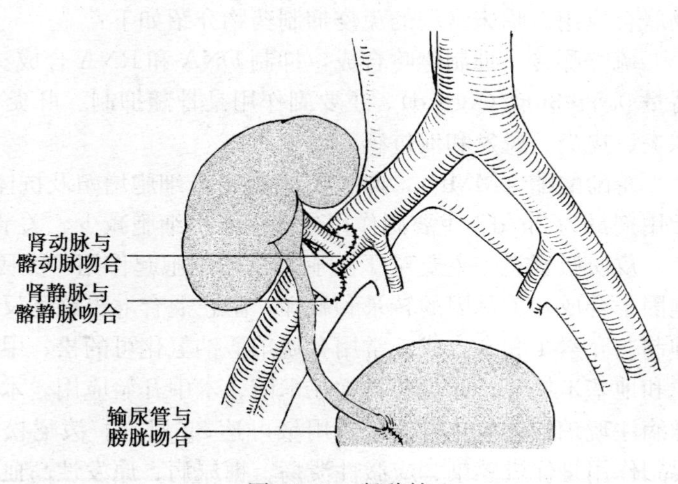

图 17-1 肾移植

（二）肝移植

适应证是终末期肝病，缺乏其他有效的治疗方法时，如儿童的先天性胆道闭锁、某些先天性肝代谢障碍（肝豆状核变性、α_1-抗胰蛋白酶缺乏等）；成人终末期非酒精性肝硬化、急性肝衰竭及肝肿瘤等。肝移植标准术式是原位肝移植（图 17－2）。背驮式肝移植，即保留受者下腔静脉的原位肝移植，与标准式原位移植不同，优点是当供肝的肝上下腔静脉吻合完成之后，即可一直维持下腔静脉的回心血流，术中可不必用静脉转流系统。为了充分利用和开拓供肝渠道，还创建了许多新术式。减体积肝移植就是把成人的肝减体积后（如仅用肝左外叶即Ⅱ、Ⅲ段）植入儿童体内。劈离式肝移植，是把一个尸体供肝劈割成两半，同时分别移植给两个不同的受者。活体亲属供肝移植多为父（或母）的供肝，主要是左外叶移植，对供者危害性不大，效果与一般肝移植相似。急性重症肝炎肝衰竭还可采用异位和辅助肝移植。其优点是如果受者的肝功能恢复，可以不必长期用免疫抑制药物，让植入的肝自行萎缩或将其切除。

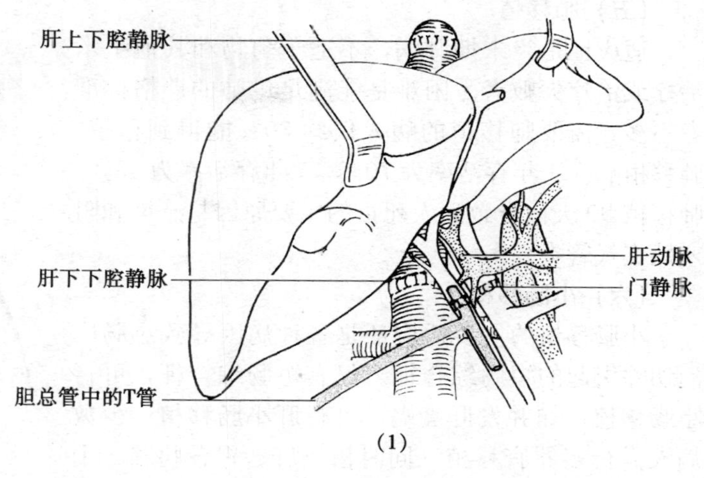

(1)

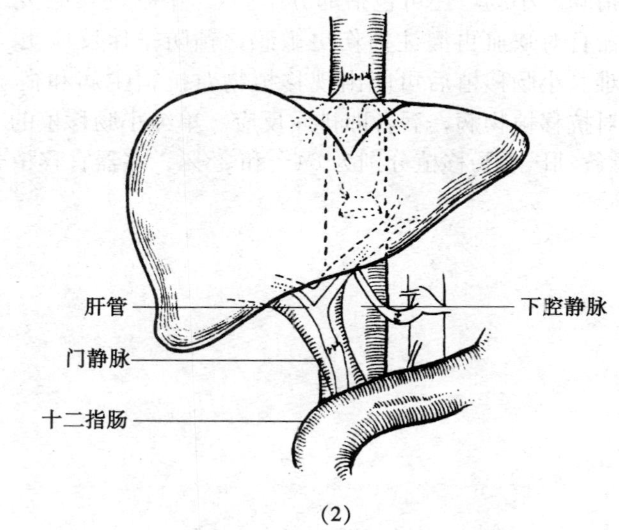

(2)

图 17－2 肝移植

（1）原位肝移植；（2）背驮式肝移植

（三）心脏移植

适应证是终末期心脏病，没有药物或其他手术方法治疗能够奏效者，如自发性或缺血性心肌病（约 75％）、先天性心脏病、心脏瓣膜病、病毒性心肌病等。移植 1 年、5 年、10 年存活率分别为 80％、64％、45％。当今影响长期存活的主要障碍是植入心脏的冠状动脉硬化。

（四）胰腺移植

适应证是药物治疗无效的胰岛素依赖型糖尿病（Ⅰ型糖尿病）。没有或仅有轻微糖尿病肾病的患者，可仅行胰腺移植；年轻患者已发生肾衰竭者，应作胰肾联合移植。目前多采用的术式是全胰带十二指肠段膀胱吻合（图 17－3）。胰腺移植是为了提供内源性胰岛素和其他胰岛激素，以生理方式恢复正常代谢，防止、稳定或逆转糖尿病的并发症。

（五）肺移植

适应证是终末期肺病，不适于药物和其他手术治疗或治疗失败者。困难是能满足供肺的严格标准者不多，需要肺移植的病人仅约 30％能得到移植。肺移植病人 1 年存活率为 70％，5 年存活率为 43％。肺移植 90 天内导致病人死亡的主要原因是感染和阻塞性支气管炎。

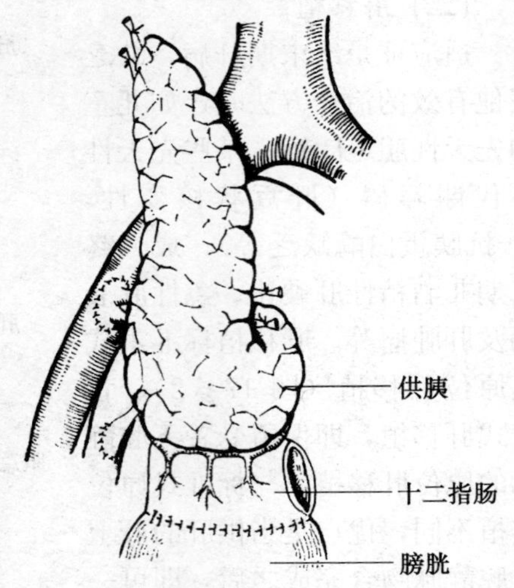

图 17－3　全胰带十二指肠段膀胱吻合术式

（六）小肠移植

小肠移植的主要适应证是各种病因导致小肠广泛切除引起的短肠综合征。仅有短肠综合征，可行小肠移植；如并发肝衰竭，可行肝小肠移植；少数病人需行多器官移植（同时植入肝、胃、胰腺、十二指肠、小肠，还可包括部分结肠）。小肠较其他实质器官对缺血再灌注损伤更敏感，预防排斥反应更困难。小肠移植后可能出现移植物对抗宿主病和宿主对抗移植物病，后者即排斥反应。单纯小肠移植的 1 年、3 年移植物存活率分别为 65％和 29％；肝-小肠移植分别为 64％和 38％；多器官移植分别为 51％和 37％。

（鹿占鹏）

第十八章

颅内压增高

颅内压是指颅腔内容物对颅腔壁产生的压力，比较恒定。成人的颅腔是一个半封闭体腔，容积固定不变。其中含有三种内容物，即脑组织、脑脊液、血液。三者的体积与颅腔容积相适应，使颅内保持着稳定的压力，称为颅内压。通常用脑脊液的压力来代表，可通过侧卧位腰椎穿刺或脑室穿刺来测定。正常成人的颅内压为 70～200mmH_2O；正常儿童的颅内压为 50～100mmH_2O。当某种原因使颅腔内容物体积增加，颅内压持续超过 200mmH_2O，从而引起的相应的综合征，称为颅内压增高。

【病理生理】 正常颅内压可有小范围的波动，但相对保持稳定。由于颅腔容积固定不变，当某一颅内容物的体积发生改变时，为保持颅腔容积与颅内容物体积之间的平衡，其他颅内容物的体积即相应缩减或置换，以维持正常的颅内压。其中脑组织的体积不可能在短期内被压缩，只是在慢性颅内压增高时，通过脑细胞死亡及纤维束的退行性变来实现脑实质的缩减，这是一个病理过程，不是生理调节的范畴。而脑血流量的调节比脑脊液的调节更为复杂、精细，当颅内压发生改变时，通过血液的流速、血压、尤其是血管阻力的变化来保持脑血流量的稳定。因此，颅内压的调节主要依靠脑脊液量的变化来维持。当颅内压增高时，一部分脑脊液被挤入脊髓蛛网膜下腔，同时，脑脊液的分泌减少而吸收加快，使颅内脑脊液量减少，以抵消增加的颅内压。但脑脊液总量只占颅腔容积的 10%，其调节作用有限，只能维持正常生理状态下的颅内压的稳定，超出此范围颅内压开始增高。

颅内容积代偿有其特殊规律。在颅内容积增大的初期，由于生理功能的调节，颅内压不增高或增高不明显。随着病变的不断增大，调节功能逐渐耗竭，颅内压增高逐渐变得明显，颅内容物的体积终于发展到一个临界点。其压力超过此点时，即使体积少量地增加也将引起颅内压明显增高。这种颅腔内容物的体积与颅内压之间的关系可以用图（18-1）中的曲线来表示，称为体积/压力关系曲线。压力骤增的转折点即临界点，达到临界点之前，颅内对容积增加尚有代偿力，超过临界点即失代偿。

这种关系曲线也说明一些临床现象。颅内压增高的病人，当颅内容积代偿功能的消耗已发展到临界点时，如病人用力咳嗽、排便、呼吸道不畅、躁动不安等均可以引起血压升高或颅内静脉回流受阻而导致颅内容积的增加，即使这种增加的容量很小，有时也足以令病人颅内压力急剧上升，使病人发生颅内高压危象或脑疝。

【病因】 在临床中，各种病因引起颅内压增高的机制有两类：一是颅腔内容物体积或量的增加；另一类是颅腔容积缩小，改变了容积与压力的关系。引起颅内压增高常见的疾病有：

(一) 颅脑损伤

由于外伤引起的颅内血肿、脑挫裂伤及其伴有的脑水肿是最常见的原因。外伤性蛛网膜下腔出血伴脑血管痉挛、脑梗死、脑脊液循环障碍致外伤性脑积水等均可导致颅内压增高。

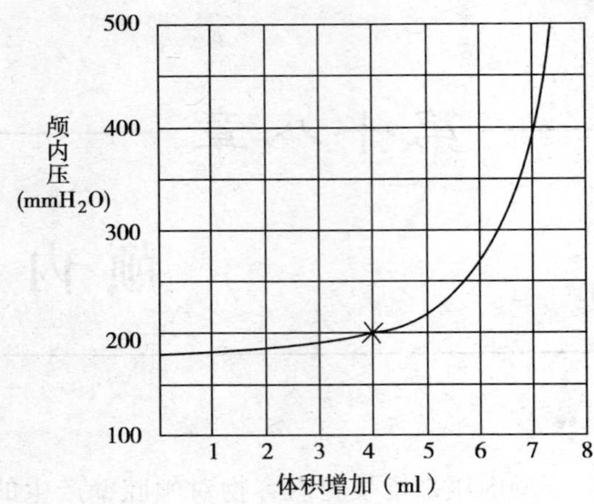

图 18-1 颅内体积/压力关系曲线

如体积/压力关系已达到×处，再增加体积，颅内压上升速度将明显增快（$1cmH_2O=0.098kPa$）

(二) 颅内肿瘤

颅内肿瘤出现颅内压增高者约占 80%以上。颅内肿瘤包括来源于颅内各组织的原发性肿瘤如各种胶质瘤、脑膜瘤、神经鞘瘤、垂体腺瘤、颅咽管瘤、脊索瘤等以及继发的各种转移瘤。约有 80%的病人伴有颅内压增高。

(三) 颅内感染

脑脓肿、化脓性与病毒性脑膜炎等多因形成脑水肿和颅内占位性病变，造成颅内压增高。炎症晚期包括结核性脑膜炎，因脑底部炎性物质沉积，使脑脊液循环通路受阻而引起颅内压增高。

(四) 脑血管病

各种原因引起的脑出血，如动脉瘤及脑血管畸形出血、原发性高血压脑出血等形成颅内血肿，造成颅内压增高。发生蛛网膜下腔出血后，由于脑脊液循环和吸收障碍形成脑积水，造成颅内压增高。颈内动脉血栓形成和脑血栓，脑软化区周围水肿，也可产生颅内压增高。

(五) 脑寄生虫病

在颅内发生的寄生虫病主要有：脑囊虫病、脑包囊虫病和脑血吸虫病等。引起颅内压增高的原因包括脑内多发性囊虫结节所致的弥散性脑水肿、脑室系统阻塞而产生梗阻性脑积水、形成占位或产生脑脓肿等。

(六) 颅脑先天性疾病

如婴幼儿先天性脑积水、颅底凹陷症和先天性小脑扁桃体下疝畸形、狭颅症等，因脑脊液通路受阻、颅缝过早闭合、颅腔狭小等，引起颅内压增高。

(七) 良性颅内压增高

又称假脑瘤综合征，多由于脑蛛网膜炎引起颅内炎症性粘连，造成颅内压增高。其中发生于颅后窝者最为显著。颅内静脉窦（上矢状窦或横窦）血栓形成，因静脉回流障碍引起颅内压增高。

(八) 其他

某些全身性疾病如：①细菌和病毒感染引起的中毒性脑病；②尿毒症、酸中毒、肝昏迷、心功能衰竭等；③窒息、心跳骤停、一氧化碳中毒和缺氧性脑病等，均可导致脑缺氧，继发脑水肿，引起颅内压增高。

【类型】

1. 根据病因不同，颅内压增高可分为两类：

(1) 弥漫性颅内压增高：由于脑实质体积的全面增大或颅腔狭小而引起，其特点是颅腔内各部位及各分腔之间压力均升高，不存在明显的压力差，脑组织很少发生移位，耐压限度高，压力解除后，功能恢复快。临床上常见于弥漫性脑膜炎、弥漫性脑水肿、急性蛛网膜下腔出血及交通性脑积水等。

（2）局灶性颅内压增高：多由于病变局限在颅内的某一部分，病变部位压力首先增高，并把压力传向远处，造成颅内各分腔之间有明显的压力差，这种压力差导致脑室、脑干及中线结构发生移位。其特点是耐压限度低，常有明显的脑组织移位，压力解除后神经功能的恢复较慢而且常不完全。

2. 根据病变进展的快慢，颅内压增高又可分为三类：

（1）急性颅内压增高：见于急性颅脑损伤中的颅内血肿、原发性高血压脑出血等。病情进展快，颅内压增高所引起的反应重。

（2）亚急性颅内压增高：见于发展较快的颅内病变如颅内恶性肿瘤、转移瘤、各种颅内炎症等。病情进展比较快，但没有急性颅内压增高紧急，颅内压增高所引起的反应较轻。

（3）慢性颅内压增高：见于生长缓慢的良性肿瘤，病情进展较慢，可以不出现或较迟出现颅内压增高的症状。

【临床表现】

（一）头痛

为颅内压增高的最常见症状，程度不一，以晨起或夜间较重，多位于前额及颞部，也可位于颈枕部并向前放射至眼眶部，呈进行性或持续性，并伴有阵发性加重。常因咳嗽、打喷嚏等用力动作或低头活动而加剧。儿童颅缝未闭或闭合不全时，头痛常不明显或不出现。

（二）呕吐

典型表现为喷射性呕吐，多在头痛剧烈时发生，可伴有恶心，呕吐后头痛可暂时缓解。一般与饮食无关，故对原因不明的呕吐，尤其是小儿，应想到颅内压增高。

（三）视乳头水肿

是颅内压增高的重要客观体征之一。表现为视神经乳头充血，边缘模糊不清，中央凹陷消失，视盘隆起，静脉怒张。早期多无视力障碍，晚期则视盘苍白，视力减退，视野向心缩小，出现继发性视神经萎缩。如继续恶化可导致失明。通常影响双侧，可不对称，幼儿甚少发生。

以上三者是颅内压增高的典型表现，称之为颅内压增高的三主征。在颅内压增高时，这三个症状各自出现的时间和程度并不一致。

（四）其他

颅内压增高时，可以出现头晕、复视、黑朦、猝倒、癫痫以及不同程度的意识障碍。儿童常有头颅增大、颅缝分离、前囟饱满、头颅叩诊时呈破罐声及头皮静脉怒张等症状。

【并发症】 当颅内压增高持续加重得不到缓解时，可引起中枢神经系统及心血管、肺及消化道等一系列的严重功能紊乱及病理变化。如生命体征改变、脑疝、神经源性肺水肿、消化道出血等，其中常见的是生命体征的变化和脑疝的发生。

（一）生命体征的变化 主要见于中重度颅内压增高时，表现为呼吸、脉搏减慢，而血压升高，即出现库欣（Cushing）综合征。这些变化可能是脑组织对急性缺氧的代偿反应。当颅内压持续升高得不到有效控制时，患者出现潮式呼吸、血压下降、脉搏细数，最终呼吸停止。这种典型的Cushing反应在慢性颅内压增高的患者中不明显。

（二）脑疝 当颅腔内发生局灶性或弥漫性病变，引起脑组织体积增大和颅内压增高时，部分脑组织从压力较高处经过解剖上的裂隙或孔道向压力较低处挤压、移位，导致脑组织、血管及脑神经等重要结构受压，引起一系列严重临床症状和体征，称为脑疝。在神经系统疾病中，以颅内血肿、颅内肿瘤、脑脓肿等占位性病变最常见，其他在脑挫裂伤、脑膜炎、脑出血和脑缺氧等亦可发生。此外，医源性因素如对颅内压增高病人行腰椎穿刺、放出脑脊液过多过快时造成的脑疝，临床医师应予避免。

根据脑疝发生的部位和所疝出组织的不同，可分为小脑幕切迹疝、枕骨大孔疝、大脑镰下疝、小脑幕切迹上疝、蝶骨嵴疝等。临床上最常见和有重要意义的是小脑幕切迹疝和枕骨大孔疝（图 18-2）。

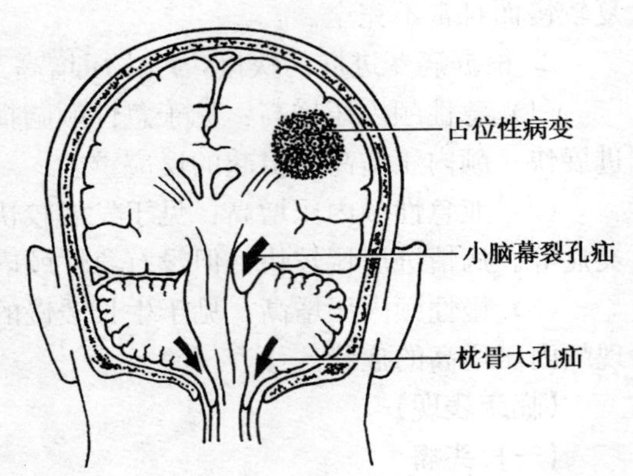

图 18-2 颅内占位性病变引起的脑疝

（三）小脑幕切迹疝

又称颞叶疝，当幕上占位性病变不断增大时，同侧颞叶钩回和海马回明显移位，致使脑干受压，造成病变对侧肢体瘫痪，同时，位于小脑幕切迹周围的结构也因受到牵拉与压迫而产生症状，如动眼神经麻痹、大脑后动脉梗塞等。脑疝晚期，由于脑干受压严重，缺血、坏死，造成双侧神经受压，以至最后形成脑死亡。其主要临床表现包括：

1. 颅内压增高症状 早期常出现剧烈头痛，与进食无关的频繁喷射性呕吐，烦躁不安。

2. 意识改变 当脑干受压逐渐加重，累及脑干内网状上行激动系统时，病人随脑疝进展可出现嗜睡浅昏迷至深昏迷。

3. 瞳孔改变 脑疝初期由于患侧动眼神经受刺激可出现患侧瞳孔缩小，光反应迟钝，随着脑疝进展患侧动眼神经麻痹，同侧瞳孔逐渐散大，直接和间接光反应均消失。并有患侧上睑下垂，眼球外斜。如脑疝继续进展，脑干供血障碍，则出现双侧瞳孔散大，对光反应消失。

4. 锥体束征 由于同侧大脑脚受压，出现对侧上下肢瘫痪及中枢性面瘫，肌张力增高，腱反射亢进，病理反射阳性等。脑疝晚期，脑干受压严重，则出现双侧肢体瘫痪，颈部过伸，四肢挺直，躯干背屈，呈角弓反张，称为去大脑强直。

5. 生命体征改变 脑疝早期表现为轻度的血压升高、呼吸加深、脉搏缓慢。晚期则出现呼吸不规则，脉搏频而微弱，血压和体温下降，最后呼吸停止，心脏停搏而死亡。

（四）枕骨大孔疝

又称小脑扁桃体疝，多因颅后窝占位性病变，引起颅内压增高，小脑扁桃体经枕骨大孔疝入椎管，压迫延髓和颈髓，产生一系列生命体征的严重变化。亦可见于小脑幕切迹疝的中、晚期。枕骨大孔疝有急性疝出和慢性疝出两种。其主要临床表现为：

慢性枕骨大孔疝病人，常有枕下部疼痛，颈部强直或强迫头位，有时出现眩晕及听力减退，病程呈渐进性。急性脑疝病人，以延髓急性损害症状为主，脑神经与颈神经损害症状次之，有严重颅内压增高症状，头痛剧烈，恶心、呕吐频繁，生命体征变化出现较早而且明显，呼吸、脉搏减慢，血压升高，四肢肌张力减低，肌力减退。

相对于小脑幕切迹疝而言，枕骨大孔疝病人呼吸和循环障碍出现较早，而瞳孔变化和意识障碍出现较晚。一旦出现，继之即可能出现生命中枢衰竭表现，如潮式呼吸、呼吸停止、脉搏快而微弱、血压下降、心跳停搏等。

【诊断】 通过全面而详细地询问病史和认真地神经系统检查，根据典型的临床表现，判断有无颅内压增高，比较容易，但尚需明确颅内压增高的程度以及病因诊断。有时病因诊断比较困难，应及时做以下辅助检查，以便早期诊断和治疗。

（一）腰椎穿刺

主要目的是采集脑脊液标本作化验，同时测定压力，对判断有无颅内压增高及确定颅内病变的性质意义很大。但有加重病情、诱发脑疝的危险，应慎重进行。

（二）头颅X线摄片

颅内压增高时，可见颅缝分离、脑回压迹加深、蝶鞍扩大、鞍背及前后床突骨质吸收等。此外，颅骨的局部破坏和增生、内听道孔扩大、松果体钙化斑移位、病理性钙化斑出现等各种不同现象的变化，可以大体上提示颅内病变的位置和性质。但很少单独作为诊断颅内占位的辅助检查手段。

（三）脑造影检查

包括脑室造影、脑池造影、气脑造影和脑血管造影等。目前，惟有脑血管造影仍在经常使用，主要用于疑有脑血管畸形、脑动脉瘤等血管性疾病的检查。随着数字减影血管造影（DSA）技术的临床应用，脑血管造影术的安全性大大提高，而且图像清晰，使疾病检出率明显提高。

（四）电子计算机X线断层扫描（CT）

目前CT是诊断各种颅内占位的首选辅助检查措施。对绝大多数占位性病变的定位、定性诊断均有意义，且属于无创检查，易于被患者接受。

（五）磁共振成像（MRI）

是影像学领域内自CT问世以来的又一次飞跃，具有无创、无辐射、无骨伪迹和分辨率高的特点，图像清晰，且可以从各方向扫描，但价格昂贵。

（六）放射性核素扫描

在神经外科领域的应用包括脑平面显像、脑脊液循环的放射性核素检查以及发射计算机断层扫描（ECT）。临床上可用于脑肿瘤、脑血管病、脑炎性疾患、脑外伤、脑死亡、脑积水、脑脊液漏等疾病的筛选与定位，亦可用于脑代谢、脑血流量及脑血管通透性的观察。

【治疗】

（一）一般处理

对颅内压增高的病人，应住院观察。严密观察意识、瞳孔、血压、呼吸、脉搏及体温的变化。频繁呕吐者应禁食，以防吸入性肺炎。不能进食者应予补液，补液量应以维持出入量平衡为度，补液过多可促使颅内压增高恶化。注意保持水电解质及酸碱平衡，镇静、保持呼吸道通畅、通便、吸氧等。抓紧时机查明病因，尽早进行病因治疗。

（二）病因治疗

是处理颅内压增高的关键，包括手术治疗和非手术治疗。根据病变的性质可采取肿瘤全切除术、部分切除术、减压术、脑脊液分流术等。位于手术易达部位的良性病变，应争取作根治性切除。恶性肿瘤未能全切者，术后应进行放射治疗和化学药物治疗。颅内压增高已引起脑疝时，应分秒必争地进行紧急抢救或手术处理。

（三）降颅压治疗 对于颅内压增高但病因暂未查明或虽已查明原因但一时不能处理者可行降颅压治疗。常用者包括以下几种：

1. 脱水治疗 可选用高渗脱水剂或利尿剂。意识清楚、颅内压增高程度较轻的病例，可选用口服药物；有意识障碍或颅内压增高症状较重的病例，宜选用静脉或肌肉注射药物。常用的口服药物有：

（1）氢氯噻嗪 25～50mg，每日 3 次。

（2）氨苯蝶啶 50mg，每日 3 次。

（3）呋塞米（速尿）20～40mg，每日 3 次。

（4）50％甘油盐水溶液 60ml，每日 2～4 次。

（5）乙酰唑胺 250mg，每日 3 次。

常用的可供注射的制剂有：

（1）20％甘露醇，1～2g/kg，快速静脉滴注，每日 2～4 次。

（2）30％山梨醇 200ml，静脉滴注，每日 2～4 次。

（3）呋塞米 20～40mg，肌肉或静脉注射，每日 1～2 次。

（4）10％复方甘油液 500ml，静脉滴注，每日 1 次。

上述药物中，目前以静脉滴注 20％甘露醇、呋塞米最常用。此外，亦可使用一些胶体液，如 20％人血清白蛋白、浓缩 2 倍的血浆等静脉注射，对减轻脑水肿、降低颅内压有效。

2. 激素应用 肾上腺皮质激素具有改善或调整血脑屏障功能，降低毛细血管通透性，防止脑水肿等作用，宜早期使用。常用的有地塞米松（氟美松）每日 10～20mg，静脉或肌肉注射。

3. 抗感染治疗 预防和控制颅内感染。根据致病菌药物敏感试验选用适当的抗生素，预防用药应选用广谱抗生素，术中和术后应用为宜。

4. 冬眠低温疗法或亚低温疗法 有利于降低脑的新陈代谢率，减少脑组织的耗氧量，防止脑水肿的发生与发展，对降低颅内压有一定的作用。

5. 对症治疗

（1）抗癫痫药物治疗，如苯妥英钠、安定、苯巴比妥等。

（2）镇痛剂药物治疗，如颅通定、地西泮等，但忌用吗啡、哌替啶来止痛。

（王 洪）

第十九章

颅脑损伤

第一节　概　　述

颅脑损伤在平时和战争时期都是常见的损伤。在平时主要以交通事故、跌倒和坠落伤为多见。战争时期多以枪弹伤和爆炸伤多见。颅脑损伤的发病率较高，约占全身损伤的20%，仅次于四肢伤，居第2位。但伤情及后果远比四肢损伤严重，死亡率、致残率居首位，应积极预防和治疗。

【病因】 颅脑损伤是由外界暴力作用于头部引起的，常见原因包括交通事故、高处坠落、斗殴、跌倒、产伤、房屋工事倒塌、爆炸形成的气浪冲击等。依据暴力作用于头部的方式不同，可分为直接和间接两种。

1. 直接暴力　常见有三种情况：

(1) 加速性损伤：指静止的头部被运动的物体撞击后，沿外力作用方向在瞬间作加速运动而造成的损伤。如木棍打击、汽车撞击、飞石击伤等，其特点是脑损伤多发生在着力点的部位，使着力点的头皮、颅骨和脑组织产生损伤，即冲击点伤。

(2) 减速性损伤：指运动的头部撞击静止的物体，使头部在瞬间作减速运动而造成的损伤。如坠落伤、后仰跌倒等。其特点是可以发生冲击点伤，但较多的脑损伤则发生在着力点的对侧，称为对冲伤。以枕部着力，额叶、颞叶前下方脑组织产生脑挫裂伤最多见。

(3) 挤压伤：两个或两个以上方向不同的外力，同时作用于头部而造成的损伤。如汽车辗压、产钳夹伤等，多为冲击点伤，亦可使脑的中间结构和脑干发生损害。

2. 间接暴力　作用于头部以外部位的外力，通过传递而作用于头部引起颅脑损伤。如高处坠落时，臀部或双足着地，外力沿脊柱上传至颅底，可造成颅底骨折和脑挫伤，又可产生对冲性损伤；外力作用于胸部如爆炸、房屋工事倒塌、挤压等可使胸内压和上腔静脉压急剧上升，外力经上腔静脉或血流逆行至脑内，引起广泛性点状出血；暴力作用于躯干，使其发生突然的加速或减速运动，由于惯性，头部运动往往落后于躯干而出现过伸或过屈的动作，造成颅颈交界处的软组织、关节、骨、脊髓和脑组织的损伤，称为挥鞭样损伤。

颅脑损伤原因很多，有时各种暴力并存，接诊时应仔细询问病史、认真检查、分析，以防延误诊治。

【分类】

(一) 按组织损伤层次分类

1. 头皮损伤；

2. 颅骨损伤；

3. 脑损伤。

(二) 按颅腔是否与外界沟通分类

1. 开放性脑损伤　是指头皮、颅骨和硬脑膜三层均已破损，颅腔与外界直接沟通。颅底骨折合并脑脊液耳漏、鼻漏时称为内开放性脑损伤亦属此类。

2. 闭合性脑损伤　指前述三层组织结构中至少有一层未破损，颅腔没有与外界沟通。

(三) 按损伤发生的时间分类

1. 原发性脑损伤　指受伤当时即刻产生的脑损伤。如脑震荡、脑挫裂伤、脑干损伤等，其轻重直接取决于外界暴力的大小。

2. 继发性脑损伤　指原发性脑损伤后所产生的继发性病理生理改变，如颅内血肿、脑水肿与肿胀等。

(四) 按程度分类

为了便于判断伤情、制定诊疗常规和评估预后，我国于 1965 年在北京颅脑损伤专题会议上将急性闭合性颅脑损伤分为三型：即轻型、中型、重型。并于 1978 年在南京第二届中华神经精神学术会议上，从重型中又分出了特重型。

1. 轻型　此型主要为单纯脑震荡，有或无颅骨骨折。

(1) 昏迷时间在半小时以内。

(2) 有轻度的头痛、头晕及恶心、呕吐等症状。

(3) 神经系统和脑脊液检查阴性。

2. 中型　此型主要指轻型脑挫裂伤，有或无颅骨骨折及蛛网膜下腔出血。

(1) 昏迷在 0.5 小时～12 小时以内。

(2) 有轻度的神经系统阳性体征，头痛、头晕、呕吐症状较重。

(3) 有轻度的生命体征改变。

3. 重型　此型主要有广泛的颅骨骨折，广泛脑挫裂伤，脑干损伤或颅内血肿。

(1) 深昏迷，常在 12 小时以上，意识障碍逐渐加重或出现再昏迷。

(2) 有明显的神经系统阳性体征。

(3) 生命体征显著改变。

特重型是指重型中的更急更重者：

(1) 脑原发伤重，伤后深昏迷，有去大脑强直或伴有其他部位的脏器伤、休克等。

(2) 已有晚期脑疝，包括双侧瞳孔散大，生命体征严重紊乱或呼吸已近停止。

20 世纪 70 年代以来，许多国家应用了英国 Teasdale 和 Jennett 1974 年提出的，并于 1976 年再次修订的格拉斯哥昏迷记分 (Glasgow coma scale，GCS) (表 19-1)。

按检查时患者的睁眼、言语和运动三方面的反应进行计分，以总分表示意识状态的级别。最高分为 15 分，最低分为 3 分。分数越低表明意识障碍程度越重，8 分以下为昏迷。

将 GCS 评分同意识障碍的时间相结合，将颅脑损伤伤情分为三型：

轻型：GCS 13～15 分，伤后意识障碍在 30 分钟以内；

中型：GCS 9～12 分，伤后意识障碍为 30 分钟～6 小时；

重型：GCS 3～8 分，伤后昏迷或再昏迷在 6 小时以上。目前有人将 GCS 3～5 分从重型中分出，列为特重型。

表 19-1　格拉斯格昏迷分级（GCS，分）

睁眼反应	言语反应	运动反应
正常睁眼　4	回答正确　5	按吩咐动作　6
呼唤睁眼　3	回答错误　4	刺痛能定位　5
刺激睁眼　2	乱说乱讲　3	刺痛能躲避　4
无反应　1	只能发音　2	刺痛肢体屈曲　3
	不能言语　1	刺痛肢体过伸　2
		无反应　1

【治疗】

（一）一般治疗

1. 严密观察病情　脑挫裂伤的急性期，伤情变化较大，应密切观察并定时记录其意识、瞳孔、血压、脉搏、呼吸和体温的改变。必要时应用颅内压监护。如病情逐渐恶化，及时处理。

轻型病人可行对症治疗。对中、重型病人有躁动者可给予镇静药物控制，但禁用吗啡类。发热病人可用解热剂或物理降温。外伤性蛛网膜下腔出血病人，可根据病情选择腰穿，每日或隔日放出一定量的血性脑脊液（颅内压增高明显者禁用），有利于改善症状。

2. 饮食和营养　伤后急性期常有恶心、呕吐，呕吐频繁者要禁食。注意调节水与电解质平衡，并给予足够的维生素。昏迷时间超过 1 周以上未清醒者，应行鼻饲流质饮食，注意营养。加强护理，清洁口腔，留置导尿管，定时翻身，预防褥疮发生。

3. 保持呼吸道通畅　对昏迷病人及时清除呼吸道分泌物，保持呼吸道通畅是处理脑挫裂伤的一项重要措施。对昏迷深、短时间内不能清醒的病人，应及早施行气管切开术。加强肺部感染的防治，使用有效的抗生素，预防肺炎、尿路感染等。

（二）防止脑水肿

控制脑水肿，降低颅内压力，改善脑血循环及缺氧状态，是治疗脑挫裂伤的极为重要的环节。目前最常用的脱水药物为 20％甘露醇，可配合利尿剂，但应注意预防失水和电解质紊乱。25％山梨醇的作用与剂量同甘露醇，但效力弱。50％葡萄糖溶液脱水作用弱而短暂，且有颅内压反跳现象，不能单纯应用。

（三）激素的应用

肾上腺皮质激素可以改善脑屏障功能和降低脑血管的通透性，对预防和治疗脑水肿有明显效果。中型脑损伤病人，要及早应用。在紧急情况下，应先用脱水剂，同时予以肾上腺皮质激素。常用地塞米松和氢化可的松，以地塞米松效果最好。激素类药物有引起消化道出血的副作用，应用时间不宜过长，一般不超过 1 周。

（四）冬眠低温疗法

冬眠低温能降低组织代谢，减少耗氧量，增强脑组织对缺氧的耐受力，减轻脑组织对创伤的反应，降低脑血管的通透性，阻止脑水肿的发生和发展。但持续时间不宜过长。低温治疗中应严密观察病情，注意预防肺炎和褥疮的发生。

（五）抗癫痫治疗

脑挫裂伤常出现癫痫发作，并迅速引起高热、心动过速和呼吸困难，加重脑水肿，使病情恶化，必须加以控制。常可应用苯妥英钠或地西泮，无效时可用硫喷妥钠作静脉麻醉。

（六）神经营养药物的应用

为了促进受损细胞功能恢复，可应用能量合剂和大量维生素以及谷氨酸钠、γ-氨酪酸等。

（七）手术治疗

对严重脑挫裂伤和颅内血肿的病人，必须争分夺秒地施行手术，否则会造成极为严重的后果。目前随着CT的普及，钻孔探查术已少用。根据CT摄片所见血肿的部位、范围可直接开颅探查、清除血肿。如有脑疝发生，应同时行去骨瓣减压术。

第二节　头皮损伤

头皮损伤是颅脑损伤中最常见的一种类型，但其重要性并不在于头皮本身的损伤，而应着重注意：头皮损伤可以合并不同程度的颅骨骨折和脑损伤；头皮损伤的部位指示着头部受力的方向和位置，有助于伤情的判断。头皮的特点是血供丰富，伤口愈合及抗感染能力强，同时，出血凶猛，不易自止，可出现休克。

一、头皮挫伤和血肿

头皮遭受钝性打击后，引起头皮及皮下组织损伤，表现为局部疼痛、淤血肿胀，即头皮挫伤。重者可形成头皮血肿。依出血所在的层次部位，头皮血肿分为三类：

1. 皮下血肿　出血发生在皮下组织层，血肿不易扩散，一般体积较小，质地较硬，有时因血肿周边组织肿胀隆起，中央部似有凹陷，易误诊为凹陷性骨折。

2. 帽状腱膜下血肿　当头皮遭受斜向暴力时，头皮发生剧烈滑动，引起层间的导血管破裂、出血，且出血不易凝结，常沿着疏松的帽状腱膜下层扩散，严重时可扩大至整个头部。血肿张力低，波动明显，疼痛较轻，婴幼儿巨大帽状腱膜下血肿有引起休克的可能。

3. 骨膜下血肿　见于新生儿产伤、胎头吸引助产及有颅骨线形骨折的患者。出血来源多为板障出血或骨膜剥离。其特征是血肿周边止于骨缝，有时吸收较慢，钙化后形成骨性隆起。

【治疗】　较小的头皮血肿可在1～2周左右自行吸收，不必处理。巨大血肿常需4～6周才吸收。早期冷敷以减少出血和疼痛，24～48小时后热敷，有利于血肿吸收。采用局部适当加压包扎，有利于防止血肿扩大，但骨膜下血肿忌用强力加压包扎，以防血液经骨折缝流向颅内。为避免感染，一般不采用穿刺抽吸。若穿刺则应在严格皮肤准备和消毒下，用较粗针尽量将积血抽尽，加压包扎，酌情使用抗生素预防感染。

二、头皮裂伤

头皮受到锐器切割、刺伤或钝性撞击均可引起头皮裂伤，伤口大小、深浅及形状不一。由于头皮血管丰富，出血较多，有引起失血性休克的可能，应立即进行加压包扎止血，尽早施行清创缝合，同时应注意检查有无颅骨及脑损伤。因头皮血循环丰富，愈合力强，故即使伤后逾时24小时，只要没有明显的感染征象，仍可清创后一期缝合。

三、头皮撕脱伤

头皮撕脱伤多见于女性，因发辫被转动的机轮卷入牵扯，使大块头皮自帽状腱膜下层或连同骨膜一并撕脱所致。撕脱范围与受牵扯的发根面积有关，重时可达整个帽状腱膜覆盖区。病人常因大量失血和疼痛而致休克。现场急救包括无菌敷料覆盖创面，加压包扎止血，撕脱的头皮用无菌敷料或清洁布巾包好，最好在低温环境下一并送到医院。治疗包括止血、防治休克、清创、抗感染及皮瓣移植等。条件允许，应采用显微外科技术行血管吻合、头皮原位缝合，成活后有望头发生长。或将撕脱的头皮做成中厚皮片，如皮瓣损伤严重，则应取自体中厚皮片游离植皮。颅骨外露则需在外板上多处钻孔至板障，待创面肉芽生长后再行游离植皮。

第三节 颅骨骨折

颅骨骨折指颅骨受暴力作用所致颅骨骨质结构和形态改变。按颅骨骨折的部位，可分为颅盖骨骨折和颅底骨骨折。根据骨折的形态不同，又可分为线性骨折、凹陷性骨折、粉碎性骨折及穿透性骨折等。此外，按骨折与外界是否相通，分为闭合性骨折和开放性骨折，后者包括颅底骨折伴发外伤性气颅或脑脊液漏者。

颅骨骨折本身多数并不重要，但应重视以下几点：①颅骨骨折的存在，常提示头颅所受外界暴力较重，合并脑膜、血管、脑、脑神经损伤的几率较高。尤其当骨折线跨越脑膜血管或静脉窦时，应警惕颅内血肿的发生。②开放性骨折包括颅底骨折合并脑脊液漏者，可继发颅内感染，后果严重。③凹陷性骨折可引起脑受压，出现肢体瘫痪、癫痫、颅内血肿等，面积过大亦可导致颅内压增高。

一、颅盖骨折

颅盖骨折发生率以顶骨和额骨为多，颞骨和枕骨次之。颅盖骨骨折有三种主要形态，即线性骨折、凹陷性骨折和粉碎性骨折，其中以线性骨折发生率为最高。

线性骨折可分为单发线状和多发线状，骨折处皮肤常有肿胀、压痛或伴有头皮血肿，骨折多需X线摄片才能确诊。线性骨折本身不需特殊治疗，但应注意其是否跨越脑膜中动脉或静脉窦，警惕硬脑膜外血肿的发生。

颅骨凹陷骨折多见于额、顶部，着力点头皮往往有擦伤、挫伤或挫裂伤。多呈全层陷入，少数仅有内板凹陷。成人凹陷骨折多为粉碎性骨折，婴幼儿可呈乒乓球样凹陷骨折。陷入的骨折片有时刺破静脉窦，造成致命性出血。有时可压迫或刺伤脑组织，如位于功能区，可发生局限性癫痫、肢体瘫痪、失语等神经定位体征。骨折部位的切线位X线片常能显示骨折凹陷的深度，CT扫描不仅可以了解骨折情况，还可了解有无合并脑损伤。颅骨凹陷的深度超过1.0cm（儿童0.5cm）者、骨折片压迫脑重要部位引起神经功能障碍者、骨折凹陷面积过大或合并脑损伤而致颅内压增高、有脑疝可能者均应采取相应的手术治疗。如果凹陷骨折位于大静脉窦处，未引起神经体征或颅内压增高者，即使陷入较深，也不宜手术；必须手术时，应做好处理大出血的准备。对开放性骨折，应彻底清创，去除游离的碎骨片，缝合和修补破裂的硬脑膜，术后应用抗生素，预防感染。

二、颅底骨折

颅底骨折多为线性骨折，由于骨折线常累及鼻旁窦、岩骨或乳突气房，使颅腔与窦腔交通，故可引起颅内继发感染。颅底骨折多为颅盖骨折延伸至颅底而致，也可由间接暴力所致。X线摄片常不易显示，主要根据临床症状和体征来进行诊断。

1. 颅前窝骨折　颅前窝底即为眼眶顶板，较薄弱，两眶顶的中间是筛板，为鼻腔的顶部。骨折后常有鼻出血及脑脊液外流，此外，出血可向下浸入眼眶，引起球结合膜下出血、眶周广泛淤血，多在伤后数小时内出现，呈紫蓝色，即熊猫眼征。空气可沿骨折处进入颅内，形成颅内积气。筛板及视神经管骨折，可造成嗅神经及视神经损伤。

2. 颅中窝骨折　颅中窝底为颞骨岩部，前方为蝶骨翼，后方是岩骨、鞍背，侧面是颞骨嶙部，中央为蝶鞍。因骨折累及部位不同，可相应出现鼻出血、脑脊液鼻漏、耳漏、咽后壁淤血肿胀、听力障碍、周围性面瘫、耳后瘀斑以及动眼、滑车、三叉或外展等脑神经麻痹及颈内动脉-海绵窦瘘的表现。

3. 颅后窝骨折　骨折部位多在枕骨及颞骨乳突部和岩部，多在伤后数小时内出现枕下部肿胀、疼痛及皮下瘀斑；1～2日内出现乳突部皮下淤斑（Battle征）；如骨折靠近枕骨大孔或岩尖后缘，可造成软腭麻痹、舌歪、吞咽困难和声音嘶哑等舌咽、迷走神经受损症状。

颅底骨折本身无需特别治疗，应着重治疗合并的脑损伤及脑脊液漏、脑神经损伤等合并症。对脑脊液漏者，应重点预防颅内感染，保持口腔、鼻腔和外耳道清洁，严禁堵塞和冲洗。避免擤鼻涕、打喷嚏、用力咳嗽等动作，不做腰穿，以免造成颅内积气和感染，给予抗生素治疗。漏口多在1～2周内自行愈合，如超过1个月仍未愈合，应考虑手术治疗，修补漏口。

第四节　脑　损　伤

一、脑震荡

脑震荡系指头部外伤后出现的短暂性脑功能障碍，无肉眼可见的神经病理改变，但在显微镜下可见神经组织结构紊乱，如脑干网状结构受损、线粒体肿胀、推移、神经元轴突肿胀并有间质水肿等。是脑损伤中最轻的一种。

【诊断】　主要依靠临床表现：

1. 意识障碍　受伤后立即出现意识障碍，其程度可为一时性恍惚至完全丧失，可持续数秒、数分钟，一般不超过半小时。脑震荡愈重，原发昏迷时间愈长。

2. 逆行性遗忘　亦称近事遗忘，即病人对受伤当时乃至伤前一段时间的事情不能回忆，健忘程度与脑震荡的轻重成正比。

3. 头痛、头昏、恶心、呕吐等症状　多在短期内自行消失，部分病人持续时间较长。

4. 自主神经功能紊乱　表现为心悸、气短、面色苍白、多汗、失眠、情绪不稳、注意力不集中、记忆力下降等。

5. 神经系统检查无阳性体征，影像学检查（CT、MRI）阴性，脑脊液压力、化验均正常。

【治疗】 脑震荡无需特殊治疗，可卧床休息 1～2 周，观察病情变化。并予以镇静、止痛等对症治疗。减少外界刺激，做好解释工作。多数病人在 2 周内恢复，预后良好。

二、脑挫裂伤

脑挫裂伤是脑挫伤和脑裂伤的统称，是指头部外伤后脑组织即刻发生的器质性损害。其特点是昏迷程度深，持续时间长，可伴有相应的神经系统局灶症状及蛛网膜下腔出血。

【病理】 脑挫伤时软脑膜完整，脑裂伤指软脑膜、血管和脑组织有断裂，伴有蛛网膜下腔出血。二者常并存，合称脑挫裂伤。其发生部位常在着力点处或着力点对侧，它是一种肉眼可见的器质性损伤，一般在脑表面或深层发生散在的或点状出血、脑皮质及白质挫碎、破裂、水肿、甚至形成血肿，受损皮质血管栓塞，脑组织糜烂、坏死，形成出血灶及软化灶。伤后 1～3 周坏死、液化的区域逐渐吸收囊变，胶质细胞增生修复而遗留永久性瘢痕。

【临床表现】 由于脑挫裂伤致伤因素、损伤部位的不同，其临床表现差异很大。

1. 意识障碍　伤后立即出现，意识障碍的程度及持续时间与脑挫裂伤的程度、范围有关。多在 30 分钟以上，重者可持续昏迷。少数范围局限的脑挫裂伤，可无原发性昏迷。

2. 头痛、呕吐　意识恢复时可出现烦躁、嗜睡、意识朦胧等现象。清醒后常有头痛、恶心、呕吐等。如伤后持续剧烈头痛、频繁呕吐，或好转后又复加重，应警惕有无颅内血肿。

3. 生命体征改变　一般早期都有血压下降、脉搏细弱及呼吸浅快，常于伤后不久即恢复，如持续低血压，应注意有无复合伤。若生命体征恢复后且表现为血压升高、脉搏慢而有力、呼吸加深变慢，应警惕继发性脑水肿、颅内血肿的发生。病人常有体温升高，严重者可持续高热。

4. 局灶症状和体征　指受伤当时立即出现且与伤灶相符合的神经功能障碍和体征。依损伤部位和程度而不同。如发生在脑功能区时，可出现相应的瘫痪、感觉障碍、失语、视野缺损、局灶性癫痫等。发生在哑区的损伤，则无局灶症状和体征。若为治疗过程中新出现的定位体征，应考虑继发损害。

【治疗】 脑挫裂伤的治疗以非手术治疗为主。轻者按脑震荡处理，重者应注意脑损伤后所发生的一系列病理生理变化，警惕继发性损害如颅内血肿、脑疝等，保持呼吸道通畅，预防并发症的发生。手术主要针对继发性颅内血肿及难以遏制的颅内压增高。

三、脑干损伤

脑干损伤是指中脑、脑桥和延髓的损伤，分为原发性损伤和继发性损伤。原发性脑干损伤是指头部受伤后引起脑组织移位，使脑干撞击在颅底斜坡或小脑幕缘上所致，也可因外力引起脑干扭转、牵拉等直接损伤；继发性脑干损伤主要由于颅内血肿或脑水肿所产生的脑疝对脑干压迫而引起。

【临床表现】 单纯的原发性脑干损伤较少见，常与其他脑损伤并存。其主要表现为：

1. 伤后立即出现昏迷且程度深、持续时间长，恢复过程慢，甚至终生不醒。

2. 瞳孔大小多变，对光反射减弱或消失，眼球分离等。

3. 去大脑强直　为脑干上部（中脑）损伤的重要体征，表现为肌张力增高，双上肢过伸并内旋，两下肢伸直，头后仰呈角弓反张。轻者可为阵发性发作，外界刺激即可诱发，重者则持续性强直。

4. 双下肢锥体束征阳性。

5. 生命体征变化　表现为体温过高或过低，血压、脉搏、呼吸等生命体征不稳定。

6. 腰穿压力不高，脑脊液多为血性。

【治疗原则】与脑挫裂伤相似，但应特别注意对呼吸、循环功能紊乱的处理。轻症脑干损伤病人部分可以获救，重症则疗效甚差。

四、颅内血肿

颅内血肿是颅脑损伤的一种严重合并症。其发生率约占闭合性颅脑损伤的8%～10%，在重型颅脑损伤中约占40%～50%。外伤性颅内出血积聚于颅腔内某一部分，达到相当的体积，造成脑受压引起相应的临床症状，称为颅内血肿。其严重性在于可引起颅内压增高而导致脑疝，甚至危及生命，故必须早期诊断和处理。

【分类】

（一）按血肿在颅内解剖部位不同（图19-1）分类

1. 硬脑膜外血肿　血肿位于颅骨与硬脑膜之间。

2. 硬脑膜下血肿　血肿位于硬脑膜下腔。

3. 脑内血肿　血肿位于脑实质内。

4. 脑室内血肿或出血。

（二）按血肿发生后症状出现的时间分类

1. 急性血肿　伤后3日内，但多数位于伤后24小时。

2. 亚急性血肿　伤后3日～3周。

3. 慢性血肿　3周以上。

（三）其他

如还可按部位分为幕上血肿和幕下血肿（颅后窝血肿）。按是否合并脑挫裂伤分为单纯型和复合型颅内血肿。随着CT在临床的应用而出现的迟发性外伤性颅内血肿、隐匿性颅内血肿等。

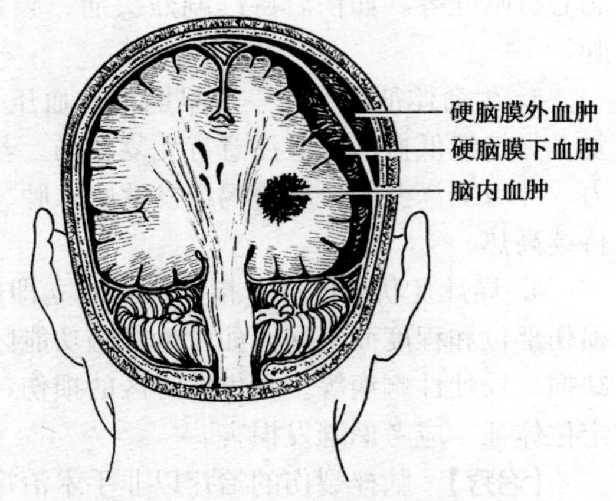

图19-1　颅内血肿的部位

【临床表现与诊断】

（一）硬脑膜外血肿

硬脑膜外血肿多发生在头部直接损伤部位，临床上较多见。多因颅骨骨折或短暂变形导致脑膜血管、静脉窦破裂而引起出血，亦可来自颅骨板障静脉或导血管。出血来自动脉，多为急性血肿，可迅猛增大。若出血源于静脉，则病情发展缓慢，可呈亚急性或慢性。以额颞部、颞顶最多，多数为单发，少数为多发。

1. 意识改变　病人的意识障碍与脑损伤的程度和血肿发展的速度、部位有直接关系。其典型的意识障碍形式表现为头部受伤后立即出现意识障碍（原发性昏迷），以后渐清醒或好转（中间清醒期或中间好转期），随着血肿逐渐增大，脑组织受压，病人可有头痛、恶心、呕吐、躁动不安，意识逐渐模糊或嗜睡，不久再度出现昏迷（继发性昏迷）。此过程可概括为昏迷→清醒（或好转）→再昏迷，即硬膜外血肿的典型表现。但部分病人因原发性损伤较重或出血速度快，由原发昏迷直接进入继发昏迷而不出现中间清醒期，也可因原发性损伤较轻，无原发性昏迷。此类病人容易误诊，必须特别注意。

2. 瞳孔改变　瞳孔的改变是硬膜外血肿发生脑疝时的重要体征，伤后早期是轻度缩小，对光反应迟钝，进而迅速扩大，对光反应消失，最后双侧瞳孔散大、固定。但应与原发性动眼神经损伤、视神经损伤相鉴别。

3. 颅内压增高症状　可出现剧烈头痛和频繁呕吐。

4. 锥体束征　由于血肿压迫脑功能区或小脑幕切迹疝的形成，可出现对侧肢体瘫痪、腱反射亢进、病理反射阳性等锥体束征。常在伤后稍晚出现或早期出现而有进行性加重，与脑挫裂伤的局灶体征有所不同。

5. 生命体征变化　随着血肿的增大，颅内压逐渐增高，可出现脉搏减慢、血压升高、呼吸深而慢和体温升高。脑疝晚期则血压下降，脉搏及呼吸加快，最后呼吸、心跳停止。

6. 影像检查　X线摄片了解有无骨折，尤其是跨越脑膜中动脉沟及静脉窦的骨折有助于诊断。CT检查确诊率在98%以上，其典型表现是在颅骨内板与脑表面之间有呈双凸镜样密度增高影。同时CT检查还可明确血肿部位、大小、数量、脑室受压及中线移位情况以及是否伴有脑挫裂伤、脑水肿等。

（二）硬脑膜下血肿

硬膜下血肿是颅脑损伤常见的继发性损害，发生率较硬膜外血肿高，是颅内血肿中最常见的。根据血肿形成的时间不同可分为急性、亚急性和慢性硬脑膜下血肿三种类型：

1. 急性硬脑膜下血肿　病程在3日内，好发于暴力打击点与其对冲部位，因多数伴有脑挫裂伤及脑水肿而使病情较重，故很少有中间清醒期，病人很快出现脑受压和脑疝症状。

2. 亚急性硬脑膜下血肿　病程在伤后3日～3周，由于原发性脑损伤较轻，出血较缓慢，症状出现也较晚，但病情可逐渐加重。

3. 慢性硬脑膜下血肿　病程在3周以上，好发于小儿及50岁以上老人。仅有轻微头部外伤或没有外伤史。血肿可发生于一侧或双侧，多位于额顶部大脑表面，常有包膜形成。起病隐匿，进展缓慢，主要表现为慢性颅内压增高、神经功能障碍及精神异常。可有记忆力减退、智力下降、精神萎靡、乏力、头痛、呕吐、视乳头水肿、锥体束征阳性等。儿童常有嗜睡、呕吐、抽搐、前囟隆起、头围增大等，易于脑积水相混淆。

（三）脑内血肿

脑内血肿是脑实质内出血形成的血肿，在颅内血肿中发生率较低。常继发于脑挫裂伤、凹陷性颅骨骨折或脑穿通伤。可发生在脑组织的任何部位，但大多数位于额叶及颞叶。其临床特点为：

1. 头痛、恶心、呕吐，生命体征变化和脑膜刺激症状较明显。

2. 进行性意识障碍加重　昏迷程度及时间受原发性脑损伤程度及血肿形成的速度影响，如继发于凹陷骨折，可能有中间清醒期。

3. CT检查　不仅可以确定血肿的存在，还可明确血肿的位置、大小及是否多发性血肿。

【治疗】　脑内血肿的诊断一旦成立，即应争分夺秒地进行手术抢救，清除血肿，彻底止血，合并脑疝时应去骨瓣减压。血肿量较小（幕上＜40ml，幕下＜10ml）和少数亚急性、慢性血肿，位于非功能区，中线无移位，意识障碍不明显者，可暂不手术。但应密切观察，一旦病情恶化，出现脑受压的症状和体征或 CT 显示血肿增大，应立即手术。

五、开放性颅脑损伤

由于头颅的外伤而引起头皮、颅骨及硬脑膜破裂，并有脑脊液外流，脑组织与外界相通，甚至有脑组织溢出，称为开放性颅脑损伤。颅底骨折合并脑脊液漏者亦属此类。

开放性颅脑损伤，包括非火器伤和火器伤两大类，颅脑火器伤多见于战争时期，主要为枪弹伤和爆炸伤。在临床上又分为穿透伤和非穿透伤。致伤物不同，受伤情况不同，临床表现不一，但其共同特点为：

1. 伤口开放，出血多，易引起休克。

2. 伤口及颅腔内常有异物存留，如金属片、碎骨片、泥土、毛发等，伤口感染及颅内感染的发生率高，可出现外伤性脑脓肿。

3. 有时受损的脑组织与脑膜或头皮形成瘢痕性粘连，癫痫发生率高。

在诊断时应注意检查伤口的部位、大小、形状和污染程度。对于贯通伤，应辨别射入口和出口。开放性脑损伤多有脑组织和脑脊液流出，应密切观察意识、瞳孔、肢体运动及生命体征变化。并注意有无复合伤。颅骨 X 线片及 CT 检查有助于了解骨折的部位和范围，异物的数目、大小和位置，有无继发性损害等，以便施行彻底的清创手术。

治疗首先应防治休克，保持呼吸道通畅，以防窒息发生。并以消毒敷料包扎伤口，控制创口出血，防治创口再污染。待休克好转后，要进行彻底的清创术。清创术应争取在 24 小时内实行，在抗生素治疗下可延迟到 72 小时，使开放性颅脑损伤变为闭合性颅脑损伤。清创务必彻底，颅内坏死组织、异物、碎骨片、凝血块等应一齐清除。但对小于 1cm 而分散的异物或大于 1cm 而位置深度超过 5cm 以上的异物，均不宜强行摘除，以免过多地损伤脑组织而加重病情。开放性颅脑损伤应注射破伤风抗毒血清（TAT）以预防破伤风。应大量应用抗生素预防感染。

（王　洪）

第二十章

颅脑、椎管、脊髓的外科疾病

第一节　颅内肿瘤

颅内肿瘤是神经外科最常见的疾病之一，占全身肿瘤的2%（儿童7%），有原发和继发之分。原发性颅内肿瘤来源于颅内各组织，如脑膜、脑、血管、脑神经、垂体及胚胎残余组织。继发性颅内肿瘤包括转移瘤和侵入瘤。颅内肿瘤可发生于任何年龄，但以20～50岁多见。发病年龄与肿瘤性质及部位有关。儿童以后颅窝、中线部位多见，主要是髓母细胞瘤、颅咽管瘤、室管膜瘤。成人以半球胶质瘤为最多，如星形细胞瘤，其次为脑膜瘤、垂体瘤及神经鞘瘤，这些肿瘤以40岁为高峰。老年人以胶质母细胞瘤和转移瘤为多见。颅内原发性肿瘤发生率在性别上差异并不明显，男稍多于女（脑膜瘤女性稍高）。

【病因】　病因尚不清楚，一般认为是由于正常组织或胚胎残留组织受到生物、化学或物理因素的刺激，引起去分化（或称间变）而失去正常的生长规律，进行无限制增殖的结果。近年来在DNA分子理论学说的不断发展下，认识到组织发生间变与细胞染色体上的基因有明显的关系。分子遗传学的研究结果表明，大多数肿瘤细胞都有一个或多个在结构上或功能上不正常的基因，称为癌基因。后天遭受各种生物的、化学的和物理的慢性刺激都能使染色体上的癌基因激活，促使肿瘤的发生。

【分类及其特征】　颅内肿瘤按组织来源有原发和继发，有良性和恶性之分。常见的有以下几种：

（一）神经胶质瘤

占颅内肿瘤的40%～50%，是来源于神经上皮的肿瘤。多数趋向恶性，细胞分化程度越低，恶性度越高。有星形细胞瘤、多形性胶质母细胞瘤、髓母细胞瘤、室管膜瘤、少枝胶质瘤、松果体瘤等。临床上以星形细胞瘤和多形性胶质母细胞瘤多见。

（二）脑膜瘤

发生率仅次于神经胶质瘤居第2位，约占颅内肿瘤的20%。一般为良性，边界清楚，生长缓慢。肿瘤基底常与硬脑膜紧密相连，瘤体血供丰富，主要来自脑膜动脉，手术切除时出血较多。以矢状窦旁最常见。发生在颅底等重要结构处的脑膜瘤切除困难，部分切除复发率高，且放疗和化疗效果不佳。

（三）垂体腺瘤

为来自腺垂体的肿瘤，属于良性，约占颅内肿瘤的10%左右。根据细胞的分泌功能，将垂体腺瘤分为功能性和无功能性两大类。前者包括泌乳素腺瘤（PRL瘤）、生长激素腺瘤

（GH 瘤）、促肾上腺皮质激素腺瘤（ACTH 瘤）等。病人常有内分泌方面的异常表现。后者多在瘤体较大、出现视神经压迫症状时就诊。

（四）听神经瘤

系良性肿瘤，约占颅内肿瘤的 8%～12%，好发于 30～50 岁成年人。肿瘤位于脑桥小脑角，又称脑桥小脑角肿瘤。根据肿瘤发展程度临床上分为四期：

Ⅰ期　瘤较小，表现为耳鸣、头昏和眩晕；

Ⅱ期　肿瘤直径达 2cm，出现面瘫、角膜反射消失和三叉神经受刺激症状；

Ⅲ期　肿瘤直径在 3cm 以上，可有吞咽呛咳、声音嘶哑、耸肩无力，以及步态不稳、共济失调、眼震等；

Ⅳ期　瘤体继续增大，除上述表现外，出现颅内压增高症状，甚至发生脑疝。

（五）颅咽管瘤　为先天性良性肿瘤，约占颅内肿瘤的 5%～8%，好发于儿童和青少年。肿瘤多位于鞍上，亦可位于鞍内或鞍旁。生长快，多为囊性。主要压迫视神经而出现双颞侧偏盲，当肿瘤向后生长突入第三脑室压迫室间孔，可发生梗阻性脑积水，导致颅内压增高。肿瘤压迫丘脑或下丘脑，则出现内分泌功能障碍。

（六）转移瘤

原发肿瘤以肺部多见，其次为甲状腺、乳腺、胃肠道等部位的癌肿。颅内转移瘤可为单发或多发，边界尚清，肿瘤周边脑组织明显水肿。有的转移瘤的脑部症状比原发部位的癌肿症状更为明显，有的甚至很难发现原发癌肿的部位。

【临床表现】　颅内肿瘤因类型、部位、生长速度不同，临床表现差异很大。但颅内压增高症状和局灶体征则是其共同表现。

（一）颅内压增高

绝大多数病人表现为头痛、恶心、呕吐、视乳头水肿以及生命体征变化等。发展常呈慢性、进行性加重的过程。但不同肿瘤在发生时间和程度上有很大差异。颅内压增高症状与肿瘤性质、部位及病人年龄有关。

（二）局灶体征

是肿瘤刺激、压迫和浸润破坏脑组织、脑神经造成其损害的结果，不同部位的肿瘤局灶体征也不同。中央前回肿瘤可出现中枢性瘫痪和癫痫发作；额叶肿瘤可出现精神异常；左侧额下回后部肿瘤可出现语言障碍；颞叶肿瘤则出现某些幻觉；枕叶肿瘤可发生视力障碍；听神经瘤出现听力和前庭功能障碍；鞍区肿瘤会出现视力改变和内分泌功能异常；松果体区肿瘤会出现性早熟；小脑肿瘤会引起共济失调等。

【诊断和治疗】　对不明原因的长时间头痛、呕吐或有视力障碍者，要提高警惕，需要专科会诊和检查，如颅骨摄片、腰穿测压、脑血管造影，以及颅脑 CT 及 MRI 检查等，以获早期诊断。目前 CT 扫描较常用，可显示肿瘤部位、大小及脑室、脑池受压、中线移位等改变，但其分辨率及显示颅底、后颅窝肿瘤不及 MRI。

颅内肿瘤的治疗主要是手术切除。但不同性质、类型的肿瘤治疗效果不同。某些脑干或中线部位的肿瘤手术治疗难度大，可选用立体定向技术以及 γ 刀和 χ 刀治疗。术后根据肿瘤性质选用放射治疗和化学治疗，以增加手术治疗效果。对晚期肿瘤病人，亦可采取姑息性手术，如脑室引流、去骨瓣减压等，可缓解颅内高压，延长病人生存时间。

第二节　脑　脓　肿

化脓性细菌侵入脑组织引起化脓性炎症，并形成限局性积脓，称之脑脓肿。常见致病菌为葡萄球菌、链球菌、肺炎杆菌、大肠埃希菌和变形杆菌等。有时为混合感染。其感染途径包括直接来自邻近的感染病灶、血行感染、开放性颅脑损伤以及病因不明的隐源性感染。以前来自邻近感染病灶的脑脓肿最多，但近年来隐源性和血源性脑脓肿发病率明显提高。

【病因和分类】

（一）耳源性脑脓肿

几乎都是由慢性中耳炎或乳突炎引起的，约占脑脓肿病例的48%。其中2/3的脓肿发生在颞叶，1/3发生在小脑，多为单发，但可为多房性。

（二）血源性脑脓肿

为脓毒血症或远处感染灶的感染栓子经血流进入脑组织所形成，占脑脓肿病例的30%。以额、顶叶为好发部位。

（三）外伤性脑脓肿

战时火器伤或平时开放性颅脑损伤，清创不彻底或感染得不到控制所形成；或颅底骨折处理不当，骨折线波及鼻窦、鼓室盖，细菌入侵脑组织而发生，约占脑脓肿病例的9%。一般多见于伤道内或异物存留的地方。

（四）鼻源性脑脓肿

比较少见。一般由鼻窦炎引起，好发于额叶。

【临床表现】　脑脓肿的形成一般要经历三个阶段，即急性脑炎期、化脓期和脓肿包膜形成期。在临床上先是急性化脓性炎症的表现，继而是脓肿形成的表现。

（一）急性化脓性炎症期

表现急性脑炎、脑膜炎及全身毒血症状，如发热、发冷、头痛、呕吐、颈部抵抗等。化验检查白细胞计数和中性粒细胞百分率明显增高。经抗感染治疗1～2周后炎症可趋向局限或形成脓肿。

（二）脓肿形成期

脓肿形成以后则构成占位性病变，可表现为颅内压增高，甚至出现脑疝症状，同时可出现局灶体征。如额叶脓肿常有精神和性格的改变、记忆力减退，或有局限性或全身性癫痫发作、对侧肢体瘫痪、运动性失语等。颞叶脓肿可出现中枢性面瘫或感觉性失语等。若脓肿接近脑表面（或脑室壁）且包膜较薄，亦破溃而导致化脓性脑膜炎或脑室炎，此时，病人突然高热、昏迷、抽搐，并有颈项强直和克尼格征阳性。

【诊断】　一般根据感染病史特别是中耳炎史和临床表现，结合有关检查，不难诊断。

1. 腰穿和脑脊液检查　腰穿测脑压增高，脑脊液的细胞数轻度或中度增高，蛋白含量高而氯化物低；

2. X线检查　注意颞骨岩部骨质改变，乳突气房是否消失，颅内有无异物，有无颅内压增高症的X线征象等；

3. 脑超声波检查　可显示中线波向对侧移位和脓肿波出现，已少用；

4. 脑电图和脑地形图　对大脑半球脓肿有定位意义；

5. CT和MRI　对脑脓肿的诊断最有价值，在强化CT和MRI上脑脓肿往往是典型的环状强化，壁光滑，周边明显水肿，大多数情况下与颅内肿瘤易区别。

【治疗】

1. 抗感染治疗　从急性脑炎期即开始使用足量有效的抗生素，直到感染症状完全消失。

2. 脱水疗法　脓肿形成，颅内压增高时，应施行有计划的脱水疗法，缓解颅内压增高和预防脑疝的发生。

3. 手术治疗　手术方式：①反复穿刺抽吸：可望治愈，或作为应急、不能耐受手术切除时的治疗手段。②导管持续引流术。③脓肿切除术，用于脓肿包膜完整，且在非功能区，病情较稳定的病人，或穿刺抽脓未愈者。对脑水肿严重者，应考虑做减压术，术后继续抗感染和脱水治疗。同时注意全身营养和护理，早期处理原发病灶，积极治疗偏瘫、失语、癫痫等并发症。

第三节　脑卒中的外科治疗

脑卒中又称脑血管意外，在老年疾病中占有相当重要的位置，发病率较高。长期以来，都习惯地采取非手术治疗。由于颅内病变的检查、诊断手段提高，神经外科手术技术的进步，特别是经过十多年来的临床实践和改进，在脑卒中外科治疗的手术指征、时机、方法等方面，已取得了基本统一的意见。对已出血的脑卒中能清除血肿，制止出血，降低颅内压；对尚未出血者，也能清除出血隐患，改善脑组织的血供，有效提高治愈率和生存率。根据病理将脑卒中分为出血性和缺血性两类。

（一）出血性脑卒中

占脑卒中病例20%～30%，好发于50岁以上有原发性高血压动脉硬化的病人，男多于女，是原发性高血压病死亡的主要原因。出血是由于硬化的小动脉破裂，随着出血量增加，形成血肿，破坏脑组织，其周围脑组织水肿压迫临近组织，甚至发生脑疝。脑干内出血，出血破入脑室，则病情严重。常见的出血部位：①外侧型位于内囊的外侧，包括大脑皮质内、皮质下及壳核；②内侧型，位于内囊内侧，包括丘脑区、中脑、脑桥；③小脑型，位于小脑半球及其各核附近。

【临床表现】视卒中的轻重分为三级：

Ⅰ级（轻型）　病人意识尚清或只有浅昏迷，轻度偏瘫；

Ⅱ级（中型）　完全昏迷，完全性偏瘫，两瞳孔等大或轻度不等；

Ⅲ级（重型）　深昏迷，完全偏瘫或去大脑强直，双瞳散大，生命体征明显紊乱。

【诊断】　既往有原发性高血压动脉硬化史，突然出现意识障碍和偏瘫，应及时行头颅CT扫描，以确定出血部位、类型和严重程度。

【治疗】　手术目的在于清除血肿、降低颅内压、恢复受压的神经元功能，减少和防止继发性损害。对于外侧型及小脑型血肿，经短时间非手术治疗和密切观察，如病情加重，应做手术清除血肿，制止出血；对重型病例和内侧型的血肿手术效果不佳。

（二）缺血性脑卒中

发生率较高，占脑卒中60%～70%，同样是在原有原发性高血压动脉粥样硬化基础上，因饮酒、情绪激动等诱因刺激而突发。可表现为脑动脉血栓形成、造成脑动脉狭窄或闭塞，发生脑梗死，加之脑侧支循环的缺乏，使大片脑组织缺血，甚至发生坏死。常见的栓塞动脉有：①颅外动脉，如头臂动脉起始部，颈总动脉，颈外动脉的分叉及颈内动脉起始部；②颅内动脉，如颈内动脉虹吸部、大脑中动脉，大脑前动脉起始部。

【临床表现】 根据缺血程度分为三种类型：

1. 短暂性脑缺血发作（TIA） 发生在颈内动脉系统，表现为突发的肢体运动和感觉障碍、失语，单眼短暂失明等，少有意识障碍。发生在椎动脉系统，可表现眩晕、复视、步态不稳、耳鸣、听力障碍、吞咽困难等。一般持续数分钟或数小时，可完全恢复，不留后遗症，且反复发作；

2. 可逆性缺血性神经功能障碍（RIND） 基本上与 TIA 相同，但时间较长，一般要超过 24 小时，最后逐渐恢复，CT 扫描可见小的坏死灶；

3. 完全性卒中（CS） 神经功能损害症状更明显，有不同程度昏迷，CT 扫描可见大块的坏死灶，神经功能障碍不能恢复。

【治疗】 缺血性脑卒中治疗首先采用非手术治疗，包括卧床休息，补充液体，给予血管扩张剂，改善脑微循环，以及抗凝止血等治疗措施，均可获得较好的临床疗效。部分病人需要手术治疗，应在发病后 3 周考虑。外科治疗主要依靠脑血管造影显示脑动脉狭窄或闭塞的部位和程度。常用手术方法有：①颈动脉血栓内膜剥脱术；②颈部动脉旁路术；③颅外-颅内动脉吻合术（搭桥术）；④大网膜颅内移植术；⑤颅内动脉血栓内膜剥离术等。

颈动脉血栓内膜剥脱术切除颈总动脉分叉部的硬化斑块是治疗和预防缺血性卒中的有效方法，既解除了颈动脉的狭窄，又消除了栓子的来源，从而有效预防卒中的发生。适用于颈内动脉颅外段狭窄程度超过 50%，部位在乳-颌线以下；频繁 TIA 发作并有颈动脉斑块者是手术的绝对适应证，应尽早手术。防止其发展成为完全性卒中，而丧失有效的治疗机会。

第四节　脑　积　水

脑脊液在颅内积存过多，造成脑室及蛛网膜下腔发生异常扩大并引起颅内压增高，称为脑积水。在颅缝未闭的婴儿，头颅也随积水增多而增大，称之为婴儿脑积水。成人发生脑积水，无头颅增大，主要表现为颅内压增高症。

【分类和病因】 依据其发生时间可分为先天性脑积水和后天性脑积水，另外，亦根据脑室系统与蛛网膜下腔是否通畅可分为两种类型：

1. 交通性脑积水　即脑室与蛛网膜下腔相通的脑积水。常见的病因：炎症、蛛网膜下腔出血以后，造成颅内或蛛网膜下腔粘连或蛛网膜颗粒堵塞而使脑脊液吸收障碍。少数因脉络丛组织增生，使脑脊液生成过多。

2. 非交通性脑积水　又称阻塞性脑积水，为单纯性脑室系统积水。主要原因有：①先天性畸形，如中脑导水管畸形，颅底陷入和小脑扁桃体下疝畸形等；②后天性炎症或外伤后颅内出血、肿瘤引起室间孔闭塞以及导水管阻塞、狭窄或有瓣膜形成等，均可造成脑室系统积水，临床上较为多见。

【临床表现】 婴儿脑积水多见于 2 岁以内，出生后或病后不久，病儿呈现头围增大，头颅异常增大与面部不成比例。前囟扩大，张力增高，颅缝增宽，颅骨变薄，叩打前囟附近的颅盖骨可有破罐音。病儿头重无力支撑下垂，头皮静脉怒张。由于眶下缘下降，眼球下半部包括部分虹膜落在下眼睑后方，上半部巩膜外露，称日落现象。发展迅速的脑积水可出现颅内压增高，以呕吐为突出的表现，晚期出现锥体束征，痉挛性瘫痪，视神经萎缩和视力减退，智力迟钝，表情呆滞等。

【诊断】 典型病例不难诊断，对头颅增大的新生儿，要注意观测头围，正常情况下新生儿的头围在 33～35cm，前半年增加 8cm，后半年增加 3cm，第 2 年增加 2cm，第 3、4 年共增加 2cm，若发现异常增大，且与面颅不成比例，则应考虑脑积水。

成人或后天性脑积水，除有颅内压增高的症状、体征外，结合颅骨 X 线平片，颅脑超声波探查以及 CT 检查均有助于诊断。

【治疗】 部分婴儿脑积水，经过对症治疗，可以在 2～5 岁内自行静止。主要措施是选用利尿剂和反复脑室穿刺排出适量脑积水来降低颅内压。如对症治疗不能改善病情，或脑积水进行性增多，结合病因病理可选择手术治疗。主要手术方式包括解除梗阻手术、建立旁路引流手术和分流术（交通性脑积水可选用腰脊髓蛛网膜下腔-腹腔分流术；非交通性脑积水可选用脑室-腹腔，脑室-心房或侧脑室-小脑延髓池分流术），迄今虽然手术方法不少，但效果不甚理想。主要并发症包括分流管梗阻失效、颅内和腹腔感染，分流过度造成低颅压，出现硬膜下积液甚至出血等。应注意严格掌握手术指征及要领。

第五节 椎管内肿瘤

椎管内肿瘤是指脊髓、神经根、脊膜和椎管壁组织的原发性和继发性肿瘤。典型表现为脊髓受压症。肿瘤三要分布在胸段，约占半数，颈段次之，其余分布在腰骶段。按肿瘤与脊膜和脊髓的关系可分为三种类型：

1. 髓内肿瘤　约占 15%，主要来源于脊髓的神经胶质细胞，多为神经胶质细胞瘤，包括室管膜瘤、星形细胞瘤及胶质母细胞瘤。

2. 髓外硬脊膜内肿瘤　约占 60%，起源于脊神经根及脊膜，主要有神经鞘瘤和脊膜瘤，均属良性。

3. 硬脊膜外肿瘤　约占 25%，起源于脊膜外脂肪、血管、脊神经根及脊膜等组织；也可是来自其他部位的转移性肿瘤。如神经鞘瘤、脊膜瘤、皮样和上皮样囊肿、脂肪瘤以及肉瘤和转移癌等。

【临床表现】

（一）感觉障碍

神经根受到刺激引起的神经根痛，沿脊神经分布区扩展，呈刀割样或针刺样，可呈持续性或间歇性。腹压增加可致疼痛加剧；平卧后疼痛明显，站立时则减轻。夜间往往因疼痛而被迫坐起。还可有麻木、蚁走感和束带感等。严重的脊髓受压时，可发生感觉缺损，在损害平面以下的感觉丧失。

（二）运动障碍

取决于受压平面位置，出现肿瘤所在节段以下同侧锥体束损害。表现为上肢不能举，手不能握，精细动作不能做，或是下肢行走无力，步态僵硬，易跌倒，甚至出现肌肉萎缩或肌肉震颤；晚期可发生截瘫。

（三）其他

在脊髓受压平面以下，有浅反射减弱或消失，深反射亢进，病理反射阳性。有的病人有排尿困难和大便秘结、少汗或无汗等。

【诊断】 对有神经根性疼痛或持续性腰背疼痛、感觉或运动障碍、排尿困难、起病缓慢且进行性加重者，应考虑椎管内肿瘤。检查肿瘤部位的棘突可能有压痛和叩击痛，为进一步确诊，还须做以下检查：

1. 脊柱X线平片　早期可无明显改变，当肿瘤生长到一定程度，可见椎管壁变薄，内壁扁平或内陷，椎弓根距增宽等征象；

2. 腰穿和脑脊液检查　椎管内完全阻塞时，阻塞平面以下的脑脊液压力较正常低，压颈试验压力不升（奎根斯德试验阳性）。脑脊液蛋白含量较高，在体外易自凝，细胞数尚正常；

3. 脊髓造影　施行腰穿将造影剂（碘油）注入脊髓腔，取头低脚高位摄片，可确定肿瘤部位及其与脊髓、硬脊膜的关系；

4. CT扫描　是简单准确的无损伤检查。尤其在脊髓腔注入造影剂后扫描，更容易观察到病变的迹象；

5. MRI检查　对椎管内肿瘤的诊断价值最大，可直接准确地显示椎管内肿瘤的形态、大小、位置及脊髓受累程度。对髓内、外肿瘤的鉴别也具有重要的价值，是目前椎管内占位病变应做的必要检查。

【治疗】 由于椎管内肿瘤大部分是良性的，早期手术切除后疗效显著。髓外肿瘤手术效果多数良好。髓内室管膜瘤或血管网状细胞瘤等边界清楚的肿瘤，应力争全部切除，预后较好。若脊髓受压时间过长，术后神经功能恢复较差。而星形细胞瘤及胶质母细胞瘤等恶性肿瘤与正常脊髓之间无明显边界，难以全切，预后不良。术后应辅以放射治疗。

（王　洪）

第二十一章

颈部疾病

第一节　甲状腺疾病

一、解剖生理概要

甲状腺位于喉部甲状软骨下方，气管的两旁，中间以峡部相连。有时峡部向上伸出一锥体叶，可与舌骨相连。两侧叶的上极通常平甲状软骨，下极多数位于第5～6气管环；但有人可达胸骨上窝甚至伸向胸骨柄后方，此时称胸骨后甲状腺。甲状腺由两层被膜包裹：内层甲状腺固有被膜和外层甲状腺外科被膜。内层甲状腺固有被膜紧贴腺体并形成纤维束伸入到腺实质内；外层甲状腺外科被膜包绕并固定甲状腺于气管和环状软骨上。两层被膜间有疏松的结缔组织及甲状腺的动静脉、淋巴、神经和甲状旁腺。手术时分离甲状腺应在此两层被膜之间进行。成人甲状腺约重30g；正常情况下，作颈部检查时，不容易看到或摸到甲状腺；由于甲状腺借外层被膜固定于气管和环状软骨上，借左、右两叶上极内侧的悬韧带悬吊于环状软骨上，吞咽时甲状腺亦随之而上、下移动。

甲状腺的血液供应十分丰富，主要由两侧的甲状腺上（颈外动脉的分支）和甲状腺下动脉（锁骨下动脉的分支）供应。甲状腺上、下动脉的分支之间，以及甲状腺上、下动脉分支与咽喉部、气管、食管的动脉分支之间，都有广泛的吻合、沟通，故在手术时，虽将甲状腺上、下动脉全部结扎，甲状腺残留部分或甲状旁腺仍有血液供应。甲状腺有三条主要静脉即甲状腺上、中、下静脉（图21-1）。甲状腺上、中静脉血液流入颈内静脉，甲状腺下静脉血液直接流入无名静脉。甲状腺的淋巴液汇入沿颈内静脉排列的颈深淋巴结。分布于甲状腺的神经有喉返神经和喉上神经，均来自迷走神经分支。喉返神经行走在气管、食管之间的沟内，多在甲状腺下动脉的分支间穿过，支配声带运动；喉上神经分内支和外支：内支（感觉支）分布在喉粘膜上；外支（运动支）与甲状腺上动脉贴近并同行，支配环甲肌使声带紧张。声带的运动由来自迷走神经的喉返神经支配，一侧喉返神经损伤，可引起声带麻痹，声音嘶哑；两侧损伤时，可致呼吸困难或窒息。

甲状腺的主要功能是合成、贮存和分泌甲状腺素。甲状腺素（T_4、T_3）的主要作用是影响能量代谢和物质代谢，即：①加快全身组织细胞的氧消耗；②促进蛋白质、碳水化合物和脂肪的分解，增加热量的产生；③促进人体的生长发育及组织分化。

甲状腺功能活动与人体各器官系统的活动和外部环境互相联系，互相影响，并由大脑皮层-下丘脑-垂体前叶-甲状腺轴控制系统呈反馈性的控制调节关系，通过反馈作用，维持人

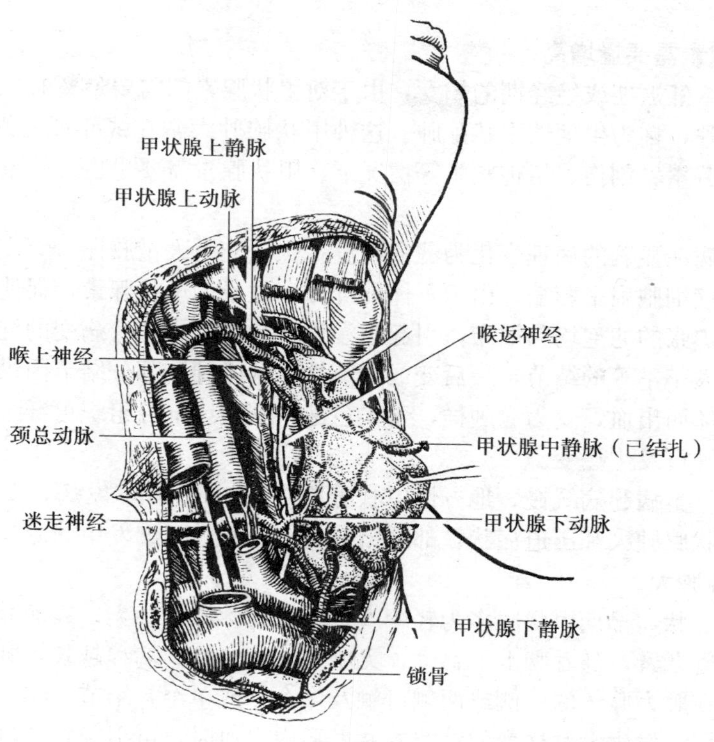

图 21－1　甲状腺解剖

体内在活动的动态平衡。

甲状旁腺分泌甲状旁腺素，其主要的生理功能是提高血钙及降低血磷浓度，调节体内钙和磷的平衡。甲状旁腺素和降钙素的分泌都不受垂体的控制，而与血钙离子的浓度之间存在着负反馈的调节关系。

二、单纯性甲状腺肿

单纯性甲状腺肿是由于多种原因引起的非炎症性或非肿瘤性甲状腺肿大，不伴有甲状腺功能亢进或功能减退表现。包括地方性甲状腺肿和生理性甲状腺肿。

【病因】

（一）甲状腺素原料（碘）缺乏

饮水和食物中含碘量不足是地方性甲状腺肿最常见的病因。因海风（碘含量为内陆风的100倍左右）不易到达高原山区，土壤中、水源和食物中的含量很低，特别是在青春期、妊娠期、哺乳期，不能满足机体对碘的需要，因此，我国多山各省（如云贵高原）的居民患此病的较多，呈地方性分布。

（二）甲状腺激素合成和分泌障碍

合成甲状腺激素所需的酶系先天缺陷导致甲状腺激素合成或分泌障碍，引起血中甲状腺素减少导致甲状腺肿大。某些物质也可通过抑制肠道对碘的吸收、甲状腺摄碘或甲状腺激素的合成与释放等不同作用而导致甲状腺肿大，统称致甲状腺肿物质。如药物中的硫脲类、保泰松、磺胺等，食物中的大豆、木薯、萝卜、卷心菜等。致甲状腺肿物质所引起的甲状腺肿大呈散发性分布。

（三）甲状腺素需要量增高

青春发育期、妊娠期或绝经期的妇女，由于对甲状腺素的需要量暂时性增高，发生的轻度弥漫性甲状腺肿，称为生理性甲状腺肿。这种甲状腺肿大常在成年或妊娠以后自行缩小。此外，在寒冷、劳累、创伤、精神紧张等情况下，甲状腺素需要量也可能增加，导致相对的缺碘。

【病理】 本病最显著的病理变化为滤泡高度扩张，充满大量胶体；上皮细胞增生，可形成乳头样，滤泡壁细胞扁平萎缩。由于垂体前叶分泌过量的甲状腺素，促使甲状腺代偿性肿大。早期阶段，扩张的滤泡均匀散布，引起弥漫性甲状腺肿；随着病变的继续发展，扩张的滤泡逐渐集合为大小不等的结节，最后变成结节性甲状腺肿。部分结节因供血不足而内部液化，或微血管破坏而出血，变为囊肿样，含褐色液，其边缘部分组织可纤维化、钙化。少数的结节型甲状腺肿可发生癌变。

【临床表现】 本病起病缓慢，地方性甲状腺肿多在10～30岁发病，女性高于男性。主要临床表现是甲状腺肿大和压迫症状，部分结节性甲状腺肿可继发甲状腺功能亢进或癌变。

（一）甲状腺肿大

一般无全身症状，早期甲状腺多为轻中度、对称、弥漫性肿大，表面光滑、质软，无压痛、无震颤和血管杂音，随吞咽上下移动，无明显自觉症状。病程越长，肿大愈明显，可出现结节性肿大，在肿大腺体的一侧或两侧可触及多个（或单个）结节，结节大小和软硬可不均，有的结节较硬。发生囊肿样变的结节内并发囊内出血时，可引起结节迅速增大。

（二）压迫症状

肿大的甲状腺，尤其是胸骨后的甲状腺肿，易引起压迫症状。压迫气管可引起刺激性干咳，受压过久还可使气管软骨变性、软化引起呼吸困难甚至窒息；压迫食管可引起吞咽困难；压迫喉返神经可引起声音嘶哑；压迫交感神经引起霍纳（Horner）综合征；压迫颈深部大静脉可引起头颈部静脉回流障碍，出现面部青紫色肿胀及颈、胸部表浅静脉扩张。

（三）甲状腺功能

甲状腺功能和基础代谢率除了结节性甲状腺肿继发甲状腺功能亢进外，大多正常。病变严重者可出现甲状腺功能减退表现，严重的地方性甲状腺肿流行地区可出现地方性呆小病。

（四）癌变

结节性甲状腺肿可发生恶变，一般见于病程较长、年龄偏高的病人。若近期见增长、压迫症状加重、声音嘶哑等，应考虑癌变的可能。检查肿块质硬，且多有邻近淋巴结肿大等。

【诊断要点】 甲状腺肿大而甲状腺功能基本正常是本病主要诊断依据，当发现一侧或双侧甲状腺内有多发性大小不等、功能状况不一的结节（退行性囊性变和增生结节并存）时大多可做出诊断。地方性甲状腺肿区域的流行病史有助于诊断。诊断性质可疑时，还可进行细针穿刺细胞学检查以助诊断。

【治疗原则】

1. 青春期或妊娠期的生理性甲状腺肿，大多无需治疗，宜多食含碘丰富的食物如海带、紫菜等。

2. 缺碘者，应补充碘剂。多食含碘丰富的食物，在地方性甲状腺肿流行地区可采取碘化食盐防治。对40岁以上特别是结节性甲状腺病人应避免大剂量碘治疗，以避免大剂量碘所致碘甲亢。

3. 无明显诱因，小于20岁的单纯甲状腺肿病人，可给予小量甲状腺素治疗，常用剂量为30～60mg，每日2次，3～6个月可使甲状腺肿明显缩小或消失，但停药后易复发，宜长期使用。注意如有脉率增快、出汗多、食量增加过多、消瘦等甲状腺功能亢进现象时，应暂停药。

4. 有以下情况时，应及时施行甲状腺大部切除术治疗：①因气管、食管或喉返神经等受压引起临床症状，经内科治疗无效者；②胸骨后甲状腺肿；③巨大甲状腺肿影响生活、工作者；④结节性甲状腺肿继发功能亢进者；⑤结节性甲状腺肿疑有恶变者。

【预防】 我国各地已普遍进行了甲状腺肿的普查和防治工作，发病率已大大降低。在流行地区甲状腺肿的集体预防极为重要，一般补充加碘盐。常用剂量为每10～20kg食盐中均匀加入碘化钾或碘化钠1.0mg以满足人体每日的需要量。有些地区采用肌肉注射碘油，因其在体内吸收很慢，随身体需碘情况可自行调节，故较服用加碘盐更为有效。

三、甲状腺功能亢进的外科治疗

甲状腺功能亢进（甲亢）是一种较常见的内分泌疾病，由多种原因导致正常甲状腺素分泌的反馈控制机制丧失，引起循环中甲状腺素（TH）异常增多，而出现以全身代谢亢进为主的临床综合征。病人以青中年女性占多数。按引起甲亢的原因分为原发性、继发性和高功能腺瘤三种。

【临床表现】 本病起病缓慢，少数有明确的精神创伤或感染后急剧起病；可发生于任何年龄，但以20～40岁女性最多见。

典型表现为：①甲状腺素分泌过多所致高代谢症候群：急躁易怒、失眠多梦、怕热多汗、皮肤潮湿、食欲亢进却消瘦、体重减轻，常有两手震颤，肌无力、易疲劳、心悸不适；脉率常在100次/min以上（休息和睡眠时不缓解），脉快有力、脉压增大（主要是收缩压增高）等。其中脉率增快及脉压增大尤为重要，常可作为判断病情程度和治疗效果的重要标志。严重者出现心律失常，甚至心力衰竭。②甲状腺肿，触及震颤，闻及杂音（腺体内血流加速所致）；③突眼征，双侧眼裂增宽、眼球突出。

老年和小儿表现多不典型。有些女性病人出现月经失调、停经，男性病人出现阳痿等内分泌功能紊乱。

【实验室及其他检查】

（一）基础代谢率测定

基础代谢率是指人体在清醒、空腹、安静、静卧12小时无外界环境（如温度）影响下的能量消耗率。可用①基础代谢率测定器测定：患者在完全安静和空腹条件下，测定一定时间内所消耗的氧量，较可靠；②公式计算法，较简便。在完全安静、空腹时测定清晨起床前的脉率和脉压，按以下公式计算：基础代谢率＝(脉率＋脉压)－111。正常值为±10%；增高＋20%～30%为轻度甲亢，＋30%～60%为中度甲亢，＋60%以上为重度甲亢。

（二）甲状腺摄^{131}碘率测定

正常甲状腺24小时内摄取的^{131}碘量为人体总量的30%～40%，摄^{131}碘高峰在24小时出现。若2小时内摄取的^{131}碘量超过人体总量的25%，或24小时内超过50%，且摄^{131}碘高峰提前出现，均表示有甲亢，但不能反映甲亢的严重程度。

（三）血清甲状腺激素测定

用放射免疫法测定血清中的甲状腺素含量，对诊断有重要的价值：①血清总甲状腺素（TT_4）测定：是判断甲状腺功能的筛选项目。甲亢时一般高于正常的 2.5 倍；②血清总三碘甲状腺原氨酸（TT_3）测定：为诊断的敏感指标。甲亢时可高于正常 4 倍左右；③血清游离甲状腺素（FT_4）与游离三碘甲状腺原氨酸（FT_3）测定：FT_4、FT_3 是血清中具有生物活性的甲状腺激素，能直接反映甲状腺功能状况，较 TT_4、TT_3 更具有敏感性和特异性。

（四）TSH 放射免疫测定分析

甲亢患者因 TSH 受抑制而减少。

（五）促甲状腺激素释放激素（TRH）兴奋试验

甲亢患者因血清中 T_4、T_3 增高，TSH 明显抑制，TRH 给药后 TSH 仍无增高反应。

（六）三碘甲状腺原氨酸抑制试验（T_3 抑制试验）

鉴别甲状腺肿伴摄^{131}碘率增高是否由于甲亢（不能被抑制，摄^{131}碘下降＜50%）或单纯性甲状腺肿所致。

（七）甲状腺刺激性抗体（TSAb）测定

病人血中 TSAb 阳性率达 80%～95%以上，对本病有早期诊断意义，可作为判断术后有无复发的重要指标。

【诊断】 主要依靠典型的临床表现。早期症状较轻，小儿或老年人症状不典型者应结合实验室检查方可确诊。应排除甲状腺炎甲亢、碘甲亢等病因所致甲亢。

【治疗】 甲状腺大部切除术对中度以上的甲亢仍是目前最常用而有效的治疗方法，能使 90%～95%的病人获得痊愈，手术死亡率低于 1%。手术治疗的缺点是有一定的并发症和约 4%～5%的病人术后甲亢复发，也有少数病人术后发生甲状腺功能减退。

（一）手术指征

①继发性甲亢或高功能腺瘤；②中度以上的原发性甲亢；③腺体较大，伴有压迫症状，或胸骨后甲状腺肿等类型甲亢；④抗甲状腺药物或^{131}碘治疗后复发，或坚持长期用药有困难者。⑤妊娠 6 个月以内，并有上述指征之一者。

（二）手术禁忌证

①青少年患者；②症状较轻者；③老年病人或有严重器质性疾病，不能耐受手术者。

【手术前准备】 为了避免甲亢病人在基础代谢率高亢的情况下进行手术的危险性，充分而完善的术前准备是保证手术顺利进行和预防术后并发症发生的关键。

（一）一般准备

对精神过度紧张或失眠者可适当应用镇静和安眠药以消除病人的恐惧心情，如地西泮、苯巴比妥。心率过快者，可口服利血平 0.25mg 或普萘洛尔（心得安）10mg，每日 3 次。发生心力衰竭者，应予以洋地黄制剂。此外，术前不用阿托品，以免引起心动过速。

（二）术前检查

除全面体格检查外，还应包括：①颈部 X 线摄片，以了解有无气管受压或移位；②心电图检查，了解有无心律不齐或心肌缺血等；③喉镜检查，确定声带功能；④测定基础代谢率，了解甲亢程度，选择手术时机；⑤测定 T_4、T_3，了解血清甲状腺素水平；⑥检测甲状腺摄^{131}碘率，了解甲状腺摄碘功能；⑦测定血清钙和磷，以作为术后对照，有助于术后发生抽搐时分析原因。

（三）药物准备

是术前用于降低基础代谢率的重要环节。通过应用硫氧嘧啶类药、碘剂、普萘洛尔（心得安），以满足手术必备条件。硫氧嘧啶类药抗甲亢效果虽好，但可致甲状腺动脉性充血肿大；碘剂抑制甲状腺素释放、减少甲状腺血流量，兼有缓解甲亢症状和使甲状腺缩小变硬利于手术的双重作用，但有效抑制期一般不足6周，超过6周继续服碘可失效，基础代谢率重新升高，且碘剂仅抑制蛋白水解酶、减慢甲状腺球蛋白分解，并非阻断其合成，故服用碘剂后血中甲状腺素减少、滤泡内甲状腺球蛋白日益增多，若错过抑制期未手术，或不手术而服用碘剂，一旦停药，滤泡内甲状腺球蛋白将迅速水解，大量甲状腺素进入血液，甲亢势必复发，甚至更严重。因此，不准备手术的病人不服用碘剂；普萘洛尔属肾上腺素β-受体阻滞剂，减慢心率、降低基础代谢作用明显。有三种方案可供选择：

1. 重度甲亢（基础代谢率＞＋60％、脉搏＞120次/min）　先服用硫氧嘧啶类药物，如甲硫氧嘧啶100mg或甲巯咪唑10mg，每日3次，直到症状明显控制：（①病人情绪稳定；②睡眠良好；③体重增加；④脉率＜90次/min以下；⑤基础代谢度＜＋20％）；然后停服硫氧嘧啶类药物，改用复方碘化钾（Lugol）溶液，每日3次，从3滴/次开始，次日4滴/次，逐日每次递增1滴至15滴/次，并维持此剂量，一般为2～3周，待甲状腺缩小、变硬、震颤及杂音消失，即抓紧时机手术。

2. 中度甲亢（基础代谢率＋30％～60％、脉搏100～120次/min）　按上述方法服Lugol液，达上述指标后进行手术；若服碘剂后症状减轻不明显，则加服硫氧嘧啶类药物，直到症状控制，先停用硫氧嘧啶类药物，继续服Lugol液1～2周再手术。

3. 快速准备　对硫氧嘧啶类药物不能耐受或不起作用，尤其是需尽早手术的病例，可每6小时服普萘洛尔20～60mg（按脉率计算剂量），一般4～7天，即能控制甲亢的主要症状，使心率接近正常（80次/min）而手术，因普萘洛尔的有效半衰期少于8小时，术前1～2小时应再用药1次，术前常规肌注苯巴比妥，术后继续口服普萘洛尔5～7日。哮喘、心功能不全、窦性心动过缓、糖尿病、妊娠3个月内为普萘洛尔用药禁忌。大剂量的普萘洛尔若联用Lugol液效果更佳，Lugol液于术前15天始服。

少数病人，服用碘剂2周后，症状减轻不明显，此时，可在继续服用碘剂的同时，加用硫氧嘧啶类药物，直至症状基本控制，停用硫氧嘧啶类药物后，继续单独服用碘剂1～2周，再进行手术。

【手术和手术后注意事项】

（一）手术要领

手术应轻柔、细致，认真止血、注意保护甲状旁腺和喉返神经。

（二）术后处理

①床旁常规准备气管切开包；②术后当日应密切注意病人呼吸、体温、脉搏、血压、意识的变化及伤口出血；③病人采用半卧位，以有利于呼吸、引流切口内积血及减轻喉头水肿；④帮助病人及时排出痰液，保持呼吸道通畅，避免肺不张或肺部感染；⑤预防甲亢危象发生，术前按硫氧嘧啶联用碘剂准备者，继续服用Lugol液，3次/d，每次10滴，共1周左右，或从15滴/次起，逐日递减1滴；若按普萘洛尔联用碘剂准备者，除服Lugol液外，尚需加服普萘洛尔5～7天。

【手术的主要并发症及防治】　术前准备充分、术中操作细致、术后严密监护3天左右，大部分病人恢复顺利；反之，不仅并发症易出现，且往往较严重。

（一）术后呼吸困难和窒息

是术后最危急的并发症，可致突然死亡，多发生在术后48小时内。常见原因为：①切口内出血压迫气管，因手术时止血（特别是腺体断面止血）不完善，或血管结扎线滑脱所引起。发现出血应立即拆除缝线，清除血肿，并重新止血。如此时病人呼吸仍无改善，则应立即施行气管切开情况好转后，再送手术室作进一步的检查、止血和其他处理；②喉头水肿，主要是手术创伤所致，也可因气管插管麻醉引起。可采用蒸气吸入疗法和快速静脉滴入20%甘露醇250ml、氢化可的松100～200mg、呋塞米20mg，必要时作气管切开；③气管塌陷，使通气受阻，吸气时明显。是气管壁长期受肿大甲状腺压迫，发生软化，切除甲状腺体的大部分后软化的气管壁失去支撑的结果。术中应注意局部气管软骨环改变，当时可作气管悬吊或气管切开；④双侧喉返神经损伤，引起声带麻痹致使呼吸困难和窒息。

（二）喉上神经损伤

多发生于处理甲状腺上极时，离腺体太远，分离不仔细和将神经与周围组织一同大束结扎所引起。喉上神经分内（感觉）、外（运动）两支。若损伤外支会使环甲肌瘫痪，引起声带松弛、声音低沉。内支损伤，则喉部粘膜感觉丧失，进食特别是饮水时，容易误咽发生呛咳，一般经理疗后可自行恢复。

（三）喉返神经损伤

发生率约0.5%。大多数是因手术处理甲状腺下极时操作不细致，不慎将喉返神经切断、缝扎造成的永久性损伤或挫夹、牵拉造成的暂时性损伤。少数也可由血肿或瘢痕组织压迫或牵拉而发生。暂时性损伤经理疗、神经营养药物治疗后，一般3～6个月内可逐渐好转。一侧喉返神经损伤，大都引起声嘶，及发音困难；双侧喉返神经损伤，则出现呼吸困难或窒息。避免喉返神经损伤的方法有：①熟悉喉返神经的局部解剖，耐心细致的手术操作。②切除甲状腺时，保持腺体后面部分的完整。③缝合腺体断面时，不宜过深，避免缝合结扎喉返神经。④行局麻下手术，随时了解病人的发音情况，有利于防止损伤喉返神经。

（四）甲状旁腺损伤

多因手术时甲状旁腺被切除、挫伤或甲状腺包膜过分剥离造成甲状旁腺缺血所致。损伤后多在术后1～3天出现甲状旁腺功能低下，多数病人只有面部、唇部或手足部的针刺样麻木感或强直感及手足抽搐。经过2～3周后，未受损伤的甲状旁腺增生肥大，起到代偿作用，症状便可消失。严重者可出现面肌和手足伴有疼痛感觉的持续性痉挛，每天发作多次，每次持续10～20分钟或更长，严重者可发生喉和膈肌痉挛，引起窒息死亡。若切除甲状腺时，注意保留腺体背面部分的完整，切下甲状腺标本时要立即仔细检查其背面甲状旁腺有无误切，发现时设法移植到胸锁乳突肌内，均是避免此并发症发生的关键。

发生手足抽搐后，应限制肉类、乳品和蛋类等食品（因含磷较高，影响钙的吸收）。抽搐发作时，立即静脉注射10%葡萄糖酸钙或氯化钙10～20ml。症状轻者可口服葡萄糖酸钙或乳酸钙2～4g，每日3次，症状较重或长期不能恢复者，可加服维生素D_3，每日5万～10万U，以促进钙在肠道内的吸收。口服双氢速甾醇（DT_{10}）油剂能明显提高血中钙含量，降低神经肌肉的应激性。对长期低钙血症，有条件时可用同种异体带血管的甲状腺-甲状旁腺移植。

（五）甲状腺危象

是甲亢的严重合并症，常出现在术后12～36小时。与术前准备不够、甲亢症状未能很好控制及手术应激有关，因甲状腺素过量释放引起暴发性肾上腺素能兴奋。病人的主要表现为：高热（>39℃）、脉快（>120次/min），同时合并神经、循环及消化系统严重功能紊乱如烦躁不安、谵妄、大汗、呕吐、大量水样泻等。若不及时处理，可迅速发展至昏迷、虚脱、休克甚至死亡，死亡率约20%～30%。治疗措施包括：①肾上腺素能阻滞剂：可选用利血平1～2mg肌注或胍乙啶10～20mg口服。前者用药4～8小时后危象可有所减轻；后者在12小时后起效。还可用普萘洛尔5mg加5%～10%葡萄糖溶液100ml静脉滴注以降低周围组织对肾上腺素的反应；②碘剂：口服复方碘化钾溶液，首次为3～5ml（神志不清者鼻饲），或紧急时用10%碘化钠5～10ml加入10%葡萄糖溶液500ml中静脉滴注，以降低血液中甲状腺素水平；③氢化可的松：每日200～400mg，分次静脉滴注，以拮抗过多甲状腺素的反应；④镇静剂：常用苯巴比妥钠100mg，或冬眠合剂量Ⅱ号半量，肌肉注射6～8小时1次；⑤降温：用退热剂、冬眠药物和物理降温等综合方法，保持病人体温在37℃左右；⑥静脉输入大量葡萄糖溶液补充能量，持续吸氧，以减轻组织的缺氧，若有气道不畅应立即行气管切开；⑦有心力衰竭者，加用洋地黄制剂。

四、甲状腺炎

甲状腺炎有急性、亚急性和慢性三种。临床上以亚急性甲状腺炎和慢性淋巴性甲状腺炎多见。

亚急性甲状腺炎

本病常发生于病毒性上呼吸道感染之后，多见于30～40岁女性。

【临床表现】 多数表现为甲状腺突然肿胀、发硬、吞咽困难及疼痛，并向患侧耳颈处放射。常始于甲状腺的一侧，很快向腺体其他部位扩展。病人可有发热，血沉增快。病程约为3个月，愈后甲状腺功能多不减退。

【诊断】 病前1～2周有上呼吸道感染史。病后1周内因部分滤泡破坏可表现基础代谢度略高，但甲状腺摄取^{131}碘量显著降低，这种分离现象和泼尼松实验治疗有效，可有助于诊断。

【治疗】 泼尼松每日4次，每次5mg，2周后减量，全程1～2个月；同时加用甲状腺干制剂，效果较好。停药后如果复发，则予放射治疗，效果较持久。抗生素治疗无效。

慢性淋巴细胞性甲状腺炎

又称桥本甲状腺肿，是一种自身免疫性疾病，是甲状腺肿合并甲状腺功能减退最常见的原因，多见于30～50岁女性。

【临床表现】 一般无全身症状；个别有一时性甲状腺功能亢进症状，如心悸、脉快、易出汗等；病久者又可能有甲状腺功能降低症状，食欲减退、无力、轻度浮肿等。甲状腺无痛性弥漫性肿，对称，质硬，表面光滑，较大腺肿可有压迫症状。基础代谢率低、甲状腺摄^{131}碘量常减少、血中T_3、T_4可能正常或偏低。

【诊断】 甲状腺肿大、基础代谢率低、甲状腺摄^{131}碘量减少，结合血清中多种抗甲状腺抗体可帮助诊断。疑难时，可行穿刺活检以确诊。

【治疗】 原则上不宜手术治疗。应用甲状腺干制剂治疗多有疗效，甲状腺片60mg，3

次/d，合用泼尼松 5mg，2 次/d。有压迫症状需要手术者，术中应行冰冻组织病理检查确诊为本病时，应保留较多的甲状腺组织，以免导致甲状腺功能减退症。

五、甲状腺腺瘤

甲状腺腺瘤是最常见的甲状腺良性肿瘤。按病理形态学可分为滤泡状和乳头状囊性腺瘤两种。滤泡状腺瘤多见，周围有完整的包膜，部分可退变为囊肿，约 20%将继发甲亢，恶变率在 10%左右；囊性乳头状腺瘤少见，但属临界肿瘤，更易恶变，临床上常不易与乳头状腺癌区分，诊断时要注意。本病多见于 40 岁以下的妇女。

【临床表现】 大部分病人无任何症状，多在穿衣、照镜时偶然发现。甲状腺出现圆形或椭圆形结节，多为单发，稍硬，表面光滑，无压痛，随吞咽上下移动。腺瘤生长缓慢。当乳头状囊性腺瘤因囊壁血管破裂发生囊内出血时，肿瘤可在短期内迅速增大，局部出现胀痛。

【诊断】 甲状腺腺瘤与结节性甲状腺肿的单发结节在临床上较难区别。以下几点可供鉴别：①甲状腺腺瘤较少见于单纯性甲状腺肿流行地区；②甲状腺腺瘤经过数年，仍保持单发；结节性甲状腺肿的单发结节经过一段时间后，多演变为多发结节。组织学上腺瘤有完整包膜，周围组织正常，分界明显而结节性甲状腺肿的单发结节包膜常不完整。

【治疗】 以尽早手术为原则，通常作腺瘤侧甲状腺大部切除术。若瘤体小或已退化成囊肿，仅连周围部分正常组织将瘤体完整剔除即可，但应在手术台上切开标本，当见有乳头状增生，仍需大部切除甲状腺，送快速病理检查，如有恶性变或细胞分化活跃，再补作患叶及峡部全切，并加对侧叶大部切除。

六、甲 状 腺 癌

甲状腺癌是最常见的甲状腺恶性肿瘤，约占全身恶性肿瘤的 0.2%（男）～1%（女）。80%以上属生物学特性较好的腺癌，故早期根治手术 5 年生存率可超过 75%。

【分类】 除髓样癌外，绝大部分甲状腺癌起源于滤泡上皮细胞。按肿瘤的病理类型可分为：

（一）乳头状腺癌

约占成人甲状腺癌的 60%。多见于 30～45 岁女性，恶性程度较低，约 80%肿瘤为多中心性，约 1/3 累及双侧甲状腺。较早出现颈淋巴结转移，但预后较好。

（二）滤泡状腺癌

约占 20%，常见于 50 岁左右中年人，中度恶性，肿瘤生长较快且有侵犯血管倾向，33%可经血运转移到肺、肝和骨及中枢神经系统。颈淋巴结侵犯仅占 10%。因此病人预后不及乳头状癌。

（三）未分化癌

约占 15%，多见于 70 岁左右老年人，高度恶性，发展迅速，且约 50%早期即有颈淋巴结转移。除侵犯气管和（或）喉返神经或食管外，还能经血运向肺、骨远处转移。预后很差，平均存活 3～6 个月，1 年存活率仅 5%～15%。

（四）髓样癌

仅占 5%，可有家族史，中等恶性。来源于滤泡旁降钙素（calcitonin）分泌细胞（C 细胞），细胞排列呈巢状或囊状，无乳头或滤泡结构，呈未分化状；癌内有淀粉样物沉积。可兼有颈淋巴结侵犯和血行转移。预后不及乳头状癌，较未分化癌略好。

【临床表现】 早期无明显自觉症状，仅颈前区出现硬性无痛性肿块、质地硬而固定、表面不平。腺体在吞咽时上下移动性小。未分化癌可在短期内出现上述症状，除肿块增长明显外，还伴有侵犯周围组织的特性。晚期可产生声音嘶哑、呼吸、吞咽困难和交感神经受压引起 Horner 综合征（病侧瞳孔缩小、上眼睑下垂、眼球内陷，同侧头面部无汗等），侵犯颈丛神经出现耳、枕、肩等处疼痛及远处器官转移等表现，未分化癌发生较早。有的甲状腺癌可在颈部肿块发现之前就发现颈部淋巴结转移，当病人甲状腺肿块不明显，因发现转移灶而就医时，应想到甲状腺癌的可能。髓样癌病人应排除Ⅱ型多发性内分泌腺瘤综合征（MEN-Ⅱ）的可能。对合并家族史和出现腹泻、颜面潮红、低血钙时注意不要漏诊。

【诊断】 主要根据病史、临床表现：凡甲状腺结节质硬、不光滑、增长较快、随吞咽上下移动且幅度变小；颈部淋巴结肿大或出现对周围器官的压迫症状；非地方性甲状腺流行区，14 岁以下儿童发现甲状腺肿块；甲状腺结节存在多年，短期内明显增大等均应首先考虑甲状腺癌的可能。辅助检查可做参考：甲状腺癌放射性核素扫描均为冷结节，且边缘较模糊，进一步分辨可选用^{131}铯、^{75}硒或^{67}镓等亲肿瘤的放射性核素作甲状腺显影，若冷结节处有放射性浓集则恶性可能性大；另外定性诊断价值较高的是合用 B 超及细胞学检查，并能作定位穿刺引导，取标本时以 20ml 注射器，接内径 0.7～0.9mm 的细针刺入结节内，回抽注射器芯造成负压，然后按 2～3 个不同方向穿刺抽吸，拔针前一定要让注射器芯慢慢向前退至原处，消除负压，使结节组织留在针腔里，避免带入结节周围组织。

在诊断中应注意与慢性淋巴细胞性甲状腺炎鉴别。后者表现为甲状腺弥漫性肿大，腺体虽硬，表面较平，无明显结节；可摸到肿大的锥体叶，颈部多无肿大的淋巴结。慢性甲状腺炎虽也可压迫气管、食管，引起轻度呼吸困难或吞咽困难，但一般不压迫喉返神经或颈交感神经节。鉴别困难时，可行穿刺细胞学检查，此外，血清降钙素测定可协助诊断髓样癌。

【治疗】 各型甲状腺癌的恶性程度及转移途径有所不同，治疗应酌情而定。手术切除是除未分化癌以外各型甲状腺癌的主要治疗方式。

（一）乳头状腺癌

乳头状腺癌恶性程度低，如果癌肿尚局限在腺体内，没有颈淋巴结转移，可将患侧腺体、连同峡部全部切除，对侧腺体大部切除，不需行颈淋巴结清除术。术后 5 年治愈率可达 90%。如已有颈部淋巴结转移，则应同时清除患侧的颈部淋巴结。

（二）滤泡状腺癌

滤泡状腺癌早期手术切除的原则与乳头状腺癌相同。颈部淋巴结已有转移者多数也已有远处转移，即使颈淋巴结清除术也不能获得满意疗效。对已有远处血运转移者，有条件时，将全部甲状腺切除后，可试用放射性碘治疗，因腺癌的远处转移灶只有在切除全部甲状腺后，才能摄取放射性碘。

（三）未分化癌

未分化癌的恶性程度高，发展迅速，通常在发病 2～3 个月后即出现压迫症状或远处转移，故一般不用手术治疗。因此型癌组织摄取放射性碘极少，用放射性碘的疗效不满意。通常采用外放射治疗。

（四）髓样癌

髓样癌不同于未分化癌，应积极采用手术，一般行患侧甲状腺及峡部全切加对侧腺叶大部切除，同时清除颈部淋巴结。

无论哪种类型的甲状腺癌或手术与否，如服用甲状腺片 60mg，3 次/d，通过对垂体前叶的负反馈作用，常可使原发或转移灶缩小。

第二节　原发性甲状旁腺功能亢进

甲状旁腺分上下两对共四个腺体。上甲状旁腺由第 4 对腮囊发育而成；而第 3 对腮囊随胸腺下降发育成下甲状旁腺。甲状旁腺通常位于甲状腺的外科囊内，紧密附着在左右两叶甲状腺背面的内侧。外观呈黄、红或棕红色，腺体扁平、卵圆形、质软。每个甲状旁腺的体积长 5～6mm，宽 3～4mm，厚约 2mm，重 30～45mg，总重量约 150～200mg。甲状旁腺的血液供应 80%来自甲状腺下动脉，静脉回流至甲状腺下静脉，其神经支配和淋巴回流同甲状腺。

甲状旁腺分泌甲状旁腺素（PTH），其生理功能是调节体内钙的代谢并维持钙和磷的平衡。甲状旁腺对血钙的调节主要是通过骨骼和肾，有促进破骨细胞的作用，使骨钙（磷酸钙）溶解释放入血，致血钙和血磷浓度升高。当它们在血中的浓度超过肾阈时，便经尿排出，导致高尿钙和高尿磷。PTH 能通过加强远端肾小管对钙的回吸收但抑制近端肾小管对磷的回吸收，致尿磷排出增多，血磷降低，因此当发生甲状旁腺功能亢进时，临床上表现为高血钙、高尿钙、低血磷和高尿磷。相反，在动物或人体切除甲状旁腺后，血钙即降低，血磷随之增高；同时，尿钙和尿磷的排出量都降低。甲状腺滤泡旁细胞（C 细胞）产生一种拮抗甲状旁腺素的“降钙素”，能抑制破骨细胞活动和骨质溶解，同时作用于肾，增加尿中钙、磷排出量，而使血钙降低。

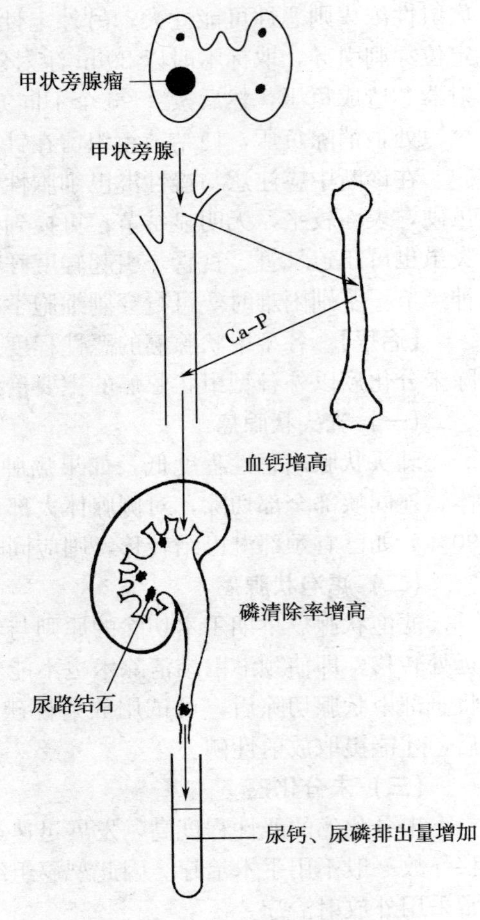

图 21－2　原发性甲状旁腺功能亢进的病理生理

PTH 和降钙素都不受垂体控制，而与血钙离子浓度之间存在反馈关系。血钙过低可刺激甲状旁腺素释放和抑制降钙素合成，使血钙增高、血磷降低；反之，血钙过高，则抑制甲状旁腺素释放和刺激降钙素合成，血钙转向骨骼，从而调节钙、磷代谢的动态平衡。

原发性甲状旁腺功能亢进中，约 80%由单发甲状旁腺腺瘤引起，约 12%由于多发的腺瘤或甲状旁腺增生，约 1%由于腺癌。约 30%病例是Ⅰ型多发性内分泌腺瘤综合征（MENs－Ⅰ）的表现之一。当甲状旁腺分泌过多 PTH，骨钙溶解入血，引起血钙增高时，因肾小管对磷的回吸收减少，使尿磷增加、血磷降低。由于腺瘤的自主性，使血钙对 PTH 释放的反馈调节丧失，致血钙持续增高（图 21-2）。

【分类及临床表现】 甲状旁腺功能亢进在临床上，可分为三种类型：

（一）肾型

约占 70%，主要表现为尿路结石。与甲状旁腺功能亢进时尿中磷酸盐排出增多、碱性增强、有利于钙盐成石有关。在系统检查尿路结石病的患者中，约 4%发现有甲状旁腺腺瘤。

（二）骨型

约占 10%，表现为骨骼广泛的脱钙及骨膜下骨质吸收。严重者称为全身性纤维囊性骨炎。X 线片显示骨质稀疏、变薄、变形及骨内多数透明的囊肿影。病变骨如股骨、胫骨、盆骨、腰椎常感疼痛，呈结节状增厚、凹凸不平或弯曲；容易发生病理性骨折。

（三）肾骨型

约 20%，为二者的混合型，表现为尿路结石和骨骼脱钙病变。

约 10%病人因血钙过高刺激胃泌素分泌而合并胃十二指肠溃疡，部分病人可因胰石梗阻继发胰腺炎。

【诊断】 上述临床表现加血钙＞3.0mmol/L，血磷＜0.65～0.97mmol/L，血中碱性磷酸酶增高；尿钙排出量增高。作低钙试验，限制钙入量 3.75mmol/d，3～5 天，尿钙排出量高于 5mmol/24h 便可确诊。还可行 PTH 测定帮助诊断。

【治疗】 早期病例及时手术切除甲状旁腺腺瘤，疗效良好；对晚期病例，由于钙盐沉积引起肾严重损害，疗效较差。术中 B 超检查有助于定位。

第三节 颈淋巴结结核

颈淋巴结结核以儿童或青年人多见。在人体抗病能力低下时，结核杆菌病原体大多数经扁桃体、龋齿侵入，只有近 5%继发于肺和支气管结核病变。

【临床表现】 一侧或两侧颈部有多个大小不等的肿大淋巴结，以单侧者居多。一般位于颌下及胸锁乳突肌前、后缘或深面。早期，肿大淋巴结较硬、无痛、可移动。随后由于发生淋巴结周围炎，淋巴结除与周围组织粘连外，还可相互粘连，融合成团，形成不易移动的结节性肿块。晚期，淋巴结发生干酪样坏死、液化，并形成寒性脓肿，若不治疗常自行破溃，流出豆渣样或米汤样黄白色稀脓液，形成经久不愈的慢性溃疡或窦道，溃疡边缘皮肤暗红、潜行，肉芽组织苍白、水肿。临床上常同时出现不同阶段结核性病变的淋巴结：有的常可移动、有的与周围组织粘连、有的形成寒性脓肿、有的已破溃成慢性溃疡或窦道，以上特点为本病的特征。若病人抵抗力增强或经过恰当治疗时，病变可停止发展及钙化。体质虚弱时可再次破溃或复发。少数病人可有低热、盗汗、食欲不振、消瘦等结核全身中毒症状。

【诊断】 根据结核病接触史及局部体征，应疑为本病；当身体他处有结核病或结核中毒症状，一般可作诊断；若发现寒性脓肿或破溃成经久不愈的窦道或溃疡时，多能做出诊断；必要时可作胸部透视，了解有无肺结核。对小儿病人，结核菌素试验能帮助诊断。如仅有颈淋巴结肿大，而无寒性脓肿或溃疡形成，诊断常较困难，须与慢性淋巴结炎、恶性淋巴瘤、颈部转移性肿瘤等疾病鉴别，如鉴别困难，必要时可行淋巴结穿刺细胞学检查或活体组织检查确诊。

【治疗】 全身治疗同一般结核病。局部治疗包括：①对颈淋巴结较大而局限、可移动者，以手术摘除的效果好，术时注意勿损伤副神经；②如病变的淋巴结范围很广，界限又不明显，又无液化现象者，可用异烟肼 100mg 加 0.5%普鲁卡因 5～10ml 作淋巴结周围封闭，每 3 天 1 次，1 个月为一疗程；③已形成寒性脓肿尚未穿破者，可行潜行性穿刺抽脓，即从脓肿周围的正常皮肤处进针，潜行皮下，再穿刺脓肿抽脓，尽量抽尽脓液，然后向腔内注入 5%异烟肼液或 10%链霉素液作冲洗，并留适量药液于脓腔内，每周 2 次，1 个月为一疗程；④对淋巴结已破溃形成慢性溃疡或窦道，但无明显感染，可行刮除术，将结核病变全部搔刮干净或切除，彻底冲洗后于创内置放链霉素，伤口开放引流、不予缝合；⑤寒性脓肿继发化脓性感染者，先行切开引流，感染控制后，必要时再行刮除术。

（熊云新）

第二十二章 乳房疾病

乳房疾病是女性的一类常见病，个别的病种也可发生于男性。乳房是女性的特征之一。乳房发生疾病后，病人不仅存在身体上的痛苦和生活、工作上的妨碍，尤其是乳腺癌，可能缩短病人的生命，已受到家庭和社会的重视。

第一节 解剖生理概要

成年妇女两侧乳房呈半球形，位于胸大肌浅面，约在第2和第6肋骨水平的浅筋膜浅、深层之间。外上方形成乳腺腋尾部伸向腋窝。乳头位于乳房的中心，周围的色素沉着区称为乳晕。

乳腺由15～20个腺叶及丰富的脂肪组织构成。每一腺叶分成很多腺小叶，腺小叶由小乳管和腺泡组成，是乳腺的基本单位。每一腺叶有其单独的导管（乳管），腺叶和乳管均以

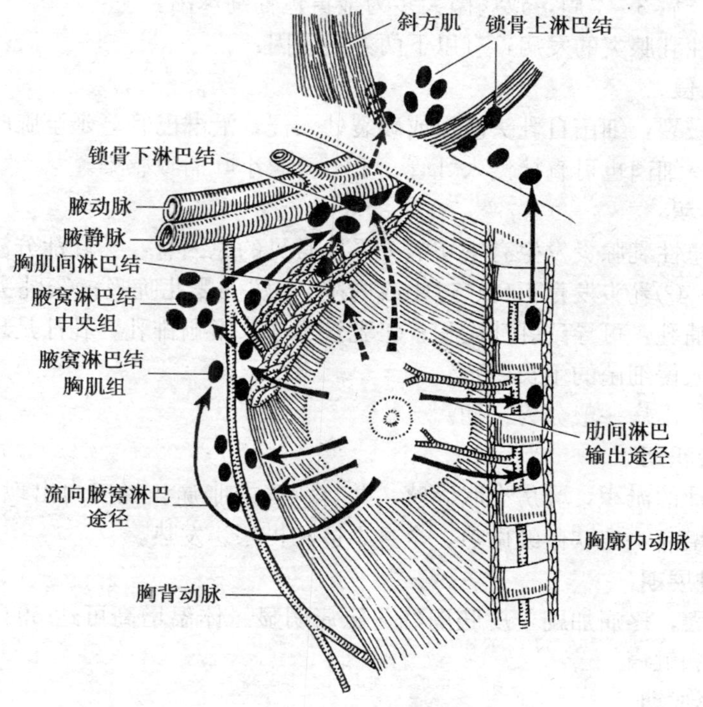

图22-1 乳房淋巴输出途径

乳头为中心呈放射状排列。小乳管汇至乳管，乳管开口于乳头，乳管靠近开口的 1/3 段略为膨大，是乳管内乳头状瘤的好发部位。腺叶、小叶和腺泡间有结缔组织间隔，腺叶间还有与皮肤垂直的纤维束，上连浅筋膜浅层，下连浅筋膜深层，称 Cooper 韧带。

乳房的血液供应和淋巴网甚为丰富。乳房的血液供应来源于腋动脉的外侧胸壁分支、肋间血管和胸廓（乳）内动脉的胸壁分支。淋巴管多与血管伴行，乳房淋巴液输出有四个途径（图 22-1）：①乳房大部分淋巴液经胸大肌外侧缘淋巴管流至腋窝淋巴结，再流向锁骨下淋巴结。部分乳房上部淋巴液可流向胸大、小肌间淋巴结，直接到达锁骨下淋巴结。通过锁骨下淋巴结后，淋巴液继续流向锁骨上淋巴结；②部分乳房内侧的淋巴液通过肋间淋巴管流向胸骨旁淋巴结（在第 1、2、3 肋间比较恒定存在，沿胸廓内血管分布）；③两侧乳房间皮下有交通淋巴管，一侧乳房的淋巴液可流向另一侧；④乳房深部淋巴网可沿腹直肌鞘和肝镰状韧带通向肝。

目前，通常以胸小肌为标志，将腋区淋巴结分为三组：

Ⅰ组　即腋下（胸小肌外侧）组，在胸小肌外侧，包括乳腺外侧组、中央组、肩胛下组及腋静脉淋巴结，胸大、小肌间淋巴结也归本组；

Ⅱ组　即腋中（胸小肌后）组，胸小肌深面的腋静脉淋巴结；

Ⅲ组　即腋上（锁骨下）组，胸小肌内侧锁骨下静脉淋巴结。

第二节　急性乳腺炎

急性乳腺炎是乳腺的急性化脓性感染，病人多是产后哺乳的妇女，尤以初产妇更为多见，往往发生在产后 3～4 周，致病菌大多为金黄色葡萄球菌。

【病因】 急性乳腺炎的发病，有以下两方面原因：

（一）细菌入侵

乳头破损或皲裂，细菌自乳头破损或破裂处入侵，沿淋巴管蔓延至腺叶间或腺小叶的脂肪、纤维组织中；细菌也可直接侵入乳管，上行至腺小叶而致感染。

（二）乳汁淤积

乳汁淤积与急性乳腺炎发生有密切的关系。常见的原因有：①乳汁分泌旺盛而婴儿吸乳少，使乳汁淤积；②乳头发育不良（过小或内陷），妨碍婴儿吮吸；③乳头皲裂，因哺乳时引起疼痛而不愿哺乳，可导致乳汁淤积；④乳管不通，影响排乳。乳汁是理想的培养基，乳汁淤积将有利于入侵细菌的生长繁殖。

【临床表现】 本病一般分为三期。

（一）乳汁淤积期

早期，因乳汁的淤积，乳房有胀满感，并有跳痛或胀痛。乳房内出现界限不清的肿块，局部压痛，张力增高．皮肤微红微热。全身不适和畏寒、发热。

（二）炎症进展期

乳房肿块增大，疼痛加剧，皮肤潮红，压痛明显。体温增高可达 39℃以上。同侧腋窝淋巴结可有肿大和触痛。

（三）脓肿形成期

起病数日后，形成脓肿，肿块触诊有波动感。深部脓肿波动感不明显，常需穿刺抽出脓液后方能诊断。脓肿有单腔或多腔。表浅的脓肿可向外破溃，有的脓肿可破溃穿入乳管，自乳头排出脓液；脓肿破入乳腺后疏松组织，形成乳房后脓肿（图 22-2）。感染严重者，可并发脓毒症，白细胞计数明显增高。

局部表现可有个体差异，应用抗菌药治疗的病人，局部症状可被掩盖。

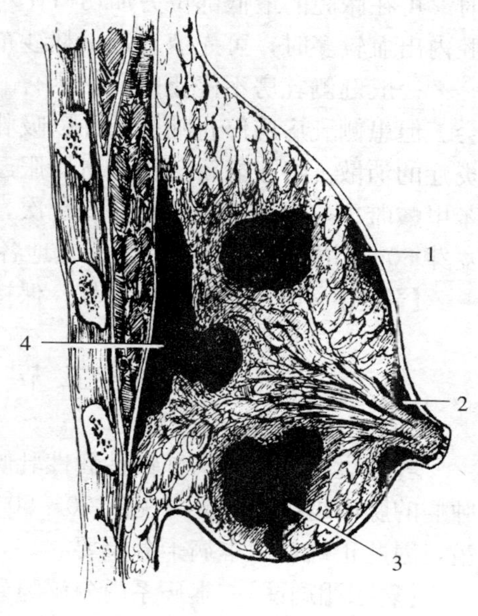

图 22-2　乳房脓肿的不同部位

1. 表浅脓肿；2. 乳晕下脓肿；3. 深部脓肿；4. 乳房后脓肿

【治疗】 治疗原则是消除感染、排空乳汁。

（一）脓肿形成前的治疗

1. 消除乳汁淤积　患侧停止哺乳，用吸乳器吸出乳汁。无效时也可以按摩乳房再用吸乳器。按摩前先做局部热敷约 15～20 分钟。局部稍加润滑油，将手指并拢，由乳房基底部沿乳管方向向乳头部按摩，使乳汁流出。

2. 局部治疗　①托起乳房，用三角巾或乳托，减轻疼痛；②局部热敷，每次 20～30 分钟，每日 3～4 次。如皮肤水肿明显可用 30％硫酸镁湿热敷；③用 0.2％普鲁卡因 40～60ml 加青霉素 80 万单位，在肿块外周进行封闭，每日 1 次，必要时可 4～6 小时重复 1 次。注射时不可将注射液注入炎症区域内，以免感染扩散。

3. 全身用药　①应用抗菌药物。呈蜂窝织炎表现而未形成脓肿之前，应用抗生素可获得良好的结果。因主要病原菌为金黄色葡萄球菌，可不必等待细菌培养的结果，应用青霉素治疗，或用耐青霉素酶的苯唑西林钠（新青霉素Ⅱ），每次 1g，每日 4 次肌注或静滴。若病人对青霉素过敏，则应用红霉素。如治疗后病情无明显改善，则应重复穿刺以证明有无脓肿形成，以后可根据细菌培养结果指导选用抗菌药。抗菌药物可被分泌至乳汁，因四环素、氨基糖苷类、磺胺药和甲硝唑等药物能影响婴儿应避免使用，而以应用青霉素、头孢菌素和红霉素较为安全；②中药治疗。牛蒡子汤加减：牛蒡子 20g、银花 15g、黄芩 15g、连翘 15g、栀子 15g、甘草 10g 水煎服。也可用蒲公英、野菊花等清热解毒药物。

（二）脓肿形成后治疗

主要治疗措施是及时作脓肿切开引流。因脓肿在乳房内的位置不同，术中应注意：①引流要通畅，为此，应取脓肿低位大切口，脓腔大者可做两处切口，行对口引流；②切口要与乳腺管平行，即自乳头向四周呈放射状切开，乳晕下脓肿严禁切入乳晕，应沿乳晕边缘作弧形切口（图 22-3），避免损伤乳管而形成乳瘘；③多房性脓肿，需将脓腔间隔分开，消灭残腔；④多发性脓肿则分别切开引流；⑤深部脓肿或乳房后脓肿可沿乳房下缘作弧形切口，将乳房与胸大肌筋膜分离，切开后以手指轻轻分离脓肿的多房间隔，以通畅引流；⑥乳房后脓腔较大

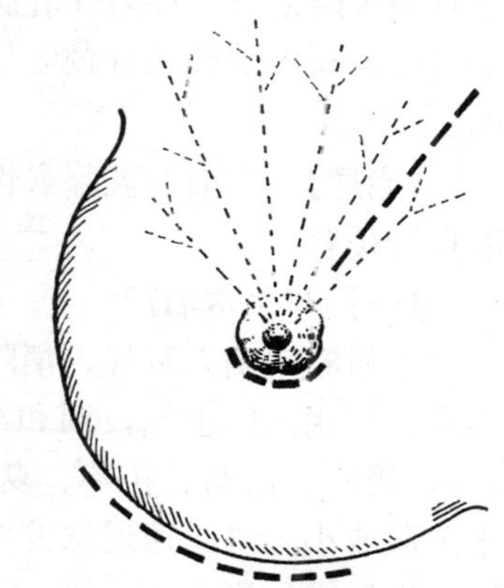
图 22-3　乳房脓肿的切口

时，可在脓腔的最低部位另加切口作对口引流；⑦切开后需放置乳胶管、乳胶片引流；遇脓腔内出血较多时，可先填塞凡士林纱布止血。术后2～3天开始换药。

一般健侧乳房不停止哺乳，因停止哺乳不仅影响婴儿的喂养，且提供了乳汁淤积的机会。但患侧乳房应停止哺乳，并以吸乳器吸尽乳汁，促使乳汁通畅排出，局部热敷以利早期炎症的消散。终止乳汁分泌，可口服己烯雌酚1～2mg，每日3次，共2～3日，或肌肉注射苯甲酸雌二醇，每次2mg，每日1次，至乳汁停止分泌为止。中医治疗也有一定的疗效，炒麦芽60g，川芎、当归、白芍、熟地各20g，或蒲公英30g、银花12g、瓜蒌15g，水煎服。

【预防】 加强孕期卫生宣教，保持乳房清洁。防止乳头损伤，避免乳汁淤积。

第三节 乳腺囊性增生病

乳腺囊性增生病又称慢性囊性乳腺病（简称乳腺病）、小叶增生症，是一种非炎症、非肿瘤的腺内组织增生。常见于30～50岁的女性。由于本病的临床表现有时与乳腺癌有所混淆，因此正确认识本病十分重要。

【病因和病理】 本病系内分泌障碍性增生病，其发生一是卵巢功能失调，体内女性激素代谢障碍有关，因黄体素分泌减少，雌激素量相对增多，使乳腺实质增生过度和复旧不全。二是部分乳腺实质成分中女性激素受体的质和量异常，使乳房各部分的增生程度参差不齐。

其病理形态复杂，增生可发生于腺管周围并伴有大小不等的囊肿形成；或腺管内表现为不同程度的乳头状增生，伴乳管囊性扩张；也有发生于小叶实质者，主要为乳管及腺泡上皮增生。

【临床表现】 突出的表现是乳房胀痛和肿块，特点是部分病人具有周期性。疼痛与月经周期有关，往往在月经前疼痛加重；月经来潮后减轻或消失，有时整个月经周期都有疼痛。体检发现一侧或双侧乳腺有弥漫性增厚，可局限于乳腺的一部分，也可分散于整个乳腺，肿块呈颗粒状、结节状或片状，大小不一，质韧而不硬，增厚区与周围乳腺组织分界不明显。少数病人可有乳头溢液，为黄绿色、棕色或血性液体。本病病程较长，发展缓慢。

【诊断】 根据以上临床表现，诊断一般不困难。本病有无恶变可能尚有争论，但重要的是乳腺癌与本病有同时存在的可能，为了及早发现可能存在的乳腺癌，应嘱病人每隔2～3个月到医院复查。局限性乳腺增生病肿块明显时，要与乳腺癌相区别。后者肿块更明确，质地偏硬，与周围乳腺有较明显区别，有时有腋窝淋巴结肿大。病理切片检查有助于鉴别乳腺癌。

【治疗】 当前对乳腺囊性增生病尚无有效的治疗方法。多数病人在发病数月至数年后常能自行缓解。

（一）非手术治疗

①耐心向病人解释，消除其顾虑。用胸罩托起乳房，以改善局部血液循环；②中医中药治疗。可用疏肝理气，调和冲任及调整卵巢功能的中药或中成药。常用逍遥散加减：柴胡10g，当归、白芍、茯苓、夏枯草、元胡各15g，瓜蒌、麦芽、浙贝、牡蛎各20g，甘草10g水煎服或小金丹、逍遥散等中成药，每日3次；③疼痛明显而影响工作、学习、生活时，可酌情选用维生素E 50mg，3次/d、5%碘化钾口服5～10ml，3次/d、月经前1周内口服甲睾酮，每次5mg，3次/d，或月经前10日肌肉注射丙酸睾酮，每日25mg，共3～4日。性

激素睾酮类或雌激素拮抗剂等，对软化结节、缓解疼痛有一定效果，但可干扰体内激素的自身调控，故不宜常规应用，仅在疼痛严重才考虑应用。

对局限性乳腺囊性增生病，应在月经后1周～10天内复查，若肿块变软、缩小或消退，则可予以观察并继续中药治疗。若肿块无明显消退者，或在观察过程中，对局部病灶有恶性病变可疑时，应予切除并作快速病理检查。

（二）手术治疗

对近期内肿块尤其是单个肿块迅速增大、疼痛失去周期性、乳头溢出血性液体、有乳癌家族史而年龄偏大的患者，可行患乳肿块病理检查，若肿块周围乳腺组织增生也较明显者，则以单纯乳房切除为妥，肿块切除后密切随访；若恶变则按乳癌处理。

第四节　乳房肿瘤

女性乳房肿瘤的发病率甚高，良性肿瘤中以纤维腺瘤为最多，约占良性肿瘤的3/4，其次为乳管内乳头状瘤，约占良性肿瘤的1/5。恶性肿瘤的绝大多数（98%）是乳腺癌，肉瘤甚为少见（2%）。男性患乳房肿瘤者极少，男性乳腺癌发病率约为女性的1%。

一、乳房纤维腺瘤

乳房纤维腺瘤是女性常见的乳房肿瘤，高发年龄是20～25岁，其次为15～20岁和25～30岁。

【病因】 本病产生的原因是小叶内纤维细胞对雌激素的敏感性异常增高，可能与纤维细胞所含雌激素受体的量或质的异常有关。雌激素是本病发生的刺激因子，所以纤维腺瘤常发生于卵巢功能期，极少发生在月经来潮前和绝经后。

【临床表现】 好发于乳房外上象限，约75%为单发，少数属多发。除肿块外，病人常无明显自觉症状。肿块呈圆形或椭圆形、表面光滑、质似硬橡皮球有弹性感、与周围组织无粘连、易于推动。腋窝淋巴结不肿大。肿块增大缓慢，常数年无变化，但多在妊娠或哺乳期增大。

【治疗】 乳房纤维腺瘤虽属良性，癌变可能性很小，但有肉瘤变的可能，故手术切除是治疗纤维腺瘤惟一有效的方法。由于妊娠可使纤维腺瘤增大，所以在妊娠前或妊娠后发现的纤维腺瘤一般都应手术切除。在局麻下，作放射状切口、连同包膜将肿块完整切除，标本常规送病理检查。如果肿瘤直径超过5cm，且生长迅速者，宜选用硬膜外麻，将肿瘤整块切除或切除患乳，本中行快速切片检查，确定诊断，再考虑进一步手术切除范围。

二、乳管内乳头状瘤

乳管内乳头状瘤是一种体积很小的乳头状良性肿瘤，多见于40～50岁的经产妇。75%病例发生在大乳管近乳头的壶腹部，瘤体很小，带蒂而有绒毛，且有很多壁薄的血管，故易出血。发生于中小乳管的乳头状瘤常位于乳房周围区域。

【临床表现】 大多病人无自觉症状，常因乳头溢液污染内衣而引起注意。溢液可为血性、暗棕色或黄色液体，呈间歇性或持续性，月经期量有所增加。肿块常不能触及，偶有较大的肿块。大乳管乳头状瘤，可在乳晕区触及直径为数毫米的小结节，多呈圆形、质软、光滑、无压痛、可推动，轻压此肿块常有血性液体从乳头溢出。取其分泌物涂片作脱落细胞检查，对诊断有一定的帮助。少数在暗室强光下透照患部，可见乳管内肿瘤阴影。

【治疗】 本病有6%～8%的恶变率，尤其对起源于小乳管的乳头状瘤应警惕其恶变的可能，故应及早手术。对单发的乳管内乳头状瘤应切除病变的乳管系统。术前需正确定位，用指压确定溢液的乳管口，插入钝头细针，也可注射美蓝，沿针头或美蓝显色部位作放射状切口，切除该乳管及周围的乳腺组织。并常规进行病理检查，如有恶变应施行乳腺癌根治术。对年龄较大、乳管上皮增生活跃或间变者，可行单纯乳房切除术。

三、乳房肉瘤

乳房肉瘤是较少见的恶性肿瘤，包括中胚叶结缔组织来源的间质肉瘤、纤维肉瘤、血管肉瘤和淋巴肉瘤等。另外还有一种不同于一般肉瘤的肿瘤，是以良性上皮成分和富于细胞的间质成分组成，因其个体标本上常出现裂隙因而称作分叶状肿瘤，按其间质成分、细胞分化的程度可分为良性及恶性。良性者称为分叶状纤维腺瘤，恶性者称作叶状囊肉瘤，其上皮成分可表现为良性增生，而间质成分则有明显核分裂及异形性。临床上常见于50岁以上的妇女，表现为乳房肿块，体积可较大，但有明显境界，皮肤表面可见扩张静脉。除肿块侵犯胸肌时较固定外通常与皮肤无粘连而可以推动。腋淋巴结转移很少见；而以肺、纵隔和骨转移为主。治疗以单纯乳房切除即可，但如有胸肌筋膜侵犯时，也应一并切除。放疗或化疗的效果尚难评价。

四、乳腺癌

乳腺癌是女性最常见的恶性肿瘤之一。在我国占全身各种恶性肿瘤的7%～10%，在妇女仅次于子宫颈癌，但近年来有超过宫颈癌的倾向，并呈逐年上升趋势。部分大城市报告乳腺癌占女性恶性肿瘤之首位。据国内统计，其发病率为23/10万。

【病因】 乳腺癌的病因尚不清楚。通常认为乳癌发病的易感因素包括：①乳癌家族史（尤其是生母或同胞姊妹患有乳癌）；②月经初潮早于12岁；③绝经晚于52岁；④40岁以上未孕；⑤第1胎足月产晚于35岁；⑥另一侧乳房曾患乳癌；⑦上皮增生活跃的乳腺囊性增生病；⑧营养过剩、肥胖、脂肪饮食。

【病理类型】 乳癌的种类甚多，各家分型不一。目前国内多采用以下病理分型：

（一）非浸润性癌

包括导管内癌（癌细胞未突破导管壁基底膜）、小叶原位癌（癌细胞未突破末梢乳管或腺泡基底膜）及乳头湿疹样乳腺癌（伴发浸润性癌者，不在此列）。此型属早期，预后较好。

（二）早期浸润性癌

包括早期浸润性导管癌（癌细胞突破管壁基底膜，开始向间质浸润），早期浸润性小叶癌（癌细胞突破末梢乳管或腺泡基底膜，开始向间质浸润，但仍局限于小叶内）。此型仍属早期，预后较好。

（三）浸润性特殊癌

包括乳头状癌、髓样癌（伴大量淋巴细胞浸润）、小管癌（高分化腺癌）、腺样囊性癌、粘液腺癌、大汗腺样癌、鳞状细胞癌等。此型分化一般较高，预后尚好。

（四）浸润性非特殊癌

包括浸润性小叶癌、浸润性导管癌、硬癌、髓样癌（无大量淋巴细胞浸润）、单纯癌、腺癌等。此型一般分化低，预后较上述类型差，且是乳腺癌中最常见的类型，占70%～80%，而其中硬癌最多见，约占乳癌总数的60%。

（五）其他罕见癌。

【转移途径】

（一）直接浸润

癌细胞直接沿导管或筋膜间隙蔓延，继而侵及Cooper韧带、皮肤、胸筋膜、胸肌等周围组织。

（二）淋巴转移

可循乳房淋巴液的四个输出途径扩散，其中主要途径有：①癌细胞经胸大肌外侧缘淋巴管侵入同侧腋窝淋巴结，然后侵入锁骨下淋巴结以至锁骨上淋巴结，进而可经胸导管（左）或右淋巴管侵入静脉血流而向远处转移；②癌细胞向内侧淋巴管，沿着乳内血管的肋间穿支引流到胸骨旁淋巴结，继而达到锁骨上淋巴结，并可通过同样途径侵入血流。一般以前一途径为多数，根据我国各地乳腺癌扩大根治术后病理检查结果，腋窝淋巴结转移率约为60%，胸骨旁淋巴结转移率为20%～30%。后者原发灶大多数在乳房内侧和中央区。癌细胞也可通过逆行途径转移到对侧腋窝或腹股沟淋巴结。

（三）血运转移

以往认为血运转移多发生在晚期，这一概念已被否定。研究发现有些早期乳腺癌已有血运转移。癌细胞可经淋巴途径进入静脉，也可直接侵入血循环而引起远处转移。常见的远处转移依次为肺、骨、肝。在骨骼依次为椎体、骨盆、股骨。

【临床表现】

（一）乳房肿块

早期表现是患侧乳房出现无痛、单发的小肿块，常常为患者无意中发现而就医。肿块质硬，表面不光滑，与周围组织分界不很清楚，在乳房内不易被推动。随着肿瘤增大，可引起乳房局部隆起。如癌细胞侵入大片皮肤，可出现多数小结节，甚至彼此融合。

（二）皮肤改变

乳癌增大，若累及Cooper韧带，可使其缩短而致肿瘤表面皮肤凹陷，即所谓酒窝征。癌块继续增大，如皮下淋巴管被癌细胞堵塞，引起淋巴回流障碍，出现真皮水肿，皮肤呈桔皮样改变。癌块周围可出现卫星结节。癌肿向外生长，皮肤可溃破而形成菜花状溃疡，这种溃疡常有恶臭，容易出血。

（三）乳头改变

邻近乳头或乳晕的癌肿因侵入乳管使之缩短，可把乳头牵向癌肿一侧，进而可使乳头扁平、回缩、凹陷。乳腺癌发展至晚期，可侵入胸筋膜、胸肌，以至癌肿固定于胸壁而不易推动。少数患者尚有乳头溢血。

（四）区域淋巴结肿大

乳腺癌淋巴转移最初多见于腋窝。肿大淋巴结质硬、无痛、可被推动；以后数目增多，并融合成团，甚至与皮肤或深部组织粘着、固定。因淋巴回流受阻，患侧上肢常有淋巴水肿；若腋静脉受阻，则有青紫、肿胀；腋神经受累，患侧上肢麻木、疼痛。晚期病人，锁骨上淋巴结或对侧腋淋巴结肿大。胸骨旁淋巴结位置较深，手术探查时才能确定有无转移。

（五）远处转移

乳腺癌转移至肺、骨、肝时，可出现相应的症状。例如肺、胸膜转移可出现胸痛、气急、咳嗽、咯血等；骨转移出现局部疼痛，可发生病理性骨折；肝转移可出现肝肿大、黄疸等。

（六）特殊类型乳癌

①隐性乳癌：因原发癌灶很小，乳内尚未触及肿块，已有腋淋巴结或远处转移，乳房摄片、腋淋巴结活检等有助于诊断，治疗与预后同一般乳癌；②炎性乳腺癌：以妊娠期和哺乳期的年轻妇女多见。由于皮肤淋巴管、浅静脉被癌细胞阻塞，乳房迅速增大，呈炎症样表现。检查见乳房弥漫性肿大、乳头内陷（50%）、局部皮肤发红、水肿、增厚、粗糙、表面温度升高，但无明显肿块。此型恶性程度极高，转移早而广泛，预后极差；③乳头湿疹样乳腺癌：多见于50岁以上的妇女。乳头乳晕处皮肤呈慢性湿疹样病变。乳头有瘙痒、烧灼感，以后出现乳头和乳晕的皮肤变粗糙、糜烂如湿疹样，鲜红肉芽创面上覆盖黄褐色鳞屑样痂皮，有浆液、血性液渗出，皮肤变硬，边界清楚。部分病例于乳晕区可触及肿块。恶性程度低，发展慢，较晚发生腋淋巴结转移；④乳管内乳头状癌：乳头有血性液体或浆液溢出，有时在乳头附近可触及黄豆至樱桃大小的圆形肿物，质较硬，不与皮肤粘连，可推动，轻压有血性浆液自乳头流出。恶性程度较低，转移较晚；⑤男性乳癌：发病年龄在60岁左右，病初乳头或乳晕下出现小而边界不清的硬块，极易忽略。继而较快生长，与皮肤、胸肌粘连，且疼痛、乳头内陷、局部溃烂、卫星结节、乳头溢血、骨转移等均较女性乳癌发生早。

【诊断】 应包括乳癌定性和分期判断两个方面。

（一）乳癌确诊

通常中年以上妇女，乳房内发现单个无痛性肿块，均应考虑乳癌的可能。为了早期诊断，由熟练的外科医生进行体检和乳房X线钼靶摄片（能显示1cm左右的癌灶）。凡触及单个乳房肿块或乳房X线钼靶摄片疑有恶变者，最简便的确诊方法是将肿块完整切下送病理学检查。既往门诊中多切取部分肿块组织活检，因能促进乳癌转移、降低5年治愈率，多不再采用；对怀疑乳癌的患者最好收入住院，经充分准备后，将患乳或肿块完整切除，送快速病理检查，若为乳癌，则立即行根治术。

诊断时应与下列疾病鉴别：

1. 纤维腺瘤　常见于青年妇女，肿瘤大多为圆形或椭圆形，边界清楚，活动度大，发展缓慢，一般易于诊断。但40岁以后的妇女不要轻易诊断为纤维腺瘤，必须排除恶性肿瘤的可能。

2. 乳腺囊性增生病　多见于中年妇女，特点是乳房胀痛、肿块，可呈周期性，与月经周期有关。肿块或局部乳腺增厚与周围乳腺组织分界不明显。可观察1至数个月经周期，若月经来潮后肿块缩小、变软，则可继续观察，如无明显消退，可考虑作手术切除及活检。

3. 乳腺结核　是由结核杆菌所致乳腺组织的慢性炎症。好发于中、青年女性。病程较长，发展较缓慢。局部表现为乳房内肿块，肿块质硬偏韧，部分区域可有囊性感。肿块境界有时不清楚，活动度可受限。可有疼痛，但无周期性。治疗包括全身抗结核治疗及局部治疗，可作包括周围正常乳腺组织在内的乳腺区段切除。

（二）乳癌分期

乳癌的临床分期对制定治疗方案和判断预后均有重要的意义。分期方法很多，现多数采用国际抗癌协会建议的 T（原发癌瘤）、N（区域淋巴结）、M（远处转移）分期法（1988 年修订）。内容如下：

T_0：原发癌瘤未查出。

T_{is}：原位癌（非浸润性癌及未查到肿块的乳头湿疹样乳腺癌）。

T_1：癌瘤长径≤2cm。

T_2：癌瘤长径>2cm，≤5cm。

T_3：癌瘤长径>5cm。

T_4：癌瘤大小不计，但侵及皮肤或胸壁（肋骨、肋间肌、前锯肌），炎性乳腺癌亦属之。

N_0：同侧腋窝无肿大淋巴结。

N_1：同侧腋窝有肿大淋巴结，尚可推动。

N_2：同侧腋窝肿大淋巴结彼此融合，或与周围组织粘连。

N_3：有同侧胸骨旁淋巴结转移。

M_0：无远处转移。

M_1：有锁骨上淋巴结转移或远处转移。

根据以上情况进行组合，可把乳腺癌分为以下各期：

0 期：$T_{is}N_0M_0$

Ⅰ期：$T_1N_0M_0$

Ⅱ期：$T_{0\sim1}N_1M_0$，$T_2N_{0\sim1}M_0$，$T_3N_0M_0$；

Ⅲ期：$T_{0\sim2}N_2M_0$，$T_3N_{1\sim2}M_0$，T_4 任何 NM_0，任何 TN_3M_0；

Ⅳ期：包括 M_1 的任何 TN。

以上分期以临床检查为依据，实际并不精确，还应结合术后病理检查结果进行校正。

【预防】 广泛开展乳癌防治宣传，普及乳癌防治知识，定期普查，并指导成年妇女进行自我乳房检查，以期尽早发现乳癌；及时治疗乳房纤维腺瘤、乳管内乳头状瘤、重度不典型增生的乳房囊性增生病等可能恶变的乳房疾病；提倡母乳喂养；中年以上，尤其是绝经后妇女，减少脂肪的摄入。

【治疗】 乳癌治疗原则为采取综合治疗，根据其病程分期、恶性程度（细胞分化程度）和全身状态、重要器官功能情况，选择治疗方案。手术治疗是乳腺癌的主要治疗方法之一，还有辅助化学药物、内分泌、放射、免疫治疗、生物治疗。

对病灶仍局限于局部及区域淋巴结的患者，手术治疗是首选。手术适应证为国际临床分期的 0、Ⅰ、Ⅱ及部分Ⅲ期的病人。已有远处转移、全身情况差、主要脏器有严重疾病、年老体弱不能耐受手术者属手术禁忌。

（一）手术治疗

自 1894 年 Halsted 提出乳腺癌根治术以来，一直是治疗乳腺癌的标准术式。该术式的根据是乳腺癌转移乃按照解剖学模式，即由原发灶转移至区域淋巴结，以后再发生血运转移。50 年代进而有扩大根治术问世。但随着手术范围的扩大，发现术后生存率并无明显改善。这一事实促使不少学者采取缩小手术范围以治疗乳腺癌。近 20 年来 Fisher 对乳腺瘤的生物学行为作了大量研究，提出乳腺癌自发病开始即是一个全身性疾病。因而主张缩小手术范围，而加强术后综合辅助治疗。目前应用的五种手术方式均属治疗性手术，而不是姑息性手术。

1. 乳腺癌根治术　手术应包括整个乳房、胸大肌、胸小肌、腋窝及锁骨下淋巴结的整块切除。有多种切口设计方法，可采取纵或横行梭形切口，皮肤切除范围一般距肿瘤 3cm，手术范围上至锁骨，下至腹直肌上段，外至背阔肌前缘，内至胸骨旁或中线。该术式可清除腋下组（胸小肌外侧）、腋中组（胸小肌深面）及腋上组（胸小肌内侧）三组淋巴结。乳腺癌根治术的手术创伤较大，故术前必须明确病理诊断，对未确诊者应先将肿瘤局部切除，立即进行冷冻切片检查，如证实是乳腺癌，随即进行根治术。

2. 乳腺癌扩大根治术　即在上述清除腋下、腋中、腋上三组淋巴结的基础上，同时切除胸廓内动、静脉及其周围的淋巴结（即胸骨旁淋巴结）。

3. 乳腺癌改良根治术　有两种术式：一是保留胸大肌，切除胸小肌；一是保留胸大、小肌。前者淋巴结清除范围与根治术相仿，后者不能清除腋上组淋巴结。根据大量病例观察，认为Ⅰ、Ⅱ期乳腺癌应用根治术及改良根治术的生存率无明显差异，且该术式保留了胸肌，术后外观效果较好，目前已成为常用的手术方式。

4. 全乳房切除术　手术范围必须切除整个乳腺，包括腋尾部及胸大肌筋膜。该术式适宜于原位癌、微小癌及年迈体弱不宜作根治术者。

5. 保留乳房的乳腺癌切除术　手术包括完整切除肿块及腋淋巴结清扫。肿块切除时要求肿块周围包括适量正常乳腺组织，确保切除标本的边缘无肿瘤细胞浸润。术后必须辅以放疗、化疗。

关于手术方式的选择目前尚有分歧，但没有一个手术方式能适合各种情况的乳腺癌。手术方式的选择还应根据病理分型、疾病分期及辅助治疗的条件而定。

（二）化学药物治疗

一般认为辅助化疗应予术后早期应用，联合化疗的效果优于单药化疗，辅助化疗应达到一定剂量，治疗期不宜过长，以 6 个月左右为宜，能达到杀灭亚临床型转移灶的目的。浸润性乳腺癌伴腋淋巴结转移者是应用辅助化疗的指征。对腋淋巴结阴性者是否应用辅助化疗尚有不同意见。有人认为除原位癌及微小癌外均用辅助化疗。

常用的治疗方案有：CMF 方案（环磷酰胺、甲氨蝶呤、氟尿嘧啶），CAF 方案（环磷酰胺、阿霉素、氟尿嘧啶），CMF 方案（阿霉素、环磷酰胺、甲氨蝶呤、氟尿嘧啶）。化疗前病人应无明显骨髓抑制，白细胞 $>4\times10^9/L$，血红蛋白 $>80g/L$，血小板 $>50\times10^9/L$。化疗期间应定期检查肝、肾功能，每次化疗前要查白细胞计数，如白细胞 $<3\times10^9/L$，应延长用药间隔时间。应用阿霉素者要注意心脏毒性。

（三）内分泌治疗

早在 1896 年就有报道应用卵巢切除治疗晚期及复发性乳腺癌，但以后随着病例增加，发现仅 1/3 左右的病例对内分泌治疗有效。70 年代发现了雌激素受体（ER），癌肿细胞中 ER 含量高者对内分泌治疗有效。而 ER 含量低者对内分泌治疗效果差。因此，对手术切除标本除作病理检查外，还应测定雌激素受体和孕激素受体（PgR）。不仅可帮助选择辅助治疗方案，对判断预后也有一定作用。

近年来应用他莫昔芬（TAM）进行治疗。临床应用表明，该药可降低乳腺癌术后复发及转移，对 ER、PgR 阳性的绝经后妇女效果尤为明显。同时可减少对侧乳腺癌的发生率。他莫昔芬的用量为绝经前一般每天口服 20mg（绝经后分两次服用），至少服用 3 年，一般服用 5 年。服药超过 5 年，或剂量大于每天 20mg，并未证明更有效。该药安全有效，副作用有潮热、恶心、呕吐、静脉血栓形成、眼部副作用、阴道干燥或分泌物多。长期应用后少数病例可能发生子宫内膜癌，已引起关注，但后者发病率低，预后良好。故乳腺癌术后辅助应用他莫昔芬是利多弊少。

（四）放射治疗

是乳腺癌重要的辅助性局部治疗。目前根治术后不作常规放疗，而对复发高危病例，放疗可降低局部复发率，提高生存质量。指征如下：①病理报告有腋中或腋上组淋巴结转移者；②阳性淋巴结占淋巴结总数 1/2 以上或有 4 个以上淋巴结阳性者；③病理证实胸骨旁淋巴结阳性者（照射锁骨上区）；④原发灶位于乳房中央或内侧而作根治术后，尤其是腋淋巴结阳性者。

待伤口愈合后即开始放疗效果较好，超过 1 个月后放疗多已不能消灭局部残存的癌细胞。无腋窝淋巴结转移的早期乳癌术后一般不必放疗，以免损害患者的免疫功能。此外，放疗对炎性乳癌、孤立性局部复发癌或骨转移剧痛患者亦有一定的疗效。

（五）中药治疗

中药可辅助放疗和化疗，能减轻副作用和改善病人全身状况。处方可用补气养血的黄芪、当归、白芍等，健脾胃的茯苓、白术等，以及滋阴的黄精、山地等。某些中药可能有抗乳癌的作用，如蟾蜍、山慈姑、莪术等。

（熊云新）

第二十三章

胸部损伤

第一节　概　论

【分类和病理生理】 胸部损伤，一般根据是否穿破全层胸壁，造成胸膜腔与外界相通，而分成闭合性和开放性两大类。

闭合性损伤多由于暴力挤压、冲撞或钝器碰击胸部所引起。轻者只有胸壁软组织挫伤或（和）单纯肋骨骨折，重者多伴有胸膜腔内器官或血管损伤，导致气胸、血胸，有时还造成心脏挫伤、裂伤而产生心包腔内出血。十分猛烈的暴力挤压胸部，传导至静脉系统，尚可迫使静脉压骤然升高，以致头、颈、肩、胸部毛细血管破裂，引起创伤性窒息。此外，高压气流、水浪冲击胸部尚可引起肺爆震伤。

开放性损伤，多因利器、火器等穿破胸壁所造成，可导致开放性气胸或（和）血胸，影响呼吸和循环功能。下胸部损伤，若同时合并腹腔内脏器损伤及或膈肌破裂，称为胸腹联合伤。

【临床表现】 胸部损伤的主要症状是胸痛，常位于受伤处，并有压痛，呼吸时加剧，尤以肋骨骨折者为甚。其次是呼吸困难。疼痛可使胸廓活动受限，呼吸浅快。如气管、支气管有血液或分泌物堵塞，不能咳出，或肺挫伤后产生出血、淤血或肺水肿，则更易导致和加重缺氧和二氧化碳滞留。如有多根多处肋骨骨折，胸壁软化，影响正常呼吸运动，则呼吸更加困难，出现胸廓反常呼吸活动、气促、发绀、烦躁不安等。肺或支气管损伤者，痰中常带血或咯血。胸膜腔内大出血将引起血容量急剧下降。大量积气特别是张力性气胸，除影响肺功能外尚可阻碍静脉血液回流。心包腔内出血则引起心脏压塞。这些都可使病人陷入休克状态。

局部体征按损伤性质和伤情轻重而有所不同，可有胸壁挫裂伤、胸廓畸形、反常呼吸运动、皮下气肿、局部压痛、骨磨擦音和气管、心脏移位征象。胸部叩诊：积气呈鼓音，积血则呈浊音。听诊：呼吸音减低或消失，或可听到痰鸣音、啰音。

【诊断】 根据外伤史结合上述临床表现，一般能做出初步诊断。对疑有气胸、血胸、心包腔积血的病人，在危急情况下，应先作诊断性穿刺。胸膜腔穿刺或心包腔穿刺是一简便而又可靠的诊断方法。抽出积气或积血，既能明确诊断，又能缓解症状。胸部 X 线检查，可以判定有无肋骨骨折、骨折部位和性质，确定胸膜腔内有无积气、积血和其容量，并明确肺有无萎陷和其他病变。

【治疗】 一般轻的胸部损伤，只需镇痛和固定胸廓。胸部伤口，无严重污染，应清创缝合；有气胸、血胸者需作胸膜腔引流术，并应用抗生素防治感染。重度胸部损伤，伴有积气、积血者，应迅速抽出或引流胸膜腔内积气、积血，解除肺等器官受压，改善呼吸和循环功能，并输血、补液，防治休克。有胸壁软化，反常呼吸运动者，需局部加压包扎稳定胸廓。开放性气胸应及时封闭伤口。同时，必须清除口腔和呼吸道分泌物，保证呼吸道通畅。呼吸困难者，经鼻孔或面罩供氧，必要时，可行气管插管术或气管切开术，以利排痰和辅助呼吸。

下列情况，应及时剖胸探查：①胸膜腔内进行性出血；②经闭式胸膜腔引流后，持续大量漏气，呼吸仍很困难，提示有较广泛肺裂伤或支气管断裂；③胸内存留较大的异物；④胸腹联合伤；⑤心脏损伤。

第二节 肋骨骨折

在胸部损伤中，肋骨骨折最为常见。可为单根或多根肋骨骨折。同一肋骨又可在一处或多处折断。第1～3肋骨较短，且有锁骨、肩胛骨和肌肉的保护，较少发生骨折。第4～7肋骨较长且固定，最易折断。第8～10肋骨虽较长，但前端与胸骨连成肋弓，较有弹性，不易折断。第11～12肋骨前端游离不固定，故也不易折断。儿童的肋骨富有弹性，承受暴力的能力较强，不易折断。成年和老年人的肋骨骨质疏松，脆性较大，容易发生骨折。

【病因】 因暴力、跌倒或钝器撞击胸部，直接施压于肋骨，使承受打击处肋骨猛力向内弯曲而折断。胸部前后受挤压的间接暴力，则可使肋骨向外过度弯曲处折断。

【病理生理】 肋骨骨折时，如尖锐的肋骨断端向内移位，可刺破壁层胸膜和肺组织，产生气胸、血胸、皮下气肿或引起血痰、咯血等。断端亦可刺破肋间血管，引起出血，导致血胸。多根多处肋骨骨折后，胸壁可因失去完整肋骨的支撑而软化，出现反常呼吸运动：即吸气时，软化区的胸壁内陷，而不随同其余胸廓向外扩展；呼气时则相反，软化区向外鼓出（图23-1）。这类胸廓又称连枷胸。如果软化区范围较广泛，在呼吸时由于两侧胸膜腔内压

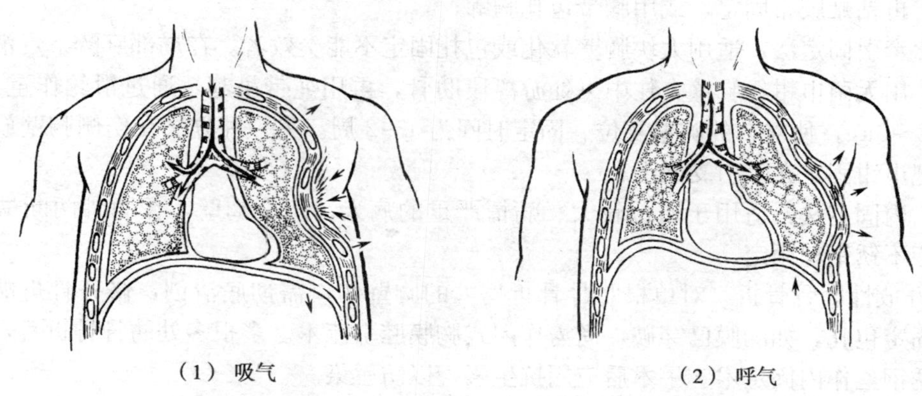

图23-1 胸壁软化区的反常呼吸运动

力不平衡，则纵隔左右扑动，影响气道的换气，引起体内缺氧和二氧化碳滞留，并影响静脉血液回流，严重的可发生呼吸和循环衰竭。

【临床表现】 主要症状为局部疼痛，尤其在深呼吸、咳嗽或变换体位时加剧。尚可按伤

情出现不同程度的呼吸困难和循环障碍。

体格检查，受伤的局部胸壁有时肿胀，按之有压痛，甚至可有骨摩擦感。用手挤压前后胸部，局部疼痛加重甚至产生骨磨擦音，临床上称其为胸廓挤压征阳性，即可判断肋骨骨折而可与软组织挫伤鉴别。多根多处肋骨骨折，伤侧胸壁可有反常呼吸运动。伴有皮下气肿则出现皮下捻发音。伴有气胸、血胸并发症的病人还有相应的体征。

胸部X线照片显示肋骨骨折断裂线、断端错位，即能明确诊断。X线照片还有助于判断有无气胸、血胸的存在，但前胸肋软骨折断并不显示异常X线征象。

【治疗】

1. 闭合性单处肋骨骨折　骨折的断端因有上、下完整的肋骨和肋间肌支撑较少错位、重叠，多能自行愈合。治疗的重点是止痛、固定胸廓和防治并发症。单根或2～3根肋骨单处骨折，尤其位于背侧者，一般贴敷大号伤膏药或胶布条固定胸廓，可收到止痛、固定效果，同时可口服吲哚美辛、布洛芬、曲马朵、地西泮等镇痛、镇静药物或中药三七片、云南白药等伤药。亦可用1%普鲁卡因溶液行肋间神经阻滞或封闭骨折处。此外需鼓励病人咳嗽排痰，以减少肺部感染等并发症。

胶布固定胸壁的方法：病人取坐位或侧卧位。伤侧胸壁剃毛，涂安息香酸酊以增加胶布的粘性，减少皮肤刺激反应。病人上肢外展，手掌按在头顶。将宽约7～8cm的胶布条，于病人深呼气后屏气时，紧贴胸壁，后端起自健侧脊柱旁，前端越过胸骨。从胸廓下缘开始，依次向上粘贴到腋窝，上、下胶布条重叠，呈叠瓦状。此方法有限制呼吸的弊端，近年来较少采用。

2. 闭合性多根多处肋骨骨折　若胸壁软化范围较小，除止痛外尚需局部压迫包扎。大块胸壁软化或两侧胸壁有多根多处肋骨骨折时，因反常呼吸运动、呼吸道分泌物增多或血痰阻塞气道，需采取紧急措施：清除呼吸道分泌物，以保证呼吸道通畅。对咳嗽无力、不能有效排痰或呼吸衰竭者，要作气管插管或气管切开，以利抽吸痰液、给氧和施行辅助呼吸。

胸壁软化的局部处理方法有：

(1) 包扎固定法：适用于现场急救或较小范围的胸壁软化。用厚敷料、沙袋压盖于胸壁软化区，再粘贴胶布固定，或用胸带包扎胸廓；

(2) 牵引固定法：适用大块胸壁软化或包扎固定不能奏效者。在局部麻醉下，消毒胸壁软化区，用无菌巾钳经胸壁夹住中央处游离段肋骨，再用绳带吊起，通过滑轮作重力牵引，重量约2～3kg，使浮动的胸壁复位。固定时间为1～2周。另一种方法在伤侧胸壁放置牵引支架，把巾钳固定在牵引支架上；

(3) 内固定法：适用于错位较大、病情严重的病人。切开胸壁，在肋骨两断端分别钻洞，贯穿不锈钢丝固定。

3. 开放性肋骨骨折　对单根肋骨骨折病人的胸壁伤口需彻底清创，修齐骨折端，分层缝合后固定包扎。如胸膜已穿破，尚需作闭式胸膜腔引流术。多根多处肋骨骨折者，于清创后用不锈钢丝作内固定术。手术后应用抗生素，以防感染。

第三节　气　　胸

胸膜腔内积气，称为气胸。气胸的形成是由于肺组织、支气管破裂，空气逸入胸膜腔，或因胸壁伤口穿破胸膜，胸膜腔与外界相同，外界空气进入所致。一般分为闭合性、开放性和张力性气胸三类。

一、闭合性气胸

闭合性气胸多为肋骨骨折的并发症，肋骨断端刺破肺表面，空气漏入胸膜腔所造成。气胸形成后，胸膜腔内积气压迫肺裂口使之封闭，或者破口自动闭合，不再继续漏气。小量气胸，肺萎陷在30%以下者，对呼吸和循环功能的影响较小，多无明显症状。大量气胸，病人出现胸闷、胸痛和气促症状，气管向健侧移位，伤侧胸部叩诊呈鼓音，听诊呼吸音减弱或消失。胸部X线检查可显示不同程度的肺萎陷和胸膜腔积气，有时尚伴有少量积液。

小量气胸不需治疗，可于1～2周内自行吸收。大量气胸，需进行胸膜腔穿刺，抽尽积气，或行闭式胸膜腔引流术，促使肺及早膨胀，同时应用抗生素预防感染。

二、开放性气胸

刀刃锐器或火器所致的胸壁伤口，可成为胸膜腔与外界相通的通道，以致空气可随呼吸而自由出入胸膜腔，形成开放性气胸。空气出入量与伤口大小有密切关系。

开放性气胸的病理生理为：伤侧胸膜腔负压消失，患侧肺受压而萎陷，两侧胸膜腔压力不等而使纵隔向健则移位，健侧肺也受压而膨胀受限；吸气时，健侧胸膜腔负压升高，与伤侧压力差增大，纵隔向健侧进一步移位；呼气时，两侧胸膜腔压力差减少，纵隔移回伤侧，这种移位称为纵隔扑动（图23-2）。纵隔扑动能影响静脉血流回心脏，引起循环功能严重障碍。此外，吸气时健侧肺扩张，吸进气体不仅来自从气管进入的外界空气，也来自伤侧肺排出的含氧量低的气体；呼气时健侧肺呼出气体不仅从上呼吸道排出体外，同时也有部分进入伤侧肺。含氧低的气体在两侧肺内重复交换将造成严重缺氧。

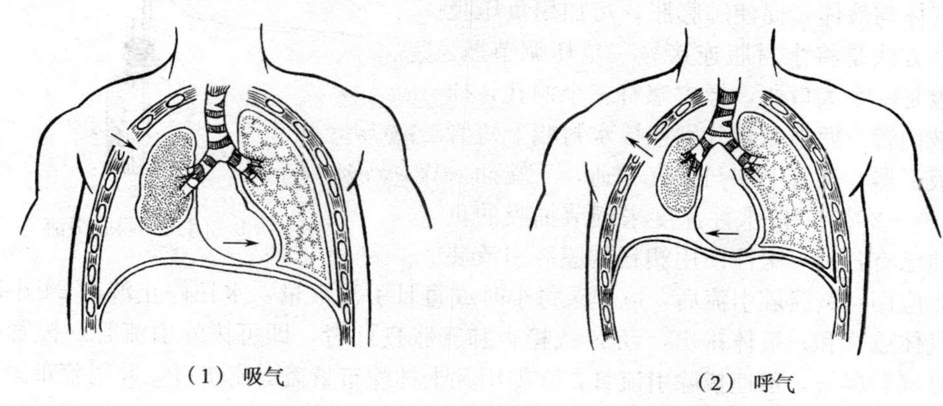

图23-2　开放性气胸的纵隔扑动

临床上，病人出现气促、呼吸困难和发绀、循环障碍以致休克。胸壁伤口开放者，呼吸时能听到空气出入胸膜腔的吹风声。体格检查能发现伤侧胸部叩诊呈鼓音，听诊呼吸音减弱或消失，气管、心脏明显向健侧移位等体征。胸部X线检查示伤侧肺明显萎陷、气胸、气管和心脏等纵隔器官移向健侧。

开放性气胸的急救处理方法是用无菌敷料如凡士林纱布加棉垫盖紧伤口，再用胶布或绷带加压包扎固定，使开放性气胸转变为闭合性气胸，然后穿刺胸膜腔，抽气减压，暂时缓解呼吸困难。病人送至医院后，进一步的处理是给氧和补液，纠正休克，清创、缝闭胸壁伤口，并作闭式胸膜腔引流术。如疑有胸腔内脏器损伤、活动性出血、异物残留则需剖胸探查，止血、修复损伤或清除异物。术后应用抗生素，鼓励病人咳嗽排痰和早期活动，以预防伤口及肺部感染。

闭式胸膜腔引流术的适应证是：①胸膜腔内有积气、积液、积血、积脓需持续排出者；②切开胸膜者。

闭式胸膜腔引流的方法：根据体征和胸部X线检查，明确胸膜腔内积气、积液的部位，选定插管的肋间隙。气体多向上积聚，常选锁骨中线第2肋间。液体处于低位，一般选在腋中线和腋后线之间的第6～8肋间。病人取半卧位，手术区皮肤消毒后，在选定的部位作全层局部浸润麻醉，作一长约2cm小切口，插入血管钳分开肌层，再沿肋骨上缘分入胸膜腔，将一有侧孔的橡胶管或塑料管，经切口插入胸膜腔内4～5cm，其外端连接于无菌水封瓶或引流装置。缝合切口，并固定引流管。

引流胸膜腔的标准水封瓶为一数升容量的大口瓶，橡皮塞上打两个孔，分别插入长、短玻璃管。长管下端插至水平面下3～4cm，短管下口则远离水平面，使瓶内空气与大气相通。使用时，将胸膜腔引流管连接于水封瓶的长管。接通后即见长管内水柱上升，高出水面8～10cm，并随呼吸上下移动（图23-3）。如水柱不动，提示引流管不通。为保持管腔通畅，避免阻塞，要经常挤压引流管。为了持续保持一定负压，排出胸膜腔内气体与液体，促使肺膨胀，可加用负压吸引装置。方法是将水封瓶连接另一负压调节瓶。调节瓶也是一个大口瓶，橡皮塞有三个洞孔，插置三根玻璃管。两根短管分别连接水封瓶上短管和负压吸引器。长管上端与大气相通，下端插入水面下10～20cm，按水柱深度来调节抽吸的负压。目前已有各种一次性使用塑料胸膜腔引流装置供临床应用。胸膜腔引流后，应记录每小时或每日引流液量，水柱停止波动24小时，且不再有气体或（和）液体排出，经X线检查肺膨胀良好者，即可拔除引流管。拔管时，嘱病人深吸气后屏气，迅速拔除引流管，立即用凡士林纱布紧盖引流伤口，并用胶布固定或用胸带加压包扎，以防止空气经引流伤口进入胸膜腔。

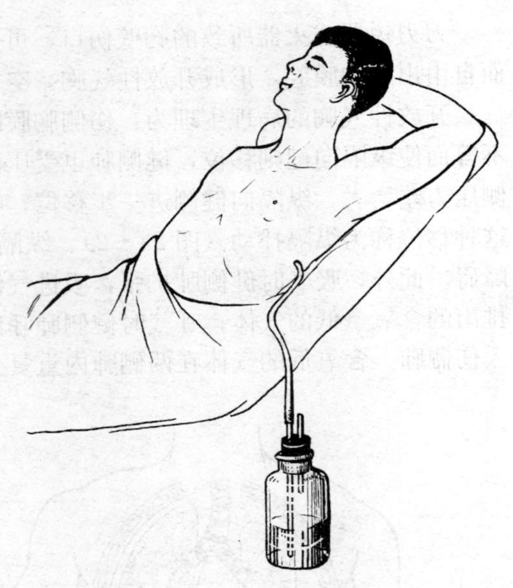

图23-3 闭式胸膜腔引流

三、张力性气胸

张力性气胸又称高压性气胸，常见于较大较深的肺裂伤或支气管破裂，其裂口与胸膜腔相通，且形成活瓣。因此吸气时空气可从裂口进入胸膜腔内，而呼气时活瓣关闭，不让胸膜腔内空气进入气道排出。如此胸膜腔内积气不断增多，压力不断升高，压迫伤侧肺使之逐渐萎陷，同时将纵隔推向健侧，挤压健侧肺，产生呼吸和循环功能的严重障碍。有时胸膜腔内的高压积气被挤入纵隔，扩散至皮下组织，形成纵隔气肿和颈部、面部、胸部等处皮下气肿。

临床上，病人极度呼吸困难，端坐呼吸。缺氧严重者发绀、烦躁不安、昏迷，甚至窒息。体格检查可见伤侧胸部饱胀，肋间隙增宽，呼吸幅度减低，可有皮下气肿。叩诊呈高度鼓音。听诊呼吸消失。胸膜腔穿刺有高压气体向外冲出。抽气后，症状好转，但不久又见加重，如此表现亦有助于诊断。严重胸部损伤如张力性气胸征象出现迅猛，须疑有支气管断裂。胸部X线检查显示胸膜腔大量积气，患侧肺完全萎缩，气管和心影偏移至健侧。

张力性气胸的急救处理是立即排气，降低胸膜腔内压力。在危急状况下可用一粗针头在伤侧第2肋间锁骨中线处刺入胸膜腔，有气体喷出，即能收到排气减压效果。在病人转送过程中，于穿刺针的接头处，缚扎一橡胶手指套，将指套顶端剪一1cm开口，可起活瓣作用，即在呼气时能张开裂口排气，吸气时闭合，防止空气进入（图23-4）；或用一长橡胶管或塑料管一端连接穿刺针接头，另一端放在无菌水封瓶水面下，以保持持续排气。

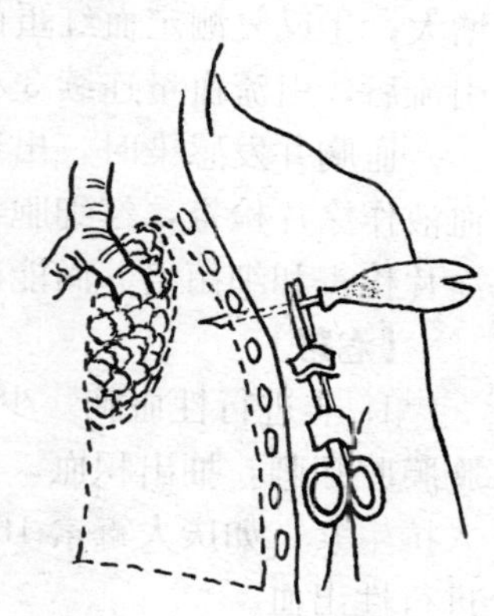

图23-4　粗针头胶皮指套排气法

张力性气胸的正规处理，是在患侧第2肋间锁骨中线放置胸膜腔引流管，连接水封瓶。有时尚需用负压吸引装置，以利排净气体，促使肺膨胀。同时应用抗生素，预防感染。经闭式引流后，一般肺的小裂口多可在3～7日内闭合。待漏气停止24小时后，经X线检查证实肺已膨胀，方可拔除插管。长时期漏气者应进行剖胸探查术。如胸膜腔插管后，漏气仍严重，病人呼吸困难未见好转，往往提示肺、支气管有较大裂伤或断裂，应及早剖胸探查，修补裂口，或作肺段、肺叶切除术。

第四节　血　胸

胸部损伤引起胸膜腔内积血，称血胸。与气胸同时存在称血气胸。

【病因病理】 胸膜腔积血来自：①肋间血管或胸廓内血管破裂出血。如果损伤较大血管，出血量多，不易自动停止，常需手术止血；②肺组织裂伤出血。由于肺循环压力较低，一般出血量少而缓慢，多可自行停止；③心脏和大血管受损破裂。出血量多而急，如不及早救治，往往于短期内导致失血性休克而死亡。血胸发生后，不仅因丢失血容量而出现内出血征象，并且随着胸膜腔内血液的积聚和压力增高，迫使肺萎陷，并将纵隔推向健侧，因而严重地影响呼吸和循环功能。胸膜腔内的积血，由于肺、心和膈肌运动起着去纤维蛋白作用，多不凝固。如短期内大量积血，去纤维蛋白的作用不完全，即可凝固成血块，形成凝固性血胸。血块机化后，形成纤维组织束缚肺和胸廓，限制呼吸运动，减弱呼吸功能。血液是细菌的良好培养基，从伤口或肺破裂处进入的细菌，在积血中很快滋生繁殖，故胸膜腔积血如不及时排出，容易继发感染，形成脓胸。

【临床表现】 根据出血量、出血速度和病人的体质而有所不同。少量血胸（成人出血量500ml以下）可无明显症状，胸部X线检查仅示肋膈角消失。中量血胸（500～1 000ml）和大量血胸（1 000ml以上），尤其急性失血，可出现面色苍白、四肢湿冷、气促、脉搏快弱、血压下降等低血容量休克症状，以及胸膜腔积液征象，如肋间隙饱满、气管和心界向健侧移位、伤侧胸部叩诊呈浊音、听诊呼吸音减弱或消失。胸部X线检查示伤侧胸膜腔有大片积液阴影，纵隔可向健侧移位。如合并气胸则显示液气平面。胸膜腔穿刺抽出血液，更能明确诊断。

早期胸部损伤发现有血胸，需进一步判断出血是否已停止或还在进行。下列征象提示进行性出血：①脉搏逐渐增快、血压持续下降；②经输血补液后，血压不回升或回升后又迅速下降；③胸膜腔穿刺因血凝固抽不出血液，但连续胸部X线检查显示胸膜腔积液阴影继续增大；④反复测定血红蛋白、红细胞计数和红细胞压积等，显示进行性降低；⑤闭式胸膜腔引流后，引流血量连续3小时每小时超过200ml。

血胸并发感染时，出现高热、寒战、乏力、出汗、白细胞计数升高。胸膜腔穿刺抽出的血液作涂片检查，红细胞与白细胞的比例正常为500：1，如比例达到100：1则提示感染。涂片检查和细菌培养尚能确定致病菌。

【治疗】

1. 非进行性血胸　少量血胸可自然吸收，不需穿刺抽吸。若积血量较多，应早期进行胸膜腔穿刺，抽出积血，促使肺膨胀，以改善呼吸功能。在抽血完毕拔针前，向胸膜腔内注入抗生素，如庆大霉素16万U，以预防感染。早期施行闭式胸膜腔引流术有助于观察有无进行性出血。

2. 进行性血胸　首先快速输血输液，防治低血容量性休克；须及时剖胸探查止血。如为肋间血管或胸廓内血管破裂，予以缝扎止血。肺破裂出血，一般只需缝合止血。如肺组织严重损伤，则需作部分肺切除术或肺叶切除术。胸内大血管破裂，往往修补裂口困难，多需做人造血管移植术。

3. 凝固性血胸　最好在出血停止后数日内剖胸，清除积血和血块，以防感染或机化。对机化血块，亦应在伤情稳定后早期进行血块和纤维组织剥除术为宜。血胸继发感染，按照脓胸处理。

（成建初）

第二十四章

胸壁疾病与脓胸

第一节 胸壁结核

胸壁结核是指胸壁软组织、肋骨、胸骨的结核病变。多继发于肺或胸膜结核。

【病理】 结核菌主要通过以下途径侵及胸壁：①胸内结核经过胸膜淋巴管累及肋间、肋骨旁、胸椎旁淋巴结，并进一步蔓延至胸壁组织；②胸内结核病灶，通过胸膜粘连直接扩散到胸壁；③结核菌经血液循环进入肋骨、胸骨、形成结核性骨髓炎，进一步累及胸壁软组织。后一途径少见。

胸壁结核脓肿多起源于胸壁深处的淋巴结。淋巴结核形成的脓肿进一步穿透肋间肌蔓延至胸壁浅部皮下层，在肋间肌内外形成有窦道相通的哑铃状脓肿，由于重力坠积作用，某些脓肿穿通肋间肌后，脓液可向下流注而形成下胸壁或上腹壁脓肿。

【临床表现】 病人多无明显全身症状，若原发病变尚处于活动期，可有低热、盗汗、消瘦等症状。大多数病人只表现为胸壁出现不红、不热、无痛的脓肿，临床上称为冷脓肿。若继发化脓感染，则出现急性炎症的局部表现和全身反应。若脓肿穿破则形成经久不愈的窦道，排出稀薄、混浊、无臭的脓液，可伴有干酪样物质。

【诊断】 胸壁出现无痛软块，触之有波动感，首先考虑胸壁结核。穿刺获得脓液，涂片检查发现抗酸杆菌，普通细菌培养阴性，多可确定诊断。胸部X线检查有时可发现肺、胸膜、肋骨、胸椎结核病灶。若有窦道，可作活检明确诊断。此病应与肋骨、胸骨化脓性骨髓炎及胸壁放线菌病鉴别。

【治疗】 胸壁结核为全身结核的一部分，故首先应加强营养，注意休息，进行全身抗结核治疗。然后视病灶情况进行局部治疗：①脓肿较小可试行穿刺排脓后向脓腔内注入链霉素0.5g。并加压包扎，每2～3天重复1次，少数病人可获治愈。注意穿刺点应选在脓肿上方，经正常组织斜行刺入脓腔，避免脓液沿针道流出形成窦道。②若继发化脓感染，先行脓肿切开引流，然后适时行结核病灶清除术。注意未合并化脓感染的冷脓肿，禁忌行切开引流。③若胸壁结核病灶范围大，药物治疗效果不佳，或已形成经久不愈窦道者，应在原发病灶稳定的情况下行胸壁结核病灶清除术。其要点是：彻底切除病变组织，切开所有窦道，彻底刮除坏死组织和肉芽组织，清洗后用肌瓣填充残腔，放置引流，加压包扎伤口。术中若发现病灶通向胸膜腔或肺，应开胸处理。术后应继续全身抗结核治疗6～9个月。

第二节 急性脓胸

脓胸是指脓性渗出液积聚于胸膜腔的化脓性感染。根据病变范围可分为全脓胸和局限性脓胸。局限性脓胸包括肺与胸壁间的脓胸、叶间脓胸、膈上脓胸、纵隔脓胸（图 24－1）。根据病理发展过程分为急性脓胸和慢性脓胸。临床上一般把病程在8～10周以上者视为慢性脓胸。

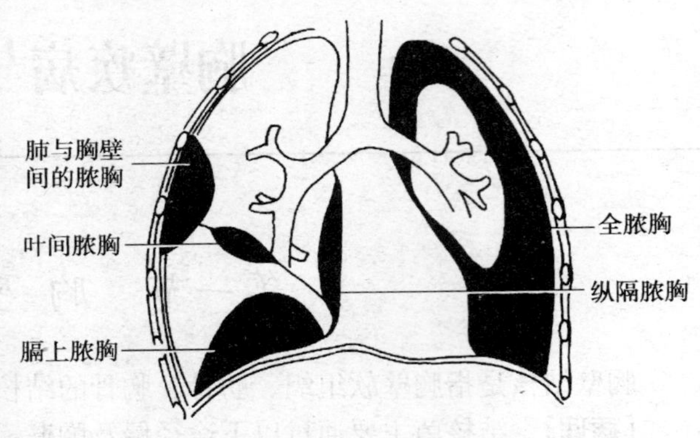

图 24－1 脓胸分类（示意图）

【病因】 脓胸常见致病菌为金黄色葡萄球菌和G^-杆菌。多数脓胸为数种细菌混合感染，伴有厌氧菌感染者称腐败性脓胸。致病菌进入胸膜腔的途径有：①胸内化脓感染直接扩散；②胸部开放伤，肺、气管、食管伤；③胸腔手术污染，术后支气管胸膜瘘，食管吻合口瘘；④腹内感染扩散，如膈下脓肿穿破膈肌；⑤脓毒症病人，细菌经血液循环达胸膜腔。

【病理】 脓胸的病理变化分为三个时期：渗出期（Ⅰ期）胸膜明显肿胀，有大量渗出，脓液稀薄。此期若能排尽脓液，肺可完全膨胀。纤维化脓期（Ⅱ期）脓细胞及纤维蛋白增多，有大量纤维蛋白沉积于脏、壁胸膜表面使肺活动受限，若及时清除脓液及纤维蛋白后，肺仍可再复张。机化期（Ⅲ期）大量纤维母细胞生长及胶原纤维形成，毛细血管长入纤维板中，增厚的纤维板束缚肺的活动。此时临床上已进入慢性脓胸期。

【临床表现及诊断】 常有高热、脉快、咳嗽、咳痰、胸闷、呼吸急促、食欲不振、胸痛、全身乏力、白细胞增高等征象。体检患侧语颤减弱，叩诊呈浊音，听诊呼吸音减弱或消失。严重者可伴有发绀和休克。X线胸部检查患部显示有积液所致的致密阴影。若有大量积液，患侧呈现大片浓阴影，纵隔向健侧移位。如脓液伴有气胸时则出现液气面。若未经胸膜腔穿刺而出现液气面者，应高度怀疑有支气管胸膜瘘、食管瘘。超声波检查所示积液反射波能明确范围和准确定位，有助于脓胸诊断和穿刺。胸腔穿刺抽得脓液，可诊断为脓胸。首先观察其外观性状，质地稀稠，有无臭味。其次是做涂片镜检、细菌培养及药物敏感试验，以指导临床用药。

【治疗】 急性脓胸的治疗原则是：①根据致病菌对药物的敏感性，选用有效抗生素；②彻底排净脓液，使肺早日复张；③控制原发感染，全身支持治疗，如补充营养和维生素、注意水和电解质的平衡、纠正贫血等。排净脓液的方法有：及早反复胸膜腔穿刺，并向胸膜腔内注入抗生素。若脓液稠厚不易抽出，或经过治疗脓量不见减少，病人症状无明显改善，或发现有大量气体，疑伴有支气管胸膜瘘、食管瘘或腐败性脓胸时，均宜及早施行闭式胸膜腔引流术。

闭式胸膜腔引流术的方法有两种：一是经肋间插管法，另一种是经肋床插管法。后者是在脓腔相应部位切开皮肤肌肉，切除长约3～4cm一段肋骨，将肋间神经血管前后端予以结扎。然后经肋床切开胸膜，并剪取一条胸膜作病理检查。继而以手指探查脓腔，如有多房应予穿通，以利引流。吸净脓液后置入粗大有侧孔的引流管，并以缝线将引流管妥善固定，其外端连接水封瓶。亦可在脓腔顶部加一经肋间插管作灌注抗生素冲洗用。脓液排出后，肺逐渐膨胀，两层胸膜靠拢，空腔逐渐闭合。若空腔闭合缓慢或不够满意，可尽早行胸腔扩清及纤维膜剥除术。

第三节　慢性脓胸

【病因】 形成慢性脓胸的原因：①急性脓胸引流不及时；②因引流部位不当，或引流管过细而致引流不畅；③拔管过早引流不彻底；④有异物残留于胸膜腔内；⑤伴有支气管胸膜瘘或食管瘘；⑥邻近组织有慢性感染：如肋骨骨髓炎、膈下脓肿。

【临床表现】 病人多有全身中毒症状及营养不良，如低热、乏力、消瘦、贫血、低蛋白血症，并有气促、咳嗽、咳脓痰等症状。体检可见气管偏向患侧，患侧胸廓塌陷，肋间隙变窄，呼吸运动减弱。叩诊呈浊音。听诊呼吸音明显减弱或消失。部分病人有杵状指（趾）。X线胸片可见胸膜明显增厚，纵隔移向患侧。

【治疗】 治疗原则：①加强营养支持，提高机体抵抗力；②去除造成慢性脓胸的原因，清除感染，闭合脓腔；③尽可能保存和恢复肺功能。

1. 加强营养支持治疗　进高蛋白、富含维生素饮食，可少量多次输新鲜血或血浆。

2. 手术治疗　①改进引流：针对引流不畅的原因予以改进，有些病人经过改进引流后可获得痊愈；部分病人脓腔缩小，为根治手术创造了有利条件。对已行闭式胸膜腔引流后脓腔仍大，脓液粘稠不易引出，而又出现了胸腔粘连，纵隔固定的患者，可改闭式引流为胸膜腔开放引流，可望通畅引流，缩小脓腔，或获得痊愈。②胸膜纤维板剥离术：剥离壁层和脏层的纤维板，消灭脓腔，使肺膨胀（图24－2）。适用于肺内无病变，剥离后肺能膨胀的病

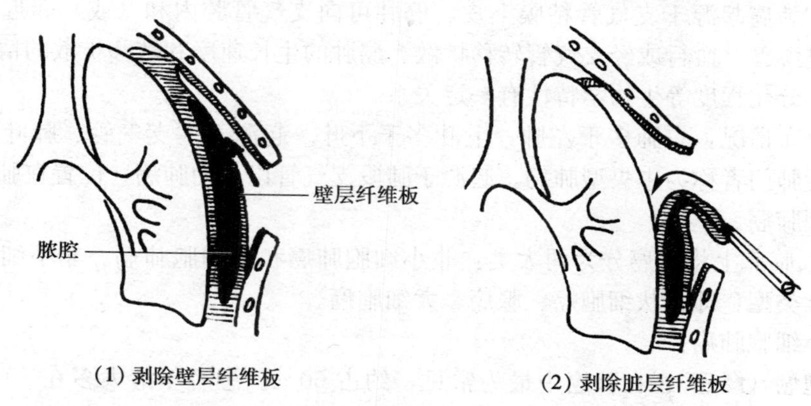

(1) 剥除壁层纤维板　(2) 剥除脏层纤维板

图24－2　胸膜纤维板剥除术（示意图）

例。③胸廓成形术：切除与脓腔相应的肋骨及壁层纤维板进入脓腔，清除脏层胸膜上的肉芽组织和脓苔。如有支气管胸膜瘘，则游离瘘口，切除残端，用细丝线缝闭。若脓腔较大，用胸壁带蒂肌瓣或（和）带蒂大网膜充填，并使胸壁塌陷，消灭脓腔。适用于病程长，肺组织有纤维化，肺内有活动病灶或存在支气管胸膜瘘者。④胸膜肺切除术：将脓胸纤维板与病肺一并切除，适用于伴有肺内广泛病变者，如肺脓肿，支气管扩张或支气管胸膜瘘。

（成建初）

第二十五章 肺部疾病

第一节 肺 癌

肺癌大多数起源于支气管粘膜上皮，因此也称支气管肺癌。近50年来，一些发达国家及我国大城市中肺癌的发病率已居男性各种肿瘤的首位。肺癌病人多数是男性，但近年来，女性肺癌的发病也明显增加。发病年龄大多在40岁以上。

【病因】 肺癌的病因至今不完全明确。大量资料表明，长期大量吸烟是肺癌的一个重要致病因素。某些工业部门和矿区职工，肺癌的发病率较高，这可能与长期接触石棉、铬、镍、铜、锡、砷、放射性物质等致癌物质有关。城市居民肺癌的发病率比农村高，这可能与大气污染和烟尘中致癌物质含量较高有关。人体内在因素如免疫状态、代谢活动、遗传因素、肺部慢性感染等，也可能对肺癌的发病有影响。

【病理】 肺癌起源于支气管粘膜上皮。癌肿可向支气管腔内和（或）邻近的肺组织生长，并可通过淋巴、血行或经支气管转移扩散。癌肿的生长速度和转移扩散的情况与癌肿的组织学类型、分化程度等生物学特性有一定关系。

肺癌的分布情况，右肺多于左肺，上叶多于下叶。起源于主支气管、肺叶支气管的肺癌，位置靠近肺门者称为中央型肺癌。起源于肺段支气管以下的肺癌，位置在肺的周围部分者称为周围型肺癌。

1. 分类　临床上将肺癌分为两大类：非小细胞肺癌和小细胞肺癌。非小细胞肺癌又分为三种组织学类型：即鳞状细胞癌、腺癌、大细胞癌。

（1）非小细胞肺癌：

鳞状细胞癌（鳞癌）：在肺癌中最为常见，约占50%。患者年龄大多在50岁以上，男性占多数。大多起源于较大的支气管，常为中央型肺癌。虽然鳞癌的分化程度不一，但生长速度尚较缓慢，病程较长，对放射和化学疗法较敏感。通常先经淋巴转移，血行转移发生较晚。

腺癌：发病年龄较小，女性相对多见。多数起源于较小的支气管上皮，多为周围型肺癌，少数则起源于大支气管。早期一般没有明显临床症状，往往在胸部X线检查时发现，表现为圆形或椭圆形分叶状肿块。一般生长较慢，但有时在早期即发生血行转移，淋巴转移则较晚发生。细支气管肺泡癌是腺癌的一种类型，起源于细支气管粘膜上皮，发病率低，女性较多见，常位于肺野周围部分。一般分化程度较高，生长较慢，癌细胞沿细支气管、肺泡管和肺泡壁生长。淋巴和血行转移发生较晚，但可侵犯胸膜或经支气管播散到其他肺叶。

大细胞癌：此型肺癌甚为少见，约半数起源于大支气管。胞浆丰富，胞核形态多样，排列不规则。大细胞癌分化程度低，常在发生脑转移后才被发现。

（2）小细胞癌（未分化小细胞癌）：发病率比鳞癌低，发病年龄较轻，多见于男性。一般起源于较大支气管，细胞形态与小淋巴细胞相似，形如燕麦穗粒，因而又称燕麦细胞癌。小细胞癌恶性程度高，生长快，较早出现淋巴和血行广泛转移。对放射和化学疗法虽较敏感，但在各型肺癌中预后最差。

2. 转移 肺癌的扩散和转移，有下列几种主要途径：

（1）直接扩散：肺癌形成后，癌肿沿支气管壁并向支气管腔内生长，可以造成支气管腔部分或全部阻塞。癌肿可直接扩散侵入邻近肺组织。并穿越肺叶间裂侵入相邻的其他肺叶。此外，随着癌肿不断地生长扩大，还可侵犯胸内其他组织和器官。

（2）淋巴转移：淋巴转移是最常见的扩散途径。小细胞癌在较早阶段即可经淋巴转移。鳞癌和腺癌也常经淋巴转移扩散。癌细胞经支气管和肺血管周围的淋巴管道，先侵入邻近的肺段或肺叶支气管周围的淋巴结，然后根据肺癌所在部位，到达肺门或气管隆凸下淋巴结，或侵入纵隔和气管旁淋巴结，最后累及锁骨上前斜角肌淋巴结和颈部淋巴结。纵隔和气管旁以及颈部淋巴结转移一般发生在肺癌同侧，但也可以在对侧。肺癌侵入胸壁或膈肌后，可向腋下或上腹部主动脉旁淋巴结转移。

（3）血行转移：血行转移是肺癌的晚期表现。小细胞癌和腺癌的血行转移较鳞癌更为常见。通常癌细胞直接侵入肺静脉，然后经左心随着体循环血流而转移到全身各处器官和组织，常见的有肝、骨骼、脑、肾上腺等。

【临床表现】 肺癌的临床表现与癌肿的部位、大小、是否压迫侵犯邻近器官以及有无转移等情况有着密切关系。早期肺癌特别是周围型肺癌往往没有任何症状，大多在胸部X线检查时发现。癌肿在较大的支气管内长大后，常出现刺激性咳嗽，极易误认为伤风感冒。当癌肿继续长大影响引流，继发肺部感染时，可以有脓性痰液。另一个常见症状是血痰，通常为痰中带血点、血丝或少量咯血，大量咯血则很少见。有的肺癌病人，由于肿瘤造成较大的支气管不同程度的阻塞，可以出现胸闷、气促、发热和胸痛等症状。

晚期肺癌压迫邻近器官、组织或发生远处转移时，可以产生下列征象：①压迫或侵犯喉返神经，引起声带麻痹，声音嘶哑；②压迫上腔静脉，引起面部、颈部、上肢和上胸部静脉怒张，皮下组织水肿，上肢静脉压升高；③压迫或侵犯膈神经，引起同侧膈肌麻痹；④侵犯胸膜，可引起胸膜腔积液，往往为血性，可以引起气促，有时癌肿侵犯胸膜及胸壁，可以引起持续性剧烈胸痛；⑤癌肿侵入纵隔，压迫食管，可引起吞咽困难；⑥上叶顶部肺癌，亦称Pancoast 肿瘤可以侵入纵隔和压迫位于胸廓上口的器官或组织，如第1肋骨、锁骨下动脉和静脉、臂丛神经、颈交感神经等，产生剧烈胸肩痛、上肢静脉怒张、水肿、臂痛和上肢运动障碍，出现同侧上眼睑下垂、瞳孔缩小、眼球内陷、面部无汗等颈交感神经综合征。肺癌血行转移后，按侵入的器官而产生不同症状。

少数肺癌病例，由于癌肿产生内分泌物质，临床上呈现非转移性的全身症状：如骨关节病综合征（杵状指、骨关节痛、骨膜增生等）、Cushing 综合征、肌无力综合征（Eaton－lambert 综合征）、男性乳腺肥大、多发性肌肉神经痛等。这些症状在切除肺癌后可能消失。

【诊断】 早期诊断具有重要意义。只有在病变早期得到诊断、进行早期治疗，才能获得较好的疗效。对40岁以上成人，定期进行胸部X线普查。中年以上久咳不愈或出现血痰，应提高警惕，做周密的检查，如胸部X线检查发现肺部有肿块阴影时，应首先考虑到肺癌的诊断，不能轻易放弃肺癌的诊断或拖延时间，必要时应剖胸探查。

诊断肺癌的主要方法有：

1. X线检查　这是诊断肺癌的一个重要手段。大多数肺癌可以经胸部X线摄片和CT检查获得临床诊断。

中央型肺癌早期X线胸片可无异常征象。当癌肿阻塞支气管，排痰不畅，远端肺组织发生感染时，受累的肺段或肺叶则出现肺炎征象。若支气管管腔被癌肿完全阻塞，可产生相应的肺叶或一侧全肺不张。当癌肿发展到一定大小，可出现肺门阴影。电子计算机体层扫描（CT）可发现一般X线检查隐藏区（如肺尖、膈上、脊柱旁、心后、纵隔等处）的早期肺癌病变，对中央型肺癌的诊断有重要价值。CT可显示位于纵隔内的肿块阴影、支气管受侵的范围、癌肿的淋巴结转移状况以及对肺血管和纵隔内器官组织侵犯的程度，并可作为制定中央型肺癌的手术或非手术治疗方案的重要依据。

周围型肺癌最常见的X线表现，为肺野周围孤立性圆形或椭圆形块影，直径从1～2cm到5～6cm或更大。块影轮廓不规则，常呈现小的分叶或切迹，边缘模糊毛糙，常显示细短的毛刺影。周围型肺癌长大阻塞支气管管腔后，可出现节段性肺炎或肺不张。癌肿中心部分坏死液化，可示厚壁偏心性空洞，内壁凹凸不平，很少有明显的液平面。CT检查可清楚显示肺野中1cm以下的肿块阴影，因此可以发现一般胸部X线平片容易遗漏的较早期周围型肺癌。

2. 痰细胞学检查　肺癌表面脱落的癌细胞可随痰液咯出。痰细胞学检查，找到癌细胞，可以明确诊断，多数病例还可判别肺癌的病理类型。临床上对肺癌可能性较大者，应连续数日重复送痰液进行检查。

3. 支气管镜检查　对中央型肺癌诊断意义重大，可在支气管腔内直接看到肿瘤，并可采取小块组织作病理切片检查，亦可经支气管刷取肿瘤表面组织或吸取支气管内分泌物进行细胞学检查。

4. 纵隔镜检查　可直接观察气管前隆凸下及两侧支气管区淋巴结情况，并可采取组织作病理切片检查，明确肺癌是否已转移到肺门和纵隔淋巴结。中央型肺癌，纵隔镜检查的阳性率较高。

5. 经胸壁穿刺活组织检查　此方法对周围型肺癌阳性率较高，但可能产生气胸、胸膜腔出血或感染，以及癌细胞沿针道播散等并发症，故应严格掌握检查适应证。

6. 转移病灶活组织检查　晚期肺癌病例，已有锁骨上、颈部腋下等处淋巴结转移或出现皮下转移结节者，可切取转移病灶组织作病理切片检查，或穿刺抽取组织作涂片检查，以明确诊断。

7. 胸腔积液检查　抽取胸腔积液经离心处理后，取其沉淀作涂片检查，寻找癌细胞。

8. 剖胸检查　肺部肿块经多种方法检查，仍未能明确病变的性质，而肺癌的可能性又不能排除时，如病人全身情况许可，应作剖胸探查术。术时可根据病变情况或活检结果，给予相应治疗，以免延误病情。

肺癌的分期和TNM分类：肺癌的分期对临床治疗方案的选择具有重要指导意义。世界卫生组织按照肿瘤的大小（T），淋巴结转移的情况（N）和有无远处转移（M）将肺癌加以分类，为目前世界各国所采用（表 25-1）：

表 25-1 1997UICC 新修订的肺癌 TNM 分期

原发肿瘤(T)

T_0:无原发肿瘤证据

T_{is}*:原位癌

T_1:癌肿直径≤3cm;在叶支气管或以远;无局部侵犯,被肺、脏胸膜包绕

T_2:癌肿直径>3cm;在主支气管距隆凸≥2cm;或有肺不张或阻塞性肺炎影响肺门,但未累及全肺;侵及脏胸膜

T_3:肿瘤可以任何大小;位于主支气管距隆凸<2cm;或伴有累及全肺的肺不张或阻塞性肺炎;侵及胸壁(包括肺上沟癌)、膈肌、纵隔胸膜或壁心包

T_4:肿瘤可以任何大小;同侧原发肿瘤所在肺叶内出现散在肿瘤结节;侵及纵隔、心脏、大血管、气管、食管、椎体、隆凸或有恶性胸腔积液或心包积液

淋巴结(N)

N_X:不能确定局部淋巴结受累

N_0:无局部淋巴结转移

N_1:转移到同侧支气管旁和(或)同侧肺门(包括直接侵入肺内的淋巴结)淋巴结

N_2:转移到同侧纵隔和(或)隆凸下淋巴结

N_3:转移到对侧纵隔、对侧肺门、同侧或对侧斜角肌或锁骨上淋巴结

远处转移(M)

M_X:不能确定有远处转移

M_0:无远处转移

M_1:有远处转移(包括同侧非原发肿瘤所在肺叶内出现肿瘤结节)

TNM 分期

0 期($T_{is}N_0M_0$)

Ⅰ$_A$ 期($T_1N_0M_0$)

Ⅰ$_B$ 期($T_2N_0M_0$)

Ⅱ$_A$ 期($T_1N_1M_0$)

Ⅱ$_B$ 期($T_2N_1M_0$,$T_3N_0M_0$)

Ⅲ$_A$ 期($T_3N_1M_0$,$T_{1\sim3}N_2M_0$)

Ⅲ$_B$ 期(T_4 任何 NM_0,任何 TN_3M_0)

Ⅳ期(任何 T 任何 NM_1)

*不多见的表浅肿瘤，不论其大小，局限于支气管壁，即使在主支气管仍属于 T_1

【鉴别诊断】 肺癌病例按肿瘤发生部位、病理类型和病程早晚等不同情况，在临床上可以有多种表现，易与下列疾病混淆。

1. 肺结核

（1）肺结核球易与周围型肺癌混淆。肺结核球多见于青年，一般病程较长，发展缓慢。病变常位于上叶尖后段或下叶背段。在 X 线片上密度不均匀，可见到稀疏透光区和钙化点，肺内常另有散在性结核病灶。

（2）粟粒性肺结核易与细支气管肺泡癌混淆。粟粒性肺结核常见于青年，全身毒性症状明显，抗结核药物治疗可改善症状，病灶逐渐吸收。

（3）肺门淋巴结结核在X线片上肺门块影可能误诊为中央型肺癌。肺门淋巴结结核多见于青少年，常有结核中毒症状，很少有咯血。

应当指出，肺癌可以与肺结核合并存在。对于中年以上肺结核病人，在原有肺结核病灶附近或其他肺内出现密度较浓的块状阴影、肺叶不张、一侧肺门阴影增宽，以及在抗结核药物治疗过程中肺部病灶未见好转，反而逐渐增大等情况时，都应引起对肺癌的高度怀疑，必须进一步做痰细胞学检查和支气管镜检查。

2. 肺部炎症

（1）支气管肺炎：早期肺癌产生的阻塞性肺炎，易被误诊为支气管肺炎。支气管肺炎发病较急，感染症状比较明显。X线胸片表现为边界模糊的斑点状阴影，密度不均匀，且不局限于一个肺段或肺叶。经抗菌药物治疗后，症状迅速消失，肺部病变吸收也较快。

（2）肺脓肿：肺癌中央部分坏死液化形成癌性空洞时，X线片表现易与肺脓肿混淆。肺脓肿在急性期有明显感染症状，痰量多，呈脓性，X线片上空洞壁较薄，内壁光滑，常有液平面，脓肿周围的肺组织或胸膜常有炎性变。

3. 肺部其他肿瘤

（1）肺部良性肿瘤：如错构瘤、软骨瘤等有时需与周围型肺癌鉴别。一般肺部良性肿瘤病程较长，生长缓慢，临床上大多没有症状。在X线片上呈现接近圆形的块影，密度均匀，可以有钙化点，轮廓整齐，多无分叶状。

（2）支气管腺瘤：是一种低度恶性的肿瘤。发病年龄比肺癌轻，女性发病率较高。临床表现可以与肺癌相似，常反复咯血。X线片上的表现，有时也与肺癌相似。经支气管镜检查，诊断未能明确者宜尽早作剖胸探查术。

4. 纵隔淋巴肉瘤　可与中央型肺癌混淆。纵隔淋巴肉瘤生长迅速。临床上常有发热和其他部位表浅淋巴结肿大。在X线片上表现为两侧气管旁和肺门淋巴结肿大。对放射疗法高度敏感，小剂量照射后即可见到块影缩小。纵隔镜检查亦有助于明确诊断。

【治疗】 肺癌的治疗方法主要有外科手术治疗、放射治疗、化学药物治疗、中医中药治疗以及免疫治疗等。尽管80%的肺癌病人在明确诊断时已失去手术机会，但手术治疗仍然是肺癌最重要和最有效的治疗手段。然而，目前所有的各种治疗肺癌的方法效果均不能令人满意，必须适当地联合应用，进行综合治疗以提高肺癌的治疗效果。具体的治疗方案应根据肺癌的分期，病理细胞类型，病人的心肺功能和全身情况以及其他有关因素等，进行认真详细的综合分析后再作决定。

一般来讲，凡非小细胞肺癌病灶较小，局限在支气管和肺内，尚未发现远处转移，病人的全身情况较好，心肺功能可以耐受者，均应采用手术治疗。并根据手术时发现的情况、病理类型、细胞分化程度、淋巴结转移情况，决定综合应用化疗、放疗及其他治疗。对于癌肿已侵犯胸膜、胸壁、心包等情况（$T_{3,4}$）以及纵隔淋巴结已有转移者（N_2）者，应根据情况（如能切除者）进行扩大的肺切除术。通常，T_1 或 $T_2N_0M_0$ 病例以根治性手术治疗为主；而Ⅱ期和Ⅲ期病人则应加作术前后化疗、放疗等综合治疗，以提高疗效。

小细胞肺癌常在较早阶段就已发生远处转移，手术很难治愈。可采用化疗→手术→化疗，化疗→放疗→手术→化疗或化疗→放疗→化疗，以及附加预防性全脑照射等积极的综合治疗。

1. 手术治疗　手术疗法的目的，是彻底切除肺部原发癌肿病灶和局部及纵隔淋巴结，并尽可能保留健康的肺组织。

肺切除术的范围，决定于病变的部位和大小。对周围型肺癌，一般施行肺叶切除术；对中央型肺癌，一般施行肺叶或一侧全肺切除术。有的病例，癌变位于一个肺叶内，但已侵及局部主支气管或中间支气管，为了保留正常的邻近肺叶，避免作一侧全肺切除术可以切除病变的肺叶及一段受累的支气管，再吻合支气管上下切端，临床上称为支气管袖状肺叶切除术（图 25－1）。

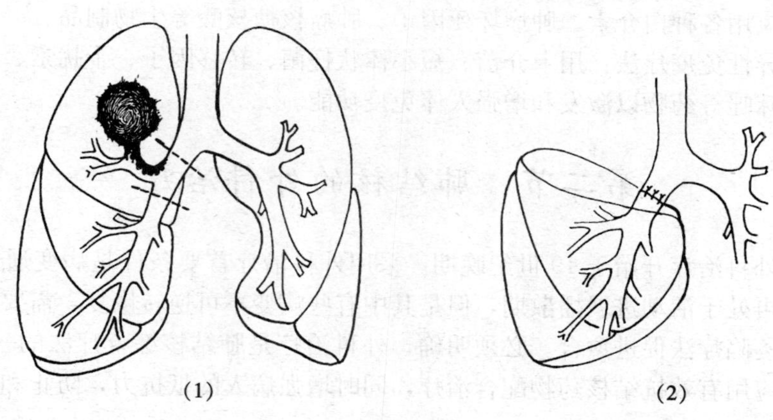

图 25－1　右上叶肺癌切除和支气管吻合术

（1）点线示支气管切管处；（2）支气管吻合

手术禁忌证：①远处转移，如脑、骨、肝等器官转移；②心、肺、肝、肾功能不全，全身情况差的病人；③广泛肺门、纵隔淋巴转移，无法清除者；④严重侵犯周围器官及组织，估计切除困难者；⑤胸外淋巴结转移。

2. 放射治疗　放射治疗是局部消灭肺癌病灶的一种手段。临床上使用的主要放射疗法设备有^{60}钴治疗机和加速器等。在各种类型的肺癌中，小细胞癌对放射疗法敏感性较高，鳞癌次之，腺癌和细支气管肺泡癌最低。临床上常采用的是手术后放射疗法。对癌肿或肺门转移病灶未能彻底切除的病例，于手术中在残留癌灶区放置小的金属环或金属夹作标记，便于术后放射疗法，剂量约为 40～60Gy，疗程约 6 周。为了提高肺癌病灶的切除率，有的病例可手术前进行放射治疗。

晚期肺癌病例，并有阻塞性肺炎、肺不张、上腔静脉阻塞综合征或骨转移引起剧烈疼痛者以及癌肿复发的病例，也可进行姑息性放射疗法，以减轻症状。

下列情况一般不宜施行放射治疗：①健康情况不佳，呈现恶病质者；②高度肺气肿放射治疗后将引起呼吸功能代偿不全者；③全身或胸膜、肺广泛转移者；④癌变范围广泛，放射治疗后将引起广泛肺纤维化和呼吸功能代偿不全者；⑤癌性空洞或巨大肿瘤，后者放射治疗将促进空洞的形成。

3. 化学治疗　对分化程度低的肺癌，特别是小细胞癌，疗效较好。化学疗法作用遍及全身，临床上可以单独应用于晚期肺癌病例，以缓解症状，或与手术、放射等疗法综合应用，以防止癌肿转移复发，提高治愈率。

常用于治疗肺癌的化学药物有：环磷酰胺、氟尿嘧啶、丝裂霉素、阿霉素、丙卡巴肼、长春碱，甲氨蝶呤、顺铂、卡铂等。应根据肺癌的类型和病人的全身情况合理选用药物，并根据单纯化疗还是辅助化疗选择给药方法、决定疗程的长短以及哪几种药物联合应用、间歇给药等，以提高化疗的疗效。

4. 中医中药治疗　按病人临床症状、脉象、舌苔等表现，应用辨证论治法则治疗肺癌，一部分病人的症状得到改善，寿命延长。

5. 免疫治疗

（1）特异性免疫疗法：用经过处理的自体肿瘤细胞或加用佐剂后，作皮下接种进行治疗。此外尚可应用各种白介素、肿瘤坏死因子、肿瘤核糖核酸等生物制品。

（2）非特异性免疫疗法：用卡介苗、短小棒状杆菌、转移因子、干扰素、胸腺肽等生物制品，或左旋咪唑等药物以激发和增强人体免疫功能。

第二节　肺结核的外科治疗

肺结核的外科治疗开始于19世纪晚期。采用外科治疗首要条件是病变通过内科治疗病情已稳定，不再处于活动进展播散期，但是其中有些病变不可逆转恢复，需要采用外科手术切除病灶或用萎陷疗法促进愈合。必须明确，外科治疗是肺结核综合疗法的一个组成部分，术前术后必须应用有效抗结核药物配合治疗，同时增强病人的抵抗力，防止和减少手术并发症的发生。

一、肺叶切除术

（一）适应证

1. 结核性球形病灶（结核球）　直径大于2cm的干酪样病灶不易愈合，有时溶解液化成为空洞，故应切除。有时结核球难以与肺癌鉴别，或并发肺泡癌或瘢痕组织发生癌变，故应警惕及早作手术切除。

2. 肺结核空洞　厚壁空洞，内层有较厚的结核肉芽组织，外层有坚韧的纤维组织，不易闭合；张力空洞，支气管内有肉芽组织阻塞，引流不畅；巨大空洞，病变广泛，肺组织破坏较多，空洞周围纤维化并与胸膜粘连固定，不易闭合；下叶空洞，萎陷疗法不能使其闭合。

3. 毁损肺　肺叶或一侧全肺毁损，有广泛的干酪样病变、空洞、纤维化和支气管狭窄或扩张，肺功能已基本丧失。

4. 结核性支气管狭窄或支气管扩张　瘢痕狭窄可造成肺段或肺叶不张。结核病灶及肺组织纤维化又可造成支气管扩张，继发感染，引起反复咳痰、咯血。

5. 反复或持续咯血　经药物治疗无效，病情危急，经纤维支气管镜检查确定出血部位，可将出血肺切除以挽救生命。

（二）禁忌证

1. 肺结核正在扩展或处于活动期，全身症状重，血沉等基本指标不正常，或肺内其他部位出现新的浸润性病灶。

2. 一般情况和心肺代偿能力差。

3. 临床检查及肺功能测定提示病肺切除后将严重影响病人呼吸功能者。

4. 合并肺外脏器结核，经过系统的抗结核治疗，病情仍在进展或恶化者。

二、胸廓成形术

胸廓成形术是将不同数目的肋骨行骨膜下节段性切除，使胸壁部分下陷，并使其下面的肺得到萎陷。它的主要作用：①使病肺松弛和压缩，减少该部呼吸运动幅度，从而使病肺得到休息；②压缩减缓该部分的血液和淋巴回流，减少毒素吸收，同时使局部缺氧，不利于结核菌繁殖；③萎陷使空洞壁靠拢，消灭空腔，促进愈合。

（一）手术适应证

1. 上叶空洞　病人一般情况差不能耐受肺切除者。

2. 上叶空洞　但中下肺叶也有结核病灶者，在作上叶切除的同时或分期加作胸廓成形术，防止残留病灶恶化。

3. 一侧广泛肺结核病灶，痰菌阳性，药物治疗无效，一般情况差不能耐受全肺切除，但支气管病变不严重者。

4. 肺结核合并脓胸或支气管胸膜瘘，不能耐受肺切除者。

（二）手术禁忌证

1. 张力空洞、厚壁空洞、位于中下叶或近纵隔处的空洞。

2. 结核性球形病灶或结核性支气管扩张。

3. 青少年病人，因术后可引起明显胸廓畸形，应尽量避免施行。

（三）手术要点

胸廓成形术应自上而下切除肋骨，每次切除肋骨不超过3～4根，以减少反常呼吸运动。每次间隔约3周左右。每根肋骨切除的长度应后端包括胸椎横突，前端在第1～3肋应包括肋软骨，以下逐渐依次缩短，保留靠前面部分肋骨。切除肋骨的总数应超过空洞以下两肋。每次手术后应加压包扎胸廓，防止反常呼吸运动。

第三节　肺　脓　肿

肺脓肿系肺组织感染化脓，形成含有脓液的腔。

【病因病理】　肺脓肿可分为原发性和继发性两类：前者见于各种细菌或口鼻咽部化脓病灶的脓液，在睡眠、昏迷、全麻时经气道吸入，引起肺组织感染化脓；或严重的肺炎形成脓肿。后者见于邻近器官的感染或脓肿，如膈下脓肿、肝脓肿等破入肺内而形成脓肿，或血行感染等在肺内形成脓肿。病原菌可以是金黄色葡萄球菌、厌氧菌、铜绿假单胞菌、肺炎球菌、溶血性链球菌、大肠埃希菌、肺炎杆菌等。病理可见肺组织感染、化脓、坏死、液化，周围肺组织及胸膜炎性病变，小支气管阻塞及支气管扩张；随着病程的延长，可出现肺组织中形成含气液的空腔。

【临床表现与诊断】　肺脓肿急性期病人可有高热、寒战、咳嗽、咳出脓痰、血痰或咯血、胸痛等症状。若急性期感染未能控制，脓液未能全部引流或吸收，症状可持续存在，逐步转入慢性期，通常6～12周左右，病人仍有一定程度的发热、咳嗽、咳脓痰，或大咯血；并有消瘦、贫血、营养不良和杵状指等全身消耗症状。

X线胸片可见肺内致密阴影中有一个或数个空腔，形成透亮区或气液面，个别病人仅有肺部致密阴影。

根据病史及X线征象，肺脓肿诊断一般无困难。症状不典型者需与肺癌形成空洞，结核空洞，肺囊肿继发感染等鉴别，可进一步作胸部CT、支气管镜、支气管造影及痰液细胞学检查。

【治疗】 急性肺脓肿通常内科治疗即可治愈。慢性肺脓肿多数需行手术治疗，通常行肺叶切除术，或脓肿引流术。手术适应证：①慢性肺脓肿经内科治疗超过3个月，症状或X线表现未见改善；②不能排除癌症形成的肺脓肿；③有大咯血史，为防止再次咯血窒息者。术前应进行充分的准备，应用大剂量敏感广谱抗生素控制感染，积极体位引流排痰，尽量将痰液控制在每天50ml以下，避免手术中痰液堵塞大支气管，或流入健肺。常规采用双腔气管插管全身麻醉进行手术，以免术中翻身时痰液溢入健肺。术中注意小心分离粘连，勿损伤邻近肺叶的血管及胸内其他器官。

第四节 支气管扩张的外科治疗

支气管扩张是由于支气管壁及其周围肺组织的炎症性破坏所造成。多因支气管阻塞及其远端发生感染，这两者常互为因果。引起支气管阻塞的原因有淋巴结肿大、异物、稠厚分泌物脓块、肿瘤等。有先天性支气管壁软骨支持组织发育缺陷的病人，更易发生感染和支气管扩张。解剖学上可将支气管扩张分为圆柱状和囊状扩张两种。前者病理改变较轻，后者管壁破坏严重。支气管扩张下叶较上叶多见。

临床表现主要为咳嗽、咯血，反复发作呼吸道和肺部感染。病人排痰量较多，呈黄绿色脓性粘液，甚至有恶臭。体位改变，尤其是清晨起床时可能诱发剧烈咳嗽、咳痰，这可能是由于扩张支气管内积存的脓液引流入近端气道，引起刺激所致。有时痰中带血或大量咯血。病程久者可能有贫血、营养不良或杵状指（趾）。支气管扩张的主要诊断方法是支气管造影，明确扩张所在的部位、范围和性状。一般分柱状、囊状和混合型三类。

（一）手术适应证

1. 病变局限于一段、一叶或多段者，可作肺段或肺叶切除术。

2. 病变若侵犯一侧多叶甚至全肺，而对侧肺的功能良好者，可作多叶甚至一侧全肺切除术。

3. 双侧病变，若一侧肺的肺段或肺叶病变显著，而另侧病变轻微，估计痰或血主要来自病重的一侧，可作单侧肺段或肺叶切除术。

4. 双侧病变，若病变范围总肺容量不超过50%，切除后不致严重影响呼吸功能者，可根据情况一期或分期作双侧手术。一般先做病重的一侧。分期间隔时间至少半年。

5. 双侧病变范围广泛，一般不宜作手术治疗。但若反复大咯血不止，积极内科治疗无效，能明确出血部位，可考虑切除出血的病肺以抢救生命。

（二）手术禁忌证

1. 一般情况差，心、肺、肝、肾功能不全，不能耐受手术者。

2. 病变范围广泛，切除病肺后可能严重影响呼吸功能者。

3. 合并肺气肿、哮喘或肺源性心脏病者。

（三）术前准备

1. 术前检查 需作痰细菌培养和药物敏感试验，以指导临床用药。支气管造影必须为近期所作，以决定手术范围。但应待造影剂基本排净后才能进行手术。为了观察咯血来源，或明确有无肿瘤、异物等，必要时可考虑作支气管镜检查。心肺功能检查属重要检查项目。

2. 控制感染和减少痰量　为了防止术中、术后并发窒息或吸入性肺炎，应在术前应用有效抗生素。尽可能将痰量控制在 50ml/d 以下。指导病人行体位引流及作抗生素超声雾化吸入，有利于提高排痰效果。咯血病人不宜作体位引流术。

3. 支持疗法　由于病人耗损很大，宜给予高蛋白、高维生素饮食。纠正贫血。

（四）术后处理

在完全苏醒前和苏醒后 6～12 小时应有专人护理。24～48 小时内应细致观察血压、脉搏、呼吸、详细记录胸液引流量、尿量和体温、特别注意胸膜腔引流管通畅情况、肺复张后的呼吸音和是否有缺氧现象。常规给予吸氧。头 24 小时内，胸膜腔引流液量一般约为 500ml 左右。如见大量血性液体流出，每小时超过 100ml 时，应警惕胸内出血。

帮助改变体位和咳嗽排痰。早期雾化吸入抗生素和溶纤维蛋白酶，有助于痰的液化咳出。呼吸道内有分泌物不能排出时，可插鼻导管吸痰，防止肺不张。采用各种排痰方法均无效时，必要时可用纤维支气管镜吸引，甚至作气管切开吸痰。有严重呼吸功能不全时，可用呼吸机施行人工辅助呼吸。

（成建初）

第二十六章

食管疾病

第一节　食管良性病变

一、贲门失弛症

贲门失弛症是因在吞咽时贲门无松弛，食管缺乏蠕动，而造成吞咽困难的一种食管疾病。

【病因及病理】 病因尚不清楚，一般认为与食管肌层内 Auerbach 神经节细胞变性、减少或缺乏以及副交感神经分布缺陷有关。食管壁蠕动和张力减弱，食管末端括约肌不能松弛，食物滞留于食管内，导致食管扩张、伸长、屈曲、肥厚。可继发食管炎及溃疡，少数可诱发癌变。

【临床表现及诊断】 多见于 20～50 岁，女性较多，病程多较长。主要症状为吞咽困难，时轻时重，与精神因素及进食生冷食物有关。可伴呕吐，为食管内潴留食物。因食物反流、呕吐误吸可诱发肺部感染。部分病人感胸骨后、季肋部疼痛。严重者可致营养不良。吞钡 X 线检查见食管扩张，蠕动减弱，食管末端狭窄呈鸟嘴状，狭窄部粘膜光滑。食管镜检查可见食管内有食物潴留，贲门部闭合，但食管镜可通过。

【治疗】 轻症患者可服用解痉、镇静剂，部分病人症状可缓解。药物治疗效果不佳者，可试用水囊、气囊、钡囊行食管扩张治疗。重症及食管扩张治疗效果不佳者应行手术治疗。贲门肌层切开术（Heller 手术）是最常用的术式。可经胸或经腹实施。其要点是：①纵行切开食管下端及贲门前壁肌层，一般长度为 6～7cm，头端应超过狭窄区，胃端不超过 1cm；②肌层切开应完全，使粘膜膨出超过食管周径的 1/2；③避免切破粘膜，如遇食管粘膜切破，应用无损伤细针仔细修补，严防术后食管瘘发生。

二、腐蚀性食管灼伤

误服强酸或强碱均可导致腐蚀性食管灼伤。

【病因及病理】 强碱使蛋白溶解，脂肪皂化，食管腔为弱碱性环境，故损伤严重。强酸使蛋白发生凝固性坏死。因胃内为酸性环境，故对胃损伤严重。若腐蚀剂浓度低而吞服量少时，仅引起食管粘膜表浅损伤，若腐蚀剂浓度高，吞服量多时，损伤深达肌层，甚至引起食管穿孔，则愈合后必然引起瘢痕狭窄。损伤早期出现局部水肿和炎症反应，常出现早期梗阻症状。伤后 1～2 周急性炎症消退、坏死组织脱落，吞咽梗阻常可减轻。5～6 周后，瘢痕形成，再次出现吞咽梗阻，并逐渐加重。

【临床表现】 误服腐蚀剂后，立即有胸骨后强烈灼痛，随即有反射性呕吐。口腔、舌、唇可同时灼伤。严重者可有高热或昏迷等毒性症状。若灼伤严重，随着瘢痕增生及收缩，出现逐渐加重的吞咽困难，营养状况渐恶化，出现脱水、贫血、消瘦。儿童将影响生长发育。

【诊断】 从病史及症状即可做出诊断。如有高热伴胸骨后痛、腹痛、腹肌紧张，应排除食管或胃穿孔。病人出现声音嘶哑、呼吸困难，可能为喉头水肿。食管已有瘢痕狭窄者作X线吞钡检查可了解食管狭窄程度及部位。

【治疗】

1. 早期处理　立即口服植物油或蛋白水，以保护食管和胃的粘膜。早期使用肾上腺皮质激素，可减轻炎性水肿和减轻纤维组织增生及瘢痕形成。灼伤后数日内，应用抗生素预防感染，不能进食者，应给予静脉输液。

2. 食管狭窄的治疗　狭窄段短的病例，应在3～6周后行食管扩张治疗。注意过早进行扩张，可使瘢痕增生加重，甚至造成穿孔。开始每周1次，半年后改为每月1次，再行扩张半年至1年，对严重长段狭窄及扩张失败者，应在伤后6个月病变稳定后施行手术。局限性狭窄可作成形手术。广泛性狭窄需行食管重建术。常用方法有结肠代食管术、胃代食管。

三、食管良性肿瘤

食管良性肿瘤较少见，按其发生部位分为腔内型、粘膜下型、壁间型。

乳头状瘤属腔内型，表面为鳞状上皮覆盖，可有糜烂和出血，有恶变倾向，应手术治疗。

血管瘤及颗粒细胞成肌细胞瘤属粘膜下型。血管瘤位于粘膜下，呈深紫红色团，病变小可行局部切除，较大血管瘤需剖胸手术切除。颗粒细胞成肌细胞瘤位于粘膜下呈质硬结节状，需手术切除。

食管平滑肌瘤为壁间型，约占食管良性肿瘤的70%。发病年龄多在20～50岁，90%位于食管中下段。主要向管腔外生长，临床上症状不明显，肿瘤增大到一定程度才出现轻度吞咽困难。食管吞钡可见平滑的半球或新月形充盈缺损，管壁柔软，肿瘤处粘膜皱襞可以增宽，但无中断现象。食管镜检查可见粘膜外肿瘤突向食管腔内，粘膜正常。注意食管镜检查时禁行活检，以免因粘膜损伤后与肿瘤粘连给手术摘除带来困难。除肿瘤甚小或年老体弱不能耐受手术者可定期随访外，一般均应手术摘除肿瘤，术中注意勿损伤食管粘膜。对巨大肿瘤或并发溃疡者，可行肿瘤及病变食管段切除，用胃重建食管。

四、食管憩室

食管壁的一层或全层局限性向外突出，内壁覆盖有完整上皮的盲袋谓之食管憩室。按发病机制食管憩室可分为内压性憩室和牵引性憩室两类。按部位分为咽食管憩室、食管中段憩室和膈上憩室（图26-1）。咽食管憩室和膈上憩室为内压性憩室，与食管功能紊乱有关，食管中段憩室多为牵引性憩室，常为炎症后瘢痕牵拉食管而形成。

（一）咽食管憩室

发生于咽食管连接处后壁，环咽肌上方。该区域为咽下缩肌与环咽肌之间的薄弱小三角区。吞咽时咽下缩肌收缩与环咽肌松弛不协调，故咽部食管腔内压力增高，使食管粘膜经薄弱处突出形成憩室。因左侧薄弱较右侧明显，故左侧咽食管憩室多见，且老年多见。早期症状不明显，仅有咽部不适或口涎增多、口臭。较大憩室有明显吞咽困难及贮留于憩室的腐臭食物反流入肺内，可引起肺内感染。X线吞钡见钡剂进入憩室，即可明确诊断。纤维食管镜检查可了解有无炎症及癌变，但有穿孔的危险，故应谨慎。因咽食管憩室呈进行性发展，可继发感染、出血、穿孔等并发症，因此应手术治疗。若憩室较小而基底较宽者，采用单纯环咽肌切开术即可获得满意效果；如憩室较大，应行憩室切除及食管肌层及周围组织缝合，消灭薄弱区。若有环咽肌肥厚，同时行环咽肌切开。

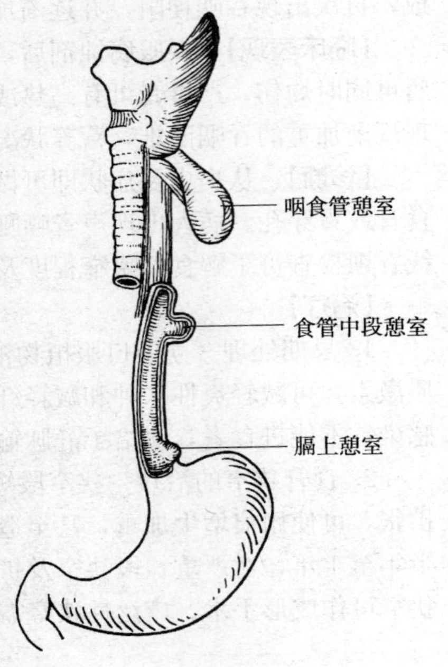

图 26-1 食管憩室的类型

(二) 食管中段憩室

食管中段憩室发生原因多数认为系气管或支气管旁淋巴结急性或慢性炎症后，特别是淋巴结结核，引起粘连收缩，将局部食管壁向外牵拉，形成憩室。憩室颈大底小，呈漏斗状，大多数病人无明显症状多在X线食管吞钡检查时发现。憩室较大或憩室内有炎症时，可有不同程度的胸痛及吞咽困难，憩室有出血时，可有呕血黑便。食管吞钡检查可明确诊断。小而无症状的食管中段憩室，不需手术治疗。憩室较大，有食物及分泌物潴留，并发憩室炎、溃疡及怀疑癌变时，需行手术治疗。经右胸后外侧切口，游离憩室，并注意保护肌层，切除憩室，分层缝合粘膜和肌层，用附近胸膜片覆盖加固。

(三) 膈上憩室

由于食管下端肌纤维薄弱，在合并食管裂孔疝、贲门失弛症或弥漫性食管痉挛的病人，食管腔内压力增高，导致粘膜自薄弱处膨出，形成膈上憩室。常见症状为胸骨后闷胀、烧灼感；平卧或夜间憩室内容物反流至口内，为憩室特征性症状。并发炎症或溃疡时，有胸背痛。诊断仍靠X线吞钡检查。大多数膈上憩室需手术治疗，除憩室切除外，若合并有裂孔疝、贲门失弛症等应一并处理。

第二节 食 管 癌

食管癌是常见的一种消化道癌肿，全世界每年约有30万人死于食管癌。其发病率和死亡率各国差异很大。我国是世界上食管癌高发地区之一，每年平均病死约15万人。男多于女，发病年龄多在40岁以上。

【病因】 食管癌的人群分布与年龄、性别、职业、种族、地理、生活环境、饮食生活习惯、遗传易感性等有一定关系。经已有调查资料显示，食管癌可能是多种因素所致的疾病。已提出的病因因素如下：

1. 化学病因 亚硝胺。这类化合物及其前体分布很广，可在体内、外形成，可使食管上皮发生增生性改变，并逐渐加重，最后发展成癌。在高发区的膳食、饮水、酸菜、甚至病人的唾液中，测亚硝酸盐含量均远较低发区为高。

2. 生物性病因　真菌。在某些高发区的粮食中、食管癌病人的上消化道中或切除的食管癌标本上，均能分离出多种真菌，某些真菌有致癌作用。有些真菌能促使亚硝胺及其前体的形成，促进癌肿的发生。

3. 缺乏某些微量元素　钼、铁、锌、氟、硒等在粮食、蔬菜、饮水中含量偏低与食管癌的发生有关。

4. 缺乏维生素　缺乏维生素 A、B_2、C 以及动物蛋白、新鲜蔬菜、水果摄入不足，是食管癌高发区的一个共同特点。维生素 A、维生素 B 缺乏与上皮增生有关。维生素 C 可阻断亚硝胺的作用。

5. 不良饮食习惯　长期饮烈性酒、嗜好吸烟、食物过硬、过热、进食过快，引起食管炎症、创伤，增加了对致癌物的易感性。

6. 食管的慢性炎症与慢性刺激　食管腐蚀伤、贲门失弛症、胃食管长期反流引起的 Barret 食管等均有癌变的危险。

7. 食管癌遗传易感因素。

【病理】　临床上食管的解剖分段多分为：

1. 颈段　自食管入口至胸骨柄上沿的胸廓入口处；

2. 胸段　又分为上、中、下三段。

胸上段：自胸廓上口至气管分叉平面；

胸中段：自气管分叉平面至贲门口全长的上 1/2；

胸下段：自气管分叉平面至贲门口的下 1/2。通常将食管腹段包括在胸下段内（图 26-2）。

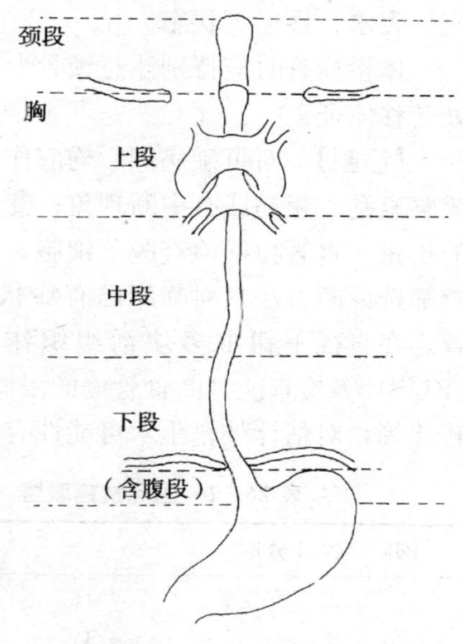

图 26-2　食管的分段

胸中段食管癌较多见，下段次之，上段较少。多系鳞癌。贲门部腺癌可向上延伸累及食管下段。

早期食管癌病变多数限于粘膜上皮（原位癌），未见明显肿块。肉眼所见表现为充血、糜烂、斑块。至中、晚期癌肿长大，逐渐累及食管全周，肿块突入腔内，还可穿透食管壁全层，侵入纵隔和心包。

按病理形态，临床上食管癌可分为四型：

1. 髓质型　管壁明显增厚并向腔内外扩展，使癌瘤的上下端边缘呈坡状隆起。多数累及食管周径的全部或绝大部分。切面呈灰白色，为均匀致密的实体肿块。

2. 蕈伞型　瘤体呈卵圆形扁平肿块状，向腔内呈蘑菇样突起，故名蕈伞。隆起的边缘与其周围的粘膜境界清楚，瘤体表面多有浅表溃疡，其底部凹凸不平。

3. 溃疡型　瘤体的粘膜面呈深陷而边缘清楚的溃疡。溃疡的大小外形不一，深入肌层，阻塞程度较轻。

4. 缩窄型（即硬化型）　瘤体形成明显的环行狭窄，累及食管全部周径，较早出现阻塞。

扩散及转移：癌肿最先向粘膜下层扩散，继而向上、下及全层浸润，很易穿过疏松的外膜侵入邻近器官。癌转移主要经淋巴途径：首先进入粘膜下淋巴管，通过肌层到达与肿瘤部位相应的区域淋巴结。颈段癌可转移至喉后、颈深和锁骨上淋巴结。胸段癌转移至食管旁淋巴结后，可向上转移至胸顶纵隔淋巴结，向下累及贲门周围的膈下及胃周淋巴结，或沿着气管、支气管至气管分叉及肺门。但中、下段癌亦可向远处转移至锁骨上淋巴结、腹主动脉旁和腹腔丛淋巴结。血行转移发生较晚。

【临床表现】 早期食管癌症状常不明显，但在吞咽粗硬食物时可有不同程度的不适感觉，包括咽下食物哽噎感，胸骨后烧灼、针刺样或牵拉摩擦样疼痛。食物通过缓慢，并有停滞感或异物感。哽噎停滞感常通过吞咽水后缓解消失。症状时轻时重，进展缓慢。

中晚期食管癌典型的症状为进行性吞咽困难，先是难咽下干的食物，继而是半流质，最后连水和唾液也不能咽下。常吐粘液，为下咽的唾液和食管的分泌物。病人逐渐消瘦、脱水、无力。持续胸痛或背痛为晚期症状，表明癌已侵犯食管外组织。当癌肿梗阻所引起的炎症水肿暂消退，或部分癌肿脱落后，症状可暂时减轻，常误认为病情好转。若癌肿侵犯喉返神经，可出现声音嘶哑；若压迫颈交感神经节，可产生 Horner 综合征；若癌肿侵入气管、支气管，可致食管气管瘘，出现吞咽时剧烈呛咳，继发呼吸系统感染。后者有时亦可因食管梗阻致内容物反注入呼吸道而引起。最后出现恶病质状态。若有肝、脑等转移，可出现黄疸、腹水、昏迷等状态。

体检检查时应特别注意锁骨上有无肿大淋巴结、肝有无肿块和有无腹水、胸腔积液等远处转移体征。

【诊断】 对可疑病例，均应作食管吞稀钡 X 线双重对比造影。早期可见：①食管粘膜皱襞紊乱、粗糙或有中断现象；②小的充盈缺损，管壁僵硬。有时狭窄上方食管有不同程度的扩张。食管拉网检查脱落细胞，早期病变阳性率可达 90%～95%。是一种简便易行的普查筛选诊断方法。对临床已有症状或怀疑而又未能明确诊断者，则应尽早作纤维食管镜检查。在直视下钳取多块活组织作病理学检查。计算机断层扫描（CT）、超声内镜检查（EUS）等检查能判断食管癌的浸润层次、向外扩展深度以及有无纵隔、淋巴结或腹内脏器转移等，对估计外科手术可能性有很大帮助，食管癌的分期标准见表 26－1。

表 26－1 国际抗癌联盟（UICC）食管癌 TNM 分期标准（我国标准对照比较）

国际 TNM 分期	分期标准			我国分期
0	T_{is}	N_0	M_0	0
Ⅰ	T_1	N_0	M_0	Ⅰ
Ⅱa	T_2	N_0	M_0	Ⅱ
	T_3	N_0	M_0	
Ⅱb	T_1	N_1	M_0	Ⅲ
	T_2	N_1	M_0	
Ⅲ	T_3	N_1	M_0	
	T_4	任何 N	M_0	
Ⅳ	任何 T	任何 N	M_1	Ⅳ

T_{is}：原位癌　　N_0：无区域淋巴结转移

T_1：肿瘤只侵及粘膜固有层或粘膜下层　　N_1：有区域淋巴结转移

T_2：肿瘤侵及肌层　　M_0：无远处转移

T_3：肿瘤侵及食管外膜　　M_1：有远处转移

T_4：肿瘤侵及邻近器官

【鉴别诊断】 早期无咽下困难时，应与食管炎、食管憩室和食管静脉曲张相鉴别。已有咽下困难时，应与食管良性肿瘤、贲门失弛症和食管良性狭窄相鉴别。鉴别诊断方法主要依靠吞钡X线食管摄片和纤维食管镜检查。

【预防】 措施有：①病因学预防：改良饮水（减少水中亚硝胺及其他有害物质）、防霉去毒、改变不良生活习惯、应用化学药物（亚硝胺阻断剂）等。②发病学预防：应用预防药物（维甲酸类化合物、维生素 B_2、B_6、E、C、K等）、积极治疗食管上皮增生、处理癌前病变，如食管炎、息肉、憩室等。③大力开展防癌宣传教育，普及抗癌知识，在高发区人群中作普查、筛检。

【治疗】 分手术治疗、放射治疗、化学治疗和综合治疗。两种以上疗法同时或先后应用称为综合治疗。以综合治疗效果较好。

1. 手术治疗　手术是治疗食管癌首选方法。若全身情况良好，有较好的心肺功能储备，无明显远处转移征象者，可考虑手术治疗。一般颈段癌长度＜3cm、胸上段癌长度＜4cm、胸中、下段癌＜5cm的手术机会较大。然而也有瘤体不太大但已与主要器官，如主动脉、气管等紧密粘连而不能切除者。对较大的鳞癌估计切除可能性不大而病人全身情况良好者，可先采用术前放疗，待瘤体缩小后再作手术。

手术禁忌证：①全身情况差，已呈恶病质。或有严重心、肺或肝、肾功能不全者。②病变侵犯范围大，已有明显外侵及穿孔征象，例如已出现声音嘶哑或已有食管气管瘘者。③已有远处转移者。

手术方法应根据病变部位及病人情况而定。对肿瘤的根治性切除，应注意长度和广度。原则上应切除食管大部分。切除的长度应在距癌瘤上、下5～8cm以上。切除的广度应包括周围的纤维组织及所有淋巴结的清除（特别注意颈部、上纵隔、食管气管旁和隆凸周围、腹内胃小弯、胃左动脉及腹主动脉周围等处）。

食管下段癌，与代食管器官吻合多在主动脉弓上；而食管中段或上段癌则应在颈部吻合。常用的代食管器官是胃（图26－3），有时用结肠或空肠。常见的术后并发症是吻合口

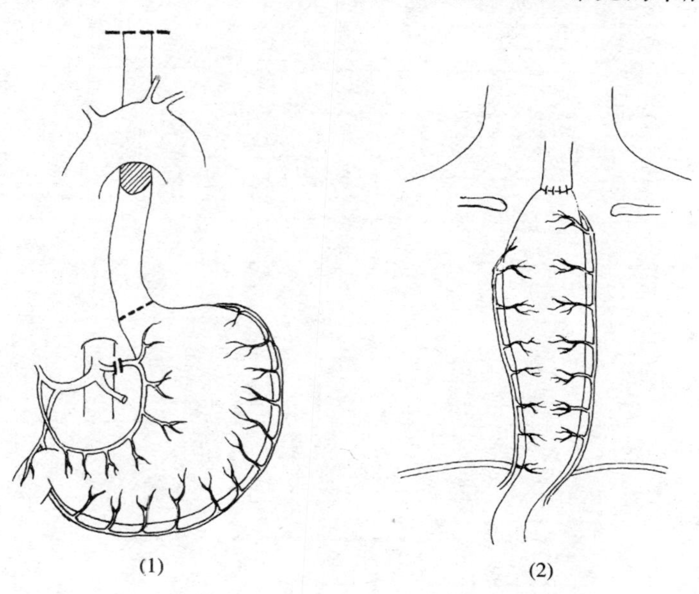

图26－3　食管癌切除后胃代食管术

（1）上、中段食管癌的切除食管范围；（2）胃代食管，颈部吻合术

瘘和吻合口狭窄。

经食管裂孔钝性剥除食管癌作食管内翻拔脱术可用于心、肺功能差、患早期癌而不宜作开胸手术者。但此法可并发喉返神经麻痹及食管床大出血，应掌握适应证及止血技巧。现已逐渐发展对心肺功能差者采用电视胸腔镜下辅助食管癌切除术。

对晚期食管癌，不能根治或放射治疗、进食有困难者，可作姑息性手术，如食管腔内置管术、食管胃转流吻合术、食管结肠转流吻合术或胃造瘘术等。

近 20 年来在手术技术方面作了大量改进工作，出现了各种手术途径和很多种不同的切除技术和吻合技术，例如近年来用管状吻合器进行机械吻合术日益广泛，缩短了手术时间，降低了并发症发生率。各种改进的目的在于减少近远期并发症，提高病人术后生活质量和远期生存率。

2. 放射疗法 ①放射和手术综合治疗：可增加手术切除率，也能提高远期生存率。术前放疗后，2 周内再作手术较为合适。对术中切除不完全的残留癌组织处作金属标记，一般在术后 3～6 周开始术后放疗。②单纯放射疗法：多用于颈段、胸上段食管癌，因手术难度大，手术并发症多，疗效常不满意；也可用于有手术禁忌证而病变不长，病人尚可耐受放疗者。

3. 化学治疗 采用化疗与手术治疗相结合或与放疗、中医中药相结合的综合治疗，有时可提高疗效，或使食管癌病人症状缓解，存活期延长。但要定期检查血象，并注意药物反应。

（成建初）

第二十七章

心脏疾病

第一节　先天性心血管病的外科治疗

先天性心血管病是先天性畸形中最常见的一种，由于胎儿的心脏在母体内发育有缺陷或部分停顿所造成。常见的有：动脉导管未闭、肺动脉口狭窄、房间隔缺损、室间隔缺损、法洛四联症。本组疾病的病理、临床表现、诊断方法参看《内科学》有关章节。本节仅叙其外科治疗方法。

一、动脉导管未闭

动脉导管是胎儿期降主动脉和肺动脉间的正常通道。出生后未能闭锁而成为先天性心血管病。未闭的动脉导管位于降主动脉狭部与左肺动脉之间，粗细长短不一，大多外径 10mm 左右，长约 6～10mm。外形可呈管状、漏斗状、窗状。

【手术适应证】 早产婴儿有较高的动脉导管未闭发生率，且易引起呼吸窘迫征。可先试服吲哚美辛治疗，以抑制前列腺素 E 的扩张作用，促使导管收缩闭合。如无效，即需手术。婴幼儿有心力衰竭者应提早手术治疗。最适当的手术年龄是学龄前。合并肺动脉高压者更应及早手术，即使肺动脉压力升高，只要仍有左向右分流，也应施行手术，以防发展成为逆向分流，失去手术机会。成年以后动脉逐渐硬化脆弱，手术危险性增大。并发细菌性心内膜炎者，最好在抗生素控制感染 2 个月后施行手术。

【手术方法】 气管插管麻醉。置病人右侧卧位，行左侧后外侧开胸切口，经第 4 肋间进胸。在肺动脉干扪及震颤即可证实诊断。于迷走神经后方或与膈神经之间切开纵隔胸膜，充分显露降主动脉上段和导管的前壁，再将导管上下缘和背侧的疏松组织分离。注意保护喉返神经。导管的处理有两种方法：

1. 结扎法　适用于婴幼儿导管细长者，在未闭导管的主动脉侧和肺动脉侧分别用粗丝线结扎。肺动脉压较高，导管较粗大者必须在控制性降压下结扎，以免撕裂管壁出血，或未能将管腔完全闭合。亦可先在导管外衬垫涤纶片后再结扎。

2. 切断法　适用于导管粗短的病人。用无创伤钳分别钳夹未闭导管的主、肺动脉侧，边切边缝合两切端。肺动脉明显高压的成年病例，尤其疑有动脉壁钙化者，最好行胸骨正中切口，在低温体外循环下阻断心脏血液循环，经肺动脉切口缝闭动脉导管内口，较为安全。

近年有人经皮穿刺股动脉和股静脉，分别插入导管至降主动脉上端和肺动脉，而引入细条钢丝。然后将一塑料塞子塞入股动脉（Porstmann 法）或股静脉（Rashkind 法），由心导管顶端沿钢丝顶进嵌入动脉导管将其堵塞。这种不剖胸堵塞法对较小导管的闭合，有很高的成功率。但婴幼儿尚不适用，因血管内径细小塞子不易插入；导管粗短也不适用，因塞子不易堵塞而易脱落。另外还有人开展胸腔镜钳闭导管，适用于婴儿。

二、肺动脉口狭窄

肺动脉口狭窄分三种类型：右心室漏斗部狭窄、肺动脉瓣膜狭窄和肺动脉主干狭窄。以肺动脉瓣膜狭窄最常见。漏斗部狭窄型，流出道肥厚呈管状或右室流出道有一纤维肌束阻塞或存在膈膜。瓣膜狭窄型，三个瓣叶融合成圆锥状，瓣孔变窄，狭窄后肺动脉壁变薄扩张。肺动脉主干狭窄型，主干一处或多处环形狭窄或发育不良，此型罕见。

【手术适应证】 临床上无症状的轻度狭窄病人，一般不需要手术治疗。但心电图已示右心室肥大，或右心室与肺动脉的收缩期压力阶差在60mmHg以上，应行手术治疗。一般应在童年期施行。

【手术方法】 作前胸正中胸骨切口，显露心脏，建立体外循环阻断心脏血流后，瓣膜狭窄者切开肺动脉根部，直视下切开融合的瓣膜交界直达瓣环，然后缝合肺动脉切口。漏斗部狭窄则切开右心室流出道前壁，切除狭窄的纤维肌肉隔膜和肥厚的肌肉，以扩大右心室流出道。如流出道疏通后仍不够通畅，需用心包或涤纶织片作补片，以增宽右心室流出道。

对瓣膜型狭窄也可采用介入疗法，即将球囊导管经皮穿刺入股静脉，在荧屏引导下将球囊置于狭窄口加压扩张，可取得满意疗效，但有时可出现肺动脉瓣关闭不全。

三、房间隔缺损

房间隔缺损是左右心房间的间隔发育不全，造成间隔上遗留缺损，致左、右心房间存在血液分流的先天性畸形。可分为原发孔缺损和继发孔缺损，以后者常见。

【手术适应证】 继发孔缺损病人，即使无症状，也应施行手术。不典型病人经右心导管检查，分流量占体循环血流量的30%以上应手术。肺动脉高压仍有左向右分流者，应争取手术。50岁以上病人有症状，甚至出现房颤、心力衰竭，经内科治疗控制症状后亦应手术治疗。原发孔缺损，更应争取婴儿期手术。肺动脉高压已呈逆向分流者则是手术禁忌证。

【手术方法】 正中胸骨切口或右前胸切口。切开心包，用手指探查右心房，明确缺损部位、大小和解剖关系。建立体外循环阻断心脏血流，心脏停搏后，切开右心房壁，间断或连续缝合缺损。大缺损者用心包或涤纶织片缝补。筛状多孔先予以剪除，再缝合或缝补缺损。

近年来对缺损不大的中央型继发孔缺损已开展用心导管将塑料伞推送至房间隔，覆盖缺损并固定于缺损边缘的非剖胸介入性疗法。亦有电视胸腔镜下修补房间隔缺损的方法。

四、室间隔缺损

室间隔缺损是室间隔在胎儿期发育不全所致。可分为漏斗部缺损、膜部缺损、肌部缺损三大类型（图27-1）。

【手术适应证】 很小的缺损可终生不需手术。缺损小，分流量小，但肺血增多，房室有扩大者，应在学龄前手术。巨大的室间隔缺损，分流量超过50%、心力衰竭反复发作或伴有肺动脉压力增高的婴儿应早日手术。若已发展为严重阻塞性肺高压，致右向左分流，临床上出现紫绀者则为手术禁忌证。

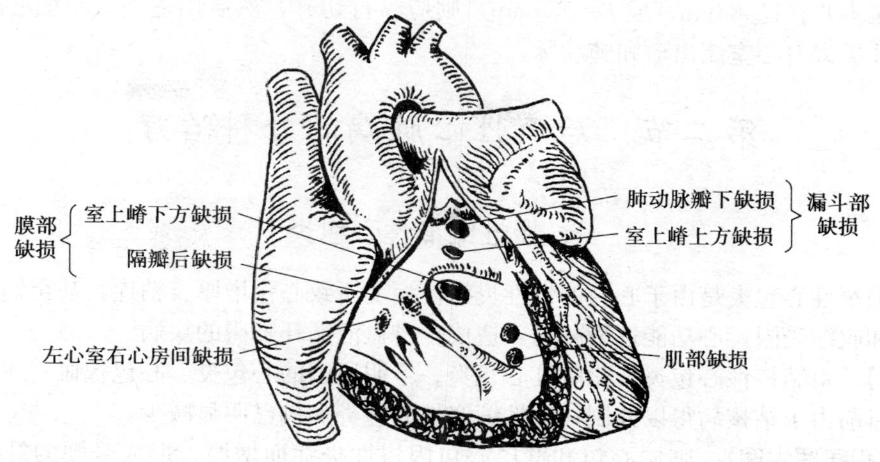

图 27-1 室间隔缺损的各种类型

【手术方法】 在气管插管全身麻醉下，行正中胸骨切口，建立体外循环。阻断心脏循环后，采用经右心房切开途径修补膜部缺损、部分肌部缺损。采用肺动脉切口修补肺动脉瓣下和部分室上嵴上方缺损。低位肌部缺损则切开右心室流出道前壁进行修补。对边缘有纤维组织的较小缺损，可直接缝合，缺损＞1cm 者，则用涤纶织片缝补。传导束行经膜部缺损下缘，在修补缝合时应避免损伤，否则将导致Ⅲ度房室传导阻滞。

五、法洛四联症

法洛四联症是一种常见的紫绀型先天性心脏病。有四种基本病变：肺动脉狭窄、室间隔缺损、主动脉骑跨、右心室肥厚。主要畸形是肺动脉狭窄和室间隔缺损。

【手术适应证】 临床症状较轻者，可等待至 5 岁后施行根治术。在婴儿期，如缺氧严重，屡发呼吸道感染或昏厥，可先行姑息性分流术，待 5 岁后再行根治术；有条件者也可行根治术。

【手术方法】

1. 分流术　手术的目的是增加肺循环血量，改善缺氧，促进肺血管和左心室发育。有两种方法：

（1）锁骨下动脉-肺动脉吻合术：适用于幼儿。游离出左锁骨下动脉，于胸顶部切断，结扎远端，翻下近端与肺动脉作端侧吻合。

（2）主动脉-肺动脉吻合术：适用于锁骨下动脉过于细小的婴儿。在升主动脉后外侧壁和右肺动脉前壁之间，或降主动脉和左肺动脉之间作侧侧吻合术，使主动脉血流分流至肺动脉。吻合口径不可大于 4mm，以免术后常因分流量过多引起肺水肿。

2. 根治术　应尽可能采用此手术方法。如左心室过小，容量＜25ml/m² 或左、右肺动脉直径之和小于横膈水平降主动脉的直径，则病人难以承受此手术。建立体外循环后，切开右心室前壁，切除壁束和隔束或纤维膈肌环，显露室间隔缺损。用涤纶织布片缝补，避免缝及沿下缘走过的传导束。然后疏通肺动脉口狭窄：瓣膜狭窄可作瓣膜切开术；漏斗部狭窄除切除局限性肥厚肌肉纤维外，常需用心包片或涤纶织布片缝补扩大流出道。瓣环或肺总动脉狭窄，如在小儿直径<1cm，成人<1.5cm，则应纵行切开，然后用适当大小的心包片或涤纶织片缝补扩大右心室流出道和肺动脉。

第二节 后天性心脏病的外科治疗

一、慢性缩窄性心包炎

慢性缩窄性心包炎是由于心包的慢性炎症性病变所致心包增厚、粘连，甚至钙化，使心脏的舒张和收缩受限，心功能逐渐减退，造成全身血液循环障碍的疾病。

【病因】 由结核性心包炎、化脓性心包炎、不明原因的心包炎、心包积血、放射治疗等所导致。目前由于结核病得以控制，慢性缩窄性心包炎病例已明显减少。

【病理和病理生理】 脏层心包和壁层心包因慢性炎症而增厚，形成坚硬的纤维瘢痕组织，一般厚0.3～0.5cm，有时可达1cm以上，在膈面最为坚厚。部分病例瘢痕组织内有钙质沉积，钙质斑块嵌入心肌或形成钙质硬壳包裹心脏。壁心包与脏心包互相粘着，心包腔消失。但在结核病例局部心包腔内仍可含有干酪样组织或液体。

由于心脏受到增厚坚硬的心包所束缚，明显地限制了心脏的舒张，使心脏的充盈血量减少，静脉血液回流受阻，使身体各脏器淤血；同时，心脏长期受瘢痕组织束缚使心肌萎缩，心肌收缩力降低，心排血量减少，引起各脏器动脉供血不足；由于肾血流量减少，造成肾对钠和水的潴留，使血容量增加，导致静脉压进一步增加，出现肝肿大、腹水、胸腔积液、下肢水肿。

【临床表现】 主要表现为重度右心功能不全。常见症状为乏力、咳嗽、气促、食欲不振、腹部饱胀等。肺部明显淤血者，可出现端坐呼吸。

体格检查：颈静脉怒张、肝肿大、腹水、下肢水肿，心尖搏动减弱或消失，心浊音界一般不增大。心音遥远。脉搏细速，有奇脉。收缩压较低，脉压小。静脉压常升高达20～40cmH_2O。胸部检查可有一侧或双侧胸膜腔积液征。

实验室检查：血象一般无改变，但可有轻、中度贫血。红细胞沉降率正常或稍增快。肝功能轻度异常，血清白蛋白减少。

心电图检查：各导联QRS波低电压，T波平坦或倒置。部分病人可有心房颤动。

X线检查：心影大小接近正常，左右心缘变直，主动脉弓缩小。心脏搏动减弱或消失。在斜位或侧位片上显示心包钙化较为清晰。胸片上还可显示胸腔积液。

CT和磁共振检查：可以清楚地显示心包增厚及钙化的程度和部位，亦有助于鉴别诊断。

超声心动图：可显示心包增厚、粘连或积液，心房扩大、心室缩小和心功能减退。

【诊断】 根据病史和临床体征，以及X线、超声心动图检查，大多数病人的诊断并无困难。缩窄性心包炎需与肝硬化、结核性腹膜炎、充血性心力衰竭和心肌病相鉴别。

【治疗】 缩窄性心包炎明确诊断后，应尽早施行手术，以免病期迁延过久，导致病人全身情况不佳，心肌萎缩加重，肝功能进一步减退，从而增加手术的危险性，影响手术效果。手术前需改善病人的营养状况，纠正电解质紊乱、低蛋白血症和贫血，给予低盐饮食和利尿药物。有较大量腹水或胸腔积液者，术前1、2日应予抽除，以改善呼吸和循环功能。

通常采用胸骨正中切口，先切开左心前区增厚的心包纤维组织，切开脏层心包显露心肌后，即可见到心肌向外膨出。然后，沿分界面细心地剥离左心室前壁和心尖部的心包，再游离右心室面的心包，最后予以切除。心包切除的范围，两侧达膈神经，上方超越大血管基部，下方到达心包膈面。剥离心包时，应避免损破心肌和冠状血管。如钙斑嵌入心肌，难于剥离时，可留下局部钙斑。

手术中要避免麻醉过深，严密监测中心静脉压、动脉压和心电图，控制输血输液，以防缩窄解除后心室过度膨胀，发生急性心力衰竭。

心包剥离后，心脏舒张及收缩功能大多立即改善，静脉压下降，静脉血液回流量增多、淤滞在组织内的体液回纳入血循环；动脉压增高，脉压增大。心脏的负担加重，应根据情况给予强心、利尿药物。术后要加强对病人的心、肺、肾功能的监测，输液量不宜过多，注意保持水电解质平衡。对病因为结核者继续抗结核治疗。

二、后天性心脏瓣膜病

后天性心脏瓣膜病是最常见的心脏病之一，其中由于风湿热所致的瓣膜病约占我国心脏外科病人的30%左右。

在风湿性心脏瓣膜病中，最常累及二尖瓣，主动脉瓣次之，三尖瓣很少见，肺动脉瓣则极为罕见。本组疾病的病理、临床表现、诊断方法参看《内科学》有关章节，在此仅叙二尖瓣狭窄、二尖瓣关闭不全、主动脉瓣狭窄、主动脉瓣关闭不全的外科治疗方法。

(一) 二尖瓣狭窄

二尖瓣狭窄是因两个瓣叶在交界处互相粘着融合所造成。瓣叶增厚、挛缩、钙化都将进一步加重狭窄。临床上分为隔膜型狭窄和漏斗型狭窄两型。

外科治疗的目的是扩大二尖瓣瓣口，矫治瓣膜病变，解除左心房排血障碍，缓解症状，改善心功能。

【手术适应证】 无症状或心功能属于Ⅰ级者，不主张施行手术。心功能Ⅱ级以上者均应手术治疗。对隔膜型二尖瓣狭窄，特别是瓣叶活动好，没有钙化，听诊心尖部第一心音较脆，有开瓣音的病人，同时没有房颤、左房内无血栓时，可进行经皮穿刺球囊导管二尖瓣交界扩张分离术。或在全身麻醉下剖胸行闭式二尖瓣交界分离术。二尖瓣狭窄伴有关闭不全或明显的主动脉瓣病变，或有心房纤颤、漏斗型狭窄、瓣叶病变严重，有钙化或左房内有血栓，或二尖瓣交界分离术后再狭窄的病例，应在体外循环直视下行二尖瓣交界切开分离术或瓣膜成形术。若瓣膜病变严重，已有重度纤维化、挛缩、钙化等则需切除瓣膜，作人工瓣膜二尖瓣替换术。

【术前准备】 重度二尖瓣狭窄伴有心力衰竭或心房颤动者，术前应给予适量洋地黄制剂和利尿剂，纠正电解质失衡，待全身情况和心脏功能改善后进行手术。

【手术方法】

1. 闭式二尖瓣交界分离术　通常经左胸后外侧第5肋间或左前胸第4肋间切口进胸。在膈神经前方纵行切开心包。左心耳和左心尖部缝置荷包线，分别置入术者右手示指和二尖瓣扩张器，经左心耳切口检查二尖瓣瓣叶和瓣口等情况。在左心房内示指的引导下，将二尖瓣扩张器由左心室心尖部引入瓣口，分次扩张，从2.5cm起，到3.0～3.5cm左右。

2. 直视手术　需在体外循环下进行。通常采用正中胸骨切口。经房间沟切开左心房，显露二尖瓣，切开融合交界，扩大瓣口和切开、分离粘着融合的腱索和乳头肌，以改善大瓣活动度。如瓣膜病变严重，已有重度纤维化、硬化、挛缩或钙化，则需切除瓣膜，作人工瓣膜替换术。

（二）二尖瓣关闭不全

风湿性二尖瓣关闭不全较为多见，半数以上病例合并狭窄。主要病理改变是瓣叶和腱索增厚、挛缩、瓣膜面积缩小、瓣叶活动度受限制以及二尖瓣瓣环扩大等。细菌性心内膜炎可造成二尖瓣叶赘生物或穿孔；其他原因所致之腱索断裂、乳头肌功能不全、二尖瓣脱垂等均可造成二尖瓣关闭不全。

二尖瓣关闭不全症状明显，心功能受影响，心脏扩大时即应及时在体外循环下进行直视手术。手术方法可分为两种：

1. 二尖瓣修复成形术 利用病人自身的组织和部分人工代用品修复二尖瓣装置，使其恢复功能，包括瓣环的重建和缩小，乳头肌和腱索的缩短或延长，人工瓣环和人工腱索的植入，瓣叶的修复等。术中应检验修复效果，看关闭不全是否纠正。如仍有明显关闭不全，则应重新进行二尖瓣替换术。

2. 二尖瓣替换术 二尖瓣严重损坏，不适于施行瓣膜修复术的病例需作二尖瓣替换术。切除二尖瓣瓣叶和腱索，但需沿瓣环保留 0.3～0.5cm 的瓣叶组织，将人工瓣膜缝合固定于瓣环上。

临床上使用的人工瓣膜有机械瓣膜、生物瓣膜两大类。各有其优缺点，应根据情况选用。心脏瓣膜替换术疗效较好，但正确的术后处理十分重要，如心功能的维护、机械瓣替换术后的抗凝治疗、病人的远期随访和治疗等。

（三）主动脉瓣狭窄

主动脉瓣狭窄是由于病变侵害主动脉瓣造成瓣叶增厚粘连、钙化所致。病程长久者可发生钙化或合并细菌性心内膜炎等。单纯狭窄的病例较少，常合并主动脉瓣关闭不全或二尖瓣病变等。

临床上呈现心绞痛、昏厥或心力衰竭者，病情往往迅速恶化，可在 2～3 年内死亡，故应争取尽早施行手术治疗。手术需在体外循环下进行，切除病变的瓣膜，进行人工瓣主动脉瓣膜替换术。经皮穿刺气囊导管作扩张分离术应严格选择病人，仅在少数狭窄较轻又不适合手术的病人才考虑选用。此法难以完善地解除瓣膜狭窄，且易造成关闭不全和钙化赘生物脱落，导致栓塞并发症。

（四）主动脉瓣关闭不全

主动脉瓣关闭不全是由于病变造成瓣叶变形、增厚、钙化，活动受限不能严密对合所致。常伴有程度不等的主动脉瓣狭窄。除风湿性心瓣膜病外，细菌性心内膜炎、马方综合征（Marfan syndrome）、先天性主动脉瓣畸形、主动脉夹层动脉瘤等也是临床上造成主动脉瓣关闭不全的原因。

临床上出现症状，如呈现心绞痛、左心室衰竭或心脏逐渐扩大，则可在数年内死亡，故应争取尽早施行人工瓣膜替换术。

三、冠状动脉粥样硬化性心脏病

冠状动脉粥样硬化性心脏病简称冠心病，主要病变是冠状动脉内膜脂质沉着、局部结缔组织增生、纤维化或钙化，形成粥样硬化斑块，造成管壁增厚、管腔狭窄或阻塞，从而导致心肌缺血。冠状动脉粥样硬化主要是侵犯冠状动脉主干及其近段的分支。左冠状动脉的前降支与回旋支的发病率较右冠状动脉为高。

冠心病外科治疗主要是应用冠状动脉旁路移植手术（搭桥术）为缺血心肌重建立血运通道，改善心肌的供血和供氧，缓解和消除心绞痛症状，改善心肌功能，延长寿命。

【手术适应证】 主要为心绞痛经内科治疗不能缓解，影响工作和生活，经冠状动脉造影发现冠状动脉主干或主要分支明显狭窄，但其狭窄的远端血流通畅的病例。所谓明显狭窄系指冠状动脉管径狭窄超过 50%，此时管腔的面积即减少超过 75%，狭窄远端的血流即会明显减少，临床上出现明显的缺血症状。左冠状动脉主干狭窄和前降支狭窄应及早手术，因这些病例容易发生猝死。冠状动脉的主要分支，如前降支、回旋支和右冠状动脉有两支以上明显狭窄者，即使心绞痛不重，也应列为搭桥术的适应证。

术前进行选择性冠状动脉造影时，除了要准确地了解冠状动脉粥样硬化病变的部位、狭窄程度和病变远端冠状动脉血流通畅情况，并测定左心室功能。冠状动脉管径狭窄超过 50%，狭窄远段的冠状动脉血流通畅，供作吻合处的冠状动脉分支直径在 1.5mm 以上，左心导管测压及左心室造影显示左心室功能较好，左心室射血分数大于 30%的病例，适宜施行手术治疗。

【手术方法】 冠状动脉旁路移植术即采取一段自体的大隐静脉，将静脉的近心端和远心端分别与狭窄段远端的冠状动脉分支和或主动脉作端侧吻合术，以增加心肌血液供应量（图 27-2）；或近年来较多采用的胸廓内动脉与狭窄段远端的冠状动脉分支端侧吻合术。对于多根或多处冠状动脉狭窄病例可用单根大隐静脉或胸廓内动脉与邻近的数处狭窄血管作贯序或蛇形端侧与侧侧吻合术。

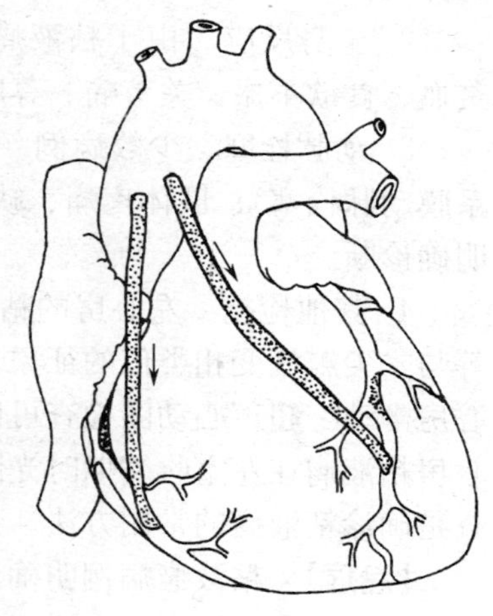

图 27-2 升主动脉-冠状动脉的大隐静脉旁路移植术

近年来提倡用动脉如胸廓内动脉、胃网膜右动脉、桡动脉等作冠状动脉旁路手术的移植物，动脉移植物的远期通畅率大大高于自体大隐静脉，明显提高了手术的远期效果。

冠状动脉旁路术后约有 90%以上的病人症状消失或减轻，心功能改善，可恢复工作，延长寿命。

四、心脏粘液瘤

心脏粘液瘤是一种最常见的原发性心脏良性肿瘤。心脏各房室均可发生，但位于左心房者最多。

【病理】 粘液瘤起源于心内膜下具有多向分化潜能的间叶细胞。心房间隔卵圆窝区富含此类细胞，因而是好发部位。肿瘤长大后呈息肉样肿块突入心腔，常有瘤蒂附着于房间隔或心房壁，瘤体能随心动周期而活动。肿瘤常呈椭圆形，有时有分叶或形似一串葡萄，外观呈半透明、晶莹的胶冻，色彩丰富，呈淡黄、浅绿、暗紫色，并可夹杂红色出血区。质脆易碎，碎屑进入血循环可引致体动脉或肺动脉栓塞。

心脏粘液瘤的主要病理生理改变是突入心脏内的瘤体妨碍正常血流。左心房粘液瘤常造成二尖瓣瓣口梗阻，影响瓣膜的开放和闭合，产生二尖瓣狭窄或关闭不全。

【临床表现与诊断】 心脏粘液瘤的临床表现复杂多样，主要取决于瘤体的位置、大小、生长速度、瘤蒂的长短，以及是否发生脱落、出血、坏死等。总的说来，可归纳为以下四大表现：

1. 血流阻塞现象 左心房粘液瘤最常见的临床症状是由于房室瓣血流受阻引起心悸、气急等，与风湿性二尖瓣病变相类似。体格检查在心尖区可听到舒张期或收缩期杂音，肺动脉瓣区第二音增强。瘤体活动度较大的病例，在病人变动体位时，杂音的响度和性质可随之发生改变。右心房粘液瘤导致三尖瓣瓣口阻塞时可出现颈静脉怒张、肝肿大、腹水、下肢水肿等与三尖瓣狭窄或缩窄性心包炎相类似的症状。体格检查在胸骨左缘第 4、5 肋间可听到舒张期杂音。移动度较大的粘液瘤如突然阻塞房室瓣瓣孔，病人可发作昏厥、抽搐、甚或引致猝死。

2. 全身反应 由于粘液瘤出血、变性、坏死，引起全身免疫反应，常有发热、消瘦、贫血、食欲不振、关节痛、荨麻疹、无力等。

3. 动脉栓塞 少数病例（15%）出现栓塞现象，如偏瘫、失语、昏迷；急性腹痛（肠系膜动脉栓塞）；肢体疼痛、缺血（肢体动脉栓塞）等。有的病例摘除栓子经病理检查后才明确诊断。

4. 其他检查 左心房的粘液瘤在胸部 X 线检查常显示左心房、右心室增大、肺部淤血等与二尖瓣病变相类似的征象。心电图表现亦与二尖瓣病变相似，但粘液瘤的病例很少出现心房颤动。超声心动图检查可以看到心腔内云雾状光团回声波，并随心脏舒缩而移动。如左心房粘液瘤在左室收缩期时光团位于心房腔内，舒张期时移位到二尖瓣瓣口。超声心动图检查是确诊粘液瘤的常用方法。化验血沉常增高。

【治疗】 粘液瘤病例明确诊断后应尽早施行手术摘除肿瘤，恢复心脏功能，避免肿瘤发生恶变以及突然堵塞房室瓣瓣口引起猝死，或肿瘤碎屑脱落并发栓塞。

施行粘液瘤摘除术需应用体外循环，手术过程中应注意阻断循环前不要搬动、挤捏心脏或用手指作心内探查，以免瘤体脱落造成栓塞。注意避免损破肿瘤组织，切除肿瘤后应详细检查各个心腔，并用生理盐水反复清洗心腔，以防遗漏多发性粘液瘤或残留肿瘤碎屑。

粘液瘤手术治疗效果良好，手术死亡率和复发率均低。但少数病例可以再发（2%），故术后必须定期随诊，并作超声心动图复查。

（成建初）

第二十八章

原发性纵隔肿瘤

纵隔实际上是一间隙，前为胸骨，后为胸椎（包括两侧脊柱旁肋脊区），两侧为纵隔胸膜，上连颈部，下止于膈肌。纵隔内有心脏、大血管、食管、气管、神经、胸腺、胸导管、丰富的淋巴组织和脂肪组织。为了便于标明病变在纵隔内的所在部位，可将纵隔划分为若干部分。简单的划区法是以胸骨角与第 4 胸椎下缘的水平连线为界，把纵隔分成上、下两部。近年来将含有很多重要器官的纵隔间隙，称内脏器官纵隔（以往称中纵隔）；气管、心包前面的间隙为前纵隔；在气管、心包后方的（包括食管和脊柱旁纵隔）称后纵隔（图 28-1）。临床上常将此两种划区综合起来定病变部位。

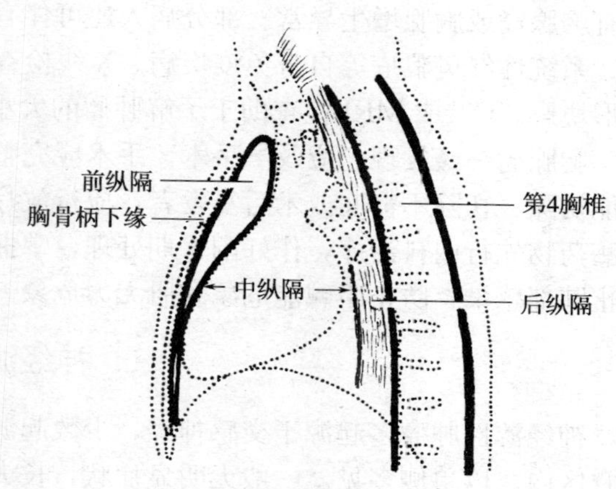

图 28-1 纵隔临床解剖分区

纵隔内组织和器官较多，胎生结构来源复杂，所以纵隔肿瘤种类繁多（图 28-2）。有原发的，有转移的。原发性肿瘤中以良性多见，但也有相当一部分为恶性。

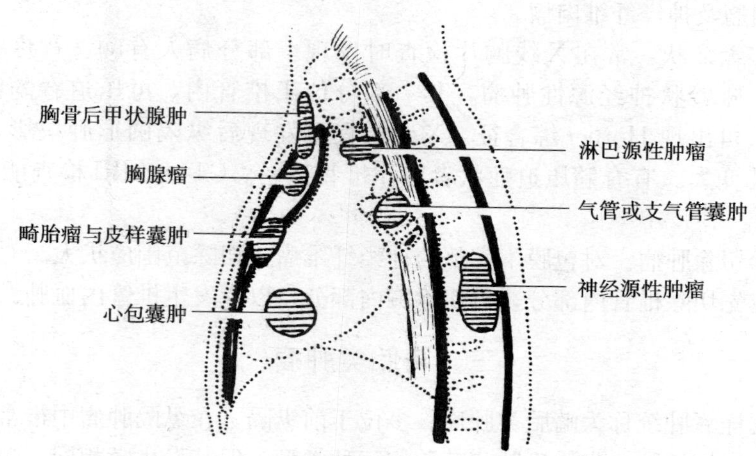

图 28-2 纵隔肿瘤好发部位

一、胸 腺 瘤

胸腺瘤多位于前上纵隔。分上皮细胞型、淋巴细胞型和混合型三类。呈椭圆形阴影或分叶状，边缘界限清楚。多为良性，包膜完整。但临床上常视为有潜在恶性，易浸润附近组织器官。有些退化的残余胸腺内含有活跃的生发中心，常迷走异位于气管前、甲状腺下极、肺门、心包、膈肌等处的脂肪组织内。胸腺因涉及人体免疫功能，有些病症可能与自身免疫机制改变有关。

临床上本病多发于20～50岁，可无症状，多在胸部X线检查时发现。胸部钝痛、气短、咳嗽是最常见的症状。若出现剧烈胸痛、声音嘶哑、膈肌麻痹、上腔静脉阻塞综合征，提示肿瘤为浸润型。约15%～50%合并重症肌无力。反之，重症肌无力患者中约有半数以上有胸腺瘤或胸腺增生异常。部分病人还可伴有单纯红细胞再生障碍性贫血、免疫球蛋白缺乏、系统性红斑狼疮等自身免疫疾病。X线检查示前上纵隔边缘清晰或呈分叶状的圆形或椭圆形块影。CT或MRI检查助于了解肿瘤的大小及外侵程度。

胸腺瘤一经发现，应及早手术。手术应完整切除肿瘤及残留胸腺组织和周围脂肪组织。不能切除、切除不彻底或术后复发者，应行放疗、化疗。合并重症肌无力者，应采用抗胆碱酯酶药物先行内科治疗，作好围术期处理，掌握用药规律，待病情稳定后手术。术后应积极防止肺部感染、防止胆碱能危象和肌无力危象。

二、神经源性肿瘤

神经源性肿瘤多起源于交感神经，少数起源于外围神经。这类肿瘤多位于后纵隔脊柱旁肋脊区内。以单侧多见。一般无明显症状，长大压迫神经干或恶变侵蚀周围组织时可发生疼痛。纵隔神经源性肿瘤可分成两大类：

1. 起源于自主神经系统的肿瘤　大多起源于交感神经。良性的有神经节细胞瘤和少数发生于迷走神经的神经纤维瘤，恶性的有神经母细胞瘤及节细胞神经母细胞瘤。

2. 起源于周围神经的肿瘤　良性的有神经鞘瘤和神经纤维瘤。临床上这两类肿瘤表现相似，故统称为神经纤维瘤。多发生于脊神经根或其近侧段，亦有少数来自肋间神经。恶性者有恶性神经鞘瘤及神经纤维肉瘤。

临床上大多无症状，常在X线胸片检查时发现。部分病人有胸、背疼痛、咳嗽及四肢麻木等表现。哑铃状神经源性肿瘤，其一部分位于椎管内，可压迫脊髓引起瘫痪。颈交感神经受累，可出现Horner综合征。X线检查可发现后纵隔圆形肿块影，邻近肋骨受压变薄，椎间孔变大。有脊髓压迫症状者应作椎管造影。CT或MRI检查能进一步明确病情。

治疗应手术切除肿瘤。对包膜不完整的神经纤维瘤，切除范围应扩大。对于突向椎管内的哑铃形肿瘤应先切除椎管内部分，再切除胸内部分，以免发生椎管内血肿。

三、畸胎类肿瘤

畸胎瘤与皮样囊肿统称为畸胎类肿瘤。多位于前纵隔，在纵隔肿瘤中最常见。根据胚层来源虽可分成表皮样囊肿、皮样囊肿和畸胎瘤三种类型，但其发生学相同。畸胎瘤多为实质性，内含大小不同、数目不等的囊肿。囊壁常有钙化，内除有结缔组织外还含有表皮、真皮及皮脂腺等，囊内多为褐黄色液体，混有皮脂及胆固醇结节，并有毛发，实体部分有骨、软骨、肌、支气管、肠壁及淋巴样组织等。约10%畸胎瘤为恶性。

【临床表现及诊断】 肿瘤较小时多无明显症状。肿瘤增大时，则产生压迫及侵犯邻近组织的症状。常见有胸闷、胸痛、咳嗽、气促等。若肿瘤穿破胸膜腔，则造成胸腔积液和胸腔感染；穿入支气管或肺，可咳出皮脂样物；穿破心包则导致心包积液。X线主要表现为前纵隔内圆形或椭圆形影，多向一侧突出，肿瘤巨大时可占据中、后纵隔，甚至大部胸腔。肿瘤长轴多与身体长轴平行，阴影密度多不均匀，可有钙化。若肿瘤内发现牙齿或成熟的骨组织影，即可确诊。CT可显示肿瘤是实性或囊性，尚可发现肿瘤有无外侵及淋巴结肿大。

【治疗】 一经诊断，应尽早手术切除。若肿瘤继发感染或恶变，手术难度明显增加，治疗效果差。对肿瘤穿破肺和支气管者，应同时作病肺切除或支气管修复。若系恶性畸胎瘤，术后应辅以放射治疗、化学治疗。

四、纵隔囊肿

纵隔囊肿较常见的有支气管囊肿、食管囊肿和心包囊肿，均因胚胎发育过程中部分胚细胞异位而引起。三种囊肿均属良性。

支气管囊肿囊壁通常由假复层纤毛上皮、软骨、平滑肌、纤维组织和粘液腺组成。临床上症状甚少，但若囊肿破入气管、囊肿继发感染则出现发热、咳嗽、咳粘液痰等症状。X线检查可见气管隆突水平有一个边缘清晰、密度均匀、可随呼吸变化的圆形或椭圆形阴影，若囊肿与支气管相通，囊内可出现液气平面。一旦诊断，应行手术切除，注意术中避免损伤气管、支气管。

食管囊肿多位于上段食管，囊肿内层多为食管粘膜或胃粘膜，囊肿外壁由平滑肌组成，囊肿肌层多与食管肌层相融合，但囊肿与食管多不相通，临床上食管囊肿多见于婴幼儿，较小囊肿多无症状，巨大囊肿对气管、食管、肺造成压迫而出现呼吸困难和吞咽困难，一旦诊断应手术切除，术中剥离囊肿时应特别注意勿损伤食管粘膜。

心包囊肿囊壁薄而透明，囊内含清澈透明液体，大部分与心包腔不交通，临床上多无症状，常在体检时发现，X线检查见心膈角处有圆形或椭圆形阴影，密度淡而均匀、边缘清晰、常与心影重叠，其形态可随体位而改变，透视下可有传导性搏动，超声心动图有助于诊断。一旦诊断，应手术切除。

五、胸内甲状腺肿

胸内甲状腺肿多位于前纵隔，有两个来源：①颈部的甲状腺肿向下延伸扩展或者堕入；②胚胎发育期遗留迷走甲状腺组织发展而成。

【临床表现和诊断】 临床常无症状，部分病人有胸闷、胸胀等表现，瘤体增大时可出现相应的压迫症状，压迫气管可出现呼吸困难，压迫食管可引起吞咽困难，压迫上腔静脉可引起上腔静脉综合征。X线检查可见前上纵隔圆形或椭圆形致密阴影，随吞咽上下活动，上缘可延伸至颈部。放射性^{131}I检查对诊断及判断有无甲状腺功能亢进均有帮助。

【治疗】 应行手术切除，若肿瘤位置较高体积较小，可经颈部切口完成手术；对肿块体积大，位置深者，宜采用胸骨正中劈开切口，术中避免损伤喉返神经。

六、纵隔淋巴瘤

纵隔淋巴瘤最常好发部位是前纵隔，是最常见的儿童纵隔肿瘤。

【临床表现】 主要为发热、乏力、呼吸困难。可出现胸腔积液以及气管和上腔静脉受压征象。肿瘤生长快。X线胸片可见前纵隔有一大的圆形肿块或显示双侧肺门对称性分叶状阴影。

【诊断】 目前诊断纵隔淋巴瘤最主要的方法是行颈部或锁骨上窝淋巴结活检。如病变仅限于纵隔，可行纵隔镜检查。

【治疗】 除胸腺霍奇金病外，手术切除并不能提高生存率。放射治疗和化学药物治疗是治疗纵隔淋巴瘤的主要方法。

（成建初）

第二十九章

腹外疝

第一节 概 述

腹外疝是腹内脏器或组织连同壁层腹膜，经腹壁或盆壁的薄弱或缺损处向体表突出，局部形成包块的总称。是外科常见病之一。

【病因】 腹壁强度降低和腹内压力增高是腹外疝发病的两个主要原因。

（一）腹壁强度降低

先天性因素常见于某些组织穿过腹壁的部位，如精索或子宫圆韧带通过的腹股沟管，股动、静脉穿过的股管，脐血管穿过的脐环等处。后天性因素有手术切口愈合不良、外伤、感染、腹壁神经损伤、老年、久病、肥胖所致肌肉萎缩等。

（二）腹内压力增高

常见因素有慢性咳嗽，慢性便秘，排尿困难，妊娠晚期，举重，腹水，婴儿经常啼哭等。

【病理解剖】 典型的腹外疝由疝环、疝囊、疝内容物、疝外被盖等四部分组成：①疝环：即腹壁薄弱或缺损所在，是疝内物向体表突出的门户。②疝囊：是壁层腹膜经疝环向外突出所形成的囊袋，由疝囊颈和疝囊体组成，疝囊颈是疝囊与腹腔间的通道，其位置相当于疝环。③疝内容物：是进入疝囊内的腹腔脏器或组织，最多见的是小肠，其次是大网膜、盲肠、阑尾、乙状结肠和膀胱。④疝外被盖：是疝囊以外的各层组织。

【临床类型与表现】 腹外疝按病理状态和临床特点分为四种类型：

（一）易复性疝

凡疝内容物很容易回纳腹腔的，称为易复性疝。除有肿块和偶有胀痛外，一般无特殊症状，于回纳疝块时常听到咕噜声，回纳后，能触及腹壁缺损和咳嗽冲击感。疝巨大者，可有行走不便和下坠感。

（二）难复性疝

疝内容物不能回纳或不能完全回纳入腹腔内但并不引起严重症状者，称难复性疝。主要是由于疝内容物长期反复突出与疝囊壁发生粘连所致。另有少数病程较长的疝，因内容物不断进入疝囊时产生的下坠力，将囊颈上方的腹膜逐渐推向疝囊，以致使盲肠、乙状结肠或膀胱随之下移而成为疝囊壁的一部分，这种疝称为滑动性疝，也属难复性疝。

（三）嵌顿性疝和绞窄性疝

疝门较小而腹内压突然增高时，疝内容物可强行扩张疝囊颈而进入疝囊，随后因囊颈弹性收缩，又将疝内容物卡住而不能还纳，称为嵌顿性疝。疝发生嵌顿后，如其内容物为肠管、肠壁及其系膜，可在疝环处受压，先使静脉回流受阻，导致肠壁淤血水肿，颜色转呈暗红色，肠壁及其系膜增厚，于是受压肠管情况加重而更加难以回纳。嵌顿如不能及时解除，肠壁及其系膜受压加重，最后导致动脉供血受阻，即为绞窄性疝。此时肠系膜动脉搏动消失，肠壁失去光泽、弹性和蠕动，终于变黑坏死。

嵌顿性疝和绞窄性疝是一个病理过程的两个阶段，临床上很难截然分开。如为肠管嵌顿，病人常有急性肠梗阻的表现，如果疝内肠管已坏死穿孔，则可引起局部脓肿、肠瘘、腹膜炎和感染性休克。

若嵌顿的仅是部分肠壁，肠腔并未完全梗阻，其系膜也未进入疝囊，则称为肠管壁疝或Richter疝（图29-1）。若嵌顿的是小肠憩室（如Meckel憩室），则称Littre疝。如嵌顿的是几个肠管，或呈W形，疝囊内各嵌顿肠袢之间的肠管可隐藏在腹腔内，称为逆行性嵌顿（图29-2），发生这种绞窄时，不仅疝囊内的肠管可坏死，腹腔内的中间肠管也可坏死，故手术中必须检查腹腔内的肠袢。

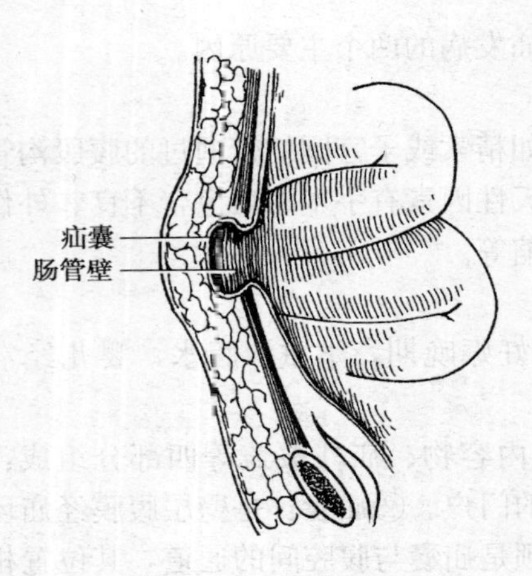

图29-1 肠管壁疝

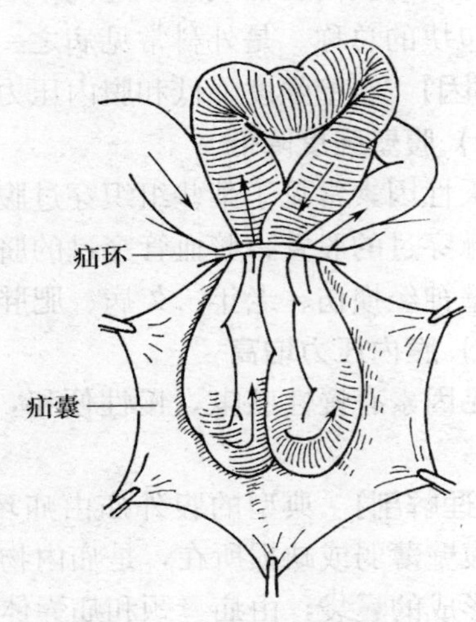

图29-2 逆行性嵌疝

第二节 腹股沟疝

腹股沟疝分为直疝和斜疝。凡疝囊经过腹壁下动脉外侧的腹股沟管的内环（深环、腹环）突出，斜行经过腹股沟管于外环（皮下环、浅环）穿出，并可进入阴囊者，称为腹股沟斜疝。凡疝囊经腹壁下动脉内侧的直疝三角区直接由后向前突出，不经过内环，也不进入阴囊者，称为腹股沟直疝。

【腹股沟区解剖】

（一）腹股沟管解剖

腹股沟管位于腹前壁，腹股沟韧带的内上方，经外上向内下、由后外向前内走向，成人长约4～6cm。腹股沟管内口即内环，体表位置在腹股沟韧带中点上方1.5cm处。外口即外环位于耻骨结节的外上方，其大小一般可容纳一示指尖。腹股沟管的前壁有皮肤、皮下组织和腹外斜肌腱膜，外侧1/3尚有腹内斜肌覆盖；后壁的外2/3为腹横筋膜和腹膜，其内侧

1/3 为腹股沟镰；上壁为腹内斜肌、腹横肌的弓状下缘；下壁为腹股沟韧带。女性腹股沟管内有子宫圆韧带通过，男性则有精索通过（图 29－3）。

（二）直疝三角（Hesselbach 三角）

直疝三角的外侧边为腹壁下动脉，内侧边为腹直肌外侧缘，底边为腹股沟韧带。直疝三角内缺乏完整的腹肌覆盖，且腹横筋膜又比周围部分薄，腹股沟直疝即在此由后向前突出，故称直疝三角。

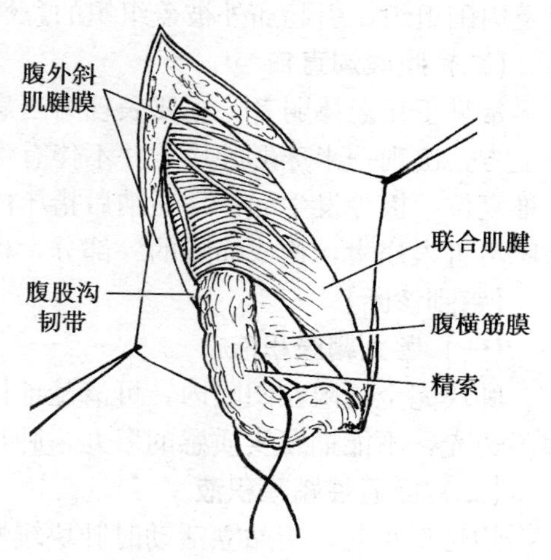

图 29－3 腹股沟管的解剖

【发病机制】

（一）腹股沟斜疝

有先天性和后天性两种：

1. 先天性斜疝 由于胚胎期睾丸下降过程中，将腹膜向前推移，形成腹膜鞘突，并随睾丸一并降入阴囊。在婴儿出生后不久，鞘突便自行萎缩闭锁，而遗留一纤维索带。如鞘突不闭锁或闭锁不全，则鞘突与腹腔相通，若在腹压增高的作用下，腹腔内脏器即可进入其中形成先天性斜疝。由于右侧睾丸较左侧下降迟缓，鞘突闭锁较晚，故右侧斜疝较左侧多见。

2. 后天性斜疝 腹横筋膜不同程度的薄弱或缺损，以及腹横肌和腹内斜肌发育不全是发病的主要原因。当腹压增高时，不能发挥保护作用，内环处的腹膜向外突出而形成疝囊。

（二）腹股沟直疝

腹内斜肌弓状下缘发育不全或位置偏高是直疝发病的基础。特别是老年人腹肌多较薄弱，若伴有长期咳嗽、排尿困难或慢性便秘等，经常使腹内压增高，就可能迫使腹内脏器由直疝三角向外突出而形成直疝。

【临床表现与诊断】

（一）腹股沟斜疝

1. 易复性斜疝 易复性斜疝除腹股沟区有肿块和偶有胀痛外，并无其他症状。当站立、行走、咳嗽时，肿块出现，并可降至阴囊或大阴唇。肿块呈梨形，平卧或用手将肿块向腹腔内推送，即可回纳而消失。回纳后，用手指通过阴囊皮肤伸入外环，可感外环扩大、松弛，此时嘱病人咳嗽，指尖可有冲击感。用手指经腹壁皮肤压紧内环处，让病人站立并咳嗽，疝块不再突出，若将手指移开则肿块又可复现。疝内容物如为肠袢，则肿块较软、光滑、叩之呈鼓音，听诊有肠鸣音，回纳时常可听到咕噜声。内容物如为大网膜，则肿块坚韧呈浊音，回纳缓慢。

2. 难复性疝 疝块不能完全回纳，局部坠胀感稍重。

3. 嵌顿性斜疝 常发生在强体力劳动、排便等腹内压骤增时，表现为疝块突然增大，伴有明显胀痛，平卧或用手推送不能使肿块回纳。肿块紧张发硬，触痛明显。嵌顿内容物如为大网膜，局部疼痛常较轻微；如为肠袢，不仅局部疼痛明显，还可伴有恶心、呕吐、腹胀、排气排便停止等机械性肠梗阻的临床表现。如不及时处理，可发展成绞窄性疝。

4. 绞窄性疝 临床症状多较严重，绞窄时间长者，由于疝内容物发生缺血坏死、感染，侵及周围组织，引起疝外被盖组织的急性炎症，以及急性腹膜炎。严重者可发生脓毒症。

（二）腹股沟直疝

常见于年老体弱者。主要表现为当病人站立或腹内压增高时，在腹股沟内侧、耻骨结节外上方，出现一半球形肿块，并不伴有疼痛和其他症状。平卧后疝块多能自行回纳，不需用手推复位，极少发生嵌顿。还纳后指压内环，不能阻止疝块出现。直疝决不进入阴囊。有时膀胱可进入疝囊，构成疝囊的一部分，称为滑动性直疝。手术时应予以注意。

【鉴别诊断】

（一）睾丸鞘膜积液

肿块完全局限在阴囊内，可清楚地摸到上界无蒂，有囊性感，透光试验阳性，而疝块则多不透光，不能扪及实质感的睾丸，肿物出现后不能回纳。

（二）交通性鞘膜积液

均见于小儿，于站立活动时肿块缓慢出现并增大，平卧后肿块逐渐缩小或消失，挤压肿块，其体积也可逐渐缩小。当阴囊肿大时触不清睾丸。透光试验阳性。

（三）精索鞘膜积液

腹股沟部精索位置有肿物，较小，与体位变动无关，牵拉睾丸时肿物随之移动，透光试验阳性。

（四）隐睾

睾丸下降不全可在腹股沟区形成肿块，肿块较小，边界清楚，阴囊内无睾丸，压迫肿块可出现特有胀痛感。

（五）腹股沟斜疝与直疝的鉴别

见表 29－1。

表 29－1 腹股沟斜疝和直疝的鉴别要点

	斜 疝	直 疝
发病年龄	多见于儿童及青壮年	多见于老年
突出途径	经腹股沟管突出，可进阴囊	经直疝三角突出，不进阴囊
疝块外形	椭圆或梨形，上部呈蒂柄状	半球形，基底较宽
回纳疝块后压住内环	疝块不再突出	疝块仍可突出
外环指诊	外环扩大，咳嗽时有冲击感	外环大小正常，无咳嗽冲击感
精索与疝囊的关系	精索在疝囊后方	精索在疝囊前方
疝囊与腹壁下动脉的关系	疝囊颈在腹壁下动脉外侧	疝囊颈在腹壁下动脉内侧
嵌顿机会	较多	极少

【治疗】

腹股沟疝的疝块随着病程而持续增大，将加重腹壁的缺损而影响劳动力，斜疝又常可发生嵌顿绞窄而威胁病人生命。因此，一般均应尽早采取手术治疗。

（一）非手术疗法

主要适应于1岁以内婴儿和年老体弱或伴有其他严重疾病而禁忌手术者。

因为婴儿腹肌可随机体生长不断强壮，腹外疝有自行消失的可能性。可采用棉线束带或绷带压住腹股沟管内环处（图 29－4），防止疝块突出并给予发育中的腹肌以加强腹壁的机会。

年老体弱或伴有严重疾病者，白天可在回纳疝内容物后，配带医用疝带。长期使用疝带，可使疝囊因摩擦而肥厚，增高嵌顿的发病率，还可使疝内容物和疝囊发生粘连，形成难复性疝。

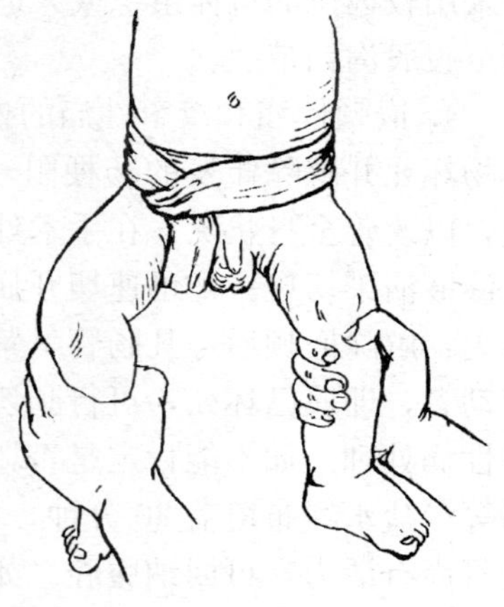

图 29－4　棉线束带使用法

（二）手术疗法

手术疗法是治疗腹股沟疝最有效的方法。术前对有慢性咳嗽、排尿困难、便秘、腹水、妊娠等腹内压增高因素，予以处理，否则易复发。手术方法可分为疝囊高位结扎术、疝修补术和疝成形术三类：

1．疝囊高位结扎术　指在内环水平，高位结扎疝囊颈部，以阻断腹内脏器突离腹腔的出口。疝囊体可切除或留置原位。其手术的关键在于高位结扎，结扎偏低，只是把一个大疝囊转变为一个小疝囊，不能达到治疗目的。此手术适用于：①婴幼儿患者，因其腹肌可逐渐强壮而使腹壁加强，单纯疝囊高位结扎术能获得满意疗效。②作为疝修补术或成形术的基本内容之一。③绞窄性疝因肠坏死而局部感染严重者，因感染通常使修补失败，因此常采取单纯疝囊高位结扎术，修补术应另行择期施行。

2．疝修补术　是在疝囊高位结扎基础上，利用邻近健康组织行内环和腹股沟管的修补。内环修补是把扩大松弛的疝门加以缩小，使之恰能使精索通过而不致受压为度，一般相当于小指指尖部大小。腹股沟管管壁的修补方法很多，大体上可分为加强其前壁或后壁两大类。

加强腹股沟管前壁的方法有 Ferguson 法。该方法是将精索留置原位不游离，在精索前方将腹内斜肌下缘和联合肌腱缝在腹股沟韧带上，以消灭腹内斜肌弓状下缘与腹股沟韧带之间的空隙。此法仅适用于腹横筋膜无显著缺损、腹股沟管后壁尚健全的病例。

加强腹股沟管后壁常用的方法有四种：①Bassini 法：把精索提起，在其后方将腹内斜肌下缘和联合肌腱缝在腹股沟韧带上，置精索于腹内斜肌与腹外斜肌腱膜之间。②Halsted 法：此法与 Bassini 法很相似，但把腹外斜肌腱膜也在精索后方缝合，而把精索移至腹壁皮下层内。③McVay 法：是在精索后方把腹内斜肌下缘和联合肌腱缝在耻骨梳韧带上。④Shouldice 法：将腹横筋膜自耻骨结节处向上切开，直至内环，然后将切开的两叶予以重叠缝合，先将外下叶缝于内上叶的深面，再将内上叶的边缘缝于髂耻束上，以再造合适的内环，发挥其括约肌作用。然后按 Bassini 法将腹内斜肌下缘和联合肌腱缝在腹股沟韧带深面。

以上这些加强腹股沟后壁的手术方法，适用于疝块较大、腹壁损害较明显的斜疝、直疝和复发性腹股沟疝。

传统的疝修补术，都存在着缝合张力大，术后切口部位有牵拉感、疼痛，且修补的组织愈合不良等缺点。现代腹外疝修补术强调在无张力的情况下，进行修补。临床上应用的修补材料是合成的纤维网，其优点是易于获得，应用方便，节省了手术时间，术后手术部位疼痛较轻，同时这些网片还具有组织相容性好，强度高，可根据需要随意裁剪，易于消毒等优点。

此外尚有腹腔镜行易复性腹股沟斜疝修补术。

3．疝成形术　适用于复发的巨大斜疝或直疝而腹股沟管后壁严重缺损难以修补的患者。

可采用较远位的自体组织或人造补片加固薄弱部分，常用的方法是利用翻转的腹直肌前鞘瓣缝至腹股沟韧带。

4. 嵌顿性疝和绞窄性疝的处理原则　嵌顿性疝原则上需要紧急手术治疗，以防止疝内容物坏死并解除伴发的肠梗阻。绞窄性疝的内容物已坏死，更需手术。作好必要的术前准备，以改善全身状况。在手术处理中应注意以下事项：①切开疝囊前应保护切口，以防疝囊内渗液沾染切口。②迅速切开疝环，以及早解除对疝内容物的压迫。③正确判断疝内容物的活力：解除嵌顿后，凡肠管呈紫黑色、失去光泽和弹性、刺激后无蠕动、相应肠系膜动脉无搏动者，即属已坏死，可行肠切除肠吻合。如肠管尚未坏死，则可将其送回腹腔，按一般易复性疝处理。如不能肯定是否坏死，可在肠系膜根部注射 0.25％普鲁卡因 60～80ml，再用温等渗盐水纱布覆盖 30 分钟，如肠管转为红色、肠蠕动和肠系膜内动脉搏动恢复，则证明肠管尚有活力，可回纳腹腔。如经上述处理未见好转，肠管确已坏死，则在病人情况允许下行肠切除肠吻合。④嵌顿肠袢较多时，应特别警惕逆行性嵌顿的可能，必须将位于腹腔内的中间肠袢牵出检查其活力。⑤凡施行肠切除肠吻合术的患者，因手术区污染，只宜作疝囊高位结扎术，不宜作修补术以免因感染导致手术失败。

对嵌顿性疝原则不主张手法复位，因为有挤破肠管、将坏死肠管送入腹腔等危险。

术后常规切口加沙袋压迫 24 小时，并应用阴囊托带托起阴囊以防阴囊血肿。出院后 3 个月内不宜参加体力劳动。

第三节　股　　疝

疝囊经股环、股管向卵圆窝突出的疝称为股疝。好发于中年以上妇女，因为女性骨盆较宽大、联合肌腱和腔隙韧带较薄弱，以致股管上口宽大松弛的缘故。

【股管解剖】 股管是腹股沟韧带内侧下方的一个漏斗状间隙，长约 1～1.5cm，内含脂肪及疏松结缔组织。股管的内口称股环，直径约 1.5cm，有股环隔膜覆盖。股环的前缘为腹股沟韧带，后缘为耻骨梳韧带，外缘为股静脉，内缘为陷窝韧带。股管的外口为卵圆窝，位于腹股沟韧带内侧端的下方。

【病理】 当腹压增高时，腹内脏器连同壁腹膜一同进入股管，在卵圆窝处折向前突出于皮下形成股疝。由于股管几乎是垂直的，疝块在卵圆窝处又向前折成一锐角，且股环本身较小，周围又多坚韧的韧带，因此股疝是最容易嵌顿的腹外疝。

【临床表现】 疝块往往不大，尤其是肥胖者更易被疏忽。可无明显症状，部分患者可在久站或腹内压增高时感到局部胀痛，并有可复性半球形肿块。

股疝如发生嵌顿，疝块不能回纳而有触痛，局部疼痛明显，常伴有阵发性或持续性腹痛、恶心、呕吐、肛门排气排便停止等急性肠梗阻的表现。严重者常掩盖股疝的局部症状。

【鉴别诊断】 股疝应与下列疾病相鉴别。

（一）腹股沟斜疝

腹股沟斜疝疝块位于腹股沟韧带的上内方，呈梨形，股疝疝块位于腹股沟韧带下外方，呈半球形。股疝时腹股沟管外环不扩大，指压内环处，嘱咳嗽疝块仍可突出。

（二）大隐静脉曲张

除卵圆窝处有结节样膨大的肿块外，下肢其他部位同时也有静脉曲张。

（三）脂肪瘤

股疝疝囊外常有一层增厚的脂肪组织，当疝内容物回纳后，肿块并不完全消失，易被误诊为脂肪瘤。两者的不同在于脂肪瘤的基底并不固定，易被推动，而股疝的基底是固定而不能被推动的。

（四）肿大的淋巴结

肿块常红肿、触痛或波动感，往往能发现局部感染灶。

（五）髂腰部结核性脓肿

脓肿多位于腹股沟的外侧部分、偏髂窝处，且有波动感。脊柱检查及X线摄片常可发现脊柱有结核病灶。

【治疗】 股疝容易嵌顿，且易发生绞窄，因此，股疝一旦确诊后应及时手术治疗。对嵌顿性股疝应急诊手术治疗。

（一）经股部股疝修补术

在腹股沟韧带下，卵圆窝处作切口，分离疝囊、回纳疝内容物后，行疝囊高位结扎。然后缝合腹股沟韧带、耻骨梳韧带、陷窝韧带，以关闭股环。适用于较小股疝或年老体弱者。

（二）经腹股沟股疝修补术

沿腹股沟上作切口，游离子宫圆韧带，显露、切开腹股沟管后壁，切开疝囊回纳疝内容物，将疝囊高位结扎后切断，在股静脉内侧1cm处，缝合耻骨梳韧带、腹股沟韧带、陷窝韧带，以闭锁股环。此法适用于较大的股疝或嵌顿性股疝。

第四节　其他腹外疝

一、脐　　疝

疝囊经脐环突出者称脐疝。分为小儿脐疝和成人脐疝两种类型：

小儿脐疝

较多见，发病原因是脐环闭锁不全或脐部瘢痕组织薄弱，小儿经常啼哭，使腹内压增高而发生脐疝。

【临床表现】 表现为啼哭、排便时脐疝突出，安静平卧时肿块消失。多属易复性疝，极少嵌顿和绞窄。

【治疗】 临床发现未闭合的脐环大多能于2岁时闭合，因此，除嵌顿等因素外，在小儿2岁以前均可采取非手术治疗。方法是在回纳疝块后，用一大于脐环的硬币或小木片外包纱布，压住脐环，外用胶布或绷带加以固定，一般每隔1～2周更换1次。6个月以内婴儿疗效较好。小儿满2周岁后，如脐环直径仍大于1.5cm则可手术治疗。原则上，5岁以上儿童的脐疝均应手术治疗。

成人脐疝

较少见，多发生于中年以上、肥胖的妇女，多次妊娠、慢性咳嗽是其病因。

【临床表现】 成人脐疝常为难复性疝，肿块不能完全回纳。由于疝环狭小，嵌顿和绞窄的发生率较高。如嵌顿的是肠管，则可出现肠梗阻症状。

【治疗】 应采取手术治疗。脐疝修补术原则上是切除疝囊，横行缝合腹膜，间断缝合两侧腹直肌鞘缘，最后缝合腹壁皮肤。手术时仍注意保留脐眼，以免对病人（特别是小儿）产生心理上的影响。

二、切 口 疝

切口疝是指腹腔内脏器自腹部手术切口疤痕突出的疝。临床上比较常见，约占腹外疝的第三位。往往是医源性造成的。

【病因】

（一）解剖因素

切口疝多发生于腹部纵行切口，原因是：腹壁各层肌肉及筋膜的纤维，大都是横行走行的，手术时势必被切断，缝合时缝线容易在纤维间滑脱。

（二）手术操作不当

最主要的是切口感染，其次是留置引流物过久、腹壁切口缝合不严、切口过长以致切断肋间神经过多、手术中麻醉效果不佳、张力缝合等。

（三）术后腹内压增高或全身情况不良

如咳嗽、胃肠胀气、腹水、低蛋白血症等。

【临床表现】 主要症状是在腹壁切口处逐渐出现一肿块，通常在站立或用力时明显，平卧后缩小或消失。较大切口疝可伴有腹部牵拉感、腹痛、恶心、便秘等。检查时可见切口瘢痕处肿块，有的疝内容物可达皮下，此时常可见到肠型和肠蠕动波，肿块回纳后可扪及腹壁裂开的疝环边缘。切口疝很少发生嵌顿。

【治疗】 原则上以手术修补为主。在原切口周围作梭形切口，切除手术瘢痕和疝囊，还纳疝内容物，解剖出腹壁各层组织，逐层无张力缝合。对于较大的切口疝，因腹壁组织萎缩的范围过大可用合成纤维网片或自体筋膜组织进行修补。

（赵德生）

第三十章

急性腹膜炎

腹膜的壁层和（或）脏层因各种原因受到刺激或损害而发生急性炎症反应称为急性腹膜炎。是一种常见的外科急腹症。

【解剖生理概要】 腹膜是由内皮细胞组成的一层很薄的浆膜，可分为相互连续的壁腹膜和脏腹膜两部分。壁腹膜贴附于腹壁、横膈脏面、盆壁的内表面，脏腹膜覆盖于腹腔脏器的表面，构成它们的浆膜层。脏腹膜将脏器固定于膈肌、后腹壁和盆壁上，并形成系膜、韧带和网膜。

腹膜腔是壁腹膜与脏腹膜之间的潜在间隙，男性是密闭的，女性则经输卵管与外界间接相通。腹膜腔可分为大、小腹膜腔两部分，即腹腔和网膜囊，两者经网膜孔相通（图 30－1）。正常情况下，腹腔内有 75～100ml 黄色澄清液体，起润滑作用。

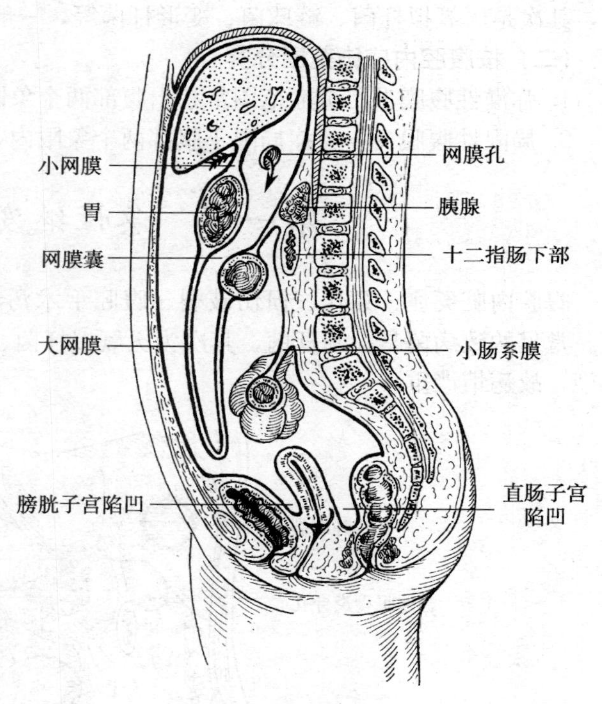

图 30－1　腹膜解剖模式图

大网膜具有丰富的血液供应和大量的脂肪组织，活动度大，能移动到所及的病灶将其包裹、填塞，使炎症局限，有修复病变和损伤作用。

壁腹膜受肋间神经和腰神经支配，故痛觉敏感、定位准确，当急性腹膜炎时，可引起疼痛、压痛和腹肌紧张。当膈肌处腹膜受刺激时，可通过膈神经的反射引起肩部放射性疼痛和呃逆。脏腹膜受内脏神经和副交感神经支配，痛觉定位不准确，但对膨胀、牵拉及压迫等刺激较敏感，刺激较重时可引起心率缓慢、血压下降和肠麻痹。

腹膜具有分泌和吸收功能。腹膜面积较大，约 $2m^2$。当腹膜炎症时，可分泌出大量渗出液，起到减少刺激和稀释毒素的作用。渗出液中含有白细胞、吞噬细胞等以吞噬细菌。渗出液中还含有纤维蛋白，可沉积在病变周围，发生粘连，防止感染扩散的同时修复受损组织，但也可造成腹腔内广泛粘连，而引起粘连性肠梗阻。腹膜具有很强的吸收能力，以膈下及上腹部为著，能吸收腹腔内的积液、血液、空气和毒素等。大量的毒性物质吸收可导致感染性休克。

【病因与分类】

（一）按发病机制分类

1. 原发性腹膜炎　指腹腔内无原发疾病或感染病灶存在而发生的腹膜炎。多见于患有严重慢性疾病的3～10岁儿童，女孩多见，成人少见。发病前常并发上呼吸道感染。致病菌多为溶血性链球菌、肺炎链球菌或大肠杆菌。致病菌可通过血行、淋巴、肠壁内细菌透壁性感染以及输卵管上行性感染等导致腹腔感染。

2. 继发性腹膜炎　是临床上最常见的腹膜炎。常继发于腹腔内脏器穿孔、损伤破裂、炎症、手术污染或吻合口瘘等。致病菌主要是胃肠道内的常驻菌群，其中以大肠杆菌最为多见，其次是厌氧拟杆菌、链球菌、变形杆菌等，一般都为混合感染。

（二）按腹腔内感染范围分类

1. 弥漫性腹膜炎　炎症范围常超出腹部两个象限，甚至累及整个腹膜腔。

2. 局限性腹膜炎　炎症局限于腹部两个象限内，如上腹部、下腹部、左腹部或右腹部。

第一节　急性继发性腹膜炎

腹腔内脏炎症、穿孔、损伤破裂、腹腔手术污染等，均可发生继发性腹膜炎（图30-2）。常见的致病菌是大肠杆菌，其次为厌氧拟杆菌、链球菌、变形杆菌等。但一般都是混合感染，故病情严重。

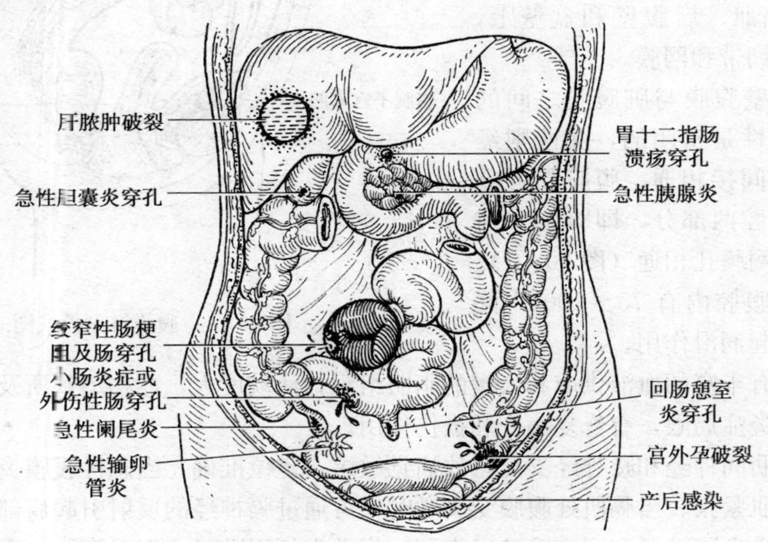

图30-2　急性腹膜炎的常见原因

【病因】

（一）空腔脏器的穿孔

如急性阑尾炎穿孔、胃十二指肠溃疡穿孔、肠伤寒穿孔、急性胆囊炎穿孔等。

（二）腹腔内脏器炎症扩散

如急性阑尾炎、重症胆管炎、急性胰腺炎、绞窄性肠梗阻、肝脓肿、女性生殖器官化脓性感染等。

（三）腹部损伤

如腹部开放性损伤，外伤性肠管、膀胱破裂，外伤性肝、脾破裂等。

（四）腹腔手术污染

如胃肠道、胆道、胰管吻合口漏等。

【病理生理】 当细菌或胃肠内容物进入腹腔后，机体立即产生反应，即腹膜充血、水肿、失去光泽，接着产生大量浆液性渗出，以稀释腹腔内毒素；并出现大量的巨噬细胞、中性粒细胞，加上坏死组织、细菌和凝固的纤维蛋白，使渗出液变为混浊而成为脓液。大肠杆菌常与其他致病菌混合感染，其脓液呈灰黄色、稠厚、有粪臭味。

此外，腹腔内脏浸泡在大量脓性液体中，可发生肠管壁炎症水肿，失去蠕动，引起麻痹性肠梗阻。由于腹膜严重充血、水肿和大量渗出，加之麻痹性肠梗阻，肠管内大量积液、呕吐等，可引起脱水和电解质紊乱，有效循环血量减少，引起休克。由于毒素的大量吸收，可加重休克而导致死亡。

当机体抵抗力强，细菌毒力弱时，感染可被大网膜、肠管粘连而局限，形成局限性腹膜炎，渗出物逐渐被吸收，炎症消散而痊愈。如果渗出液多，未能完全吸收，可积聚于膈下、肠袢间、盆腔而形成局限性脓肿。

腹膜炎治愈后，腹腔内多有不同程度的粘连，大多数无不良后果，但一部分病人可因粘连而造成肠管扭曲、形成锐角等，引起粘连性肠梗阻。

【临床表现】 根据病因的不同，腹膜炎的发病有突然发生的也有逐渐出现的，如空腔脏器的破裂或穿孔引起的腹膜炎则发病较突然，而阑尾炎、胆囊炎引起的腹膜炎，则是先有原发病症状，以后才逐渐出现腹膜炎表现。

（一）腹痛

是最主要的临床表现。疼痛先由原发病变部位开始，逐渐扩散而延及全腹，但仍以原发病变处为著。呈持续性腹痛，一般都很剧烈，随深呼吸、咳嗽、转动身体而加重，病人多不愿意改变体位。

（二）恶心、呕吐

早期为反射性呕吐，呕吐物多为胃内容物。晚期可因麻痹性肠梗阻，而吐出黄绿色胆汁，或棕色肠内容物。

（三）全身症状

全身感染中毒症状多较严重，可出现高热、脉速、呼吸浅快、大汗、口干等。进一步发展可出现面色苍白、四肢发凉、口唇发绀、眼窝凹陷、皮肤湿冷、血压下降、神志不清等重度脱水、代谢性酸中毒和感染性休克等症状。若脉搏快而体温下降，这是病情恶化的征象之一。

（四）腹部体征

腹胀、腹部膨隆，腹式呼吸减弱或消失，腹胀加重是病情恶化的征象之一。腹部压痛、反跳痛和腹肌紧张，即腹膜刺激征，是腹膜炎的标志性体征，以原发病灶处尤为明显。腹肌紧张程度可随病因、病人全身情况的不同而不同，如胃穿孔时因胃酸的强烈刺激，可引起强烈的腹肌紧张，甚至呈木板样强直。腹部叩诊可因胃肠胀气而呈鼓音，胃十二指肠穿孔时，可因大量气体移至膈下，使肝浊音界缩小或消失，当腹腔内积液较多时，可叩出移动性浊音。听诊时肠鸣音减弱或消失。直肠指检：直肠前窝饱满及触痛，甚至有波动感。

（五）实验室检查

白细胞计数及中性粒细胞比例增高，病情严重时白细胞计数不增，仅中性粒细胞比例增高，甚至有中毒颗粒。

（六）影像学检查

常用于确定腹内原发病灶、诊断腹腔内脓肿、引导经皮腹腔穿刺或引流。常用的方法有：

1. 腹部立位平片　胃肠穿孔时多数可见膈下游离气体；麻痹性肠梗阻时可见大小肠普遍胀气并有多个小液平面；十二指肠腹膜后穿孔或坏死性胰腺炎时，可见腹膜后积气影。

2. B超检查　显示腹内有不等量的液体，但不能鉴别液体的性质，可在B超引导下腹腔穿刺或腹腔灌洗，帮助诊断。腹腔内脓肿常显示低回声区，对膈下、盆腔、肠间脓肿均能较好显示。

3. CT检查　腹腔脓肿显示为边界清楚的圆形或椭圆形低密度影，对腹腔内脓肿诊断准确率在90%以上。CT检查对腹腔内实质性脏器病变（如急性胰腺炎）的诊断帮助较大。

【诊断】 根据病史、典型临床表现、白细胞计数及分类、腹部X线检查、B超检查等，腹膜炎的诊断一般并不难，对有疑问的病例尚需要结合下述检查，以求得进一步确诊，并探求继发于何器官的何种病变，为随后的处理提供依据。

（一）诊断性腹腔穿刺术

患者取侧卧头高位，取脐与髂前上棘连线的中、外1/3处作穿刺点，常规皮肤消毒，用20ml注射器垂直、缓慢穿入腹腔抽液，根据抽出液的性质可初步判断病因（图30-3）。抽出液可分为透明、浑浊、脓性、血性、含食物残渣、尿液和粪便等几种情况。胃十二指肠急性穿孔时抽出液呈黄色、浑浊、含胆汁、无臭气，饱食后穿孔时可含食物残渣；急性阑尾炎穿孔时抽出液为稀脓性略带臭味；急性重症胰腺炎时抽出液为血性，胰淀粉酶含量高；绞窄性肠梗阻时抽出液为血性、臭气重；如抽出是全血，要排除是否刺入脏器或血管。抽出液还可做涂片、细菌培养及生化检查。当腹腔内液体少于100ml时，腹腔穿刺往往抽不出液体，可注入一定量生理盐水后再进行抽液检查。

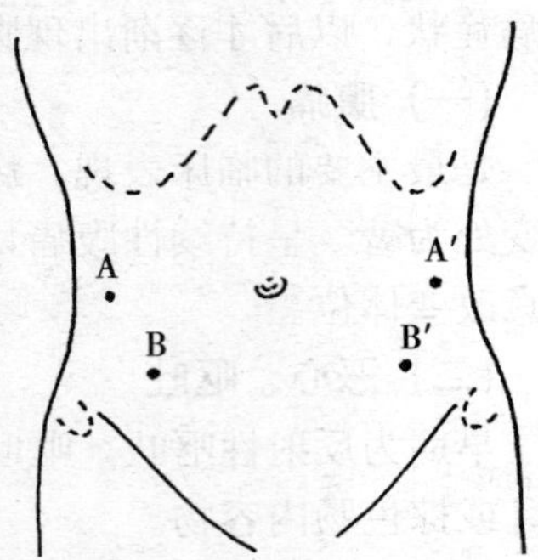

图30-3　诊断腹腔穿刺术的进针点

A. A′经脐水平线与腋前线交点；B. B′髂前上棘与脐连线中、外1/3交点

（二）诊断性腹腔灌洗术

在脐与耻骨联合连线的中点处，排尿后局部麻醉下作皮肤3mm小切口，用粗穿刺针或带管芯的套管针，向盆腔方向缓慢刺入腹腔，抽出管芯，再用导管插入腹腔，在5～10分钟内滴入生理盐水1 000ml，当液体滴完或患者感到腹胀时借助虹吸作用，使腹腔内液体反流入放置在地面的瓶中，然后送灌洗液涂片检查（图30-4）。如果检查灌洗液中红细胞计数超

过 100×10^9/L 或白细胞计数超过 0.5×10^9/L，或肉眼见胆汁、胃肠内容物、血液，或淀粉酶超过 100somogyi 单位，均有助于诊断。

【治疗】 分为手术与非手术治疗两种方法：

（一）非手术治疗

适用于病情较轻、或病程较长超过 24 小时，且腹部体征已有局限趋势或已减轻者，亦可作为手术前准备。

1. 体位　一般取半卧位，半卧位有利于腹内渗液流入盆腔，以减轻中毒症状；避免形成膈下脓肿；腹内脏器下移，腹肌松弛，减轻因腹胀压迫膈肌而影响呼吸和循环；可使腹壁张力降低，减少切口疼痛。休克病人取平卧位或头、躯干和下肢各抬高约 20°的体位。

2. 禁食、胃肠减压　胃肠道穿孔的病人必须禁食并行胃肠减压，以减少胃肠内容物继续流入腹腔。同时胃肠减压可减轻胃肠内积气，改善胃壁的血运，促进胃肠道恢复蠕动。

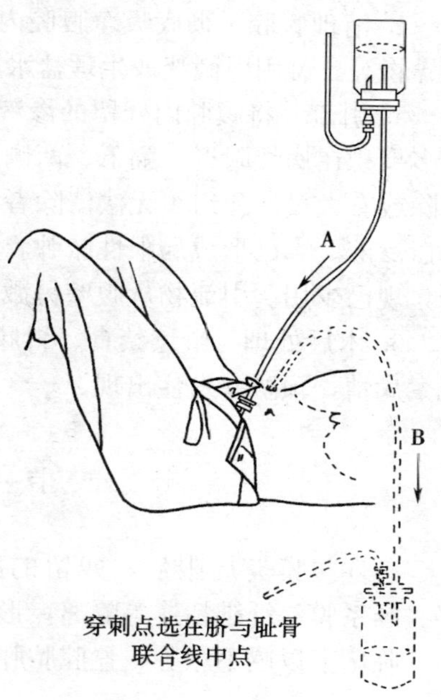

图 30－4　诊断性腹腔灌洗术

A. 向腹腔灌入生理盐水；
B. 腹内液借虹吸作用流出

3. 纠正水电解质紊乱　根据病人的出入量及临床表现、实验室检查，及时纠正脱水、代谢性酸中毒。

4. 抗生素的应用　继发性腹膜炎大多为混合感染，致病菌主要为大肠杆菌、肠球菌和厌氧菌。在选用抗生素时，应考虑致病菌的种类。根据细菌培养出的菌种及药物敏感试验结果选用抗生素是较为合理的。过去多主张大剂量联合应用抗生素，现在认为单一应用广谱抗生素治疗大肠杆菌的效果可能更好。

5. 补充热量和营养支持　在输入葡萄糖供给一部分热量同时应补充清蛋白、氨基酸、脂肪乳等。

6. 镇静、止痛、吸氧　但在诊断不清或要进行观察时，暂不用止痛剂，以免掩盖病情。

（二）手术治疗　继发性腹膜炎绝大多数需手术治疗，施行剖腹探查术。

1. 手术适应证　①经非手术治疗 6～8 小时后，腹膜炎症状及体征不缓解反而加重者。②腹腔内原发病灶严重需要手术处理者。③腹膜炎病因不明，无局限趋势者。④腹腔内炎症较重，有大量积液，出现严重的肠麻痹或中毒症状，尤其是有休克表现者。

2. 麻醉方法　硬膜外麻醉或全身麻醉，个别危重病例可用局部麻醉。

3. 处理原发病灶　①切口选择：应选在原发病灶部位，如不能确定原发病灶位于哪个脏器，则选用以脐为中心的右旁正中切口为好，开腹后可向上下延长。如腹部做过手术，可经原切口或在其附近作切口。②探查：必须探明病变的部位和性质。切开腹膜后如有气体逸出，或有胃肠内容物，说明有胃肠穿孔；见有血性液体，应考虑肝脾破裂、绞窄性肠梗阻；如为脓性分泌物，应考虑阑尾炎穿孔。③病灶处理：原则上应清除原发病灶，如切除坏疽的阑尾和胆囊、坏死的肠袢等，如果局部炎症重，解剖层次不清，或全身情况不能耐受手术时，只宜作应急处理，如胃肠穿孔的修补、腹腔引流、胆囊造口或坏死肠段外置等。

4. 清理腹腔　彻底吸净腹腔内脓性渗出液，清除脓苔、纤维蛋白膜、食物残渣、粪便和异物等。可用甲硝唑或生理盐水反复灌洗腹腔直至清洁为止。

5. 引流　将腹腔内残留的渗液和继续产生的渗液引流体外，以防止发生腹腔脓肿。脓液多聚积在病灶附近、膈下、两侧结肠旁沟和盆腔。放置引流物的指征是：①坏死病灶未能切除或有大量坏死组织无法清除者。②吻合口不够满意，有渗漏可能者。③手术部位有较多渗血渗液。④已形成局限性脓肿。常用的引流物有硅胶管、橡胶管，烟卷引流因引流不够充分，现已少用。引流物从腹壁另戳口引出。

6. 术后处理　继续禁食、胃肠减压、补液、选用有效抗生素，保持引流管通畅。密切观察病情，预防并发症出现。

第二节　腹腔脓肿

急性腹膜炎局限后，残留的脓液可被大网膜、肠袢、肠系膜、纤维粘连等隔离，形成腹腔脓肿（图 30-5）。临床上以膈下脓肿、盆腔脓肿、肠间脓肿较多见。

一、膈下脓肿

脓液积聚在膈下、横结肠及其系膜以上的间隙内的脓肿，通称膈下脓胛。膈下间隙被肝分隔为肝上间隙和肝下间隙，肝上间隙被肝镰状韧带分成左、右间隙，肝下间隙被肝圆韧带分成右下和左下间隙。脓肿的位置与原发病有关，阑尾炎穿孔、十二指肠溃疡穿孔、肝胆系的急性感染等，脓肿常发生在右膈下；胃穿孔、脾切除术后感染，脓肿常发生在左膈下。其中以右膈下脓肿较多见。

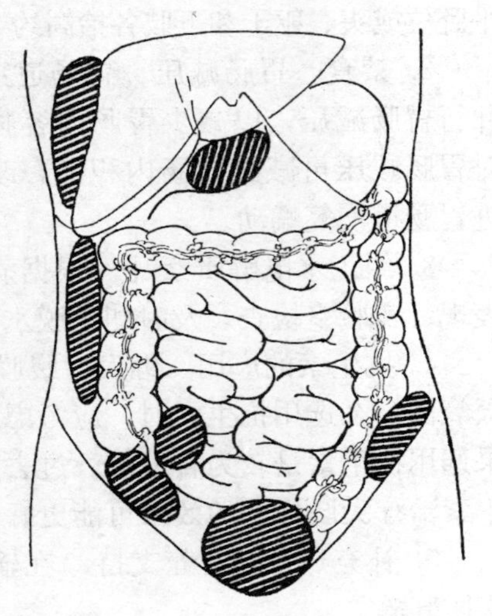

图 30-5　腹腔脓肿好发部位

膈下脓肿全身感染中毒较重，可因长期感染使身体消耗以致衰竭。如病人全身抵抗力低下时可发生脓毒症。膈下脓肿可经淋巴途径蔓延到胸腔引起胸膜炎，亦可穿入胸腔形成脓胸。向腹腔扩散可引起弥漫性腹膜炎。

【临床表现】　一般多在原发病或手术反应后出现全身和局部症状，如寒战、高热、乏力、食欲不振、出汗、衰弱、消瘦、脉速等。脓肿部位可有持续性钝痛并向肩部放射，深呼吸时加重。脓肿刺激膈肌可引起呃逆。膈下感染可通过淋巴引起胸膜、肺反应，出现胸腔积液、胸痛、咳嗽。体检时，局部可出现皮肤反应性水肿，皮肤温度升高，右膈下脓肿可使肝浊音界扩大。患侧胸部下方呼吸音减弱或消失，有时可闻及湿啰音。白细胞计数及中性粒细胞比例增加。X 线检查可见患侧膈肌升高，运动受限或消失，肋膈角模糊、积液，有时可见膈下液平面。B 超和 CT 检查可显出液性暗区及脓肿的位置和大小。

【诊断】　腹膜炎、腹腔内脏器炎症性疾病，或腹腔手术数日后出现全身症状及腹痛者，均应考虑本病。结合化验、X 线、B 超检查，诊断一般不困难。于压痛、水肿明显处，在 B 超引导下行诊断性穿刺，若抽得脓液，即可确诊。但需注意的是，穿刺阴性者不能排除有脓肿的可能。

【治疗】 过去，膈下脓肿基本上采用手术引流，近年多采用经皮穿刺插管引流术，效果较好，约有80%的膈下脓肿可以治愈。

（一）经皮穿刺引流术

适应证：与体壁贴近的、局限的单房脓肿。优点是手术创口小、可在局麻下施行、一般不会污染游离腹腔和引流效果较好等。需在B超、CT定位及引导下进行穿刺、置管引流。

（二）切开引流术

对较大脓肿多需手术引流。膈下脓肿切开引流途径常用的有两种。

1. 经前腹壁肋缘下切口 适用于肝右上叶、肝右下叶位置靠前或膈左下靠前的脓肿。此途径较安全而最常用。在局麻或硬膜外麻醉下，沿前肋缘下切口，切开腹壁各层至腹膜，穿刺确定脓肿的位置，在吸出脓的位置钝性分离腹膜与膈肌进入脓腔，吸净脓液，用低压灌洗，放置多孔引流管或双套管并用负压吸引。

2. 经后腰部切口 适用于肝右叶下、膈左下靠后的脓肿。在第12肋缘下作切口，于骨膜下切除第12肋，平第1腰椎横行切开肋骨床进入腹膜后间隙，穿刺确认后切开脓腔，吸净脓液，放置多孔引流管或双套管并负压吸引。

二、盆 腔 脓 肿

盆腔位于腹腔的最低位，腹腔内的炎性渗出液或脓液易积聚于此而形成盆腔脓肿。由于盆腔面积小，且吸收毒素能力较低，所以盆腔脓肿时全身中毒症状较轻，而局部症状明显。

【临床表现及诊断】 急性腹膜炎及腹腔手术后，若出现体温下降后又升高、脉速、食欲不振，及出现里急后重、大便次数增多而量少、可呈粘液便，尿频、排尿困难等典型的直肠或膀胱刺激症状时，应考虑本病的可能。腹部检查多无阳性体征。直肠指检，直肠前壁触及向腔内膨隆的有触痛性包块，有时有波动感，已婚妇女可进行阴道检查及经阴道后穹隆穿刺抽脓，有助于诊断。B超检查可帮助诊断及定位。

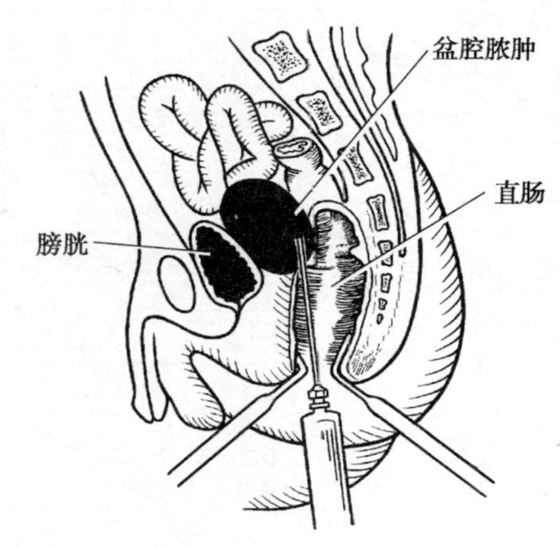

图30-6 盆腔脓肿的穿刺

【治疗】 脓肿较小或脓肿未形成时，可用非手术疗法，如全身应用抗生素、热水坐浴、温热水灌肠及物理透热等，有些病例可治愈。脓肿较大者，须手术治疗。可用粗针经直肠前壁（图30-6）或经阴道后穹隆穿刺置管引流。必要时可顺穿刺针作一小切口，再用血管钳扩大切口，排出脓液，放置橡皮管引流3～4天。

三、肠 间 脓 肿

肠间脓肿是指脓液被包围在肠管、肠系膜下网膜之间的脓肿。可形成单个或多个大小不等的脓肿。如脓肿周围广泛粘连，可以发生粘连性肠梗阻，表现为腹痛、腹胀、呕吐、腹部压痛或扪及有压痛的包块。X线检查可见肠间隙增宽及肠袢积气。B超、CT检查可显示脓肿的位置及大小。治疗可用抗生素、物理透热及全身支持治疗。如非手术治疗无效或发生肠梗阻时可剖腹探查并行引流术。

（赵德生）

第三十一章

腹部损伤

第一节　概　　述

腹部损伤的发病率较高，约占平时各种损伤的0.4%～2.0%，多数腹部损伤因涉及内脏而伤情严重，死亡率可高达10%左右。死亡原因主要来自两方面，即腹腔实质性脏器或大血管损伤引起的大出血，以及空腔脏器破裂造成的感染。因此，早期正确的诊断与及时合理的处理，是降低腹部损伤死亡的关键。

【病因与分类】 腹部损伤可分为开放性损伤和闭合性损伤两大类：

（一）闭合性腹部损伤

是指腹壁皮肤完整，但可以累及皮下组织，也可以累及腹腔内脏器的各种损伤。原因有腹部受到较大外力的碰撞、冲击、挤压、拳击、脚踢等钝性暴力所致。此类损伤的特点是腹壁无伤口，是否伴有腹内脏器损伤，有时诊断较困难。

（二）开放性腹部损伤

是指腹壁皮肤有破损者。腹壁伤口穿破腹膜者为穿透伤（多伴内脏损伤），无腹膜穿破者为非穿透伤（有时伴有内脏损伤）。其中有入口、出口者为贯通伤，有入口而无出口者为非贯通伤。主要的致伤原因是锐器或火器，如刀刺、枪弹、弹片等。此类损伤的特点是伤口受外源性沾染、可有异物存留、内脏损伤或内脏脱出腹腔外。

无论哪类腹部损伤，都可能伴有内脏损伤，常见内脏损伤依次是脾、小肠、肾、肝、胃、结肠等。胰、十二指肠、直肠等因解剖位置较深，故损伤机会较少。

此外，临床上实施穿刺、内镜、钡灌肠、刮宫以及腹腔手术误伤等造成的腹部损伤，称为医源性损伤。医源性损伤若能及时发现，处理大多不难且预后良好，但若延误诊断治疗，可招致严重后果。

【临床表现】 由于伤情的不同，其临床表现可有很大差异，从无明显症状和体征到出现严重休克甚至处于濒死状态。其主要病理变化是腹腔内出血和腹膜炎。腹痛和压痛、反跳痛、肌紧张、肠鸣音减弱或消失是最常见的症状和体征。

（一）单纯腹壁损伤

主要表现为局限性腹壁肿胀和压痛，可有皮下淤斑。严重的腹肌挫伤可发生腹壁血肿。开放性腹壁伤有伤口，伤口有流血。多无恶心、呕吐等胃肠道症状，无腹膜炎征象，肠鸣音存在。

（二）腹腔内脏器损伤

1. 实质性脏器破裂　如肝、脾、胰、肾等或大血管损伤时，主要表现是腹腔内出血。病人出现面色苍白、脉搏加快、四肢湿冷、血压下降、尿量减少等，甚至发生休克。腹痛不很剧烈，腹肌紧张、压痛和反跳痛也不严重，但肝、肾、胰腺破裂时，若有胆汁、尿液、胰液进入腹腔，则可出现明显腹膜炎症状和体征。体征最明显处常是损伤所在部位。出血多者可出现移动性浊音。

2. 空腔脏器破裂　如胃肠道、胆道的破裂与穿孔。主要表现为弥漫性腹膜炎。即剧烈腹痛、恶心呕吐及腹膜刺激征。其程度因进入腹腔的内容物不同而异，上消化道破裂或穿孔，漏出的消化液（胃液、胆汁、胰液）对腹膜产生强烈的化学刺激，立即引起剧烈腹痛及腹膜刺激征，但腹腔内细菌污染较轻。下消化道破裂或穿孔，化学性刺激较轻，症状与体征出现较晚，程度也较轻，但细菌污染较重。随着腹膜炎的发展，可出现麻痹性肠梗阻，严重者可发生感染性休克。

如果实质性脏器与空腔脏器同时破裂，则内出血和腹膜炎的表现可同时出现。

【诊断】　诊断中最关键的问题是确定有无内脏损伤，其次是什么性质的内脏损伤以及有无多发损伤。有内脏损伤者大多需要手术治疗，因此，及时正确的诊断非常重要，否则就有可能因延误手术时机而导致严重后果。

（一）闭合性腹部损伤

1. 是否有内脏损伤　诊断相对困难，往往需要反复、细致的检查和思考。必须做到：

（1）详细了解受伤情况：包括受伤时间、地点、致伤因素、受伤部位、伤情、伤后反应、伤后至就诊之间的病情演变和急救处理经过。

（2）注意观察生命体征变化：包括血压、脉搏、呼吸、体温、神志的监测。特别注意有无休克征象。

（3）全面而有重点的体格检查：除对头、颈、胸、脊柱四肢全面检查外，重点检查腹部体征，包括有无腹胀及程度，腹部压痛、反跳痛及肌紧张的范围和程度，是否有肝浊音界缩小或消失及有无移动性浊音，肠鸣音的改变，直肠指诊是否有阳性发现等。

（4）必要的化验检查：包括血常规、尿常规检查。如红细胞、血红蛋白、红细胞比积明显下降，提示内出血；白细胞明显升高，提示空腔脏器破裂；血、尿淀粉酶升高，提示胰腺损伤；血尿提示有泌尿系统损伤。

有下列情况之一者，提示有腹内脏器损伤：①早期出现失血性休克。②持续性腹痛，进行性加重，同时伴有恶心呕吐等消化道症状。③出现明显的腹膜刺激征。④有气腹征，肝浊音界缩小或消失。⑤呕血、便血或尿血者。⑥腹部出现移动性浊音。⑦直肠指检发现直肠前壁有波动感、压痛或指套染血者。

2. 何种脏器损伤　根据受伤部位、临床特点及辅助检查，可初步判断是哪一类脏器损伤。①左或右季肋部肋骨骨折，移动性浊音阳性，腹腔穿刺为血性，提示有肝或脾破裂。②脐周部外伤，出现明显腹膜刺激征，气腹征伴恶心呕吐者，提示胃或小肠损伤。③血尿、排尿困难、会阴或外阴牵涉痛者，提示泌尿系脏器损伤。

3. 是否有多发损伤　腹部损伤伴有多发性损伤的发生率高达50%。在诊断和治疗中，应树立整体观念，结合病史和临床特点进行综合分析，避免漏诊漏治，否则将导致严重后果。如下胸部损伤伴肋骨骨折，有肝或脾破裂者，出现呼吸困难时应考虑有血胸或气胸等；对血压下降并发休克的颅脑损伤患者，经一般处理休克不见好转，应考虑到腹腔内出血的可能。

4. 诊断遇有困难怎么办　通过病史、症状和体征仍未能明确诊断时，可进行以下辅助检查。

（1）诊断性腹腔穿刺术和腹腔灌洗术：适用于腹部闭合性损伤怀疑有腹腔内出血或空腔脏器穿孔者，方法简便、快速、经济、安全，准确率达90%以上（见第三十章）。

（2）X线检查：常用的有胸部、腹部、骨盆的正侧位片，可观察到膈下游离气体、腹腔内积液及某些脏器的大小、形态和位置改变。

（3）B超检查：具有经济方便、无创无痛以及诊断准确率高等优点。对肝、脾、肾等实质性脏器损伤的确诊率达90%左右。可探测某些脏器外形和大小、腹腔积液、肝、脾被膜下破裂出血和演变等。

（4）CT检查：对实质性脏器损伤的诊断帮助较大，尤其对胰腺损伤及腹膜后间隙，CT优于B超检查。对空腔脏器及横膈损伤的诊断价值不大。

（5）严密观察：对一时难于明确诊断而又高度怀疑有腹内脏器损伤者，可进行严密观察。观察期间要卧床休息，切忌随意搬动病人，禁食，禁服泻药及灌肠，禁用吗啡等镇痛剂，要认真监测生命体征、腹部体征、化验、腹腔穿刺等动态变化，以便及时做出正确诊断。

（二）开放性腹部损伤

诊断方法和步骤与腹部闭合性损伤大致相同。不同之处还应考虑是否为穿透伤。如有明显的腹膜刺激征、伤口有胃肠内容物溢出、腹内脏器或组织从伤口脱出等均为穿透伤的表现。穿透伤时大多伴有内脏损伤。但需注意的是，穿透伤的入口或出口不在腹部而在胸、肩、腰、臀、会阴等部位时，仍有穿透腹腔伤及脏器的可能；投射物未穿透腹膜的切线伤，也可因冲击而发生腹内脏器损伤。

【治疗】

（一）治疗原则

1. 首先抢救生命　腹部损伤往往伴有多发损伤，应全面衡量各种伤的轻重缓急，从整体出发，合理安排处理创伤所带来的各种问题的顺序，优先处理对生命威胁最大的损伤，如心跳骤停、大出血、窒息、开放性气胸等。

2. 对实质性脏器损伤　腹内出血引起失血性休克者，应在积极抗休克治疗的同时，剖腹探查止血。

3. 闭合性腹部损伤　通过详细检查和严密观察，仍不能排除腹内脏器损伤时，应终止观察，进行剖腹手术。

（二）非手术治疗

治疗措施包括：

1. 禁食　对确定或怀疑有腹内脏器损伤者，应禁食禁水和持续胃肠减压。

2. 输血输液　防治休克，维持水电解质及酸碱平衡，给予营养支持。

3. 防治感染　应用抗生素预防或治疗存在的感染，只要怀疑有胃肠道损伤就应开始抗生素治疗，以保证手术中有足够的血药浓度。

4. 对症治疗　诊断明确后，如疼痛剧烈、病人烦躁不安，可考虑使用镇静和止痛剂。

5. 严密观察　观察内容包括：①每15～30分钟测定1次呼吸、血压和脉搏；②每半小时检查一次腹部体征；③每 30～60 分钟复查 1 次血常规及 B 超检查；④必要时可重复进行腹腔穿刺术或腹腔灌洗术。

观察期间应注意：①不可随意搬动病人，以免加重病情；②未明确诊断之前不可应用止痛剂，以免掩盖病情。

（三）手术治疗

1. 清创术　对腹壁伤口应按要求进行清创。穿透性腹壁伤并腹内脏器损伤者，常规清创后另作切口行剖腹探查手术。有内脏脱出者，先将内脏清洗后还纳腹腔再清创。

2. 剖腹探查术

（1）手术指征：除开放性穿透性腹部损伤是绝对适应证以外，闭合性腹部损伤有下列情况之一者应进行剖腹探查：①腹痛、腹膜刺激征进行性加重，或范围扩大者；②有腹腔游离气体表现者；③肠鸣音逐渐减弱、消失或出现明显腹胀者；④全身情况不断恶化、脉率增快或体温及白细胞计数上升者；⑤红细胞计数进行性下降者；⑥积极抗休克治疗而不见好转或继续恶化者；⑦腹部伤伴有呕血、便血、尿血者；⑧腹腔穿刺抽出气体、不凝血液、胆汁或胃肠内容物者。

（2）手术要点：①根据受伤脏器的位置就近选择切口进腹。当难以确定受伤的器官时，应选择右侧经腹直肌切口较为简便。②进入腹腔见有出血时，为实质性脏器损伤，应迅速寻找受伤脏器并迅速止血。③切开腹膜时如有气体溢出或有胃肠内容物，则为空腔脏器损伤，可根据大网膜移行方位和纤维蛋白沉积最多处寻找破裂所在，暂时夹住破裂口以阻止其内容物继续污染腹腔。④腹腔探查时应按先实质性脏器，后空腔脏器的顺序进行。⑤处理内脏损伤时，原则上先处理出血性损伤，后处理空腔脏器穿破性损伤；对于后者，则先处理污染严重（如下消化道）的损伤，后处理污染轻的损伤。⑥关腹前彻底清除腹腔内残留的异物、组织碎块、食物残渣或粪便等，并用大量生理盐水清洗腹腔。⑦根据需要放置腹腔引流。

（3）术后处理：①禁食、胃肠减压，肛门排气后，拔除胃管，开始进流食。②麻醉清醒、无休克者可取半卧位，以减少膈下脓肿的发生。③积极抗休克治疗，维持水电解质及酸碱平衡。④防治感染，继续选用有效抗生素。⑤注意及时发现并发症。

第二节　常见内脏损伤的特征和处理原则

一、脾 破 裂

脾脏是血运丰富、组织脆弱的实质性器官。它虽有下胸壁、腹壁和膈肌的保护，但仍然容易受损伤。在腹部闭合性损伤中，脾破裂居于首位。尤其当脾脏有慢性病理改变（如血吸虫病、门脉高压脾肿大、淋巴瘤等）时，更易发生破裂。

按病理解剖，脾破裂可分为三种类型：①中央型脾破裂（脾实质深部破裂）；②被膜下破裂（脾实质周边部分破裂，脾被膜完整）；③真性脾破裂（脾实质与被膜均破裂）。中央型与被膜下破裂所形成的血肿，因脾包膜完整，出血量受到限制，所以临床上无明显内出血征象，早期诊断困难。有些血肿可逐渐被吸收而治愈，但有些血肿在某些微弱外力的影响下，而突然转为真性脾破裂，造成大出血，临床上称为延迟性脾破裂，导致临床诊断和治疗中措手不及。这种情况常发生在伤后1～2周，应予以警惕。真性脾破裂，占脾破裂的大多数，最为常见。破裂部位多位于脾上极及膈面，这种类型脾破裂有明显内出血症状，出血量大，病人可迅速发生失血性休克甚至死亡。

根据外伤史和内出血的临床表现，辅以诊断性腹腔穿刺及B超检查，诊断并不困难。

脾破裂一经诊断，原则应紧急手术治疗。手术方式有单纯缝合术和脾切除术，因脾组织脆弱，难以缝合或修补，故通常采取脾切除术。但脾脏作为重要免疫器官，全脾切除术后，尤其是儿童易致严重的全身感染（以肺炎球菌为主要病原的暴发型感染）。因此，目前有人提倡脾保留手术，或脾薄片的大网膜移植术。

对中央型和被膜下脾破裂者，可禁食输液、输血、卧床休息，应用止血镇静药物，同时严密观察，若继发出血，可随时转为手术治疗。此种类型的脾破裂脾脏应予以切除，不再保留。

二、肝破裂

肝脏是体内最大的实质性器官，质脆易碎，在各种腹部损伤中约占15%左右。右肝破裂较左肝居多。

肝破裂的病理类型可分为三类：①肝破裂：肝被膜和实质均裂伤；②被膜下血肿：肝实质裂伤但被膜完整；③中央型裂伤：深部实质裂伤，可伴有或无被膜裂伤。

临床表现主要为失血性休克和胆汁性腹膜炎。因伤后可有胆汁流入腹腔，所以腹痛和腹膜刺激征较脾破裂更为明显。肝破裂后血液可通过胆管进入十二指肠而有黑便和呕血；肝被膜下破裂也可转为真性破裂；但中央型肝破裂则更易发展为继发性肝脓肿。

肝破裂诊断一经确立，原则上应紧急手术治疗。其手术目的是彻底查明伤情、确切止血、清除失活的肝组织、防止胆瘘、充分引流和处理其他合并伤。

手术进入腹腔后，控制出血，术者应迅速在肝十二指肠韧带结扎一止血带，以阻断入肝血流。常温下阻断入肝血流是最简便、最有效的暂时控制出血的方法。阻断入肝血流的安全时限可达30分钟左右，所以每15～20分钟开放1次。肝破裂的清创主要是清除裂口的血块、失活组织、异物等，将创面上的血管或胆管断端一一结扎。然后根据肝裂伤情况作进一步处理。

1. 单纯缝合　裂口深度在2cm以内、整齐、出血少的伤口，可不必清创，予以单纯缝合修补。

2. 填塞缝合法　适用于较深的肝实质裂伤，出血不多，创面整齐者，即用大网膜、明胶海绵或氧化纤维素填塞裂口，间断缝合修补。

3. 肝动脉结扎术　适用于裂口内不易控制的动脉性出血者，可结扎肝总动脉或结扎肝左或肝右动脉效果较肯定。

4. 肝叶或部分肝切除术　适用于肝实质损伤严重、碎裂或伤及大血管及胆管等。

5. 填塞止血法　对严重肝裂伤出血较多，而止血不满意，又无条件进行较大手术的病人，可用填塞止血法。即用大网膜、明胶海绵或氧化纤维素填塞裂口，然后用长而宽的纱布条顺序填入，纱布条尾端自腹壁切口或戳口引出。可为转送上级医院争取再次手术赢得时间。术后加强抗感染措施。纱布条可在术后7～15天内逐渐取出。填塞纱布时，可在其周围放置2～3根引流管，以便及时将肝创面周围的渗出物排出，是防止局部继发感染的有效措施。

三、小 肠 破 裂

小肠在腹内占位最广，故受伤的机会比较多。致伤原因多为钝性外力的直接或间接打击，锐器伤或火器伤。小肠破裂可为单一破裂，也可为多处破裂，常合并肠系膜损伤。

其临床表现主要是急性腹膜炎。但有少部分病人小肠裂口较小，大网膜及邻近肠管粘连，或穿孔后被食物残渣、纤维蛋白等堵塞，无多量的肠内物外流，可能无弥漫性腹膜炎的表现，易导致误诊。小肠破裂后少部分病人有气腹，所以，无气腹表现时，并不能排除小肠穿孔的诊断。

小肠破裂诊断明确后，应立即施行手术治疗。手术方式以单纯缝合修补为主，一般采用间断横向缝合，以防修补术后发生肠腔狭窄。行小肠切除吻合术的指征为：①裂口较大或裂口边缘部肠壁组织挫伤严重者；②肠系膜损伤影响肠管血液循环者；③肠管大部分或完全断裂者；④短距离的肠袢内有多处破裂者。

四、结 肠 破 裂

结肠破裂的发病率远比小肠低，绝大多数为开放性损伤，闭合伤极少，大多伴有其他脏器损伤，单独结肠损伤较少，其主要临床表现为细菌性腹膜炎，但常为其他脏器合并伤所掩盖。因而在诊断时要把握临床特点，严密观察，以防漏诊。

结肠破裂的处理原则与小肠不同，因结肠壁薄，血液供应差，愈合能力弱、细菌含量多污染重等特点，常引起腹腔严重感染而威胁病人生命。因此，在高度怀疑结肠破裂者，手术指征应放宽。

手术方式上可分为两类：

1. 一期手术　适用于裂口小、腹腔污染轻、全身情况良好的右半结肠破裂的病人，可考虑一期修补或一期切除吻合术。

2. 分期手术　除上述一期手术外，大部分病人应选择分期手术，即先采用肠造口术或肠外置术，待 3～4 周后病人情况好转时再行关闭瘘口。

结肠损伤手术中，务必彻底清除漏出的结肠内容物，并用大量盐水冲洗，腹腔或盆腔内置管引流。术后加强抗感染措施，并加强营养支持。

五、直 肠 损 伤

直肠损伤少见，病因大多为火器伤或刺伤。按损伤部位可分为腹膜反折以上损伤和腹膜反折以下损伤两类。如损伤在腹膜反折以上，其临床表现与结肠破裂基本相同，应剖腹进行修补，同时施行乙状结肠造口术，2～3 个月后闭合造口。腹膜反折以下损伤时，并不表现为腹膜炎，而只有肛门流血以及严重的直肠周围感染等，故应充分引流直肠周围间隙以防感染扩散，同时应行乙状结肠造口术，使粪便改道直至伤口愈合。术后保持引流通畅，并加强抗感染治疗。

（赵德生）

第三十二章

胃十二指肠疾病

第一节　解剖生理概要

一、胃的解剖和生理

（一）胃的位置和形态（图 32-1）

胃和食管相连，其入口为贲门，离门齿约 40cm。食管腹段与胃大弯的交界叫贲门切迹。胃的出口为幽门，连接十二指肠，相连接处的浆膜面见一环形浅沟，幽门前静脉沿此沟的腹侧面下行，该静脉是术中区分胃幽门与十二指肠的解剖标志。将胃小弯和胃大弯各作三等份，再连接各对应而将胃分为三个区域，上 1/3 即贲门胃底部 U（Upper）区，中 1/3 即胃体部 M（Middle）区及下 1/3 即幽门部 L（Lower）区。

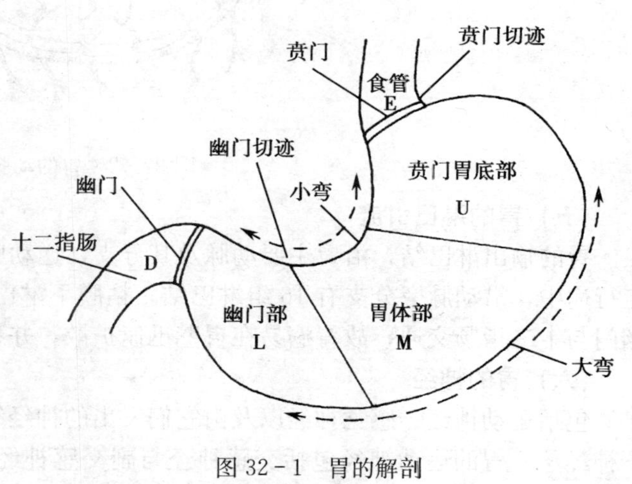

图 32-1　胃的解剖

（二）胃壁的结构

胃壁从外向内分为浆膜层、肌层、粘膜下层、和粘膜层。胃的肌层在贲门和幽门处均增厚形成贲门和幽门括约肌。粘膜下层为疏松结缔组织，有丰富的血管、淋巴管及神经丛。由于粘膜下层的存在，使粘膜层与肌层之间有一定的活动度，因而在手术时粘膜层可以自肌层剥离开。粘膜下层是胃壁最有支持力的结构，缝合胃壁时应贯穿粘膜下层，同时胃切除术时应先结扎粘膜下血管，以防术后吻合口出血。

（三）胃的韧带

胃的韧带有肝胃韧带、胃膈韧带、胃脾韧带、胃结肠韧带和胃胰韧带。胃胰韧带行于胃后方，小网膜囊的后壁上，循胃左动脉的走行而形成了 1 个半月形的皱襞，从腹腔动脉起始处向上至胃贲门，是手术时显露胃左动脉和腹腔动脉的标志。

（四）胃的血管

胃是胃肠道中血供最丰富的器官，胃的动脉（图 32-2）供应来自小弯侧的胃左、右动脉形成的动脉弓和大弯侧的胃网膜左、右动脉形成的动脉弓，以及胃短动脉。这些动脉的分支在胃壁内彼此间有广泛的吻合，形成网状动脉的分布。胃左动脉发自腹腔动脉干，胃右动脉发自肝固有动脉，胃网膜左动脉发自脾动脉，胃网膜右动脉发自胃十二指肠动脉，胃短动脉发自脾动脉并走行到胃底。胃的静脉与同名动脉伴行，最后均汇集于门静脉。

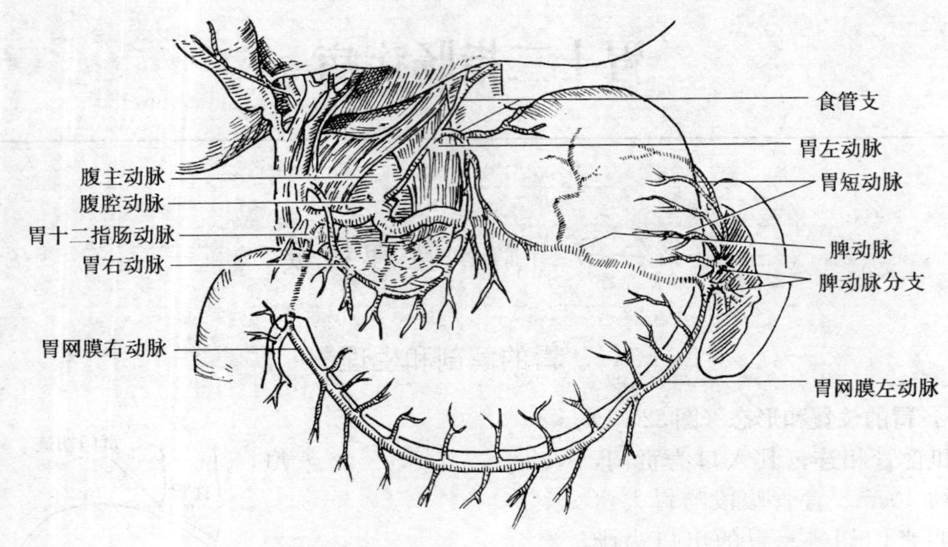

图 32-2 胃的动脉

（五）胃的淋巴引流

胃的输出淋巴结，沿胃主要动脉及其分支，逆动脉血流方向走行，向其根部聚集，在其走行途中，沿动脉旁分支有16组淋巴结。粘膜下淋巴管网最为丰富，并经贲门与食管、经幽门与十二指肠交通，故胃癌易在胃壁迅速扩散，并易侵及食管与十二指肠。

（六）胃的神经

包括运动神经、感觉神经以及由它们发出的神经纤维和神经细胞共同构成肌间丝、粘膜下神经丛。胃的运动神经包括交感神经与副交感神经，前者的作用是抑制胃的分泌和运动功能，后者是促进胃的分泌和运动功能。交感神经与副交感神经纤维共同在肌层间和粘膜下层组成神经网，以协调胃的分泌和运动功能。胃的交感神经来自腹腔神经丛，副交感神经来自左、右迷走神经。左迷走神经在贲门前面，分出肝支和胃前支（Latarjet 前神经）；右迷走神经在贲门背侧，分出腹腔支和胃后支（Latarjet 后神经）。迷走神经的胃前、后支都沿胃小弯行走，分别发出分支和胃动、静脉分支伴行，分别进入胃前后壁。最后的终末支，在距幽门 5～7cm 处进入胃窦，形似鸦爪，可作为高选择胃迷走神经切断术的标志。

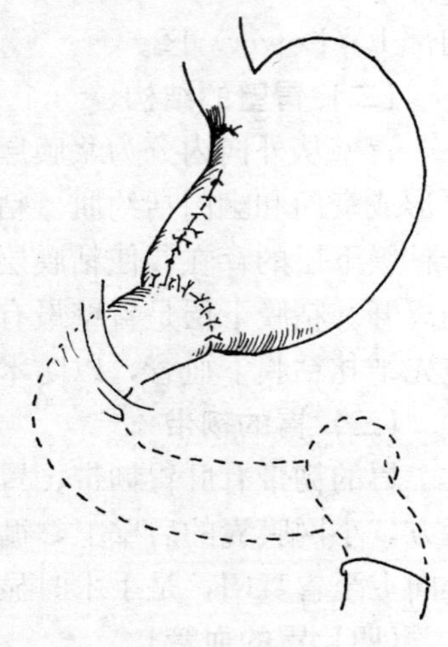

图 32-3 毕Ⅰ式胃大部切除术

（七）胃的生理

胃的主要生理功能是分泌胃液和搅拌、排空运动，为食物在小肠内的消化和吸收进行准备和输送。

二、十二指肠的解剖和生理

十二指肠位于胃和空肠之间，呈C形，长约25cm，分为四部分：①上部：相当于X线钡餐所见的球部，大部分由腹膜覆盖，球部后方有胆总管、胃十二指肠动脉和门静脉通过。②降部：与球部呈锐角下行，固定于后腹壁，仅前外侧有腹膜覆盖，其内侧与胰头紧密相连，胆总管和胰管的开口处即位于其后内侧中部的十二指肠乳头。③水平部：自降部向左走行，完全固定于腹后壁，肠系膜上动脉、静脉在其末端前方下行；④升部：先向上行，然后急转向上、向前，与空肠相接，形成十二指肠空肠曲，由十二指肠悬韧带（Treitz韧带）固定。

十二指肠除接受胆汁和胰液外，也分泌有消化作用的碱性肠液，内含多种消化酶，对消化可起到补充作用，另外十二指肠粘膜有一定的吸收能力，但不及小肠，水、葡萄糖、电解质在十二指肠可被迅速吸收。

第二节　胃十二指肠溃疡的外科治疗

胃十二指肠溃疡是临床常见的疾病，对此病的研究已有一个多世纪的历史，但其病因和发病机制迄今尚未完全明了。目前多数学者认为，胃十二指肠溃疡的发病绝非单一因素，多是几种因素共同作用的结果，其发生是因胃酸、胃蛋白酶和粘膜保护因素间的失衡所致。幽门螺旋杆菌（HP）感染和非甾体类抗炎药物（NSAID）的应用也是溃疡形成的重要因素。此外，吸烟、遗传、体质、精神、神经、体液和应激等也与溃疡病的发生有关。

详细的病史询问及全面的体格检查仍是胃十二指肠溃疡临床诊断的最基本方法。根据本病的周期性发作、节律性上腹痛、慢性病程、进食及服用抗酸药物可使症状缓解等典型表现，通常可做出临床诊断。反复发作的典型症状以及X线钡餐和（或）纤维胃镜检查阳性可以确诊。X线钡餐检查可作为胃十二指肠溃疡诊断的初步依据，胃镜已成为溃疡病的主要诊断手段。纤维胃镜不仅能直接观察溃疡形状，还可以取活体组织作病理检查。电子胃镜的出现，使图像记录得到很大的改善。超声胃镜可对胃壁的深层损伤进行扫描，在溃疡病的诊断和鉴别诊断中发挥越来越大的作用。

一、十二指肠溃疡的外科治疗

【临床特点】 十二指肠溃疡可见于任何年龄，多见于30岁左右的男性。表现为上腹部或剑突下的疼痛，有明显的节律性，多于进食后3～4小时发作，饥饿痛和夜间痛与基础胃酸分泌量过高有关，服用抗酸药物可止痛，进食后腹痛也可暂时缓解。疼痛性质为轻重不一的烧灼痛、隐痛、钝痛。另外十二指肠溃疡的腹痛呈周期性发作的特点，好发季节为秋冬季，每次症状发作持续数周后好转，间歇1～2月再发。

【治疗】

1. 手术治疗的适应证　无严重并发症的十二指肠溃疡以内科治疗为主，药物治疗的主要目的是解除症状和促进溃疡愈合防止复发和并发症的出现。外科治疗的重点是对其并发症的处理。因此其适应证为：

（1）十二指肠溃疡出现的并发症：溃疡急性穿孔、大出血或瘢痕性幽门梗阻。

（2）内科治疗无效：经应用抑酸药和抗幽门螺杆菌药物的正规内科治疗，停药4周后经纤维胃镜复查溃疡未愈者，再重复治疗共三个疗程溃疡仍不愈合者，视为内科治疗无效，这些内科治疗无效的顽固性溃疡，从病理上来看，大致相当于慢性穿透溃疡，位于壶腹后的溃疡或周围有着较多瘢痕组织的胼胝性溃疡。虽然各医院掌握的标准不尽相同，但选择手术治疗的具体临床标准大致为：①溃疡病史较长、发作频繁、症状严重，不能正常生活和工作；②纤维胃镜观察溃疡深大，X线钡餐检查有较大龛影、球部严重变形者；有穿透到十二指肠壁外或溃疡位于球后部者，③既往有溃疡穿孔史、大出血或反复多次出血史，而溃疡仍活动者。

2. 手术治疗方法　胃大部切除术或迷走神经切断术。

二、胃溃疡的外科治疗

【胃溃疡的分型】　按照胃溃疡的部位、临床表现和胃酸分泌情况将胃溃疡分为以下四型：

Ⅰ型　最常见，占57%。位于小弯侧胃角切迹部附近。发生在胃窦粘膜和胃体粘膜交界处。因胃窦粘膜大小的变异，溃疡可生在小弯侧贲门下4cm至幽门前2cm之间。

Ⅱ型　复合溃疡，胃溃疡合并十二指肠溃疡，常先发生十二指肠溃疡，并发胃排空延迟，继发胃溃疡。本型占22%，内科治疗效果较差，易合并出血，常需外科手术治疗。

Ⅲ型　幽门管溃疡或近幽门2cm以内的胃溃疡，本型占20%。内科治疗易于复发。

Ⅳ型　高位胃溃疡，较少见，溃疡多位于胃上部，距食管胃连接处4cm以内，在2cm以内者称之为近贲门溃疡，常为穿透性溃疡，易出血。

【临床特点】　主要症状为上腹部疼痛，胃溃疡腹痛的节律性没有十二指肠溃疡明显。进餐后不能很好止痛，餐后半小时到1小时疼痛即开始，持续1～2小时，也有一些进食疼痛更加重者。体检可能无特殊发现，有时于剑突与脐间的正中线或偏左有轻压痛。抗酸药物疗效不明显。内科治疗后溃疡容易复发，也容易引起大出血、急性穿孔等严重并发症。约有5%胃溃疡可以发生恶变。

【治疗】　胃溃疡具有以下特点：①胃溃疡长期内科治疗总的死亡率和并发症发生率均高于外科治疗；②药物治疗后溃疡较难愈合，愈合后易于复发，造成病程延长和溃疡的扩展，且常导致严重出血或穿孔的发生；③胃溃疡可以恶变，且胃溃疡、溃疡恶变和溃疡型癌三者区分困难。因此，胃溃疡的手术指征应较十二指肠溃疡放宽范围。

1. 手术适应证　①经过短期（4～6周）内科治疗无效。②内科治疗后溃疡愈合且继续用药，但溃疡复发者，特别是6～12个月内复发者。③发生溃疡出血、幽门梗阻及溃疡穿孔。④胃十二指肠复合溃疡。⑤直径2.5cm以上的巨大溃疡或疑为恶变者。⑥年龄已超过45岁的胃溃疡病人。

2. 手术方法　首选术式为胃大部切除术。高位胃溃疡可作旷置式胃大部切除术或迷走神经切断加幽门成形术。

三、胃十二指肠溃疡急性穿孔

急性穿孔是胃十二指肠溃疡常见的严重并发症。

【临床表现】 绝大多数有溃疡病史，近期内症状加重，或有情绪波动、过度疲劳等诱因，表现为突发剧烈刀割样上腹部疼痛，迅速波及右下腹及全腹，可放射到肩部，常有恶心、呕吐，并出现面色苍白、出冷汗、脉搏增快、呼吸急促、血压下降等休克症状。

查体：病人表情痛苦，仰卧位时不愿变换体位，腹式呼吸减弱或消失，腹肌紧张呈木板样强直，全腹压痛、反跳痛，叩诊有移动性浊音，肝浊音界缩小或消失，肠鸣音明显减弱或消失，站立位X线检查，80％的病人膈下见到游离气体影。

【诊断和鉴别诊断】 根据既往有溃疡病史，突然发生的持续性上腹剧烈疼痛，并迅速波及至全腹，体检有明显的腹膜刺激征，肝浊音界缩小，肠鸣音减弱或消失，X线检查见膈下有游离气体即可明确诊断。在下述情况下诊断较为困难：既往无典型溃疡病史；老年或小儿病人症状叙述不清，体征不典型；空腹穿孔后胃肠内容物漏出较少；后壁溃疡的小穿孔，漏出物进入小网膜囊；肥胖者；发病后使用了止痛药物；X线检查未见膈下游离气体。凡上述症状体征不典型者，需与急性胰腺炎、急性胆囊炎、急性阑尾炎等鉴别。

【治疗】

溃疡病穿孔的治疗原则是应尽快外科手术治疗。治疗延迟，尤其是超过24小时者，死亡率和并发症发生率明显增加。

1. 非手术治疗　适用于一般情况好、年轻、主要脏器无病变、溃疡病史较短、症状和体征轻的空腹穿孔病人，可采用胃肠减压、抗生素、抗酸药物、输液等综合治疗。在治疗过程中应严密观察病人病情变化，经非手术治疗6～8小时后病情不见好转反而加重者则应立即改行手术治疗。

2. 手术治疗　手术方法有两类：单纯穿孔缝合术和彻底的溃疡手术。手术方式的选择应根据病人的一般情况、腹腔内炎症和溃疡病变情况，结合当时、当地的手术条件、手术者的经验加以选择。

（1）单纯穿孔缝合术：

手术适应证：①穿孔时间超出8小时，腹腔内感染严重，有大量脓性渗出液。②以往无溃疡病史，或有溃疡病史未经内科药物治疗，无出血、梗阻并发症，特别是十二指肠溃疡病人。③年迈伴有慢性病不能耐受急诊彻底溃疡手术。

手术方法可应用间断缝合溃疡处加大网膜覆盖，或用网膜补片修补。也有经腹腔镜行穿孔缝合术加大网膜覆盖。

（2）彻底溃疡手术：

手术适应证：①胃、十二指肠溃疡穿孔在8小时内，或超过8小时，腹腔污染不严重。②慢性溃疡病史特别是胃溃疡病人，经内科药物治疗，或药物治疗期穿孔。③十二指肠溃疡穿孔修补术后再穿孔，合并出血、梗阻。

手术方法除胃大部切除术外，对十二指肠溃疡穿孔可选用迷走神经切断加胃窦部切除术或穿孔修补术后行高选择性迷走神经切断术。

四、胃十二指肠溃疡大出血

胃十二指肠溃疡病人大呕血或柏油样黑便，引起红细胞、血红蛋白、红细胞比积均急剧下降，脉率加快，血压下降，发生休克前期症状或休克，称溃疡大出血。

【病因病理】 溃疡并发出血是溃疡侵蚀基底血管的结果，大出血的溃疡一般位于胃小弯或十二指肠后壁，十二指肠前壁缺乏较大的血管则不易并发大出血。球部溃疡引起大出血常为十二指肠动脉破裂，胃小弯溃疡大出血多为胃左动脉的分支破裂。老年溃疡病人常伴有动脉硬化，由于动脉收缩不良而易致大出血。

在出血 3～4 小时后开始出现贫血，血红蛋白水平、红细胞计数、红细胞比积数值下降。溃疡合并出血的全身症状与失血量、速度、持续时间、有无继续出血等有关。一般健康成人，出血量在 500ml 以内者可无明显全身症状。失血量在 1 000ml 以上可出现心悸、乏力等，超过 1 500ml 时可出现低血压、脉搏细速、眩晕、昏厥等。

【临床表现】 主要症状是突然大呕血或解柏油样大便，大量快速的十二指肠溃疡出血，也可表现为色泽鲜红的血便。呕血前常有恶心，便血前感便意。病人感到全身软弱无力、心慌、口渴，甚至发生晕厥，短期内大量出血，可出现明显休克现象。如出血速度缓慢则血压、脉搏改变不明显。活动性出血的病人可能有轻度腹胀、上腹轻压痛及肠鸣音增多。

【诊断与鉴别诊断】 有典型溃疡病史者，发生呕吐或黑便，诊断困难不大。对临床表现不典型诊断存在困难者，应争取在出血 24～48 小时内行急诊胃镜检查，急诊胃镜检查并不增加大出血的危险性，还可在内镜下进行止血治疗。在鉴别诊断中，应和食管胃底曲张静脉破裂出血、急性胃粘膜病变、胃癌出血、应激性溃疡出血作鉴别。

【治疗】

1. 非手术治疗

（1）一般处理：卧床休息、禁食，对大出血者，应停留胃管进行胃肠减压。

（2）补充血容量：立即建立可靠的静脉输液通道，快速滴注平衡液，根据病情可输注血浆代用品、浓缩红细胞或全血。最佳的办法是短期内快速输血，要求在 1～3 小时内将丢失的 1/4～1/3 输入。

（3）局部及全身用药止血：对出血严重者经胃管灌注生理盐水 100ml 加去甲肾上腺素 8mg，此法可使胃血管暂时性收缩而起到止血目的，10～15 分钟可重复 1 次。凝血酶 500～1 000u 胃管内注入，每 4～6 小时可重复使用。静脉滴注 H_2 受体拮抗剂，或质子泵抑制剂，如西咪替丁或洛赛克。生长抑素可抑制胃酸分泌、减低腹腔内脏血流，可给予奥曲肽 0.1mg 静脉注射，6～8 小时 1 次。

（4）内镜下止血：内镜下止血方法较多，其中以局部喷洒止血药、局部注射治疗及温热止血为目前内镜下止血的最常用的方法。几种方法可单独使用，也可联合使用。

2. 手术治疗

（1）手术指征：①严重大出血，短期内休克者；②经 6～8 小时输血 600～900ml 后脉搏、血压及一般情况没有好转，或在 24 小时内需输血 1 000ml 以上才能维持血压和红细胞比积者；③经内科治疗出血不止，或出血暂时停止，不久又再出血者；④正在进行胃十二指肠溃疡药物治疗的病人发生大出血；⑤年龄大于 60 岁，血管硬化，估计难以自行止血者；⑥合并穿孔或幽门梗阻者。⑦胃镜下见活动性大出血而内镜下治疗失败者。

（2）手术方法：①采用包括溃疡在内的胃大部切除术。②对十二指肠后壁穿透性溃疡出血，不能连同十二指肠近端一并切除而需行溃疡旷置时，应切开十二指肠前壁，贯穿缝扎溃疡底部的出血动脉或闭合十二指肠残端再加胃十二指肠动脉、胰十二指肠上动脉结扎。③切开止血后行迷走神经切断加胃窦切除或加幽门成形术。

五、胃十二指肠溃疡瘢痕性幽门梗阻

【病因】 溃疡引起的幽门梗阻有三种：痉挛性、水肿性和瘢痕性。前两种梗阻是暂时性的，后者是永久性的。瘢痕性幽门梗阻的形成是由于溃疡愈合过程中所形成的瘢痕收缩所致，同时痉挛、水肿性因素使梗阻加重，梗阻由部分性逐渐趋向完全性。

【临床表现】 主要症状是腹痛及呕吐。表现为上腹撑胀不适和右上腹疼痛，伴有嗳气、恶心和呕吐，多发生于晚间或下午。本病的特点是呕吐物含隔餐甚至隔日所进食物，呕吐量大，不含胆汁，有腐败酸臭味，呕吐后自觉胃部舒适。体检见上腹隆起，有时可见自左向右的胃蠕动波，可闻及振水音。梗阻严重者，有营养不良、消瘦、贫血及脱水等表现。

【诊断】 根据溃疡病史和呕吐特征，幽门梗阻的诊断并不困难。X线钡餐检查见胃扩大，张力减低，钡剂入胃后有下沉现象，如24小时后仍有钡剂残留者，提示有瘢痕性幽门梗阻存在。

【治疗】 瘢痕性幽门梗阻应行手术治疗。术前必须经4～5天准备，包括禁食、应用生理盐水洗胃，纠正贫血，改善营养，纠正水、电解质紊乱。手术以胃大部切除为主。

六、手 术 方 式

（一）胃大部切除术

胃大部切除术是我国治疗溃疡病常用的手术方法，多年来临床经验证明疗效比较满意。传统的胃大部切除范围是胃的远侧的2/3～3/4，包括胃体大部、整个胃窦部、幽门及十二指肠球部的近侧。溃疡病灶本身的切除并非绝对必须，在切除技术有困难时，可以加以旷置，如手术后食物不再通过，旷置的溃疡可以逐渐愈合。

胃大部切除的手术方式很多，但基本可分为两大类：

1. 毕罗（Billroth）Ⅰ式　是在胃大部切除后将胃的剩余部分与十二指肠残端吻合（图32-3）。此法的优点是：操作简便，吻合后胃肠道接近于正常解剖生理状态，所以术后由于胃肠道功能紊乱而引起的并发症少。当十二指肠溃疡伴有炎症、瘢痕及粘连时，采用这种术式常有困难，有时为了避免胃十二指肠吻合口的张力过大，切除胃的范围不够，就容易引起溃疡复发。对胃酸分泌高的十二指肠溃疡病人不太适合，故此术式多用于胃溃疡。

2. 毕罗（Billroth）Ⅱ式　是在胃大部切除后，将十二指残端闭合，而将胃的剩余部分与空肠上段吻合（图32-4）。此法优点是：胃切除多少不因吻合的张力而受限制，胃体可以切除较多。溃疡复发的机会较少，由于食物和胃酸不经过十二指肠，直接进入空肠，十二指肠溃疡即使未能切除（旷置式胃大部切除术），也因不再受刺激而愈合。因此临床上应用较广，适用于

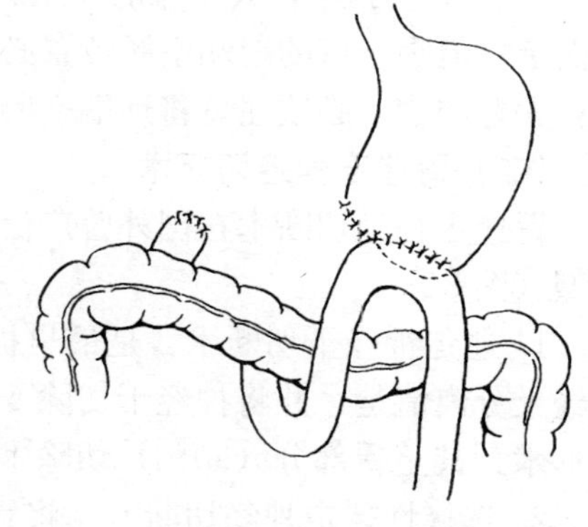

图32-4　毕Ⅱ式胃大部切除术

各种情况的胃十二指肠溃疡，特别用于十二指肠溃疡。缺点是：手术操作比较复杂，胃空肠吻合后解剖生理的改变较多，引起并发症的可能性较大。

胃大部切除术的基本原则：

1. 胃切除范围　以连接胃小弯胃左动脉第1分支的右侧，胃大弯胃网膜左右动脉交界处，再向左在胃网膜左动脉的第1个垂直分支的左侧为切除线（图32-5），大致可切除胃的60%。

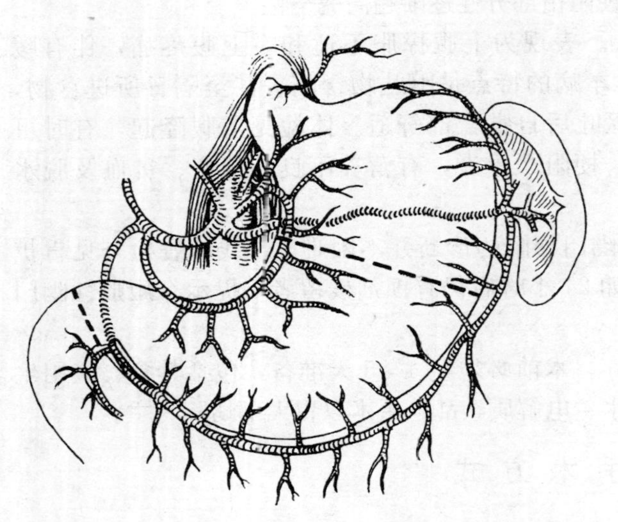

图32-5　胃大部切除范围

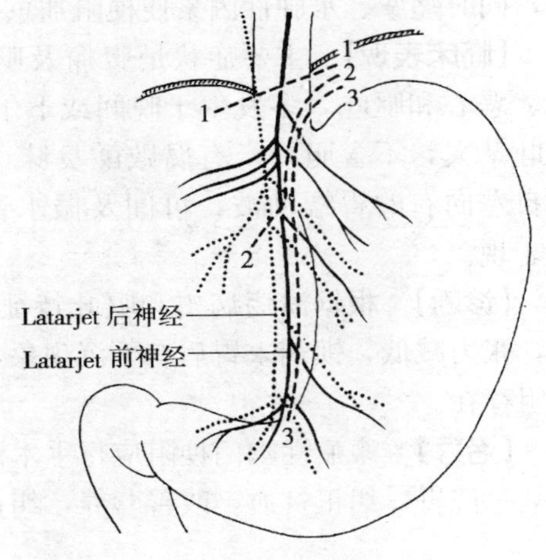

图32-6　三种迷走神经切断术示意图

1…1　迷走神经干切除术；2…2　选择性迷走神经切除术；3…3　高选择性迷走神经切除术

2. 吻合口大小　吻合口太小易致狭窄，吻合口太大食物通过太快，易发生倾倒综合征。一般3cm约两横指为宜，多余胃端可缝合关闭。

3. 吻合口与横结肠的关系　胃空肠吻合口位于结肠前或结肠后，可按术者习惯，只要操作正确，不会引起并发症。

4. 近端空肠的长度　因空肠近端粘膜抗酸能力相对比远端强，为了避免发生吻合口溃疡，原则上近端空肠越短越好。从Treitz韧带到吻合口的长度结肠前术式以8～10cm为宜，结肠后术式一般要求近端空肠6～8cm。

5. 近端空肠与胃大小弯的关系　近端空肠段和胃小弯还是与胃大弯吻合，可按术者习惯而定，但吻合口的近端空肠位置必须高于远端空肠，使食物不会发生淤积，如果近端空肠与胃大弯吻合，必须注意将远端空肠段置于近端空肠段的前面，以免术后内疝形成。

（二）胃迷走神经切断术

胃迷走神经切断术在国外曾广泛应用于单纯性溃疡病的治疗。胃迷走神经切断术有三种类型（图32-6）：

1. 迷走神经干切断术　是最早提出来的术式。约在食管裂孔水平，将左右两支腹迷走神经干分离清楚，并将神经干切除5～6cm，以免再生。根据情况，再行胃空肠吻合或幽门成形术，甚至胃部分（50%）切除术。迷走神经干切断术因缺点多，目前临床上很少应用。

2. 选择性迷走神经切断术　将胃左迷走神经分离清楚在肝支以下切断，同样胃右迷走神经分离出腹腔支以下，加以切断，从而避免了发生其他器官功能紊乱。为了解决胃潴留问题，需同时加作幽门成形或胃空肠吻合术，或胃窦切除胃空肠吻合术。

3. 高选择性胃迷走神经切断术　此法仅切断胃近端支配胃体、胃底的壁细胞的迷走神经，而保留胃窦部的迷走神经，因而也称为胃壁细胞迷走神经切断术或近端胃迷走神经切断术。手术时在距幽门 5～7cm 的胃小弯处，可以看到沿胃小弯下行的胃迷走神经前支入胃窦部的扇状终末支（鸦爪）作为定位标志，将食管下端 5～7cm 范围内的进入胃底、胃体的迷走神经一一切断，保留进入胃窦部的扇状终末支。高选择性胃迷走神经切断术的优点：①消除了神经性胃酸分泌。消除了溃疡病的复发的主要因素。②保留胃窦部的张力和蠕动，不需附加引流术。③保留了幽门括约肌的功能，减少胆汁反流和倾倒综合征的发生机会。④保留了胃的正常容积，不影响进食量。⑤手术较胃大部切除术简单安全，操作也不比选择性迷走神经切断术复杂。从理论上讲，应是治疗十二指肠溃疡较为理想的手术方法，但还存在着一些问题。

七、术后并发症

（一）胃大部切除术后并发症

1. 胃出血　胃大部切除术后在 24 小时以内，可以从胃管引流出少量暗红色或咖啡色血性内容物，多为术中残留胃内的血液或胃肠吻合创面少量渗出的缘故，属于术后正常现象。如果短期内自胃管引流出较大量的血液，尤其是鲜血，甚至呕血、黑便、严重者出现出血性休克，是少数病例因切端或吻合口有小血管未结扎或缝合不够紧密；胃粘膜被钳夹伤或旷置的十二指肠溃疡止血不彻底等原因所致的出血。出血也可能是继发的，即在手术后数天发生，多因结扎或缝合过紧，致使组织坏死，结扎缝线脱落所致。较严重的早期出血，甚至发生休克，需要果断再次探查止血。继发性出血多不十分严重，大部分经保守治疗即可自行止血。

2. 十二指肠残端破裂　这是胃大部切除术毕罗Ⅱ式中最严重的并发症，多因低位十二指肠溃疡，特别穿透到胰腺头部的十二指肠溃疡，手术时过多松动十二指损伤浆肌层或血液循环；残端缝合过紧，过稀或结扎过紧均能造成残端愈合不良。输入空肠袢梗阻，胆汁、胰液及肠液滞留在十二指肠腔内，十二指肠肠腔内压力不断增高而致残端破裂。这一并发症多发生在术后 4～5 天。表现为右上腹突然发生剧烈疼痛，局部或全腹明显压痛、反跳痛、腹肌紧张等腹膜炎症状。如腹腔内放置了引流管，引流管内可见胆汁。十二指肠残端破裂发生在术后 24～48 小时应立即再手术，若局部情况允许则进行残端再缝合并在十二指肠腔内置 T 管引流减压，并行腹腔引流；对局部情况不允许或感染较重或超过 48 小时，残端破裂处缝合极难成功，应经十二指肠残端破裂处放 T 管持续引流及作腹腔引流，并行空肠造口术以补充营养或行肠外营养支持。

3. 胃肠吻合口破裂或瘘　多发生在术后 5～7 天，大多由缝合不当，吻合口张力过大，局部组织水肿或低蛋白血症等原因所致组织愈合不良。胃肠吻合口破裂若发生较早常引起严重的腹膜炎，如发生较晚可形成局限性脓肿。如因吻合口破裂所致腹膜炎，须立即手术进行修补，多能成功。但术后一定保持可靠的胃肠减压，加强输血、输液等支持疗法。

4. 术后梗阻

（1）吻合口梗阻：主要表现为进食后上腹胀痛、呕吐、呕吐物为食物，多无胆汁。梗阻多因手术时吻合口过小；或缝合时胃肠壁内翻过多；吻合口粘膜炎症水肿所致。前两种原因造成的梗阻多为持续性的不能自行好转。需再次手术扩大吻合口或重新作胃空肠吻合。粘膜炎症水肿造成的梗阻为暂时性的，经过适当的非手术治疗可自行症状消失。梗阻性质一时不易确诊，先采用非手术疗法，暂时停止进食，放置胃肠减压，静脉输液，保持水电解质平衡和营养；若因粘膜炎症水肿引起的梗阻，往往数日内即可改善。经两周非手术治疗仍有进食后腹胀，呕吐现象，应考虑手术治疗。

（2）输入段梗阻：在毕罗Ⅱ式手术后，如输入空肠袢在吻合处形成锐角或输入空肠袢过长发生屈折，使输入空肠袢内的胆汁，胰液、肠液等不易排出，将在空肠内发生潴留而形成梗阻。输入空肠段内液体潴留到一定量时，强烈的肠蠕动克服了一时性的梗阻，将其潴留物大量排入残胃内，引起恶心、呕吐。临床表现为食后约 15～30 分钟左右，上腹突然胀痛或绞痛，一阵恶心后，发生喷射状呕吐，呕吐物主要是胆汁，一般不含食物，吐后症状立即消失。多数病人术后数周症状逐渐减轻而自愈，少数症状严重持续不减轻者需手术治疗，行输入和输出空肠袢之间侧侧吻合术。以上情况属单纯性梗阻。另一种梗阻情况比较严重，常发生绞窄性。多发生在结肠前近端空肠对胃小弯的术式，特别在十二指肠空肠曲过于靠左侧的病人吻合后使输入段扭曲，位于其前方的输出段系膜牵拉过紧，形成一索带，压迫输入段所致，使被压迫的一段十二指肠和空肠成两端闭合肠袢，且可影响肠壁的血运，而发生坏死或空孔。有时过长的输入空肠袢，穿过空肠系膜与横结肠之间的孔隙，形成内疝，也可发生绞窄。典型表现为突然发生上腹部剧烈疼痛，呕吐频繁，但呕吐量不大，呕吐物不含胆汁，呕吐后症状不缓解，体检时上腹部压痛，甚至可触及包块。这一类梗阻容易发展成绞窄，应及早手术治疗。

（3）输出段梗阻：输出空肠袢梗阻多为大网膜炎性包块压迫，或肠袢粘连成锐角所致。在结肠后吻合时，横结肠系膜的裂孔未固定在残胃壁上，导致裂孔因瘢痕收缩压迫输出段所致。主要表现为呕吐，呕吐物为食物和胆汁。确诊应借助于钡餐检查，以示梗阻的部位。症状严重而持续应手术治疗以解除梗阻。

5. 胃大部切除术后倾倒综合征　倾倒综合征是胃大部分切除术后比较常见的并发症。在毕罗Ⅱ式吻合发生机会更多。根据症状在术后和进食后发生的迟早，临床上将倾倒综合征分为早期倾倒综合征和晚期倾倒综合征两类：

（1）早期倾倒综合征：在进食后 30 分钟以内发生者称早期倾倒综合征。症状多在开始进半流质饮食时出现，加糖的牛奶尤其易于诱发症状的出现。包括两组症状：一组为心血管功能方面的症状，全身乏力、面色苍白、大汗淋漓、头昏、晕厥、心动过速、呼吸深大；另一组为胃肠道症状，上腹饱胀不适、恶心、肠鸣音增加、腹泻等。上述症状经平卧后可以减轻症状。手术中尽可能避免残胃过小、吻合口过大是预防的重要措施。术后开始进食应少食多餐，采用低糖饮食，膳食以多蛋白质多脂肪少碳水化合物为宜，选用较干的饮食，餐后平卧 20～30 分钟可以减轻症状，多数病人经上述治疗后症状会越来越轻，无效时可考虑手术治疗，将毕罗Ⅱ式改为毕罗Ⅰ式或 Roux-en-Y 术式。

（2）晚期倾倒综合征：过去称低血糖综合征，发生率低。一般都发生在手术后半年左右，而多在食后 2～3 小时发作，表现为无力、出汗、饥饿感、嗜睡、眩晕等。发生的原因由于食物过快地进入空肠内，葡萄糖迅速被吸收，血糖过度增高，刺激胰腺产生过多胰岛素，而发生低血糖现象。预防和治疗该综合征发作的方法是靠饮食控制。

6. 吻合口溃疡　吻合口溃疡是胃大部切除术后常见的远期并发症，多发生在十二指肠溃疡胃大部切除术后2年内。溃疡发生的部位，最多是在胃空肠吻合口的输出端的后壁。症状与原发溃疡病相似，但疼痛的规律性不明显，在上腹吻合口部位有压痛。纤维胃镜或钡餐检查可确诊。吻合口溃疡一旦形成，发生并发症如出血、穿孔机会甚多。一般主张采用手术治疗。手术方法是再次行胃大部切除或同时作迷走神经切断术。

7. 碱性反流性胃炎 多在术后数月至数年发生，由于胆汁、胰液反流，胆盐破坏了胃粘膜对氢离子的屏障作用，使胃液中的氢离子逆流弥散于胃粘膜细胞内，从而引起胃粘膜炎症、糜烂、甚至形成溃疡。临床主要表现为上腹部持续性烧灼痛、进食后症状加重、抗酸药物服后无效；胆汁性呕吐，呕吐后症状不减轻，胃液分析胃酸缺乏；食欲差，体重减轻，胃炎常引起长期少量出血而导致贫血。胃镜检查显示慢性萎缩性胃炎。这一并发症非手术治疗效果不佳。症状严重应考虑手术治疗。手术可改毕罗Ⅱ式吻合为Roux-en-Y吻合术，同时加作迷走神经切断术。

8. 营养性障碍

(1) 消瘦：胃大部切除术后，胃容积缩小，肠排空时间加快，消化时间缩短，食糜不能充分与消化液混合，致使消化功能减退。治疗上主要是调节饮食，多给予维生素、高蛋白质、低脂肪饮食，少食多餐，口服胰酶、胆盐等。

(2) 贫血：胃大部分切除后，胃酸减少，食物不经过十二指肠，小肠蠕动快，影响铁盐的吸收，而发生缺铁性小细胞贫血。极少数病人因缺乏抗贫血内因子，致维生素 B_{12} 的吸收受到障碍而发生营养性巨幼红细胞性贫血。前者给予铁剂而后者给予注射维生素 B_{12} 治疗。

9. 残胃癌 胃十二指肠溃疡行胃大部切除后5年以上，残胃发生的原发癌称为残胃癌。多发生在术后20～25年，病人常具有上腹部疼痛、进食后饱胀、消瘦和消化道出血。纤维胃镜活检可明确诊断，残胃癌常发生于吻合口附近数厘米，活检时应加以注意。对确诊病人应采用根治性全残胃切除术，但手术切除率较低。

（二）迷走神经切断术后并发症

1. 胃潴留 随着对迷走神经解剖的不断了解以及手术方法的不断改进，这一并发症已逐渐减少。多发生在术后3～4天，即拔除胃管后。表现为上腹饱胀不适，呕吐所进食物或带有胆汁。检查可见上腹部明显饱满及隆起。钡剂检查，可见胃扩张，伴有大量液体潴留，胃壁张力减退，蠕动消失，无排空现象，但以手推压，钡剂能通过吻合口或幽门。小肠功能正常。以上症状一般在术后1～2周逐渐消失，也有较严重者。但一般无需再次手术治疗。治疗以持续胃肠减压，温高渗盐水一日多次洗胃，保持水电解质平衡和营养。

2. 腹泻 迷走神经切断术后，有1/3的病人会发生大便次数增加，症状严重者并不多见。表现为进食后肠蠕动亢进、肠鸣、腹痛、腹泻，排出水样便而自行缓解。腹泻处理上主要是对症治疗。

3. 胃小弯坏死穿孔 这是一种少见的但非常严重的并发症，亦多见于高选择性迷走神经切断术后。多因手术时分离胃小弯的血管范围过广，甚至损伤了胃壁，造成胃小弯胃壁缺血、坏死和穿孔。临床表现为突然上腹部疼痛及腹膜炎症状。一旦发生，病情较严重，应立即进行手术修补。为预防这一严重并发症，术中避免胃小弯分离范围过广，保护胃短血管，胃远端迷走神经切断后胃小弯浆膜进行缝合。脂肪较多的病人，应仔细弄清胃小弯的解剖关系，防止损伤胃壁，甚至食管壁。

第三节 胃 癌

胃癌是我国最常见的恶性肿瘤，居我国消化道恶性肿瘤的第一位，近年来其发病率有下降的趋势，男性发病率高于女性。

【病因】 病因未明，可能与以下因素有关。

(一) 环境因素

日本是胃癌发病率最高的国家之一，而美国的发病率较低，在美国的第二、三代日本移民中，胃癌的发病率逐渐下降。这种现象说明胃癌的发生与环境因素有密切关系。影响胃癌发病率的环境因素包括生态环境、生活习性、社会经济状况等。

(二) 饮食因素

盐腌食物如咸鱼、咸肉、盐腌菜，熏制食物如熏肉、熏鱼、熏肠等均与胃癌的发生有密切关系。因为这些食物中含有硝酸盐和亚硝酸盐，易转化为致癌的亚硝胺。随着饮食习惯和卫生习惯的改善，胃癌的发病率也出现了明显的下降。

(三) 胃幽门螺杆菌

胃幽门螺杆菌感染是胃癌发生的重要因素之一。胃癌发病率与幽门螺杆菌感染率有平行关系。

(四) 胃的良性慢性疾病

如胃溃疡、胃息肉、萎缩性胃炎、胃切除术后残胃等可发生癌变。

(五) 胃粘膜上皮异型性增生

异型性增生分轻度、中度和重度三级，有重度异型性增生者75%～80%的病人有可能发展为胃癌。

【病理】

(一) 大体类型

1. 早期胃癌　凡病变仅侵及粘膜或粘膜下层者，不论病灶大小，有无淋巴结转移均为早期胃癌。可分三型：

Ⅰ型隆起型　癌块突出约5mm以上。

Ⅱ型浅表型　癌块微隆与低陷在5mm以内。此型有三个亚型：Ⅱa浅表隆起型，Ⅱb浅表平坦型，Ⅱc浅表凹陷型；

Ⅲ型凹陷型　深度超过5mm。此外尚有混合型。

2. 进展期胃癌　癌组织浸润达肌层或浆膜层者称为进展期胃癌。按Borrmann分型法分为四型：

BorrmannⅠ型（结节型）　为突入胃腔的菜花状肿块，边界清楚；

BorrmannⅡ型（溃疡限局型）　为边界清楚并略隆起的溃疡；

BorrmannⅢ型（溃疡浸润型）　为边缘不清楚的溃疡，癌组织向周围浸润；

BorrmannⅣ型（弥漫浸润型）　癌组织沿胃壁各层弥漫性浸润生长，累及全胃时，整个胃僵硬而呈皮革状，称皮革胃，恶性程度最高，发生淋巴转移早。

(二) 组织类型

根据胃癌组织类型和分化程度分为：①乳头状腺癌；②管状腺癌；③低分化腺癌；④粘

液腺癌；⑤印戒细胞癌；⑥未分化癌；⑦特殊型癌，包括类癌、腺鳞癌、鳞状细胞癌、小细胞癌等。

（三）胃癌的浸润和转移

1. 直接浸润　①癌细胞最初局限于粘膜层，逐渐向深部浸润发展，穿破浆膜后，直接侵犯横结肠系膜、大网膜、胰腺、肝脏等；②胃癌一旦突破粘膜肌层侵入粘膜下层后，可沿淋巴网和组织间隙蔓延，扩散距离可达原发灶旁6cm，而向十二指肠浸润多不超过幽门下3cm。

2. 淋巴转移　是胃癌的主要转移途径，早期胃癌也可发生淋巴结转移。根据原发肿瘤的不同部位，从胃壁开始由近及远，将胃的区域淋巴结分为3站16组。胃区域淋巴结按1～16组顺序分别为贲门右、贲门左、胃小弯、胃大弯、幽门上、幽门下、胃左动脉周围、肝总动脉周围、腹腔动脉周围、脾门淋巴结、脾动脉干淋巴结、肝十二指肠韧带内淋巴结、胰后淋巴结、肠系膜上动脉根部淋巴结、结肠中动脉周围淋巴结、腹主动脉周围淋巴结。胃癌由原发部位，经淋巴管网向紧贴胃壁的局部第一站淋巴结转移，进一步胃癌细胞可伴随支配胃的血管，沿血管周围淋巴结向心性转移，为第二站转移，可再向更远的第三站转移。亦可发生跳跃式转移，恶性程度较高或较晚期的胃癌可经胸导管转移到左锁骨上淋巴结，或经肝圆韧带转移到脐周。

3. 血行转移　胃癌晚期常发生血行转移，以肝、肺最多见，其他依次为胰、肾上腺、骨等。

4. 腹膜转移　癌细胞穿破浆膜后，种植于腹膜及其他脏器的浆膜面。广泛播散可形成血性腹水。癌细胞脱落至直肠前窝，直肠指检可触及肿块。女性病人转移到卵巢者称为Krukenberg瘤。

【临床表现】　早期胃癌无明显症状，有时出现一些非特异性上消化道症状，如上腹部不适、隐痛、嗳气、反酸、食欲不振等，易被忽视，常导致诊断延误。随着病情进展，上述症状渐加重。肿瘤位于贲门部可发生进行性吞咽困难，位于幽门部可出现幽门梗阻症状；肿瘤破坏粘膜下血管时，可表现为黑便、呕血，疼痛也是胃癌最多见的症状。随病情的发展，可出现食欲减退、消瘦、乏力等。晚期胃癌可出现上腹部肿块、锁骨上淋巴结肿大、腹水、恶病质等。

【诊断】　早期诊断是提高胃癌疗效的关键，但早期胃癌的临床表现缺乏特异性，因此，出现以下情况时须作进一步检查以排出胃癌：①40岁以上病人，既往无胃病史，突然出现上腹部不适、消化不良或胃痛等消化道症状；②原有胃病史，出现疼痛程度和规律性明显改变；③40岁以上发现胃溃疡，经内科正规治疗后未见好转；④40岁以后出现原因不明的黑便和大便隐血持续阳性；⑤有家族史，而40岁以后出现原因不明的消化道症状。

（一）X线钡餐检查

对确定病变部位、范围等意义较大，因其无痛苦易为病人接受，目前仍是胃癌诊断的主要方法。

（二）纤维胃镜检查

既能直接看到胃粘膜病变部位和范围，又能在直视下获取组织作病理检查确定诊断，是诊断早期胃癌的有效方法。对早期病变较小者，除活组织检查外，尚可采用直接冲洗或摩擦法，进行细胞学检查以提高阳性率。在胃镜下采用刚果红及美蓝活体染色技术，有助于提高早期胃癌的诊断率。

（三）超声检查

1. 腹部B超　对胃外肿块可在其表面见到增厚的胃壁，对粘膜下肿块则在其表面见到1～3层胃壁结构；可鉴别胃平滑肌瘤或肉瘤；可判断胃癌对胃壁浸润深度和广度；可判断胃癌的胃外侵犯及肝、淋巴结的转移情况。

2. 内镜超声　可直接在腔内检查胃壁，将胃壁的解剖层次分为5层超声图像，有助于术前临床分期。

【治疗】 胃癌的治疗原则为：①手术治疗：是目前治疗胃癌的主要方法，也是唯一有可能治愈胃癌的方法，应按照胃癌的严格分期及个体化原则制定治疗方案，争取及早手术治疗。②对中晚期胃癌须积极地辅以术前、术后的化疗及免疫治疗等综合治疗以提高疗效；治疗方法应根据胃癌的病期、生物学特性以及病人的全身状况选择。③如病期较晚或主要脏器有严重合并症而不能作根治性手术切除，也应视具体情况争取作原发灶的姑息性切除，以利进行综合治疗。④对无法切除的晚期胃癌，应积极采用综合治疗，多能取得改善症状、延长生命的效果。

（一）胃癌的手术治疗

早期胃癌应积极进行根治性手术，进展期胃癌如果病人全身情况允许，无远处转移，亦应积极手术探查。手术应遵循根治性、安全性、功能性三项基本原则，科学地选择术式和确定切除范围，力求做到根治性高、生存率高、生存期长、能维持良好的生存质量。手术方式包括：

1. 根治性切除术

（1）胃近端大部切除、胃远端大部切除或全胃切除：前二者的胃切断线均要求距肿瘤肉眼边缘5cm，而且均应切除胃组织的3/4～4/5。胃近端大部切除及全胃切除均应切除食管下端3～4cm。胃远端大部切除、全胃切除均应切除十二指肠第一段3～4cm。这三种胃切除均必须将小网膜、大网膜连同横结肠系膜前叶、胰腺被膜一并整块切除。胃周淋巴结清除范围以D表示，如胃切除、第一站淋巴结（N_1）未完全清除者为D_0胃切除，N_1已全部清除者称D_1胃切除术，N_2完全清除者为D_2，依次为D_3。

（2）胃癌扩大根治术：是包括胰体、尾及脾在内的根治性胃大部切除或全胃切除术。

（3）联合脏器切除：胃窦、体部后壁癌，若侵及横结肠系膜、结肠中动、静脉或直接侵及横结肠，应联合切除横结肠。当胃癌直接蔓延侵及肝脏或发生肝转移且局限于一侧肝叶时，可联合肝切除术。

（4）对早期胃癌可行内镜下根治性癌灶切除或腹腔镜下胃局部切除术。

2. 姑息性切除术　常用于年老体弱病人或胃癌大出血、穿孔病情严重不能耐受根治性手术者，仅行胃癌原发病灶的局部姑息性切除。对于肿瘤已有广泛转移，不能彻底切除，而原发肿瘤尚可切除者，也应行姑息性切除。

3. 短路手术　如肿瘤不能切除但伴有幽门梗阻者可行胃空肠吻合，以解决病人的进食问题。

（二）化学疗法

1. 全身化疗　术后化疗其目的是杀灭体内可能残留的微小癌灶，防止术后复发和转移，另外作为非根治性切除术病人的姑息治疗，延长生存期。化疗应在术后3周左右开始，尽量采用联合用药。常用的化疗方案有：

（1）联合用药：FAM方案：氟尿嘧啶600mg/m^2，静脉滴注，第1、2、5、6周；阿霉素30mg/m^2，静脉注射，第1、5周；丝裂霉素10mg/m^2，静脉注射，第1周。6周为一疗程。

ELF方案：叶酸钙200mg/m^2，先静脉注射，氟尿嘧啶500mg/m^2，静脉滴注，第1、2、3日，依托泊苷（VP－16）120mg/m^2静脉滴注，第1、2、3日。每3～4周期为一疗程。

（2）单一用药：优福定，每次3片，每日3次，总量20～30g，替加氟（喃氟啶）100～150mg/m^2，每日3次口服，总量40g。

2. 术中腹腔内温热化疗和术后腹腔内化疗均可提高生存率。

（韩国新）

第三十三章

阑尾炎

第一节　解剖生理概要

正常阑尾是一条细长的盲管，一般长约5～10cm，直径0.5～0.7cm，起自盲肠顶端后部，附于盲肠后内侧壁，三条结肠带相交处为阑尾根部，因此，沿盲肠的三条结肠带向顶端追踪可寻找到阑尾基底部。阑尾根部起自盲肠的部位固定不变，体表位置常在右下腹髂前上棘与脐连线的中外1/3交界处，称为麦氏点，麦氏点也是进行阑尾切除时手术切口的标记点。由于盲肠在腹腔内的位置变动较大，再加上阑尾远端游离，因此阑尾的实际位置存在较大变异。一般在右下腹部，也可高到肝下方，低至盆腔内，当先天性肠道旋转不全或内脏反位时，阑尾可位于左下腹。阑尾尖端可因移动而指向各个方位，以盲肠内侧、下方、外侧及后方较多见，少数阑尾可部分或全部位于腹膜外，炎症时临床表现特殊，手术时不易发现。

阑尾动脉为回结肠动脉的一个分支，属终末动脉，一旦发生血运障碍时，易发生阑尾坏死。阑尾静脉经回结肠静脉、肠系膜上静脉回流入门静脉，当阑尾化脓坏疽时，可引起门静脉炎或形成肝脓肿。阑尾的神经由交感神经纤维经腹腔丛和内脏小神经传入，由于其传入的脊髓节段在第10、11胸节，因此当阑尾梗阻或炎症早期，常出现为脐周的牵涉痛，属内脏性疼痛。

阑尾具有蠕动和吸收水分、电解质功能，可排出进入阑尾腔的盲肠内容物。阑尾壁内有丰富的淋巴组织，参与B淋巴细胞的产生和成熟，具有一定的免疫功能。

第二节　急性阑尾炎

急性阑尾炎是外科常见病，是急腹症中最常见的原因。随着外科技术、麻醉及抗生素应用的进步，目前绝大多数病人能够得到早期诊断和及时治疗，并能在短期内恢复健康，死亡率已降至1%左右，但是少数病人的病情复杂多变，如果延误诊断和治疗可引起严重的并发症，甚至死亡，因此应认真对待每一个具体的病例。

【病因】

1. 阑尾管腔阻塞　是急性阑尾炎最常见的病因。引起阑尾管腔阻塞最常见的原因是淋巴滤泡的明显增生，约占60%，多见于年轻人。粪石也是阻塞的原因之一，约占35%。异物、炎性狭窄、食物残渣、蛔虫、肿瘤等则是较少见的病因。

2. 胃肠道疾病影响　胃肠道的一些疾病，如急性肠炎、炎性肠病，血吸虫病等，都可直接蔓延至阑尾，或引起阑尾管壁肌痉挛，使血运障碍而致炎症。

3. 细菌入侵 阑尾发生梗阻和炎症后，粘膜溃疡，上皮损害，管腔内细菌不能排出而繁殖生长，侵入管壁，使感染加剧。致病菌多为革兰染色阴性杆菌和厌氧菌。

【病理类型】 急性阑尾炎在病理学上大致可分为三种类型，代表着炎症发展的不同阶段。

1. 急性单纯性阑尾炎 阑尾轻度肿胀，浆膜充血，附有少量纤维蛋白性渗出。阑尾粘膜内有小溃疡和出血点，腹腔内少量炎性渗出。阑尾壁各层均有水肿和中性粒细胞浸润，以粘膜和粘膜下层最显著。阑尾周围脏器和组织炎症尚不明显。

2. 急性化脓性阑尾炎 由早期炎症加重而致，阑尾显著肿胀、增粗，浆膜高度充血，表面覆盖有脓性渗出。阑尾粘膜面溃疡增大，腔内积脓，壁内也有小脓肿形成。腹腔内有脓性渗出物，发炎的阑尾可被大网膜和邻近的肠管包裹，限制了炎症的发展。

3. 急性穿孔性阑尾炎 阑尾壁的全部或一部分全层坏死，浆膜呈暗红色或黑紫色，局部可能已穿孔。穿孔的部位大多在血运较差的远端部分，也可在粪石直接压迫的局部，穿孔后或形成阑尾周围脓肿，或并发弥漫性腹膜炎。此时，阑尾粘膜大部已溃烂，腔内脓液呈血性。

急性阑尾炎的转归有以下几种：①炎症消退：一部分单纯性阑尾炎经及时药物治疗后炎症消退，可不留解剖学上的改变。大部分将转为慢性阑尾炎，容易复发。②炎症局限化：化脓、坏疽或穿孔性阑尾炎被大网膜包裹粘连，炎症局限，形成阑尾周围脓肿。③炎症扩散：阑尾炎症重，发展快，未予及时手术切除，炎症扩散，发展为弥漫性腹膜炎，化脓性门静脉炎、感染性休克等。

【临床表现】

1. 症状

（1）腹痛：多起于脐周和上腹部，数小时（6～8 小时）后腹痛转移并局限在右下腹，约 70%～80%的病人具有这种典型的转移性腹痛的特点。部分病例发病开始即出现右下腹部痛。不同病理类型的阑尾炎其腹痛也有差异，单纯性阑尾炎表现为轻度隐痛，化脓性阑尾炎呈阵发性胀痛和剧痛，坏疽性阑尾炎呈持续性剧烈腹痛，穿孔性阑尾炎腹痛可暂时减轻，但出现腹膜炎后，腹痛又会持续加剧。

（2）胃肠道症状：恶心、呕吐发生较早，但程度较轻。有的病人可发生腹泻。盆腔位阑尾炎，炎症刺激直肠和膀胱，引起排便、里急后重症状。弥漫性腹膜炎时可致麻痹性肠梗阻。

（3）全身症状：早期可有乏力、头痛等。炎症重时出现中毒症状，心率增快，单纯性阑尾炎，体温一般在 37.5℃～38℃，化脓性阑尾炎、坏疽性阑尾炎合并穿孔后，常伴有高热，体温在 38.5℃～39℃以上，阑尾穿孔时体温将更行升高。如发生门静脉炎时可出现寒战、高热和轻度黄疸。

2. 体征

（1）右下腹压痛：是急性阑尾炎常见的重要体征，压痛点通常位于麦氏点，可随阑尾位置的变异而改变，但压痛点始终在一个固定的位置上。发病早期腹痛尚未转移至右下腹时，右下腹便可出现固定压痛。压痛的程度与病变的程度相关。当炎症扩散到阑尾以外时，压痛范围也随之扩大，但仍以阑尾部位压痛最明显。

(2) 腹膜刺激征象：与压痛具有同样重要意义的是局部反跳痛，即用手指缓慢深压腹部至深处时手突然松开，病人感到剧痛，提示阑尾炎已发展到化脓、坏疽或穿孔阶段。但小儿、老人、孕妇、肥胖、虚弱者或盲肠后位阑尾炎时，腹膜刺激征象可不明显。当阑尾穿孔，炎症扩散至全腹时，不但压痛、腹肌紧张的范围扩大，同时出现肠麻痹、腹胀、肠鸣音减弱或消失。

(3) 右下腹包块：如右下腹饱满，扪及一压痛性包块，边界不清，固定，结合病史应考虑阑尾周围脓肿的诊断。

(4) 其他：可协助诊断的体征：

1) 结肠充气试验（Rovsing征）：病人仰卧位，检查者用右手压迫左下腹，再用左手挤压近侧结肠，引起右下腹疼痛者为阳性。

2) 腰大肌试验：病人左侧位，使右大腿后伸，引起右下腹疼痛者为阳性。腰大肌实验阳性表明阑尾位置较深，或在盲肠后位，靠近腰大肌处。

3) 闭孔内肌试验：病人仰卧位，使右髋和右大腿屈曲，然后被动向内旋转，引起右下腹疼痛者为阳性。表明阑尾在盆腔位，闭孔肌肌膜受到刺激。

4) 直肠指诊：引起炎症阑尾所在位置压痛，常在直肠右前方。当形成阑尾周围脓肿时，可触及痛性肿块。

3. 实验室检查　大多数急性阑尾炎病人的白细胞计数和中性粒细胞比例增高，白细胞计数升高到（10～15）$\times 10^9$/L，可发生核左移，是临床诊断中的重要依据。但升高不明显不能否定诊断，应反复检查，如逐渐升高则有诊断价值。尿检查一般无阳性发现，如尿中出现少数红细胞，说明炎性阑尾与输尿管或膀胱相接近。

4. 影像学检查

1) 无并发症的急性阑尾炎，其腹部平片可能完全正常，无诊断意义，在并发局限或弥漫性腹膜炎时，可见盲肠扩张和液气平面，偶尔可见钙化的粪石。

2) B型超声检查在诊断急性阑尾炎中具有一定的价值，其典型图像为阑尾呈低回声管状结构，较僵硬，其横切面呈同心圆似的靶样显影，直径≥7mm。同时对鉴别诊断亦有意义。

3) CT检查与B超检查的效果相似，尤其有助于阑尾周围脓肿的诊断。上述这些影像学检查方法在急性阑尾炎的诊断中不是必需的，当诊断有困难时可选择应用。随着腹腔镜的普及，对可疑病人可行此项检查，不但对诊断可起决定作用，并可同时行腹腔镜阑尾切除术。

【鉴别诊断】　在急性阑尾炎的病人中约有20%的病人临床表现不典型，而有部分病人因其他脏器病变引起的腹痛误诊为急性阑尾炎而误切了正常阑尾。要与急性阑尾炎相鉴别的疾病很多，常见的有：

1. 胃十二指肠溃疡穿孔　发病突然，当穿孔漏出的胃肠内容物沿右结肠旁沟至右下腹时，可出现类似急性阑尾炎的转移性腹痛。病人多有溃疡病史，检查时除右下腹压痛外，上腹部仍有疼痛及压痛，板状腹等腹膜刺激征也较明显。叩诊肝浊音界消失，X线平片发现膈下有游离气体。

2. 右侧输尿管结石　多为突然发生的右下腹阵发性绞痛，向会阴部、外生殖器放射，无明显腹肌紧张，尿中查到多量红细胞，B超或腹部X线平片在输尿管走行部位可见结石阴影。

3. 急性肠系膜淋巴结炎 多见于儿童，发病前常有上呼吸道感染史，先发生高热，后有腹痛或两者同时出现。腹痛始于右下腹，压痛部位偏内侧，压痛范围广泛，无明显腹肌紧张及反跳痛。

4. 异位妊娠破裂 尤其是右侧输卵管妊娠破裂早期可有局部出血刺激腹膜症状，与急性阑尾炎的腹痛和压痛相似。但病人有停经史及阴道不规则流血史，检查时宫颈举痛，附件包块，阴道后穹隆穿刺抽出不凝血液，妊娠实验阳性。

5. 右侧卵巢囊肿蒂扭转 为突然发生的右下腹痛，腹部或妇科检查时可扪及有压痛肿块，B超检查有助于诊断。

6. 急性输卵管炎和急性盆腔炎 下腹痛逐渐发生，可伴有腰痛，腹部压痛点偏低，常有脓性白带和盆腔的对称性压痛，无转移性腹痛，阴道后穹隆穿刺可抽得脓液。

【治疗】

绝大多数急性阑尾炎一旦确诊，应早期行阑尾切除术。

1. 手术治疗 急性阑尾炎可以自行消退，但消退后约有3/4的病人将复发，因此急性阑尾炎诊断明确后，应早期行阑尾切除术。早期手术操作简单，术后并发症少。若化脓或坏疽后再手术，则操作困难，且术后并发症会显著增加。

(1) 手术方法选择：

1) 急性单纯性阑尾炎：行阑尾切除术，近年来有些单位也开展了经腹腔镜行阑尾切除术。

2) 急性化脓性或坏疽性阑尾炎：应及早行阑尾切除术，如腹腔内已有脓液可清除脓液后关腹。注意保护切口。

3) 穿孔性阑尾炎：切除阑尾，清除腹腔脓液，根据情况放置腹腔引流，术后积极行支持疗法和抗感染治疗。

4) 阑尾周围脓肿：一般先采用输液，应用抗生素治疗，促使炎症吸收消散。待2～3个月以后酌情施行手术，切除阑尾。也可在B超引导下穿刺抽脓或置管引流。但保守治疗后脓肿无局限趋势，症状明显，脓肿有可能破溃而形成弥漫性腹膜炎时，可行脓肿切开引流，阑尾是否切除应视术中具体情况而定。术后加强支持治疗，合理使用抗生素。

(2) 阑尾切除术的技术要点：

1) 麻醉：一般采用硬脊膜麻醉。

2) 切口：右下腹麦氏切口最常用，标准麦氏切口是在右髂前上棘与脐连线的外1/3与中1/3交接点上，作与此连接线垂直的切口，切口也可随估计阑尾部位略予移动。另一种可选择的切口是右下腹腹直肌旁（或经腹直肌）切口，因其可暴露的范围较大，上下伸延方便，所以当急性阑尾炎诊断不明确或弥漫性腹膜炎疑为阑尾穿孔所致时，应采用此切口。

3) 寻找阑尾：先在髂窝内找到盲肠，沿三条结肠带向盲肠顶端寻找阑尾根部，多能找到阑尾。另一种方法是沿末端回肠追踪盲肠，找到阑尾根部。如仍未找到阑尾，应考虑盲肠后位阑尾，可切开盲肠外侧腹膜寻找。寻找阑尾时尽量使用器械，勿用手指触摸，以防污染切口。

4) 处理阑尾系膜：找到阑尾后，根据阑尾可以移动的程度，尽量将其置于切口中部或提出切口以外，如系膜菲薄，可于阑尾根部处结扎切断，若阑尾系膜肥厚或水肿明显，一般应分次钳夹、切断结扎或缝扎系膜。

5）处理阑尾根部：在距阑尾根部 0.5～1.0cm 的盲肠壁上做一荷包缝合，距盲肠 0.5cm 处轻轻钳夹阑尾后结扎阑尾，再于结扎线远侧 0.5cm 处切断阑尾，残端用碘酒、酒精处理后，用荷包缝合将其包埋入盲肠壁内（图 33－1）。有时阑尾远端暴露困难，可先处理阑尾根部，再分段切断系膜，最后切除整个阑尾，称为阑尾逆行切除法。

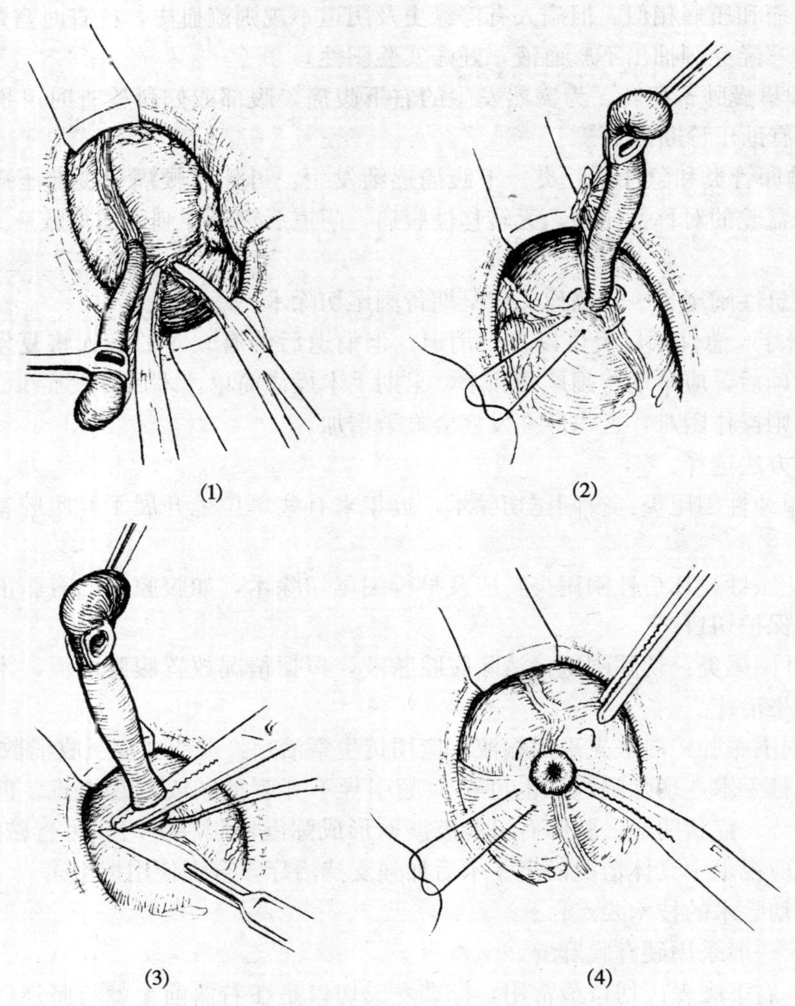

图 33－1　阑尾切除术

（1）切断阑尾系膜；（2）在盲肠壁上作荷包缝合；（3）切断阑尾；（4）收紧荷包缝线，将阑尾残端埋入盲肠壁内

（3）术后并发症的防治：术后并发症与阑尾的病理类型和手术时间的迟早有密切关系，未穿孔阑尾炎切除后，并发症发生率仅 5%，而穿孔后手术者增加到 30%以上。

1）内出血：术后 24 小时的出血为原发性出血，多因阑尾系膜止血不完善或血管结扎线松脱所致。主要表现为腹腔内出血的症状如腹痛、腹胀、休克和贫血等，应立即输血并再次手术止血。有时出血可能自行停止，但又继发感染形成脓肿，也需手术引流。

2）切口感染：是术后最常见的并发症，在化脓或穿孔性阑尾炎中多见，多发生在术后

2～3天，也有在两周后才出现。主要表现为切口处跳痛，局部红肿伴压痛，体温再度上升。应立即拆除缝线，引流伤口，清除坏死组织，定期换药，或待伤口内肉芽新鲜时二期缝合。为预防切口感染，除早期手术外，还包括预防性应用抗生素、术中加强切口保护，切口缝合前局部应用生理盐水和甲硝唑冲洗、彻底止血、消灭死腔等。预防性应用抗生素应在术前半小时就开始应用。

3）粘连性肠梗阻：也是阑尾切除术后较常见的并发症，与局部炎症重、手术损伤、术后卧床等多种原因有关。一般先行综合的保守治疗，无效时手术治疗。

4）粪瘘：较少见，产生的原因有多种，如阑尾残端单纯结扎，结扎线脱落；盲肠原为结核、肿瘤等；盲肠组织水肿，术中损伤附近肠管等。主要表现为伤口感染久治不愈，并有粪便和气体溢出。粪瘘发生时感染多已局限，不至发生弥漫性腹膜炎。可先行保守治疗，多数病人粪瘘可自行愈合。

5）阑尾残株炎：阑尾切除时残端保留过长超过1cm时，术后残株可炎症复发，仍表现为阑尾炎的症状。X线钡灌肠检查对明确诊断有一定价值。症状较重时应再次手术切除阑尾残株。

2. 非手术治疗　适用于单纯性阑尾炎及急性阑尾炎早期，病人不接受手术治疗或客观条件不允许，或伴有其他严重器质性疾病有手术禁忌证者。抗生素的应用在非手术治疗中占有重要地位。关于其选择与用量，应根据具体情况而定。阑尾炎多为混合感染，以往采用氨苄西林、庆大霉素与甲硝唑联合应用，效果满意。随着新型高效抗生素的出现，目前常采用头孢霉素或其他新型β-内酰胺类抗生素与甲硝唑联合。

第三节　特殊类型阑尾炎

（一）小儿急性阑尾炎

小儿急性阑尾炎是小儿常见的外科急腹症。新生儿阑尾呈漏斗状，不易发生由淋巴滤泡增生或者粪石所致阑尾管腔阻塞，因此新生儿急性阑尾炎很少见，随年龄的增长发病率上升。小儿阑尾相对的腔大壁薄，肌层组织少，一旦感染，易发生坏疽穿孔，而小儿大网膜发育不全，局限炎症的能力较差，阑尾一旦穿孔，易扩散成弥漫性腹膜炎。因此与成年人比较，小儿急性阑尾炎发展快、病情重、穿孔率高，并发症多，容易误诊，必须加以重视。

腹痛是小儿阑尾炎的主要症状，但小儿不能诉说或表达不正确，易误诊。多数患儿有明显的胃肠道症状。如恶心、呕吐、腹胀、腹泻，发病早期即出现高烧，可达39℃～40℃。合并腹膜炎时常伴有中毒性休克。右下腹体征不明显，不典型，但有局部压痛和肌紧张，是小儿阑尾炎的重要特征。

小儿急性阑尾炎的治疗原则是早期手术，以免因延误时机而致阑尾穿孔和扩散成腹膜炎，危及患儿生命。在围手术期应配合输液以纠正脱水，应用抗生素控制感染。

（二）老年人急性阑尾炎

随着社会老龄人口增多，老年人急性阑尾炎的发病率也相应升高，由于老年人的脏器在不断退化，抵抗力低，阑尾壁薄，阑尾腔变细，同时老年人存在不同程度的动脉硬化，阑尾动脉在硬化基础上易因炎症而栓塞，因此老年人急性阑尾炎易坏疽穿孔。老年人大网膜萎缩，阑尾一旦穿孔，不易局限，易致弥漫性腹膜炎。

由于老年人对疼痛感觉迟钝，腹肌薄弱，抵抗力差，所以临床表现不典型，体征不明显，有的老年人已有阑尾穿孔和腹膜炎，腹痛和局部压痛却不重，体温和白细胞升高均不明显，容易延误诊断和治疗。只要没有手术禁忌证，老年人急性阑尾炎的治疗也是及早手术切除阑尾。在围手术期要注意并存病的治疗。

（三）妊娠期急性阑尾炎

由于妊娠期的特点，阑尾的位置变化较大，阑尾由原位置逐渐被增大的子宫推挤向右上腹，一旦发生阑尾炎，发展较快，也易于发生坏疽和穿孔，而胀大的子宫又将大网膜和小肠推离阑尾部位，腹膜炎不易局限，炎症发展易致流产与早产，对孕妇和胎儿的危险性较大。

早期妊娠期急性阑尾炎具有阑尾炎的典型的症状和体征，随着子宫的增大，急性阑尾炎引起的腹痛与局部压痛的位置也有所改变，当阑尾为子宫所覆盖时，局部压痛、反跳痛、腹肌紧张均变得不明显。

早期妊娠妇女患急性阑尾炎时，应及早手术，防止在妊娠后期因阑尾炎复发而处理困难。妊娠后期的腹腔感染难以控制，更应早期手术，围手术期加用黄体酮。临产期急性阑尾炎的处理应根据具体情况，由妇产科和外科医师共同商议决定，以保证孕妇和胎儿的安全，如并发阑尾穿孔或全身感染症状严重时，可考虑经腹剖宫产术，同时切除病变阑尾。

第四节 慢性阑尾炎

大多数慢性阑尾炎是由急性阑尾炎转变而来，少数也可开始即呈慢性过程。多数慢性阑尾炎病人的阑尾腔内有粪石，或者阑尾粘连，淋巴滤泡过度增生，使管腔变窄。

【临床表现和诊断】 常有典型的急性阑尾炎发作病史，右下腹又经常疼痛，有的病人仅有隐痛和不适感，剧烈活动或饮食不节可诱发急性发作。有的病人有反复急性发作的病史。主要的体征是阑尾部位的局限性压痛，经常存在，位置也较固定。有少数病人可以摸到右下腹条索状、有压痛的、活动的肿块。X线钡剂灌肠透视检查，可见阑尾不充盈或充盈不全，阑尾腔不规则，72小时后透视复查阑尾腔内仍有钡剂残留，即可诊断慢性阑尾炎。

【治疗】 诊断明确后需手术切除阑尾，术中若见阑尾增生变厚、系膜缩短变硬，阑尾扭曲，四周粘连严重，则可证实术前慢性阑尾炎的诊断。术后需行病理检查以确定诊断。如果发现阑尾无明显病理改变，应仔细探查回肠末端、小肠系膜、盲肠、升结肠、右侧卵巢、输卵管等附近器官有无病变。

（韩国新）

第三十四章

肠疾病

第一节 解剖生理概要

（一）小肠的解剖

小肠包括十二指肠，空肠和回肠三部分。正常成人全长约3～5cm，个体差异较大。十二指肠起自胃幽门，长约25cm，十二指肠和空肠交界处位于横结肠系膜根部，第2腰椎的左侧，为Treitz韧带所固定，空肠和回肠间无明确的解剖标志，通过小肠系膜附着于腹后壁，小肠系膜起于第1、2腰椎左侧，根部向右下方斜行，止于右骶髂关节前方。空肠大致位于左上腹和右上腹，回肠则在下腹部和盆腔。小肠肠壁分浆膜层、肌层、粘膜下层、粘膜层。空肠的粘膜有许多高而密的环行皱襞，肠腔较宽，肠壁厚，肠系膜脂肪较少，愈向下则皱襞愈低平而稀，故肠壁由上而下逐渐变薄，肠壁逐渐变细。

空肠和回肠血液供应来自肠系膜上动脉，该动脉从腹主动脉分出，分出胰十二指肠下动脉、中结肠动脉、右结肠动脉、回结肠动脉和12～16支空肠、回肠动脉；各支之间相互吻合形成动脉弓，最后分出直支到达肠壁。近端小肠的动脉仅有初级动脉弓，直支较长，愈向远端则可有二级和三级动脉弓。因而分出的直支较短。小肠的静脉分布与动脉相似，最后集合成肠系膜上静脉。

空肠粘膜下有散在性孤立淋巴小结，至回肠则有许多淋巴集结。小肠淋巴管起始于粘膜绒毛中央的乳糜管，淋巴液汇集于肠系膜根部的淋巴结，再经肠系膜上动脉周围淋巴结，腹主动脉前的腹腔淋巴结至乳糜池。

小肠接受交感和副交感神经支配。来自腹腔神经丛和肠系膜上神经丛的交感神经节后纤维和迷走神经的节前纤维，沿肠系膜血管分布至肠壁，交感神经兴奋使小肠蠕动减弱，血管收缩，迷走神经兴奋使肠蠕动和肠腺分泌增加。

（二）小肠的生理

小肠的主要功能是消化、吸收与运动。小肠粘膜分泌含有多种酶的碱性肠液。由胃内消化后的食糜进入小肠后，受到胰液、胆汁和小肠分泌的酶的消化分解，变成可吸收的营养物质，各种营养物质、水、电解质主要在小肠吸收，此外还有各种维生素，以及包括胃肠道分泌液和脱落的胃肠道上皮细跑的成分所构成的大量内源性物质，男性成人的这些内源性物质的液体量每天约8 000ml，再加每天摄入的水分约2 000ml，绝大部分被小肠吸收，仅有500ml左右进入结肠。小肠还分泌多种胃肠激素如肠促胰泌素、生长抑素、缩胆囊素、血管活性肠多肽、脑啡呔等。此外肠道还有重要的免疫功能。肠淋巴组织在肠道抗原物质刺激下可产生局部免疫应答，包括抗体介导和细胞介导的免疫防御反应，尤以前者为重要。

（三）结肠的解剖

结肠分盲肠、升结肠、横结肠、降结肠和乙状结肠。成人结肠长约 1.5m，在回肠末端进入盲肠处有粘膜和环肌折叠形成的回盲瓣，能防止大肠内容物反流回小肠，当结肠出现完全性梗阻时，由于回盲瓣的作用，使梗阻的结肠段呈两端闭合状态，形成闭袢性梗阻。升结肠与横结肠交界处为结肠肝区，横结肠和降结肠交界处为结肠脾区，升结肠和降结肠仅在其前面和两侧有腹膜覆盖，位置相对固定，盲肠、横结肠和乙状结肠则具有系膜，活动度较大。结肠形态的三个主要特征是有结肠带、结肠袋、肠脂垂。结肠的肠壁也分为浆膜层、肌层、粘膜下层和粘膜层。

右半结肠由肠系膜上动脉供应，分出回结肠动脉、右结肠动脉和中结肠动脉；左半结肠由肠系膜下动脉所供应，分出左结肠动脉和乙状结肠动脉，静脉与动脉相似，分别经肠系膜上静脉和肠系膜下静脉汇入门静脉。结肠的淋巴结分为结肠上淋巴结、结肠旁淋巴结、中间淋巴结和中央淋巴结四组，中央淋巴结位于结肠动脉根部及肠系膜上、下动脉的周围，再引至腹主动脉周围腹腔淋巴结，支配结肠的副交感神经左、右侧不同，右半结肠由迷走神经支配，盆腔神经则支配左半结肠。交感神经纤维则分别来自肠系膜上和肠系膜下神经丛。结肠的主要功能是吸收水分，储存和转运粪便，吸收功能主要发生于右侧结肠。

第二节　肠炎性疾病

一、克罗恩病

克罗恩病是一种慢性肉芽肿性全层肠壁的病变，因无特别反映本病特征的名称，故以首先报告此病的第一作者命名此病为 Crohn 病。病因未明，近年来其发病率有升高趋势。

【病理】 克罗恩病可发生在胃肠道的任何部位，约 90%位于回肠末端，可同时累及小结、结肠，病变局限在结肠者较少见。病变可局限于肠管的一处或多处，呈节段性分布。炎症波及肠壁全层，浆膜面充血水肿，纤维素渗出；粘膜增厚，肠粘膜可出现不同程度的溃疡，线状溃疡可深入肠壁，亦可溶和成较大的溃疡，粘膜水肿突出表面呈典型的鹅卵石样表现；肠壁增厚，肉芽肿形成，使肠腔变窄，受累肠系膜也有水肿、增厚和淋巴结肿大；病变肠袢间及与周围组织、器官粘连，或因溃疡穿透而形成内瘘、外瘘。

【临床表现】 克罗恩病可发生于任何年龄，以青壮年多见，男女发病率无明显差别。多数病人呈慢性表现，病程较长，临床表现多样化，表现类型与主要病变所在部位有关。主要症状为腹泻、腹痛、低热、体重下降等。腹痛为脐周或右下腹的间歇性腹痛，多不严重，常伴局限性压痛。病人大便次数增加，每日 2～5 次，一般为水样便，不含脓血或粘液。当有慢性溃疡穿透、肠内瘘和粘连形成时，可出现腹内包块。体检一般无异常。

【诊断】 除临床表现外，怀疑克罗恩病时应作 X 线钡餐检查，尤其是气钡双重造影，其影像学的主要表现为：回肠末端肠腔狭窄，管壁僵硬，粘膜皱襞消失，呈线样征，鹅卵石征等。

【鉴别诊断】 与克罗恩病的临床表现和 X 线征最相似的是回盲部结核，二者有时较难鉴别。病变仅限于结肠的克罗恩病需与溃疡性结肠炎鉴别。少数起病较急的克罗恩病易误诊为急性阑尾炎，但急性阑尾炎一般既往无腹泻、低热等病史，右下腹压痛局限，白细胞计数明显增加多有助于鉴别诊断。

【治疗】 目前不论内科治疗或外科治疗均不可能治愈克罗恩病，一般采用内科治疗。发生严重并发症者可采用手术治疗，但术后复发率较高。

1. 手术适应证 肠梗阻，慢性肠穿孔后形成腹腔脓肿、肠内瘘或腹壁肠瘘，急性肠穿孔，肠道大出血或持续出血，诊断上难以排除肿瘤、结核者。

2. 手术方式 以回肠末端克罗恩病为例，手术应切除病变部位包括近远侧肉眼观正常肠管 3cm，作端端肠吻合。如因粘连严重不能切除时，可在病变近侧 3cm 处切断正常肠管，远侧断端内翻缝合后，近侧断端与横结肠行端侧吻合，根据情况决定是否二期切除病变肠管。若有内瘘形成，切除病变肠袢后发生内瘘的周围器官只需作瘘管修补缝合。因误诊为急性阑尾炎而在手术中发现为此病时，如无梗阻、穿孔等并发症，不必做肠切除术。如盲肠、末端回肠病变明显，切除阑尾后易发生残端瘘。

二、肠 结 核

肠结核是结核杆菌侵犯肠道引起的慢性特异性感染。外科所见的肠结核多为因病变引起肠狭窄、肠穿孔、炎症性肿块而需要手术治疗的病人。

【病因和病程】 肠结核有原发性和继发性两种不同类型，以继发性多见，多继发于肺结核，好发部位为回肠末端和回盲部。人体的免疫能力和过敏反应的程度决定了病理类型，在病理形态上可表现为溃疡型和增生型，也可以两种病变并存。

溃疡型肠结核多发生在末端回肠，较多见，病变开始于肠壁的淋巴滤泡和集合淋巴结，形成结核结节，继而发生干酪样坏死，肠粘膜坏死脱落而形成大小、深浅不一的溃疡。溃疡长径与肠管纵轴垂直，在修复过程中容易造成肠管环形瘢痕狭窄。肠管的结核性溃疡发展较慢，多同时累及腹膜及肠系膜淋巴结，常与肠外临近组织发生紧密粘连，所以急性穿孔较为少见。增生型肠结核的病变多局限在回盲部，肠壁增厚变硬并与周围组织粘连，粘膜可有多个小溃疡或大小不等的息肉样肿物，容易导致肠腔狭窄和梗阻。

【临床表现】 本病多见于青壮年，女性多于男性。病人常有体弱、消瘦、午后低热、盗汗、食欲不振等结核病的全身症状。

溃疡型结核的主要症状为慢性腹部隐痛或痉挛性绞痛，以右下腹及脐周为重，常于进食后加重排便后减轻。腹泻便稀，也有以腹泻为主或腹泻和便秘交替出现，一般粪便中不带粘液和脓血。腹部检查时，右下腹有轻度压痛，肠鸣音活跃。当病变发展到肠管狭窄成为增生型肠结核时，则主要表现为低位部分肠梗阻症状，腹痛呈阵发性绞痛，伴有高亢的肠鸣音和右下腹隆起的肠型，肛门排气或排便后腹痛缓解。腹泻与便秘交替更为明显，甚至以便秘为主。查体时可于右下腹扪及固定的肿块，有轻度压痛。慢性肠穿孔可形成腹腔局限性脓肿或其穿破腹壁形成肠外瘘。

【诊断】 对青壮年病人具有下述症状、体征及 X 线表现者，应怀疑本病。①有肠外结核，特别是肺部有活动性或开放性结核病灶者；②临床表现为腹泻、腹痛、发热、盗汗等；③有右下腹压痛、肿块或原因不明的肠梗阻；④X 线检查发现回盲部有激惹、钡剂充盈缺损或肠腔狭窄等征象。

肠结核的最后诊断应符合下列条件之一方能成立：①病变组织证实或找到有结核杆菌；

②光镜检查有结核结节和干酪样变化；③手术中或活检证实有结核病变。

需与肠结核鉴别诊断的疾病有：克罗恩病、溃疡性结肠炎、回盲部肿瘤、结肠癌、肠阿米巴病、慢性菌痢等。

【治疗】 肠结核主要采用内科抗结核治疗和支持治疗。外科手术治疗的适应证：肠穿孔、腹膜炎或局限性脓肿或肠外瘘形成；并发肠梗阻；回盲部增生型结核或不能除外恶性肿瘤；不能控制的肠道大出血。除急诊情况外，应于术前进行一段时间的抗结核药物和营养支持治疗，使病情稳定，全身情况改善再施行手术，且术后继续坚持治疗直到病情得到控制。

肠结核的手术选择应根据病情和病变部位的不同区别对待。

1. 小肠结核应切除病变肠段作端端吻合术 多发性病变应分段切除吻合，设法保留足够长度的小肠。

2. 回盲部结核应行右半结肠切除、回肠结肠端端吻合术 如病变切除有困难可于病变近侧切断回肠，缝闭远断端，行近断端与横结肠端侧吻合术，也可行二期切除病变肠袢。

3. 急性肠穿孔时应急症手术 酌情选用病变肠段切除或腹腔引流术，如切除有困难可行肠外置术。

4. 肠外瘘可采用一般治疗肠瘘的原则，有手术指征者经充分准备后行病变肠段切除吻合术。

三、急性坏死性肠炎

急性坏死性肠炎是一种好发于小肠的局限性急性出血坏死性炎症，病变主要累及小肠，偶尔也可累及结肠．病因未明。病变肠管常呈节段性肠壁充血、水肿、炎细胞浸润、广泛出血、坏死和溃疡形成，甚至穿孔。

【临床表现】 本病起病急骤，可有不洁饮食史，以夏秋两季发病率较高，多发生于青少年和儿童。常以急性腹痛开始，疼痛位于脐周或遍及全腹，为阵发性绞痛或持续性疼痛伴阵发性加剧。多伴有发热、恶心、呕吐、腹泻和腥臭血便。腹部检查有不同程度的腹胀、腹肌紧张、压痛。肠坏死时，可表现为腹膜炎体征，严重病人出现中毒性休克。

【治疗】 一般采用非手术治疗。其治疗措施主要包括：①禁食、胃肠减压；②输液维持水电解质平衡，加强全身支持疗法；③已有休克者应积极抗休克治疗；④合理应用广谱抗生素和甲硝唑等。手术适应证有：①有明显腹膜炎表现，或腹腔穿刺抽出脓性或血性渗液，怀疑有肠坏死或穿孔；②肠道大量或反复出血非手术不能控制；③有肠梗阻表现经非手术治疗不能缓解，反而加重；④经积极非手术治疗，全身中毒症状无好转，腹部体征加重或不能除外需手术治疗的急腹症。手术方式可根据病人全身情况和病变严重程度而定，已发生肠坏死、穿孔或大量出血时，如果病变范围局限，可行病变肠管切除吻合术，切除范围应达正常肠粘膜的部位，如果病情不允许可先切除坏死肠管后行双腔造瘘，待病情稳定后再行二期闭瘘吻合术。

第三节 肠 梗 阻

肠内容物不能正常运行，顺利地通过肠道，称为肠梗阻。肠梗阻是一种常见的急腹症，临床病象复杂多变，随着对其病理生理认识的不断提高和治疗方法的改进，治疗效果已有很大提高，但发生绞窄性肠梗阻则死亡率仍相当高。

【病因和分类】

1. 按病因分类

（1）机械性肠梗阻：最常见。是因不同的器质性病变引起肠腔变小、使肠内容物通过受阻而产生梗阻。常见原因为：①肠腔阻塞，如大胆石、粪块、寄生虫、异物等。②肠壁病变，如先天性肠道闭锁、炎症性狭窄、肿瘤等。③肠管受压，如腹腔内手术或炎症后产生的粘连带压迫、肠管扭转、嵌顿疝或腹腔肿瘤压迫。

（2）动力性肠梗阻：肠道本身无器质性病变，由于神经反射或毒素刺激致肠管麻痹或痉挛，肠内容物通过受阻，称动力性肠梗阻。常见的如急性弥漫性腹膜炎、腹部大手术、腹膜后血肿或感染引起的麻痹性肠梗阻。因慢性铅中毒引起的痉挛性肠梗阻亦属此类肠梗阻。

（3）血运性肠梗阻：肠系膜动脉或静脉栓塞或血栓形成时，肠管血运发生障碍，继而发生肠麻痹而使肠内容物不能运行。随着老年人口的增多，老年人急性肠缺血所致的肠梗阻日益增加。

2. 按梗阻有无血运障碍分类

（1）单纯性肠梗阻：只有肠内容物通过受阻而无肠管血运障碍。

（2）绞窄性肠梗阻：指梗阻时伴有肠管血运障碍者，可因肠系膜血管受压、血栓形成或栓塞等引起。

3. 其他分类方法　根据梗阻的部位可分为高位和低位梗阻两种，根据梗阻的程度可分为完全性和不完全性肠梗阻，按发展过程的快慢可分为急性和慢性肠梗阻。若一段肠管两端均受压且不通畅者称闭袢性肠梗阻，闭袢肠管中的气体和液体无法减压，易发生血运障碍。

【临床表现】　尽管引起肠梗阻的部位、原因、病变程度、发病急缓不同，可有不同的临床表现，但肠内容物不能通过梗阻部位是一致的，因而其共同的表现为腹痛、呕吐、腹胀及停止肛门排气排便。

（一）症状

1. 腹痛　表现为阵发性绞痛，这是由于梗阻部位以上强烈肠蠕动所致。疼痛多在腹中部，也可偏于梗阻所在部位。腹痛发作时可伴有肠鸣。若腹痛的间歇期不断缩短，变成剧烈的持续性腹痛，则提示有绞窄性肠梗阻的可能。

2. 呕吐　在梗阻的早期，呕吐为反射性，呕吐物为食物或胃液。此后呕吐随梗阻部位的高低而有所不同，一般是梗阻部位愈高，呕吐出现愈早、愈频繁。呕吐物如呈棕褐色或血性，则是肠管血运障碍的表现。闭袢性肠梗阻虽易发生绞窄，但呕吐并不严重。麻痹性肠梗阻时，呕吐多为溢出性。

3. 腹胀　一般在梗阻发生一段时间后出现，其程度与梗阻部位有关。高位梗阻可无腹胀，低位肠梗阻及麻痹性肠梗阻时腹胀明显。闭袢性肠梗阻常呈不对称、不均匀的腹胀。

4. 停止肛门排气排便　视梗阻的程度和梗阻远段肠管积存的内容物量而定。完全性肠梗阻发生时，病人多不再排气排便，是一个具有诊断价值的症状。但在梗阻早期，特别是高位肠梗阻，梗阻远端肠内残留内容物仍可排出。

（二）体征

早期单纯性肠梗阻一般无明显全身症状，随病情进展可出现口唇干燥、皮肤无弹性、眼窝凹陷、少尿或无尿等脱水表现。发生绞窄时可表现为烦躁不安、发热、脉率快、血压下降、休克等。腹部检查时要显露充分，上自乳头水平面，下至股部均应仔细检查。

腹部视诊：可见到腹胀、肠型及肠蠕动波。触诊：单纯性肠梗阻可有轻度压痛，绞窄性肠梗阻可有固定压痛和腹膜刺激征。叩诊：绞窄性肠梗阻时可出现移动性浊音。听诊：肠鸣音亢进，可闻及气过水声或金属音，麻痹性肠梗阻时肠鸣音减弱或消失。肠梗阻时应常规进行指肠指检。直肠指检若触及肿块，则可能为直肠肿瘤或低位肠腔外肿瘤。若指套染血，应考虑结肠肿瘤、肠绞窄或肠系膜血管栓塞等可能。

（三）实验室检查

对肠梗阻的诊断并无帮助，但有助于估计病情和术前准备。血浓缩时血红蛋白和红细胞压积可升高，白细胞计数和中性粒细胞明显增加，多见于绞窄性肠梗阻。血清钾、钠、氯、二氧化碳结合力、血 pH 可了解水、电解质和酸碱平衡紊乱及程度。血气分析可了解全身器官组织氧代谢情况。

（四）X线检查

在肠梗阻的诊断中具有较大价值。立位或侧卧位透视或拍片可见阶梯状的气液平面。平卧位时可显示肠曲扩张的程度。当怀疑肠套叠、乙状结肠扭转或结肠肿瘤时，可行钡灌肠检查以协助诊断。

【诊断】 对急性肠梗阻的正确及时诊断，主要依靠详细的病史询问，仔细的体格检查及必要的实验室和影像学检查，一般按以下步骤进行诊断。

1. 是否肠梗阻　根据腹痛、呕吐、腹胀、停止自肛门排气排便四大症状和腹部可见肠形或蠕动波，肠鸣音亢进，压痛和腹肌紧张等，一般可做出诊断。X线检查对确定有否肠梗阻帮助较大。但应注意不是所有的肠梗阻病人均具备这些典型临床表现，应提高警惕，加强随诊观察。

2. 是机械性还是动力性肠梗阻　机械性肠梗阻具有上述典型临床表现，早期腹胀可不显著。麻痹性肠梗阻无阵发性绞痛等肠蠕动亢进的表现，相反肠蠕动减弱或消失，腹胀显著，而且多继发于腹腔内严重感染、腹膜后出血、腹部大手术后等。X线检查可显示大、小肠全部充气扩张；而机械性肠梗阻胀气限于梗阻以上的部分肠管。区别机械性或动力性肠梗阻具有重要的临床意义，既能为选择治疗方案提供参考，又可防止机械性肠梗阻发展为绞窄性肠梗阻。

3. 是单纯性还是绞窄性肠梗阻　正确区分肠梗阻是单纯性还是绞窄性非常重要，因为绞窄性肠梗阻预后严重，必须及早进行手术。有下列表现者，应考虑绞窄性肠梗阻的可能：

（1）发病急，开始即为持续性剧烈腹痛，或在阵发性加重之间仍有持续性疼痛。有时出现腰背部痛，呕吐出现早、剧烈而频繁。

（2）病情发展迅速，早期出现休克，抗休克治疗后改善不显著。

（3）有明显腹膜刺激征，体温上升、脉率增快、白细胞计数增高。

（4）腹胀不对称，腹部有局部隆起或触及有压痛的肿块。

（5）呕吐物、胃肠减压抽出液、肛门排出物为血性，或腹腔穿刺抽出血性液体。

（6）经积极非手术治疗而症状体征无明显改善。

（7）腹部X线检查：见孤立、突出胀大的肠袢、不因时间而改变位置，或有假肿瘤状阴影；或肠间隙增宽，提示有腹腔积液。

事实上，做出绞窄性肠梗阻的诊断是一件较难的事情，不但要熟悉以上这些临床特点，还要积累丰富的临床实践经验。

4. 是高位还是低位肠梗阻 高位小肠梗阻的特点是呕吐发生早且频繁，腹胀不明显。低位小肠梗阻的特点是腹胀明显，呕吐出现晚而次数少，并可吐粪样物。结肠梗阻与低位小肠梗阻的临床表现相似，鉴别诊断有时较为困难，X线检查可协助区分。

5. 是完全性还是不完全性肠梗阻 完全性梗阻呕吐频繁，如为低位梗阻腹胀明显，完全停止排气排便。X线检查见梗阻以上肠袢明显充气和扩张，梗阻以下结肠内无气体。不完全梗阻呕吐和腹胀均较轻，X线检查见肠袢扩张不显著，结肠内仍有气体存在。

6. 是什么原因引起梗阻 应根据年龄、病史、体征、X线检查等方面分析。临床上以粘连性肠梗阻最为常见，多发生在以往有腹部手术、损伤或炎症史的病人。嵌顿性或绞窄性腹外疝亦是常见的肠梗阻原因。结肠梗阻多系肿瘤所致，需特别提高警惕。新生婴儿以肠道先天性畸形多见。2岁以内小儿则肠套叠多见。对已明确诊断绞窄性肠梗阻的病人，不必为了病因诊断而再进行复杂的诊断性检查，应及时手术治疗，以免耽误治疗时机。

【治疗】 肠梗阻的治疗原则是纠正全身生理紊乱，解除梗阻。

1. 基础疗法 即不论采用非手术或手术治疗，均需应用的基本处理方法：

(1) 胃肠减压：不但能吸出胃肠道内的液体和气体，降低肠腔内压力，还能减少肠腔内细菌及其毒素，改善局部和全身情况。一般采用较短的单腔胃管。

(2) 禁食。

(3) 液体疗法：补充水和电解质，纠正水电解质紊乱和酸碱失衡是肠梗阻治疗中的重要一环。最常用的方法是从周围静脉输注平衡盐液，葡萄糖液或其他特殊液体。输液所需量和种类可根据脱水程度、尿量、尿比重、红细胞比积、血清电解质、二氧化碳结合力及血气分析结果来调整。

(4) 防止感染和中毒：除早期单纯性肠梗阻外，均宜应用抗生素治疗。

(5) 对症治疗：单纯性肠梗阻病人可经胃管注入液状石蜡或通便泻下的中药，疼痛剧烈病人可应用解痉剂。

2. 解除梗阻 可分为手术疗法和非手术疗法：

(1) 手术疗法：绞窄性肠梗阻、肿瘤及先天性肠道畸形引起的肠梗阻，以及非手术治疗无效病人应手术治疗。手术的原则和目的是：在最短的时间内，以最简单的方法解除梗阻或恢复肠腔的通畅。手术方式的选择，应根据病因、病理变化、梗阻部位、梗阻程度和病人全身情况而定。

手术可归纳为如下四种：

1) 解除引起梗阻的原因：如粘连松解术、肠套叠或肠扭转复位术等。

2) 肠切除肠吻合术：如肠管因肿瘤、炎症性狭窄等，或局部肠袢已失活坏死，则应行肠切除吻合术。梗阻原因解除后，判断肠管有无生机至关重要。如果肠壁已呈暗红色，失去光泽和弹性，无蠕动能力，对刺激无收缩反应，肠系膜终末动脉无搏动，则表示已发生肠坏死，应行肠切除。如有可疑，可用0.5%普鲁卡因肠系膜根部封闭，温盐水纱布垫湿敷，或将其放入腹腔20～30分钟，若见肠壁颜色和光泽好转，肠系膜终末动脉搏动出现，则说明肠管仍有生机。

3) 短路手术：当引起梗阻的原因既不能简单解除，又不能切除时，可作梗阻近端与远端肠袢的短路手术。

4）肠造口或肠外置术：如病人病情危重，不能耐受复杂手术，可用此类术式解除梗阻。主要适用于低位肠梗阻如急性结肠梗阻，一般采用梗阻近侧肠造口，以解除梗阻。如已有肠坏死，则宜切除坏死肠段并将两断端外置作造口术，二期手术再解决病变。

（2）非手术疗法：主要适用于单纯性粘连性肠梗阻、麻痹性或痉挛性肠梗阻、蛔虫或粪块堵塞引起的肠梗阻、肠结核等炎症引起的不完全性肠梗阻、肠套叠早期等。在治疗过程中，应严密观察，如症状、体征不见好转或反而加重，应改为手术治疗。除前述基础疗法外，还包括中医中药治疗、口服或胃肠道灌注生植物油、针刺疗法，以及根据不同病因采用低压空气或钡灌肠，经乙状结肠镜插管，颠簸疗法等各种复位法。

一、粘连性肠梗阻

因肠粘连或腹腔内粘连带所致的肠梗阻称为粘连性肠梗阻，临床极为常见。

【病因】 粘连性肠梗阻的直接原因是腹腔内粘连的存在，其形成的原因较复杂，分为先天性和后天性两类。先天性少见，主要因发育异常或胎粪性腹膜炎所致。后天性多见，常由于腹腔内手术、炎症、创伤、出血、异物等引起。腹腔内粘连是粘连性肠梗阻的发病基础，但单有粘连存在，梗阻并不一定就会发生，肠功能紊乱，暴饮暴食、体位的突然改变往往是引起梗阻的诱因。

【诊断】 病人多有腹腔手术、创伤和感染的病史，既往有慢性肠梗阻症状和多次发作者多为广泛粘连引起的梗阻；长期无症状，突然出现急性梗阻症状，腹痛较重，出现腹部局部压痛，甚至腹肌紧张者，即应考虑绞窄性肠梗阻的可能。

【治疗】 由于手术治疗并不能消除粘连，相反的，术后必然还要形成新的粘连，因此目前认为粘连性肠梗阻首先应选择非手术治疗，如非手术治疗无效，或有绞窄倾向时，应果断采用手术治疗。

1. 非手术治疗　粘连性肠梗阻约60％～70％的病人经非手术治疗可缓解而不需手术治疗，对单纯性肠梗阻、不完全性肠梗阻，特别是广泛粘连者，一般选用非手术治疗。

2. 手术治疗　粘连性肠梗阻如由不完全性变为完全性，由单纯性变为绞窄性；经非手术治疗病情不见好转反而加剧；或反复发作的粘连性肠梗阻，均应及时手术治疗。手术方法根据粘连情况而选用下述方式：

（1）因粘连带或小片粘连引起者可行粘连带切断或粘连分离。

（2）广泛粘连引起者，对未引起梗阻的部分不予分离，因广泛粘连而数次引起肠梗阻者可行折叠排列术。

（3）若一组肠管紧密粘连成团引起梗阻，可将此段肠管切除行肠吻合术，若无法切除则将梗阻近、远端肠管行侧侧吻合。

二、肠 扭 转

肠扭转是一段肠袢沿其系膜长轴旋转而造成的闭袢性肠梗阻，因肠系膜血管受压，也是绞窄性肠梗阻。常见的肠扭转有部分小肠、全部小肠和乙状结肠扭转。肠扭转的方向不同，以顺时针方向旋转为多见，肠扭转180°即可造成肠梗阻，严重的可扭转540°～720°，扭转程度越大，肠梗阻和绞窄程度越重。

【临床表现】 根据扭转发生的部位不同，其临床表现亦不一致。

小肠扭转：多见于青壮年，常有饱食后剧烈活动等诱发因素。表现为突发性腹部绞痛，多在脐周，常为持续性疼痛阵发性加剧，腹痛常常牵扯到腰背部，病人不能平卧，常取蜷曲侧卧位，呕吐频繁，腹胀不明显，有时可在腹部扪及压痛的扩张肠袢，易发生休克。X线腹部平片常显示有假肿瘤征、咖啡豆征和腹腔内积液等绞窄性肠梗阻征象，定位检查可看到空肠和回肠换位和小跨度蜷曲肠袢等征象。

乙状结肠扭转：多见于老年男性，常有便秘史。临床表现为腹部绞痛，腹胀明显，呕吐较轻。如作低压灌肠，往往不足500ml便不能再灌入。腹部X线平片显示马蹄状巨大的双腔充气肠袢，圆顶向下；立位可见两个液平面。钡灌肠可见扭转部位钡剂受阻，钡影尖端呈鸟嘴形。

【治疗】 诊断明确后，应及时手术治疗。

1. 扭转复位术　将扭转的肠袢按其扭转的相反方向回转复位，复位后若肠系膜血运良好，还需预防复发。

2. 肠切除术　小肠坏死可行一期肠切除吻合术。乙状结肠坏死则切除坏死肠段后行肠造口术，二期手术再行肠吻合术。

早期乙状结肠扭转也可在乙状结肠镜引导下将肛管通过扭转部位进行减压。

三、肠 套 叠

一段肠管套入相连的另一段肠管内称为肠套叠。按发生部位可分为回盲部套叠、小肠套叠、结肠套叠等。

【临床表现】 多见于2岁以下的儿童，以回肠末端套入结肠多见。表现为突发性剧烈腹痛，呈阵发性，病儿阵发哭闹不安，面色苍白，出汗，伴有呕吐和果酱样血便。

查体：腹部可触及腊肠形、表面光滑、稍可活动、具有一定压痛的肿块，常位于脐右上方。空气或钡剂灌肠X线检查，可见空气或钡剂在结肠受阻，受阻端钡影呈杯口状，甚至呈弹簧状阴影。

【治疗】 对早期的小儿肠套叠可用空气（或氧气、钡剂）灌肠复位，如果套叠不能复位，或病程已超过48小时，或怀疑有肠坏死、或灌肠复位后出现腹膜炎体征者，应手术治疗。成人肠套叠多有引起套叠的病理因素，一般应手术治疗。

第四节　肠系膜血管缺血性疾病

肠系膜血管缺血性疾病可由下列原因引起：①肠系膜上动脉栓塞，主要为心瓣膜病、心房纤颤、心肌梗死等产生脱落栓子，栓子也可来自主动脉壁上粥样斑块。栓塞可发生在肠系膜上动脉出口处，更多见于远侧较窄处，常见部位在中结肠动脉出口以下；②肠系膜上动脉血栓形成，大多在动脉硬化性阻塞或狭窄的基础上发生。③肠系膜上静脉血栓形成，可继发于腹腔炎症、门静脉高压症且近期脾切除术后、真性红细胞增多症、高凝状态和外伤或术后造成血管损伤等。

【临床表现】 根据肠系膜血管阻塞的性质、部位、范围和发生的急缓，临床表现有所不同。一般阻塞发生过程越急，范围越广，表现越严重。

肠系膜上动脉栓塞和血栓形成的临床表现相似。早期表现为突发的腹部剧烈绞痛，恶心呕吐，腹泻。腹部平坦、柔软，压痛不重，肠鸣音活跃，体征与症状不一致，病人的痛苦表情和剧烈腹痛程度往往超过腹部体征表现。随着缺血进展，发生肠坏死，出现腹部压痛、腹肌紧张等腹膜刺激征，腹胀加重，肠鸣音消失。呕出暗红色血性液体或排出鲜红血便，腹腔穿刺液为血性。

肠系膜上静脉血栓形成多有腹部不适，便秘或腹泻等前驱症状。数日至数周后突然剧烈腹痛、持续性呕吐，但呕血和便血更为多见。体征主要为腹胀，腹部压痛、反跳痛，肠鸣音减弱或消失，腹腔穿刺可抽出血性液体，常有发热和白细胞计数增高。

【诊断】 早期诊断是治疗的关键。本病的诊断主要依靠病史和临床表现，50岁以上的病人，如存在近期有心肌梗死史、心率失常、心力衰竭、低血压等危险因素时，若突然出现剧烈腹痛，就应想到该病的可能性。选择性动脉造影对诊断有重要意义。

【治疗】 肠系膜上动脉栓塞可行取栓术。血栓形成可行血栓内膜切除或自体大隐静脉移植的主动脉-肠系膜上动脉旁路手术。如果已有肠坏死，应行肠切除术。肠系膜上静脉血栓形成需行肠切除术，切除范围应包括全部有静脉血栓形成的肠系膜，术后严密观察有无进一步的静脉栓塞。

第五节 肠 肿 瘤

一、小肠肿瘤

小肠肿瘤的发病率较低，约占胃肠道肿瘤的2%左右。早期诊断困难，容易延误治疗。小肠肿瘤的种类繁多，良性肿瘤较常见的有腺瘤、平滑肌瘤，其他如脂肪瘤、纤维瘤、血管瘤等。恶性肿瘤以恶性淋巴瘤、腺癌、平滑肌肉瘤、类癌等比较多见。一般腺瘤和癌常见于十二指肠，其他则多见于回肠和空肠。

另外，小肠还有转移性肿瘤，可由胰、结肠和胃癌直接蔓延，也可从远处经淋巴管或血行播散而来。

【临床表现】 小肠肿瘤无特有的临床症状，早期诊断较难，按其症状出现频率依次为腹痛、腹部肿块、出血、梗阻和穿孔。

1. 腹痛　是最常见的症状，可为隐痛、胀痛乃至剧烈绞痛，为肿瘤引起肠蠕动紊乱或牵拉肠系膜所致。并发肠梗阻时，腹痛加重。

2. 腹部肿块　生长较大的肿瘤，尤其是向肠外生长时，腹部可触及肿块，一般肿块活动度较大，位置多不固定。

3. 消化道出血　常为间歇性发生，少者仅为大便隐血，有的病人因反复发生少量出血未察觉而表现为慢性贫血，多者间断出现柏油样便或血便，大量出血者少见。平滑肌瘤、血管瘤和恶性淋巴瘤的出血率高。

4. 肠梗阻　为肠腔狭窄、堵塞引起，亦可因肠套叠、肠腔受压或肠管扭转所致。

5. 肠穿孔　发生于晚期病例，以平滑肌肉瘤和恶性淋巴瘤居多。因肿瘤破溃引起急性穿孔，出现急性腹膜炎症状。也可因慢性穿孔而表现为局限性腹腔脓肿，或形成内瘘。

6. 类癌综合征　小肠类癌发生肝转移者可引起一组类癌综合征的临床表现：阵发性面、颈部和上部躯体皮肤潮红，腹泻，哮喘和因纤维组织增生而发生心瓣膜病。常因进食、饮酒、情绪激动、按压肿瘤而激发。

【诊断】 由于小肠肿瘤的临床表现不典型，又缺少早期体征和有效的诊断方法，容易延误诊断。因此，对出现下述症状和体征者应提高警惕：①不明原因的脐周或右下腹痛，进食后加重，呕吐、排便后症状缓解；②成人肠重叠；③间歇柏油样便、便血或腹泻，纤维胃镜或结肠镜未见异常；④不明原因的肠梗阻。应进行下列辅助检查：

1. 小肠低张气钡双重造影 是诊断小肠疾病中应用最广的检查方法，可发现小肠肠腔狭窄、扩张、溃疡、占位性病变。

2. 纤维十二指肠镜、纤维小肠镜检查及选择性动脉造影术，可提高小肠肿瘤的诊断率。

3. 对疑为类癌的病人，测定尿中 5-羟吲哚乙酸，有助于确定肿瘤的性质。

【治疗】 由于小肠肿瘤术前难以确定其良恶性，且良性多有恶变可能，故治疗应以手术为宜。小的或带蒂的良性肿瘤可连同周围肠壁组织一起做局部切除。较大的或局部多发的肿瘤作部分肠切除吻合术。恶性肿瘤则需连同肠系膜及区域淋巴结作根治性切除术。术后根据情况加用化疗或放疗。如肿瘤已与周围组织浸润固定，无法切除，应做短路手术，以预防或缓解梗阻发生。

二、结 肠 癌

结肠癌是常见的消化道恶性肿瘤，近年来其发病率呈明显上升趋势。

【病因】 尚未明确。考虑与下列因素有关：高脂肪饮食、食物纤维素含量不足、结肠腺瘤、溃疡性结肠炎以及结肠血吸虫病肉芽肿等，家族性息肉病已被认为是癌前病变。

【病理与分期】 大多数为单发，4%为多发，包括同时多发和先后多发两种。根据大体形态可分为肿块型、浸润型、溃疡型。组织学分为腺癌，占结肠癌的大多数；粘液癌，预后较腺癌差；未分化癌，易侵入小血管和淋巴管，预后最差。

根据我国对 Dukes 法的补充，分为：Dukes A 期：癌局限在肠壁内。又分为三个亚期，即癌局限于粘膜内者及穿透粘膜肌层达粘膜下层为 A_1 期；累及肠壁浅及深肌层者为 A_2 及 A_3。B 期：穿透肠壁但无淋巴结转移，C 期：穿透肠壁且有淋巴结转移。其中淋巴结转移仅限于肿瘤附近如结肠壁及结肠旁淋巴结者为 C_1 期，转移至系膜和系膜根部淋巴结者为 C_2。D 期：已有远处转移或腹腔转移，或广泛侵及邻近脏器无法切除者。

结肠癌主要经淋巴管转移，首先转移到结肠上和结肠旁淋巴结，再到肠系膜血管周围和肠系膜根部淋巴结，血行转移多见于肝脏，其次为肺、骨等。也可直接浸润到邻近器官，脱落的癌细胞也可在腹膜种植转移。

【临床表现】 结肠癌早期症状不明显，病情发展到一定程度才出现临床症状。

1. 排便习惯与粪便形状的改变 常为最早出现的症状，表现为排便次数增加、腹泻、便秘，粪便中带血、脓或粘液。

2. 腹痛 常为定位不确切的持续性隐痛，或仅为腹部不适或腹胀感。出现肠梗阻时表现为腹痛加重或腹部绞痛。

3. 腹部肿块 多为瘤体本身，有时可能为梗阻近侧肠腔内的积粪。肿块大多坚硬，呈结节状，如为横结肠或乙状结肠癌可有一定活动度。

4. 肠梗阻症状 左侧结肠梗阻多见。表现为慢性低位不完全性肠梗阻，病人表现为腹胀、腹部不适，继而出现阵发性腹痛、肠鸣音亢进、便秘或粪便变细，以致停止肛门排气排便。当发生完全梗阻时症状加剧。

5. 全身症状　可表现为贫血、乏力、消瘦、低热等。

结肠癌发生远处转移时可出现肝肿大、黄疸、腹水、恶病质、锁骨上淋巴结肿大等。

由于病变部位不同，临床表现亦有所差异。以横结肠中左1/3交界处为界分为右、左结肠。右侧结肠癌以全身症状、贫血、腹部肿块为主要表现，左侧结肠癌以肠梗阻、腹泻、便秘、便血等为主要表现。

【诊断】 结肠癌早期症状不明显，易被误诊。对中年以上病人出现下列表现应考虑有无结肠癌的可能：①近期内出现排便习惯的改变（如腹泻、便秘、排便不畅）、持续性腹部不适、隐痛或腹胀。②粪便中带血、脓或粘液。③原因不明的贫血、乏力或体重减轻。④粪便隐血试验持续阳性。⑤腹部肿块。对可疑病人应行纤维结肠镜或钡剂灌肠检查。血清癌胚抗原（CEA）对早期病例的诊断价值不大，但对判断预后和复发有一定的帮助。

【治疗】 采用以手术切除为主的综合疗法。

（一）手术治疗

根据肿瘤所在部位、病变浸润及转移范围、是否伴有肠梗阻等，同时结合病人全身情况决定手术方式和切除范围。

1. 结肠癌根治性手术　切除范围包括癌肿所在的肠袢及其系膜和区域淋巴结。根据肿瘤所在部位可采用右半结肠切除、横结肠切除、左半结肠切除及乙状结肠癌的根治切除术。切除范围见图34－1、图34－2、图34－3、图34－4。

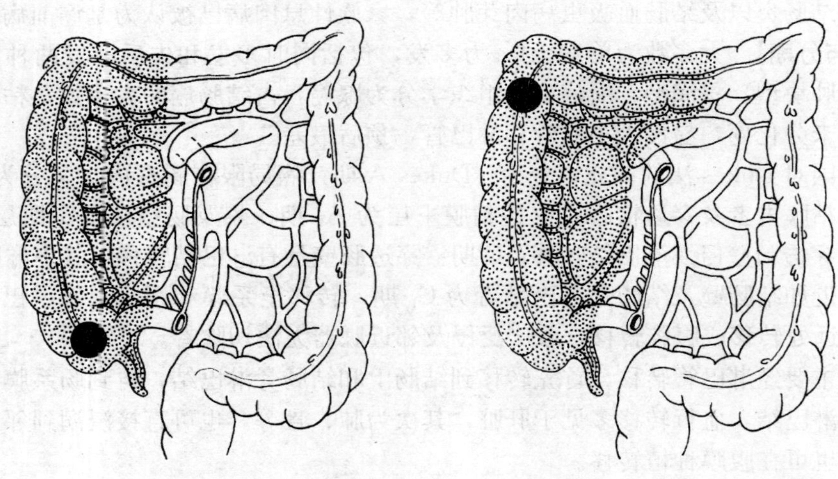

图34－1　右半结肠切除范围

2. 结肠癌并发急性肠梗阻的手术　应在积极术前准备的基础上，早期施行手术。右侧结肠癌可做右半结肠切除一期回结肠吻合术，如病人情况差，则先行盲肠造口术，二期行根治性手术。左侧结肠癌并发急性肠梗阻时，一般应在梗阻部位的近侧行肠造口术，在肠道充分准备的基础上二期行根治性手术。对肿瘤已不能切除者，则行姑息性结肠造口。

3. 结肠癌的术前准备　极为重要，目的是排空结肠，减少肠腔内细菌数量，以预防手术后感染。常用的方法有两类：一类是口服肠道抗菌药物、泻剂及多次灌肠；另一类是全肠道灌洗法。

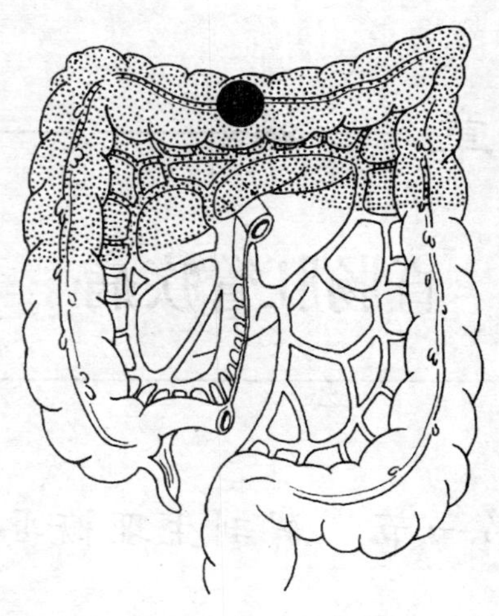

图 34-2 横结肠切除范围

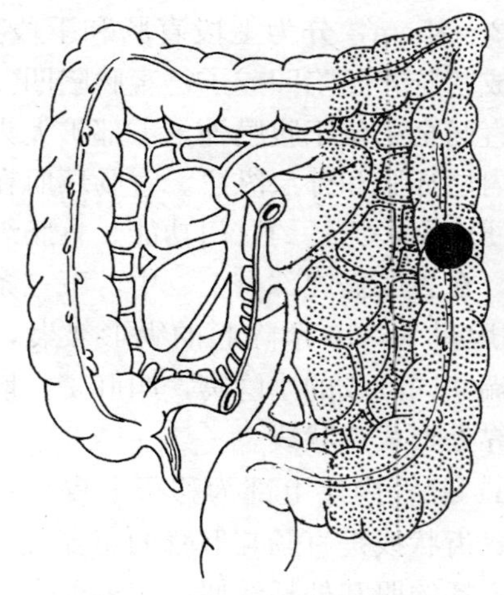

图 34-3 左半结肠切除范围

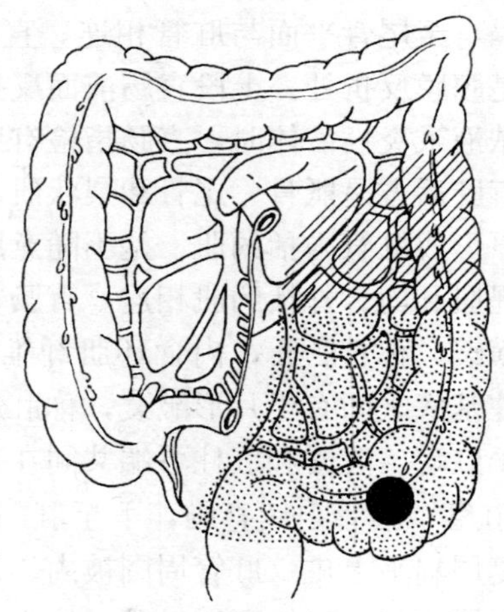

图 34-4 乙状结肠切除范围

（二）化疗

对无法手术根治、术后复发而无法再次手术切除的病人，化疗是一项主要的治疗措施。辅助化疗适用于 Dukes B 及 C 期病人根治术后，常用方案：①5-FU 每日 450mg/m^2×5 日，静脉注射，间歇 4 周后，450mg/m^2 每周 1 次，连用 48 周，与此同时应用左旋咪唑 50mg，3 次/d，每 2 周服 3 日，连用 1 年。②CF/FU 方案：CF（亚叶酸钙）每日 20 或 200mg/m^2×5 日，5-FU 每日 450 或 370mg/m^2×5 日，静脉滴注，每 4 周重复，术后共应用 6 疗程。③口服 FT-207（呋氟尿嘧啶）100～150mg/m^2×5 日，每日 3 次，总量达 20～30g。

（韩国新）

第三十五章

直肠肛管疾病

第一节　解剖生理概要

（一）直肠肛管解剖

1. 直肠　直肠是大肠的末端，位于盆腔的后部，上接乙状结肠，沿骶、尾骨前面下行。穿过盆膈，至尾骨平面与肛管相连。直肠全长大约12～15cm，分为上段直肠和下段直肠，其界限是腹膜反折处。上段直肠前面反折的腹膜，形成膀胱直肠陷凹或子宫直肠陷凹。若该陷凹有脓液或炎性液体时，直肠指检有助诊断。下段直肠全部位于腹膜外。下部扩大为直肠壶腹。直肠后方是骶骨、尾骨和梨状肌。直肠肌层有内层环肌和外层纵肌。直肠环肌在直肠下端增厚形成肛管内括约肌，是不随意肌，有协助排便作用，无括约肛门功能。直肠纵肌下端与肛提肌和内、外括约肌相连。直肠粘膜紧贴肠壁，在直肠壶腹部有上、中、下三条半月形直肠横襞，称直肠瓣，内含环肌纤维。直肠下段粘膜呈8～10个隆起的纵形皱襞，称肛柱，肛柱基底之间有半月形皱襞，称肛瓣，与肛柱下端共同围成的小隐窝，叫肛窦。肛门腺即开口于肛窦。肛瓣和肛柱下端共同在直肠和肛管交界处形成齿状线。

2. 肛管　肛管上续直肠，下至肛门缘，长约3cm。肛管内层上部为移行上皮，下部为角化的复层扁平上皮。肛管周围被内、外括约肌环绕。齿状线是直肠与肛管的交界线。在齿状线与肛缘之间，指检可以触及一浅沟，称白线。是内括约肌和外括约肌的交界处。

3. 直肠肛管肌　在直肠肛管壁内为内括约肌，肛管外为外括约肌和肛提肌。内括约肌属于不随意肌，外括约肌是横纹肌属于随意肌。外括约肌分皮下部、浅部、深部。肛门括约肌组成三个肌环：上环附于耻骨联合，收缩时使肛管上提；中环附于尾骨，收缩时向后牵拉；下环与肛门前皮下相连，收缩时向前下牵拉。三个环同时收缩使肛管紧闭。

肛提肌左右各一，位于直肠周围。根据肌纤维排布，分别称为耻骨直肠肌、耻骨尾骨肌和髂骨尾骨肌。肛提肌起自骨盆两侧壁，斜行向下止于直肠壁下部两侧，左右联合呈向下的漏斗状，有括约肛管、帮助排便和承托盆腔内脏器的作用（图35－1）。

肛管直肠环由肛管内括约肌、外括约肌深部、直肠壁纵肌下部和部分肛提肌纤维组成的肌环。肛门指检时可以扪到，是括约肛管的重要标志，如果手术时将其完全切断，可以导致大便失禁。

4. 直肠肛管周围间隙（图35－2）　间隙内富含脂肪组织、结缔组织，神经分布少，发生感染时一般无剧痛。容易形成肛瘘。

（1）肛提肌以上的间隙有：①坐骨直肠间隙：盆腔腹膜之下，肛提肌之上，左右各一。

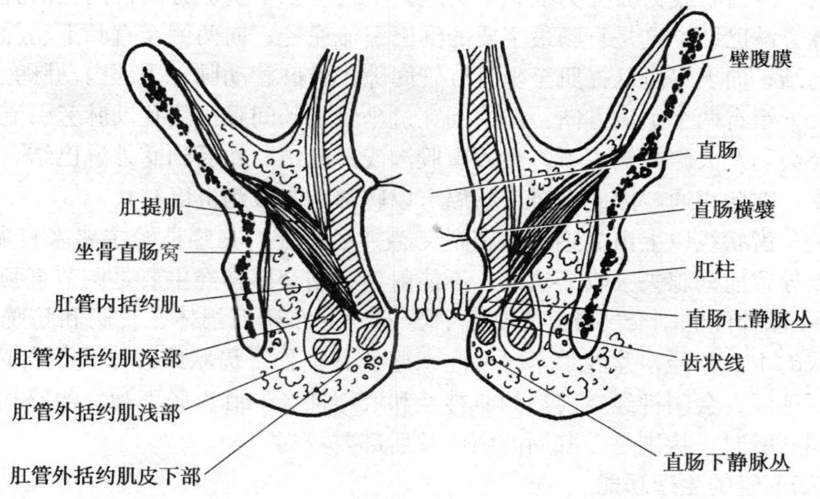

图 35-1 直肠肛管纵剖面图

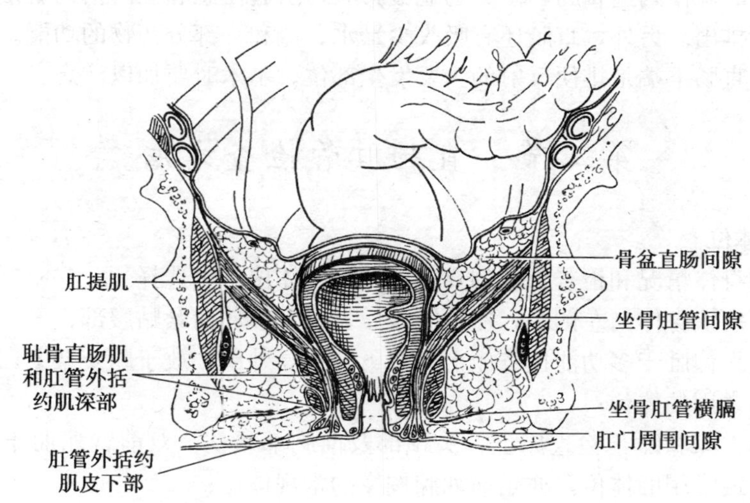

图 35-2 直肠肛管周围间隙

②直肠后间隙：位于直肠与骶骨之间，与两侧坐骨直肠间隙相通。

（2）肛提肌以下的间隙有：①坐骨肛管间隙（坐骨直肠间隙）：肛提肌以下，坐骨肛管横膈以上，相互经肛管后相通。②肛门周围间隙：坐骨肛管横膈以下至皮肤之间，左右两侧在肛管后相通。

5. 直肠肛管的血管、淋巴和神经

（1）血管：齿状线以上的动脉主要来自肠系膜下动脉，和髂内动脉的直肠下动脉和骶正中动脉。齿状线以下的动脉主要是肛管动脉。它们之间有丰富的吻合。静脉有两个主要的静脉丛。直肠上静脉丛，位于齿状线上方的粘膜下层，形成直肠上静脉，经过肠系膜下静脉流进门静脉，该静脉无静脉瓣；直肠下静脉丛，位于齿状线下方，在直肠肛管外侧汇成直肠下静脉和肛管静脉，通过髂内静脉和阴部内静脉回流到下腔静脉。

（2）淋巴　以齿状线为界分为上、下两组。上组有三个引流方向：向上沿直肠上动脉到肠系膜下动脉旁淋巴结，这是直肠最主要的淋巴引流途径；向两侧经直肠下动脉旁淋巴结引流到髂内淋巴结；向下穿过肛提肌至坐骨肛管间隙，沿肛管动脉、阴部内动脉旁淋巴结到达髂内淋巴结。下组有两个引流方向：向周围穿过坐骨直肠间隙沿闭孔动脉旁引流到髂内淋巴结；向下外经会阴及大腿内侧皮下，注入腹股沟浅淋巴结，然后到髂外淋巴结。上、下组淋巴网有吻合支，彼此相通，因此有时直肠癌可以转移到腹股沟淋巴结。

（3）神经　齿状线以上由交感神经和副交感神经支配。交感神经主要来自骶前神经丛，若其损伤可以导致前列腺失去收缩功能，不能射精。副交感神经主要是调节直肠功能，来自盆神经第2～4骶神经的副交感神经形成盆神经丛，分布于海绵体、直肠和膀胱，是支配阴茎勃起和排尿的主要神经。盆腔手术时要注意避免其损伤。齿状线以下受阴部内神经支配，分为肛直肠下神经、会阴神经、前括约肌神经和肛尾神经。肛直肠下神经的感觉纤维特别敏锐，肛周浸润麻醉时，特别是在肛周的两侧及后部要浸润完全。

（二）直肠肛管的生理功能

直肠有排便、吸收和分泌功能。正常情况下，直肠内无粪便，肛管处于关闭状态。排便时，乙状结肠内的粪便到达直肠，使直肠壶腹膨胀，引起便意和肛门括约肌松弛，结合屏气加腹压，使粪便排出。另外，直肠还有吸收少量水、盐和一部分药物的功能。肛管的主要功能是排泄粪便。直肠下端是排便反射的主要发生部位。手术时要加以注意。

第二节　直肠肛管检查方法

（一）检查体位

根据病人的身体情况和检查目的的要求，有五种体位可供选择。

左侧卧位　病人身体向左侧卧，左下肢略屈，右下肢屈曲紧贴腹部；

截石位　病人仰卧于多功能检查床上，双下肢抬高外展，放于腿支架上，屈髋屈膝。这是直肠肛管手术常用的体位；

膝胸位　病人双膝跪于检查床上，头颈部及前胸部垫枕，双前臂屈曲于胸前，臀部抬高。这是检查时最常用的体位，亦是前列腺按摩的常规体位；

蹲位　病人下蹲，作排便状，可以检查到内痔、脱肛和直肠息肉；

弯腰前俯位　双下肢分开站立，身体前倾，双手扶于检查床或木凳上，这是肛门视诊最常用的体位（图35-3）。

（二）检查方法

1. 肛门视诊　摆好体位，检查者用双手分开患者臀沟，观察肛门处有无红肿、脓血、粘液、瘘口、外痔、疣状物、溃疡和肿物。如有肛瘘，可见有瘘管开口或肛周沾有粪便及脓性分泌物；分开臀沟时，如果肛门松弛，为肛门失禁；若见肛管有条形溃疡则为肛裂。

2. 直肠指诊　检查者右手戴手套或指套，涂液状石蜡，将示指伸入直肠，检查肛管有无肿块、压痛，皮肤有无疣状物，直肠壁有无触痛、肿块及狭窄。男性直肠前壁距肛缘4～5cm处可扪及直肠壁外的前列腺。女性可扪及子宫颈。抽出手指后，观察指套有无血迹和粘液。经过肛直肠指诊可发现一些常见病：痔、肛瘘、直肠息肉、肛管直肠癌及前列腺炎、盆腔脓肿等。

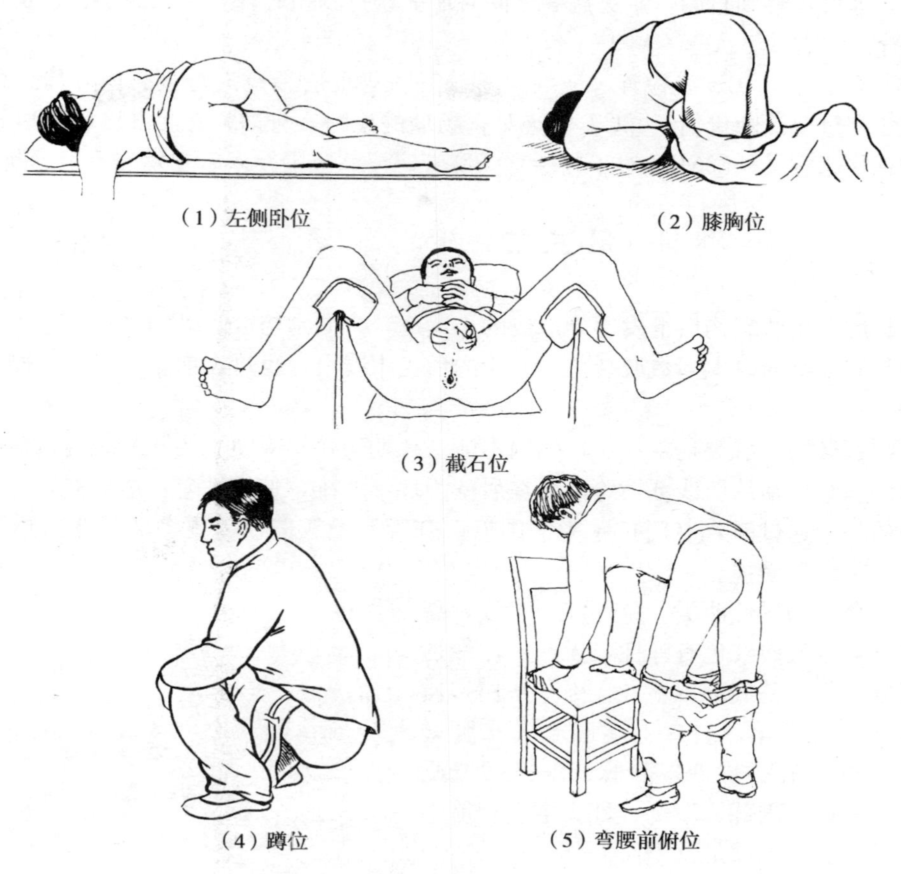

图 35－3　直肠肛管检查体位

3. 肛门镜检查　肛门镜检查时多选膝胸位。检查前应先作肛门视诊和直肠指诊，如果有局部炎症、肛裂、女性月经期，应暂缓肛门镜检查。检查方法：检查者右手持镜，拇指顶住芯子，肛门镜尖端涂以液状石蜡，左手分开患者臀沟，用肛门镜头轻压肛门片刻，然后缓慢推入。先向前下，通过肛管后，转向后上方向进镜，全部进镜后拔出芯子。调好灯光，缓慢退出肛门镜，边退镜，边观察直肠粘膜的颜色，有无溃疡、出血、息肉、肿瘤及异物等。在齿状线处注意有无内痔、肛瘘内口，肛乳头、肛隐窝有无炎症。

视诊、直肠指检和肛门镜检查发现的病变部位，一般用时针定位法记录并表明体位（图 35－4）。比如病变部位在后正中线，则记为：截石位 6 点或膝胸位 12 点。若病变部位在左侧，则记为：截石位 3 点或膝胸位 9 点。

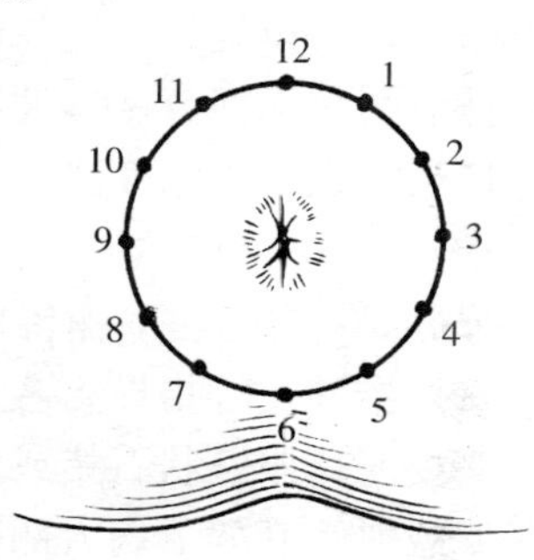

图 35－4　肛门检查的时钟定位法（截石位）

4. 乙状结肠镜及纤维结肠镜检查　检查前予以灌肠。乙状结肠镜进镜 10cm 后，取出镜芯，在光源直视下看见肠壁再进镜，切忌暴力。必要时可向肠腔注气，扩充肠管后再推进。全进入后缓慢退出，边退镜边观察，并可进行活组织检查。检查时，动作要轻柔，以免并发出血和穿孔。

结肠息肉、肿瘤等常规要求检查全部结肠，使用纤维结肠镜检查，即可观察到直肠、结肠病变，同时还能进行肠扭转复位、大肠吻合口良性狭窄的扩张等治疗。

5. 影像学检查 ①X线检查，钡剂灌肠或气钡双重造影检查对直肠内肿瘤、直肠粘膜脱垂等病变有重要诊断价值。②CT检查对直肠癌的诊断、分期、有无淋巴转移以及肠外侵犯的判断有临床意义。③MRI对于判断直肠肛管癌浸润范围及术后复发的鉴别诊断有意义。

第三节 肛 裂

肛裂是肛管皮肤裂伤后继发感染形成的小溃疡，方向常与肛管纵轴平行。呈梭形或椭圆形，常引起肛周剧痛。大多数肛裂位于肛管的后正中线上，也可在前正中线上，侧方出现肛裂极少。

【病因及病理】 肛裂是常见病，病因不清。长期便秘、粪便干结和分娩等机械性创伤是主要原因。肛管外括约肌浅部横跨部分在后壁为环形纤维，伸缩性差，血供差，并在前壁交叉。干硬的粪便通过时，肛门扩张为椭圆形，肛管后壁较前壁需更多的扩张，承受压力最大，故后正中线易受损。

肛裂分急性和慢性两类。急性肛裂表浅，裂口边缘整齐，基底砖红色有弹性，无瘢痕。慢性肛裂因反复发作，基底部不整齐，肉芽灰白，质硬，边缘增厚纤维化，裂口上端肛乳头水肿增生，下端皮肤水肿炎性变，静脉、淋巴回流受阻，形成前哨痔。因此，溃疡、乳头增生和前哨痔组成了慢性肛裂三联征（图35-5）。

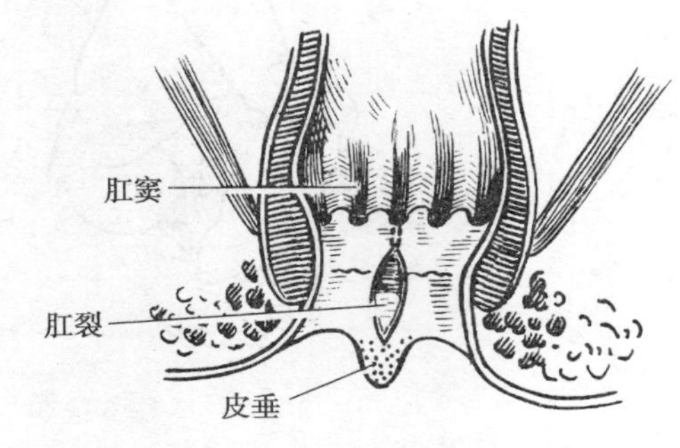

图35-5 肛裂

【临床表现】 肛裂常见于中年人。典型临床表现是便秘、出血和排便时剧烈疼痛，呈尖锐性或烧灼样、刀割样。便后数分钟可缓解，称间歇期。随后因肛门括约肌痉挛，再次疼痛，可持续数小时，临床上称括约肌痉挛痛。疼痛使病人恐惧排便而致便秘症状加重，如此造成恶性循环。肛裂出血为另一常见症状，出血量不多，色鲜红。慢性溃疡在肛管后正中线处可见到溃疡裂隙，在溃疡下端形成“前哨痔”。

【诊断与鉴别诊断】 依据典型的病史：疼痛、便秘、出血。肛门检查时发现前哨痔及其后壁溃疡，可以确诊。应与以下疾病相鉴别：直肠克罗恩病（Crohn病）、结核、梅毒等。

【治疗】 根据急、慢性肛裂来选择治疗方法。急性和初发的肛裂，一般选用保守疗法，慢性肛裂可选用手术疗法。

（一）保守疗法

原则是有效止痛，解除痉挛，防止便秘，中断恶性循环，促进局部愈合。

具体措施：①指导患者饮食，多吃水果和多纤维食物，多饮水，纠正便秘，保持大便通畅。必要时口服液状石蜡或缓泻剂，使大便松软。②疼痛剧烈者，局部涂以麻醉止痛油膏。③局麻或骶管麻醉下病人侧卧位，轻缓、逐渐扩肛至4～6指，维持5分钟，可止痛和促进愈合。④便后用1∶5 000高锰酸钾溶液热水坐浴可保持局部清洁，减轻疼痛，有利于愈合。

（二）手术疗法

常用的手术方法有两种（图 35-6）：①肛裂切除术：局部麻醉下切除纤维化的裂缘、增生化的乳头、前哨痔及深部不健康的组织。可以同时切断部分内括约肌和外括约肌皮下部。创面用油纱条引流，不予缝合。②肛管内括约肌切断术：肛裂疼痛的根本原因是肛管内括约肌的痉挛收缩。清洁会阴部，用手指轻轻扩张肛门括约肌，用 0.5%～1%利多卡因和肾上腺素浸润肛缘皮下到齿状线。距肛缘 1～1.5cm 作一手术切口，用剪刀分离皮肤与内括约肌至齿状线，切断内括约肌，电灼或压迫止血，缝合切口。增生肥大的乳头，前哨痔均可一并切除，该方法治愈率较高，但手术不当易致肛门失禁及肛门内粘液溢出。术后第 2 天开始，每天两次用 1∶5 000 高锰酸钾溶液坐浴。术后几天使用大便软化剂，数周后可愈合。

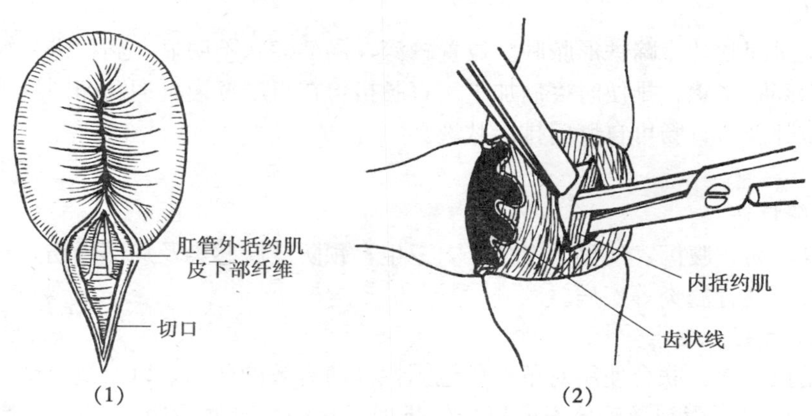

图 35-6　肛裂的手术疗法

(1) 肛裂切除术（切断肛管外括约肌皮下部纤维）；(2) 肛管内括约肌切除术

第四节　直肠肛管周围脓肿

直肠肛管周围脓肿是一种常见的外科感染性疾病。是指直肠肛管周围软组织内或直肠肛管间隙所发生的急性化脓性感染。最终可形成肛管直肠瘘管。最常见的病原菌是大肠杆菌，其次是结核杆菌。

【病因和病理】　肛腺开口于肛窦内，多位于内外括约肌之间。肛窦开口向上，在腹泻和服用强泻剂时，易发生肛窦肛腺感染。肛管直肠周围间隙有丰富的蜂窝状脂肪结缔组织，故在肛窦炎和肛腺感染基础上，容易引起肛管、直肠周围脓肿。此外，嵌顿性内痔和肛管直肠手术感染以及肛肠疾病的治疗不当，也可并发脓肿。直肠肛管周围脓肿可分为肛门周围脓肿、坐骨直肠窝脓肿等肛提肌下部脓肿及直肠后间隙脓肿、高位肌间脓肿、骨盆直肠间隙脓肿等肛提肌上部脓肿。

【临床表现】

（一）肛门周围脓肿

是最常见的一种，多位于肛门后方的皮下组织内。主要症状是局部持续性跳痛，排便时明显。病人行走不便，肛周皮肤红肿，全身感染症状不明显。在病变处扪到触痛性肿块，脓肿形成后可触到波动，穿刺证实有脓液。脓肿破溃流脓后，症状减轻。

（二）坐骨直肠窝脓肿

较常见，该脓肿大而且深，症状明显，可蔓延至骨盆直肠间隙。最初局部体征不明显，表现为肛门处不适或轻微疼痛。以后出现发冷，疼痛加重，患侧红肿、质地硬，双臀不对称。局部触诊或肛门指检可扪到触痛性肿块，有深压痛或波动感。如果治疗不及时可形成肛瘘。

（三）骨盆直肠间隙脓肿

较前两种少见。在肛提肌上方，腹膜下方，直肠后方，膀胱前列腺、子宫或子宫阔韧带前方。位置较深，空间较大，故全身症状较重，局部症状不明显。可穿破直肠和阴道。常于早期出现全身中毒症状。如发热、寒颤、周身不适。局部有会阴部坠胀感，便意不尽，排便、排尿不适，下腹部轻度肌肉强直和触痛。直肠指检可发现骨盆深处触痛，扪到肿块或波动感，穿刺抽到脓液可作为重要诊断依据。

（四）其他

包括高位肌间脓肿，蹄铁形脓肿。位置较深，局部症状不明显，病程进行缓慢。肛门内酸痛感，会阴部坠胀感，排便时疼痛加重。直肠指检在直肠壁内可扪及卵圆形肿块，有触痛或波动感。脓肿破入直肠可自肛门排出脓液。

【治疗】

（一）一般疗法

调节饮食，防止腹泻、便秘。保持个人卫生，预防皮肤感染及局部损伤，积极正确治疗肛裂、内痔及骶尾骨髓炎等疾病。

（二）保守治疗

早期使用抗生素，联合使用对革兰染色阴性杆菌有效的药物，以及清热解毒的中药。局部物理疗法，口服缓泻剂及液体石蜡以减轻排便时疼痛。排便后用 1∶5 000 高锰酸钾热水坐浴。

（三）手术治疗

一旦脓肿确诊，对于肛门周围脓肿，应一期手术切开引流：局麻下作十字切口，同时找出感染入口，切开引流，无需填塞，切开时注意勿损伤括约肌、肛管直肠环；坐骨直肠窝脓肿：应在骶管麻醉下，距肛门缘 3～5cm 作弧形切口，用手指伸进脓腔内探查，放置油纱条引流；骨盆直肠间隙脓肿应及早手术：腰麻或全麻下，切开直肠壁，用钳子穿入脓腔，分开肌肉，扩大脓腔，排脓后放置引流条。也可做二期手术使之治愈。

第五节 肛 瘘

肛瘘是指肛管或直肠下部与皮肤相通的感染性管道。由内口、外口、瘘管三部分组成。内口多位于齿线附近，外口在肛周皮肤上。经久不愈，间歇反复发作是其特点。可发生在任何年龄，30～40 岁多见。是肛管直肠疾病的常见病。

【病因和病理】 大部分肛瘘起源于直肠肛管周围脓肿。脓肿破溃或切开引流处形成外口，由于外口生长较快，脓肿假性愈合而肛腺继续感染，导致脓肿反复发作破溃，可形成多个瘘管及外口。肛瘘主要是化脓性感染，外口可突起或陷凹，外表有肉芽组织。瘘管则形成反应性致密纤维组织。后期，管腔内还可以上皮化。临床上常根据瘘管高低分为：①低位肛瘘：瘘管位于前括约肌深部以下；②高位肛瘘：瘘管位于前括约肌深部以上。

【临床表现】 肛瘘的主要临床表现是肛门周围的外口流出脓性、血性粘液。局部皮肤受刺激而有瘙痒，潮湿及湿疹。外口假性愈合时，瘘管内脓液淤积，可有明显疼痛并出现发热、乏力等全身症状。脓肿再次破溃或切开引流后，症状消失或缓解。上述症状反复发作是瘘管典型的临床特点。高位较大的瘘管常有粪便和气体从外口排出。检查时，肛周皮肤上外口乳头状隆起，挤压时有脓血分泌物排出。

【诊断和鉴别诊断】 根据典型的临床表现及检查见到内口可确诊。对于假性愈合者，可用软质探针或美蓝、碘油造影判断内口位置，以助诊断。对于复杂瘘管应与结核、溃疡性结肠炎及克罗恩病相鉴别。

【治疗】 瘘管形成后不能自愈。必须采取手术方法将瘘管切开，敞开创面使其愈合。手术时必须确定内口，彻底切除，防止复发，避免损伤肛门括约肌，防止肛门失禁。

（一）瘘管切除术

适用于低位肛瘘。选择骶管麻醉或局部麻醉。患者侧卧或截石位，采用指检或注入美蓝的方法，确定内口、瘘管与括约肌的关系，用探针从外口向内口穿出，切开探针上的表层组织，刮除瘘管内肉芽组织及坏死组织，压迫止血。剪去两侧多余皮肤，创面敷以油纱条，使肉芽组织由底向外生长。术后 2～3 天开始用 1∶5 000 高锰酸钾温水坐浴。

（二）挂线疗法

适用于高位单纯性肛瘘。其优点是不会造成肛门失禁，被挂线结扎的瘘管发生血运障碍，坏死而裂开，创面逐渐愈合。在局麻下，先找到内口，在探针前端缚一无菌橡皮筋或粗丝线，将探针自外口插向内口，将内、外口之间皮肤切开后用挂线扎紧（图 35－7）。术后每日坐浴，保持局部清洁，并用抗生素防止感染。术后两周被扎组织自行断裂脱落。

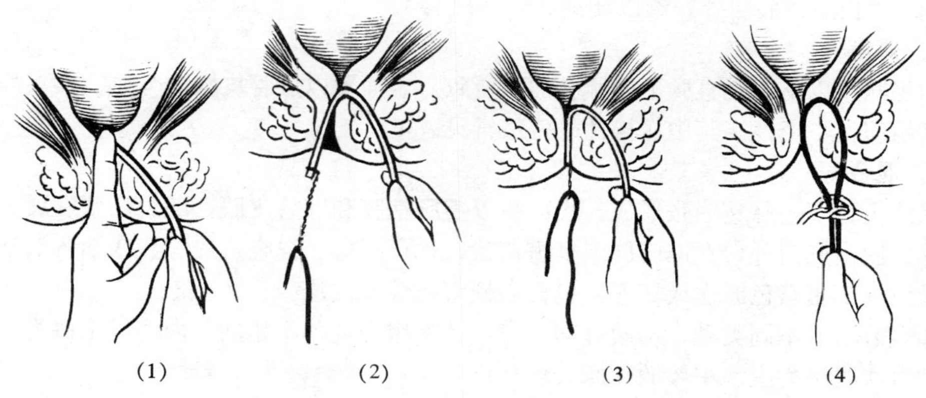

图 35－7　肛管挂线疗法

（1）用探针由瘘管外口探入内口，同时用手指插入直肠或肛管内；（2）弯曲探针前端，将其拉到肛外；（3）探针前端缚一丝线，并接上一橡皮筋；（4）退出探针，把橡皮筋经瘘管拉出，提起拉紧，以线结扎之

第六节　痔

痔是直肠下端粘膜静脉丛和肛管、肛门边缘的皮下静脉丛曲张形成的柔软的静脉团块，是最常见的肛肠疾病。可能是由肛管粘膜下层的血管垫增生、下滑形成。曲张的静脉团块常伴有感染性血栓形成。

【病因病理】 病因不明，可能与多种因素有关。凡能引起痔静脉丛回流受阻、内压升高和静脉壁变薄弱的因素均可促使痔形成。直肠肛管位于腹腔最下部，长期站立、便秘、妊娠、前列腺增生和盆腔肿物均可引起直肠静脉回流阻力增加。加上直肠静脉无静脉瓣，从而导致直肠静脉淤血扩张形成痔。也有人认为：由静脉、平滑肌、弹性组织和结缔组织组成的肛垫增生，弹性减弱、充血下移形成痔。此外，长期饮酒和刺激性饮食、肛周感染、营养不良均可诱发痔的发生。

【分类】 根据痔的部位分三类：内痔、外痔、混合痔（图 35－8）。

(一) 内痔

位于齿状线以上，是直肠上静脉丛曲张形成。表面覆以直肠粘膜。内痔分四期：

一期：痔块不脱出肛门外，只在排便时有出血，直肠指检可触及质软静脉团块；用肛门镜可看到暗红色痔块，好发部位是截石位 3、7、11 点，称为母痔；

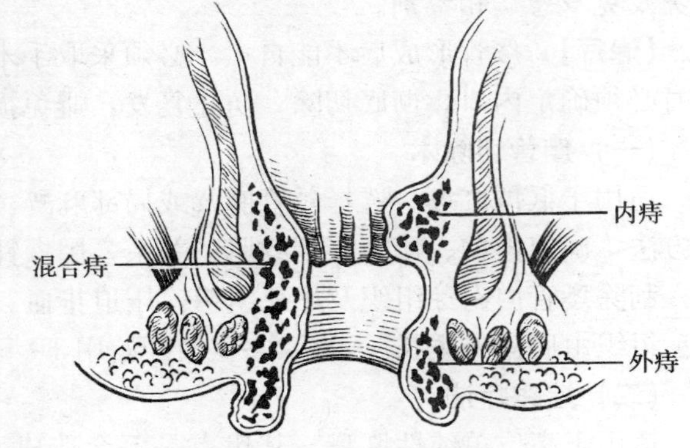

图 35－8 痔的分类

二期：排便时痔块脱出肛门外，粘膜紫红色，肛门下坠感，便后可自行还纳；

三期：排便、增加腹压时，痔脱出肛门外，不能自行还纳，需用手辅助才能还纳；

四期：痔长期在肛门外，难以还纳。

(二) 外痔

位于齿状线以下，是直肠下静脉丛曲张所致。表面覆以肛管皮肤。分血栓性、静脉曲张性、结缔组织性、炎性。其中血栓性外痔最常见。

(三) 混合痔

齿状线上、下静脉丛曲张形成。表面覆以直肠粘膜和肛管皮肤，随着病情发展，痔块增大、下移、脱出肛门外，在肛门周围呈梅花状，称环形痔。混合痔或三、四期痔被括约肌嵌顿，会导致局部暗紫色淤血或坏死，也称嵌顿痔或绞窄性痔。

【临床表现】 不同类型、不同分期的痔，其临床表现各不相同。内痔以出血为主，外痔以疼痛和痔块脱出为主。主要的临床表现有：

(一) 出血

排便时或排便后出现无痛性鲜血，量不大，少数为喷射状，便后自行停止。是内痔和混合痔早期最常见症状。其出血为间歇性，便秘、腹泻、劳累、饮酒及刺激性饮食是出血的诱因。

(二) 痔块脱出

见于二、三、四期内痔或混合痔。轻者排便时脱出肛门外，重者行走、咳嗽、用力等腹压增加时都可脱出，甚至形成环形痔。易误诊为直肠脱垂。

(三) 疼痛

单纯内痔仅有下坠不适感，无疼痛。合并血栓形成、感染、糜烂及嵌顿时，才出现疼痛。内痔或混合痔脱出嵌顿和血栓性外痔在发病的最初 1～3 天，病人疼痛剧烈，行动不便。

(四) 瘙痒

痔和慢性感染刺激直肠壁粘膜，使腺体分泌增加，流出肛门外，刺激肛门周围皮肤引起瘙痒及湿疹。检查时可见肛门周围皮肤水肿、潮红。局部卫生情况改善后，上述症状可减轻或消失。

【诊断及鉴别诊断】 除一期内痔以外，其他均可肛门视诊下看见。可依据间歇性出血、肛门疼痛、瘙痒及痔脱出诊断。此外，直肠指诊和肛镜检查可见到痔块大小、数目、部位及直肠粘膜有无充血、水肿、溃疡和肿块等。

痔应与以下疾病鉴别：①直肠腺瘤：无痛性便血，腺瘤圆形，质地实而软，脱于肛外。肠镜可见瘤表面光滑或有结节、绒毛、细颗粒、鲜红，表面有浅溃疡。②直肠癌：直肠指检可扪到不规则的硬块，表面不整齐，有坏死，溃疡。③直肠肛管脱垂：排便时直肠全层脱出、环形、表面光滑、括约肌松弛。④直肠息肉：实质性圆形可活动带蒂者，多为直肠息肉。

【预防】 保持大便通畅，养成良好排便习惯，必要时口服液状石蜡。调节饮食，避免刺激性饮食，多食蔬菜及纤维素类含量高的食物。加强锻炼，保持局部清洁，积极治疗直肠炎及腹压升高性疾病。

【治疗】

（一）一般治疗

早期无需特殊治疗。改善饮食、改变大便习惯，便秘者口服液状石蜡，便后热水坐浴改善局部循环。肛管内注入消炎止痛油剂或栓剂，可减轻局部症状。

（二）注射疗法

用于一、二期内痔并发出血者。可使痔及其周围产生无菌性炎症反应，局部血管闭塞，痔块纤维硬化，肛垫固定、痔萎缩。

注射方法：局麻，直肠镜下观察痔核部位，将针刺入粘膜下注药至出现微白色止，轻轻按摩注射部位，注意药液勿注入粘膜层，以免粘膜坏死。效果不理想者，1 个月后重复 1 次。常用硬化剂有 5%石炭酸植物油，5%鱼肝油酸钠，4%明矾水溶液。

（三）胶圈套扎疗法

适用于一、二、三期孤立的内痔。用特制的胶圈套在痔的根部，阻断痔的血运，导致痔缺血、坏死、脱落，形成瘢痕愈合。无胶圈套扎器的基层医院，可用两把血管钳操作。将套有胶圈的血管钳垂直钳夹痔的基底部，用另一把血管钳提拉胶圈，绕过痔核上端，使之落在痔的基底部（图 35－9）。二、三期内痔分 2～3 次套扎，间隔 3 周，以免引起剧痛。同时应注意痔脱落时出血。

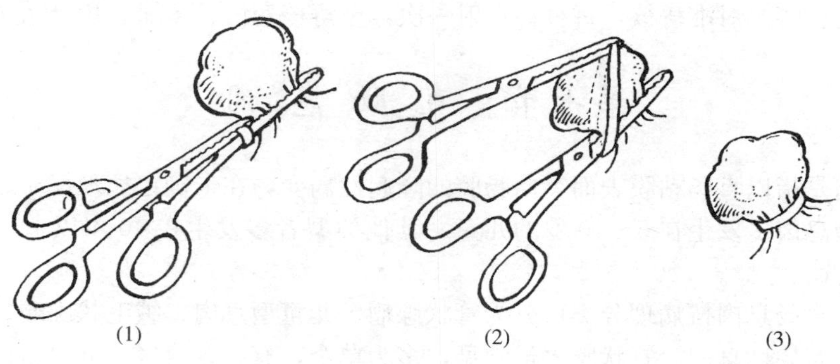

图 35－9　内痔胶圈套扎术

（四）红外线凝固疗法

对于一、二期内痔，用红外线照射，使痔块纤维增生、硬化、萎缩。

（五）手术疗法

1. 痔单纯切除术　适用于二期以上内痔、混合痔及嵌顿痔的治疗。局麻或骶管麻醉下扩肛至括约肌松弛后，用组织钳提起痔块，在基底部作V形切口，分离曲张静脉团至外括约肌，用弯血管钳钳夹基底部，在血管钳下方，圆针粗线8字贯穿缝扎，切除痔核。（图35-10）用可吸收线缝合齿状线以上粘膜，齿状线以下皮肤切口不予缝合。用油纱条填塞包扎。术后3天换药、坐浴。保持创面清洁。抗生素预防感染。

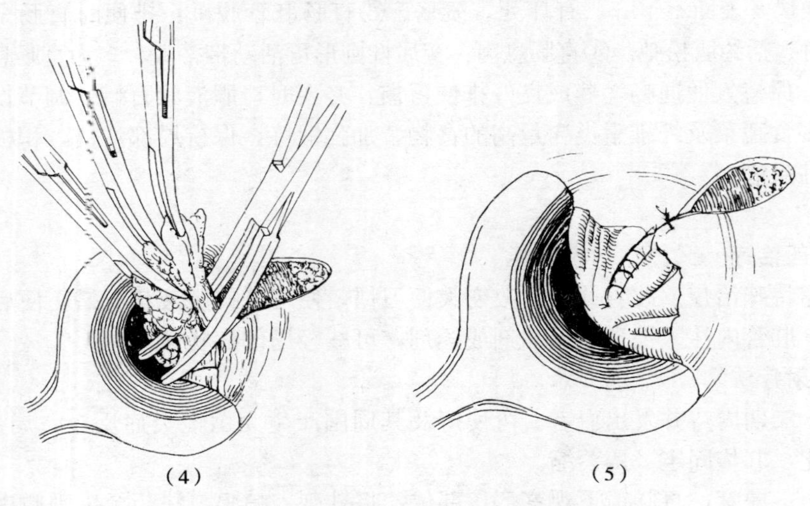

图35-10　痔单纯切除术

2. 痔环形切除术　用于环形痔。骶管麻醉下，病人截石位。扩肛使括约肌松弛，环形痔翻出，肛管内放软木塞，将环形痔固定在木塞上，在齿线缘做环形切口，细致分离曲张的静脉团，将痔与表面粘膜切除，边切边缝合正常粘膜、肛门外括约肌上缘、肛管皮肤，术后肛管内放置橡皮管引流，保持肛周清洁，防止感染。

3. 血栓外痔剥离术　当外痔合并血栓形成时，可于局麻下，在痔表面皮肤作梭形切除。摘除血栓，不缝合创口，用油纱条填塞即可。

4. 激光治疗　近年来随着激光技术的发展，光凝法也可以用于治疗痔。主要适用二、三期内痔及混合痔。对准痔核，每秒钟点射一次，至痔核变白、萎缩。10天左右可愈合。

第七节　直 肠 息 肉

直肠息肉是指以直肠粘膜表面突向肠腔的隆起性病变，在未确定病理性质之前即称直肠息肉。儿童型息肉多发生在5～10岁的儿童，其他类型者多发生在40岁以上。随着年龄增长、发病率升高。

【病理】　直肠息肉按病理分类可分为管状腺瘤、儿童型息肉、绒毛状腺瘤、增生性息肉及炎性息肉、家族性息肉。管状腺瘤最常见，多为单个，有蒂，直径1cm左右。很少癌变，如迅速增大，发生不典型增生，应考虑癌变。儿童型息肉属错构瘤性息肉，发生在5～10岁儿童。多为单发，直径小于1cm，表面光滑球形，带蒂。青春期以后可自行消失。绒毛状腺瘤呈绒毛状，菜花状，触之有海绵状感觉，广基底无蒂，易癌变，多见于老年人。好发于乙状结肠和直肠内。炎性息肉多见于溃疡性结肠炎、肠结核等，是直肠炎性疾病粘膜增生形成的息肉状突起。家族性息肉与遗传有关，属常染色体显性遗传病。常多发，形态不同，可恶变。

【临床表现】 小息肉一般无症状，大息肉常表现为间断性便后出血，多为鲜血，量少，沾于粪便表面。直肠下段息肉，排便时可脱出肛门外，色鲜红，樱桃状。停止排便后，可自行回缩。并发溃疡感染时，可出现粘液脓血便，里急后重等症状。

【诊断】 病人常有便后少量鲜血，粘液便及便后有肿物脱出肛门外等病史。直肠指检可触到质软、活动、光滑的肿物。直肠镜或乙状结肠镜检查并取活组织作病理检查，可以明确诊断。

【治疗】 直肠息肉主要采取手术治疗。

1. 电灼、冷冻切除 高位息肉可经直肠镜、乙状结肠镜放圈套器，套住息肉蒂部，用电灼切除。儿童低位直肠息肉可用冷冻、电灼基底部切除息肉。

2. 经肛门切除 适用于位置较低的息肉。骶管麻醉下，用肛门镜或扩肛器扩张肛门，钳夹并提拉息肉，贯穿缝扎蒂部，在蒂部切除息肉。广基底息肉应连同息肉四周的粘膜组织一并切除，缝合创面。

3. 开腹手术 适应证是位置较高的疑有癌变的息肉及直径较大的广基底息肉。开腹后若发现已癌变，可按直肠癌处理。

4. 炎性息肉 主要治疗原发肠病，增生性息肉无需特殊治疗，.溃疡性肠疾病可用抗生素、温水或激素保留灌肠。

5. 肛门镜下显微手术切除 适用于直肠上端的腺瘤和早期直肠癌的局部切除术。

第八节 直 肠 癌

直肠癌是消化道常见恶性肿瘤之一，占大肠癌的70%左右，居消化道癌第2位。发病年龄在中年以上，手术后5年存活率较高。随着人们生活水平的提高，饮食结构的改变，发病率明显升高。

【病因】 可能与下列因素有关：高蛋白、高脂肪饮食，被肠道厌氧菌分解后，不饱和多环羟、甲基胆蒽增多，后者可诱发直肠癌。少纤维素食物使粪便通过肠道时间长，致癌物与肠粘膜接触时间也延长。溃疡性结肠炎、血吸虫的刺激，导致肠粘膜反复破坏、修复、增生而癌变。癌前病变及遗传因素可致直肠癌发生。

【病理】

（一）大体分型

1. 溃疡型 多见，占50%以上。分化程度较低，圆形或椭圆形，边缘凸起，中心凹陷。深入肌层并向四周浸润。易感染、出血。转移较早。

2. 肿块型（菜花型） 肿瘤向肠腔内突出，肿块增大时表面可发生溃疡，易引起梗阻，浸润少而局限，预后较好。

3. 狭窄型（浸润型） 沿肠壁浸润，使肠腔狭窄，转移早，预后差。

（二）组织分类

1. 腺癌　癌细胞呈腺管或腺泡状排列，占75％～85％。

2. 粘液腺癌　癌细胞能分泌粘液，使癌组织中有大量粘液，恶性度较高，占10％～20％。

3. 未分化癌　癌细胞较小，弥漫成片或成团块状。恶性度高，预后最差。

4. 其他　如鳞状细胞癌、恶性黑色素瘤少见。

（三）临床分期

A期　癌肿局限于直肠壁、未超过浆肌层；

B期　癌肿穿透直肠全层，无淋巴转移，可以整块切除；

C期　癌肿侵犯肠壁全层，波及直肠周围组织，伴有局部淋巴结转移；

D期　局部广泛浸润及淋巴转移，伴有远隔器官转移。

（四）扩散和转移

1. 直接浸润　癌肿直接向肠壁深层浸润或向肠管周围蔓延。晚期可穿透浆膜层向附近脏器侵入。

2. 淋巴转移　是主要的转移途径，可沿直肠上动脉、肠系膜下动脉、腹主动脉周围淋巴结转移。极少向下转移。直肠下端癌以两侧髂内淋巴结或腹股沟淋巴结转移为主。

3. 血行转移　经门静脉转移到肝，经髂静脉转移到肺、脑、骨。

4. 种植转移　极少见，只有上段直肠癌偶尔种植转移到腹腔。

【临床表现】　早期主要特点是排便习惯改变，癌肿增大或发生溃疡感染时，症状才明显。①排便次数增多，大便习惯改变。便前有肛门下坠感，里急后重，晚期有下腹部不适、疼痛。②癌肿增大、使大便变形、变细，有腹痛、腹胀、肠鸣音亢进等不全性肠梗阻表现。③癌肿破溃感染可出现脓血便、肛门疼痛及侵犯周围组织所致相应症状，如排尿困难、尿频、尿痛、恶液质等。

【诊断与鉴别诊断】　高度重视大便习惯改变，脓血便病人，结合体格检查及直肠指诊，肛门镜、乙状结肠镜检查可做出临床诊断。直肠指诊是诊断直肠癌最重要的手段，可以了解肿块部位、大小，距肛缘距离、范围与周围组织关系等。直肠癌患者的80％仅靠直肠指诊即可发现。直肠指诊后再行内镜检查，即可以直视下肉眼判断又可以取活组织送病理检查。钡剂灌肠以排除结、直肠多发癌和息肉。CT等其他辅助检查，可以了解直肠癌扩散情况。

通过相关检查，直肠癌应与以下疾病相鉴别：溃疡性结肠炎、痢疾、慢性直肠炎、息肉、肛裂。

【预防】　提倡低脂、低蛋白、高纤维素膳食。积极治疗直肠慢性炎性疾病及肛裂。有遗传倾向者，定期复查，做到早发现、早诊断、早治疗。

【治疗】　手术切除是直肠癌的主要治疗方法。术前化疗和放疗可提高直肠癌的手术疗效。

1. 手术治疗　直肠癌根治术的切除范围包括癌肿，足够的两端肠段、已侵犯的邻近器官的全部或部分、四周可能被浸润的组织及全直肠系膜和淋巴结。如不能进行根治性切除，亦应进行姑息性切除。

（1）局部切除术：适用于瘤体较小、病变局限于粘膜或粘膜下层、分化程度高的直肠癌。手术方式有：①经肛门局部切除术；②骶后径路局部切除术。

（2）腹会阴联合直肠癌根治术（Miles 手术）：适用于腹膜返折以下的直肠癌。切除范围包括乙状结肠远端、直肠全部、肠系膜下动脉及其区域淋巴结、直肠系膜、肛提肌、坐骨直肠间隙内组织、肛管和肛周 5cm 的皮肤、皮下组织、肛门括约肌。于左下腹行永久性乙状结肠单腔造口。

（3）经腹直肠癌切除术（直肠前切除术，Dixon 手术）：适用于距肛门距离 5cm 以上的直肠癌。

（4）经腹直肠癌切除、人工肛门，近端造口，远端封闭手术（Hartmann 手术）：适用于各种原因不能做 Miles 手术或一期切除吻合的患者。

（5）晚期直肠癌病人若肿瘤无法切除时可行乙状结肠双腔造口以解除肿瘤导致的肠梗阻。

2. 化疗　作为手术切除后的辅助疗法，可选氟尿嘧啶、丝裂霉素、长春新碱等，可提高 5 年生存率，降低术后复发率。

3. 放疗　术前放疗可以提高手术切除率，术后放疗适用于晚期病人、手术未达到根治或术后局部复发的病人。

（周雅清）

第三十六章

肝脏疾病

第一节　解剖生理概要

肝脏是人体内最大的实质性器官，重约1 200～1 500g，大部分位于右上腹，呈一不规则楔形，右侧钝厚而左侧偏窄。膈面光滑隆凸，大部分与膈肌相贴附，脏面较扁平，与胃、十二指肠、胆囊、结肠肝区、右肾和肾上腺相毗邻。肝的膈面和前面分别有左右三角韧带、冠状韧带、镰状韧带和肝圆韧带使其与膈肌及前腹壁固定。在肝的脏面还有肝胃韧带和肝十二指肠韧带，后者包含有胆总管、肝动脉、门静脉、淋巴管、淋巴结和神经，肝总管、肝动脉、门静脉在肝脏面横沟各自分出向左右侧的分支再进入肝实质内，此处称第一肝门。三条主要的肝静脉在肝后上方的静脉窝进入下腔静脉，此处称第二肝门。

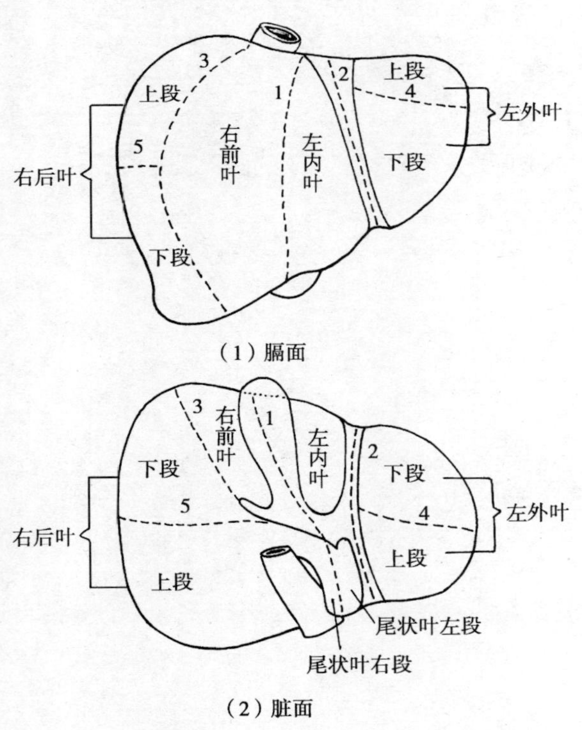

（1）膈面

（2）脏面

图36-1　肝的分区

1. 正中裂；2. 左叶间裂；3. 右叶间裂；4. 左段间裂；5. 右段间裂

通过对肝内血管、胆管的分布规律的研究，发现肝内有若干平面缺少管道的分布，这些平面是肝分区的自然界线，称为肝裂。以起自胆囊窝中部、向后上方抵于下腔静脉左壁的这一稍斜的正中裂为界，将肝分为左、右两半。左、右半肝又以叶间裂为界，分为左外叶、左内叶、右前叶、右后叶和尾状叶；左外叶和右后叶又以段间裂为界分成上、下二段，尾状叶也分成左、右两段（图36-1）。此外临床上也常用Couinaud分段法，将肝分为8段：相当于尾状叶为Ⅰ段．左外叶为Ⅱ、Ⅲ段，左内叶为Ⅳ段，右前叶为Ⅴ、Ⅷ段，右后叶为Ⅵ、Ⅶ段（图36-2）。

肝脏受双重血液供应，25%～30%来自肝动脉，70%～75%来自门静脉，

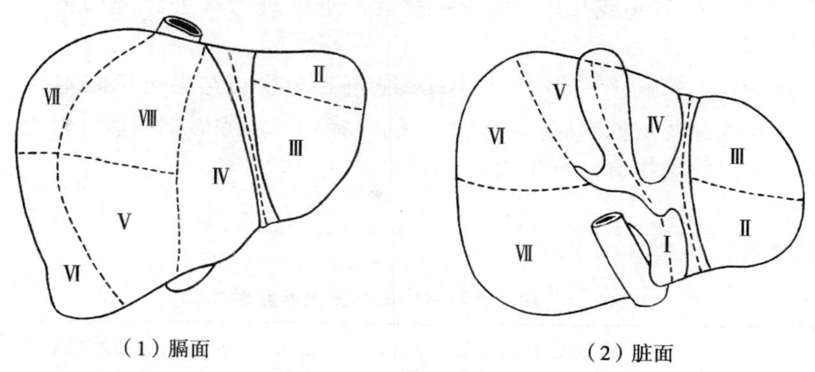

图 36－2　Couinaud 肝分段法

但由于肝动脉压力大，其血液的含氧量高，所以它供应给肝所需氧量的 50%。门静脉收集肠道血液，供给肝脏营养。

肝脏是维持生命不可缺少的器官，担负着重要而复杂的生理功能，包括：分泌胆汁、营养物质的代谢、合成或产生凝血物质、解毒作用、吞噬或免疫作用等。

第二节　肝　脓　肿

一、细菌性肝脓肿

细菌性肝脓肿是指由细菌引起的肝脏化脓性感染。

【病因】 细菌可经下列途径入肝：胆道（如胆管结石并发化脓性胆管炎）、肝动脉（如化脓性骨髓炎并发脓毒症）、门静脉（如坏疽性阑尾炎引起门静脉属支的血栓性静脉炎），也可由肝毗邻感染病灶循淋巴系统侵入。开放性肝损伤时，细菌可直接经伤口进入肝脏，引起感染而形成脓肿。其中胆道逆行感染是细菌性肝脓肿的主要原因。致病菌多为大肠杆菌、金黄色葡萄球菌、厌氧链球菌、类杆菌属。肝脓肿可以为单个，也可以为多发。

【临床表现】 肝脓肿一般起病较急，部分病人可在发病前有原发病表现，但有部分病人无明显的原发病表现。

1. 寒战高热　是最常见的临床表现，突然出现寒战高热，体温可高达 39℃～40℃，多表现为弛张热，伴有大量出汗、恶心、呕吐、食欲不振和全身乏力。

2. 肝肿大和肝区疼痛　肝区持续性钝痛或胀痛，刺激性咳嗽和呼吸时疼痛加重，可伴有右肩牵涉痛。右下胸及肝区叩痛，肿大的肝脏可有压痛，如脓肿在肝前下缘且较表浅时，可伴有右上腹肌紧张和局部明显触痛。

3. 黄疸、贫血或浮肿　可见于较重的病例。肝脓肿向腹腔穿破可并发急性化脓性腹膜炎，肝右叶脓肿可穿破形成膈下脓肿，也可向右侧胸腔穿破形成脓胸，少数肝脓肿可穿破血管壁造成胆道大出血。

辅助检查：化验检查白细胞计数和中性粒细胞比例增高。B 超可分辨直径 2cm 的脓肿病灶，并明确其部位和大小，为首选的检查方法。胸腹透视：右叶脓肿可见右膈肌升高，运动受限；肝阴影增大或有局限性隆起；有时出现右侧反应性胸膜炎或胸腔积液。CT 检查的阳性率在90%以上，在B超或CT定位下距病灶最近处进行肝脏穿刺抽脓，对诊断价值较大。

【诊断】 根据病人的病史、临床表现、X线和B超检查结果可诊断本病。必要时可在超声引导下行诊断性穿刺，抽出脓液可证实本病。穿刺脓液除做细菌涂片检查和培养外，应作药物敏感试验，以便选择有效抗生素。

【鉴别诊断】

1. 阿米巴脓肿 见表36-1。

表36-1 细菌性肝脓肿与阿米巴肝脓肿的鉴别

	细菌性肝脓肿	阿米巴肝脓肿
病史	继发于胆道感染或其他化脓性疾病	有阿米巴病史
症状	发病急,全身脓毒症症状明显,有寒战高热	发病缓慢,病程长,可有高热
脓肿	脓肿较小,常为多发性	脓肿大,多位于肝右叶
脓液	黄白色脓液,细菌培养大多阳性	棕褐色,无臭味,可找到阿米巴滋养体。无混合感染时,细菌培养阴性
血象	白细胞计数及中性粒细胞明显增多	白细胞计数可增加
粪便检查	无特殊发现	可查到阿米巴滋养体或包囊
诊断性治疗	抗阿米巴药物治疗无效	抗阿米巴药物治疗有效

2. 原发性肝癌 原发性肝癌在癌细胞坏死、液化或并发感染时可出现发热、肝区疼痛，酷似肝脓肿。但肝癌病人肝脏呈进行性肿大，血清甲胎蛋白测定常呈阳性，B超和CT有助于鉴别。

【治疗】 细菌性肝脓肿是继发性病变，对原发病若能早期发现并进行及时的治疗，可以预防肝脓肿形成。一旦形成肝脓肿，应强调早期发现、早期诊断、早期治疗的原则，根据不同的病情选用适宜的治疗方法。

1. 非手术治疗 适用于尚未局限的肝脓肿和多发性的肝脓肿。根据细菌培养及药敏结果选择大剂量敏感的抗生素控制感染。如暂无法作细菌培养，可根据感染来源选用药物。如感染源不明，可采用联合用药，即同时应用控制革兰阳性菌、革兰阴性菌感染的抗生素及控制厌氧菌感染的药物。对于病程较长，出现营养不良、贫血、低蛋白血症的病人应加强营养支持，纠正水和电解质紊乱，必要时可多次输血或血浆等。

2. 经皮肝脓肿穿刺引流术 在B超或CT的引导下，经皮肝脓肿穿刺，尽量抽尽脓液后，用生理盐水反复冲洗脓腔，然后注入有效抗生素，可取得较好的疗效。对脓腔较大者，可沿穿刺针方向置入导管，持续引流加上间断冲洗。此法简便，安全，可重复操作，目前已得到广泛应用。

3. 手术治疗

(1) 脓肿切开引流术：对较大的脓肿，估计有穿破可能，或已穿破并发腹膜炎、脓胸以及胆源性肝脓肿或慢性肝脓肿，在抗生素治疗的基础上，应积极进行脓肿切开引流术。

1) 经腹腔切开引流术：经右肋缘下斜切口或经腹直肌切口，确定脓肿部位，用纱布垫妥善隔离保护腹腔和周围脏器，用穿刺针吸得脓液后用血管钳插入脓腔排出脓液，再用生理盐水反复冲洗，腔内放置引流管。

2）后侧腹腔外脓肿切开引流术：主要适用于肝右叶后侧脓肿。可经右侧第12肋床切口，在腹膜外用手指钝性分离至脓肿后切开引流。

3）经腹前壁切开引流：位于肝右叶的前方和左外叶的肝脓肿，与前腹膜已发生紧密粘连者，可采用此种手术方法。方法是做右肋缘下或右腹直肌切口，不切开前腹膜，在腹膜外推开肌层直达脓肿部位行切开引流。

（2）肝叶切除术：其适应证为慢性厚壁肝脓肿；肝脓肿切开引流术后死腔形成，创口长期不愈及窦道形成；肝内胆管结石合并左外叶多发性肝脓肿，且该肝叶已严重破坏，失去正常功能者。

二、阿米巴肝脓肿

阿米巴脓肿是肠阿米巴病最常见的并发症。滋养体从结肠溃疡经门静脉入肝引起肝脓肿。肝脓肿多数形成单一的大脓腔，多位于肝右叶，尤以右肝顶部更为常见。

【临床表现】

1. 病人可有阿米巴性痢疾病史，或有排粘液便、排便次数增多等症状，但部分病人可无肠道症状。

2. 发病较慢，表现为低热、全身不适、消化不良、消瘦等。

3. 肝肿大但肝区叩痛、右上腹腹肌紧张等较轻。如脓肿位于右膈顶部，可有右肩部或右腰背放射痛。

4. 白细胞计数不升高，B超可见肝内囊液性占位病灶，诊断性肝穿刺可抽出典型的果酱色无臭脓液，从新鲜的脓血便中有时可发现阿米巴滋养体。

5. 若合并细菌感染，则临床表现与细菌性肝脓肿相似。白细胞计数不升高，B超可见肝内囊液性占位病灶，诊断性肝穿刺可抽出典型的果酱色无臭脓液，从新鲜的脓血便中有时可发现阿米巴滋养体。

【治疗】

1. 非手术治疗　以抗阿米巴药物治疗和反复穿刺抽脓以及支持疗法为主。常用的抗阿米巴药为甲硝唑、氯喹和盐酸吐根碱。甲硝唑对肠道阿米巴病和肠外阿米巴原虫有较强的杀灭作用。成人每次口服0.4～0.8g。每日3次，7～10日为一疗程。氯喹成人每次口服0.5g，每日2次，连用2天后改为0.25g，每日2次，14～20日为一疗程。对脓肿较大或病情较重者，可在B超引导下，反复经皮肝穿刺吸出脓液，直至脓腔闭合。如合并有细菌感染，穿刺抽脓后，可于脓腔内置管引流并注入抗生素。

2. 手术切开引流　适用于巨大脓肿或浅表性脓肿、抗阿米巴治疗的同时多次穿刺抽脓脓腔未见缩小、继发细菌感染而综合治疗不能控制者、脓肿已穿破胸腹腔或邻近器官以及位于左外叶的脓肿。根据病人的病情可选用闭式引流术、切开引流或肝叶切除术。

第三节　肝包虫病

肝包虫病是流行于畜牧区的一种常见寄生虫病，绝大多数是细粒棘球绦虫的蚴侵入人体肝内所致，称肝棘球蚴病，少数由泡状棘球绦虫的蚴所致，称肝泡球病。多见于我国西北和西南牧区。

【病因】 细粒棘球绦虫最常见的宿主是狗，中间宿主是羊、马、牛、人等。成虫寄生在狗的小肠内，虫卵随粪便排出后，污染草场、水源或粘附在狗、羊的毛上，当人吃了被虫卵污染的饮水或食物，即被感染。虫卵在人的十二指肠内蚴即脱壳而出，继而穿过肠粘膜进入门静脉系统，大部分蚴被阻而留在肝内，少数可通过肝随血流而到肺，甚至通过肺而散布到全身各处。蚴在体内便发育为包虫囊。

【病理】 细粒棘球蚴在肝脏内先发育成小的空囊，即初期的包虫囊肿，其中不含头节；囊体逐渐长大，形成囊肿的内囊。内囊的壁分为两层：外层为白色粉皮样半透明层，又称角质层；内层为生发层，实际上是棘球蚴本身，可产生生发囊、头节和子囊，子囊又可产生孙囊。在包虫囊肿生长过程中，由于人体组织的防卫反应，在其周围形成一层纤维性包膜，称为外囊。包虫囊肿以单发多见，生长缓慢。

【临床表现】 本病可发生于任何年龄，以中青年多见。单纯性包虫囊肿早期症状不明显，囊肿较大时可出现上腹部肿块、胀痛及压迫临近器官所引起的症状。如膈肌受压可引起呼吸困难，胃肠道受压可产生腹胀、食欲不振、恶心、呕吐等，压迫胆道可出现黄疸，压迫门静脉可有脾肿大、腹水。在疾病发展过程中可出现过敏症状，如皮肤瘙痒、荨麻疹、呼吸困难等。包虫囊肿破入腹腔，出现腹部剧烈疼痛、肿块缩小或消失，伴有皮肤瘙痒、荨麻疹、胸闷、恶心等，甚至出现休克。囊肿继发细菌感染时呈现肝脓肿的临床表现。

体检时常能在肝区触及一肿块，表面光滑，边缘清楚，一般无压痛，呈囊性感。

泡状棘球蚴病可扪及坚硬的肝脏实质性肿块，与肝癌难以区别。

【诊断】 有畜牧生活、工作史，查体见肝脏囊性包块或实质肿块。包虫囊液皮内试验（Casoni 试验）和补体结合试验阳性，间接血凝试验阳性率可达 90%，是当前诊断包虫病最常用的方法。B 超能显示囊肿的大小和所在的部位，X 线检查在肝区可见密度较均匀，边界整齐的阴影，或有弧行钙化囊壁影。需注意的是对怀疑包虫囊肿的病人，严禁作诊断性穿刺，以免囊液流入腹腔，导致休克及包虫扩散。

【治疗】 手术治疗是治疗包虫病的主要方法。手术原则是：清除包虫，防止囊液外溢污染，缩小或消灭外囊残腔，防止各种术后并发症。临床上以包虫囊肿内囊摘除术最常用，适用于无继发感染者。对于感染的肝包虫囊肿，摘除内囊后用双套管负压吸引引流，术后配合抗生素治疗。对于手术后囊腔长期不闭合或残留胆瘘；多个囊肿局限于肝的一叶或巨大囊肿已将该叶肝组织严重破坏；局限于肝左外叶，囊壁坚厚或钙化而不易塌陷的较大囊肿或囊肿继发感染而形成慢性肝脓肿等，可行肝部分切除或肝叶切除术。

对不能手术治疗或经多次手术后复发者，可用甲苯达唑或阿苯达唑治疗。

第四节 原发性肝癌

原发性肝癌是我国常见的恶性肿瘤之一，占我国恶性肿瘤死亡率的第 2 位，可发生在任何年龄，男性多于女性，恶性程度高，预后较差。我国在过去 30 多年中对肝癌的基础和临床研究有了很大的进步，尤其是近 20 多年来发展更快，对肝癌的基础理论和病因研究都取得了较大的成绩，肝癌的诊断水平有了很大提高。

【病因】 原发性肝癌的病因未明，流行病学研究表明肝癌与黄曲霉毒素摄入、肝炎病毒感染、饮水污染关系较为密切，亦有研究表明微量元素的缺乏与肝癌的发生可能有关。目前认为肝癌是多因素协同作用，经多个阶段发展而成，而且不同地区肝癌的病因亦有不同。

【病理】 原发性肝癌的大体类型可分三型：结节型、巨块型、弥漫型。其中以结节型最为常见，可为单个或大小不等多个结节散在肝内，与周围组织分界不清，且多伴有肝硬化。巨块型一般直径超过10cm，常为单发癌块，也可由许多密集的结节融合而成。弥漫型较少见，癌结节很小，呈灰白色，与肝硬化不易区别，病情发展快，预后极差。

原发性肝癌按组织学分型可分为：肝细胞型、胆管细胞型、混合型，以肝细胞型最多见。原发性肝癌多发生肝内转移。肝细胞癌在发展过程中易侵入门静脉分支并形成门静脉癌栓，引起肝内播散。也可侵入肝静脉，继而播散至全身，以肺转移最多见。也可直接侵犯膈肌或癌细胞脱落种植入腹腔。

【临床表现】 原发性肝癌起病隐匿，早期缺乏典型症状，一旦出现症状和体征，多属于中、晚期。

1. 肝区疼痛　多为持续性隐痛、钝痛或胀痛，以夜间和劳累后加重，疼痛系癌肿迅速生长使肝包膜紧张所致。肝区疼痛部位与病变部位有密切关系。如病变位于右叶，表现为右上腹和右季肋区疼痛，位于左肝则常表现为胃痛，位于膈顶的肿瘤，疼痛可牵扯至右肩或后背部。后期可出现肝区剧痛。

2. 肝肿大　为中、晚期肝癌最常见的体征。有不少病人是因为自己偶然扪及肝肿大或肝区肿块而成为肝癌的首发症状。肝肿大呈进行性，质地硬，边缘不规则，表面凸凹不平呈大小结节或巨块。

3. 全身和消化道症状　表现为乏力、消瘦、食欲减退、腹胀等，部分病人可伴有恶心、呕吐、发热、腹泻等。晚期可出现贫血、黄疸、腹水、下肢浮肿、皮下出血及恶病质等。

4. 肝癌伴随综合征　可有低血糖、红细胞增多、高血钙、高血脂、血小板增多等。

5. 并发症　多为晚期表现，可成为病人病情急剧恶化或死亡的主要原因：①肝昏迷：常为终末期表现。肝硬化、肿瘤或肿瘤癌栓引起的肝功能衰竭、门脉高压为其病变基础。上消化道出血、电解质紊乱、利尿剂过量应用、放腹水常为诱发因素。可反复发作，预后较差。②上消化道出血：多为肝硬化或门静脉癌栓引起门静脉高压症所致的食管胃底曲张静脉破裂出血，有反复发作的倾向，除可引起休克外，较易诱发或加重肝昏迷。③癌肿破裂出血：多因肿瘤迅速增大破溃引起，也可由肿瘤坏死、挤压或外伤所致。肝包膜下破裂表现为肝区突发剧痛、肝脏体积迅速增大，肝区叩痛。真性破裂则表现为急腹症和休克。经腹腔穿刺结合B超或CT可以明确诊断，大部分病人在短期内死亡。如有手术探查条件，应争取手术切除，对无法或不宜切除者可行破裂修补、肝动脉结扎插管术等。

【诊断】 肝癌出现了典型症状，诊断并不困难，但往往已属中、晚期。普查是早期发现肝癌的主要途径，甲胎蛋白（AFP）和B超是目前肝癌早期发现的最敏感、方便且经济的监测手段。为使肝癌病人能够得到早期诊断，应强调不受注意的早期症状，如偶然发现上腹部肿块，右上腹突然剧痛而未能证实为胆道疾病，右肩痛按关节炎治疗无效，一侧性部位较固定的进行性肝痛，不明原因的肝脏突然肿大，不明原因的低热、腹泻，过去有肝病突然出现不寻常的肝肿大、消瘦、乏力、食欲不振而无肝病活动证据。

1. 血清AFP测定　是定性诊断的常用方法，阳性率约70%。如AFP对流免疫电泳持续阳性或定量＞500μg/L，并能排除妊娠、活动性肝病、生殖腺胚胎性肿瘤等，应考虑原发性肝癌。此外，异常凝血酶原、γ-谷氨酰转肽酶同工酶Ⅱ，酸性同工铁蛋白、α-L-岩藻糖苷酶（AFU）的增高也有一定的诊断价值。

2. B超　是目前有较好定位价值的非侵入性检查方法，被认为是普查和随诊的首选方法。能发现直径2cm或更小的病变。它可显示肿瘤的大小、形态、部位以及肝静脉或门静脉有无癌栓等，诊断符合率可达84%。

3. CT检查　在肝癌诊断中应用日益广泛，现已成为肝癌诊断的常规项目。可检出直径约2cm左右的早期肝癌，诊断符合率可达90%以上。CT能明确显示肿瘤的位置、数目、大小及周围脏器和重要血管的关系，对判断能否手术切除价值较大。

4. 其他　放射性核素肝扫描、磁共振成像（MRI）、选择性肝动脉造影、B超引导下细针穿刺细胞学检查等，亦可用于原发性肝癌的诊断。

【鉴别诊断】

1. 继发性肝癌　肝脏是转移性肿瘤好发器官，常由胃癌、结肠癌、乳腺癌转移而来。多有原发病灶的相应症状，AFP检测一般为阴性。主要的鉴别方法是检查肝脏以外器官有无原发肿瘤病灶。

2. 肝硬化　肝硬化病人多有肝炎病史，早期肝稍大，后期可萎缩变硬，有肝硬化的体征表现，如肝掌、蜘蛛痣、脾肿大、食管胃底静脉曲张，AFP为阴性或低浓度阳性，B超检查、CT或肝动脉造影等有助于鉴别诊断。若鉴别诊断有困难时应注意复查。

3. 肝血管瘤　是一种较为常见的肝脏良性肿瘤，女性多见，病程较长，发展缓慢，常无肝病背景，HbsAg、AFP均阴性，B超、CT或MRI均可显示肝血管瘤影像。

【治疗】　原发性肝癌的常见治疗方法包括手术、放疗、化疗、中医中药和免疫疗法等。一般对早期病人以手术治疗为主，并辅以其他疗法，对不能手术切除的中晚期病人则采用化疗、放疗、中医中药、免疫治疗和其他支持疗法。早期诊断，早期治疗，根据不同病情进行综合治疗，是提高疗效的关键，而早期手术切除是最有效的治疗方法。

1. 手术治疗

（1）手术切除：适用于癌肿局限，无严重肝硬化，肝功能代偿良好，癌肿未侵犯第一、第二肝门及下腔静脉者。有明显黄疸、腹水、下肢浮肿、远处转移、全身衰竭等晚期症状者为手术禁忌证。根据病人全身情况、肝硬化程度、肿瘤大小和部位及肝功能代偿情况可采用根治性局部肝切除术、肝段切除、肝叶切除、半肝切除或肝三叶切除。如肝癌局限于一个肝叶内，可做肝叶切除；已累及一叶或刚及邻近肝叶者，可做半肝切除；如已累及半肝，不伴有肝硬化者，可做肝三叶切除；如肿瘤位于肝边缘区或瘤体较小，可根据肝硬化情况选用肝段切除、次肝段切除或局部切除。肝脏组织正常时，可以切除70%～80%的肝组织而不影响肝脏的功能，但对肝硬化者，肝切除量不宜超过全肝的50%。近年来对伴有肝硬化的小肝癌多采用根治性局部肝切除术，即距肿瘤2cm以外切肝，效果满意。对不能切除的大肝癌可通过多种疗法如肝动脉结扎、肝动脉栓塞、经皮肝动脉栓塞化疗（TACE）、放疗等使肿瘤缩小，可使部分病人获得二期切除。对术后复发者，只要病人全身情况允许，肿瘤较小而局限，也可以进行再手术切除。

（2）姑息性处理：对无法根治者，根据具体情况，可采用肝动脉结扎、肝动脉栓塞、肝动脉插管化疗、液氮冷冻、激光气化、微波固化或瘤内注射无水酒精等。

（3）肝移植术：远期疗效不理想，主要原因是移植后肝癌极易复发（60%在6个月内复发）。但由于较多肝癌病人因肿瘤解剖因素或合并严重肝硬化，使肿瘤无法切除，肝移植理论上更符合肿瘤外科治疗的原则，并可能使少数病例达到根治，因此肝移植术仍可作为治疗原发性肝癌的一种方法。

2. 化学药物治疗　可采用全身化疗、肝动脉和（或）门静脉插管化疗、经皮穿刺选择性肝动脉插管化疗。目前经肝动脉化疗栓塞更为常用。TACE 被认为是不宜手术治疗肝癌的首选方法之一，可使一部分中晚期病人延长生命，同时也可使一部分病人获得二期切除的机会。常用的药物有 5-氟尿嘧啶、丝裂霉素、阿霉素等。

3. 放射治疗　对一般情况良好，肝功能良好，不伴有肝硬化，无黄疸、腹水，无脾功能亢进和食管静脉曲张，肿瘤较小而局限，尚无远处转移而又不能手术切除，或手术切除后肝断面有残癌或手术切除后复发者，可采用放射治疗为主的结合治疗。常用^{60}钴、深部 X 线或其他高能射线外照射。

4. 生物治疗　常用干扰素（IFN）、白细胞介素-2（IL-2）、淋巴因子激活杀伤细胞（LAK）、肿瘤浸润淋巴细胞等。

5. 中医中药治疗　中医中药多与其他疗法配合应用，对改善肝功能，提高机体抵抗力，减轻不良反应有一定作用。

（王庆宝）

第三十七章

门静脉高压症

门静脉高压症是指门静脉压力高于 25cmH_2O 或门静脉和肝静脉压力梯度差大于 12.5cmH_2O 时所产生的综合征。门静脉压力增高后，临床表现为脾肿大、脾功能亢进，进而发生食管胃底静脉曲张、呕血和黑便、腹水等。在我国 90%以上的门静脉高压症是由于肝炎后肝硬化引起的肝窦变窄或闭塞。

【病因】 根据门静脉血流受阻的部位可分为肝前、肝内和肝后三型。

1. 肝内型　最常见，按病理形态的不同又分为窦前阻塞和窦后阻塞。窦前阻塞的常见原因是血吸虫性肝硬化，窦后阻塞的常见原因是肝炎后肝硬化。在我国 90%以上的门静脉高压症是由于肝炎后肝硬化引起。

2. 肝前型　主要原因有门静脉血栓形成、门静脉受外来压迫、门静脉先天闭塞、动静脉瘘等。此型病人的肝功能多正常或轻度损害，预后较肝内型好。

3. 肝后型　肝静脉或肝段下腔静脉阻塞所致，又称 Budd－chiari 综合征。

【病理】 门静脉的正常压力约为 13～24cmH_2O 之间，平均为 18cmH_2O。在门静脉高压症时，压力可升高至 30～50 cmH_2O。

门静脉高压症形成后，可以发生下列病理变化：

1. 脾肿大、脾功能亢进　门静脉血流受阻时，出现脾脏充血肿大，长期脾窦充血可发生脾内纤维组织增生和脾髓细胞再生，引起脾破坏血细胞的功能增加，导致脾功能亢进。

2. 交通支扩张　门静脉主干是由肠系膜上静脉和脾静脉汇合而成，后者又收集肠系膜下静脉的血液。门静脉主干在肝门处分为左、右两支，分别进入左、右半肝，逐渐分支，其小分支和肝动脉小分支的血流汇合于肝小叶内的肝窦，然后流入肝小叶的中央静脉，再经肝静脉流入下腔静脉。门静脉系与腔静脉系之间存在四个交通支（图 37－1）：

（1）门静脉血流经胃冠状静脉、胃短静脉，通过食管胃底静脉与奇静脉、半奇静脉的分支吻合，流入上腔静脉；

（2）门静脉血流经肠系膜下静脉、直肠上静脉与直肠下静脉、肛管静脉吻合，流入下腔静脉；

（3）门静脉血流经脐旁静脉与腹上深静脉、腹下深静脉吻合，分别流入上、下腔静脉；

（4）在腹膜后，有许多肠系膜上、下静脉分支与下腔静脉分支相互吻合。

正常情况下，这些交通支多处于关闭。当门静脉压力增高时，它们逐渐扩张，形成侧支循环，其中以胃底、食管下段交通支扩张最明显、最易破裂，引起急性大量出血。其他交通

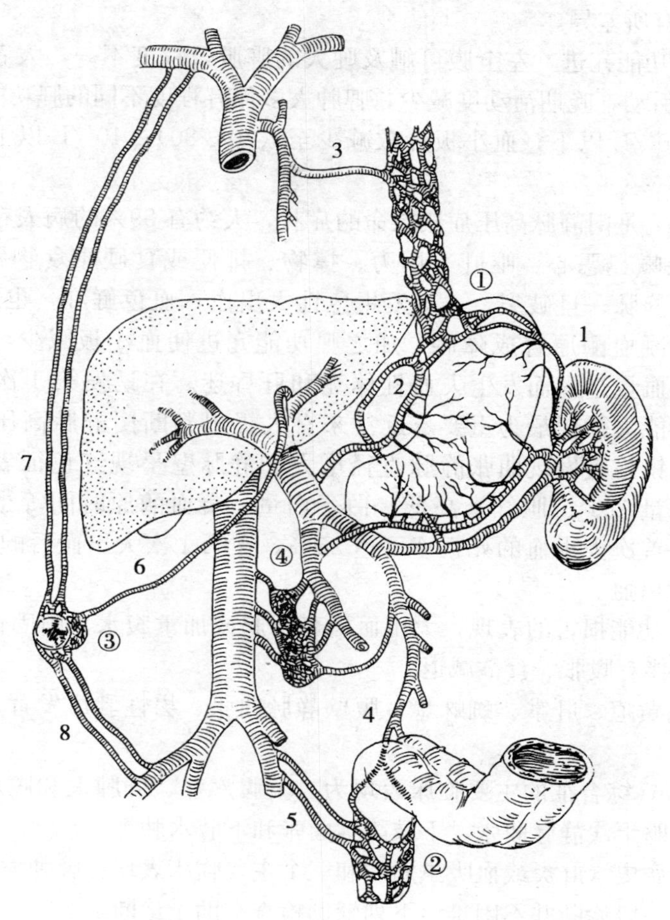

图 37-1　门静脉与腔静脉之间的交通支

1. 胃短静脉；2. 胃冠状静脉；3. 奇静脉；4. 直肠上静脉；5. 直肠下静脉、肛管静脉；6. 脐旁静脉；7. 腹上深静脉；8. 腹下深静脉；①胃底、食管下段交通支；②直肠下端、肛管交通支；③前腹壁交通支；④腹膜后交通支

支开放，如直肠上、下静脉丛扩张可引起继发性痔，脐旁静脉与腹上、下深静脉交通支扩张，可以引起前腹壁静脉曲张等。

3. 腹水　造成腹水的主要原因是肝硬化后肝功能减退，以致血浆白蛋白的合成受到障碍，含量减低，引起血浆胶体渗透压降低。另外门静脉压力升高，使门静脉系毛细血管床的滤过压增加，对腹水的形成有一定影响，同时也促使肝内淋巴液的容量增加，回流不畅，以致大量淋巴液自肝表面漏入腹腔而引起腹水。肝功能不全时，醛固酮和抗利尿激素在体内增多，促使肾小管对钠和水的再吸收，而引起钠水潴留。以上多种因素综合起来，便导致了腹水的发生。

约 20%的门静脉高压症病人并发门静脉高压性胃病，并且占门静脉高压症上消化道出血的 5%。在门静脉高压时，胃壁淤血、水肿，胃粘膜下层的动-静脉交通支广泛开放，胃粘膜微循环发生障碍，导致胃粘膜防御屏障的破坏，形成门静脉高压性胃病。

【临床表现】 门静脉高压症多见于中年男性，病情发展缓慢，常有肝炎和肝硬化病史，症状因病因不同而有所差异。

1. 脾肿大、脾功能亢进 左上腹可触及肿大的脾脏，程度不一，大者可达脐下。早期肿大的脾脏质软、活动，晚期活动度减少。脾肿大多伴有程度不同的脾功能亢进，表现为白细胞计数降至 $3\times10^9/L$ 以下，血小板计数减少至 $(70\sim80)\times10^9/L$ 以下，并逐渐出现贫血。

2. 呕血、便血 是门静脉高压症最致命的症状，大约有59%的病人在终生某个时间内会发生大出血。咳嗽、恶心、呕吐、用力、撑物、排便或食硬质食物常是出血的诱因。曲张的食管、胃底静脉一旦破裂，立刻发生急性大出血，血色鲜红，也可有柏油样大便，由于肝功能障碍使凝血酶原合成障碍，加之脾功能亢进使血小板减少，因此，出血不易自止。病人可因出血量过多而发生失血性休克和肝昏迷。在诱发第1次大出血的危险因素中，嗜酒和肝功能失代偿最为重要。近年来有人提出判断门静脉高压症病人可能发生出血的指标中，内镜检查发现曲张静脉直径增大和静脉壁呈现红色征者最为危险，此外肝功能分级、腹水量多少、胆红素高低、白蛋白量、凝血酶原时间等也都与出血可能性有关。根据统计，首次大出血的死亡率可达25%，在第1次大出血后的1～2年内，约半数病人可以再次大出血。

3. 腹水 是肝功能损害的表现，大出血后可引起或加重腹水，顽固性腹水说明肝功能很差。腹水病人常伴有腹胀、食欲减退。

4. 其他 包括黄疸、肝掌、蜘蛛痣、腹壁静脉曲张、男性乳房发育、睾丸萎缩、内痔等。

5. Budd－Chiari 综合征的主要临床表现为右上腹疼痛、肝肿大和腹水，伴有下腔静脉高压时，还可出现躯干浅静脉曲张、下肢静脉曲张和下肢水肿等。

【诊断】 根据病史（肝炎或血吸虫病）和三个主要临床表现：脾肿大和脾功能亢进、呕血或黑便、腹水，一般诊断并不困难。下列辅助检查有助于诊断：

1. 血象 白细胞、血小板、红细胞均减少，以白细胞和血小板的计数改变最为明显。

2. 肝功能检查 血浆白蛋白降低而球蛋白增高，白、球蛋白比例可倒置。在肝病活动期，血清转氨酶和胆红素常增高，凝血酶原时间可以延长。乙型肝炎病原免疫学检查可了解门静脉高压的原因。

3. 食管吞钡X线检查 在食管为钡剂充盈时，曲张的静脉使食管的轮廓呈虫蚀状改变；排空时，曲张的静脉表现为蚯蚓样或串珠状负影。近年来纤维胃镜检查获得广泛应用，所获得的资料较钡餐检查更准确和全面，急性出血期间也可应用。急性出血时的胃镜检查，可以判断曲张静脉出血情况，对正在出血的曲张静脉可在胃镜下做硬化剂治疗及行套扎治疗等。

4. 超声检查 可了解肝硬化、脾肿大和腹水的情况。超声多普勒检查可提供有关门静脉血流动力学资料。

5. 下腔静脉和肝静脉造影 是诊断 Budd－Chiari 综合征的最佳方法。

评价肝功能储备，可预测手术的后果和非手术病人的长期预后。目前常用 child 肝功能分级（表37－1）来评价肝功能储备。

表 37-1　child 肝功能分级

	A	B	C
血清胆红素(μmol/L)	34.2	34.2～51.3	>51.3
血清白蛋白(g/L)	>35	30～35	<30
腹水	无	少量易控制	难控制
肝性脑病	无	轻	重
营养状态	优	良	差

【治疗】　门静脉高压症的外科治疗，其目的主要在于降低门静脉压力以防止食管静脉曲张破裂所致的急性大出血，以及消除脾肿大和脾功能亢进。

1. 食管胃底曲张静脉破裂出血　肝硬化病人中仅有 40%出现食管胃底静脉曲张，而有食管胃底静脉曲张的病人中约有 50%～60%并发大出血，这说明有食管胃底静脉曲张的病人不一定发生大出血。因此，对有食管胃底静脉曲张但没有出血的病人，不宜作预防性分流，重点是保肝治疗。在食管胃底曲张静脉破裂引起大出血时，治疗方案要依据门静脉高压症的病因、肝功能储备、门静脉系统主要血管的可利用情况等来选择。

(1) 非手术疗法：对于有黄疸、大量腹水、肝功能严重受损的病人发生大出血，若进行外科手术，死亡率很高，对这类病人应尽量采用非手术疗法。

1) 输血：在严密观察血压、脉搏的同时，根据病人的失血量及时输血以纠正休克。

2) 应用垂体后叶素或生长抑素：垂体后叶素可使内脏小动脉收缩，门静脉血流量减少，使曲张静脉破裂处形成血栓，达到止血目的。一般剂量为 20 单位，溶于 5%葡萄糖溶液 200ml 内，在 20～30 分钟内经静脉滴注，必要时 4 小时后可重复应用。但垂体后叶素能使冠状动脉供血不足，发生心绞痛或心肌梗死，因此应同时口含硝酸甘油或静脉滴注硝普钠。生长抑素收缩内脏血管，减少门静脉血流，目前临床常用的生长抑素为人工合成的生长抑素 8 肽，首剂 100μg 静脉注射，以后每小时 25μg，持续 24～48 小时，也可每 8 小时皮下注射 100μg，其 24 小时止血率在 80%以上，疗效肯定，已渐成为治疗食管静脉曲张出血的第一线药物。

3) 三腔管压迫止血：原理是利用充气的气囊分别压迫胃底和食管下段的曲张静脉，以达到止血目的，在使用三腔管前应首先检查气囊是否漏气，然后将三腔管表面涂上液状石蜡，从病人鼻孔缓慢地把管送入胃内，在抽得胃内容物，先向胃气囊充气 150～200ml。轻拉导管至贲门受限时为度，利用滑车装置，在管端悬以重量约 0.5kg 的物品作牵引压迫，观察止血效果，如仍有出血，再向食管气囊内注气 100～150ml（图 37-2）。一般应每隔 12 小时将气囊放空 10～20 分钟，以观察是否有再出血，同时也避免压迫太久而使食管或胃底粘膜发生溃烂、坏死、食管破裂。通常用于对垂体后叶素或内镜治疗食管胃底静脉曲张出血无效的病人。

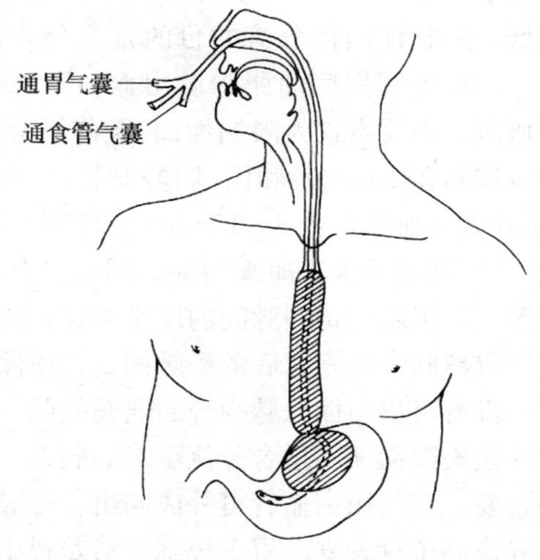

图 37-2　三腔管压迫止血

4）内镜治疗：经胃镜将硬化剂直接注射到曲张静脉腔内，使曲张静脉闭塞，其粘膜下组织硬化，以治疗食管静脉曲张出血和预防再出血。急诊止血、择期控制出血、预防出血均可应用，近期疗效较好，但再出血率高。比硬化剂注射操作相对简单和安全的是经内镜食管由张静脉套扎术。方法是经内镜将要结扎的曲张静脉吸入到结扎器中，用橡皮圈套扎在曲张静脉基底部。硬化剂注射疗法和套扎法对胃底曲张静脉破裂出血无效。

5）经颈静脉肝内门体分流术（TIPS）：是采用介入放射技术，经颈静脉途径，在肝内肝静脉与门静脉主支间置入支架以实现门体分流，从而降低门静脉压力，治疗食管胃底曲张静脉出血，并控制腹水的产生。因其创伤性小，并发症少，适应证广，近期疗效较好，并可重复施行，故在临床上较快开展起来。TIPS适用于食管胃底曲张静脉破裂出血经药物和内镜治疗无效，肝功能失代偿不宜行门体分流手术的病人。主要并发症包括肝性脑病和支架狭窄或闭塞。

（2）手术疗法：可在食管胃底曲张静脉破裂出血时急诊施行，也可为预防再出血择期手术。手术治疗可分两类，一类是通过各种不同的分流手术来降低门静脉压力。另一类是阻断门奇静脉间的反常分流，从而达到止血的目的。

1）分流手术：即用手术吻合血管的方法，将门静脉系和腔静脉系连通起来，使压力较高的门静脉系血液直接分流到腔静脉中去。可分为非选择性分流、选择性分流（包括限制性分流）两类。

非选择性门体分流术包括脾肾静脉分流术（图37－3），门腔静脉分流术（图37－4），脾腔静脉分流术，肠系膜上、下腔静脉分流术（图37－5）等。此术式治疗食管胃底曲张静脉破裂出血效果好，但肝性脑病发生率高，易引起肝功能衰竭。选择性门体分流术旨在保存门静脉的入肝血流，同时降低食管胃底曲张静脉的压力。代表术式为远端脾-肾静脉分流术（图37－6）。该术式的优点是肝性脑病发生率低。限制性门体分流的目的是充分降低门静脉压力，制止食管胃底曲张静脉出血，同时保证部分入肝血流。主要术式为限制性门-腔静脉分流（侧侧吻合口控制在10mm）和门-腔静脉桥式（H形）分流（桥式人造血管口径8～10mm）（图37－7）。

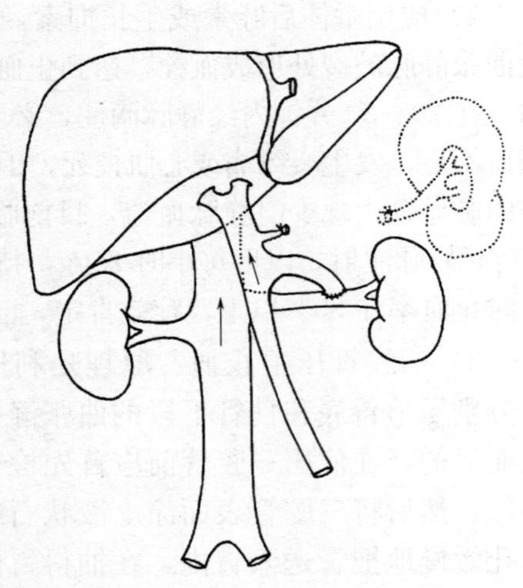

图37－3　中心性脾-肾静脉分流术

2）断流手术：即脾切除，同时结扎、切断冠状静脉，以阻断门奇静脉间的反常血流，临床上常用贲门周围血管离断术（图37－8）。此术式不仅离断了食管胃底的静脉侧支，还保存了门静脉入肝血流。这一术式还适合于门静脉循环中没有可供与体静脉吻合的通畅静脉，肝功能差（child C级），既往分流手术和其他非手术疗法失败而又不适合分流手术的病人。在施行此手术时，了解贲门周围血管的局部解剖十分重要，贲门周围血管可分成四组：①冠状静脉：包括胃支、食管支及高位食管支，有时还有异位高位食管支。胃支较细，沿着胃小弯行走，伴行着胃右动脉。食管支较粗，伴行着胃左动脉，在腹膜后注入脾静脉；其另一端在贲门下方和胃支汇合而进入胃底和食管下段。高

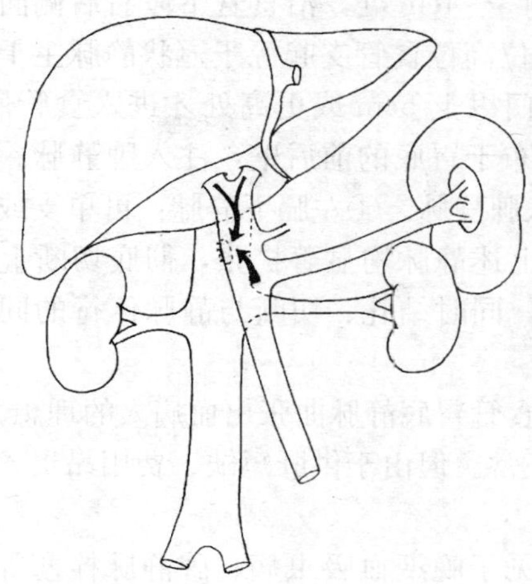

图 37－4　门-腔静脉侧侧分流术

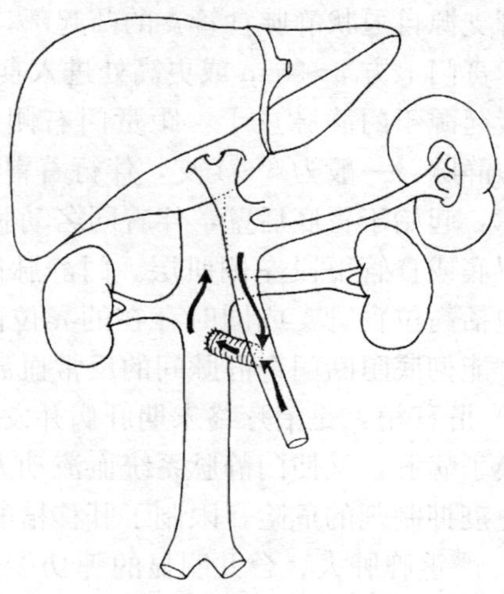

图 37－5　肠系膜上-下腔静脉桥式分流术

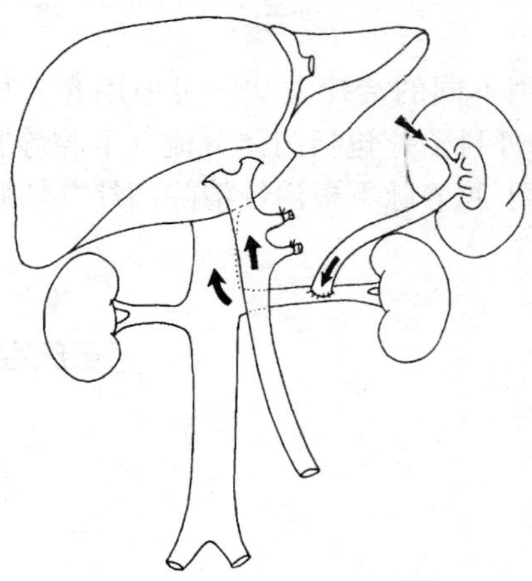

图 37－6　远端脾-肾静脉分流术

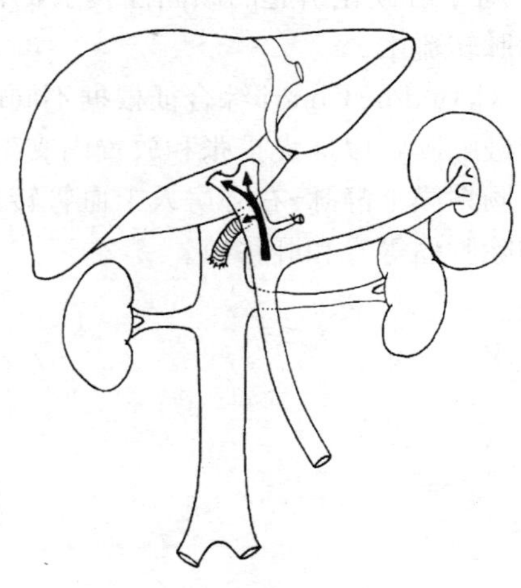

图 37－7　限制性门-腔静脉桥式分流术

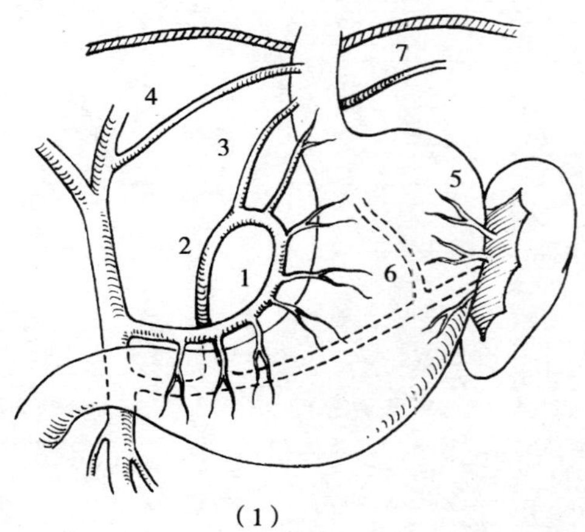

（1）

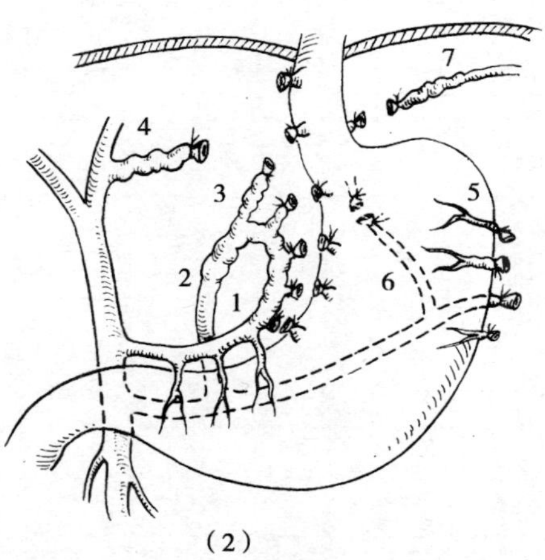

（2）

图 37－8　（1）贲门周围血管局部解剖示意图　（2）贲门周围血管离断术示意图

1. 胃支；2. 食管支；3. 高位食管支；4. 异位高位食管支；5. 胃短静脉；6. 胃后静脉；7. 左膈下静脉

位食管支源自冠状静脉食管支的凸起部，距贲门右侧3～4cm处，沿食管下段右后侧向上行走，于贲门上方3～4cm或更高处进入食管肌层。异位高位食管支起源于冠状静脉主干，也可直接起源于门静脉主干，距贲门右侧更远，在贲门以上5cm或更高处才进入食管肌层。②胃短静脉：一般为3～4支，伴行着胃短动脉，分布于胃底的前后壁，注入脾静脉。③胃后静脉：起始于胃底后壁，伴着同名动脉下行，注入脾静脉。④左膈下静脉：可单支或分支进入胃底或食管下段左侧肌层。门静脉高压症时，上述静脉均显著扩张，彻底切断上述静脉，包括高位食管支或同时存在的异位高位食管支，同时结扎、切断与静脉伴行的同名动脉，才能彻底阻断门奇静脉间的反常血流。

3）肝移植：是治疗终末期肝病并发门静脉高压食管胃底静脉曲张出血病人的理想方法，既替换了病肝，又使门静脉系统血流动力学恢复到正常。但由于供肝短缺、费用昂贵、终生服用免疫抑制剂的危险，限制了肝移植的临床应用。

2. 严重脾肿大、合并明显的脾功能亢进，最多见于晚期血吸虫病、脾静脉栓塞等，单纯行脾切除术效果良好。

3. 对于肝硬化引起的顽固性腹水，有效的治疗方法是肝移植，其他方法包括TIPS和腹腔一静脉转流术。

4. 对Budd-Chiari综合征根据不同的病因而采用不同的治疗方法。可采用介入放射方法，穿破隔膜，以球囊扩张和放置内支架管。有效的外科治疗包括门体分流（下腔静脉狭窄时可行肠系膜上静脉-右心房人工血管转流术）。切开下腔静脉下根治性清除病灶（切膜、取栓、切除肿瘤等）和肝移植。

（王庆宝）

第三十八章

胆道疾病

第一节　解剖生理概要

1. 胆管系统　肝内胆管经多级汇合成左、右肝管。左肝管长约为 1.5cm，右肝管长约为 1cm，两者直径均约为 0.3cm。左、右肝管在肝门处汇合成肝总管，长约 3～5cm，直径约为 0.4～0.6cm，有时来自肝叶（段）的肝胆管可与肝外胆道某处汇合，此即副肝管。当其与胆囊管汇合即成胆总管，长约 7～9cm，直径约为 0.6～0.8cm。若直径超过 1cm 应视为病理情况，在肝十二指肠韧带右缘，门静脉右前方，肝动脉右侧下行，经壶腹部后方，胰头后面的胆总管沟，斜行进入十二指肠第二段后内侧壁，70%～80%的人在此处与胰管汇合成膨大的壶腹（Vater 壶腹），共同开口于十二指肠乳头，此汇合处有括约肌围绕（称 Oddi 括约肌）可控制胆汁、胰液的排出（图 38-1）。结石亦常易嵌顿于此。

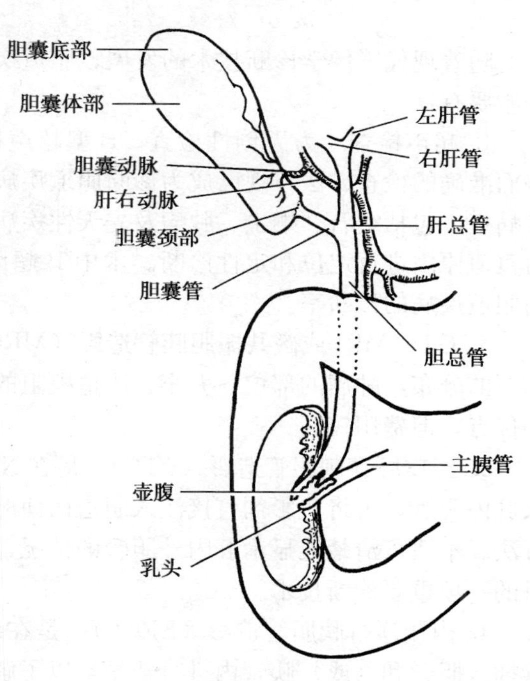

图 38-1　肝外胆道系统解剖

2. 胆囊　胆囊呈梨形长 8～12cm，宽 3～5cm，其容积为 30～50ml，分为底、体、颈三部。底部游离，体部位于肝脏脏面胆囊床内，颈部呈囊状与胆囊管相连，称哈德门（Hartmann）袋，结石常嵌顿于此。胆囊管长 2～4cm，直径约 0.3cm，其内有螺旋式粘膜皱襞，称海士特（Heister）瓣，有调节胆汁出入作用。胆囊管及其开口处变异较多，手术中应予以注意。胆囊动脉来自右肝动脉，静脉直接由胆囊床引流入肝内门静脉。胆囊三角由胆囊管、肝总管及肝下缘所形成的三角（Calot 三角），其中有胆囊淋巴结、胆囊动脉通过。进行胆囊切除术时，仔细辨认此三角区的解剖结构有重要意义。

3. 胆道系统的生理功能　胆囊和胆管的生理在正常情况下，肝细胞每日可分泌胆汁 800～1 200ml。其中除水分外，主要含有胆盐、胆色素、胆固醇、卵磷脂、脂肪酸、蛋白质、无机盐等。胆汁在胆囊内可被浓缩5～10倍，供消化时用。胆囊排空受着神经与内分泌的调节，胆囊胆管的神经来自腹腔神经丛的迷走与交感神经，刺激交感神经可抑制胆囊收缩，Oddi括约肌收缩；刺激迷走神经时胆囊收缩，Oddi括约肌松弛，使胆汁排入肠道。当酸性食物进入十二指肠时，引起小肠粘膜分泌缩胆囊素（CCK），使胆囊收缩，Oddi括约肌则放松协调地将胆汁排入肠道。胆汁中的胆盐可帮助脂肪和脂溶性维生素的消化和吸收。胆盐的回吸收大部分在回肠，然后再次进入肝脏被利用，形成胆盐的肝肠循环。此外胆囊每日可分泌粘液20ml，起到润滑作用以保护胆道粘膜不致受损。胆囊的存在，可起着调节胆道压力的作用。胆管仍有蠕动作用，一旦胆囊被切除，胆总管将代偿扩张，以代替胆囊部分功能，而无特殊症状；如某种原因使胆总管括约肌不能适时开放，致使胆总管积存胆汁而急性膨胀，则可产生胆绞痛，当胆总管内压＞300mmH_2O时，则肝胆汁停止分泌。故胆管起输送胆汁的作用。

第二节 特 殊 检 查

随着现代影像学诊断技术的发展，胆道疾病的诊断有了明显改善。目前，常用的特殊检查主要有：

1. 超声检查　为无创性检查。B型超声检查分辨率高，是一种安全、快速、简便、经济而准确的检查方法，现已成为诊断胆道疾病的首选方法。可显示胆囊、胆管的直径、壁厚及病变，包括结石、蛔虫、肿瘤及先天性疾病等。根据胆管有无扩张、扩张部位和程度，可对黄疸原因进行定位和定性诊断。术中B超因不受其他脏器组织和胃肠气体的干扰，可提高胆道疾病的诊断率。

2. CT、MRI或磁共振胆胰管造影（MRCP）　能清楚显示肝内外胆管扩张范围和程度，结石的分布，肿瘤的部位、大小、胆道梗阻的水平以及胆囊病变等，具有安全、准确、无创等优点，但费用较高。

3. 经皮肝穿刺胆管造影（PTC）　是在X线电视或B超监视下，利用特制穿刺针经皮穿入肝内胆管，再将造影剂直接注入胆道而使肝内外胆管迅速显影的一种顺行性胆道直接造影方法。本法可清楚地显示肝内外胆管的情况，有助于黄疸的诊断和鉴别诊断，是当前胆道外科的一项重要诊断技术。

4. 内镜逆行胰胆管造影（ERCP）　是在纤维十二指肠镜直视下通过十二指肠乳头将导管插入胆管和（或）胰管内进行造影，以了解胆管、胰腺及十二指肠乳头有无病变，必要时亦可用于治疗，如经内镜行Oddi括约肌切开治疗Oddi括约肌狭窄等。

5. 术中及术后胆管造影　胆道手术时可经胆囊管插管、胆总管穿刺或置管行胆道造影，可了解有无胆管狭窄、结石残留及胆总管下端是否通畅，有助于决定是否需行胆总管探查及手术方式。凡行胆总管T管引流者，拔管前应常规经T管行胆道造影以决定能否拔除T管。

6. 胆道镜检查　术中经胆总管切开处插入纤维胆道镜以了解胆管有否狭窄、结石残留，并可通过胆道镜进行取石。术后可经T管瘘道或皮下空肠盲袢插入纤维胆道镜进行胆管检查和各种治疗。

第三节 先天性胆管扩张症

先天性胆管扩张症可发生于肝内、肝外胆管的任何部分，因好发于胆总管，曾称之为先天性胆总管囊肿。病因未明，胆管壁先天性发育异常及胆管末端狭窄或闭塞是发生本病的基本因素。女性多见，可发生于任何年龄，尤好发于婴幼儿，约80%病例在儿童期发病。

【临床表现】 典型表现为腹痛、腹部包块和黄疸三联症，多呈间歇性发作。腹痛位于右上腹，为持续性钝痛，合并感染时疼痛加重，伴有畏寒、发热。一般情况下不出现黄疸。当合并有胆道感染、结石、恶变、肝硬化时可出现黄疸。腹部包块一般位于右上腹，多为球囊形，表面光滑。囊肿自发破裂时可导致胆汁性腹膜炎。晚期可出现胆汁性肝硬化和门静脉高压症的临床表现。

【诊断】 对于具备典型三联症及反复发作胆管炎者诊断不难。但多数病人仅有其中1～2个症状，故对怀疑者需借助其他检查方法确诊。B超是首选的诊断方法，确诊率在90%以上，CT也越来越多地用于本病的诊断。ERCP是本病最直观、最可靠的影像学诊断方法，MRCP具有与ERCP相当的诊断价值。

【治疗】 本病一经确诊应及早手术，以避免因胆管炎的反复发作导致肝硬化、癌变或囊肿自发性破裂等并发症的发生。最佳的手术方法为囊肿切除、肝胆管空肠 Roux-en-Y 吻合术。对于一般情况差、胆道感染严重、重度黄疸、肝功能损害明显者，或囊肿穿孔等病情危重者，可采用囊肿外引流术，病人一般情况好转后再二期行囊肿切除和胆肠内引流术。对合并局限性肝内胆管扩张者，可同时行肝叶或肝段切除术。如肝内胆管扩张病变累及全肝或已并发肝硬化，则行肝移植术。

第四节 胆石病

胆石病是我国的一种常见病，国内尸检报告其发生率为7%，随着人民生活水平的提高，我国胆石病的特点发生了明显变化。70年代以前，原发性胆管结石占大多数，近年来胆囊结石明显增加。胆石病按解剖部位分为胆囊结石、肝外胆管结石和肝内胆管结石（图38-2），结石按所含成分分为胆固醇结石、胆色素结石和混合结石。

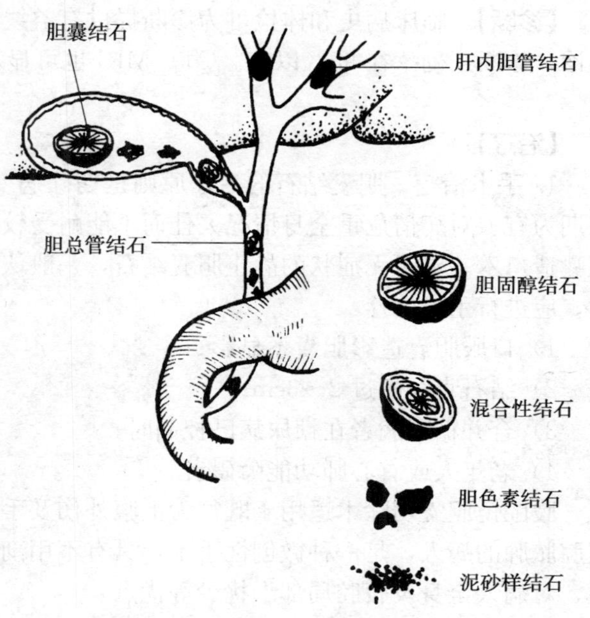

图38-2 胆石类型

1. 胆固醇结石　胆固醇含量占80%以上，多呈椭圆形或多面形，表面平滑或呈不平颗粒状，淡黄色，质硬，剖面呈放射状线纹，X线平片多不显影。此种结石多在胆囊内。

2. 胆色素性结石　以胆红素为主

要成分，为棕黑或棕红色。形状大小不等，可呈粒状、长条状、甚至呈铸管形，质软，易碎，一般为多发，因含钙少，X线平片上多不显影。多在肝内、外胆管中。

3. 混合性结石　胆固醇、胆色素和钙盐等混合而成。根据其所含成分的比例不同而呈现不同的形状和颜色，因含钙质较多，在X线平片上有时显影（即称阳性结石）。多在胆囊内亦可见于胆管中。

一、胆囊结石

胆囊结石是影响人类健康的常见病、多发病，随着人们生活水平的提高和老龄人口的增加，其发病率有明显增加趋势。

胆囊结石的形成十分复杂，是综合性因素所致。目前认为其基本因素是胆汁的成分和理化性质发生了改变，导致胆汁中的胆固醇呈过饱和状态，易于沉淀析出和结晶而形成结石。另外胆囊结石病人的胆汁中可能存在一种促成核因子，可分泌大量的粘液糖蛋白促使成核和结石形成。胆囊结石主要为胆固醇性结石或以胆固醇为主的混合性结石，主要见于成年人。

【临床表现】　胆囊结石女性多于男性，其比约为2∶1。其症状取决于结石的大小和部位，以及是否合并梗阻和炎症等。约有50%的胆囊结石病人终身无症状，即所谓静止性胆囊结石。当胆囊结石嵌于胆囊颈部时，引起急性胆囊炎，胆绞痛是典型的症状，表现为右上腹阵发性绞痛，向右肩背部放射，多伴有恶心、呕吐。检查时右上腹部压痛，肌紧张，有时可触到肿大的胆囊，Murphy征阳性。饱餐、进食油腻食物常是其诱因。较小的结石可经胆道排入十二指肠或嵌顿于胆总管下端而成为继发性胆管结石。若结石长期嵌顿而又不引起继发感染时，则导致胆囊积液，胆囊积存的液体呈透明无色，称为白胆汁。若结石压迫致胆囊十二指肠瘘，结石可经胆囊排至小肠引起肠梗阻，称胆石性肠梗阻。部分病人胆囊管和胆总管并行一段后再汇入胆总管，持续嵌顿和压迫胆囊壶腹部和颈部的较大结石，可引起肝总管狭窄或胆囊胆管瘘，以及反复发作的胆囊炎、胆管炎及梗阻性黄疸，称Mirizzi综合征。

【诊断】　临床病史和体检可为诊断提供有益线索，B超检查发现胆囊内有结石影时则可确诊，诊断正确率在95%以上。CT、MRI也可显示胆囊结石，但由于价格偏高不宜常规采用。

【治疗】

1. 手术治疗　胆囊结石的治疗原则是切除病变的胆囊，手术时机最好在急性发作后缓解期为宜。对病情危重全身情况欠佳而不能耐受较长时间手术，或局部粘连严重时，可选用胆囊造口术。对于无症状的静止胆囊结石，一般认为可不施行手术切除胆囊。但有下列情况时，应进行手术治疗：

1）口服胆囊造影胆囊不显影；

2）结石直径超过2～3cm；

3）合并糖尿病者在糖尿病已控制时；

4）老年人或有心肺功能障碍者。

腹腔镜胆囊切除术适用于既往无上腹外伤及手术史，无急性胆管炎、胰腺炎和腹膜炎及腹腔脓肿的病人，是一种微创性手术，具有不用剖腹、创伤小、痛苦轻，恢复快、住院时间短、对病人全身及腹腔局部干扰少等优点。

对合并胆总管结石的病人应同时行胆总管探查术。

2. 溶石疗法　服用鹅去氧胆酸或熊去氧胆酸对胆固醇结石有一定溶解效果，主要用于胆固醇结石。但此种药物有肝毒性，服药时间长，反应大，价格贵，停药后结石易复发。其适应证为：胆囊结石直径在2cm以下；结石为含钙少的X线能够透过的结石；胆囊管通畅；病人的肝脏功能正常，无明显的慢性腹泻史。目前多主张采取熊去氧胆酸单用或与鹅去氧胆酸合用，不主张单用鹅去氧胆酸。鹅去氧胆酸每天总量为15mg/kg，分3次口服。熊去氧胆酸每日总量为8～10mg/kg，分3次餐后或晚餐后1次口服。疗程1～2年。

3. 体外震波碎石　适用于胆囊内胆固醇结石，直径不超过3cm，且胆囊具收缩功能者。治疗后部分病人可发生急性胆囊炎或结石碎片进入胆总管而引起胆绞痛和急性胆管炎，此外碎石后仍不能防止结石的复发。

二、肝外胆管结石

肝外胆管结石可分为原发性和继发性两种，原发性占大多数，指原发于胆管系统内的结石，多为胆红素结石或混合性结石，胆囊内不一定有结石；继发性指胆囊内结石排至胆管内，主要为胆固醇结石。原发胆管结石容易合并急性梗阻性化脓性胆管炎，胆道出血及胆汁性肝硬化。

【临床表现】　主要取决于有无梗阻和感染，一般平时无症状，当结石阻塞胆管并继发胆管炎时，其典型的临床表现为夏柯（Charot）三联症，即腹痛、寒战高热、黄疸。则会出现下述症状：

1. 腹痛　表现为剑突下和右上腹部阵发性剧烈刀割样绞痛，或为持续性疼痛阵发性加剧，常向右肩背部放射，伴有恶心、呕吐，进食油腻食物和体位改变常为其诱因。

2. 寒战高热　约有2/3病人在胆绞痛发作后出现寒战和高热，一般表现为弛张热，体温可高达39℃～40℃。

3. 黄疸　如胆管结石嵌顿不能松解时，在胆绞痛和高热后1～2日，则可出现黄疸。如梗阻为部分或间歇性，黄疸程度较轻且呈波动性，完全性梗阻时则黄疸明显，且可呈进行性加深。许多病人的胆绞痛和黄疸常在发作1周左右缓解，这种间歇性症状，也是肝外胆管结石的特点。如梗阻性黄疸长期未愈，会发展成胆汁性肝硬化。黄疸时常有尿色变深，粪色变浅，有的可出现皮肤瘙痒。

体格检查：剑突下和右上腹部有深压痛，感染严重时可有右上腹腹肌紧张，肝区叩痛，有时可触及肿大的胆囊。

实验室检查：白细胞计数及中性粒细胞升高；血清胆红素升高，1分钟胆红素升高更明显。尿中胆红素升高，尿胆原降低或消失，粪中尿胆原降低。B超为首选的诊断方法，可发现胆管内结石及胆管扩张，但对下端阻塞的性质诊断有一定困难。由于原发性胆总管结石钙含量较高，一般在CT断层扫描中能够显示，特别是胆管胰腺段的结石的显示优于B超，在诊断有疑问时可加行ERCP或PTC。

【治疗】

1. 主要采用外科手术，原则为术中尽可能取尽结石；解除胆道狭窄和梗阻，去除感染病灶；保证术后胆管引流通畅。手术时机和手术方法根据病人病情和术中探查发现来决定。

对症状较轻、初次发作、胆管不完全梗阻，经治疗后病情好转时，可待急性发作后择期手术治疗。对于反复发作或复发结石的病人，也应在发作间歇期择期手术。但在结石发生完全梗阻、病人病情危重、非手术治疗不能控制时，应急症手术。

手术方法采用胆总管探查、切开取石和引流术，如伴有胆囊结石和胆囊炎可同时行胆囊切除术。在胆总管切开取石后，根据探查情况可采用以下手术方式：

(1) 胆总管切开取石T管引流术：适用于单纯胆管结石，胆管无狭窄或其他病变者。有条件者可采用术中胆道造影，术中B超或纤维胆道镜检查以避免结石残留。手术中应将T管妥善固定，术后观察每日引流胆汁的量、颜色、性质及有无沉淀物。T管引流胆汁量平均为每天200～400ml，如胆汁引流正常且引流量逐渐减少，术后10天左右，可夹管1～2天，如病人无腹痛、发热等不适可经T管胆道造影，如无异常发现，造影24小时后，夹管2～3天后给予拔管。如造影发现结石残留，则需保留T管6周以上，待窦道形成坚固后，再拔除T管经窦道行纤维胆道镜取石。

(2) 胆肠内引流术：其适应证为：①胆总管扩张明显，下端为炎性狭窄等梗阻性病变且难以用手术方法解除，但上段胆管必须通畅无狭窄；②结石为泥沙样难以取尽，有结石残留或结石复发者。常用术式为胆管空肠 Roux-en-Y 吻合术（图 38-3）。胆总管十二指肠吻合术因易发生反流性胆管炎现已少用。行胆肠内引流术时，无论胆囊有无病变均应同时切除。

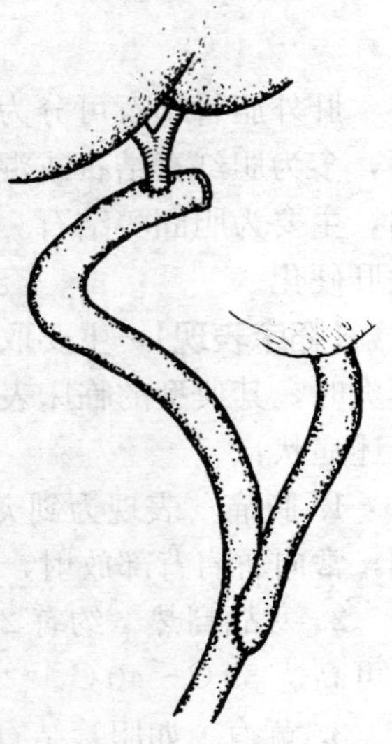

图 38-3 胆管空肠 Rouxen-Y 吻合术

(3) Oddi 括约肌成形术：适应证同胆肠引流吻合术，特别是胆总管扩张程度较轻而不适于行胆肠内引流术者。

(4) 经内镜下括约肌切开取石术：适用于结石嵌顿于壶腹部和胆总管下端良性狭窄。但若胆管内结石数超过5个，结石大于1cm，或狭窄段过长者，该手术效果不佳。

2. 非手术疗法　急性胆管炎发作时，应静滴抗生素控制感染，输液以纠正水、电解质及酸碱平衡紊乱，加强营养支持，有黄疸和凝血机制障碍的病人应用维生素K。中西医结合治疗有一定疗效，部分病人可排出结石。中药方剂主要为舒肝、利胆、消炎、镇痛、解痉，采用的主药为金钱草、茵陈、郁金、木香、大黄等，主要适应于肝内外胆管结石以及胆道手术后胆管的残余结石和复发结石。

三、肝内胆管结石

肝内胆管结石是指左右肝管汇合部以上结石，可广泛分布肝内胆管系统，也可分布某一肝叶或肝段胆管内，以左肝外叶和右肝后叶为多见，常合并肝外胆管结石，其症状多为肝外胆管结石引起。

【临床表现】 在间歇期仅有肝区和胸背部不适和胀痛，在急性发作期则有胀痛和发热。若双侧肝管被结石阻塞时可出现黄疸，并发胆管化脓性感染时则出现高热、寒战、精神症状和休克等。

体检发现肝脏呈不对称肿大，肝区有压痛和叩击痛。B超、CT、PTC有助于诊断。

【治疗】

1. 手术治疗　手术治疗的原则为尽可能在术中取净结石，解除胆管狭窄；完成胆肠内引流术，保证胆管流出通路通畅；切除肝内感染性病灶。手术方法为：

(1) 高位胆管切开取石：解剖肝门，在较高位置显露肝内胆管至一、二级胆管开口处，尽量取净肝内胆管结石，同时切开狭窄的肝内胆管。

(2) 胆肠内引流术：常用的术式为肝管、肝总管或胆总管与空肠 Roux-en-Y 吻合术，间置空肠胆管十二指肠吻合术、胆总管空肠吻合加皮下盲襻术等。

(3) 切除肝内感染性病灶：肝内胆管结石反复发生感染而形成局限性病灶，同时有肝叶萎缩者，可行病变肝叶切除术。

2. 溶石治疗　对于术中无法取尽的肝内胆管结石，可在手术后通过留置的 T 管，灌注各种溶石药物，如甲基叔丁醚、乙基叔丁醚、二甲亚砜、N-乙酰半胱氨酸等。

3. 机械排石治疗　胆道手术后发现胆管内有残余结石，可通过 T 管瘘道或皮下盲襻，置入纤维胆道镜，用取石钳、网篮等在直视下取石。

4. 中西医结合治疗　在外科手术和其他综合治疗的同时，配合针刺和服用中药，对排出结石和消退炎症有一定疗效。

第五节　胆道感染

胆道感染是常见疾病，按发病急缓可分为急性和慢性两种；按发病部位可分为胆囊炎和胆管炎两类。胆道感染与胆石病常为因果关系，胆石症可引起胆道梗阻，导致胆汁淤滞，细菌繁殖，而致胆道感染；胆道感染的反复发作又是胆石形成的重要致病因素和促发因素。

一、急性胆囊炎

急性胆囊炎是一种常见的外科急腹症，约 90%～95%的病人合并有胆囊结石，称结石性胆囊炎，5%的病人不合并胆囊结石，称非结石性胆囊炎。

【病因】 ①胆囊管阻塞：常见原因是胆囊结石，其他因素为胆囊管扭转、狭窄和蛔虫堵塞等。②致病菌入侵：大多通过胆道逆行侵入胆道，也可通过血液循环入侵，致病菌主要是革兰染色阴性杆菌。厌氧菌感染亦较常见。③创伤、化学刺激：部分急性胆囊炎发生于严重创伤和大手术以后，也易在危重病人中发生，如脓毒症、结节性多发性动脉炎、红斑性狼疮，多次输血和分娩后，称为急性非结石性胆囊炎。急性胆囊炎的病因，并非孤立存在，胆囊管阻塞、细菌入侵、化学刺激等因素，往往是相互影响，相互促进，致使炎症进行性加重。

【病理】 急性胆囊炎的病理变化，依炎症程度分为：

1. 单纯性胆囊炎　可见胆囊壁充血，粘膜水肿，胆囊壁轻度增厚，白细胞浸润，胆囊与周围并无粘连，经治疗后易于吸收消退。

2. 化脓性胆囊炎　胆囊明显肿大、充血水肿、肥厚，表面可附有纤维素性脓性分泌物，炎症已波及胆囊各层，多量中性多核细胞浸润，有片状出血灶，胆囊腔内充满脓液，此时胆囊与周围粘连严重。

3. 坏疽性胆囊炎　胆囊过分肿大，导致胆囊血运障碍，胆囊壁有散在出血、灶性坏死，小脓肿形成，或全层坏死，呈坏疽改变。坏疽胆囊常发生穿孔，穿孔多发生在胆囊底部或颈部，穿孔后可形成弥漫性腹膜炎，若被大网膜及周围脏器包裹，则形成胆囊周围脓肿，呈现局限性腹膜炎征象。

【临床表现】 多见于中年以上肥胖经产女性，既往有类似发作病史。表现为右上腹部剧烈绞痛，阵发性加亘，常在饱餐、进油腻食物后，或在夜间发作。疼痛常放射至右肩背部，并出现恶心、呕吐等消化道症状，病情加重时可出现畏寒和发热。查体见右上腹压痛和肌紧张，Murphy 征阳性，并在右上腹触到肿大的胆囊，部分病人出现黄疸。胆囊坏死穿孔后可出现弥漫性腹膜炎。多数病人化验见白细胞总数及中性粒细胞比例升高。

急性胆囊炎的诊断主要依靠临床表现和 B 超检查，B 超检查显示胆囊增大，囊壁增厚，甚至有双边征，部分病人可见到胆囊结石影像。CT 检查示胆囊壁弥漫性均匀增厚，胆囊增大。此外放射性核素胆囊扫描，如^{99m}Tc－EHIDA 检查，若胆囊区有放射性显示则基本可排除本病的诊断。若胆囊不显影，则提示胆囊管梗阻，对急性胆囊炎诊断的敏感性几乎达 100％。

【治疗】

1. 非手术治疗 既可用与治疗，又可作为术前准备。非手术疗法包括禁饮食或低脂饮食，输液，纠正水、电解质酸碱平衡紊乱，选用对革兰阴性、阳性细菌及厌氧菌均有作用的广谱抗生素或联合用药。对腹痛剧烈者，可给予阿托品、654－2、哌替啶等解痉止痛，不宜单独使用吗啡止痛药物。非手术治疗期间应密切观察病人全身和局部变化，以便随时调整治疗方案。大多数病人经上述治疗后，病情能够控制，待度过急性期 4～6 周再行手术治疗。

2. 手术治疗

（1）手术时机的选择：急诊手术适用于：①发病在 48～72 小时以内者；②经非手术治疗后症状无缓解或病情加重者；③有胆囊坏疽穿孔、弥漫性腹膜炎、急性化脓性胆管炎、急性坏死性胰腺炎等并发症者。其他病人应争取在病人情况处于最佳状态时行择期性手术。

（2）手术方法的选择：手术方法有胆囊切除术和胆囊造口术。如病人的全身情况良好，胆囊与周围组织粘连不重，应行胆囊切除术，亦可行腹腔镜胆囊切除术。胆囊切除后，胆管可代偿性扩大，对人体生理影响不大。对胆囊炎症水肿、粘连重，局部解剖关系不清时，应选用胆囊造口术，3 个月后病情稳定后再行胆囊切除术。当胆囊壁广泛坏死无法切除或胆囊位置过深，周围广泛粘连，胆囊三角解剖关系不清时，可考虑胆囊部分切除或大部切除，但需注意清除残留胆囊粘膜。

二、慢性胆囊炎

慢性胆囊炎是急性胆囊炎反复多次发作的结果，大部分病人有胆囊结石存在。

【病理】 由于炎症、结石的反复刺激，胆囊壁增厚，纤维化，慢性炎症细胞浸润，与周围组织粘连。病情严重者，胆囊壁瘢痕形成，可发生不同程度的萎缩，甚至胆囊功能丧失。

【临床表现】 不典型，大多数病人有胆绞痛病史，而后出现厌油腻食物、腹胀、嗳气、食欲不振等消化道症状，也可出现右上腹部和肩背部隐痛，较少出现畏寒高热和黄疸。B 超检查显示胆囊缩小，胆囊壁增厚，排空功能减退或消失。

【诊断】 慢性胆囊炎临床表现常不典型，临床诊断主要借助于影像学检查。其中 B 超是诊断慢性胆囊炎的首选方法。慢性胆囊炎时 B 超示胆囊正常或缩小，囊壁增厚，囊内透声差，合并结石时胆囊内有一个或多个典型的结石强回声光团。口服脂肪餐后可见胆囊收缩功能减退或消失。口服胆囊造影可了解胆囊的浓缩及收缩功能，适用于症状酷似慢性胆囊炎而超声检查报告正常，或超声诊断难以肯定者。慢性胆囊炎时胆囊显影很淡或不显影，即使显影的胆囊，在服用脂肪餐后胆囊收缩较差。

【治疗】 慢性结石性胆囊炎宜手术切除胆囊，不但能够彻底消除病灶，同时能避免并发症如胆管炎、胆囊癌变等。下列情况可采用非手术治疗：①年老体弱不能耐受手术者；②有消化不良症状，但胆囊内未发现结石，胆囊功能正常或仅有轻度减退者；③诊断未完全确诊者。治疗方法包括给予低脂肪饮食，口服解痉止痛及消炎利胆药物等。

三、急性梗阻性化脓性胆管炎

急性胆管炎是细菌感染引起的胆道系统的急性炎症，大多在胆道梗阻的基础上发生。炎症继续发展，以肝胆系统损害为主的病变进一步加重，甚至可以扩展为多器官系统的全身严重感染性疾病，重症者称为急性梗阻性化脓性胆管炎（AOSC）或急性重症胆管炎（ACST）。

【病因】 急性梗阻性化脓性胆管炎是急性胆管完全梗阻和化脓性感染所致，是胆道感染疾病中的严重类型，胆管结石是最常见的梗阻因素，其他还有肿瘤、炎性狭窄和蛔虫等，致病菌为革兰染色阴性杆菌和厌氧菌，常并发败血症、胆源性肝脓肿、感染性休克及多器官功能不全综合征，因而发病迅速，病情凶险，死亡率较高。

【临床表现】 大多数病人有胆道疾病发作史和胆道手术史。除具备一般胆道感染的夏柯三联征外，还可出现休克、中枢神经系统受抑制表现，即瑞罗茨（Reynolds）五联征。表现为突发剑突下或右上腹部剧痛，继而出现寒战、高热、恶心、呕吐。病情常发展迅速，多数病人有黄疸，有时在尚未出现黄疸前已发生神志淡漠、嗜睡、昏迷等症状。病情继续发展，出现全身紫绀、低血压性休克，并发多器官功能不全综合征，严重者可在短期内死亡。检查病人体温高达39℃～40℃，脉率达120～140次/min，血压降低，呼吸浅快。剑突下有压痛和肌紧张，肝脏肿大，肝区叩痛，有时可触及肿大的胆囊。实验室检查白细胞计数及中性粒细胞均明显增高，胞浆内可出中毒颗粒，血小板计数降低，凝血酶原时间延长，肝功能有不同程度损害。B超可了解胆道梗阻的部位和病变性质，以及肝内外胆管扩张的情况。若病人情况允许，也可行CT检查。急性感染期，各种胆管造影应列为禁忌。

【诊断】 根据典型的五联征表现，实验室及影像检查常可做出诊断。对于不具备典型五联症者，当其体温持续在39℃以上，脉搏大于120次/min，白细胞大于20×10^9/L，血小板降低时，也应考虑为急性梗阻性化脓性胆管炎。

【治疗】 治疗原则为紧急手术解除胆道梗阻并引流，及早而有效的降低胆管内压力。对病情较轻者也可选用非手术疗法，病情缓解后择期手术治疗。

1. 非手术治疗　主要包括：①联合应用足量有效的广谱抗生素；一般需两种以上抗生素联合应用，临床常用的有氨苄青霉素加庆大霉素加甲硝唑、环丙沙星加甲硝唑、第二代头孢菌素或第三代头孢菌素加甲硝唑。根据治疗效果并结合血、胆汁细菌培养及药物敏感试验结果，决定是否更换抗生素。②纠正水、电解质紊乱；③纠正休克，使用肾上腺皮质激素，维生素，必要时使用血管活性药物；④改善通气功能，纠正低氧血症。⑤加强支持疗法。对于病情较轻，经上述治疗后病人病情好转，可在严密观察下继续治疗。如病情严重或治疗后病情继续恶化者，应紧急手术治疗。

2. 手术治疗　手术应力求简单有效。通常采用的是胆总管切开减压取出引起梗阻的结石、蛔虫，T管引流。应注意的是引流管必须放在胆管梗阻的近侧，在梗阻远侧的引流是无效的。多发性肝脓肿是本病严重而常见的并发症，及时发现和处理是防治感染性休克和多器官功能不全综合征的重要环节。

3. 其他胆管引流法　常用方法有PTCD和经内镜鼻胆管引流术（ENAD）。如经PTCD或ENAD治疗后，病人病情无明显好转，应及时进行手术治疗。

第六节　胆道蛔虫病

蛔虫是肠道内寄生虫，寄生在人体小肠中下段内，喜碱厌酸，有钻空的习性，当寄生环境改变时，如肠道功能紊乱、饥饿、高热、胃酸降低和驱虫不当时，蛔虫可上达十二指肠内，再加上Oddi括约肌功能失调，蛔虫即可钻入胆道引起症状。

【临床表现】 胆道蛔虫病多发生在青少年和儿童，农村发病率高于城市。大部分病人有肠道蛔虫病史。

1. 阵发性剑突下钻顶样绞痛，此症状突发而又会突然停止，发病时病人辗转不安，呻吟痛苦，可伴有恶心、呕吐或呕吐蛔虫。疼痛停止时又平息如常，常表现为症状严重而体征轻微。检查可在剑突右侧有深压痛。

2. 合并胆道感染时，会出现畏寒、高热，因蛔虫所致胆管梗阻多不完全，故黄疸少见或较轻。

3. 并发症　肠道致病菌被蛔虫带入胆道可导致胆道感染，严重者可引起急性重症胆管炎、肝脓肿等，亦可诱发急性胰腺炎，因蛔虫的机械损伤及并发的胆管炎可引起胆道出血。蛔虫在胆道内死亡后，其残骸和虫卵可沉积于胆道内，可作为成石核心，形成肝内外胆管结石。

实验室检查白细胞计数轻度升高，嗜酸粒细胞计数增加。胃十二指肠液和粪便中可查到蛔虫卵。B超是诊断本病的首选检查方法，显示为胆管内有平行强光带，偶可见蛔虫在胆管内蠕动。ERCP偶可见胆总管开口处有蛔虫并可同时进行治疗。

【治疗】 本病的治疗原则是解痉、镇痛、利胆、驱虫、控制感染、纠正水电解质失调。绝大多数病人可用非手术疗法治愈，仅在非手术治疗无效或出现严重并发症时才考虑手术治疗。

1. 非手术治疗

(1) 解痉镇痛：可应用阿托品肌肉注射，也可用654－2肌注或静脉滴注，单用解痉药止痛效果欠佳时可加用镇痛药物，如盐酸哌替啶肌注，必要时4～6小时可重复应用。另外加用维生素K类、黄体酮等肌注或穴位注射亦有作用。

(2) 利胆驱虫：发作时可服用利胆驱虫的中药和33%硫酸镁，氧气驱虫对镇痛和驱虫均有效。驱虫最好在症状缓解期进行，可用阿苯达唑、左旋咪唑等。

(3) 控制感染：采用氨基糖甙类、氨苄西林、头孢菌素和甲硝唑等抗菌药物。

2. 手术治疗：手术方式为切开胆总管探查、取虫和引流胆道。手术指证为：①经积极治疗3～5天以上，症状无缓解或反而有加重者；②胆管内蛔虫较多，难用非手术疗法治愈，或蛔虫与结石并存者；③胆囊蛔虫病；④合并严重并发症，如急性重症胆管炎、急性坏死性胰腺炎、肝脓肿、胆汁性腹膜炎等。

第七节 胆道肿瘤

一、胆囊息肉

胆囊息肉是胆囊壁向胆囊腔内呈息肉样隆起的一类病变，按病理可分为：胆固醇息肉、炎性息肉、腺瘤样增生、胆囊腺瘤、腺瘤内癌、腺肌瘤等。

【临床表现】 右上腹隐痛不适、压痛、厌油腻食物、恶心、呕吐等。如合并结石或较大息肉位于胆囊颈而阻塞胆囊管时，可出现胆囊炎表现。

【诊断】 B超是首选诊断方法，胆囊造影也有助于诊断。多个小息肉多为胆固醇息肉；圆形隆起。直径＜1cm，可能是炎性息肉或腺瘤；直径＞1cm，呈肿块型，无蒂，回声不均匀，应考虑胆囊癌。囊壁节段性或局限性增厚，多为腺肌瘤。

【治疗】 对有症状的胆囊息肉，如能排除其他疾病所致者原则上应行胆囊切除术。对多发、细蒂、直径＜1cm的病变，考虑为胆固醇息肉而无症状者，每3个月复查1次B超。对直径＞1cm的息肉，边缘不规则、回声不均匀者应考虑为胆囊癌；对B超复查有直径增大、形态恶变者，均应尽快手术治疗。对良性病变常规切除胆囊，对恶性病变，若为原位癌可行胆囊切除术，否则行胆囊癌根治术。

二、胆囊癌

胆囊癌较少见，多发生于50岁以上的女病人，与胆囊结石有较密切的关系，多发生于胆囊体部和底部，80%为腺癌，其次是鳞癌。

【病因】 病因未明。与下列因素有关：70%～98%的胆囊癌并有胆囊结石，胆囊结石的长期刺激损伤及胆石和胆汁内较高浓度的致癌物质，可引起胆囊粘膜上皮细胞出现化生和异常增生。胆囊腺瘤和腺肌病已被公认是胆囊癌前病变。此外，胆囊造瘘、瓷化胆囊、溃疡性结肠炎与胆囊癌的发生有一定关系。

【病理】 胆囊多发生在胆囊体部和底部。以腺癌最为多见，其次为未分化癌、鳞癌和混合性癌。胆囊癌以直接浸润和淋巴转移为主要的转移途径，此外还可通过血行、腹腔种植和沿胆管扩散等途径转移。淋巴转移中首先转移至胆囊淋巴结和胆总管周围淋巴结，再向下转移至胰上淋巴结、胰头后淋巴结、肠系膜上动脉淋巴结和主动脉旁淋巴结。

【临床表现】 早期无特殊临床表现，随疾病的发展逐渐出现下列临床表现：

1. 右上腹疼痛　是胆囊癌最常见的症状，多为持续性钝痛，向右肩及腰背部放射，伴有恶心、呕吐，由于部分病人合并有胆囊结石或行B超检查时发现胆囊结石，故易误诊。

2. 右上腹肿块　当胆囊癌或合并的胆囊结石阻塞胆囊管时，在右上腹可触及肿大的胆囊。当右上腹出现质硬固定和表面高低不平的肿块时多为胆囊癌已至晚期。

3. 黄疸　当癌肿侵犯肝门部或肿大的转移淋巴结压迫胆管时，可出现黄疸，初期黄疸较轻，以后逐渐加重为持续性。

4. 其他　部分病人可出现上消化道出血，晚期病人可出现腹水、消瘦、低热等。

【诊断】 胆囊癌发病隐匿，缺乏特异性症状，术前确诊率较低。B超是目前诊断胆囊癌最常用的手段，内镜超声可提高胆囊癌的早期检出率。B超、CT联合应用可提高诊断率。

【治疗】 胆囊癌对放化疗均不敏感，以手术根治性切除最为有效，故特别强调早诊早治。

1. 单纯胆囊切除术 对病变限于胆囊粘膜及肌层者，单纯胆囊切除已达根治目的。对因胆囊结石等而施行胆囊切除术后，病理检查意外发现的胆囊癌，如癌肿仅侵犯至胆囊粘膜层或未穿破肌层，可不必再行根治性手术。

2. 胆囊癌根治性切除术 适用于肿瘤浸及浆膜、浸润肝组织或胆管者，应切除胆囊和胆囊床2cm以外的肝楔形切除，并廓清胆囊淋巴引流区的淋巴结，累及肝外胆管应行肝外胆管切除加胆肠吻合术。

3. 姑息性手术 对于伴梗阻性黄疸而不能手术切除者，可行肝总管空肠Roux－en－Y吻合术，也可在狭窄的胆管部位放置记忆合金支架，以起到内引流目的。

三、胆管癌

胆管癌系指发生在左右肝管至胆总管下端的肝外胆管癌，好发年龄在50～70岁之间，男性多于女性。

【病因病理】 病因不清，可能与下列因素有一定关系：①胆管结石：约1/3的胆管癌病人合并胆管结石；②原发性硬化性胆管炎；③先天性胆管扩张；④其他如中华支睾吸虫病、慢性炎性肠病等。

根据肿瘤发生的部位不同，可将胆管癌分为上、中、下段胆管癌。上段胆管癌是指发生于肝门部胆管的癌，最常见，占胆管癌的50%～75%。中段胆管癌发生于胆囊管开口至十二指肠上缘间胆管，约占10%～25%。下段胆管癌位于十二指肠上缘至十二指肠乳头间胆管，约占胆管癌的10%～20%。组织学类型主要是腺癌，其他罕见的有鳞状细胞癌、类癌等。胆管癌可浸润周围组织和淋巴结转移，很少发生远处转移。其扩散方式主要沿胆管壁向上、向下浸润，淋巴转移主要至肝门淋巴结。上段胆管癌还易侵犯神经，沿神经束膜向胆管远端扩散，切除后易复发。

【临床表现】 黄疸是胆管癌的早期和主要表现，90%～98%病人可以出现，大部分病人是逐渐加深的持续的黄疸，伴有尿色深黄、皮肤瘙痒，大便是陶土色。可有上腹隐痛或胀痛，食欲不振、消瘦、乏力等，36%的病人可合并胆道感染，出现胆管炎的表现：右上腹疼痛、寒战发热。

体格检查：中、下段胆管癌病人可触及肿大的胆囊，肝脏肿大，黄疸时间较长病人肝脏损害严重时可出现腹水。

实验室检查：绝大多数病人血中总胆红素、直接胆红素、碱性磷酸酶和γ-谷氨酰转移酶均显著升高。

B超是诊断胆管癌的首选检查方法，可显示病变的部位和范围，但不能确定病变性质。PTC是诊断胆管癌的较精确方法，可清晰显示肝内外胆管树的形态、分布和阻塞部位。ERCP对下段胆管癌的诊断有一定意义。PTC和ERCP合用更有利于胆管癌部位的诊断。MRCP是目前肝门部胆管癌理想的影像学检查手段。

【治疗】 手术切除是主要的治疗手段，对上段胆管癌，早期者可在切除肿瘤后行胆管空肠 Roux-en-Y 吻合术，癌肿位置较高者，还需切除肝门部的肝组织。对中段胆管癌属早期者亦可切除肿瘤后行胆管空肠吻合术。对下段胆管癌，早期可行胰十二指肠切除术。对于已不宜手术治疗的病人，可行 PTCD 以引流胆汁，也可采用体外或体内架桥式置管行胆肠转流术，经 PTC 或 ERCP 置入内支撑架等，缓解症状。

（王庆宝）

第三十九章

胰腺疾病

第一节 解剖生理概要

胰腺位于腹膜后，斜向上方横卧于第1～2腰椎前方，胰头被十二指肠C形袢所围绕，胰尾抵脾门。正常成人胰腺长约15～20cm，分为头、颈、体、尾四部分。胰头部宽厚，胰尾部窄且薄。肠系膜上静脉前方的部分为胰颈部，此处与肠系膜上静脉之间多无血管分支。

胰头部与十二指肠第二段紧密相连，两者共同接受来源于胃十二指肠动脉和肠系膜上动脉的胰十二指肠前、后动脉弓的血液供应。胰体尾部血供来自于脾动脉的胰背动脉和胰大动脉及胃网膜左动脉的短支。通过胰横动脉构成胰腺内动脉网（图39-1）。胰腺的静脉与其动脉伴行，引流胰实质静脉血最后进入门静脉。胰腺的淋巴也很丰富，多个淋巴结群引流胰腺的淋巴。来自胰头部的淋巴结、胰十二指肠沟的淋巴结与幽门上下、肝门、横结肠系膜及腹主动脉等处淋巴结相连通；胰体尾的淋巴引流到脾门的腹膜后淋巴结或腹腔动脉、腹主动脉、横结肠或肠系膜的淋巴结。胰腺受交感神经和副交感神经的双重支配，交感神经是胰腺疼痛的主要通路，副交感神经传出纤维对胰岛、腺泡和导管起调节作用。

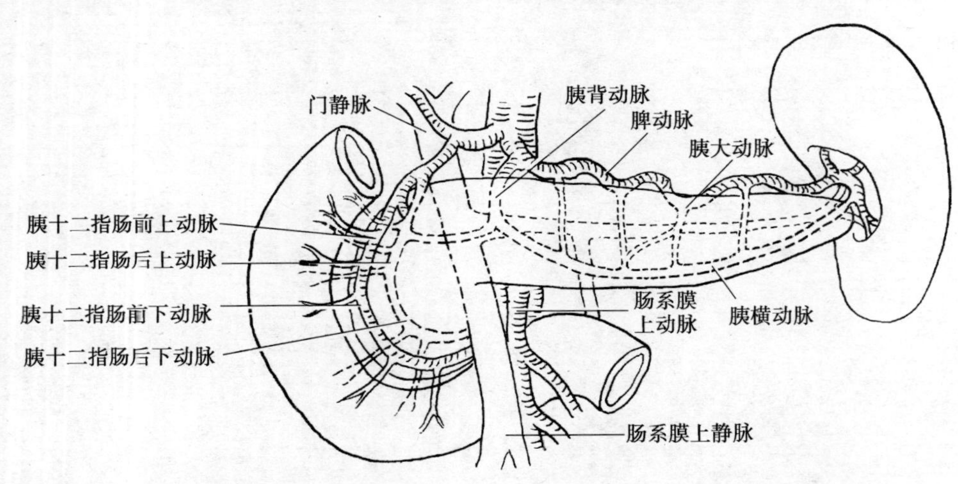

图39-1 胰腺的血液供应

胰管与胰腺长轴平行。主胰管（Wirsung管）直径约2～3mm。约85%的人主胰管与胆总管汇合形成共同通路开口于十二指肠乳头；一部分病人虽有共同开口，但两者之间有分隔；少数病人两者分别开口于十二指肠。乳头内有 Oddi 括约肌。此外尚可见副胰管，一般较细而短，在主胰管开口的上方，单独开口于十二指肠。

胰腺具有外分泌和内分泌两种功能。胰腺的外分泌为胰液。胰液为澄清的等渗液，pH 为 7.4～8.4，比重 1.007～1.035。胰液分泌量每日约 750～1 500ml，其主要成分为水、碳酸氢盐和消化酶。胰消化酶主要有淀粉酶、胰蛋白酶、糜蛋白酶、弹性蛋白酶、胶原酶、羧基肽酶、核糖核酸酶、脱氧核糖核酸酶、胰脂肪酶、胰磷脂酶等。进食时胰液的分泌受迷走神经和体液的双重控制，但以体液调节为主。

胰腺的内分泌：胰腺的内分泌来源于胰岛。胰岛有多种细胞，其中 β（B）细胞占大多数，分泌胰岛素；α（A）细胞，分泌胰高糖素；δ（D）细胞，分泌生长抑素，通过减少胃肠道血流而抑制胰腺的外分泌和胃肠道的内、外分泌；还有少数胰岛细胞分泌胰多脂（PP）、胃泌素（促胃液素）、血管活性肠肽（VIP）等。

第二节 胰 腺 炎

一、急性胰腺炎

急性胰腺炎是外科常见的急腹症之一。

【病因】 急性胰腺炎的病因有多种，一般认为是由胰酶对胰腺组织的消化作用引起。常与下列因素有关：

（一）胆道疾病

为本病的常见原因（约占 40%～60%）。最常见的是胆结石，胆结石通过或嵌顿于 Vater 壶腹，胆道蛔虫，十二指肠乳头水肿，壶腹部括约肌痉挛，壶腹部狭窄等引起 Vater 壶腹部阻塞。胆胰共同通路的梗阻，导致胆汁反流进入胰管，造成胆汁诱发的胰实质损伤。单纯胰管梗阻也足以引起胰腺损害。

（二）嗜酒

乙醇刺激胃酸分泌增多，胃酸在十二指肠又刺激促胰液素和缩胆囊素的分泌，促使胰液增多。乙醇又可引起 Oddi 括约肌痉挛、水肿，增加 Oddi 括约肌的阻力，使胰管引流不畅，胰管内压增高，破坏胰腺腺泡。

（三）暴饮暴食

暴饮暴食可刺激胰腺过量的分泌，在伴有胰管部分哽阻时，可发生急性胰腺炎。

（四）高钙血症

常发生于甲状旁腺功能亢进的病人。钙能诱导胰蛋白酶原激活使胰腺自身破坏；高钙可产生胰管结石造成胰管梗阻；高钙还可刺激胰液分泌增多。

（五）创伤

包括钝器伤、穿通伤、外科手术操作引起胰管破裂，使胰液外溢，再加上血运障碍和感染等可致胰腺炎。行 ERCP 后也可引起急性胰腺炎。

（六）胰腺缺血

包括低血压、心肺旁路、动脉栓塞和血管炎等均能引起胰腺实质水肿，血淀粉酶升高。病理呈急性胰腺炎改变。

（七）其他

某些药物如雌激素、口服避孕药、硫唑嘌呤等与急性胰腺炎具有直接的因果关系。病毒感染等也可引起急性胰腺炎。

此外，遗传因素、代谢紊乱等也可诱发本病，少数急性胰腺炎找不到原因，称为特发性胰腺炎。

【发病机制与病理生理】 引起急性胰腺炎的发病机制较为复杂，有多种因素参与，确切的发病机制尚不清楚。在正常情况下，胰腺腺泡细胞分泌的消化酶并不能引起自身消化，这是由于胰管上皮有粘多糖保护；大部分胰酶以不激活的胰酶原存在，胰液中的胰蛋白酶原在十二指肠内被胆汁和肠液中的肠激酶激活变成有活性的胰蛋白酶，方具有消化蛋白质的作用；血液中含有少量胰酶抑制物可中和少量激活的胰酶；胰腺腺泡细胞可阻止胰酶侵入细胞。这些防御机制被破坏，如胆汁和十二指肠液逆流到胰管，胰管内压增高，使腺泡破裂，胰液外溢，大量胰酶被激活。胰蛋白酶又能激活其他酶，如弹性蛋白酶及磷脂酶 A，弹性蛋白酶能溶解弹性组织，破坏血管壁及胰腺导管，使胰腺充血、出血和坏死。而磷脂酶 A 被激活后，作用于细胞膜和线粒体膜的甘油磷脂，使其分解为溶血卵磷脂，后者可溶解破坏胰腺细胞膜和线粒体膜的脂蛋白结构，致细胞坏死，引起胰腺和胰周组织的广泛坏死。饮酒能刺激胃酸分泌，使十二指肠呈酸性环境，刺激促胰液素分泌增多，使胰液分泌增加。另外，脂肪酶使脂肪分解，与钙离子结合形成皂化斑，可使血钙降低。大量胰酶被腹膜吸收入血液，使血淀粉酶和脂肪酶升高。胰酶入血后可通过激活体内许多活性物质以及它本身的作用，或加以感染毒素进入血液，常可导致休克及肝、肾、心、脑等器官的损害，继发呼吸窘迫综合征、DIC，甚至多器官功能衰竭。

近来研究表明，各种不同原因引起的胰腺炎均与氧自由基的作用有关。氧自由基可以引起蛋白质、核酸、脂质和多糖等大分子损伤，使胰腺内毛细血管壁通透性增加，胰腺水肿、出血及组织变性、坏死，但不影响胰酶活性。

【病理】 不同程度的水肿、出血和坏死是急性胰腺炎的基本病理改变。

1. 水肿性胰腺炎 病变多局限于胰体后部。病变的胰腺呈局限性或弥漫性充血、水肿，腺体肿大、质地变硬、被膜紧张。镜下见腺泡及间质充血水肿，中性粒及单核细胞浸润。有时可伴有轻度出血或局限性坏死。病变较轻，及时解除病因，经治疗后炎症较易在短期内消退。

2. 出血坏死性胰腺炎 病变以广泛的胰腺坏死、出血为特征，伴轻微炎症反应。严重者整个胰腺变黑，分叶结构模糊，失去腺体轮廓；腹腔内有血性腹水或血性混浊渗液，伴有恶臭；胰腺周围组织水肿；含脂肪组织的大小网膜、肠系膜、腹膜后可见散在的黄白色皂化斑或小块状的脂肪坏死灶。镜下可见胰腺组织呈大片凝固坏死，间质小血管壁也有坏死。坏死胰腺以局部纤维化而痊愈或转变为慢性胰腺炎。

出血坏死性胰腺炎常可并发休克，其次是化脓性感染，如化脓性腹膜炎、胰周围脓肿、败血症等，主要致病菌为革兰阴性杆菌。在休克感染的情况下，可继发急性呼吸窘迫综合征、中毒性脑病等多器官功能不全综合征。急性炎症被控制后，尚可形成胰腺假性囊肿或慢性胰腺炎。

【临床表现】 由于本病起病急，部分病人有胆石病等病史，病变程度不同，症状和体征等临床表现也有很大差异。

1. 腹痛 是本病的主要症状。腹痛呈持续性，程度不一。开始位于中上腹、偏右上腹或左上腹，可放射至后背或左肩部；累及全胰者则呈腰带状向腰背部放射痛。饮酒诱发的胰腺炎常在醉酒后12～48小时发病，出现腹痛。胆源性胰腺炎常在饱餐之后出现腹痛。伴有深度休克时，腹痛可能反而不明显。

2. 恶心、呕吐 常与腹痛伴发，呕吐剧烈而频繁，呕吐物为胃十二指肠内容物，偶可伴咖啡样内容物。

3. 腹胀 早期为反射性肠麻痹，严重时可由腹膜后蜂窝织炎刺激所致。邻近胰腺的上段小肠和横结肠麻痹扩张。腹胀以上腹为主，腹腔积液时腹胀更明显，病人排便、排气停止。肠鸣音减弱或消失。

4. 腹膜炎体征 水肿性胰腺炎时，压痛只限于上腹部，常无明显肌紧张。出血坏死性胰腺炎压痛明显，并有肌紧张和反跳痛，范围较广或延及全腹，肠鸣音减弱或消失，可反映腹膜炎的程度。并发深度休克时，压痛、反跳痛和肌紧张反而减弱。

5. 休克 重症胰腺炎病人出现脉搏细速、血压下降、呼吸加快、面色苍白、表情淡漠或烦躁不安、出冷汗、四肢厥冷、少尿等休克表现。是本病加重的常见并发症，少数病人以休克为发病的首发表现，有暴发性胰腺炎之称，病情极为危重。

6. 出血征象 重症胰腺炎可于左腰部出现青紫色斑（Grey－Turner征）或脐周青紫色斑（Culler征）。还可能因胃肠出血而发生呕血、便血。

7. 其他 ①寒战、高热：初期常呈中度发热，约38℃左右。合并胆管炎者可伴寒战、高热。胰腺坏死伴感染时，高热为主要症状之一；②黄疸：可见于胆源性胰腺炎或由于胆总管被水肿的胰头压迫所致；③呼吸困难；④精神症状：包括感觉迟钝、意识模糊、易怒、精神异常，甚至昏迷；⑤血钙降低时，可出现手足抽搐；⑥严重者可有DIC表现。

【诊断】 主要根据临床表现，实验室检查和影像学检查。

（一）实验室检查

1. 胰酶测定 血清淀粉酶测定是最常用的诊断检查方法，对诊断有重要的意义。血清淀粉酶在发病后3～12小时开始升高，24～48小时达高峰，2～5天后逐渐恢复正常。血清淀粉酶值高于128温氏单位（正常值8～64单位）或高于300索氏单位（正常值40～180单位），有诊断意义。尿淀粉酶测定也为诊断本病的一项敏感指标，常在发病后12～24小时开始上升，持续时间比血清淀粉酶长，下降较慢，尿淀粉酶值高于258温氏单位或高于500索氏单位也具有诊断意义。淀粉酶的测值愈高，诊断的正确率也越高。但淀粉酶值的高低，与病变的轻重程度并不一定成正比，如重型胰腺炎时，由于胰腺坏死范围广泛，血、尿淀粉酶可能不高，此时腹腔渗出液中淀粉酶高于血中水平有诊断意义。

血清淀粉酶的同工酶的测定提高了本病诊断的正确性。当血清淀粉酶升高但P－同工酶不高时可除外急性胰腺炎的诊断。

血清脂肪酶明显升高（正常值23～300U/L）是诊断急性胰腺炎较客观的指标。

2. 其他项目：①血钙常可随胰腺炎加重而降低；②血糖可因本病使胰岛素缺少而增高；③血胆红素可因胆系病变、肝病变或溶血而增高；④正铁血红蛋白提示胰酶大量进入血液；⑤感染可使粒细胞增高。此外，当怀疑或发现某种并发症，如呼吸窘迫综合征、DIC、急性肾功能衰竭时，应进行相应的检查以确诊。

（二）放射影像学诊断

1. 胸部X线片　左肺下叶不张，左半膈肌升高，左侧胸腔积液等反映膈肌周围及腹膜后的炎症。有助于急性胰腺炎的诊断，但缺乏特异性。

2. 腹部平片　近段空肠麻痹扩张，可见十二指肠充气；横结肠麻痹扩张，可见结肠中断征；脾曲结肠和远段结肠内无气体影。可见到胆结石影和胰管结石影及腰大肌影消失等。

3. 腹部B超　可协助诊断。B超扫描能发现胰腺弥漫性水肿，呈弱回声，显示稀疏的灰色光点。出血坏死性胰腺炎时，呈现不均匀、不规则的强回声，边缘轮廓不规则、不清，胰管轻度扩张。可有胰周液体积聚、腹水、肠管扩张积气积液等。可探查有无胆囊结石，胆管结石，但受局部充气肠袢的遮盖，限制了其应用。

4. CT扫描　是近年来被广泛接受的敏感的确诊急性胰腺炎的方法。胰腺弥漫性或局灶性胰腺增大，密度不均匀，边界模糊，胰周脂肪间隙消失、胰内及胰周围组织变模糊、增厚，并可见积液。还可发现急性胰腺炎的并发病，如胰腺脓肿，假囊肿或坏死等，增强CT扫描坏死区呈低密度（$<50Hu$），对诊断和治疗方案的选择有很大的帮助。

5. MRI　可提供与CT相同的诊断信息。

（三）临床分型

1. 轻型急性胰腺炎　相当于水肿性胰腺炎。主要表现为腹痛、恶心、呕吐；腹膜炎范围限于上腹，体征轻，全身状态尚平稳，无明显的感染征象；血、尿淀粉酶增高，经及时的液体治疗短期内可好转，死亡率较低。

2. 重症急性胰腺炎　相当于出血坏死性胰腺炎。除上述症状外，腹膜炎范围大，扩及全腹，体征重，腹胀明显，肠鸣音减弱或消失，腹水呈血性或脓性，可有黄疸、意识模糊或谵妄、胃出血、休克等。血液白细胞增多（$>16\times10^9/L$），血糖升高（$>11.1mmol/L$），血钙降低（$<1.87mmol/L$），血尿素氮或肌酐增高，酸中毒；PaO_2下降$<60mmHg$，而血、尿淀粉酶可能增高或不增高。若并发肺、肾、凝血系统等衰竭，均可归于此型，死亡率较高。需注意有个别重症出血坏死性胰腺炎早期临床表现不典型。

【并发症】 包括胰腺坏死、急性胰腺假囊肿和胰腺脓肿。

1. 胰腺坏死　指胰腺实质的弥漫性或局灶性坏死，伴胰周脂肪坏死。根据有无感染又将胰腺坏死分为感染性胰腺坏死和无菌性胰腺坏死。CT是诊断胰腺坏死的最佳方法。

2. 胰腺脓肿　指急性胰腺炎胰腺周围的包裹性积脓，由胰腺组织坏死液化继发感染形成脓肿，脓液培养有细菌或真菌生长。

3. 急性胰腺假囊肿　为胰腺周围液体积聚未被吸收，被纤维组织包裹形成假囊肿。

【治疗】 急性胰腺炎的初期，轻型胰腺炎及尚无感染者可采取非手术治疗；重型胰腺炎则应在积极支持治疗下施行手术治疗。

（一）非手术治疗

1. 控制饮食和鼻胃管减压　开始应禁饮食。腹痛较重者需进行持续胃肠减压，腹痛、压痛和肠梗阻症状减轻缓解后可停止胃肠减压，并根据病情恢复饮食，先进流质（暂勿用乳类和蛋白），逐渐增加食物。

2. 补充体液、营养支持　禁食期间由静脉输液，以补充液体、电解质和热量，以维持循环稳定和水电解质平衡。除高脂血症病人外，可应用脂肪乳剂作为热源。

3. 防治休克　需早期补充水、电解质、血浆、全血等，液体中加入多巴胺、地塞米松等，必要时可应用强心药、利尿药等，以预防出现低血压，改善微循环，保证胰腺血流灌注，对急性胰腺炎的恢复有益。

4. 解痉止痛　对诊断明确、腹痛较重者，发病早期可对症给予止痛药（哌替啶），但宜同时给解痉药（山莨菪碱、阿托品）。禁用吗啡，以免引起Oddi括约肌痉挛。

5. 抗胰酶疗法　重症病人早期应用胰酶抑制剂有效。静脉滴注抑肽酶（aprotinin）10万单位，每日2次，可抑制胰蛋白酶的活性；口服乙酰唑胺0.25～0.5g，每日2～3次，可减少胰腺外分泌；5-氟尿嘧啶（5-FU）250～500mg加入5%葡萄糖溶液500ml内静脉滴注，每日1次，持续3～7天，可抑制胰蛋白酶的合成。此外，H_2受体阻滞剂（如西咪替丁）、抗胆碱能药（如山莨菪碱、阿托品）、生长抑素（如octreotide）、加贝酯（gabexate）等也具有一定的作用。

6. 抗生素的应用　对病情严重或胆源性胰腺炎患者，早期经静脉给予广谱抗生素或选择性经肠道应用抗生素治疗，可预防因肠道菌群移位造成的细菌感染和真菌感染，对后期感染治疗有利。常选择头孢他定、头孢噻肟、复方新诺明、甲硝唑等。

7. 中医治疗　常应用清热通里、疏肝理气的药物组成方剂，针刺取穴肝俞、梁门、足三里等。

（二）手术治疗

急性胰腺炎的手术治疗指征包括：①诊断不确定；②继发性的胰腺感染；③合并胆道疾病；④虽经合理支持治疗，而临床症状继续恶化。手术原则为清除胰腺及其周围的坏死组织，充分引流腹腔内液体，防止脓肿形成。

1. 继发性胰腺感染的手术治疗　手术方式主要有两种：①剖腹清除坏死组织，放置多根多孔引流管，以便术后持续灌洗，然后将切口缝合。②剖腹清除坏死组织、创口部分敞开引流术。经腹途径容易显露，尤其采用上腹横切口更易术中显露和操作。术中清除充满组织碎屑的稠厚的脓汁及感染坏死组织，不作规则性胰腺切除术，避免用锐器解剖防止胰管损伤。胰周游离松动并冲洗，区域引流要充分，放置多根引流管以备术后灌洗。创口部分敞开引流，除引流充分外，尚便于术后多次清除继续坏死的胰腺组织。术中可同时行胃造瘘、空肠造瘘（用于肠内营养支持）及胆道引流术。

2. 胆源性胰腺炎的处理　在重症胆源性胰腺炎，伴有壶腹部嵌顿结石，合并胆道梗阻或胆道感染者，应该急诊手术或早期（72小时内）手术，解除胆道梗阻，取出结石，畅通引流，并根据病情需要选择作胆囊切除术或小网膜腔胰腺区引流术。在有条件的情况下，可经纤维十二指肠镜Oddi括约肌切开取石，其疗效显著，并发症少。如果病人无胆道梗阻或感染，应行非手术支持治疗，待病情缓解后，于出院前作择期胆道手术，以免出院后复发；部分病人可能在住院期间自行排石，勿需再手术。也可选择在急性胰腺炎治愈后2～4周再入院作胆道手术。

3. 腹腔渗出液的处理　急性胰腺炎的腹腔渗出液含有多种有害物质，可致低血压、呼吸衰竭、肝衰竭和血管通透性的改变等。在重症胰腺炎中，一般认为腹腔渗出液可自行吸收。如腹胀明显，腹腔渗出液多者可吸出腹腔内液体，留置多管引流，或作腹腔灌洗。

二、慢性胰腺炎

慢性胰腺炎又称慢性复发性胰腺炎，常因急性胰腺炎治疗不彻底，或病因未消除，引起胰腺持续的炎性病变。慢性胰腺炎在临床上并不少见，但常未受重视。其特征是反复发作上腹部疼痛伴不同程度的胰腺内、外分泌功能减退或丧失。有些病人的慢性胰腺炎病因不清楚。

【病理】 慢性胰腺炎胰腺缩小变硬呈管状，表面呈结节状不平；胰管狭窄伴节段性扩张，其内可有胰石形成，也可有囊肿形成。部分病人可致胆总管受累出现梗阻性黄疸，有时与胰头癌很难鉴别。组织学表现为胰腺组织的不可逆性破坏，如腺泡细胞丢失，胞体皱缩，纤维增生，钙化和导管狭窄。

【临床表现】 由于胰腺病理改变的差异，临床经过、症状、体征表现也不同。

1. 上腹痛　是最常见的症状。常因饮酒、劳累、饱食而诱发。腹痛轻重不等，有时呈顽固性剧烈疼痛，仰卧时加重。呈反复发作性疼痛，部分病人有持续性腹痛。疼痛位于上腹中线的左、右侧，常放射到背部。

2. 消化系统症状　如食欲下降、腹泻，约有 1/4 病人有脂肪泻。黄疸较少见，但严重者易被诊为黄疸性肝炎或胰头癌。

3. 口渴、多饮和消瘦　少见。约 1/3 病人有胰岛素依赖性糖尿病，病人出现口渴、多饮、消瘦、体重下降等糖尿病表现。临床上将腹痛、体重下降、糖尿病和脂肪泻称之为慢性胰腺炎的四联症。

复发性胰腺炎急性发作时，呈急性胰腺炎表现，部分慢性胰腺炎缺乏特异的临床表现。

【诊断】 本病继发于急性胰腺炎或胆道疾病者，依据典型病史和临床表现诊断不难。诊断有怀疑或需要鉴别时，可行以下检查。

（一）实验室检查

①血、尿淀粉酶测定：一部分急性发作者可见增高；②血糖可能增高，甚至尿糖阳性。有的病人需行糖耐量试验，显示胰岛素分泌不足；③血胆红素增多；④粪便镜检可见脂肪滴和未消化食物颗粒。

（二）影像学检查

①腹部平片可显示胰腺钙化或胰石影；②CT 扫描具有诊断价值，可见胰实质钙化，结节状，密度不均，假囊肿形成或胰管扩张等；③ERCP 可见胰管扩张，主胰管多处狭窄伴窄后扩张，结石影，也可见假囊肿形成。而一致性的胰管扩张是最常见的。如胰管显影正常可除外慢性胰腺炎的诊断；④B 超检查可得到与 CT 相似的结果。

（三）细长针穿刺组织细胞检查

如需要与肿瘤鉴别时，可在 B 超或 CT 引导下施行，结果可有助于确定病变的性质。

【治疗】 治疗原则是减轻病人痛苦（腹痛、脂肪泻），促使胰液引流通畅，防治急性发作，改善营养，调整胰腺功能。确定有原发病如胆石症、消化性溃疡时，应着重治疗原发病。

（一）非手术治疗

治疗的主要目的在于控制腹痛，处理内分泌和外分泌不足。

1. 镇痛　腹痛是本病病人求医的常见原因。治疗与急性胰腺炎相同，但在使用哌替啶、吗啡等止痛药治疗时，注意防止成瘾的可能。可用针刺或穴位封闭法镇痛，取肝俞、胆俞、期门等。必要时行腹腔神经丛封闭控制疼痛。

2. 饮食疗法　节制饮食，戒酒。少食多餐，高蛋白、高维生素、低脂饮食。消化不良，特别对脂肪泻患者，可服用胰酶制剂。胃酸偏高者，给予制酸剂，如西咪替丁。

3. 糖尿病者，应用饮食控制，可用口服降糖药（不必用胰岛素），控制血糖、尿糖，但应避免低血糖。

4. 营养支持 长期重症慢性胰腺炎多伴有营养不良。除饮食疗法外，可间断给予肠外和（或）肠内营养支持。

5. 中药 可用疏肝理气、健脾和胃、活血化瘀等药物组成方剂。如郁金 15g、当归 15g、陈皮 10g、枳壳 10g、元胡 15g、川芎 10g、皂刺 15g、瓜蒌 20g、茯苓 15g、白术 10g、神曲 15g、甘草 15g。

（二）手术治疗

目的在于清除梗阻，减轻疼痛，最大限度的保留内分泌和外分泌功能。手术分为：壶腹部处理，胰管引流术和胰腺部分切除术。

1. 壶腹部处理 适用于壶腹开口处有慢性梗阻者。经十二指肠主胰管开口部括约肌成形术可能有帮助。

2. 胰管引流 包括两种术式：一种为胰远端部分切除，胰空肠端端吻合术。另一种为胰腺空肠侧侧吻合术，纵行切开胰管同时取石，适于胰管扩张超过 10mm，要求胰空肠吻合口大于 6cm。后者是近年来最广泛应用的胰管引流术。但是，胰管引流对改善慢性胰腺炎的内、外分泌功能障碍效果不明显。

3. 胰腺切除术 ①胰体尾部分切除术，切除范围不超过胰颈部。适用于胰体尾部病变；②胰腺次全切除术，胰远侧切除达胆总管水平。适用于严重的弥漫性胰实质病变且无胰管扩张者。术后全部病人有胰岛素依赖性糖尿病的危险，但大部分病人可获得疼痛的减轻；③保留幽门的胰头十二指肠切除术（PPPD），适用于胰头受累而胰管无明显扩张者，采用此术式可解除胆道和十二指肠梗阻，保留了富有胰岛细胞的胰体尾部。大多数病人可获满意的结果；④保留十二指肠的胰头切除术，残留胰腺与空肠施 Roux - en - Y 吻合术；与 PPPD 效果相似；⑤全胰切除术，适用于顽固性疼痛病人。半数以上病人可解除疼痛，但术后发生糖尿病、脂肪泻和体重下降需终生依靠注射胰岛素及口服胰酶片的替代治疗。胰腺切除术的效果不及有胰管扩张而作内引流的效果好，故应慎重选择。

此外，对顽固性剧烈疼痛，其他方法缓解无效时，可施行内脏神经切断术或用无水乙醇等药物注射于内脏神经节周围，以控制疼痛。

第三节 胰腺囊肿

一、胰腺假囊肿

胰腺假囊肿是急慢性胰腺炎的并发症，少数是由外伤或其他原因所引起。胰腺假囊肿的形成是由于胰管破裂，胰液流出积聚在网膜囊内，刺激周围组织及器官的腹膜形成纤维包膜，但无上皮细胞，故称为假囊肿。囊肿多位于胰体尾部；囊肿增大产生压迫症状。可继发感染形成脓肿。也可破溃形成胰源性腹水，或破向胃、结肠形成内瘘。

【临床表现及诊断】 多继发于胰腺炎或上腹部外伤，上腹逐渐膨隆，腹胀，压迫胃、十二指肠引起恶心、呕吐；影响进食。在上腹部触及半球形、光滑、不移动的肿物，有囊性感和波动。合并感染时有发热和触痛。血清淀粉酶可升高。B 超、CT 检查可确定囊肿的部位、大小，排除肝囊肿、脾囊肿和鉴别是否为肿瘤性囊肿。X 线钡餐检查发现胃、十二指肠、结肠受压移位。

【治疗】 囊肿形成的早期（＜6周），其壁较薄或较小，一般不作手术治疗，可采作药物治疗。手术治疗指征：持续腹痛不能忍受，囊肿增大（＞6cm）出现压迫症状，囊肿合并感染或出血等并发症。常用手术方法有：①内引流术：囊壁成熟后可作内引流术。将囊肿与空肠或胃吻合。根据囊肿的部位选择。其中囊肿空肠 Roux－en－Y 吻合较常用；②外引流术：适用于有明显感染，囊肿时间短、壁薄不能作内引流者。也可经皮穿刺置管行外引流术。外引流可致经皮胰腺瘘，外瘘常可自行闭合，瘘持久不闭者需手术处理；③胰体尾切除术：适用于胰体尾部囊肿。连同囊肿将胰体尾切除。胰腺残端应妥善处理，防止术后发生胰瘘。

二、先天性胰腺囊肿

先天性胰腺囊肿属罕见疾病。常为多发性，合并肝、肾先天性囊肿，是胰管发育异常的结果。其内壁衬覆扁平或低柱状上皮，有时上皮可完全萎缩。囊内有浆液、粘液或感染出血而形成的混浊液体。根据病变部位和范围选择手术治疗。

三、滞留性囊肿

滞留性囊肿是胰管阻塞的结果。多位于胰尾部，大小为直径1～20cm左右。其内衬覆一般的导管上皮，但由于伴发的炎症、出血，可无上皮，囊内可含多种胰酶。与胰腺假囊肿不易区分。治疗方法同胰腺假囊肿。

另外，胰腺囊肿还有寄生虫囊肿、表皮样囊肿等。

第四节 胰腺癌和壶腹部癌

一、胰 腺 癌

胰腺癌是一种较常见的恶性肿瘤。在我国胰腺癌的发病率有逐年增多的趋势。40～70岁病人约占80％，男性比女性多见。该病早期诊断较困难，手术切除率较低，90％的病人在诊断后1年内死亡。预后较差，5年生存率仅1％～3％。

【病理】 胰腺癌可发生于胰腺的任何部位，胰头癌是胰腺癌中最常见的一种，约占胰腺癌70％；其次是位于体、尾部的胰体癌，约占25％，很少为弥漫性或全胰癌。组织学类型90％以上为导管细胞腺癌，其余为腺泡细胞癌、多形性腺癌、粘液癌和腺鳞癌等。胰腺癌进展期可直接扩展蔓延，胰头癌最多见的转移和扩散途径为淋巴转移和癌浸润。淋巴转移多见于胰头前后、幽门上下、肝十二指肠韧带内、肝总动脉、肠系膜根部及腹主动脉旁的淋巴结。晚期可转移至锁骨上淋巴结。直接浸润到邻接的脏器如胰腺内的胆总管（呈围管浸润）、胃、十二指肠、肠系膜根部、胰周腹膜、神经丛，浸润或压迫门静脉，肠系膜上动、静脉，下腔静脉及腹主动脉。还可发生癌肿远端的胰管内转移。腹腔内种植转移。部分病人血行转移至肝、肺、骨、脑等。也可有多发癌灶。胰腺癌常可继发阻塞性黄疸、腹水或静脉血栓形成。

【临床表现】 早期无明显症状，首发症状极易与胃肠、胆等疾病相混淆，进展后不同部位的胰腺癌表现不相同。

1. 上腹痛和上腹饱胀不适 是常见的首发症状，疼痛由上腹饱胀不适、钝痛、胀痛乃至剧痛，可向肩背部或后腰部放射。多数病人对早期症状不在意，未能早期就诊，或者被忽视，而延误诊断。中晚期，肿瘤侵及胆总管中下段，压迫肠系膜上静脉或门静脉，侵及十二指肠的不同节段及腹腔神经丛，使腹痛症状加重，甚而昼夜腹痛不止，影响睡眠和饮食，加速体质消耗。

2. 黄疸 是胰头癌的常见的首发症状之一。黄疸出现的早晚与癌肿在胰头的部位有关，靠近胆总管区出现黄疸较早，远离胆总管者黄疸出现较晚。大部分病人出现黄疸时已属中晚期。一般黄疸呈进行性加重，伴皮肤瘙痒，但部分病人可无瘙痒。黄疸时间长者可有出血倾向。胆道完全梗阻，黄疸加深，大便呈陶土色。体格检查：可见巩膜及皮肤黄染，大部分病人肝脏、胆囊因胆汁淤滞而肿大。

3. 消瘦和乏力 患病初期即有消瘦、乏力，体重下降。其与饮食减少、消化不良、睡眠不足和癌肿消耗等有关。

4. 消化道症状 如食欲不振，腹胀，消化不良，腹泻或便秘。部分病人可有恶心、呕吐。晚期癌肿侵及十二指肠可出现上消化道梗阻或消化道出血。

5. 其他 少数病人以发热为首发症状，因有胆道梗阻合并胆道感染，有时寒战高热易与胆石症相混淆。部分病人患病早期表现为轻度糖尿病症状，血糖增高，尿糖阳性。晚期病人偶可触及上腹肿块，硬、固定，可伴有腹水或肝、肺、骨骼等转移癌表现。

【诊断】 诊断主要依据临床表现、实验室检查和影像学检查。对中年以上病人，有原因不明的上腹不适、腹痛或黄疸，应警惕有胰腺癌存在的可能。

（一）实验室检查

①血清生化学检查：早期可有血、尿淀粉酶升高，空腹血糖升高，糖耐量试验阳性。黄疸时，血清总胆红素和直接胆红素升高，碱性磷酸酶升高，转氨酶可轻度升高，尿胆红素阳性；②免疫学检查：大多数胰腺癌血清学标记物可升高，包括癌胚抗原（CEA）、胰胎瘤抗原（POA）、胰腺癌特异抗原（PaA）、胰腺癌相关抗原（PCAA）及糖类抗原 19-9（CA 19-9）。但是，目前尚未找到有特异性的胰腺癌标记物。CA19-9 是最常应用的胰腺癌的辅助诊断和随访项目。

（二）影像学检查

由于影像学诊断技术的迅速发展，已成为胰头癌的定位和定性诊断的重要手段。

1. 上消化道钡餐造影 在胰头癌肿块较大者可显示十二指肠曲扩大，或降段呈反 3 字征，胰体癌对胃窦及胃角压迫而使其向前、向上移位。

2. B 型超声检查 可显示肝内、外胆管扩张，胆囊增大，胰管扩张（正常直径 <3mm），甚至在出现黄疸之前，可发现直径小于 2cm 的小胰癌。同时可观察有无肝转移和淋巴结转移。但 B 超检查常受肠道气体的影响。内镜超声：是一项较新的诊断技术，优于普通 B 超，可发现直径小于 1cm 的微小胰癌。

3. CT 胰腺区动态薄层增强扫描可获得优于 B 超的效果，且不受肠道气体的影响，对判定肿瘤可切除性也具有重要意义。呈现胰腺增大，轮廓不规则，有缺损。病变区密度不均，同时可见胆胰管扩张，胆囊肿大，肝、淋巴结转移或血管浸润。

4. ERCP 可显示胆管和胰管近壶腹侧影像或肿瘤以远的胆、胰管扩张的影像，对术前诊断有帮助。但是，此种检查可诱发胆道或胰管的感染，应予注意。也可在 ERCP 的同时在胆管内置入内支撑管（stent），达到术前减轻黄疸的目的。

5. 经皮经肝胆道造影（PTC） 可显示梗阻上方肝内、外胆管扩张情况，对判定梗阻部位，胆管扩张程度具有重要价值。然而单纯PTC可造成造影后胆汁漏、出血、诱发胆道感染等，应同时行经皮经肝胆道置管引流（PTCD）以达到减压、引流、减轻黄疸和防止胆漏的作用。

6. MRI或磁共振胆胰管造影（MRCP） 单纯MRI诊断并不优于增强CT。MRCP能显示胰、胆管梗阻的部位、扩张程度，具有重要的诊断价值，具有无创性，多角度成像，定位准确，无并发症等优点。

7. 选择性动脉造影 对胰头癌的诊断价值不大，对显示肿瘤与邻近血管的关系以估计根治手术的可行性有一定意义。

8. 细胞学检查 通过十二指肠插管、内镜、PTCD引流管，或在B超和CT引导下，用细长针经皮穿刺胰腺病变部位，取标本作细胞学检查，可以明确诊断。

上述诊断技术应根据病人情况及医院技术条件选择或联合应用。

【治疗】 提倡早期发现、早期诊断和早期手术治疗。手术切除是胰头癌治疗的有效方法。针对尚无远处转移的胰头癌，均应争取手术切除。肿瘤切除对延长生存和改善生存质量具有明显的优点。而肿瘤残留及淋巴结转移是影响胰头癌切除术效果的重要因素。

（一）手术治疗

胰头癌常用手术方式：

1. 胰头十二指肠切除术 胰头十二指肠切除术仍为胰头癌的标准术式，其切除范围包括：切除远端胃、胆囊、胆总管、十二指肠、胰头和上段空肠。为了保证切除的彻底性，需同时清除相关的淋巴结，防止肿瘤残留。切除后再将胰、胆和胃与空肠重建。重建的术式有多种。

2. 保留幽门的胰头十二指肠切除术（PPPD） 病人餐后促胃液素和促胰液素分泌水平接近正常人，术后生存期并不低于传统胰头十二指肠切除术。因此在幽门上下淋巴结无转移，十二指肠切线肿瘤细胞阴性者可行PPPD。

3. 姑息性手术 适用于高龄病人、已有肝转移的病人、肿瘤已不能切除或病人合并明显心肺功能障碍、不能耐受较大手术者等。治疗的目的与方法包括：用胆肠旁路手术解除胆道梗阻；用胃空肠吻合术解除或预防十二指肠梗阻；术中在内脏神经节周围注射95%乙醇行化学性内脏神经切断术或术中行腹腔神经结节切除术，以减轻疼痛。

（二）辅助治疗

①化疗：可选用氟尿嘧啶类、丝裂霉素、环磷酰胺等药物；②免疫疗法：可选用干扰素、左旋咪唑等；③放射治疗：与5-FU为主的化疗联合应用，可延长生存期；④中药治疗：可选用黄芪、白芍、仙茅、巴戟天、当归等扶正，配以莪术、雷公藤、仙鹤草、白花蛇舌草等。

近年来，由于胰腺外科手术技术的改进，胰头癌的手术切除率有明显提高，手术死亡率明显下降，术后5年生存率有明显改善。

二、壶腹部癌

壶腹部癌是指胆总管末段、壶腹部及十二指肠乳头附近的癌肿，主要包括壶腹癌、十二指肠乳头癌和胆总管下端癌三种。在临床上与胰头癌有很多共同点，故统称它们为壶腹周围癌。壶腹部癌的恶性程度明显低于胰头癌，手术切除率和5年存活都明显高于胰头癌。

【病理】 壶腹部癌大体形态有肿块型和溃疡型。组织类型以腺癌为最多，其次为乳头状癌、粘液癌等。肿瘤生长首先阻塞胆管和（或）胰管开口，引起黄疸和消化不良。癌肿浸润肠壁及溃疡形成，可引起十二指肠梗阻和上消化道出血。淋巴结转移比胰头癌出现晚，远处转移多至肝。晚期可累及周围大血管和脏器，如胰头、肝十二指肠韧带、门静脉和肠系膜上静脉。

【临床表现】 壶腹部癌与胰头癌的临床表现很相似，难于鉴别。常见的临床表现为黄疸和胆囊肿大。胆总管癌的黄疸为进行性，粪便为白陶土色。十二指肠乳头癌的黄疸可呈现波动，与部分癌组织坏死脱落有关，但总的趋势仍是进行性加重。乳头癌组织坏死可引起胃肠道出血，出现大便潜血试验阳性或呈柏油样便，严重者可出现贫血。壶腹部癌三种病变之间术前也不易鉴别。其余表现有消瘦、上腹痛和肝肿大等与胰头癌相似。

【诊断】 术前诊断，包括化验检查及影像学检查方法与胰头癌基本相同。ERCP可直接观察十二指肠乳头部病变，肿瘤呈圆形隆起，粘膜有溃烂，呈菜花状，胆胰管全程扩张，胆管与胰管于汇合处中断。且可做活组织检查，同时作胆、胰管造影，对诊断和鉴别诊断有重要价值。胰胆管造影在诊断和鉴别诊断方面有重要价值。X线十二指肠低张造影检查，显示十二指肠降部内侧粘膜紊乱和充盈缺损。

【治疗】 行胰十二指肠切除术，远期效果较好，5年生存率可达40%～60%。如有转移不能切除时，可行胆肠吻合术解除黄疸，再行免疫疗法和化学疗法等，可减轻痛苦，延长生命。

（熊云新）

第四十章

急腹症的鉴别诊断

急腹症是以急性腹痛为典型临床表现，需要紧急诊治的临床常见疾病。特点是起病急、进展快、变化多、病情危重。其病因很多，主要是外科、妇科和儿科疾病。病理基础是炎症、穿孔、狭窄、出血及梗阻。如果治疗方针不正确或延误诊断治疗，就会给病人带来严重危害，甚至死亡。所以对于急腹症来说，诊断和鉴别诊断至关重要。需详细询问病史、全面仔细体格检查、辅助特殊检查综合分析。在基层医院为争取时间，加上条件所限，可免作一些不必要的检查。紧急情况下可依据病史、体检、诊断性穿刺及X线等初步诊断。

（一）诊断及诊断方法

引起急腹症的主要原因是消化道疾病及妇科疾病。要确立正确的诊断，必须详细询问病史、做全面细致的体格检查、必要的实验室检查及影像学检查，并加以综合分析。

1. 病史

（1）现病史：以腹痛为重点，客观地采集病史，如腹痛的诱因、始发部位、疼痛性质、伴随症状及变化情况等。

1）腹痛：一般来说，进油腻食物后腹痛多为胆囊炎、胆石症；暴饮、暴食、饮酒后腹痛，应考虑急性胰腺炎；饱餐后刀割样上腹痛可能是胃十二指肠溃疡穿孔；剧烈活动后腹痛可能是肠扭转。

腹痛开始部位或最明显部位多为病变所在部位。如果急性腹痛由一点开始，波及全腹为实质脏器破裂或空腔脏器穿孔。阑尾炎常为转移性腹痛。胆道疾病常有右肩或右肩胛下角放射痛。胰腺炎可伴左肩及背部牵涉痛。输尿管及肾结石，腰痛伴下腹及腹股沟区放射痛或会阴放射痛（图40-1）。

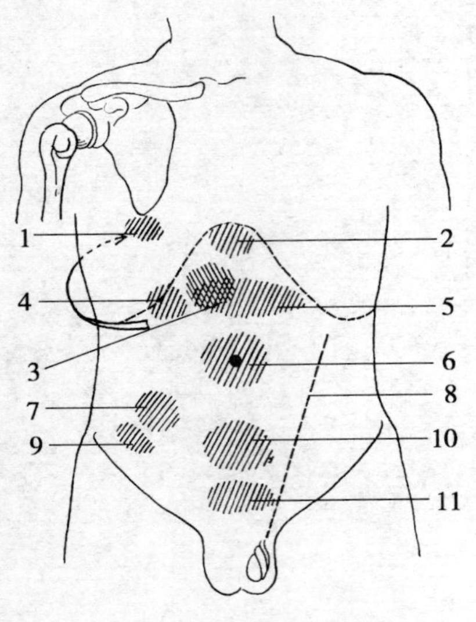

图40-1　急腹症的疼痛部位

1. 胆绞痛放射至右肩胛区；2. 胆道绞痛及阑尾炎早期；3. 胃十二指肠溃疡穿孔；4. 胆囊炎；5. 急性胰腺炎；6. 肠绞痛或阑尾炎早期；7. 阑尾炎；8. 左输尿管结石绞痛向下放射；9. 右髂窝脓肿；10. 横结肠梗阻；11. 宫外孕

炎症性病变腹痛由轻逐渐加重。实质脏器破裂、空腔脏器穿孔、梗阻、绞窄及扭转，腹痛多为突然发生，迅速恶化。

腹痛的性质为持续性钝痛或隐痛，提示出血或炎症性病变。阵发性腹痛提示空腔脏器痉挛或阻塞。持续性腹痛伴阵发性加重提示炎症和梗阻同时存在。同一疾病不同阶段可能有不同性质的腹痛。

腹痛的程度能反映腹腔内病变的轻重。一般来说，痉挛、化学刺激、嵌顿、绞窄及梗阻引起的腹痛严重，难以忍受，呈刀割样，不敢吸气。炎症引起的疼痛则较轻。

2）伴随症状：厌食、恶心、呕吐常因胃肠道疾病所致。小儿先厌食后有腹痛发作，可能为急性阑尾炎，呕吐常发生在腹痛之后。早期频繁呕吐提示急性胃肠炎。腹痛后3～4小时呕吐，考虑急性阑尾炎。消化性溃疡穿孔常无呕吐。小肠梗阻者，呕吐出现早且频，呕吐物为褐色、混浊含有渣滓，呕吐后腹痛减轻。呕吐物含胆汁提示梗阻部位在十二指肠以下。呕吐物内不含胆汁，为宿食，见于幽门梗阻。呕吐物为咖啡样物，考虑上消化道出血。结肠梗阻者呕吐出现晚。咖啡色呕吐物伴有腥臭味，考虑急性胃扩张。

排便情况，腹腔急性炎症，可引起肠管蠕动减慢，出现便秘。急性胃肠炎常有大量水样泻。机械性肠梗阻病人，会出现停止排便、排气。急性坏死性肠炎病人，脐周痛同时伴腹泻和腥臭味血便。盆腔脓肿病人，下腹痛伴里急后重、粘液样大便。小儿肠套叠常排果酱样便。

此外，腹腔炎症病变可伴发热，重症患者有寒颤、高热。肝、胆、胰疾病可伴有黄疸。腹腔内出血或消化道出血可伴休克或贫血。肾、输尿管疾病可伴尿频、尿急、尿痛、排尿困难及血尿等症。

（2）既往史：既往史可以排除已根除的疾病，同时帮助提供诊断依据。如既往有溃疡病史者，支持消化道溃疡穿孔；既往有腹部手术史者，支持粘连肠梗阻；既往有胆管结石手术者，支持残余结石或复发结石；既往有阑尾切除病史者，可排除化脓性阑尾炎等。

2. 体格检查　急腹症病人的体格检查应全面，同时要有重点。

（1）全身检查：血压、呼吸、脉搏、神志、表情、体位、皮肤、疼痛的程度、回答问题能力等。血压低、心率快，说明血容量低，考虑腹腔内出血；病人烦躁不安、面色苍白、呼吸浅快、明显脱水、被动体位，提示病情严重。

（2）腹部检查：检查时病人仰卧屈膝。按视、触、叩、听顺序全腹进行检查。

1）视诊：腹部有无手术瘢痕、出血点、淤斑及静脉曲张。腹部是否对称、膨隆、有无肠型、蠕动波、腹式呼吸的变化情况及两侧腹股沟区有无肿物。

2）触诊：从主诉无疼痛区开始，由远而近，最后触疼痛区。手法要轻柔，缓慢有序进行。检查时，手到、眼到、心到。重点查有无腹部压痛、反跳痛、肌紧张及其部位、范围和程度。腹部压痛最明显的部位即是病变所在部位。如上消化道溃疡穿孔全腹痛，但仍以上腹病变区最明显。肌紧张是由于壁层腹膜受炎性渗出或化学成分刺激而引起的腹肌痉挛所致，不受意志支配，是腹膜炎的重要体征。早期炎症或腹腔出血引起的肌紧张较轻，细菌感染、空腔脏器穿孔或器官坏疽引起的肌紧张明显。严重者可呈木板样僵硬，见于胃、十二指肠、胆道穿孔。若腹膜炎时间长，支配腹膜的神经麻痹，腹肌紧张程度反而减轻。结核性腹膜炎病人腹部触诊为揉面感。对于年老体弱、小儿、肥胖者及休克病人即使病情较重，腹膜刺激征也可以不明显，应该加以注意，以免延误诊治。此外，触诊还可判断有无肿块。急性绞窄性肠梗阻，可扪及胀大的肠袢。腊肠样压痛的肿块，提示肠套叠。柔软条索状团块，提示蛔虫所致肠梗阻。

3）叩诊：重点叩肝浊音界、有无移动性浊音及叩痛明显的部位。叩诊时应从无痛区开始，用力均匀。当腹腔内有大量渗液或出血时可叩及移动性浊音。上消化道穿孔致膈下有游离气体时可叩及肝浊音界消失。

4）听诊：通过听肠鸣音判断胃肠蠕动功能。听诊部位一般选在右下腹近脐部或左下腹近脐部。听诊内容包括肠鸣音的有无、肠鸣音的频率和音调。机械性肠梗阻时，肠鸣音活跃、音调高、有气过水声伴腹痛。腹膜炎、小肠缺血、绞窄性肠梗阻晚期或低血钾时，病人肠麻痹而导致肠鸣音减弱或消失。腹部听到振水音提示幽门梗阻或胃扩张的可能。

（3）直肠指检：了解直肠、盆腔内有无肿物、触痛、肛门是否松弛，指套有无粘液及血迹。盆腔脓肿及积血时可查及直肠膀胱陷凹处饱满、有触痛及波动感。阴道双合诊可确定有无卵巢囊肿蒂扭转、异位妊娠内出血等。

3. 辅助检查

（1）实验室检查：可根据病情有针对性地选做。但血常规、尿常规、胸腹部透视是所有病人必须做的检查。通过血常规化验，连续观察红细胞、血红蛋白、白细胞及分类、红细胞比积、网织红细胞，可以判断有无腹腔内出血、有无感染等。有过敏性疾病时，嗜酸性粒细胞计数升高。腹部绞痛放射到大腿内侧，尿常规检出大量红细胞提示尿路结石。尿淀粉酶测定有助于急性胰腺炎诊断。大便常规隐血试验多次阳性，提示胃肠道肿瘤、溃疡等。血生化检查可根据病情选择。疑似急性胰腺炎者可测定血清淀粉酶、血钙、血糖、血尿素氮、乳酸脱氢酶等。胃肠道梗阻者和休克病人，应测血清钾、钠、氯及二氧化碳结合力。老年急腹症病人常规测血糖。

（2）X线检查：胸腹立体片可了解有无膈下游离气体、胃扩张及肠积气、液气平面及结石阴影。如胃十二指肠溃疡穿孔，约80%病人以上可有膈下半月形气体阴影。肠梗阻病人可见多个液气平面。膈下脓肿可显示膈肌抬高、活动受限、肋膈角模糊不清胸膜反应。尿路结石病人90%以上可显示结石阴影。结合临床症状可以明确诊断。

（3）B超：主要用于实质脏器的损伤、破裂及占位的检查，也可用于腹腔内出血和积液的量的检测。方法简单、方便、无损伤，被广泛应用于基层医疗单位。

（4）CT：可以清楚显示胰腺各部位的坏死和脓肿及坏死范围，对早期急性坏死性胰腺炎、胰腺脓肿有重要诊断价值。此外对腹腔脓肿及肿物诊断有一定意义。

（5）内镜检查：如纤维胃镜、结肠镜具有诊断、治疗双重作用。

（6）诊断性穿刺：对急腹症，尤其是闭合性腹部外伤诊断困难的病例有重要诊断价值。包括腹部穿刺和阴道后穹隆穿刺。禁忌证：严重腹胀、肠梗阻病人。抽出腹腔液体应观察并记录其颜色、性状。穿刺抽取液做淀粉酶、胆红素测定及细菌培养，对明确诊断有重要意义。特别在基层医院比较常用而可靠。

（二）常见急腹症的鉴别诊断

1. 胃十二指肠溃疡穿孔　根据既往溃疡病史，穿孔前数日溃疡病症状加重，或有情绪波动，在空腹或饱餐后，突然发生的持续性上腹部剧烈疼痛，呈刀割样或撕裂样，迅速扩散到全腹，并伴有面色苍白、出冷汗等症状。体格检查时有明显的腹部压痛、反跳痛、肌紧张，特别是肝浊音界缩小或消失，肠鸣音减弱或消失，病人仰卧，不愿变换体位。腹肌木板样僵硬。X线检查有膈下游离气体，即能明确诊断。

2. 急性胆囊炎　常发生在进油腻食物后，右上腹部剧烈绞痛，向右肩及右背部放射。体格检查有右上腹部压痛和肌紧张，Murphy征阳性。B超检查显示胆囊增大、壁厚，并可见胆囊结石影，有助于诊断和鉴别诊断。

3. 急性胆管炎　剑突下区剧烈疼痛，向右肩部放射。伴寒战、高热，可有黄疸。病情严重时可出现休克症状。B超可见胆管扩张及结石影，有助于诊断。

4. 急性阑尾炎　通常具有转移性腹痛和右下腹固定压痛的临床症状和体征。当阑尾穿孔时则出现全腹膜炎体征，但仍以右下腹麦氏点体征最明显。发病早期有厌食、恶心、呕吐、乏力、心率加快、发热。如果并发门静脉炎，还可以出现寒战、高热及轻微黄疸。腰大肌试验、结肠充气试验、闭孔肌试验可助诊断。

5. 小肠急性梗阻　突发剧烈的腹部绞痛，伴肠鸣音活跃，疼痛部位常位于脐周，有间歇期，腹痛发作时常伴有恶心呕吐，呕吐后腹痛症状可减轻。高位梗阻呕吐出现早且频繁，无明显腹胀；低位梗阻呕吐出现晚或无呕吐，腹胀明显。肛门排气、排便停止。腹部视诊可见到蠕动波或扩张的肠袢。听诊肠鸣音活跃，有高调肠鸣音及气过水声。腹部立位片可见小肠扩张充气和液气平面。如腹痛加剧呈持续性，出现腹膜炎体征，提示有肠绞窄、坏死或穿孔。B超检查对肠套叠造成的肠梗阻具有诊断价值。

6. 急性胰腺炎　常于暴饮暴食或饮酒后12～24小时发病。上腹偏左侧持续剧烈疼痛，呈腰带状向腰背部放射，恶心、呕吐剧烈而频繁，呕吐物为胃十二指肠内容物，呕吐后腹痛不缓解。胰腺投影区可有腹膜炎，可有腹胀，表现为麻痹性肠梗阻。重者可见左腰部青紫斑，脐周也可以有青紫斑。化验血、尿淀粉酶明显升高；CT检查胰腺弥漫性肿大、密度不均匀，胰腺坏死时呈皂泡征，胰腺周围组织模糊、增厚，并可有积液。

7. 腹部闭合伤后急性腹痛　腹部闭合伤可引起腹腔内实质脏器或空腔脏器损伤，表现为急腹症。腹腔实质脏器破裂导致内出血，病人表现为持续性腹痛，心率快、血压下降等急性失血征象或失血性休克。腹腔穿刺可抽出不凝血。B超或CT检查可显示肝或脾裂伤及腹腔内积血，即可明确诊断。腹腔空腔脏器破裂导致化学刺激性腹膜炎，病人腹痛剧烈，腹部立位片可见膈下游离气体。腹腔穿刺抽出大量澄清液考虑为膀胱破裂。抽出胃肠内容物为消化道破裂。腹腔内容进入胸腔提示有膈肌破裂。

8. 妇产科疾病　①卵巢肿瘤蒂扭转：发作突然，左或右下腹剧烈疼痛。经阴道双合诊及盆腔B超检查可确定诊断。出现腹膜炎提示肿瘤缺血坏死。②急性盆腔炎：表现为下腹痛、发热，下腹压痛、反跳痛。阴道分泌物多，宫颈举痛，后穹窿触痛明显。较多见。经后穹隆穿刺抽得脓汁，即可确诊。③异位妊娠：输卵管妊娠破裂最为多见。突然下腹痛，并有腹膜炎、心率快、血压低等内出血的表现。体格检查：腹膜炎体征不明显。阴道有不规则流血。后穹隆或腹腔穿刺抽出不凝血液，即可确诊。化验：HCG试验阳性。B超检查也可帮助确诊。

9. 其他　右侧肺炎、胸膜炎，由于炎症刺激肋间神经和腰神经分支，可以引起右腹部疼痛易误诊胆囊炎或阑尾炎。一些心肌梗死患者出现上腹部疼痛及急性胃肠炎引起的剧烈腹痛应与外科急腹症鉴别。此外，有一些隐性糖尿病患者，往往以腹痛为主诉就诊，应加以重视和鉴别。

以上常见急腹症应认真鉴别，对诊断暂时有困难者，应留诊观察、处理。待症状、体征由不典型转为典型时得以诊断，以免漏诊和误诊。有些病例虽然未能明确诊断，但病情严重或具备手术探查指征者，应及时手术探查，术中明确诊断同时予以治疗。

（周雅清）

第四十一章

周围血管和淋巴管疾病

第一节 概 论

目前，由于饮食结构的改变，使周围血管和淋巴管疾病发病率增加。其病种繁多，一般都有比较显著的临床表现。其主要病理改变有狭窄、闭塞、破裂、扩张及静脉瓣膜关闭不全。本节重点介绍血管疾病的共同特点。

(一) 疼痛

疼痛是周围血管疾病最常见的症状，通常分两类：持续性和间歇性。

1. 持续性疼痛　动脉供血不足或静脉回流受阻严重时出现的临床表现，常于肢体不运动时也出现疼痛，又称静息痛。

(1) 动脉性静息痛：所有急性或慢性动脉闭塞性疾病，均可以因组织缺血及缺血性神经炎而使患肢出现持续性疼痛，由肢体近侧向远侧放射。慢性阻塞时症状于夜间加重，病人夜不能寐，抱膝而坐，出现组织溃疡、坏疽时则出现剧烈静息痛。

(2) 静脉性静息痛：急性主干静脉阻塞时，可因肢体远侧严重淤血而发生沉重、紧张、持续性胀痛。常伴有静脉回流受阻的其他表现。如静脉曲张、肢体肿胀等，抬高患肢症状明显缓解。

(3) 炎症性静息痛：在动脉、静脉或淋巴管的急性炎症期，病变部位可出现持续性疼痛及压痛。缺血性神经炎引起的疼痛，持续性静息痛同时常伴有感觉异常。浅表静脉或淋巴管有炎症时常见局部有红肿现象。

2. 间歇性疼痛　是患肢在体位、运动、温度变化时出现的疼痛。

(1) 体位性疼痛：是体位改变引起的疼痛。动脉阻塞性疾病的患者，抬高患肢使动脉供血减少导致疼痛加重。患肢下垂可因动脉供血增加而疼痛得以缓解；静脉病变时，抬高患肢可因增加静脉回流而缓解疼痛。患肢下垂可因加重静脉淤血而加重疼痛。

(2) 肢体运动性疼痛：慢性动脉阻塞或静脉功能不全的病人，行走一段路后会出现沉重、乏力、胀痛、钝痛、痉挛痛或锐痛等症，迫使病人停下休息，休息数分钟后疼痛症状缓解。因此又叫间歇性跛行。如果行走速度恒定，跛行时间和距离愈短，说明动脉血管阻塞愈重。

(3) 温度变化性疼痛：环境温度变化可以诱发患肢疼痛。血管扩张性疾病在环境温度升高时疼痛加重；动脉闭塞性疾病，环境温度升高会致疼痛加重；血管痉挛性疾病，环境温度升高，疼痛减轻，环境温度下降，疼痛加重。

（二）肿胀

静脉淋巴回流障碍时，组织液会渗入组织间隙而发生肢体肿胀。

1. 淋巴性肿胀　淋巴管阻塞时，富含蛋白质的淋巴液渗入组织间隙，引起肿胀，多起自足趾。其特点是坚韧，皮肤增厚且粗糙干燥，后期形成典型的象皮肿。

2. 静脉性肿胀　下肢深静脉回流障碍或有逆流病变时，下肢静脉压增高，液体外渗，肢体肿胀。其特点是踝部凹陷性肿胀、浅静脉怒张、色素沉着或足靴区溃疡。

（三）感觉异常

主要异常感觉包括肢体沉重、异样感觉和感觉丧失。

1. 沉重　早期动脉供血不足的病人，行走后会出现沉重、疲倦，休息数分钟可消失。静脉病变时，病人久立、久走之后出现倦怠，卧床休息或抬高患肢后消失。

2. 异样感觉　动脉缺血严重时，由于神经干缺血，病人可出现麻木、麻痹、针刺、蚁行等感觉。小动脉栓塞者以麻木为主要症状。慢性静脉功能不全而长期肿胀的病人，皮肤感觉减退。

3. 感觉丧失　动脉缺血严重者，如急性动脉阻塞，可引起患肢远侧浅感觉减退或丧失，病情进一步发展可累及深感觉。

（四）皮肤温度及色泽

皮肤的温度和色泽反映肢体循环情况。

1. 正常与异常皮肤　正常皮肤温暖、淡红色。动脉阻塞时，动脉供血不足，血流减少，皮温降低，皮肤苍白或紫绀；静脉阻塞时，静脉淤血，皮温高于正常，皮肤暗红。

2. 指压性色泽改变　用手指按压皮肤几秒后突然放手，正常者先苍白后复原。静脉阻塞病人，复原时间会延长。在发绀区指压不出现苍白色，表明该处组织已发生不可逆转坏死。

3. 运动、体位性皮肤改变　动脉供血不足者运动后或抬高患肢，肢体远端皮肤苍白或蜡白。将肢体下垂，皮肤色泽恢复时间超过45秒且不均匀，进一步提示动脉供血障碍。持续下垂出现明显潮红或发绀，表明静脉逆流或回流障碍。

（五）形态改变

1. 动脉形态改变　管腔狭窄或闭塞→动脉搏动减弱或消失；动脉狭窄或局限性扩张，动、静脉瘘→杂音；血流突然改变→可在体表扪到震颤；动脉硬化或炎症病变→触及动脉屈曲、增硬、结节。

2. 静脉形态改变　静脉瓣膜破坏或回流不畅→浅静脉曲张；曲张静脉炎症时→局部硬结，与皮肤粘连；动、静脉瘘曲张→皮温升高伴杂音及震颤。

（六）营养改变

皮肤营养障碍性变化，溃疡、坏疽、增生是主要营养改变。

1. 营养障碍　皮肤松弛，汗毛脱落，指（趾）甲生长慢、变形、质脆。肌萎缩、湿疹、皮肤下组织纤维化，皮肤干燥、粗糙。

2. 肢体远端锯齿状溃疡　基底肉芽组织灰白色，挤压不出血，剧痛者多为动脉溃疡。足靴区圆形、不规则溃疡，基底肉芽组织湿润易出血，周围水肿，色素沉着者多为静脉溃疡。

3. 增长变粗及萎缩　先天动静脉瘘者，髂骨、软组织肥大，肢体增长，伴浅静脉曲张，皮温升高；慢性动脉闭塞者，因动脉供血不足出现肌萎缩，肢体、趾（指）细，皮肤营养障碍。

第二节 下肢动脉硬化闭塞症

下肢动脉硬化性闭塞症是由于下肢动脉粥样物质的不断扩大和继发性血栓形成，导致动脉管腔狭窄、闭塞，引起肢体缺血的临床症状。随着我国饮食结构的改变和人口的老龄化，该病发病率有上升趋势。

【病因和病理】 发病原因和机制至今尚不明确。可能与多种因素有关。长期吸烟、大量饮酒、高血压、高血脂、肥胖、糖尿病等均可引起发病。其病理变化主要是血管内膜有粥样硬化斑块、血栓形成。后期血栓机化，血管壁和血管周围组织广泛纤维化，管腔狭窄至完全闭塞。患肢因缺血导致肢端坏死。

【临床表现】 临床症状的轻重与血管阻塞的部位、范围、侧支循环的多少、病变发展的速度及局部有无感染有关。比如，病变部位在腹主-髂动脉者，病人可出现下腹部、臀部、髂部、大腿后侧或腓肠肌等部位疼痛，伴阳痿；病变发生在股-腘动脉者，疼痛发生在小腿肌，皮肤发亮、肌萎缩、毛发脱落，趾甲增厚、变形，静息痛，发绀，远端溃疡坏疽。无论哪一部位，其主要症状为早期患肢稍冷、麻木、间歇性跛行。患肢皮温低，皮肤变薄萎缩，毛发脱落。病情进一步发展出现静息痛，麻木和异常感觉加重，伴有严重营养障碍，最后由于长期缺血发生肢端溃疡坏死，易感染导致全身中毒表现。

【诊断和鉴别诊断】 根据临床表现：患肢皮温低、麻木、疼痛、间歇性跛行或静息痛，体征为患肢营养障碍，溃疡、感染结合高血压、高血脂等病史可以明确诊断。为了解病变部位和程度，指导选择术式，还应做以下检查：血脂测定、心电图、眼底、心功能，节段性血压测定。为了解患肢血流情况，应做多普勒超声检查。为了解患肢远端有无退行性变及病变动脉段有无不规则钙化，可做X线检查。此外，动脉造影及磁共振均有诊断和指导治疗意义。临床可根据需要和条件选择使用。

下肢动脉硬化闭塞症应与血栓闭塞性脉管炎、多发性大动脉炎、神经性跛行、动脉栓塞等疾病鉴别。不同之处在于血栓闭塞性脉管炎多发生于青壮年，无高血压、高血脂、冠心病、糖尿病史。受累血管多为中小动静脉，多伴有血栓性静脉炎。受累血管无钙化、节段性闭塞，病变两端血管壁光滑。

【治疗】

（一）非手术治疗

适用于稳定型间歇性跛行患者。目的在于降低血脂和血压，解除血液高凝状态。具体措施包括：严格禁烟，适宜运动，肥胖者减轻体重，控制高血脂症，溶解纤维蛋白，抗凝。常用药物：烟酸肌醇、潘生丁、阿司匹林、前列腺素等。

（二）手术治疗

手术的关键在于选择正确的手术适应证和熟练掌握血管外科技术，手术方法包括内膜剥脱术、经皮动脉腔内血管成形术、旁路转流术等。

1. 内膜剥脱术　主要适用于短段的主髂动脉闭塞病变者。将增厚的内膜、粥样斑块、继发血栓予以剥除。

2. 经皮腔内血管成形术　用于单个或多处短段狭窄者。将带球囊的导管经皮插入动脉狭窄段，用适当压力使球囊膨胀，狭窄的管腔扩大，恢复血流。

3. 旁路转流术　用人造血管或自体静脉在闭塞血管两端之间搭桥转流。

第三节　血栓闭塞性脉管炎

血栓闭塞性脉管炎是四肢中小动、静脉的炎症性、节段性周期发作的闭塞性疾病，多见于青壮年男性吸烟者。

【病因病理】　本病的确切病因尚不清楚，可能是多种因素综合作用的结果。相关因素有吸烟、寒冷、外伤、潮湿、营养不良、感染、激素紊乱及免疫功能紊乱等。病理变化是血管壁全层非化脓性炎症改变，节段性病变血管之间有内膜正常的管壁。病变部位有淋巴细胞、内皮细胞或纤维细胞增生，偶见巨细胞。病变后期血栓机化，毛细血管再生，动脉周围广泛纤维化，包绕静脉神经而形成纤维索条。

【临床表现】　临床表现主要由炎症性动脉阻塞后，血流减少，肢体缺血引起。进展缓慢，周期性发作。主要有皮肤苍白或发绀，温度降低，感觉异常，患肢疼痛，局部营养障碍，游走性浅静脉炎，动脉搏动减弱或消失，局部溃疡或坏疽。

临床上按肢体缺血程度分三期：

1. 局部缺血期　病变早期，患肢皮温低，麻木，发凉，苍白，足背动脉搏动减弱。间歇性跛行，可发生游走性浅静脉炎。以功能性因素为主。

2. 营养障碍期　持续性静息痛，夜间抱膝而坐，难以入眠，足背动脉搏动消失，出现营养性障碍、皮肤干燥、脱屑、肌萎缩、趾（指）甲增厚等，以器质性病变为主。

3. 组织坏死期　患肢明显肿胀，患趾发生溃疡，坏疽，持续疼痛，并有高热畏寒等症，此期动脉完全闭塞。

【诊断与鉴别诊断】　诊断要点如下：①病人大多为青壮年男性，长期大量吸烟史。②存在不同程度患肢慢性缺血性症状，多发生于单侧下肢。足背动脉减弱或消失。③有游走性浅静脉炎病史。④一般无高血脂、高血压及动脉硬化等病史。⑤肢体抬高试验、肢体血流图、血管超声多普勒、动脉造影等对该病诊断有参考意义。

本病应与以下疾病鉴别：①下肢动脉硬化闭塞症：多发生于老年人，有冠状动脉硬化、高血脂、高血压、糖尿病史等。病变多累及大、中动脉，X线检查可见动脉壁钙化斑。呈广泛不规则狭窄和节段性闭塞。②糖尿病性足病：有糖尿病史及临床表现，并有动脉硬化，血糖升高，尿糖阳性，病变多发生在足尖、踝部、足底溃疡易出血、无疼痛。③多发性大动脉炎：多见于青年女性，病变累及多处大动脉，动脉造影可见主动脉及其主要分支开口处狭窄阻塞，活动期红细胞沉降率加快。

【治疗】

（一）一般治疗

病人应戒烟，避免寒冷、潮湿和外伤。适当保暖，但不能热疗，以免增加组织耗氧量，疼痛严重者可用止痛剂 。患肢应进行锻炼，有利于建立侧支循环。

（二）药物治疗

1. 中医中药　局部缺血期应活血通络，方剂选用阳和汤加减；营养障碍期宜活血化瘀，方剂选活血通脉饮，血府逐瘀汤；组织坏死期应以清热利湿为主，方剂可选四妙勇安汤加减。

2. 血管扩张药　能扩张血管，解除血管痉挛。常用药物有妥拉唑啉，25mg 口服，每日 3 次，或 25mg 肌注，每日 2 次。盐酸罂粟碱 30mg，口服或静脉滴注。烟酸，50mg 口服，每日 3 次。

3. 前列腺素　前列腺素（PGE），有扩张血管和抑制血小板凝集作用，能缓解疼痛，改善供血。剂量 100～200mg，溶于 5%葡萄糖溶液 500ml 中静脉滴注，2 周一疗程。

4. 硫酸镁溶液　能有效扩张血管，剂量为 2.5%硫酸镁溶液 100ml 静脉滴注，每日 1 次，一个疗程 15 天。

5. 低分子右旋糖酐　其作用机理是降低血液粘滞度，改善微循环，抑制血小板凝集。常用剂量 500ml 静脉滴注，每日 1 次，用 10～15 天，隔 7 天，可重复使用。

6. 抗生素　合并溃疡感染者，可使用广谱抗生素。对于持续性顽固性疼痛者，可口服止痛剂。

（三）高压氧疗法

可以提高血氧含量，增加血氧弥散，改善组织缺氧促进创面愈合，防止静息痛。每次 3～4 小时，每日 1 次，10 次为一个疗程。

（四）手术疗法

腰交感神经切除术　用于局部缺血期和营养障碍期，腘动脉远侧病变；

旁路转流术　用于主干动脉闭塞，病变两侧有通畅的动脉者；

血栓内膜剥脱术　用于短段动脉阻塞；

大网膜移植术　用于动脉广泛闭塞者。

（五）创面处理

干性坏疽创面，消毒后包扎，保持创面干燥，避免感染。湿性坏疽应去除坏死组织，创面做湿敷，抗感染治疗；坏死组织与正常组织界线清楚时可行截肢术。

第四节　雷诺综合征

雷诺综合征是在寒冷刺激、情绪波动或精神紧张时，肢端小动脉阵发性痉挛，使受累部位顺序性出现皮肤苍白、青紫和疼痛，潮红后复原等典型症状。

【病因和病理】　病因不明。主要诱发因素有寒冷刺激，情绪波动，精神紧张，此外，劳累，感染也可诱发本病。经临床观察，此病发病还可能与性腺功能、遗传、免疫等有关。雷诺症状分两类：雷诺病和雷诺现象。雷诺病单纯由血管痉挛引起，病程稳定，无潜在疾病；雷诺现象由血管痉挛伴其他系统疾病引起，病情较严重，会引起手指坏疽。苍白、青紫、潮红是雷诺综合征临床表现的三个阶段。早期由于指（趾）端小动脉痉挛导致毛细血管灌流缓慢，造成远端组织暂时性缺血，出现苍白。之后毛细血管因缺氧代偿性扩张，少量血液进入血管内脱氧而出现青紫。肢端血管痉挛解除，大量血液进入扩张的毛细血管，反应性充血，皮肤转为潮红，后期动脉内膜增厚，管腔狭窄，血流减少，若管腔闭塞则出现指（趾）端溃疡坏死。

【临床表现】　患者多为年轻女性，好发于双侧手指，病程进展缓慢。典型表现为：寒冷、精神刺激、情绪变化时，小血管强烈收缩，手指皮肤顺序出现苍白、青紫和潮红。指端麻木、刺痛、发凉、感觉迟钝或烧灼样胀痛，此时桡动脉（足背动脉）搏动正常。

【诊断和鉴别诊断】 诊断主要依据有病史：寒冷刺激、情绪变化、精神打击等。典型症状：皮肤苍白、青紫、潮红、指（趾）端麻木、刺痛、胀痛等。桡动脉（足背动脉）搏动正常，可以确诊。动脉造影排除外周血管阻塞，手浸泡于冰水20秒后测定手指皮温，显示复温时间延长（正常约15分钟左右）。注意与血管功能紊乱性疾病鉴别，如手足发绀症、红斑性肢痛症。

【预防治疗】 注意保暖，避免寒冷刺激，吸烟者戒烟，药物治疗主要用缓解动脉痉挛的药物，如胍乙啶、妥拉唑啉、利血平、前列腺素E等。

第五节　急性动脉栓塞

急性动脉栓塞是脱落的血栓或进入血管的异物，随着血液循环到达并停留在直径与栓子大小相似的动脉内，造成动脉阻塞、血流障碍，从而引起肢体或内脏器官缺血的临床表现。其临床特点是发病急，症状明显，病程发展快，预后较差。

【病因和病理】 动脉栓塞的栓子以血栓最常见，大多来自心脏，如风湿性心脏病、冠心病及细菌性心内膜炎时，心室壁的血栓脱落，人工心脏瓣膜上的血栓脱落等。血管源性和医源性病因有动脉粥样硬化斑块脱落，动脉瘤或人工血管腔内的血栓脱落，空气、细菌纤维素凝集物、脂肪、羊水、折断的导丝等。血栓随血循环到达脑部、内脏、肢体，停在动脉分叉处，引起动脉痉挛，动脉血管内皮细胞变性，动脉壁退行性改变，腔内继发血栓形成，6～12小时后，栓塞血管供血区组织因缺血而发生坏死及功能障碍。

【临床表现】 急性动脉栓塞的症状轻重取决于栓塞部位、栓塞程度、侧支循环的建立情况及对全身的影响。特征性临床表现可以概括为5P，疼痛（pain）、麻痹（paralysis）、感觉异常（paresthesia）、无脉（pulselessness）、苍白（pallor）。

1. 疼痛　疼痛是最早出现的症状，疼痛部位从栓塞平面处开始，向远处延伸。主要是由于栓塞部位动脉痉挛和阻塞部位近端动脉压升高所致，为持续性剧痛。被动活动和改变体位均可使疼痛加剧，所以患者体位为强迫轻度屈曲位。

2. 麻痹　由于周围神经缺血引起远端皮肤感觉异常，严重缺血时出现麻痹，深感觉丧失，运动障碍，不同程度的手足下垂。

3. 感觉异常　栓塞后动脉供血障碍，出现感觉异常，远端感觉丧失，近端感觉减退，再近端感觉过敏。栓塞远端因供血不足而有冰冷感觉，近端温暖，对栓塞部位定位有临床意义。

4. 无脉　由于栓塞及动脉痉挛，导致栓塞平面远端动脉搏动消失；栓塞平面近端动脉搏动反而加强。有时由于管壁的传导，使栓塞近端动脉搏动传到远端，从而可在栓塞远端触到明显减弱的搏动。

5. 苍白　栓塞部位远侧动脉供血障碍，皮下静脉丛血液排空，使皮肤呈蜡样苍白，若某一部分静脉丛尚存在少量血液，则有散在小岛状紫斑。

6. 全身影响　栓塞动脉管腔愈大，全身反应愈严重。伴有心脏病者可出现血压下降、心衰、休克甚至死亡。栓塞还可以引起代谢障碍、高钾血症、代谢性酸中毒、肾功衰竭等。

【诊断与鉴别诊断】 有器质性心脏病伴有心房纤颤、动脉硬化者，突然出现5P症状，其诊断基本成立。辅助检查包括皮肤测温试验，能精确指出变温带位置；超声、多普勒检查能准确诊断栓塞的位置；动脉造影可以了解栓塞部位，侧支循环开放情况及有无继发血栓形成，此病应与血栓闭塞性脉管炎，急性深静脉血栓形成等疾病鉴别。

【治疗】

（一）非手术治疗

适应证：①小动脉栓塞，如肢体远端小动脉栓塞。②伴有其他疾病或同时有内脏或脑栓塞，一般状态极差，不能耐受手术者。③肢体已坏疽，取栓手术已不能挽救肢体者。

治疗原则：解除动脉痉挛、建立侧支循环，防止血栓延伸及溶栓。治疗措施：保持患肢低于心脏平面，一般下垂15°，不可热敷及冷敷，以免加重局部耗氧缺氧；争取在发病3天内使用抗凝、溶栓、扩血管药。目前最常用的溶栓药是尿激酶，40万u，每日2次，静脉滴注或栓塞动脉近端注射，有条件医院还可以经动脉内导管利用输液泵持续给药。抗凝先用肝素3～5天后，继以香豆素类衍化物维持3～6个月，可以防止继发血栓延伸。治疗期间，应严密观察病人凝血功能及时调整治疗方案。

（二）手术治疗

适应证：肢体组织有活力、无手术禁忌证是取栓术的适应证，发病后12小时内手术效果最佳。发病时间越短，取栓效果越好。

手术方法：动脉切开取栓和利用Fogarty球囊导管取栓。术后适当选择抗凝、溶栓方案。一般选择肝素，辅以低分子右旋糖酐，共1周。尤其应密切注意防治肌病肾病性代谢综合征。术后患肢出现肿胀、僵硬、疼痛时，立即切开肌筋膜间隔。广泛肌肉坏死者则行截肢术。

第六节 动 脉 瘤

动脉瘤是由于动脉管壁先天结构异常或后天病理变化导致动脉壁局部薄弱或损伤，在血液不断冲击下形成永久性异常扩张或膨出。多发生于腹主动脉、内脏动脉，股、腘动脉等处。

【病因病理】 常见病因有动脉硬化、损伤、感染、先天性因素等。动脉硬化是最常见病因，大量血脂质和纤维素沉积、动脉壁营养障碍、退行性改变和断裂而形成动脉瘤。先天性主要是先天动脉壁薄弱而产生。根据形态、病理变化，动脉瘤分真性、假性、夹层动脉瘤。真性动脉瘤具有完整三层动脉壁；损伤后动脉壁破裂、血肿纤维化形成假性动脉瘤；血流动力学作用下引起血管壁中层分离、动脉壁扩张、局部膨出称夹层动脉瘤。

【临床表现】 动脉瘤主要症状和体征有搏动性肿块、疼痛、栓塞、出血。搏动频率与心率一致，瘤体表面可听到收缩期杂音。动脉瘤压迫神经时，出现局部疼痛或呈现放射痛。当动脉瘤壁内并发夹层血肿，趋于破裂或感染时，疼痛明显。动脉瘤腔内的附壁血栓脱落，引起栓塞，可导致栓塞远端循环障碍，缺血坏死，功能障碍。动脉瘤破裂可以导致失血性休克。

【诊断】 根据症状：搏动性肿块，局部胀痛或放射痛，不同部位的压迫症状及出血。体征：局部杂音和压痛等，结合B超、CT、动脉造影等可以明确诊断。

【治疗】 主要治疗方法是动脉瘤切除术。随着医学技术发展，腔内修复术正成为动脉瘤治疗的一种有效方法，其优点是创伤小，恢复快。

第七节　单纯性下肢静脉曲张

下肢静脉曲张是由于先天性静脉壁薄弱或交通支瓣膜功能不全，在某些诱因的作用下，所导致的下肢浅静脉迂曲、延长、扩张的状态。

【病因病理】 引起浅静脉曲张的原因主要有静脉壁薄弱、静脉瓣膜功能不全及浅静脉内压力升高。血液的重力、长期站立、妊娠以及重体力劳动等诱因，导致瓣膜承受压力过大，关闭功能破坏。此外，循环血量经常超过回流负荷，也可导致压力升高，静脉扩张，瓣膜相对关闭不全。离心愈远的静脉瓣膜和静脉壁强度愈差，静脉压力愈高，因此，小腿部静脉曲张较大腿明显。

【临床表现】 单纯下肢静脉曲张最常见的是大隐静脉曲张。单独的小隐静脉曲张较少。主要临床表现是下肢浅静脉迂曲、扩张、延长。患肢酸胀不适、沉重、易疲劳。平卧或抬高患肢，症状缓解。病程较长者，因交通静脉瓣膜破坏，小腿及踝部皮肤常出现营养障碍：皮肤萎缩、脱屑、色素沉着、皮肤和皮下硬结、瘙痒、湿疹及溃疡。

【诊断和鉴别诊断】 下肢静脉迂曲、扩张、局部皮肤萎缩、脱屑、色素沉着、溃疡等典型症状可以明确诊断。为进一步了解下肢深静脉回流和交通静脉瓣膜功能应做以下检查（图41－1）。

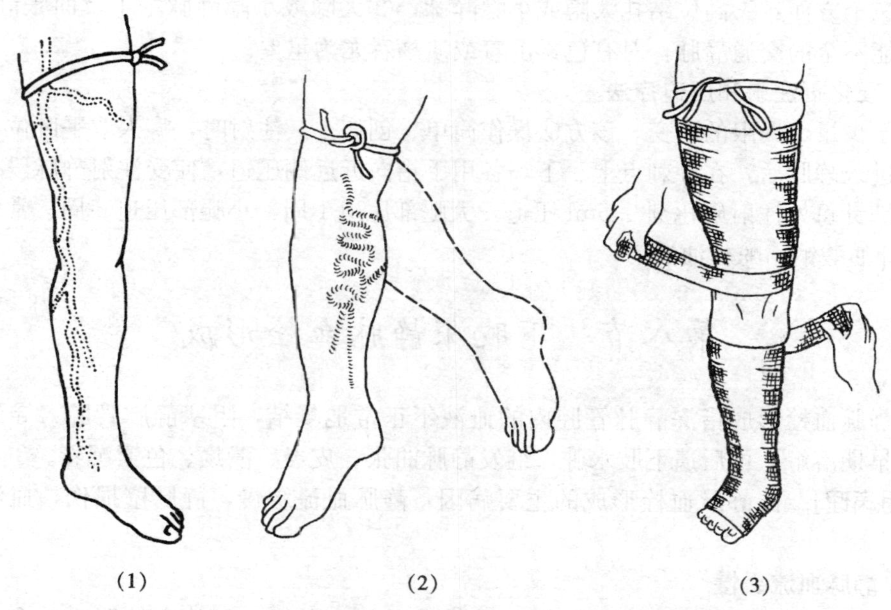

图 41－1　下肢静脉瓣膜功能试验

（1）Trendelenburg 试验；（2）Perthes 试验；（3）Pratt 试验

（一）大隐静脉瓣膜功能试验（Trendelenburg 试验）

病人平卧，抬高下肢，使曲张静脉排空。在大腿根部扎一止血带，嘱病人站立，10 秒钟内松开止血带，大隐静脉自上而下迅速充盈，表示瓣膜功能不全。此外，超声多普勒、静脉造影可更准确地判断病变性质。

（二）深静脉通畅试验（Perthes 试验）

在大腿根部扎一止血带，阻断大腿浅静脉主干，嘱病人连续快速用力踢腿 20 次，因小腿肌肉收缩使血液流向深静脉，曲张浅静脉排空，表明深静脉通畅。若试验结果浅静脉曲张更明显，甚至胀痛，表明深静脉不通畅。

（三）交通静脉瓣膜功能试验（Pratt 试验）

病人仰卧，抬高患肢，在大腿根部扎一根止血带。然后，自足趾向上至腘窝缠绕第 1 根弹力绷带，再自止血带处向下缠绕第 2 根弹力绷带。让病人站立，一边向下解开第 1 根绷带，一边继续向下缠绕第 2 条绷带。若两根绷带之间出现曲张静脉，表明该处有功能不全的交通静脉。

单纯下肢静脉曲张应与以下疾病鉴别：下肢静脉血栓形成后遗症；原发下肢深静脉瓣膜功能不全；动静脉瘘。

【治疗】 单纯性下肢静脉曲张治疗方法有三种：

（一）非手术治疗

适用于病变局限，症状较轻者，妊娠期间发病者，不能耐受手术者。方法：避免久站久坐，间歇抬高患肢．穿弹力袜或使用弹力绷带。

（二）手术治疗

手术治疗是下肢静脉曲张的根本治疗方法。凡有症状而无禁忌证者都应手术治疗。手术方法包括三个方面：①高位结扎大隐或小隐静脉；②大隐或小隐静脉主干及曲张静脉剥脱；③结扎功能不全的交通静脉，对有色素沉着或溃疡者尤为重要。

（三）硬化剂注射和压迫疗法

适用于少量、局限的病变。该方法操作简单、创伤小，注射时，病人取平卧位，选用细针，针头进入静脉后，在穿刺点上、下，各用手指向近远侧压迫，使受注射静脉段处于空虚状态。用细针每处注射硬化剂 0.5ml 压迫，大腿部压迫 1 周，小腿部压迫 6 周。常用硬化剂为 5%鱼肝油酸钠，酚甘油液。

第八节　下肢深静脉血栓形成

下肢静脉血栓形成指深静脉管腔内的血液不正常地凝结，阻塞静脉管腔，导致回流障碍。若不早期溶解，可后遗下肢水肿，继发静脉曲张、皮炎、溃疡、色素沉着。

【病因病理】 深静脉血栓形成的主要病因：静脉血流缓慢，静脉壁损伤，血液高凝状态。

（一）静脉血流缓慢

静脉血流缓慢，在瓣膜内形成涡流，从而激活凝血系统，促使血栓形成。多见于手术后、下肢骨折、长期卧床的病人。

（二）静脉壁损伤（静脉局部挫伤、撕裂）**及感染性损伤**

使静脉内膜下层和胶原裸露，可激活血小板及内源凝血系统，形成血栓。

（三）血液高凝状态

血液成分中血小板数增高，凝血因子含量增高，引起异常凝固，血栓形成。见于妊娠、产后、长期服用避孕药、肿瘤组织裂解等。

【临床表现】

(一) 中央型

髂股静脉血栓形成。起病急，髂窝、股三角区疼痛和压痛。皮温升高、浅静脉扩张、患侧下肢明显肿胀，以左侧多见。

(二) 周围型

股静脉和小腿深静脉内血栓形成。局限于股静脉的血栓形成表现为：大腿明显肿胀，小腿肿胀不严重；小腿部深静脉血栓者，突然出现小腿剧痛，患足难以着地。小腿肿胀明显，有深压痛，足部背屈时可引起小腿深部肌疼痛。

(三) 混合型

全下肢深静脉血栓形成。发病急、疼痛剧烈、体温升高、下肢广泛肿胀压痛、发亮、青紫、起水泡。动脉受压痉挛、供血不足，足背动脉搏动减弱或消失，如不及时处理，可发生动脉性坏疽。

【诊断和鉴别诊断】 根据典型临床表现—侧肢体突发肿胀、疼痛、浅静脉扩张、皮肤青紫等可以做出诊断。对诊断有困难者，选作下列辅助检查：

(一) 血管多普勒超声

采用超声多普勒检测仪，用压力袖阻断肢体静脉，放开后观察并记录静脉流出率，可以判断下肢主干静脉阻塞情况。

(二) 放射性核素检查

静脉注射^{125}碘纤维蛋白原，能检测早期血栓形成情况，可用于高危病人的筛选检查。

(三) 静脉造影

血栓形成急性期，可见闭塞和中断征象；充盈缺损是静脉血栓的直接征象，是急性深静脉血栓形成的主要诊断依据；在血栓形成中、后期，可见静脉管腔不规则狭窄，部分扩张扭曲；在阻塞静脉周围可见不规则排列的侧支静脉影。

本病应与急性动脉栓塞、急性下肢弥散性淋巴管炎，淋巴水肿等鉴别。

【治疗】

(一) 非手术治疗

卧床休息，抬高患肢。起床活动时，需穿弹力袜；起病 3 天内者，可给予尿激酶 50 万U，静脉滴注，以达到溶栓目的。用药期间应监测凝血功能；抗凝疗法，可选用肝素作为溶栓的辅助用药，一般用于病程超过 7 天以上者；祛聚疗法，主要用右旋糖酐、双嘧达莫、丹参及阿司匹林等，能防止血小板凝聚。

(二) 手术治疗

一般适用于 48 小时内髂-股静脉血栓形成，切开患肢股静脉取出血栓即可。术后抗凝、祛聚治疗 2 个月。

第九节 淋 巴 水 肿

淋巴水肿是某种原因引起机体某些部位淋巴液回流受阻，使皮肤、皮下组织潴留过多的淋巴液，继而引起纤维增生，脂肪组织纤维化，后期皮肤增厚粗糙、坚韧，亦称橡皮肿，以下肢最多见。

【病因病理】 原发性淋巴水肿与先天淋巴管发育不良和异常增生扩大有关。继发性淋巴水肿与感染、外伤、肿瘤根治术有关，放射治疗也可造成淋巴管阻塞，现在因癌肿压迫或放射治疗引起的淋巴水肿有增多趋势。无论哪种病因，其病理变化大致相同。梗阻淋巴管远端扩张，瓣膜破坏，淋巴液潴留。淋巴液中的大量蛋白浓缩，提供了细菌感染的条件。淋巴管炎反复发作，加重阻塞，使皮内、皮下组织纤维化、增厚，形成橡皮样肿。

【临床表现】

（一）轻度

肢体凹陷性水肿，轻度胀痛不适。抬高肢体，症状可减退或消失，皮肤无纤维样损害。

（二）中度

水肿压之无凹陷，有胀裂感，并发感染时表现为针刺样、灼烧样痛。抬高患肢，水肿无明显消退，皮肤有中度纤维化。

（三）重度

皮肤粗糙、变厚、弹力减弱、皮下组织纤维化、橡皮样肿。

【诊断】 手术、肿瘤、感染等病史结合典型的临床表现：橡皮肿，即能确诊。为明确病因和排除其他淋巴病变可做淋巴管造影。CT 对于鉴别原发性和继发性淋巴水肿有一定帮助。

【治疗】

（一）非手术疗法

抬高患肢，限制水盐摄入，适当使用利尿剂，应用抗生素防治皮肤感染。经常用和缓的消毒肥皂清洗患处，穿弹力袜，辐射热疗，可以促进淋巴管再生和淋巴回流的恢复。

（二）手术疗法

手术可以改变肢体形态，减少感染机会，防止并发症，减轻肢体重量。目前应用的手术方法有全皮下切除植皮术、真皮皮瓣埋藏术、淋巴管-静脉吻合术、带蒂大网膜移植术。

（周雅清）

第四十二章

泌尿、男生殖系统外科检查和诊断

泌尿外科是研究、诊断、处理泌尿、男生殖系统及肾上腺外科疾病的学科。全面了解病史和掌握症状、体征，是诊断的主要步骤。正确运用各种诊断方法和检查手段，对泌尿外科疾病的诊断、治疗和预防，具有重要意义。

第一节　泌尿、男生殖系统外科疾病的主要症状

泌尿外科疾病引起的症状有与排尿或尿液有关的症状、尿道分泌物、局部和放射性疼痛、性功能症状以及全身性症状和胃肠道症状。

一、与排尿有关的症状

1. 尿频　排尿次数增多称为尿频。正常成人膀胱容量约400～500ml。白天排尿4～6次，夜间0～1次。随年龄、气候、饮水量和环境等的改变，次数及每次尿量有所不同。尿频时每次尿量减少，严重时数分钟排尿1次。引起尿频的常见原因有泌尿、生殖系统炎症刺激，各种原因引起的膀胱容量减少，下尿路梗阻时残余尿量增多等。若排尿次数增加而每次尿量并不减少，甚至增多，可能为精神紧张、饮水过多、服用利尿剂或患有糖尿病、尿崩症等。

2. 尿急　有尿意即迫切地要排尿称为尿急。常与尿频同时存在。见于有严重急性泌尿系统炎症或膀胱容量过小时。

3. 尿痛　即尿初、排尿过程中、尿末或排尿后感尿道疼痛。程度可为烧灼样痛至刀割样痛不等。

4. 排尿困难　由膀胱以下尿路梗阻引起的排尿延迟、费力、尿流不畅、尿线变细、滴沥等都称为排尿困难。多见于膀胱、尿道的结石、肿瘤、前列腺肥大、尿道狭窄，神经源性膀胱，腰骶部、肛门会阴手术麻醉或炎症、外伤等。

5. 尿失禁　尿不能控制而自行排出。分为四类：①真性尿失禁：膀胱失去控制尿液的能力，尿液不断排出使膀胱空虚。常见原因为尿道括约肌受损，先天性或获得性神经源性疾病；②压力性尿失禁：当增加腹压时，如咳嗽、喷嚏、大笑、高处跳下、突然起立时，尿液不随意流出。多见于经产妇，由于分娩或产伤致膀胱支持组织和盆底肌肉松弛所致；③急迫性尿失禁：严重尿频尿急时不能控制尿液而致失禁。见于不稳定膀胱；④充溢性尿失禁：由于膀胱过度充盈引起尿液间断或不断溢出。见于各种原因引起之慢性尿潴留，如前列腺增生并尿潴留者。

6. 尿潴留　膀胱内尿液滞留不能排出者称为尿潴留。分为急性与慢性两类。急性尿潴

留常由于尿道损伤、急性前列腺炎、前列腺增生、腹部、会阴部手术后切口疼痛等，造成膀胱颈部以下严重梗阻，突然不能排尿，尿液潴留于膀胱内。慢性尿潴留是由于膀胱出口以下尿路不完全性梗阻或神经源性膀胱所致。主要表现为逐渐加重的排尿困难，膀胱充盈，可出现充溢性尿失禁。

7. 尿流中断 排尿过程中尿流突然中断。常见于膀胱结石等，可伴有放射至远端尿道的剧烈疼痛。

8. 遗尿 入睡后尿液不自主排出。2～3 岁以前为生理性。3 岁以后见于感染、神经源性膀胱、后尿道瓣膜、远端尿道狭窄等病理性因素引起。

二、与尿液有关的症状

1. 血尿 有较多红细胞随尿排出。根据血液含量可分为肉眼和镜下血尿两类。肉眼能见到血色者称为肉眼血尿，依血尿出现的先后分为初始血尿、终末血尿和全程血尿三种。通过显微镜见到每高倍视野中有 2 个以上红细胞者称为镜下血尿。发现血尿应注意血尿同时伴有的症状、体征，血尿与活动的关系，血液色泽及血块形状和大小，对诊断和鉴别诊断有较大帮助。

2. 脓尿 离心尿每高倍视野白细胞超过 3 个以上为脓尿。见于泌尿系统感染。

3. 气尿 有气体随尿排出。提示泌尿道与肠道相通，或有产气细菌感染。

4. 乳糜尿 尿液呈乳白色，含有乳糜。如混有大量蛋白和血液，称为乳糜血尿。见于丝虫病引起的淋巴管或胸导管与尿路相通。

5. 晶体尿 尿中有机或无机物质沉淀、结晶，形成晶体尿。常见于尿液中盐类呈过饱和状态时。

三、尿道分泌物

黄色、粘稠脓性分泌物提示淋菌性尿道炎。血性分泌物可能为尿道损伤、感染或癌变。少量无色或白色稀薄分泌物多系由支原体、衣原体所致非淋菌性尿道炎。慢性前列腺炎患者常在清晨排尿前或大便后尿道口有少量粘稠分泌物。

四、其 他

疼痛为常见症状，由于疾病性质、部位的不同，疼痛的表现也不同。

1. 肾和输尿管疼痛 肾脏病变引起肋脊角、腰部和上腹部酸胀或持续性钝痛。急性化脓性感染时为剧痛。当输尿管肾盂连接处或输尿管急性完全性梗阻时，发生肾绞痛，阵发性发作，剧烈难忍，辗转不安，大汗淋漓，恶心呕吐，疼痛可沿输尿管走行放射至下腹部、外阴、膀胱区及大腿内侧。

2. 膀胱区疼痛 局部疼痛位于耻骨上区域。见于急性尿潴留、感染、结石、肿瘤等。慢性尿潴留仅感轻微不适。

3. 前列腺痛 由于前列腺炎症等可引起会阴、耻骨上区、直肠、腰骶部、腹股沟区及睾丸的疼痛和不适。

4. 睾丸痛 睾丸扭转和急性附睾炎时，可引起阴囊剧烈疼痛。睾丸慢性疾病有局部不适、坠胀或疼痛等。

5. 性功能症状　阴茎勃起不坚或不能勃起而不能性交者称为阳痿。性交时阴茎尚未插入阴道、正在进入或刚进入阴道不久即射精者称为早泄。精液中含有血液为血精。

第二节　泌尿、男生殖系统外科检查

一、体格检查

在全面系统的全身检查的基础上，重点进行腹、腰背、阴囊和会阴的局部检查。

1. 病人来诊时有尿臭味，提示有尿失禁。严重包皮、龟头炎时，有臭味。阴茎癌溃烂继发感染更有恶臭味。

2. 肾检查

视诊　注意肋脊角、腰部或上腹部有无隆起、肿胀。

触诊　平卧位，检查者左手放置于肋脊角并托起，右手在同侧上腹部进行双手触诊。肾可随呼吸上下移动，正常肾一般不能触及，肾肿瘤、肾积水时能触及肾下极。疑有肾下垂时，应取立位或坐位检查。

叩诊　在肾结石或有炎症时肾区叩击痛阳性。

听诊　肾动脉狭窄、肾动静脉瘘时，在上腹部两侧和腰部能闻及血管杂音。

3. 输尿管　检查沿输尿管行径进行深部触诊，有压痛者，多为结石或炎症。

4. 膀胱检查

视诊：膀胱区有无隆起；

叩诊：检查膀胱是否充盈，膀胱较大肿瘤可从直肠进行双合诊。

5. 男生殖系统检查

(1) 阴茎和尿道外口：观察阴毛分布。阴茎有无偏斜或屈曲畸形，有无包茎和包皮过长。龟头有无糜烂、肿块、溃疡。注意尿道口位置、是否红肿、有无分泌物等。海绵体及尿道有无硬结或压痛。

(2) 阴囊内容物检查：阴囊皮肤有无红肿、增厚、肿大。触诊：用双手检查睾丸、附睾及精索，注意大小质地。检查输精管粗细、有无结节。对所有阴囊肿块均应作透照试验，睾丸鞘膜积液时阳性。

(3) 前列腺和精囊检查：多取侧卧位、胸膝位或站立弯腰体位作直肠指检。注意前列腺大小、质地、有无结节、压痛，中间沟是否变浅或消失。正常前列腺如栗子大小、硬度中等、有弹性、能触及中间沟、表面光滑。精囊在前列腺上方，一般不能触及。前列腺按摩方法（图 42-1），自前列腺两侧向中间沟，自上而下纵向按摩 2、3 次，再按摩中间沟

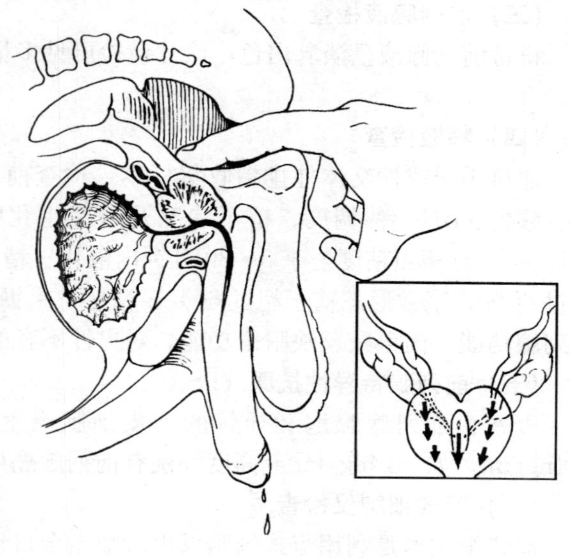

图 42-1　前列腺按摩

1次，将前列腺液挤入尿道，并由尿道口滴出，收集前列腺液于玻片或试管中送检。注意急性前列腺炎时禁忌按摩。

二、实验室检查

(一) 尿液检查

1. 尿液收集　尿常规检查以新鲜中段尿液为佳。男性包皮过长者，应翻开包皮后收集，女性宜留取中段尿，月经期间不做尿常规检查。尿培养以清洁中段尿为佳，女性亦可采用导尿标本。耻骨上膀胱穿刺留取标本最为准确。

2. 尿三杯试验　第1杯10～15ml尿为初尿，最后10ml为第3杯为终末尿，中间部分为第2杯。尿液分别送检，可初步判断镜下血尿和脓尿的来源和病变部位。若第1杯异常，提示病变在尿道或膀胱颈部。第3杯异常，提示病变在后尿道、膀胱颈部或三角区。若三杯均异常，提示病变在膀胱或膀胱以上部位。

3. 尿细菌学检查　常用方法：①尿沉渣涂片Gram染色检查；②24小时尿沉渣抗酸染色涂片检查或结核菌培养；③尿培养及菌落计数：清洁中段尿培养，若尿内菌落数超过10^9/L（或10^5/ml），提示为尿路感染。还可同时做药物敏感试验，指导用药。

4. 尿细胞学检查　取新鲜尿液检查，找肿瘤细胞，可作为筛选或膀胱肿瘤术后随访手段。

5. 膀胱肿瘤抗原　通过测定尿中肿瘤相关抗原，判断有无上皮性肿瘤存在可能。

(二) 肾功能检查

1. 尿比重测定　肾功能受损时，肾浓缩功能减弱，尿比重固定或接近于1.010。

2. 血肌酐和血尿素氮测定　肾功能受损时两者均升高。血肌酐正常值42～133μmol/L，血尿素氮正常值2.5～5mmol/L。

3. 内生肌酐清除率　内生肌酐清除率接近于用菊糖测定的肾小球滤过率。

4. 肾小球滤过率和有效肾血流量测定　通过ECT检查测得，为分侧肾功能试验。

(三) 前列腺液检查

正常前列腺液呈淡乳白色，涂片镜检可见多量磷脂小体，白细胞数不超过10个/高倍视野。

(四) 精液检查

通过手淫或性交体外排精收集标本，检查前5天应无性交或手淫。常规精液检查包括量、颜色、pH、粘稠度、精子状况及精浆生化测定。正常精液乳白色不透明，2～6ml，pH7～8，有相当粘度，于5～30分钟内液化。精子计数每ml不少于2 000万，精子活动度超过60%，正常形态精子超过60%。精浆中果糖反映精囊功能，枸橼酸和酸性磷酸酶反映前列腺功能，肉毒碱反映附睾功能。对男性不育的判断有重要意义。

(五) 前列腺特异性抗原（PSA）

PSA由前列腺腺泡和导管的上皮细胞产生，具有器官特异性。健康男性血清PSA $<$4ng/ml，如$>$10ng/ml应高度怀疑有前列腺癌可能。

(六) 流式细胞仪检查

流式细胞术是利用流式细胞仪进行细胞全自动分析的高新技术，融合了单克隆技术、计算机技术、细胞化学和免疫化学技术，能快速、精确地定量分析细胞大小形态、DNA含量、细胞表面标志、细胞内抗原和酶活性等。还能根据所规定的参量把指定的细胞亚群从整个群体中分选出来，即流式细胞分选术。流式细胞仪检查用于泌尿、男生殖系肿瘤的早期诊断及预后判断，肾移植急性排斥反应及男性生育力测定。尿、血、精液、实体肿瘤标本等均可作此检查。

三、器械检查

1. 导尿检查　用于诊断或治疗。插入导尿管测定残余尿量，了解尿道有无狭窄、及其部位与长度，注入造影剂、确定有无膀胱损伤，通过导尿可以解除尿潴留等。

2. 残余尿测定　排尽尿后立即插入导尿管，测量有无残余尿液。正常时无残余尿。现多用B型超声测定，以避免导尿导致感染的可能。

3. 尿道金属探条　可检查尿道有无狭窄，以及狭窄的部位和程度，尿道和膀胱有无结石，同时也能扩张狭窄尿道。成人一般用法制（F）16～18号的探子，操作宜轻巧熟练，尽量避免损伤尿道，造成假道和出血。

4. 尿道膀胱镜检查　可直接窥查尿道及膀胱内有无新生物、结核、结石、炎症、溃疡等，用活检钳取活体组织作病理检查，用大力碎石钳碎石。经双侧输尿管口插入输尿管插管，作逆行肾盂摄影或收集双侧肾盂尿，或放置输尿管支架作内引流或进行输尿管套石术。尿道及膀胱有急性炎症、尿道狭窄、挛缩膀胱以及全身状况不良者均禁忌此项检查。

5. 经尿道输尿管肾镜检查　有硬性和软性输尿管肾镜两种。经尿道、膀胱置入输尿管及肾盂后，直视下检查输尿管、肾盂内有无病变，在直视下取石、碎石，狭窄扩张，切除或电灼肿瘤，取活体组织检查。

6. 尿流动力学测定　借助流体力学及电生理学方法研究和测定尿路运送、贮存、排出尿液的功能，分析排尿障碍的原因、选择治疗方法及评价疗效。也可与影像学同步检查，全面了解下尿路功能。

四、影像学诊断

（一）X线检查

1. 尿路平片　需包括双侧肾脏、输尿管、膀胱和尿道。可以显示肾脏大小、位置、腰大肌阴影、结石阴影，骨骼系统如脊柱裂、脊柱侧弯、肿瘤骨转移、脱钙，不透光阴影。

2. 静脉尿路造影　造影前应作碘过敏试验，限制饮水12小时，服用缓泻剂或清洁灌肠行肠道充分准备后，静脉注射有机碘造影剂20ml，分别于5、15、30、45分摄片，如有肾功能受损则需要延长拍片时间。可以显示肾脏功能，观察肾、输尿管、膀胱的形态，有无扩张、外形不规则、移位、受压和充填缺损等。还可同时作排尿造影、观察尿道形态。对离子型碘造影剂过敏者，可选用非离子型造影剂，妊娠期妇女及肾功能严重损害者不宜做此项检查。一般剂量造影显影不良时，可用双倍剂量或大剂量造影剂快速注射或静脉滴注。

3. 逆行肾盂造影　用于排泄性尿路造影显示不清或有禁忌证者。首先用尿道膀胱镜将输尿管导管插至肾盂，经输尿管导管注入12.5％碘化钠或10％～15％有机碘造影剂8～10ml，能使肾盂和输尿管清晰显影。对于有充盈缺损或阴性结石影者，可注入气体作为对比帮助诊断。

4. 经皮肾穿刺造影　适用于上述造影方法失败或有禁忌而肾、输尿管积水扩张者。先在B型超声指引下施行经皮肾穿刺，然后注入造影剂在X线下摄片。

5. 膀胱造影和排尿性膀胱尿道造影　经导尿管注入6%碘化钠或12.5%有机碘造影剂150～200ml后。有膀胱肿瘤时显示充填缺损，排尿造影可显示尿道病变及膀胱输尿管回流。

6. 肾动脉造影　经股动脉穿刺插管至肾动脉开口上方或插管入两侧肾动脉，注入造影剂，快速摄片。显示双肾动脉、腹主动脉及其分支。适用于肾血管疾病，肾实质肿瘤。数字减影血管造影（DSA）通过除去肋骨、脊柱和消化道气体等影响显像因素，更清晰地显示血管影像包括肾实质内1mm直径的血管，能精确诊断肾动脉及其分支疾病。

7. 淋巴造影　经足背淋巴管注入碘油，显示腹股沟、盆腔、腹膜后淋巴管和淋巴结，适用于膀胱癌、阴茎癌、睾丸肿瘤、前列腺癌的淋巴结转移和淋巴系统梗阻和乳糜尿通路的检查。

8. 精道造影　经阴囊输精管穿刺、切开或经尿道镜射精管插管，注入造影剂，显示输精管、精囊及射精管。适用于诊断输精管有无梗阻和血精症。

9. 电子计算机X线体层扫描（CT）　适用于肾上腺、肾、膀胱、前列腺、睾丸的检查，对实质性和囊性疾病进行鉴别诊断，了解肿瘤病变及其周围情况、浸润范围、淋巴结转移情况，确定肾损伤范围和程度。

（二）B型超声检查

用于肾、肾上腺、膀胱、前列腺、精囊、阴茎和阴囊疾病对肿块性质的确定、结石和肾积水的诊断、残余尿测定及前列腺测量等。B型超声检查无创伤性，可作为诊断泌尿系疾病的筛选方法。在B型超声引导下，可行组织穿刺、引流及活检等诊断和治疗。多普勒超声仪可确定动、静脉走向，显示血管内血流情况，有助于勃起障碍原因的确定。

（三）放射性核素检查

1. 肾图　通过测定放射性核素在肾脏的过程，观察肾血流、肾小管分泌功能和输尿管有无梗阻。肾图分有：肾血管段（a段）、肾分泌段（b段）、排泄段（c段），当c段曲线持续上升达15分而不降时，提示为梗阻性肾图。

2. 肾显像　分为静态和动态显像。静态显像仅显示核素在肾内的分布图像。动态显像显示肾吸收、浓集和排出的全过程。通过显像清晰度、核素分布特征、显像和消退时间，显示肾形态、大小及有无占位病变等。

（四）磁共振成像（MRI）

通过三个切面观察图像。组织分辨力更高，无需要造影剂，无放射损伤。对泌尿男性生殖系肿瘤的诊断和分期、肾囊肿内容性质鉴别、肾上腺肿瘤的诊断等，能提供较CT更为可靠的依据。

磁共振血管成像（MRA）适用于观察肾动脉狭窄、肾静脉血栓形成、肾癌分期、肾移植术后血管情况。磁共振尿路成像（MRU）又称MR水成像。可以显示肾盏、肾盂、输尿管的结构和形态。

（王　欣）

第四十三章

泌尿系统损伤

泌尿系统损伤最常见男性尿道损伤，其次是肾、膀胱损伤，输尿管损伤最少见。泌尿系统损伤的主要表现为出血、尿外渗。严重肾损伤大出血可引起休克，血肿和尿外渗继发感染时可形成脓毒症、周围脓肿等。

第一节　肾　损　伤

肾深藏于肾窝，受周围组织器官的保护，且肾有一定的活动度，不易受损伤。但肾质地较脆，包膜薄弱，受暴力打击仍可引起肾损伤。

肾损伤常是严重多发性损伤的一部分。肾损伤的发生率在上升，其原因有交通事故、剧烈的竞技运动、暴力性犯罪增加。肾损伤多见于成年男子。

【病因】

1. 开放性损伤　因枪弹、弹片、刀刃等锐器致伤，常伴有胸、腹部组织器官损伤。

2. 闭合性损伤　因直接暴力（如腰腹部受到直接撞击、挤压等）或间接暴力（如从高处坠下，臀部、双足着地，产生对冲力伤或突然暴力扭转等）所致。

此外，肾本身病变如肾积水、肾肿瘤、肾结核或肾囊性疾病等更易损伤，有时极轻微的创伤，也可造成严重的自发性肾破裂。偶然在医疗操作中如肾穿刺、腔内泌尿外科检查或治疗时也可能发生肾损伤。

【病理】

临床上最多见闭合性肾损伤，根据损伤的程度分为以下类型（图 43－1）：

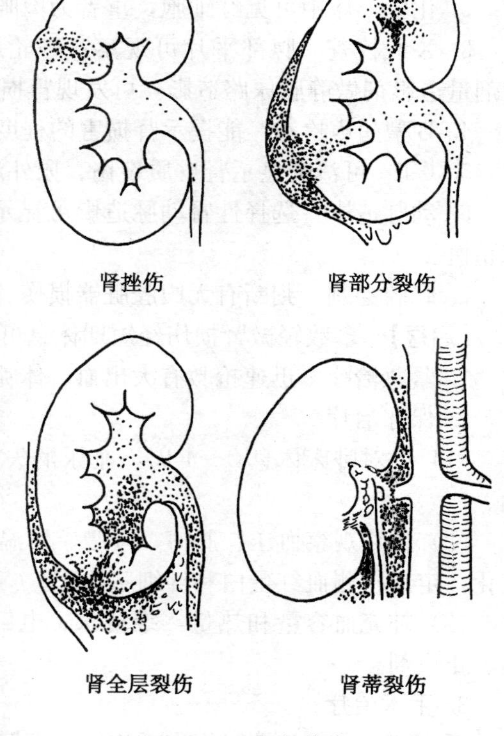

图 43－1　肾损伤类型

1. 肾挫伤　损伤局限于部分肾实质，形成肾实质内血肿、瘀斑、包膜下血肿，肾包膜及肾盂粘膜完整。症状轻微，多可自愈。

2. 肾部分裂伤 肾实质部分裂伤，有肾包膜破裂时可形成肾周血肿；肾盂肾盏粘膜破裂，可有明显的血尿。常可自行愈合。

3. 肾全层裂伤 肾实质深度裂伤，自肾包膜至肾盂肾盏粘膜全层裂伤，常引起明显的肾周血肿、血尿和尿外渗。症状、后果严重，需急诊手术治疗。

4. 肾蒂损伤 较少见。肾蒂或肾段血管的部分或全部撕裂时可引起大出血、休克。见于车祸、从高处坠落，引起肾急剧移位，肾动脉被牵拉、撕裂，轻者形成血栓，重者，抢救不及造成死亡。

【临床表现】 肾损伤的主要症状有休克、血尿、疼痛、腰腹部肿块、发热等。

1. 休克 严重肾损伤时，因损伤和失血常发生休克表现，合并多脏器损伤时，休克表现更明显，甚至可危及生命。

2. 血尿 确诊肾损伤的重要依据。肾挫伤时可出现轻微血尿，严重肾裂伤为肉眼血尿。血尿与损伤程度不一致，如肾蒂血管损伤可能只有轻微血尿或无血尿，但全身病情较重。合并感染时血尿可停上后再出现或延续很长时间。

3. 疼痛 肾包膜下血肿、出血或尿外渗引起腰、腹部疼痛。小血块通过输尿管时引起肾绞痛。

4. 腰腹部肿块 血液、尿液渗入肾周围组织可使局部肿胀，形成肿块。

5. 发热 血肿、尿外渗继发感染后，可出现发热。

【诊断】

1. 病史及体格检查 明显的外伤或受对冲力损伤的病史，要注意肾损伤的可能，同时注意有无严重的胸、腹部损伤。

2. 化验 尿中可见红细胞，重者为肉眼血尿。

3. X线检查 腹部平片可观察肾脏轮廓、局部有无异物、骨骼损伤、腹腔游离气体；大剂量造影剂做静脉尿路造影，可发现肾损伤程度、对侧肾功能等。

4. B型超声检查 能提示肾损害的程度，包膜下和肾周血肿及尿外渗情况。

5. CT 可清晰显示肾皮质裂伤、尿外渗和血肿范围，为首选检查方法。

6. 动脉造影 选择性肾动脉造影可显示肾动脉和肾实质损伤情况，同时可行肾动脉栓塞止血。

7. 腹腔穿刺 判断有无腹腔脏器损伤。

【治疗】 多数轻微肾损伤经短期休息可以自愈，仅少数肾裂伤需手术治疗。

1. 紧急治疗 迅速抢救有大出血、休克的病人，必要时手术探查。

2. 保守治疗

(1) 绝对卧床休息 2～4 周，血尿消失后允许离床活动。2～3 个月内不宜参加剧烈活动。

(2) 密切观察血压、脉搏、呼吸、体温，注意腰、腹部肿块有无增大，观察尿液颜色的变化，定期检测血红蛋白和红细胞比积。

(3) 补充血容量和热量，维持水、电解质平衡，应用抗生素预防感染，使用镇静、止痛、止血剂。

3. 手术治疗

适应证：①开放性肾损伤需施行手术探查，进行清创、缝合、引流并处理其他脏器的合并损伤；②闭合性肾损伤经积极抗休克后生命体征无改善，血尿逐渐加重，血红蛋白和红细胞比积继续降低，腰、腹部肿块进行性增大，怀疑有腹腔脏器损伤。

手术方法：根据具体情况决定，肾部分裂伤做肾修补、部分肾切除术；肾严重碎裂或肾血管撕裂，无法修复而对侧肾良好时，可行肾切除；肾动脉损伤性血栓形成后应手术取栓、血管置换。

4. 并发症及其处理　有尿外渗或肾周脓肿要切开引流；输尿管狭窄、肾积水行成形术或肾切除术；持久性血尿行选择性肾动脉造影及肾动脉栓塞术。

输尿管损伤很少见。临床上多为医源性损伤，如骨盆、后腹膜手术中误伤输尿管；腔内器械损伤输尿管等。轻微输尿管损伤均能自愈，输尿管被结扎或切断，近端被结扎，可致该侧肾积水或腹膜后尿外渗或尿性腹膜炎。输尿管损伤应尽早修复，恢复尿液通畅，保护肾功能，尿外渗应彻底引流，以免继发感染。

第二节　膀胱损伤

膀胱空虚时很少为外界暴力所损伤。膀胱充盈时遭受暴力容易损伤。

【病因】

1. 开放性损伤　由子弹、弹片或锐器贯通伤，常合并直肠、阴道损伤，形成腹壁尿瘘、膀胱直肠瘘或膀胱阴道瘘。

2. 闭合性损伤　当膀胱充盈时，下腹部遭撞击、挤压、骨盆骨折骨片刺破膀胱壁。自发性膀胱破裂，多在膀胱结核或肿瘤时发生。

3. 医源性损伤　见于膀胱镜检查或治疗、盆腔手术、腹股沟疝修补术、阴道手术等，可能伤及膀胱。

【病理】

1. 挫伤　膀胱粘膜挫伤而膀胱壁未穿破，无尿外渗，有轻微血尿。

2. 膀胱破裂　膀胱充盈时，下腹部遭暴力可发生膀胱破裂，分为腹膜外型与腹膜内型两类（图 43-2）：

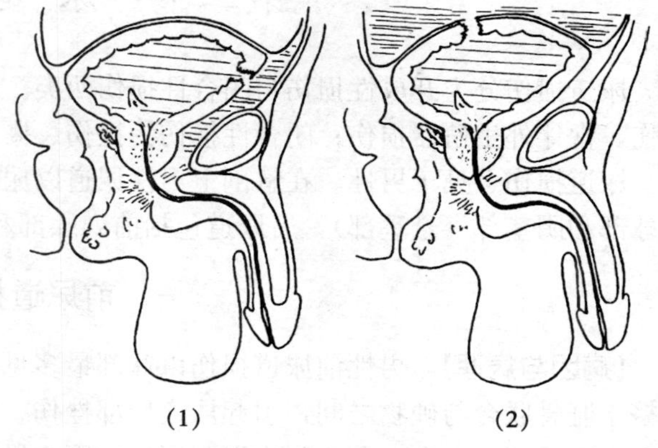

图 43-2　膀胱破裂类型

（1）膀胱腹膜外破裂；（2）膀胱腹膜内破裂

（1）腹膜外型：膀胱壁破裂，尿液外渗到膀胱周围组织中。多由骨盆骨折时骨折端刺伤膀胱前壁的损伤引起。

（2）腹膜内型：多见于膀胱后壁和顶部损伤，膀胱与腹腔相通，尿液流入腹腔，引起腹膜炎。

【临床表现】　膀胱壁挫伤有下腹部疼痛，轻微终末血尿。膀胱全层破裂时症状明显。

1. 休克　骨盆骨折所致剧痛、大出血可引起休克。

2. 腹痛　尿外渗及血肿引起下腹部疼痛，压痛及肌紧张。尿液流入腹腔可有急性腹膜炎表现。

3. 血尿和排尿困难　尿外渗到膀胱周围、腹腔内，有尿意，但无尿液排出。

4. 尿瘘　开放性损伤使膀胱与直肠、阴道相通，形成尿瘘。

【诊断】

1. 病史与体检　下腹部或骨盆外伤后，出现腹痛、排尿困难、血尿。腹膜外膀胱破裂有耻骨上区有压痛，直肠指检直肠前壁有饱满感。腹膜内膀胱破裂则表现为全腹痛伴腹膜刺激征，并有移动性浊音。

2. 导尿试验　又称膀胱注水试验。若导尿管能顺利插入膀胱，仅流出少量血尿或无尿流出，经导尿管注入灭菌生理盐水 200ml，5 分钟后吸出，若液体抽出量明显少于或大于注入量，说明膀胱破裂。

3. X 线检查　腹部平片可见骨盆或其他骨折。经导尿管注入 15%泛影葡胺 300ml，拍摄前后位片，排出造影剂后再摄片，发现造影剂外溢，可确定膀胱破裂的部位。

【治疗】　膀胱破裂的处理原则：①完全的尿流改道；②膀胱周围及其他尿外渗部位充分引流；③闭合膀胱壁缺损。

1. 紧急处理　抗休克、止痛、镇静和预防感染。

2. 保守治疗　膀胱挫伤或造影时仅有少量尿外渗，症状较轻者，可留置导尿管引流 7～10 天，破裂可自愈。

3. 手术治疗　膀胱裂口较大并有出血和尿外渗，须急诊手术。腹膜外破裂者，清除外渗尿液，修补膀胱裂口，作耻骨上膀胱造瘘。腹膜内破裂者，行剖腹探查，处理腹腔其他脏器损伤，修补腹膜与膀胱裂口，作耻骨上膀胱造瘘。术后应保持造瘘管通畅并给予抗生素防治感染。

第三节　尿 道 损 伤

尿道损伤分为开放性损伤与闭合性损伤两类。临床上后者多见。弹片、刀剪等致开放性损伤，常伴外生殖器损伤；闭合性损伤为挫伤、撕裂伤或尿道腔内器械操作损伤。

尿道损伤多见于男性。在解剖上男性尿道以尿生殖膈为界，分为前、后两段。前尿道包括球部和阴茎部（悬垂部），后尿道包括前列腺部和膜部。尿道损伤多见于球部和膜部。

一、前尿道损伤

【病因与病理】　男性前尿道损伤以球部最多见，多因会阴部骑跨伤所致。骑跨伤时，尿道挤于耻骨联合与硬物之间，引起尿道球部挫伤、部分裂伤或完全断裂。尿道挫伤时仅有水肿和出血，可以自愈；尿道裂伤引起尿道周围血肿和尿外渗，愈合后引起瘢痕性尿道狭窄；尿道完全断裂时，两断端退缩、分离，血肿和尿外渗明显，并伴有尿潴留。

尿道球部损伤时，血液及尿液渗入会阴浅筋膜包绕的会阴浅袋，使会阴、阴囊、阴茎肿胀，有时向上扩展至腹壁。尿道阴茎部损伤时，阴茎筋膜完整时，血液及尿外渗局限于阴茎筋膜内，使阴茎肿胀；阴茎筋膜破裂时，尿外渗范围与尿道球部损伤相同。尿道损伤后尿外渗，可引起广泛的皮肤、皮下组织坏死、尿道周围脓肿、尿瘘和脓毒症，后期可形成瘢痕性尿道狭窄（图 43－3）。

【临床表现】　尿道外口滴血，尿液可为血尿。尿道受损伤处疼痛，排尿时加剧，甚至发生排尿困难。尿道完全断裂时，则可发生尿潴留。用力排尿时，形成尿外渗，会阴部、阴囊处肿胀、淤斑及蝶形血肿。

【诊断】

1. 病史与体检　有会阴部骑跨伤史或尿道器械插入损伤史。会阴部、阴茎和下腹部淤血肿胀、有尿外渗。

2. 导尿检查　如能顺利插入导尿管，则说明尿道连续而完整，多为挫伤或部分裂伤，否则为断裂伤。导尿管一旦插入，应留置导尿1周。

3. X线检查　尿道造影可显示尿道损伤部位、程度及尿外渗的范围。

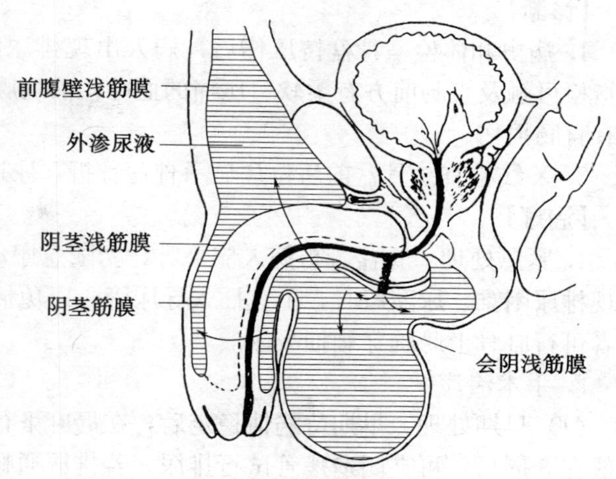

图 43-3　尿道球部破裂的尿外渗

【治疗】

1. 紧急处理　早期会阴部压迫止血，采取抗休克措施，尽早施行手术治疗。

2. 尿道挫伤及轻度裂伤　插入导尿管引流1周，用抗生素预防感染，如导尿失败，应行经会阴尿道修补术，清除会阴部血肿，留置导尿管2～3周。

3. 尿道断裂　应及时施行经会阴尿道修补术或断端吻合术，清除会阴部血肿，留置导尿管2～3周。必要时作膀胱造瘘术。

4. 并发症处理

(1) 尿外渗：作耻骨上膀胱造瘘术，在尿外渗区作多个皮肤切口引流。3个月后作尿道修补术。

(2) 尿道狭窄：拔除导尿管后，定期作尿道扩张术。严重的尿道狭窄，可行尿道内切开或3个月后行尿道修补术。

二、后尿道损伤

【病因与病理】　膜部尿道从尿生殖膈中穿过。当骨盆骨折时，骨盆环变形使尿生殖膈或耻骨前列腺韧带突然移位，产生剪切样暴力，使膜部尿道撕裂。前列腺向后上方移位。骨折及盆腔血管丛损伤造成大量出血，在前列腺和膀胱周围形成血肿。尿外渗到耻骨后间隙和膀胱周围（图43-4）。

【临床表现】　骨盆骨折后，因大出血、创伤，出现休克症状。伤后排尿困难，可发生急性尿潴留。尿道口无流血或仅少量血液流出。尿生殖膈撕裂时，会阴、阴囊部可出现血肿及尿外渗。下腹部疼痛、肌紧张、有压痛。病情进一步发展，可出现腹胀及肠鸣音减弱。

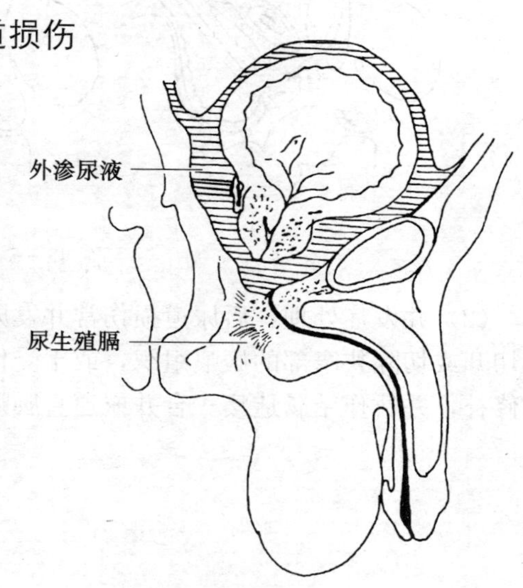

图 43-4　后尿道损伤的尿外渗

【诊断】

1. 病史和体检　骨盆挤压伤后，病人出现排尿困难、尿潴留，应考虑后尿道损伤。直肠指检可触及直肠前方有柔软、压痛的血肿，前列腺尖端移动度增大。若指套染有血液，提示有直肠损伤。

2. X线检查　骨盆前后位片显示骨盆骨折，尿道造影可见造影剂外渗。

【治疗】

1. 紧急处理　骨盆骨折病人应平卧，勿随意搬动。伴有休克者，须输液、输血抗休克。出现排尿困难、尿潴留时，不宜插入导尿管，以免插入血肿加重局部出血及引起感染。尿潴留者可行耻骨上膀胱穿刺抽吸尿液。

2. 手术治疗

（1）早期处理：早期待病情稳定后，在局麻下行耻骨上高位膀胱造瘘。尿道不完全裂伤一般在3周后，可夹闭造瘘管试行排尿。若排尿通畅并经膀胱尿道造影证实尿道无狭窄和尿外渗后，拔除膀胱造瘘管。若尿道狭窄或闭锁，可在3个月后行尿道狭窄瘢痕切除、端端吻合术。

尿道会师复位术，适用于血肿少而且无明显休克者。手术方法：将导尿管通过会师的尿道引进膀胱，用粗尼龙线在尿道前方穿过前列腺尖，线的两端穿出会阴部皮肤，用胶布固定于股内侧作皮肤牵引，使尿道断端靠拢，留置导尿管3～4周（图43－5）。近年多主张分二期手术，特别是血肿较大且伴有休克者，一期行耻骨上膀胱造瘘，3个月后行第二期尿道狭窄及瘢痕切除、尿道吻合术。

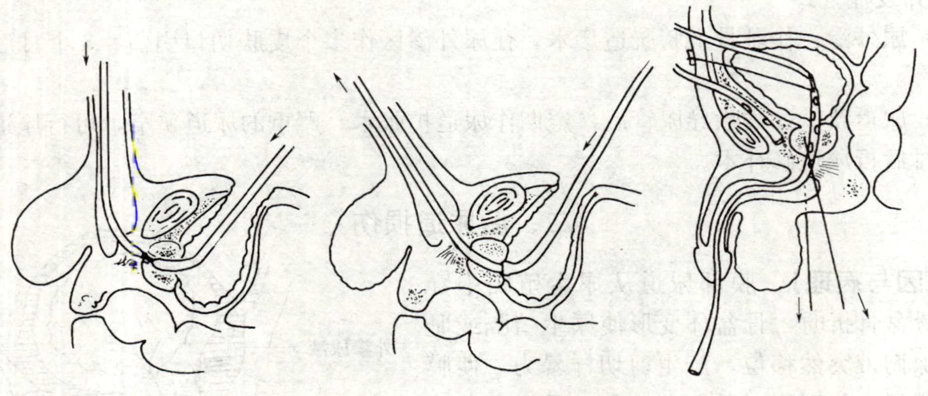

图43－5　尿道会师复位术

（2）并发症处理：后尿道损伤常并发尿道狭窄，术后需定期扩张尿道，严重狭窄者经尿道切开或切除狭窄部的瘢痕组织，或于受伤3个月后行二期手术。合并直肠损伤，应早期立即修补，并暂作结肠造瘘。合并尿道直肠瘘者，3～6个月后再行修补手术。

（王　欣）

第四十四章

泌尿、男生殖系统感染

泌尿系感染又称尿路感染，是由于致病菌侵入泌尿、男生殖系统内繁殖而引起的炎症，肾盂肾炎、输尿管炎为上尿路感染，膀胱炎、尿道炎为下尿路感染。

致病菌大多为革兰阴性杆菌，最常见的是大肠埃希菌，其他有变形杆菌、粪链球菌、葡萄球菌等。此外结核杆菌、淋球菌、真菌、衣原体、支原体、滴虫等也可致病。

泌尿系统感染的诱发因素有：①泌尿系梗阻因素；②机体抵抗力减弱；③医源性感染；④生理解剖因素。

感染途径有：①上行感染，最常见；②血行感染；③淋巴感染；④直接感染。

第一节　肾　积　脓

肾实质感染引起广泛的化脓性病变，或尿路梗阻后肾盂肾盏积水合并感染后形成一个脓性的囊腔称为肾积脓。

【病因】 肾梗阻性病变（结石、积水）和肾感染性疾病（结核、肾盂肾炎）等是本病的发病基础。革兰阳性球菌、革兰阴性杆菌和结核杆菌为常见致病菌。

【临床表现】 主要表现全身感染症状，畏寒、高热，腰部出现肿块和疼痛。如尿路未完全梗阻，脓液流入膀胱可出现膀胱炎症状，膀胱镜检可见患侧输尿管口流出脓尿。静脉尿路造影、B型超声显示患侧肾功能减退、肾盂积脓。

【治疗】 早期施行脓肾穿刺造瘘术。同时使用有效抗生素治疗感染，纠正水、电解质紊乱。观察患肾功能是否恢复，如患肾功能确已丧失，对侧肾功能正常时，可作患肾切除术。

第二节　肾皮质多发性脓肿

肾皮质形成多发性小脓肿，称为肾疖。多个小脓肿融合扩大称为肾痈。

【病因】 多由于皮肤或体内感染性病灶，如疖、痈、扁桃体炎、肺部感染等经血运播散到肾皮质引起。常见致病菌为金黄色葡萄球菌，病变可从肾皮质向外发展形成肾周围脓肿。

【临床表现】 畏寒、发热、腰部胀痛、腰肌紧张，患侧肾区皮肤明显压痛、水肿。病程约1～2周。血白细胞升高，中性粒细胞增加。B型超声和CT可显示脓肿部位，在B型超声引导下针刺抽吸取得脓液可确定诊断。静脉尿路造影显示肾盂肾盏受压变形。

【治疗】 若肾痈形成或并发肾周围脓肿，需施行切开引流术。早期肾皮质脓肿应及时应用抗生素，如青霉素、红霉素、头孢菌素、万古霉素以及氨基糖甙类等。

第三节 急性细菌性膀胱炎

【病因】 致病菌多数为大肠埃希菌，也可为变形杆菌、克雷伯菌、绿脓杆菌等。女性的发病率明显高于男性。因女性尿道短、直，或有处女膜伞、尿道口处女膜融合等畸形存在；会阴部、阴道前庭有大量致病菌存在，在性交、导尿，个人卫生不洁及个体抵抗力下降时，均可导致上行感染。经由血行感染及淋巴感染者很少见。在男性常继发于急性前列腺炎、前列腺增生、包皮炎、尿路结石、尿道狭窄、肾感染等。

【病理】 粘膜充血、水肿、片状出血斑、白细胞浸润、浅表溃疡或脓苔覆盖。炎症以尿道内口及膀胱三角为著。治疗及时，愈合后可不遗留瘢痕。延误或治疗不彻底或有其他并发症存在时，炎症转为慢性。

【临床表现】 起病急，突发严重尿频、尿急、尿痛，尿道烧灼感，也可有脓尿、血尿和急迫性尿失禁。全身症状不明显，并发急性肾盂肾炎或前列腺炎时可出现高热。

【诊断】 膀胱区有压痛。在男性病人，需检查附睾和前列腺情况，注意有无炎症或良性前列腺增生。在女性病人应注意有无阴道炎、肾盂肾炎、处女膜及尿道口畸形。

实验室检查，尿液中白细胞增多，也可有红细胞。必要时应作尿培养加菌落计数和药物敏感试验。

【治疗】 多饮水，注意休息。口服碳酸氢钠碱化尿液，减少对尿路的刺激。使用解除膀胱痉挛药物如颠茄、阿托品、地西泮等，理疗如膀胱区热敷、热水坐浴等。

选用抗菌药物，如头孢菌素类、喹诺酮类药物、复方磺胺甲噁唑等。雌激素替代疗法治疗绝经期后妇女尿路感染，效果较好。

第四节 泌尿、男生殖系统结核

一、肾、输尿管、膀胱结核

【病因】 泌尿、男生殖系统结核是全身结核病的一部分，多继发于肺结核。结核菌经血循到达肾脏，形成结核病灶。若治疗不力，结核菌随尿流下行，致输尿管、膀胱、男生殖系统结核。肾结核多发生在青壮年，约占70%。男性较女性为多，约为2∶1。肾结核多为单侧发生。

【病理】 肺结核是主要的原发病灶，结核杆菌侵入血液流经肾脏，使泌尿系结核最先发生在肾脏，首先在肾小球周围毛细血管内停留，形成粟粒样结节，当机体抵抗力强时可自愈，临床上无症状出现，称为病理型肾结核。如机体抵抗力弱时，结核菌扩散至肾小管，则形成肾髓质结核。继续发展至肾盏、肾盂、输尿管和膀胱，引起临床症状，称为临床肾结核。肾结核时肾内充满干酪样物和钙化灶，干酪样物随尿排出后形成肾结核空洞，在肾盂粘膜形成结核结节和溃疡，肾盂输尿管交界处管壁因纤维化而发生狭窄。

输尿管结核表现为粘膜结节、溃疡，输尿管管壁因纤维化而变得僵硬，呈条索状、管腔狭窄致肾积水。如干酪样物致管腔完全阻塞，病人膀胱刺激症状减轻或消失，而肾脏病变继续发展，广泛钙化，称为肾自截。

膀胱结核表现初为粘膜充血、水肿、结核结节形成，随后发生溃疡、肉芽肿、纤维化。肌层纤维组织增生和瘢痕收缩，广泛纤维化时，可形成挛缩性膀胱，容量不足 50ml。患侧输尿管开口狭窄或呈洞状，引起上尿路积水或反流，严重时健侧输尿管口狭窄或闭合不全，从而形成肾结核对侧肾积水现象。尿道结核可以发生溃疡纤维化、狭窄，造成排尿困难，加重肾结核（图 44－1）。

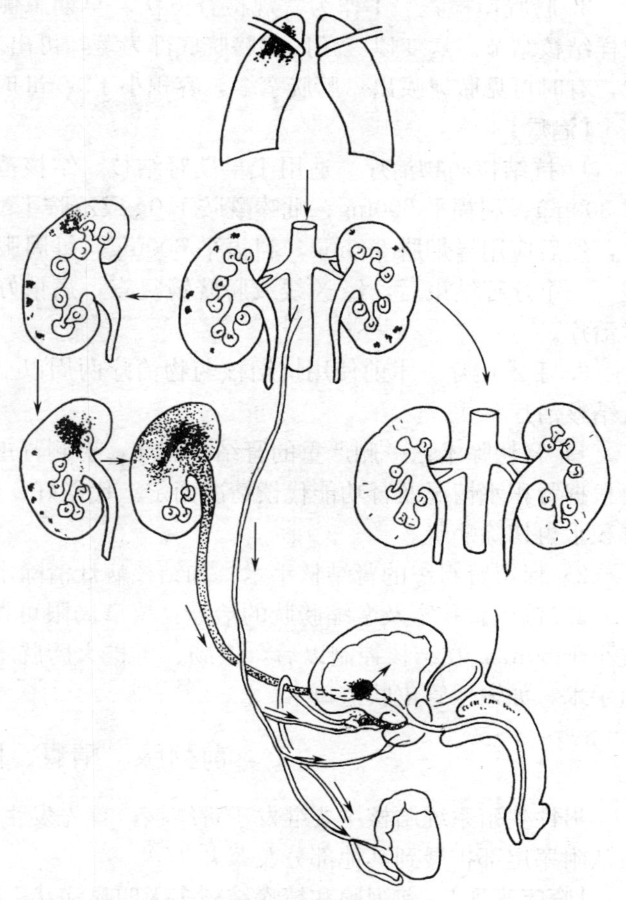

图 44－1 泌尿、男生殖系统结核发病原理

【临床表现】 肾结核的临床表现取决于肾病变范围和输尿管、膀胱结核的严重程度。早期病理型肾结核时无明显症状，发展为临床肾结核，表现为进行性加重的膀胱刺激症状，普通抗生素治疗无效。

1. 尿频、尿急和尿痛　尿频是肾结核最早出现的症状，早期主要为结核菌引起脓尿刺激，以后病变致膀胱肌层纤维化，膀胱挛缩、容量减少，每日排尿达数十次，甚至出现尿失禁。

2. 脓尿和血尿　结核性溃疡损害血管、粘膜，出现肉眼或镜下血尿，尿液混浊、镜检有大量脓细胞。

3. 肾区疼痛和肿块　肾结核形成脓肾时，出现肾区胀痛和肿块。

4. 全身症状　全身症状一般不明显，晚期可有消瘦、发热、盗汗、贫血。一侧肾结核，对侧肾积水或双侧肾结核，可出现恶心、呕吐、贫血、少尿等肾功能不全症状。

【诊断】

1. 病史及临床表现　有肾外的结核病灶，膀胱刺激症状经一般抗菌药物治疗无效，尿中有脓细胞，呈酸性，普通细菌培养无细菌生长或尿中找到抗酸杆菌，要考虑到肾结核可能。

2. 影像学检查　B 型超声可确定肾脏大小及有无钙化及肾积水，膀胱有无挛缩。腹部平片可见肾区钙化影。肾排泄性造影的早期表现为肾盏边缘不光滑，有虫蛀样改变；肾盏扩大、模糊变形或形成空洞，甚至肾功能丧失而不显影。输尿管僵硬、狭窄或节段性边缘不整。逆行造影可以显示肾空洞性破坏，输尿管僵硬、管腔狭窄或明显扩张。

3. 膀胱镜检查 不作为常规检查方法。早期患侧输尿管口周围充血、水肿、浅黄色粟粒样结核结节。病变以三角区和膀胱底部为著，可出现结核性溃疡和瘢痕，输尿管口呈洞穴状，有时可见脓尿喷出。膀胱挛缩，容积小于50ml时，不宜做膀胱镜检查。

【治疗】

1. 抗结核药物治疗 适用于早期肾结核、结核范围局限者，常用短程化疗方案：异烟肼300mg、利福平600mg、吡嗪酰胺1.0g或乙胺丁醇750mg，每日早晨服1次，连用2个月，然后应用异烟肼300mg，利福平600mg，每周服2次，连用4个月，共6个月为一疗程。一个疗程结束后，经X线或膀胱镜复查，病情好转可再服用第二疗程，否则应准备手术治疗。

2. 手术治疗 术前使用抗结核药物治疗两周以上，无肾外活动性结核病灶。术后继续抗结核治疗。

1）肾切除术：一侧严重的肾结核破坏，对侧肾正常，行病肾切除。肾结核对侧肾积水，要根据肾积水情况及肾功能代偿情况而定。代偿好、先切除无功能肾；代偿不良，则先引流肾积水再切除病肾。

2）保留肾组织的肾结核手术：如结核病灶清除术、部分肾切除术等。

3）输尿管狭窄及挛缩膀胱的治疗：狭窄局限可切除狭窄端，然后吻合输尿管。挛缩膀胱小于50ml，在结核控制以后，做肠、胃扩大膀胱术。有尿道梗阻的挛缩膀胱可行尿流改道手术，如输尿管皮肤造口术。

二、前列腺、精囊、附睾结核

男性生殖系统结核主要继发于肾结核，首先发生前列腺、精囊结核，经输精管至附睾，再从附睾尾部扩展到其他部分及睾丸。

【临床表现】 前列腺和精囊结核多无明显症状，有的出现血性精液，精液减少等。多在附睾发现结节，输精管变粗、僵硬，呈串珠状，脓肿与阴囊壁粘连，破溃后形成窦道，经久不愈。

【诊断和鉴别诊断】 有上述临床表现，同时发现肾结核、附睾硬结，有助于男生殖系统结核的诊断。前列腺液或精液中发现结核杆菌。附睾结核需与非特异性附睾炎相鉴别。非特异性附睾炎时，附睾常为均匀性肿大，中等硬度，表面光滑，有压痛。

【治疗】 抗结核治疗为主，附睾结核若病变较大，形成脓肿窦道者需作附睾切除，术后继续抗结核治疗。

第五节 前列腺炎、精囊炎、附睾炎、睾丸炎

一、前列腺炎

急性细菌性前列腺炎

【病因病理】 大多由细菌经尿道上行感染引起，常见致病菌为大肠埃希菌、葡萄球菌、链球菌、淋球菌及支原体和衣原体等。细菌来源多见于经尿道器械操作，也可由于疖、痈、扁桃体炎、呼吸道感染经血液循环引起，或因急性膀胱炎、急性淋菌性尿道炎等蔓延。病理

表现前列腺腺泡有弥漫性白细胞浸润，组织水肿。

【临床表现】 起病急骤，畏寒、高热、排尿痛、尿频、尿急，会阴部、膀胱区胀痛，尿道有炎性分泌物排出。可发生排尿困难或急性尿潴留。

【诊断】 具有典型的病史、临床表现。直肠指诊前列腺肿胀、压痛、表面光滑、质地稍硬，局部温度升高，形成脓肿时局部饱满、有波动感。

【治疗】

1. 卧床休息，应用抗生素、大量饮水，使用止痛、解痉药物。如有排尿困难或急性尿潴留，应选用耻骨上膀胱穿刺造瘘，尽量避免因导尿引起逆行感染。

2. 抗菌药物 常选用喹诺酮类如环丙沙星、氧氟沙星；以及头孢菌素、妥布霉素、氨苄西林、红霉素等。

急性前列腺炎经一般处理及抗炎治疗后，症状常于1～2周内消退。如症状不见好转或反而加重，直肠指诊前列腺更加肿胀且有波动，B型超声检查可见前列腺脓肿形成，经会阴穿刺抽出脓液者，应经会阴部行脓肿切开引流。禁忌作前列腺按摩或穿刺，以免感染蔓延引起精囊炎、附睾炎等。

慢性细菌性前列腺炎

【病因病理】 慢性细菌性前列腺炎主要是经尿道逆行感染所致。常见致病菌有大肠埃希菌、变形杆菌、淋球菌、葡萄球菌、链球菌、克雷伯菌属等，前列腺组织学上分为内层与周围层。内层腺管为顺行性，而周围层腺管呈逆行倒流。射精时如后尿道有感染，大量致病菌会挤向前列腺周围层。如感染的尿液逆流至前列腺组织内形成微结石，使感染难以控制。前列腺腺上皮的类脂质膜可以阻止多种抗生素进入前列腺腺泡，使得慢性前列腺炎难以治愈。

【临床表现】

1. 排尿改变及尿道分泌物 有不同程度的尿频、尿急、尿痛，排尿时尿道不适感或灼热。清晨排尿之前、排尿末或大便用力时常有白色分泌物自尿道口流出，俗称尿道口滴白。

2. 疼痛 会阴部、下腹部不适或疼痛，腰骶部、会阴部、膀胱区、腹股沟区及睾丸等也有酸胀、疼痛感。

3. 性功能减退 可有阳痿、早泄、遗精或射精痛，合并有精囊炎时可有血精，因输精管道炎症可使精子活动力减退，致不育症。

4. 精神神经症状 因由于病人对本病缺乏正确理解或久治不愈，可出现神经官能症表现，心情忧郁、多疑焦虑、头昏、疲乏无力、失眠健忘等。

5. 并发症 由细菌毒素引起的变态反应性关节炎、虹膜炎等。

【诊断】 根据尿路感染反复发作，前列腺按摩液中致病菌持续存在，可诊断慢性细菌性前列腺炎。

1. 直肠指检 前列腺较饱满、可增大、正常或缩小，表面质地不均匀、有轻度压痛，也可有小硬结。

2. 前列腺液检查 是目前诊断慢性前列腺炎简单、有效的方法。经前列腺按摩取得前列腺液送检，前列腺液白细胞超过10个/高倍视野，卵磷脂小体分泌减少或有脓球，可确诊。也可采用尿液和前列腺液分段定位培养法：先留取初尿10ml，排尿200ml后留取中段尿10ml后，行前列腺按摩，采集前列腺液后再排尿10ml，三段尿样和前列腺液均送细菌培养及菌落计数。若末段尿菌落计数超过初段尿10倍或初、中段尿菌培养阴性或菌落数少于

3 000 个/ml，前列腺液和末段尿细菌培养菌落数超过 5 000 个/ml，可确诊。

【治疗】

1. 一般治疗 消除思想顾虑，节制性欲，但不禁欲。忌酒及刺激性食物，热水坐浴每晚 1 次，避免长时间骑车等。每周进行 1 次前列腺按摩，促使前列腺炎性分泌物的排出。

2. 抗菌药物 抗菌药物多不易进入前列腺组织，目前临床上常用的有罗红霉素、喹诺酮类、头孢菌素类、多西环素（强力霉素）等，也可以联合用药或轮回用药，以防止耐药性产生。

3. 中医治疗 采取活血化瘀和清热解毒药物辨证施治。

慢性非细菌性前列腺炎

【病因病理】 临床常见慢性前列腺炎多数为慢性非细菌性前列腺炎，病因尚未完全明了。其发病可能与沙眼衣原体、支原体、滴虫感染有关。发病诱因可能与性生活不规律、长期手淫、性交中断或长距离骑车、长时间坐位工作等，使得盆腔及前列腺充血。过量饮酒及辛辣食物可使前列腺炎症状加重。

【临床表现】 与慢性细菌性前列腺炎相似。直肠指检前列腺稍饱满，质较软，有轻度压痛。前列腺液涂片每高倍视野超过 10 个白细胞，前列腺液细菌涂片及培养无致病菌，有时找到衣原体或支原体的包含体，近年采用血清学试验检测或 PCR 方法检测有时可获知有衣原体或支原体感染。临床上表现盆腔、会阴部疼痛明显，前列腺液检查正常，培养无细菌生长，称为前列腺痛。

【治疗】 如致病原为衣原体、支原体则可用四环素、罗红霉素、强力霉素、阿奇霉素、甲硝唑等。每日 1～2 次热水坐浴，每周 1 次前列腺按摩以及有规律地性生活，可以缓解盆腔、前列腺的充血情况，有助于本病的治疗。

二、精 囊 炎

【病因】 精囊炎常继发于泌尿生殖系统其他部位的感染。病因、感染途径与前列腺炎相同，临床表现与体征也基本相同。

【临床表现】 会阴部胀痛，向腹股沟和下腹部、背部放射痛。可出现血精。

【诊断】 精液镜检有红细胞、白细胞和脓细胞，培养有细菌生长。

【治疗】 卧床休息、热水坐浴、抗生素治疗。

三、附 睾 炎

急性附睾炎

【病因病理】 急性附睾炎多见于青壮年，感染多由前列腺炎和精囊炎沿输精管蔓延到附睾，经尿道器械操作、留置导尿等均易引起附睾炎。血行感染少见。致病菌以大肠埃希菌、葡萄球菌、链球菌为多见。附睾感染后，局部肿胀，由附睾尾部向头部蔓延，可形成脓肿，常在尾部或头部遗留结节。扩散至睾丸形成附睾睾丸炎，可有继发性睾丸鞘膜积液。

【临床表现】 发病突然，畏寒、高热。患侧阴囊胀痛，沉坠感，阴囊皮肤发红、发热、疼痛，阴囊、下腹部及会阴部有牵扯痛，站立或行走时加剧。患侧附睾肿大，均有增大或增粗，有明显压痛，炎症范围较大时，附睾、精索和睾丸均有肿胀，称为附睾睾丸炎。血白细胞及中性粒细胞升高。

【诊断】 根据病史、体征诊断不困难，但须注意与睾丸扭转相鉴别。睾丸扭转多发于青少年，发病急骤，睾丸肿大、固定，不能在阴囊内活动，抬高阴囊不能减轻局部疼痛，多普勒超声检查睾丸的血流情况，有助于鉴别诊断。有时附睾结核、睾丸肿瘤合并细菌感染时可出现类似急性附睾炎的表现，亦应注意鉴别。

【治疗】 卧床休息，局部可行热敷、理疗、使用阴囊托带托起阴囊。0.5%利多卡因作精索封闭，减少疼痛。选用广谱抗生素治疗。如有脓肿形成，则需切开引流。

慢性附睾炎

【病因病理】 慢性附睾炎较多见，多由急性附睾炎治疗不彻底而转为慢性，部分病人并无明确的急性期，炎症多继发于慢性前列腺炎或损伤。

附睾较硬，呈结节状。显微镜检查可见附睾组织纤维增生，有瘢痕组织形成，附睾小管阻塞，白细胞及浆细胞浸润。

【临床表现】 病人常感患侧阴囊隐痛、坠胀感，休息后好转，疼痛常牵扯到下腹部及同侧腹股沟区。检查时附睾常有不同程度的增厚及肿大，与睾丸的界限清楚，有轻度压痛，同侧输精管可增粗。

【诊断】 慢性附睾炎需与附睾结核和阴囊内丝虫病相鉴别。附睾结核附睾质地稍硬、表面不平、无压痛，结节多在附睾尾部，输精管增粗并扪及串珠状结节，B型超声、X线及膀胱镜检查常可发现肾结核存在。阴囊内丝虫病是由丝虫侵犯精索淋巴管，继发精索炎或附睾周围炎，形成的硬结位于附睾或输精管周围。

【治疗】 慢性附睾炎常和慢性前列腺炎同时存在，治疗措施与慢性前列腺炎相似，治疗前列腺炎的同时可使慢性附睾炎的症状缓解。托起阴囊、局部热敷、热水坐浴、理疗等可减轻症状。双侧附睾炎后精子输出受阻，可影响生育，有慢性前列腺炎者，要同时予以治疗。附睾炎愈合后遗留附睾硬结，有时可造成病人的思想负担，如局部疼痛剧烈，反复发作，影响生活和工作，可考虑做附睾切除。

四、睾　丸　炎

急性非特异性睾丸炎

【病因】 因长期留置导尿管或泌尿、男生殖系统其他感染，细菌经尿道、输精管扩散至睾丸。常见的致病菌为大肠埃希菌、变形杆菌、肠球菌等。

【临床表现】 有畏寒、高热、恶心呕吐、睾丸疼痛。

【诊断】 睾丸肿大、触痛明显。需与睾丸鞘膜积液及睾丸肿瘤鉴别。鞘膜积液透光试验阳性；睾丸肿瘤为坠胀、疼痛较轻，无全身表现。

【治疗】 卧床休息，托起阴囊，局部冷敷或50%硫酸镁溶液湿敷，应用抗生素治疗。

急性腮腺炎睾丸炎

【病因】 青春期前较少见，在发生流行性腮腺炎3～4日后出现睾丸肿大。

【临床表现】 高热，体温可高达40℃，睾丸明显肿大、触痛，阴囊皮肤红色或出现红斑。

【诊断】 有流行性腮腺炎病史，睾丸肿大、阴囊皮肤呈红色水肿。

【治疗】 一般治疗同急性非特异性睾丸炎。高热时应用退热药或物理降温。全身应用抗病毒药物。

（王　欣）

第四十五章

泌尿系统梗阻

第一节　概　述

泌尿系统从肾小管起始，经肾盏、肾盂、输尿管、膀胱至尿道外口都是管道状。临床上称为尿路。尿路分为上尿路和下尿路：上尿路从肾小管、肾盏至输尿管膀胱入口；下尿路从膀胱到尿道外口。管腔通畅才能保持尿液的正常排出功能，管腔梗阻就会影响尿液的分泌和排泄。泌尿系统本身或以外的一些病变，如管腔狭窄、阻塞或管外压迫、神经肌肉功能障碍都能影响尿液排泄，造成尿液潴留，称为泌尿系统梗阻。这些病变有时其本身并不严重，但不及时处理，将导致肾积水、肾功能损害，甚至肾功能衰竭。

【病因与分类】 泌尿系统梗阻原因很多，可分为机械性和动力性两种，机械性的因素多见。按照年龄可以分为先天性梗阻和后天性梗阻，后者多见。引起梗阻的原因可以是泌尿系统内的病变、泌尿系统以外的病变或医源性的。

泌尿系统梗阻原因在不同的年龄和性别有一定的区别。在小儿多见先天性畸形，成年人常见原因是损伤、肿瘤、结石或结核等，老年男性最多见的是良性前列腺增生，妇女可能与盆腔内疾病有关。

1. 肾脏　炎症、结石、肿瘤、结核等都可引起肾积水。先天性狭窄、异位血管等可造成肾盂输尿管交界处的梗阻。海绵肾、多囊肾、高尿酸血症肾病等可造成肾小管的梗阻。

2. 输尿管　输尿管梗阻最常见的原因为输尿管结石，其他有炎症、结核、肿瘤、腹膜后纤维化，先天性畸形如输尿管膨出、异位开口、腔静脉后输尿管等。前列腺、结肠、子宫颈的肿瘤可能压迫输尿管，引起梗阻。盆腔手术时意外损伤输尿管，盆腔肿瘤放射治疗反应也可致输尿管堵塞。

3. 膀胱　膀胱颈部梗阻是最常见的原因，包括良性前列腺增生、肿瘤、纤维化、膀胱内结石、膀胱肿瘤。膀胱神经肌肉功能障碍引起的动力性梗阻，可致尿液由膀胱向输尿管反流，引起肾积水。

4. 尿道　最常见的原因是炎症、损伤引起的尿道狭窄，尿道结石、结核、肿瘤、憩室、先天性后尿道瓣膜等也可引起尿道梗阻（图 45－1）。

【病理生理】 泌尿系梗阻引起的基本病理改变是梗阻以上的尿路扩张。初期梗阻以上部位管壁肌增厚，增加收缩力以克服梗阻，后期管壁肌失去代偿能力，管壁变薄、肌萎缩和张力减退，出现尿液潴留。

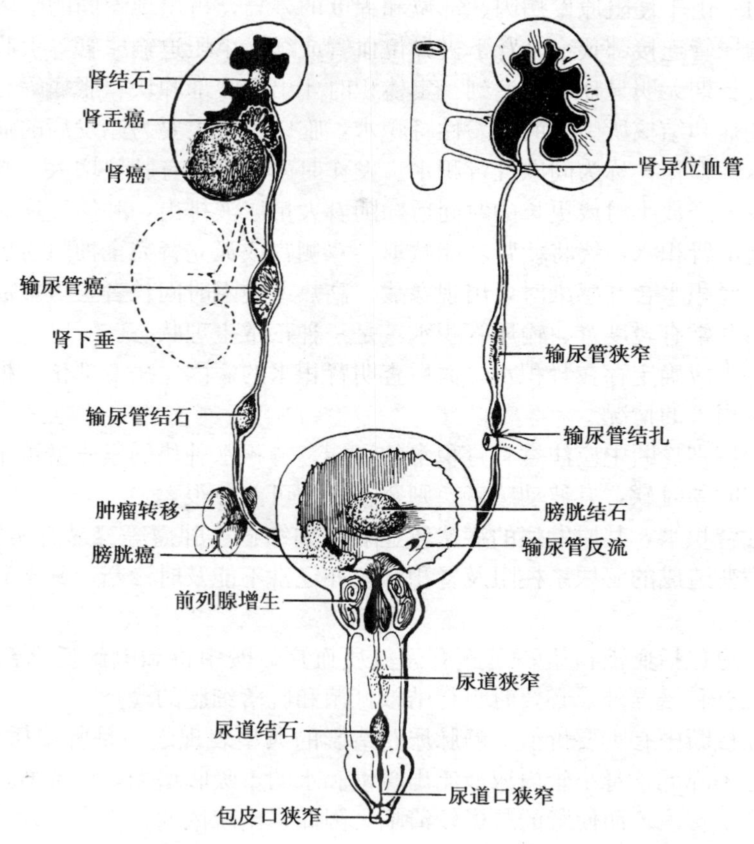

图 45-1　泌尿系统梗阻的常见病因

泌尿系梗阻时，肾盂内压升高，使肾小球滤过压降低，肾小球即停止滤过，尿液形成亦停止。梗阻后一段时间，肾盂内尿液直接入肾实质的静脉和淋巴管内，并经肾窦外渗至肾盂和肾的周围，称为肾内安全阀开放，起到暂时保护肾组织的作用，使急性短时间梗阻不致严重危害肾组织。如果梗阻不能解除，尿继续分泌，肾小管内的压力逐渐升高，压迫肾曲小管附近的血管，就会引起肾组织的缺氧和萎缩。肾积水时肾盂扩张、肾实质、肾盂萎缩变薄、肾盂容积增大，最终成为一个巨大的水囊。急性完全性梗阻，如结扎输尿管，肾实质很快萎缩，肾盂轻度扩张，肾增大不明显。膀胱以下发生长期的严重梗阻，可因尿液自膀胱逆流至一侧或双侧输尿管，形成肾积水。

泌尿系统梗阻合并感染时，感染难以控制，细菌可直接进入血液循环，发展为菌血症。

【治疗原则】　解除病因、去处梗阻、预防感染、保护肾功能。病人情况较差，可先在梗阻的上端行尿流改道，使肾损害减轻，肾功能逐渐恢复，待全身情况和肾功能好转后，再进一步处理梗阻，若梗阻不能解除，可行永久性尿流改道。

第二节　肾　积　水

尿液从肾盂排出受阻，造成肾内压力升高、肾盏肾盂扩张、肾实质萎缩，称为肾积水。

【临床表现】 由于梗阻原发病因、部位和程度的差异，可出现不同的临床表现。先天性病变，如肾盂输尿管连接部狭窄、肾下极异位血管或纤维束压迫输尿管等引起的肾积水，发展比较缓慢，可长期无明显症状，达到一定体积时才出现腹部肿块、胀痛等。泌尿系各部的结石、肿瘤、炎症和结核所引起的继发性肾积水，临床表现主要为原发病的症状和体征。肾积水有时呈间歇性发作，称为间歇性肾积水。发作时患侧腹部有肿块增大、剧烈绞痛、恶心呕吐、尿量减少；经数小时或更长的时间后，随着大量尿液排出，肿块、疼痛消失。持续长时间梗阻所引起的肾积水，终将使肾功能减退。双侧肾或孤立肾完全梗阻时可发生无尿，以致肾功能衰竭。肾积水合并感染时，出现寒战、高热，梗阻时间长者，可形成脓肾。

妊娠期间右肾常有轻度肾、输尿管积水，是一种正常生理状态。

【诊断】 首先应确定存在肾积水，而后查明肾积水的病因、病变部位、梗阻程度、有无感染以及肾功能损害的情况。

腹部肿块的鉴别诊断中应注意有肾积水的可能。肾积水肿块的紧张度可不一致，如肿块的紧张度较低或时硬时软，有波动感者，则肾积水的可能性很大。

有些继发性肾积水，其原发病的症状较显著，如结核、肿瘤等容易忽略肾积水的存在。泌尿系统邻近病变造成的泌尿系梗阻及肾积水，亦经常不能及时诊断，甚至到肾功能衰竭或无尿时始被发现。

实验室检查应包括血液检查，了解有无氮质血症、酸中毒和电解质紊乱。尿液检查方面，除作常规检查和培养外，必要时需行结核杆菌和脱落细胞的检查。

尿路造影在诊断中有重要价值。静脉尿路造影的典型表现之一是肾实质显影时间延长；由于肾小球滤过率降低，肾小管内尿液流出缓慢和水的重吸收增加，以致造影剂聚集在肾皮质，主要在近曲小管内，而使肾的造影较清晰。因此，出现浓的肾影是急性梗阻的特点。大剂量延缓的静脉尿路造影，对诊断肾积水更有帮助；造影剂量可增加 2～3 倍，延缓时间可长达 24～36 小时。静脉尿路造影不够清晰时，可经膀胱镜作输尿管插管，行逆行性肾盂造影；导管插入肾盂后，如有肾积水可抽出大量尿液，同时可测定分侧肾功能情况。如逆行插管有困难，可改行肾穿刺造影术。在逆行造影和穿刺造影时，都应防止细菌带入积水的肾内，必须注意，梗阻肾发生感染，不仅可引起脓肾，严重时细菌进入血液导致脓毒症，危及生命。MRI 水成像检查显影清晰，可代替逆行造影。

超声波、CT、MRI 检查可明确区分增大的肾是积水还是实性肿块亦可发现压迫泌尿系统的病变，由于超声检查已普及且为无创伤性，可以在尿路造影以前进行。放射性核素肾扫描和肾图，尤其是利尿肾图，亦可用于肾积水的诊断。对动力性梗阻病例，可在尿路造影时观察肾盂、输尿管蠕动及排空情况。神经源性膀胱可见膀胱造影形似宝塔，有成小梁和假性憩室。

【治疗】 要根据其病因、发病急缓、有无感染以及肾功能损害程度，结合病人年龄和心肺功能情况等综合考虑。

1. 病因治疗　最理想的治疗是去除肾积水病因，保留患肾。如梗阻尚未引起严重的不可恢复的病变，在去除病因后，可获得良好效果。手术方法取决于病因的性质，例如先天性肾盂输尿管连接部狭窄可作肾盂成形术，肾、输尿管结石可行碎石或取石术，这些手术近年可用内腔镜进行。术后肾积水及肾功能会有所改善。

2. 肾造瘘术　若情况危急或肾积水病因不能去除时，应在梗阻以上先行引流，待感染控制后，再施行去除病因的手术。梗阻原因不能解除时，肾造瘘则作为永久性的治疗措施。

3. 肾切除术　肾积水严重，剩余的肾实质过少，或伴有严重感染且有肾积脓时，如对侧肾功能良好，可切除病肾。

第三节　前列腺增生症

前列腺增生症又称良性前列腺增生或前列腺肥大，是老年男性常见病。男性自 35 岁以上前列腺可有不同程度的增生，50 岁以后就可能出现临床症状。

【病因】 前列腺增生症的病因尚不完全清楚，前列腺的正常发育与男性激素有关。目前认为年龄增长和有功能的睾丸是发病的基础，上皮和基质的相互影响，各种生长因子的作用，随着年龄增长睾酮、双氢睾酮以及雌激素的变化是前列腺增生的重要病因。

【病理】 前列腺有周边带（区）、中央带（区）、移行带（区）。移行带是围绕尿道精阜部位的腺体，是前列腺增生的起始部位。射精管通过的部位为中央带，其余部分为外周带。移行带的增生以腺体增生为主，也有基质增生，形成的结节不断生长，使其周围真正的前列腺组织受到挤压，并被推向外围而形成假包膜（外科包膜），与增生的前列腺组织之间有明显的界限。增生使前列腺段尿道弯曲、伸长、受压变窄。

增生引起膀胱出口梗阻时，逼尿肌为增强其收缩能力，平滑肌纤维增厚为粗糙的网状结构即成小梁，严重时小梁间空隙突出成囊状（小室）或形成假性憩室。尿路梗阻长期不能解除，逼尿肌收缩力下降，残余尿量逐渐增加，出现充溢性尿失禁。长期排尿困难使膀胱高度扩张，输尿管末端丧失活瓣作用，发生膀胱输尿管反流，导致肾积水和肾功能损害。梗阻所致残余尿增加、尿液潴留，容易继发感染和结石。

【临床表现】

1. 尿频　早期最常见的症状是尿频，且逐渐加重，尤其是夜尿次数增多。原因早期是由于前列腺充血刺激膀胱逼尿肌反射亢进，后期是由于增生前列腺引起尿道梗阻，使膀胱内残余尿增多，膀胱经常在部分充盈状态，有效容量缩小所致。

2. 排尿困难　进行性排尿困难是前列腺增生最重要的症状，主要表现为起尿缓慢、排尿费力、射尿无力、尿线变细、断断续续、尿后滴沥及排尿不尽等。

3. 尿潴留　在排尿困难的基础上，遇有受凉、饮酒、劳累等诱因，可引起腺体及膀胱颈部充血水肿，而发生急性尿潴留。并由于膀胱过度充胀而使少量尿从尿道口溢出，称为充溢性尿失禁。患者膀胱极度膨胀，疼痛，尿意频繁。

4. 其他　前列腺增生组织表面静脉血管扩张，破裂后可引起血尿，出血量不等。合并感染时，可有膀胱刺激症状，有膀胱结石存在时症状更为明显。晚期由于长期尿路梗阻，肾功能减退，出现食欲不振、恶心、呕吐及贫血等肾功能不全病象。长期排尿困难导致腹压增高，成为腹股沟疝、脱肛或内痔等疾病的诱因。

【诊断】

1. 病史　50 岁以上的男性有进行性排尿困难，首先考虑有前列腺增生的可能。

2. 体检　直肠指诊是诊断前列腺增生症的重要方法。可摸到前列腺肿大，表面光滑、质韧、有弹性。按照腺体增生的程度，前列腺增生症分为三度：Ⅰ°增生为腺体增大、中央沟变浅，Ⅱ°增生为腺体明显增大，中央沟消失或略凸出，Ⅲ°增生为腺体显著增大，中央沟明显凸出，若增生腺体突入膀胱，前列腺增大可不明显。

3. 其他检查

(1) 膀胱镜检查：能直接观察前列腺增生情况，并可了解膀胱内有无其他病变，如肿瘤、结石、憩室等，从而决定手术治疗的方式。

(2) 尿流率检查：在前列腺增生时，最大尿流率和平均尿流率降低，排尿时间延长。

(3) 超声检查：可以直接测定前列腺大小、形状、内部结构，还可测定膀胱残余尿量。

(4) 残余尿的测定：膀胱残余尿量反映膀胱代偿衰竭的严重程度。测定方法有：B型超声测定法、排尿后导尿法、膀胱造影法。

(5) 血清前列腺特异抗原（PSA）测定：在前列腺体积较大，有结节或较硬时，应测定血清PSA，以排除合并前列腺癌的可能性。

【鉴别诊断】 前列腺增生应与膀胱颈硬化症、前列腺癌等进行鉴别。

1. 膀胱颈硬化症（膀胱颈挛缩） 由于慢性炎症所引起，发病年龄较轻，前列腺不增大。

2. 前列腺癌 直肠指诊前列腺坚硬、结节状，血清PSA升高时，可行穿刺活组织检查或针吸细胞学检查。

【治疗】 前列腺增生的最佳治疗是去除增生的前列腺。膀胱残余尿量超过100ml、曾出现过急性尿潴留、反复出现肉眼血尿、出现肾功能不全或合并有结石、感染、膀胱憩室者，均为手术治疗适应证。

1. 药物治疗 药物很多，主要包括α-受体阻滞剂、激素及植物类药等：①α_1-受体阻滞剂可降低平滑肌张力，减少尿道阻力，改善排尿功能。常用特拉唑嗪、阿夫唑嗪、坦索罗辛等。②激素类药物，如5α还原酶抑制剂非那雄胺（保列治）可降低前列腺内双氢睾酮含量，服药3个月可以使前列腺缩小，改善排尿功能。植物类药物有花粉提取物等。

2. 手术治疗 有上述手术适应证者应考虑手术治疗。有尿路感染和心、肺、脑、肝、肾功能不全时，宜先作导尿或膀胱造瘘术，待全身情况改善后再行手术。

手术方法分开放手术和经尿道前列腺切除术。开放手术可分为耻骨上经膀胱前列腺切除术和耻骨后前列腺切除术。经尿道前列腺切除术是用切除镜进行，目前常用经尿道前列腺电切除术（TURP）和经尿道前列腺电汽化术（TUVP）。

3. 其他疗法 ①经尿道激光治疗；②经尿道气囊高压扩张术；③经尿道微波和射频治疗；④前列腺尿道镍钛形状记忆合金支架治疗。

第四节 急性尿潴留

急性尿潴留是指肾脏分泌的尿液积留在膀胱内不能排出。情况紧急，需要正确诊断和及时处理。

【病因】

1. 机械性梗阻 膀胱颈部和尿道的梗阻性病变，都可引起急性尿潴留。常见的如前列腺增生、尿道损伤和尿道狭窄。膀胱、尿道的结石、肿瘤、凝血块、异物等可堵塞膀胱颈和尿道、盆腔肿瘤、妊娠的子宫等也可致急性尿潴留。

2. 动力性梗阻 膀胱、尿道排尿功能障碍所引起。腰麻、肛管直肠手术刺激、中枢和周围神经系统疾病引起的神经源性膀胱，使用松弛平滑肌的药物如阿托品、654－2等，使用抗高血压药、抗心律失常药，低血钾、高热、昏迷等都可引发急性尿潴留。

病人除有原发病变的表现外，尚有逼尿感、不安、膀胱膨胀等，重者有溢出性尿失禁，膀胱区膨隆，叩诊呈浊音。

【治疗】 治疗原则是解除病因，恢复排尿，但有时病因不明或梗阻一时难以解除，只能先作尿液引流，以后再作处理。

1. 病因明确并有条件立即解除者，应先解除病因，恢复排尿。如尿道狭窄、尿道结石可立即扩张尿道、取出结石或将结石推回膀胱。

2. 腰麻和肛管直肠手术后尿潴留，可用针灸治疗，或注射新斯的明0.25mg。

3. 导尿是急性尿潴留时最常用的方法。导尿时应使尿液缓慢排出，防止膀胱内压突然降低而引起膀胱内出血。如病因不能很快解除，应留置导尿管；不能插入导尿管者，可在无菌操作下自耻骨上缘两横指处穿刺膀胱，抽出尿液；病因不能解除者，需作永久性耻骨上膀胱高位造瘘。导尿管留置期间应每日清洁尿道口，引流袋应每日更换。所有操作应注意无菌观念，术后定期冲洗膀胱，保持引流通畅。

（王　欣）

第四十六章

尿石症

第一节 概 述

尿路结石是最常见的泌尿外科疾病之一。男性多于女性，约 3∶1。形成机制未完全阐明，有多种学说，复发率高。对多数结石尚无十分理想的预防方法。尿石症发病有地区性。在我国多见于长江以南，北方相对少见。近 30 多年来，我国上尿路（肾、输尿管）结石发病率明显增高，下尿路（膀胱）结石日趋少见。膀胱结石中，原发性结石明显少于继发性结石。

【尿路结石的形成机制】 尿路结石在肾和膀胱内形成。上尿路结石与下尿路结石的形成机制、病因、结石成分和流行病学有显著差异。上尿路结石大多数为草酸钙结石。膀胱结石中磷酸镁铵结石较上尿路多见。虽然部分肾结石有明确的原因，但大多数含钙结石的形成原因目前仍不能完满解释。异质成核、取向附生、结石基质和晶体抑制物质学说是结石形成的基本学说。根据上尿路结石形成机制的不同，可分为与代谢因素有关的结石和感染性结石。代谢性结石是由于代谢紊乱所致，感染性结石是由于产生脲酶的细菌分解尿液中的尿素而产生氨，使尿液碱化，尿中磷酸盐及尿酸铵等处于相对过饱和状态，发生沉积所致。细菌、感染产物及坏死组织亦为形成结石之核心。

【影响尿路结石形成的因素】 许多因素影响尿路结石的形成。尿中形成结石晶体的盐类呈超饱和状态，尿中抑制晶体形成物质不足和核基质的存在，是形成结石的主要因素。

1. 流行病学因素　包括年龄、性别、职业、社会经济地位、饮食成分和结构、水分摄入量、气候、代谢和遗传等因素。上尿路结石好发于 20～50 岁。男性发病年龄高峰为 35 岁。女性有两个高峰，30 岁及 55 岁。实验证明，饮食中动物蛋白、精制糖增多，纤维素减少，促使上尿路结石形成。大量饮水使尿液稀释，能减少尿中晶体形成。相对高温环境及活动减少等亦为影响因素，但职业、气候不是单一决定因素。

2. 尿液因素　尿液质与量的变化：①形成结石物质排出过多：尿液中钙、草酸、尿酸排出量增加。长期卧床，甲状旁腺功能亢进，特发性高尿钙症，其他代谢异常及肾小管酸中毒等，均使尿钙排出增加。痛风，尿持续酸性，慢性腹泻及噻嗪类利尿剂均使尿酸排出增加。内源性合成草酸增加或肠道吸收草酸增加，可引起高草酸尿症；②尿 pH 改变：尿酸结石和胱氨酸结石在酸性尿中形成。磷酸镁铵及磷酸钙结石在碱性尿中形成；③尿量减少，使盐类和有机物质的浓度增高；④尿中抑制晶体形成物质含量减少，如枸橼酸、焦磷酸盐、镁、酸性粘多糖、某些微量元素等。

3. 解剖结构异常　如尿路梗阻，导致晶体或基质在引流较差部位沉积，尿液滞留继发尿路感染，有利于结石形成。

4. 尿路感染　尿路感染时尿液中基质增加，促进晶体粘附。感染性结石（磷酸镁铵结石）的形成需要两个条件：pH≥7.2 及尿中有氨存在。产生脲酶的细菌感染，是形成这类结石的原因。

大多数草酸钙结石原因不明。磷酸钙和磷酸镁铵结石与感染和梗阻有关。尿酸结石与尿酸代谢异常有关。胱氨酸结石是罕见的家族性遗传性疾病，尿中排出大量胱氨酸所致。

【尿结石成分及其性质】　草酸钙结石质硬，粗糙，不规则，常呈桑葚样，棕褐色。磷酸钙、磷酸镁铵结石易碎，表面粗糙，不规则，灰白色、黄色或棕色，在X线片中可见分层现象，常形成鹿角形结石。尿酸结石质硬，光滑或不规则，常为多发，黄或红棕色。纯尿酸结石在X线片中不被显示。胱氨酸结石光滑，淡黄至黄棕色，蜡样外观。

【病理生理】　尿路结石所致之病理生理改变，与结石部位、大小、数目、继发炎症和梗阻程度等因素有关。尿路结石在肾和膀胱内形成。绝大多数输尿管结石和尿道结石是结石排出过程中，停留在该处所致。尿路结石可引起泌尿系统直接损伤、梗阻、感染和恶性变。

结石可损伤尿路粘膜导致出血、感染。在有梗阻时更易发生感染。感染与梗阻又可促使结石迅速长大或再形成结石。结石在肾盂或膀胱内偶可引起恶变。结石在肾内逐渐长大，充满肾盂及部分或全部肾盏，形成鹿角形结石。可继发感染，亦可无任何症状。

结石进入输尿管时，常停留或嵌顿于生理狭窄处，即肾盂输尿管连接处、输尿管跨越髂血管处及输尿管膀胱连接处。由于输尿管内径自上而下由粗变细，结石位于输尿管下1/3处最为多见。

第二节　上尿路结石

上尿路结石是指肾和输尿管结石，一般为单侧，多见于青壮年，男性多于女性。

【临床表现】　肾和输尿管结石的主要表现是与活动有关的血尿和疼痛。其程度与结石部位、大小、活动与否及有无并发症及其程度等因素有关。结石越小症状越明显。肾盂内大结石及肾盏结石可无明显临床症状，仅表现为活动后镜下血尿。若结石引起肾盏颈部梗阻，或肾盂结石移动不大时，可引起上腹或腰部钝痛。结石引起肾盂输尿管连接处或输尿管完全性梗阻时，致肾绞痛，疼痛剧烈，为阵发性，并有大汗、恶心、呕吐。疼痛部位及放射范围根据结石梗阻部位而有所不同。肾盂输尿管连接处或上段输尿管梗阻时，疼痛位于腰部或上腹部，并沿输尿管行径放射至同侧睾丸或阴唇和大腿内侧。当输尿管中段梗阻时，疼痛放射至中下腹部，右侧极易与急性阑尾炎混淆。结石位于输尿管膀胱壁段或输尿管口处，常伴有膀胱刺激症状及尿道和阴茎头部放射痛。

根据结石对粘膜损伤程度的不同，可表现为肉眼或镜下血尿。以后者更为常见。结石伴感染时，可有尿频、尿痛等症状，继发急性肾盂肾炎或肾积脓时，可有发热、畏寒、寒颤等全身症状。

双侧上尿路结石引起双侧完全性梗阻或独肾上尿路结石完全性梗阻时，可导致无尿。

【诊断与鉴别诊断】

1. 病史　与活动有关的血尿和疼痛，应首先考虑为上尿路结石。表现为典型肾绞痛时，可能性更大。

2. 实验室检查 ①尿常规检查：可有镜下血尿。伴感染时有脓尿。运动前后常规检查。②尿细菌培养。③测定血钙、磷、肌酐和尿酸水平，了解代谢状态，应判明有无内分泌紊乱。④肾功能测定。

3. 影像学诊断 ①泌尿系平片：95%以上结石能在平片中发现。应作正侧位摄片，以除外腹内其他钙化阴影如胆囊结石、肠系膜淋巴结钙化、静脉石等。侧位片上尿路结石位于椎体前缘之后（图 46-1），腹腔内钙化阴影位于椎体之前；②静脉尿路造影：可显示结石所致之肾结构和功能改变，有无引起结石的局部因素。透X线的尿酸结石可表现为充盈缺损；③B型超声检查：结石表现为特殊声影。能发现平片不能显示的小结石和透X线结石。亦能显示肾结构改变和肾积水等；④CT能发现平片不显示的结石。

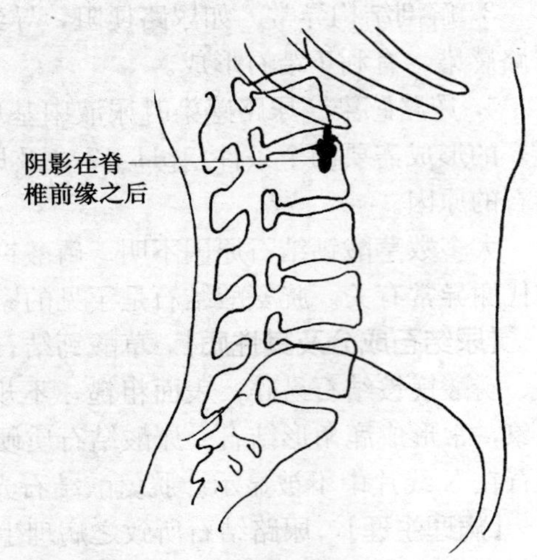

图 46-1 肾结石X线侧位平片

4. 输尿管肾镜检查 当腹部平片未显示结石，静脉尿路造影有充盈缺损而不能确定诊断时，作此检查能明确诊断并进行治疗。

根据临床表现及上述检查，能确定结石部位、大小、数目、形态，结石对肾的影响及可能原因。对治疗和预防也有积极意义。上尿路结石有时需与胆囊炎、胆石症、急性阑尾炎及卵巢囊肿扭转等鉴别。上述检查有助于鉴别诊断。

【治疗】 根据结石大小、数目、位置、肾功能和全身情况，有无确定病因，有无代谢异常，有无梗阻和感染及其程度确定治疗方案。

（一）保守方法

结石小于0.6cm，光滑，无尿路梗阻、无感染，纯尿酸石及胱氨酸结石，可先采用保守疗法。直径小于0.4cm、光滑的结石，90%能自行排出。若以前有排石史者，则可能排出更大的结石。

1. 肾绞痛的治疗 一般选用普鲁本辛、654-2、硝苯地平、吲哚美辛、黄体酮肌注；针刺，耳针；肾区热敷。以上不能缓解肾绞痛时，可用阿托品与哌替啶同时肌注并输液治疗；双氯芬酸75mg肌注或栓剂100mg直肠给药效果往往更佳。

2. 一般措施 ①大量饮水：保持每天尿量在2 000ml以上。②饮食调节。③控制感染：根据细菌培养及药物敏感试验选用抗菌药物。④调节尿pH：口服枸橼酸钾、碳酸氢钠等，以碱化尿液，对尿酸和胱氨酸结石的预防和治疗有一定意义。口服氯化铵使尿酸化，有利于防止感染性结石的生长。

3. 中西医结合疗法 对结石排出有促进作用。有多种方案，包括中、西药，解痉、利尿、针刺等。常用针刺穴位是肾俞、膀胱俞、三阴交、阿是穴等。常用中药有金钱草、石苇、滑石、车前子、鸡内金、木通、瞿麦、萹蓄等。

（二）体外冲击波碎石（ESWL）

此方法安全、有效。通过X线、B型超声对结石进行定位，将冲击波聚焦后作用于结石。大多数上尿路结石均适用此法。但结石远端尿路梗阻、妊娠、出血性疾病、严重心脑血管病、安置心脏起搏器患者、血肌酐≥265μmol/L、急性尿路感染等，不宜使用。碎石效果与结石部位、大小、性质、是否嵌顿等因素有关。碎石排出过程中，可引起肾绞痛。若击碎之结石堆积于输尿管内，可引起“石街”，有时会继发感染。为提高疗效，减少近、远期并发症，除正确定位外，应选用低能量和限制每次冲击次数。若需再次治疗，间隔时间不少于7天。

（三）手术治疗

由于腔内泌尿外科及ESWL的快速发展，绝大多数上尿路结石不再需要开放手术。手术前必须了解双侧肾功能。有感染时应先行抗感染治疗。输尿管结石手术，入手术室前需再作腹部平片，作最后定位。有原发梗阻因素存在时，应同时予以纠正。

1. 非开放手术治疗

（1）输尿管肾镜取石或碎石术：适用于中、下段输尿管结石，直视下取出或套出结石。若结石大取出困难，用超声、液电效应、激光或弹道气压法碎石后取出。损伤性并发症如穿孔、假道、狭窄等的发生率日益减少。

（2）经皮肾镜取石或碎石术：经腰背部细针穿刺直达肾盏或肾盂，扩张皮肤至肾内通道，放入肾镜；于直视下取石或碎石。适用于＞2cm的肾盂结石及下肾盏结石。对结石远端尿路梗阻、质硬之结石、残余结石、有活跃性代谢疾病及需再手术者尤为适宜。可与ESWL联合应用治疗复杂性肾结石。术后常规放置造瘘管，必要时放置输尿管引流管。肾实质撕裂或穿破，出血，感染，损伤周围脏器等并发症时有发生。

2. 开放手术治疗　仅少数需要此法。

（1）输尿管切开取石术：适用于嵌顿较久或经非手术治疗无效的结石。根据结石部位选择手术径路。

（2）肾盂切开取石术：适用大于1cm的结石，或合并梗阻、感染的结石。

（3）肾窦肾盂切开取石术：适用于肾内型肾盂，或结石较大经肾盂切开取石易造成肾盂撕裂者。沿肾窦分离至肾内肾盂后切开。可向肾盏延伸扩大切口，以利于取出鹿角形结石。

（4）肾实质切开取石术：适用于肾盏结石经肾盂切开不能取出，或多发性肾盏结石。

（5）无萎缩肾切开取石术：其含义是经肾实质切开取石而不影响和干扰肾血液供应，能最大限度保留功能肾组织。适用于复杂的鹿角形结石，或肾盏颈部狭窄需整形或重建者。

（6）肾部分切除术：适用于位于肾一极或肾盏有明显扩张、实质萎缩和有明显复发因素的结石。

（7）凝块法肾盂切开取石术：肾盂内注入液状凝固剂，形成包含结石在内的凝块后，切开肾盂，整块取出凝块。适用于多发性肾盏结石，活动度大的结石及易碎的结石。

（8）肾切除术：结石引起肾严重破坏、损失功能，并合并肾积脓时，而对侧肾功能良好，可切除病肾。

3. 双侧上尿路结石的手术治疗原则

（1）双侧输尿管结石：先处理梗阻严重侧。条件许可，可同时取出双侧结石。

（2）一侧输尿管结石、对侧肾结石：先处理输尿管结石。

(3) 双侧肾结石：根据结石情况及肾功能决定。原则上应尽可能保留肾。一般先处理易于取出和安全的一侧。若肾功能极坏，梗阻严重，全身情况差，宜先行经皮肾造瘘。待情况改善后再处理结石。

(4) 双侧上尿路结石或孤立肾上尿路结石引起急性完全性梗阻无尿时，在明确诊断后，若全身情况允许，应及时施行手术。若病情严重不能耐受手术，亦可试行输尿管插管，若能通过结石，可留置导管引流，或行经皮肾造瘘。待病情好转后再行治疗。

4. 鹿角型结石的处理　肾鹿角型结石较小（表面积<500mm^2），无或轻度肾收集系统扩张，应用ESWL治疗。若收集系统严重扩张和（或）肾盏颈部狭窄，应用无萎缩性肾切开取石。其他情况均先用经皮肾镜碎石取石，需要时再联合应用ESWL。

【上尿路结石的预防】 尿路结石复发率高，因而预防或延迟结石复发十分重要。但目前尚无十分有效的预防方法。

1. 一般性预防方法　与上尿路结石保守疗法相同。大量饮水及根据结石成分调节饮食是有效的预防方法。

2. 特殊性预防方法

(1) 草酸盐结石患者可口服维生素B_6或氧化镁，以减少尿中草酸含量或增加尿中草酸溶解度。

(2) 感染结石、尿酸或胱氨酸结石的预防方法与保守疗法相同。

(3) 别嘌呤醇对含钙结石亦有抑制作用。

(4) 伴甲状旁腺功能亢进者，必须摘除甲状旁腺腺瘤或增生组织。

第三节　膀胱结石

原发性膀胱结石的发生率多见于儿童。与营养不良和低蛋白饮食有关。继发性膀胱结石常见于膀胱出口梗阻、膀胱憩室、神经源性膀胱、异物及长期留置导尿管者。肾结石排至膀胱亦为原因之一。

【临床表现】 典型症状为排尿突然中断，并感疼痛，放射至阴茎头部和远端尿道，伴排尿困难和膀胱刺激症状。小儿患者常用手搓拉阴茎，经跑跳及改变姿势后，能缓解和继续排尿。前列腺增生患者继发膀胱结石时，排尿困难加重或伴感染症状。

【诊断】 根据典型症状常可初步做出诊断。应注意寻找可能存在的原因。常用诊断方法如下：

1. X线检查　平片能显示绝大多数结石。

2. B型超声检查　能显示结石声影，可同时发现前列腺增生症等。

3. 膀胱镜检查　在上述方法不能确诊时使用膀胱镜检查，能直接见到结石，有时可发现病因。

【治疗】 采用手术治疗，应同时治疗病因。膀胱感染严重时，应用抗菌药物治疗。

1. 经膀胱镜机械、液电效应、超声、弹道气压碎石　应用碎石钳机械碎石只适用于较小之结石。大多数结石适宜应用此法。结石过大、过硬或有膀胱憩室等时，宜采用耻骨上膀胱切开取石。

2. 耻骨上膀胱切开取石术　为常用的手术方法。

第四节 尿 道 结 石

尿道结石绝大多数来自肾和膀胱。尿道狭窄，尿道憩室及有异物存在时，可在尿道内形成结石。半数以上尿道结石位于前尿道。

【临床表现】 典型表现为急性尿潴留伴会阴部剧痛，亦可表现为排尿困难，点滴状排尿及尿痛。

【诊断】 前尿道结石可通过仔细扪诊而发现。直肠指诊能扪及后尿道结石。B型超声和X线检查能确定诊断。

【治疗】 结石位于尿道舟状窝，可通过注入无菌液状石蜡后，轻轻推挤，钩取或钳出。

前尿道结石可在良好麻醉下，压迫结石近端尿道后，注入无菌液状石蜡，再轻轻向远端挤出结石，切忌粗暴。若不能挤出，可钩取或钳出结石，或应用腔内器械碎石。尽量不作尿道切开取石。

后尿道结石，在麻醉下用尿道探条将结石轻轻推入膀胱，再按膀胱结石处理。

（鹿占鹏）

第四十七章

泌尿、男生殖系统肿瘤

泌尿及男生殖系统肿瘤是泌尿外科最常见的疾病之一，大多数为恶性，最常见的是膀胱癌，其次是肾癌、肾盂癌，但前列腺癌有上升趋势，阴茎癌日趋减少。

第一节 肾 肿 瘤

肾肿瘤绝大多数为恶性肿瘤，肾母细胞瘤是小儿最常见的腹部肿瘤。成人肾肿瘤中绝大部分为肾癌，肾盂癌较少，

一、肾 癌

【病理】 肾癌从肾小管上皮细胞发生，外有假包膜、圆形；切面黄色，有时呈多囊性，可有出血、坏死和钙化。肿瘤细胞浆在镜下呈透明状。除透明细胞外，尚可见含有颗粒的细胞和梭形细胞，大约半数肾癌同时有两种细胞。梭形细胞较多的肿瘤恶性度大。

肾癌局限在包膜内时恶性度较小，穿透假包膜后可经血液和淋巴转移。肿瘤可直接扩展至肾静脉、腔静脉形成癌栓，亦可转移至肺、脑、骨、肝等。淋巴转移最先到肾蒂淋巴结。

【临床表现】 肾癌高发年龄 50～60 岁，男：女为 2：1。常见症状为血尿、肿块和疼痛；间歇无痛肉眼血尿为常见症状，表明肿瘤已穿入肾盏、肾盂。肿瘤较大时腹部或腰部肿块较易发现。疼痛常为腰部钝痛或隐痛，血块通过输尿管时可发生肾绞痛。

肾癌可有肾外表现如低热，可能因肿瘤坏死、出血、毒性物质吸收所引起，现已分离出内生致热原。肿瘤亦可引起血沉快、高血压、红细胞增多症、高血钙等。同侧阴囊内可发现精索静脉曲张。

【诊断】 肾癌病状多变，容易误诊。典型三大症状：血尿、疼痛和肿块都出现时已是晚期，因此其中任何一个症状出现即应引起重视。间歇无痛肉眼血尿应想到肾癌的可能性，与泌尿系其他肿瘤的鉴别要通过膀胱镜检查和泌尿系造影等。

X 线检查　平片可见肾外形增大、不规则，偶有点状、絮状或不完整的壳状钙化。造影可见肾盏、肾盂因受肿瘤挤压有不规则变形、狭窄、拉长或充盈缺损（图 47－1）。肿瘤大、破坏严重时病肾在静脉尿路造影时不显影，可行逆行性肾盂造影。超声检查，简单易行，可作为常规体检。肾动脉造影、CT、MRI 等有助于早期发现肾实质内肿瘤。

【治疗】　根治性肾切除，同时切除肾周围筋膜和脂肪，连同肾门淋巴结，先结扎肾蒂血管可减少出血和扩散，静脉内癌栓应同时取出。术前行肾动脉栓塞法治疗，可减少术中出血。肾癌的放射及化学治疗效果不好。免疫治疗对转移癌有一定疗效。

【预后】　肾癌未手术者3年生存率不足5%，5年生存率在2%以下。手术治疗后5年生存率可达30%～50%，10年生存率20%左右。肾癌可见10年以上的远期复发。

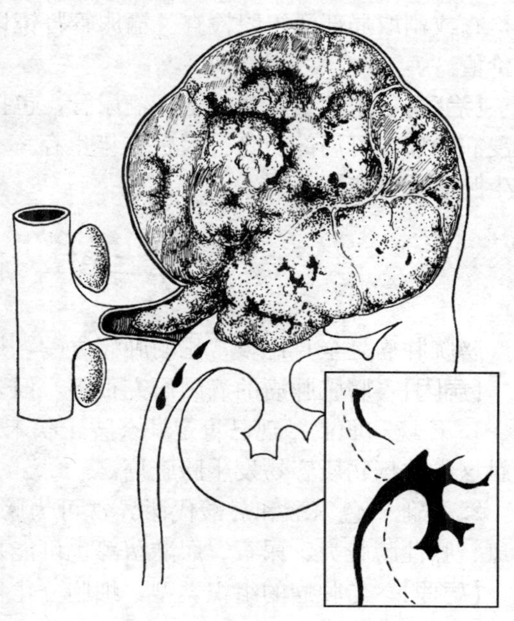

图47-1　左肾癌及其肾盂造影所见
实质肿块压迫肾盂肾盏，穿破肾盂引起血尿，癌栓侵入肾静脉，局部淋巴结转移

二、肾母细胞瘤

肾母细胞瘤是婴幼儿最常见的腹部肿瘤，亦称肾胚胎瘤或Wilms瘤。

【病理】　肿瘤从胚胎性肾组织发生，是上皮和间质组成的恶性混合瘤，包括腺体、神经、肌、软骨、脂肪等。肿瘤增长极快；切面均匀呈灰色，但可有囊性变和块状出血，肿瘤与正常组织无明显界限。转移途径同肾癌。

【临床表现】　多数在5岁以前发病。偶见于成年人。早期无症状。虚弱婴幼儿腹部有巨大包块是本病的特点。绝大多数是在给小儿洗澡、穿衣时发现。肿块增长迅速，肿瘤很少侵入肾盂、肾盏，故血尿不明显。常见发热和高血压。

【诊断】　婴幼儿发现腹部进行性增大的肿瘤，首先应想到肾母细胞的可能性。X线检查对诊断有决定意义。造影所见和肾癌相似，但较大肿瘤在排泄性尿路造影时常不显影，仅见大片软组织阴影。超声和CT、MRI的诊断价值同肾癌。肾母细胞瘤须与肾上腺神经母细胞瘤和巨大肾积水鉴别。

【治疗】　早期经腹行肾切除术。手术配合放射及化学治疗可显著是高手术生存率。局限在肾的2岁以内婴儿可不作放射治疗。综合治疗肾母细胞瘤2年生存率可达60%～94%，2～3年无复发应认为已治愈。

三、肾 盂 肿 瘤

肾盂、输尿管、膀胱、尿道均覆有移行上皮，其肿瘤的病因、病理等相似，且可同时或先后在不同部位出现肿瘤。

【病理】　以移行细胞乳头状肿瘤为主。瘤细胞分化可有很大差别。肿瘤有单发，亦有多发。常有早期淋巴转移，经血行转移可至骨、肝脏、肺等器官。肾盂鳞状细胞癌罕见，多与长期尿石、感染等刺激有关。

【临床表现和诊断】　早期表现为间歇性无痛性肉眼血尿，偶因血块堵塞输尿管出现肾绞痛。尿细胞学检查容易发现癌细胞，膀胱镜检查可见输尿管口喷出血性尿液。尿路造影片肾盂内充盈缺损、变形，应与尿酸结石或血块鉴别。必要时可经膀胱镜插管收集肾盂尿行细胞学检查或刷取局部活组织检查。输尿管肾镜以及超声、CT、MRI检查对诊断肾盂癌亦有重要价值。

【治疗】 手术切除肾及全长输尿管，包括输尿管开口部位的膀胱壁。经活检分化良好的无浸润肿瘤亦可局部切除。术后5年生存率30%～60%。随诊中应注意其余尿路上皮器官发生肿瘤的可能性。

第二节 膀 胱 肿 瘤

膀胱肿瘤是全身比较常见的肿瘤之一，是泌尿系最常见的肿瘤。

【病因】 膀胱肿瘤的病因研究很多，但多数病因尚不完全清楚。

1. 环境和职业 现已肯定β萘胺、联苯胺、4-氨基双联苯等是膀胱癌致癌物质，长期接触这类致癌物质容易发生膀胱癌。

2. 其他 色氨酸和菸酸代谢异常可为膀胱癌病因，寄生在膀胱的埃及血吸虫病、膀胱白斑、腺性膀胱炎、尿石、尿潴留等也可能是膀胱癌的诱因。

【病理】 与肿瘤的组织类型、细胞分化程度、生长方式和浸润深度有关，其中以细胞分化和浸润深度最为重要。

1. 组织类型 上皮性肿瘤占95%以上，其中多数为移行细胞乳头状肿瘤，鳞癌和腺癌各占2%～3%。非上皮性肿瘤罕见。

2. 分化程度 按肿瘤细胞大小、形态、染色、核改变、分裂相等可分为三级：Ⅰ级分化良好，属低度恶性；Ⅲ级分化不良属高度恶性；Ⅱ级分化居Ⅰ、Ⅲ级之间，属中度恶性。

3. 生长方式 分为原位癌、乳头状癌和浸润性癌。原位癌局限在粘膜内，无乳头亦无浸润。移行细胞癌多为乳头状，鳞癌和腺癌常有浸润。

4. 浸润深度 是肿瘤临床（T）和病理（P）分期的依据，可分为：原位癌Tis；乳头状无浸润Ta；限于固有层以内T_1；浸润浅肌层T_2；浸润深肌层或已穿透膀胱壁T_3；浸润前列腺或膀胱邻近组织T_4。细胞分化程度和浸润深度多为一致，但亦有例外，如原位癌的分化程度可为Ⅱ、Ⅲ级。病理分期（P）同临床（T）（图47-2）。

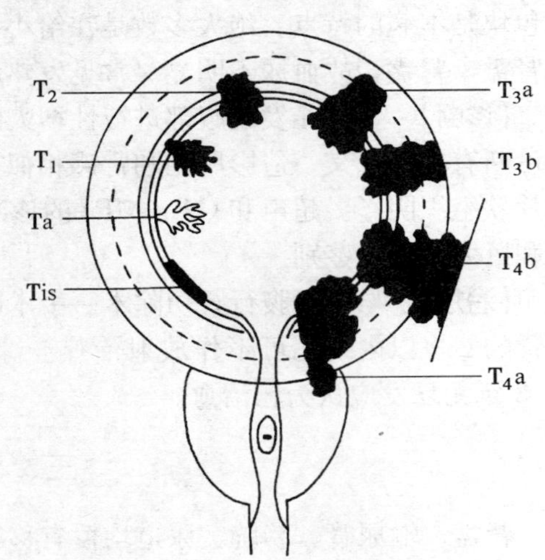

图47-2 膀胱肿瘤分期

肿瘤分布在膀胱侧壁及后壁最多，其次为三角区和顶部，其发生可为多中心。膀胱肿瘤可先后或同时伴有肾盂、输尿管、尿道肿瘤。

膀胱肿瘤的扩散主要向深部浸润，直至膀胱外组织。淋巴转移常见，浸润浅肌层者约50%淋巴管内有癌细胞，浸润深肌层者几乎全部淋巴管内均有癌细胞。血行转移多在晚期，主要转移至肝、肺、骨和皮肤等处。

【临床表现】 膀胱肿瘤高发年龄为50～70岁。男：女为4：1，以表浅的乳头状肿瘤最为常见。分化不良的浸润性膀胱癌常发生在高龄病例。

绝大多数以无痛肉眼血尿就医。血尿间歇出现，可自行停止或减轻，容易造成误诊。出血量或多或少，一般表现为全程血尿，终末加重。出血量和肿瘤大小、数目、恶性程度并不一致。

膀胱肿瘤病例偶有以尿频、尿痛、排尿困难、尿潴留和下腹肿块为起始病状就医者，多数已属晚期。肿瘤大或堵塞膀胱出口时可发生排尿困难、尿潴留。膀胱癌晚期尚可见到下腹部浸润性肿块、严重贫血、浮肿等。盆腔广泛浸润时腰骶部疼痛、下肢浮肿。

鳞癌和腺癌高度恶性，病程短，鳞癌可因结石长期刺激引起。小儿横纹肌肉瘤常以排尿困难为主要症状。

【诊断】 任何成年人，特别是40岁以上，出现无痛性血尿时都应想到泌尿系肿瘤的可能。膀胱肿瘤病人的尿中容易找到脱落的肿瘤细胞，可作为血尿病人的初步筛选。

膀胱镜检查：可直接看到肿瘤所在部位、大小、数目、形态、蒂部情况和基底部浸润程度等。膀胱镜检查时要注意肿瘤与输尿管口和膀胱颈的关系，并应同时作肿瘤活组织检查。

X线检查：静脉尿路造影可了解肾盂、输尿管有无肿瘤，以及肿瘤对肾功能的影响；肾积水或显影不良常提示肿瘤浸润输尿管口。膀胱造影时可见充盈缺损，浸润膀胱壁僵硬不整齐。CT、MRI可发现肿瘤浸润的深度，以及局部转移病灶。

超声检查：可发现0.5cm以上膀胱肿瘤，如应用经尿道超声扫描，能比较准确地了解肿瘤浸润的范围和分期。

【治疗】 以手术治疗为主。手术治疗分为经尿道手术、膀胱切开肿瘤切除、膀胱部分切除术及膀胱全切除术等。根据肿瘤的病理并结合病人的全身情况选择最适当的手术方法。原则上Ta、T_1、局限的T_2期肿瘤可采用保留膀胱的手术；较大的、多发的、反复复发以及T_2、T_3期肿瘤，应行膀胱全切除术。放射和化学治疗处于辅助地位。

膀胱肿瘤切除后容易复发，而复发的仍有可能治愈。凡保留膀胱的各种手术治疗，2年以内超过半数肿瘤要复发；复发常不在原来部位，实属新生肿瘤，而且约10%～15%有恶性程度增加趋势。因此，任何保留膀胱的手术后病人都应有严密的随诊，每3月作膀胱镜检查1次，1年无复发者酌情延长复查时间。这种复查应看做为治疗的一部分。

（一）表浅膀胱肿瘤（Tis、Ta、T_1）

可经尿道行电烙或切除。肿瘤大或不能作经尿道手术时，可切开膀胱行电烙或切除。原位癌亦可直接向膀胱内注入BCG、噻替哌、丝裂霉素C、阿霉素、羟喜树碱等。方法是向膀胱内灌注经蒸馏水或等渗盐水稀释的药物，保留2小时，每15分钟仰卧、俯卧、左右侧卧更换体位，灌注后部分肿瘤消退或明显缩小。噻替哌应用最早，现认为BCG灌注效果最好。

（二）浸润性膀胱肿瘤（T_2、T_3、T_4）

一般根据浸润范围选择膀胱部分切除术或膀胱全切除术。膀胱部分切除的范围，应包括距离肿瘤2cm以内的全层膀胱壁，输尿管口在切除范围内时，需在膀胱其他部分行输尿管膀胱吻合术，肿瘤多发或侵犯三角区，宜行膀胱全切除术，包括前列腺和精囊在内。膀胱全切除术后须行尿流改道，常用回肠膀胱术。近年应用多种可控性尿流改道手术，正在不断总结经验。如病人全身情况不好，可作输尿管皮肤造口术。T_2、T_3期肌层有浸润的膀胱肿瘤术前配合放射治疗，可提高5年生存率。

T_4期：平均生存10个月，用姑息性放射治疗和化学治疗可减轻病状，延长生存时间。

第三节 阴 茎 癌

阴茎癌过去是我国最常见的恶性肿瘤，随着人民生活和卫生保健工作的不断提高，发病日趋减少。

【病因】 阴茎癌绝大多数发生于包茎或包皮过长的病人，阴茎癌是长期包皮垢积聚在包皮内刺激所引起，是可以预防的肿瘤。

【病理】 主要是鳞癌，基底细胞癌和腺癌罕见。癌肿分乳头型和结节型，常见的是乳头型，结节型亦称浸润型。癌从阴茎头或包皮内板发生，乳头型以向外生长为主，可穿破包皮；结节型向深部浸润，扁平溃疡可早期发生转移。由于阴茎筋膜和白膜坚韧，阴茎癌很少浸润尿道海绵体，亦不影响排尿。淋巴转移较常见，可转移到腹股沟、股部、髂淋巴结等，淋巴交错，双侧可相通。癌侵入海绵体即易有血行扩散，但比较罕见。

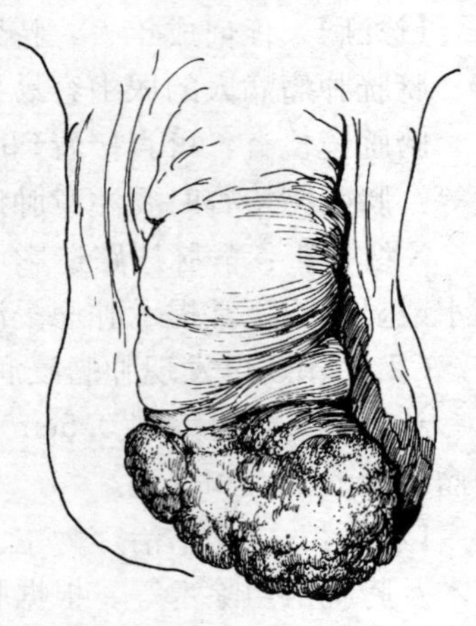

图 47-3 阴茎癌

【临床表现】 多见于40～60岁。开始表现为硬块或红斑，突起小肿物或经久不愈的溃疡，由于包皮掩盖不易被发现，以后有血性分泌物自包皮口流出，肿瘤可突出包皮口或穿破包皮呈菜花样（图 47-3），表面坏死，渗出物恶臭，肿瘤继续发展可侵犯全部阴茎和尿道海绵体。就诊时常伴有附近淋巴结肿大。

【诊断】 阴茎癌诊断不困难，但容易延误诊断和治疗。包皮阴茎头炎、慢性溃疡、湿疹等与肿瘤不易鉴别时需行活组织检查。腹股沟淋巴结肿大并不一定是转移癌，转移癌往往坚硬、无压痛、固定，在原发灶切除并经抗菌治疗后仍不缩小。

【治疗】 以手术治疗为主，亦可行放射和化学治疗。

1. 手术治疗　肿瘤小局限在包皮者可仅行包皮环切术。原位癌可用激光治疗。阴茎癌行阴茎部分切除术后，如残留阴茎不能站立排尿和性交时，应行阴茎全切除术，尿道移植至会阴部。有淋巴结转移者应在原发灶切除术后行两侧腹股沟淋巴结清除术。

2. 放射治疗　早期和年轻人阴茎癌可行放射治疗，但放射治疗疗效不理想。

3. 化学治疗　博莱霉素对阴茎癌有良好疗效，亦有用于配合手术和放射治疗。

第四节 睾 丸 肿 瘤

睾丸肿瘤比较少见，但在阴囊部肿瘤中仍以睾丸肿瘤最为常见，几乎都属于恶性。

【病因】 不清楚，可能和种族、遗传、隐睾、化学致癌物质、损伤、内分泌等有关。

【病理】 睾丸肿瘤中生殖细胞肿瘤占90%～95%，非生殖细胞肿瘤占5%～10%。生殖细胞肿瘤根据细胞的分化情况可分为精原细胞瘤和非精原细胞瘤两类。多数睾丸肿瘤可早期发生淋巴转移，最早到达邻近肾蒂的淋巴结。绒毛膜上皮细胞癌早期有血行转移。

【临床表现】 睾丸肿瘤多发于20～40岁；临床病状多不明显少数有疼痛。睾丸肿大，但仍保持原形，表面光滑，质硬而沉重。附睾、输精管常无异常。隐睾发生肿瘤时则在下腹部和腹股沟出现肿物。

睾丸肿瘤须与鞘膜积液、附睾炎和睾丸炎等鉴别。

【治疗】 以早期手术为主。精原细胞瘤对放射治疗敏感，可配合进行，亦可同时配合氮芥类烷化剂治疗。综合治疗5年生存率可达50%～100%左右，胚胎癌和畸胎癌应包括腹膜后淋巴结清除术，配合综合性药物治疗。

第五节　前列腺癌

【病因】 尚未查明，可能与遗传、食物、环境、性激素等有关。

【病理】 前列腺癌98%为腺癌，常从前列腺的外周带发生，大多数为多病灶。前列腺癌可经局部、淋巴和血行扩散，血行转移以脊柱、骨盆最为多见。

前列腺癌大多数为激素依赖型，其发生和发展与雄激素关系密切，非激素依赖型前列腺癌仅占少数。

前列腺癌可分为四期：

Ⅰ期　为前列腺增生手术标本中偶然发现的小病灶，多数分化良好。

Ⅱ期　为局限在前列腺包膜以内的前列腺癌。

Ⅲ期　为前列腺癌肿穿破包膜，侵犯周围脂肪、精囊、膀胱颈和尿道。

Ⅳ期　有转移，局部淋巴结或远处转移灶。

【临床表现】 前列腺癌多数无明显临床症状，常在直肠指诊、超声检查或前列腺增生手术标本中偶然发现。前列腺癌较大时可以引起排尿困难，尿潴留、尿失禁、血尿。前列腺癌转移病灶可以引起骨痛、脊髓压迫的神经病状、病理骨折等。

【诊断】 直肠指诊、经直肠超声检查和血清前列腺特异性抗原（PSA）测定是临床诊断前列腺癌的基本方法。直肠指检可以发现前列腺结节，坚硬。超声可发现前列腺内低回声病灶及其范围。前列腺癌常伴血清PSA升高，极度升高多数有转移病灶。CT及MRI对诊断前列腺癌的范围有重要意义。全身核素骨扫描可早期发现骨转移病灶，前列腺癌的确诊依靠经直肠针吸细胞学或超声引导下经会阴穿刺活组织检查，根据所获细胞或组织有无癌变做出诊断。

【治疗】 前列腺增生手术时偶然发现的Ⅰ期癌一般病灶小、细胞分化好可以不作处理，严密随诊。局限在前列腺内的Ⅱ期癌可以行根治性前列腺切除术。第Ⅲ、Ⅳ期的癌以内分泌治疗为主。可行睾丸切除术，必要时配合抗雄激素制剂，可提高生存率。雌二醇氮芥系激素和抗癌药结合物有助于控制晚期前列腺癌。放射治疗对前列腺癌的局部控制有良好效果。

一般不主张在70岁以上行根治性前列腺切除术，一方面高龄患者死亡多数与癌症不相关，另一方面内分泌治疗和放射治疗可望多数生存5年以上。

（鹿占鹏）

第四十八章

泌尿、男生殖系统的其他疾病

第一节 尿道下裂

尿道下裂是一种较多见的男性尿道和外生殖器先天畸形。

【临床表现】 临床按尿道海绵体发育所到达的位置，分为阴茎头型、阴茎型、阴囊或会阴型。阴茎头型较多见，阴茎头较扁平，包皮在腹侧裂开，似头巾状折叠于阴茎背侧，一般无任何症状。在阴茎型，尿道口愈向后，畸形愈明显。由于尿道口远侧的尿道海绵体不发育，在阴茎腹侧形成纤维索带，造成阴茎下弯畸形，影响排尿和生殖功能。阴囊或会阴型除以上畸形外，阴囊自中间分为两半，瘪小如阴唇。个别病人阴茎海绵体发育不全，阴茎异常短小，犹如阴蒂，尿道在会阴部呈漏斗状开口。若合并睾丸未降或发育不全，致使外生殖器酷似女性，成为男性假两性畸形。严重的阴囊或会阴型，必要时应作性染色体与性激素测定，并行直肠指检、B超及CT检查，甚至剖腹探查，了解有无子宫、卵巢存在。

【治疗】 治疗的原则是矫正阴茎弯曲畸形和修复尿道缺损部分两个步骤。阴茎弯曲矫正术宜在学龄前进行，以保证阴茎的正常发育；待瘢痕软化后，再作尿道成形术，使排尿和生殖能力恢复正常。尿道成形术的方法很多，一般是利用阴茎腹侧的皮肤或阴囊的皮肤形成尿道。也有采用游离的膀胱粘膜形成尿道，并将阴茎弯曲矫正和尿道成形手术一期完成。发育较好的阴茎型或阴囊型尿道下裂，经手术可取得满意的疗效；若睾丸发育正常，还可有生育能力。

第二节 包茎和包皮过长

包茎是包皮口狭小或包皮与阴茎粘连，使包皮不能上翻外露阴茎头。包皮过长是包皮覆盖于全部阴茎头和尿道口，但仍可上翻。

【临床表现】 新生儿和婴儿的包皮与阴茎头常有上皮粘连，3～4岁以内上皮粘连逐渐被吸收，包皮与阴茎头便自行分开。小儿包皮过长是正常现象，但在青春期前阴茎头应逐渐外露。

包茎、包皮过长易在包皮下积聚由皮脂腺分泌物和上皮脱屑组成的包皮垢或包皮结石，易发生细菌感染，引起阴茎头包皮炎。炎症性粘连可影响包皮松动，形成继发性包茎，甚至导致尿道外口狭窄。

包皮口较紧者，如将包皮勉强上翻而不及时复位，包皮口紧勒在冠状沟部，引起包皮和阴茎头的血液和淋巴液回流障碍，发生淤血、水肿和疼痛，即为嵌顿性包茎。如不及时处理，包皮和阴茎头可发生溃烂，甚至广泛坏死。

包皮垢的慢性刺激和阴茎头包皮炎的反复发作，常是引起阴茎癌的重要因素。早期施行包皮环切术，对预防阴茎癌有一定意义。

严重的包茎，包皮开口狭小如针孔，排尿时包皮鼓起如球，排尿困难。可能同时存在先天性或炎症瘢痕所致的尿道外口狭窄，更加重排尿困难。由于尿流阻滞，不但易继发感染，且可引起上尿路扩张和肾功能损害。

【治疗】 对包茎，应早期行包皮环切术，包皮过长如包皮口宽大易于上翻，不需手术，但应经常翻开清洗，保持局部清洁。包皮过长，开口较小，屡发阴茎头包皮炎，宜经常上翻、清洗，保持局部清洁，应用抗菌药物控制感染后，仍需施行包皮环切术。

对嵌顿性包茎，应先行手法复位（图 48-1）。如复位失败。即应作包皮背侧狭窄环切开术。

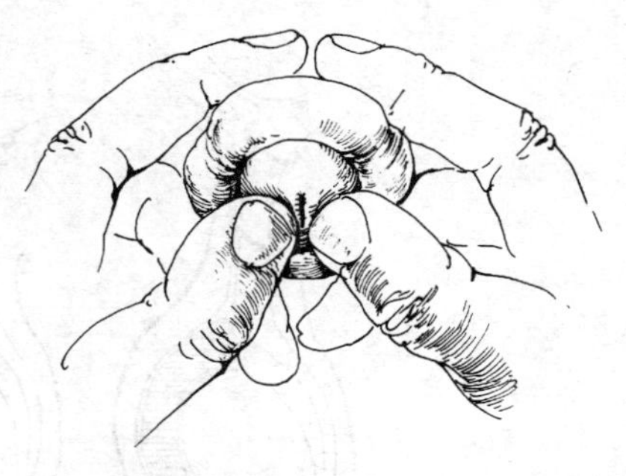

图 48-1 嵌顿性包茎手法复位

第三节 隐 睾

胚胎发育过程中，睾丸自腹膜后下降，于 7～9 个月时降入阴囊；出生时未下降者，亦多在出生后短期内降入阴囊。睾丸于下降途中可停留于腹膜后、腹股沟管或阴囊入口，约 70%的隐睾在腹股沟管内，8%在腹膜后。

胎儿的腹膜鞘突在睾丸之前进入腹股沟管，因此睾丸未降者常并发腹股沟疝。

【临床表现】 双侧隐睾占 10%～20%。阴囊一侧或双侧较小，触诊时阴囊内无睾丸，但在腹股沟区常可摸到隐睾；轻轻向阴囊推动，可了解隐睾的活动程度。阴囊壁能调节局部温度使略低于体温，以维持睾丸的正常功能。位于腹膜后睾丸受体温的影响，1 岁以后就出现超微结构变化，2 岁出现光镜变化，主要是睾丸生殖细胞内出现空泡，曲细精管萎缩，影响精子的生长，对间质的影响则较少。青春期后，绝大多数隐睾发生萎缩，如系双侧会影响生育能力。包括不正常的睾丸，尤其是位于腹膜后者，发生肿瘤的机会较正常的要大数十倍；据统计，睾丸肿瘤中约 6%发生于隐睾。

【治疗】 1 岁以内的隐睾仍有自行下降可能，可暂时观察，并使用内分泌制剂。小儿 1 岁时可采用绒毛膜促性腺激素（HCG）或 cryptocur（LHRH）治疗。HCG 每次 1 000U，每周肌注 2 次，一疗程为 10 000U。内分泌治疗效果不满意者，改行睾丸下降固定术，一般应在 2 周岁左右手术。手术时切开腹股沟管，分离睾丸，并于腹膜后充分分离松解精索，然后将睾丸置入阴囊底部，加以固定。合并斜疝者，同时作疝修补术。如睾丸萎缩，不能置入阴囊或疑有恶性变者，应予切除。如睾丸位于腹主动脉旁，不能下降复位，可用显微技术作睾丸自体移植术。

第四节 鞘膜积液

鞘膜囊内积聚的液体超过正常量而形成囊肿者，称为鞘膜积液，它是一种常见疾病，可见于各种年龄。

【病因】 胎儿早期睾丸在腹膜后，7～9 个月时睾丸经腹股沟管下降进入阴囊。在此过程，附着于睾丸的腹膜也随之下降而形成腹膜鞘突。出生后从内环至睾丸上方整段精索部分的称脏层，外周的称壁层。正常时鞘膜内仅有少量浆液，当鞘膜的分泌和吸收功能失去平衡，如分泌过多或吸收过少，都可引起鞘膜积液。鞘突在不同部位闭合不全，又可形成各种类型的鞘膜积液（图 48－2）。

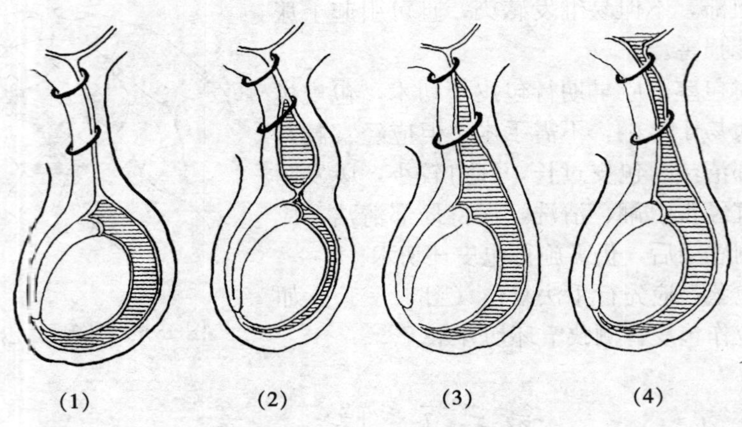

图 48－2 各类鞘膜积液

(1) 睾丸鞘膜积液；(2) 精索鞘膜积液；(3) 睾丸、精索鞘膜积液（婴儿型）；
(4) 交通性鞘膜积液（先天性）

1. 睾丸鞘膜积液 睾丸固有鞘膜内有积液，此为最多见的一种。可分原发性和继发性，前者原因不明，后者由炎症、外伤、肿瘤、丝虫病等引起，鞘膜积液可为混浊、血性或乳糜状。

2. 精索鞘膜积液 鞘突的两端闭合，而中间部分未闭合且有积液，囊内积液与腹腔和睾丸鞘膜腔都不相通，又称精索囊肿。

3. 睾丸、精索鞘膜积液（婴儿型） 鞘突仅在内环处闭合，积液与睾丸鞘膜腔连通。

4. 交通性鞘膜积液 由于鞘突未闭合，睾丸鞘膜腔的积液可经一小管道与腹腔相通，又称先天性鞘膜积液。如鞘突与腹腔间的通道较大，肠管和网膜亦可进入鞘膜腔，即为先天性腹股沟疝。

【临床表现】 本病为阴囊内有囊性肿块。少量鞘膜积液无不适，常在体检时被偶然发现。积液量较多，于直立位时牵引精索引起钝痛和牵扯感。巨大睾丸鞘膜积液时，阴茎缩入包皮内，影响排尿、行走和劳动。

【诊断和鉴别诊断】 睾丸鞘膜积液多数呈卵圆形，质软，无压痛，表面光滑，有弹性和囊样感，触不到睾丸和附睾，透光试验阳性。精索鞘膜积液位于腹股沟或睾丸上方，积液囊与睾丸有明显分界。睾丸精索鞘膜积液时阴囊呈梨形肿物，睾丸亦摸不清。交通性鞘膜积液，站立位时阴囊肿大，卧位时积液流入腹腔，积液囊缩小或消失，睾丸即可触及。

鞘膜积液应与腹股沟斜疝和睾丸肿瘤鉴别。腹股沟斜疝的肿大阴囊有时可见肠型或听到肠鸣音，阴囊内容物在卧位时回纳，咳嗽时内环处有冲击感，透光试验阴性。睾丸肿瘤形成实质性坚硬的肿块，托起和掂量两侧睾丸，患侧有沉重感，透光试验为阴性。

【治疗】 婴儿的鞘膜积液常可自行吸收消退，不需手术治疗。成人较小的鞘膜积液无任何症状，亦不需手术治疗。穿刺抽液的疗效不好，抽净积液后往往很快即复发。较大的鞘膜积液伴有明显症状者，应行鞘膜翻转术。术中要注意止血，术后加压包扎阴囊，防止形成血肿。精索鞘膜积液是将积液囊全部切除。交通性鞘膜积液应切断通道，在内环处高位结扎鞘突。

继发性鞘膜积液在必要时可行诊断性穿刺，了解积液的性质。若为损伤性积血，使用止血药和抗生素，积血较多应手术取出血块，结扎出血点；如发现乳糜状积液找到微丝蚴者，除口服海群生治疗血丝虫感染外，局部手术方法与睾丸鞘膜积液相同。

第五节　精索静脉曲张

精索静脉血液滞留，使精索蔓状静脉丛扩张、迂曲和变长，称为精索静脉曲张。发病率约10%～15%，多见于青壮年。本病多发生在左侧。

【病因】 精索蔓状静脉丛由来自睾丸、附睾和输精管的10～20支静脉组成，经腹股沟管内环时汇合成一条精索内静脉，沿腹膜后上行，左侧精索内静脉呈直角注入左肾静脉，右侧精索内静脉斜行直接注入下腔静脉。在外环处，精索蔓状静脉丛还与阴囊和腹壁的静脉汇合，并有交通支与股静脉吻合（图48-3）。

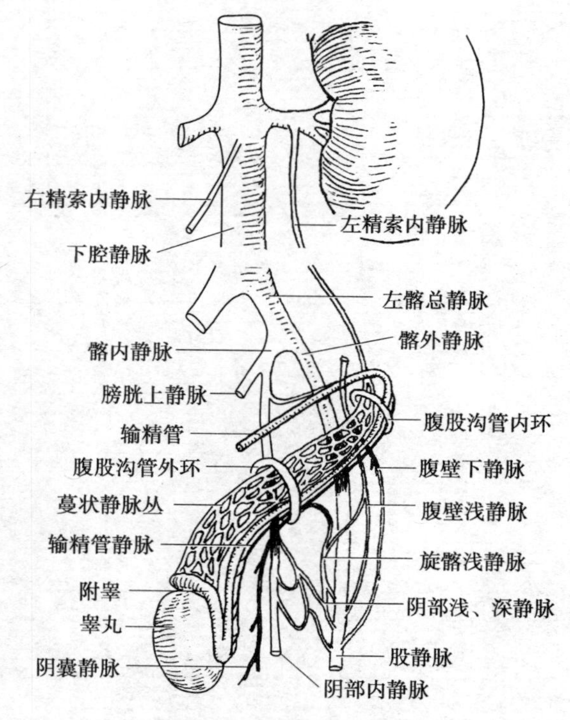

图48-3　精索静脉回流示意图

左精索内静脉呈直角注入左肾静脉，左肾静脉通过主动脉和肠系膜上动脉之间，左精索内静脉下段位于乙状结肠后面，这些解剖结构都使左侧精索内静脉易受压而引起血液的回流阻力增加，左精索内静脉入口处有瓣膜防止逆流，如静脉瓣发育不全，静脉丛壁的平滑肌或弹力纤维薄弱，都会引起精索静脉曲张。

【临床表现】 病变轻的可无不适。主要症状是站立较久，行走过多或重体力劳动时出现阴囊下坠和胀痛，休息、平卧后症状消失。青春期有精索静脉曲张，由于血管扩张迂曲，局部温度升高，影响睾丸的生精功能；两侧睾丸的静脉系统间有丰富的吻合支，使一侧精索静脉曲张也会引起对侧睾丸的生精功能减弱，而影响生育。男性不育患者中14%有精索静脉曲张。

【诊断】 检查时病人先取站立位，可见病侧阴囊松弛下垂，触诊时曲张静脉似蚯蚓团块，严重时阴囊皮肤和大腿内侧浅静脉均有扩张。改平卧位时，曲张静脉随即缩小或消失。轻度精索静脉曲张的体征不明显，可嘱病人取站立位和用力摒气，增加腹压，血液回流受阻，使曲张静脉显现。也可用多普勒超声检查、红外线成像技术、放射性核素血池扫描及精索内静脉造影进一步明确诊断。精索静脉曲张合并不育者应作精液检查。

【治疗】 无症状或症状较轻者，可穿弹力裤或用阴囊托带。症状较重和精索静脉曲张伴有精子异常的男性不育患者，应行手术治疗。手术原则是下腹部切口，在腹膜后内环上方高位结扎和切断精索内静脉；如静脉曲张严重，则应作腹股沟切口，除高位结扎精索静脉外，尚可分流或经股静脉插入导管行精索内静脉栓塞。近有通过腹腔镜进行一侧或双侧精索内静脉结扎，手术创伤很小。

（鹿占鹏）

第四十九章

男性性功能障碍、不育和节育

第一节 概 论

【男性生殖系解剖与生理】 男性生殖系统包括内生殖器和外生殖器。内生殖器由生殖腺（睾丸）、输送管道（附睾、输精管、射精管、尿道）和附属腺体（精囊、前列腺、尿道球腺）组成。外生殖器包括阴囊和阴茎，后者是男性性交器官。

男子的正常性生活包括性兴奋、阴茎勃起、性交、射精达到性欲高潮的过程，此过程受神经中枢调节。由大脑皮质的性功能中枢通过意识控制过程，并对间脑和丘脑下部皮质下性中枢、腰骶部脊髓内的勃起中枢和射精中枢起抑制作用和兴奋作用。

阴茎勃起是性交的必备条件，由阴茎海绵体充血所致。海绵体内部由许多海绵体小梁和腔隙与血管相通。当动脉扩张，血液进入腔隙血流流速达到 20～25ml/min 时，引起阴茎体积膨大和坚硬，为阴茎勃起。当动脉血流入的速度与静脉血回流速度相等时，达到平衡状态，勃起得以维持。因此，正常的性功能应包括如下基本要素：

1. 健全的性控制中枢 包括大脑皮层、间脑和丘脑下部皮质下性中枢、腰骶部脊椎内的勃起中枢以及射精中枢。

2. 足够的雄性激素 除睾丸分泌足量的雄性激素外，垂体、肾上腺、甲状腺等也必须维持正常的功能。

3. 正常的性器官 男性生殖器先天性异常，以及睾丸、阴茎、尿道肿瘤等均会影响其功能。

4. 适当的性刺激。

5. 正确的性知识。

【男性生殖生理】 睾丸具有两种主要功能：①曲细精管产生精子；②间质细胞分泌雄激素两者均受下丘脑-垂体-性腺轴所控制，并受垂体促性腺激素调节。

睾丸的生精过程，按生殖细胞成熟的不同阶段，可分为精原细胞、初级精原细胞、次级精原细胞、精子细胞和精子。这些精原细胞演变成精子是在青春期后才发生。一个精原细胞经过 7 次分裂，称为一个生精周期，大约 14 日，产生 100 个左右精子。正常男子一次射精可排除多达 2 亿只以上的精子。曲细精管之间的结缔组织内，还有起支持和营养作用的支持细胞。间质细胞存在于曲细精管之间的结缔组织内，它分泌雄激素，其中主要是睾酮。胎儿期受母体胎盘绒毛膜促性腺激素刺激，睾丸分泌少量雄激素，促进胎儿男性特征的发生。出生后睾丸不分泌雄激素，直至 11～13 岁以后青春期才有雄激素分泌，并持续存在，40 岁以后又逐渐减少。男性青春期，下丘脑分泌促性腺激素释放激素（GnRH）增加，该激素进而刺激垂体前叶分泌两种激素，精子生成素（尿促卵泡素，FSH）和间质细胞刺激素（黄体生成素，LH）。这两种激素最后作用于睾丸。前者刺激睾丸生精细胞发育成熟，产生精子；后者则作用于间质细胞分泌睾酮。足够的睾酮才使男子具有男性特征，才能维持生精功能，才有一定数量和质量的精子。若下丘脑-垂体-性腺轴调节系统发生调节障碍，将导致男性不育。

睾丸曲细精管产生精子在形态和生化方面尚未完全成熟，需要在附睾中停留一定时间，使精子完全成熟，获得活动和具有使卵受精的能力。男性生殖道中的精子约70%储存在附睾管内，在性生活时，随着射精，附睾中的精子和精浆（精囊、前列腺分泌的液体），混合成为精液而排出体外。精子通过女性生殖道，穿过宫颈粘液后进入子宫、输卵管，精子头部抑制顶体活动的去能因子被解除，使精子获得受精能力，然后在输卵管中精子始能与卵子结合称为受精。精子在女性生殖道内的生存活动一般不超过1～3日，若在这段时间里女性没有排卵，精子在女性生殖道内就会失去受精能力。

第二节　男性性功能障碍

正常性功能必须具有正常的性器官，还需依靠包括大脑、脊髓、血管、肌肉、内分泌等各系统的充分协调，密切配合。正常男性性功能包括性欲、性兴奋、阴茎勃起、性交、射精和性欲高潮等几个方面，其中某一环节不正常，均可影响正常性功能活动，称为男性性功能障碍。常见的表现有：

1. 性欲改变　性欲是指在一定时间、场合和对象的刺激下激发起性兴奋，对性交的一种欲望。性欲有个体差异，因性欲亢进而就诊者临床少见。泌尿外科临床所见性欲改变是指无性欲或性欲低下。性欲改变至今缺乏精确的统一标准，一般认为，只有长期在适当条件刺激下也不引起性欲，或在同样条件下性欲明显减退者才可称为无性欲或性欲低下。

2. 勃起功能障碍　指阴茎不能勃起或勃起不坚，不能进行正常性交，又称阳痿。偶尔暂时不能勃起属正常现象，只有经常出现的阴茎勃起障碍才可认为阳痿。

勃起功能障碍可分为原发性和继发性。前者为初次性生活就发生勃起功能障碍，后者为曾有过正常性生活，之后出现勃起功能障碍。两者的病因都可能是功能性（也称心理性）或器质性。以往认为功能性勃起功能障碍占85%左右，近年来研究发现器质性勃起功能障碍占50%以上。

3. 早泄　指阴茎虽能勃起，但在性交时当阴茎插入阴道前或接触阴道后立即射精，不能进行正常的性交活动。有正常性功能的男性在性交时偶尔出现射精过早，不应视为病态；只有经常射精过早，以致不能完成性交全过程时，才视为早泄。

4. 不射精　指性交过程中没有射精活动，也无性欲高潮。不射精与逆行性射精应加以鉴别。后者虽无精液射出，但有性欲高潮，只是精液逆向流入膀胱，性交后尿液中出现精子和果糖。不射精者，大部分都是精神因素包括性无知所致，器质性不射精少见。

5. 遗精　指在无性交活动的状态下发生的射精，在大多数情况下属于正常生理现象，未婚青壮年中80%以上都可发生这种现象。通常1～2周或4～5周发生1次视为正常。但是在有规则的性生活时经常出现遗精或长时期频繁遗精如1周数次、每日1次至数次者应视为疾病。

【诊断】 男性性功能障碍患者多数无器质性病变，主要是精神性因素所致。因此，仔细采集病史在诊断中尤为重要。

1. 病史　病史包括一般情况、性生活史、性欲、阴茎勃起、性交、射精和性欲高潮以及性生活频度、性交持续时间等情况。有时还需听取和询问病人配偶的陈述。一般来说，通过询问病人可以了解有无性功能障碍，性功能的状况，是功能性或是器质性，可能的致病因素等。

2. 体格检查　包括生殖器（阴茎、阴囊内容物）及第二性征的检查，了解身体和发育是否正常，有无先天性解剖异常阻碍性生活。全身体格检查以期发现影响性功能的全身性疾病，尤其神经、血管系统检查十分必要。

3. 实验室和特殊检查　夜间睡眠中发生阴茎勃起是正常男性从幼儿期即有的生理现象，尤其是晨间更为突出。器质性勃起功能障碍晨间勃起阴性；而功能性勃起功能障碍86%为阳性，14%为假阴性。目前常采用邮票法或勃起量尺，来测定在睡眠状态下阴茎勃起情况。人工勃起试验采用常规剂量的血管活性药物行阴茎海绵体内注射诱发勃起。若阴茎10分钟内坚硬勃起，并保持一定时间（30分钟以上），则为功能性阳痿，可排除器质性阳痿（静脉性）。血管源性因素是器质性阳痿的重要病因，近年来采用血管活性药物、多普勒彩色复式超声（DCDS）被公认是检测海绵体血流的最好方法。功能性阳痿的监测中还利用神经诱发电位和神经反射延迟反应。内分泌功能测定包括血清睾酮（T）、精子生成素（尿促卵泡素，FSH）、间质细胞刺激素（黄体生成素，LH）、催乳素（PRL）等，可揭示下丘脑-垂体-性腺轴的性功能障碍。此外还应测定空腹血糖和糖耐量。

【治疗】 应针对每一个病人的具体病因，有针对性地进行治疗，即个体化治疗，此外，应当强调性生活是夫妻双方共同的生理过程，常需要夫妻双方接受治疗。

1. 精神心理治疗　病人树立对医生的高度信赖在治疗上至为关键。医生要以热情、认真、负责、同情的服务态度对待病人。对夫妻双方进行性教育，并给予必要的咨询，使妻子在性生活中扮演好角色，往往可以受到事半功倍的治疗效果。

2. 药物治疗　口服药物如昔多芬（万艾可，sildenafil）临床应用有效，但亦有副反应，对年老、心血管疾病患者必须慎用。激素类药物，如甲睾酮只对血清睾酮（T）低下者有效。采用阴茎海绵体血管活性药物注射（ICI），疗效可达80%～100%。其并发症有阴茎纤维硬结、持续勃起等。阴茎会阴部或尿道内局部用药，亦可使阴茎勃起，但硬度较差。

3. 手术治疗　包括血管手术、假体植入手术。

4. 其他治疗　负压缩窄装置（VCD）是静脉漏性阳痿病人可接受的治疗方法，其损伤小，有一定疗效。阴茎海绵体功能性电刺激（FRMCC），也是一种可行的治疗方法。

第三节　男 性 不 育

男性生育的基本条件是具有正常的性功能和拥有能与卵子结合的正常精子。男性不育症指正常育龄夫妇婚后有正常性生活，在1年或更长时间，不避孕，也未生育，由男性原因所致者。已婚夫妇发生不育者有15%，其中男性不育症的发病率占30%。

【病因】 因男性性功能障碍导致不育的约占男性不育的1%～5%，其他男性不育症病因如下所述。

1. 生精功能障碍　指睾丸曲细精管病变或间质病变引起原发性性腺功能低下所致的生殖障碍。

2. 输精管道阻塞　若附睾、输精管至射精管发生阻塞，精子就无法通过而造成不育。

3. 精液异常　精液的量与质异常都会影响生育。

4. 免疫因素　由于男性体内产生抗精子抗体将精子杀灭而致不育，属自身免疫性不育。

5. 附属性腺异常　前列腺炎、前列腺酶的异常以及精囊功能异常，均可引起不育。

【诊断】 首先应初步判断不育的原因在男方而不在女方，或男女双方都存在不育的因素。进一步检查并找出病因可以采取以下诊断步骤：

病史　特别注意采集与不育相关的病史。

体检　着重检查生殖器官和第二性征，如睾丸的大小和质地；是否存在精索内静脉曲张；直肠指检前列腺和精囊。我国正常成年人睾丸大小为15～25ml，大多数为20ml。

精液分析　是估价男性生育力的重要依据。采集精液时应在5日内无排精，排精后20分钟内送验，送验途中要保温。常规检查如精子数减少，精子活力降低，畸形精子过多等，都可能是不育原因。

尿液分析　尿液白细胞增多提示尿路感染或前列腺炎；排精后尿液检查发现大量精子为逆行性射精；糖尿病和肾病可影响生育。

必要时还可进行内分泌功能测定、免疫学和细胞遗传学检查。睾丸活检、精道造影等也常被采用。

【治疗】 治疗原则为在明确病因的基础上，针对具体病因加以治疗。

1. 手术治疗　主要目的是提高精子的量和质，如精索内静脉曲张、隐睾、垂体瘤等手术治疗；改善精子排出，包括输精管吻合、附睾输精管吻合，经尿道切开射精管等。

2. 药物治疗　有内分泌因素，可采用内分泌治疗；输精管吻合后精子质量差采用甾体激素治疗；逆行性射精用抗组胺及α-受体阻滞剂治疗；因感染引起生殖道炎症用广谱抗菌药物治疗。

3. 精子体外处理　用于医学助孕技术，包括丈夫精液人工授精（AIH）和宫内人工授精（IUI）等。男性主要用于免疫不育，女性用于宫颈因素引起不育。近年发展最快的还有卵浆内精子显微注射（ICSI）和附睾或睾丸精子抽吸技术等。

第四节　男性节育

【男性节育的途径】 根据男性生殖生理特点，采取措施阻断男性生殖过程的某一个作用环节，可以达到男性节育的目的。男性节育的途径如下：①干扰男性生殖活动的性激素调节；②干扰睾丸内精子生成；③干扰附睾内精子成熟和运动；④干扰附属性腺的正常功能；⑤干扰射精过程；⑥阻止精子与卵子相遇；⑦直接杀死精子；⑧阻止精子穿过宫颈粘液；⑨干扰精子的获能与受精；⑩产生抗精子抗体。

【男性节育的主要措施】

（一）输精管结扎术

目的是阻断精子输出的通道，使精子不能排出，达到不育，是一种男性永久性节育方法。输精管结扎术后睾丸仍能继续产生精子，成熟的精子在附睾管内溶解、吸收。性交时仍有正常的射精过程和排出精液，只是精液中没有精子。

1. 手术适应证和禁忌证　适用于已有孩子而要求永久性节育者。下列情况为禁忌或暂缓手术：有出血倾向、严重神经官能症、精神病、其他器官有急性或严重疾病，以及前列腺、睾丸、附睾、阴囊有炎症，应介绍改用其他节育措施。

2. 术前准备　向受术者介绍输精管结扎手术的有关科普知识，解除顾虑，增强手术的信心。询问有关药物过敏史，清洗外阴，剃去阴毛。

3. 手术方法　输精管结扎手术方法很多，钳穿固定结扎法较为常用。除一般的手术器械外还需准备输精管分离钳、输精管固定圈钳和输精管提钩（图49-1）。

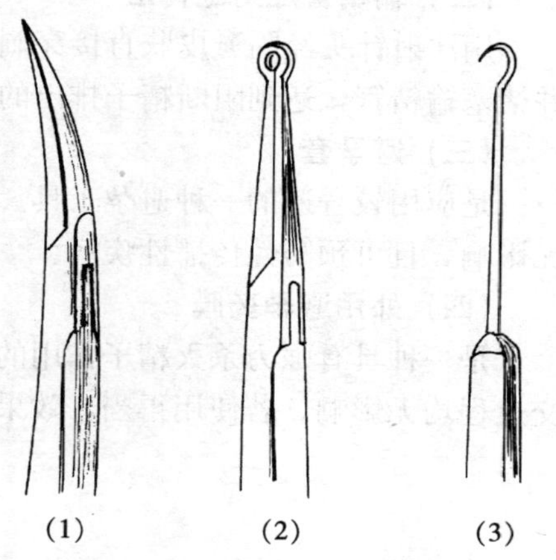

图 49-1　输精管结扎手术器械
（1）输精管分离钳；（2）输精管固定圈钳；（3）输精管提钩

4. 术后处理　①术后观察1～2小时，如无出血和血肿才可离院；②术后休息1周，避免剧烈活动、洗澡和性交；③术中若未用杀精子药液灌注者，术后2个月内应采取其他的避孕措施，待精液检查无精子后，才可停止避孕。

5. 并发症及其处理

（1）出血和血肿：大多发生在手术后24小时内，常因血管损伤，止血不完善所致。伤口少量渗血采用加压包扎。阴囊内较小血肿，可局部冷敷，加压包扎，应用止血药和抗生素。出血量多，必须输液、输血，必要时作探查手术，术后加强应用止血药和抗生素。

（2）感染：多由于术前阴囊部位清洁不够，手术器械消毒或无菌操作不严造成。一旦发生感染，须加强应用抗生素，托起阴囊，局部热敷。如脓肿形成，应尽早切开引流。

（3）输精管痛性结节：手术后在输精管结扎处有一小结节，但无任何不适，这是正常现象。但少数人因局部感染、血肿、线头反应而形成较大的痛性结节，可用盐酸确炎舒松-A注射液0.5～1ml和0.25%利多卡因0.5～1ml，作结节及其周围局部注射，每周1次，3～5次为一疗程。症状严重而局部治疗无效者可手术切除结节。

（4）附睾淤滞：个别受术者，术后有附睾胀大、质软，无明显压痛，自觉有胀感，称为附睾淤滞。一般采用附睾周围局部注射，药物与输精管痛性结节局部封闭相同；局部理疗和阴囊托。症状严重经药物反复治疗效果不佳者，可考虑作附睾切除或输精管吻合术。

（5）输精管再通：极少数受术者在术后发生输精管再通，精液中查到精子。再通可能为结扎线太松而滑脱，或过紧致撕裂输精管壁，局部形成的精液肉芽肿吸收后，使输精管再通。必要时再次施行输精管结扎手术。

（6）性功能障碍：个别受术者在术后出现性功能低下，其原因可能为精神心理因素导致大脑皮层功能紊乱。常见于在术前有种种顾虑，勉强接受手术者；术后出现器质性病变，在性生活时疼痛而影响勃起功能。有的术前生殖道有慢性潜在感染，术后复发慢性前列腺炎、精囊炎或附睾炎等，亦可引起性功能障碍。应针对病人具体情况予以治疗。

（二）输精管注射绝育法

用注射针头经阴囊皮肤直接穿刺输精管，然后注入快速医用胶，在短时间内药液凝固，并堵塞输精管，达到阻断精子排出的目的。这种方法的优点是简便、有效且不用手术。

（三）避孕套

是应用较普遍的一种避孕工具。这种屏障方法避孕，用法简单，对男女双方身体健康均无影响，且可预防性传播性疾病。

（四）外用避孕药膜

是一种具有强力杀灭精子作用的非离子表面活性剂。这种药膜对男女双方身体健康、性交过程均无影响。若使用得当，效果比较可靠。

（鹿占鹏）

第五十章 骨科检查法

运动系统包括脊柱和四肢的骨、关节、肌肉、肌腱、筋膜、滑膜、神经、血管等，它们各自具有其理学的检查特点。随着医学的发展，运动系统除理学检查外，常结合一些特殊的辅助检查方法，如X线片、电子计算机放射线断层扫描（CT）、磁共振成像（MRI）、电生理、关节腔镜等。

第一节 骨科理学检查的基本要求及内容

一、检查的基本要求

（一）检查工具

1. 一般用具 包括听诊器、血压计、诊锤。

2. 骨科用具 包括金属卷尺或皮尺、关节量角器、测量计、度量器。

3. 神经检查 有叩诊锤、大头针、音叉、冷热水玻璃管、皮肤铅笔、握力器等。

（二）基本要求

1. 环境要求 检查室温度要适宜，光线要充足。检查女性病人时要有护士或家属陪同。

2. 显露范围 要充分显露被检查的部位，以免因衣服的遮盖而遗漏重要体征。

3. 检查顺序 按视、触、动、量顺序进行。慢性骨科疾病，如骨肿瘤、骨髓炎等，要系统全面，一般先进行全身检查，了解全身整体状态，再进行局部检查，要明确局部与全身的关系；外伤引起的急性骨折、脱位等，可先检查患病部位，再检查健康部位，常需两侧对比，检查上、下肢时，患侧要与健侧作对比；若遇危重病人时，应先抢救生命，待病情稳定后再作全面检查。

4. 检查体位 一般采取仰卧位，上肢和颈部检查，有时可采取坐位，下肢检查亦可采取立位和下蹲位，腰背部检查，以俯卧位为主，或采用立位、前屈位和下蹲位；特殊检查时，可采用特殊体位，如会阴区检查时可采取截石位。

5. 检查手法 检查时要注意手的温度，一般尽量接近患者皮肤的体温，以免引起患者肌肉紧张，而影响检查效果。动作要规范、轻巧，对患急性感染及肿瘤的患者，检查时应轻柔，避免炎症或肿瘤扩散，对创伤性疾患，在检查时要注意保护，避免加重损伤。

6. 其他事项 还应注意患者是否使用了外固定，如石膏固定、夹板固定、支架固定或牵引等。检查其应用是否合理、固定器材有无松动、牵引重量是否合适，局部皮肤有无破损和溃疡，肢端血供是否有影响等。

二、基本检查方法和内容

骨科基本检查方法包括视诊、触诊、叩诊、听诊、动诊和量诊等，其中视诊、触诊和动诊是每次检查必须做到的，其他各项根据具体需要进行检查，但记录程序不变。

（一）视诊

首先要观察病人的姿势、体态和步态。注意患病部位与对侧相应部位的对称性和活动度，局部有无肿胀和肿块，皮肤色泽，畸形类型等。

（二）触诊

主要包括：①检查疼痛部位、范围、程度、性质等。先让病人指明疼痛的部位，然后医生用一手拇指末节指腹做下压动作，以寻找压痛点及范围。②注意包块部位、大小、表面是否光滑、活动度、硬度、深度及与邻近组织的关系等。③局部温度和湿度有无改变。④肌肉有无痉挛或萎缩。⑤有无异常活动及骨擦音。⑥各部位骨性标志有无异常。

（三）叩诊

包括以下内容：①轴向叩击痛：沿肢体纵轴方向用拳头叩击肢体远端，如在相应部位产生疼痛者即为阳性，多见于骨折，骨、关节急性损伤或炎症。②直接叩击痛：检查肢体或脊柱某部位时，可用直接叩击法。即用叩诊锤或手指直接叩击被检查的部位，出现疼痛为阳性，多见于骨折或炎性病变。③间接叩击痛：是脊柱常用的检查方法，病人取坐位，检查者左手掌面放在病人头顶，右手半握拳以小鱼际部叩击左手，如脊柱病变则在相应的部位出现疼痛，若出现上肢放射痛，可提示颈神经根受压。④神经干叩击征（Tinel 征）：叩击神经干的近端时，其末端出现疼痛或向远端放射，表示神经干有损伤或损伤后有再生现象。

（四）听诊

包括以下内容：①弹响音：当关节活动时，如能听到弹响声并伴有疼痛和功能障碍时，为阳性。常见于弹响髋、下颌关节弹响征、屈指肌腱腱鞘炎、膝关节半月板损伤、肩峰下滑囊炎等。②骨传导音：检查股骨颈骨折时，可将听诊器置于伤肢股骨大粗隆处，然后用手指或叩诊锤轻叩远端骨突部，如有骨传导声音减弱则提示有骨折。③骨擦音：局部体检时，如能听到尖锐粗糙的音响，为骨擦音阳性，见于骨折患者。不能为听骨擦音而反复做检查，以免加重损伤和痛苦。

（五）动诊

主要检查关节的活动度和肌肉的收缩力。先观察病人的主动活动，再进行被动检查，并两侧对比。若主动活动受限而被动活动正常，可能为神经性麻痹、肌腱断裂等；若主动和被动活动均受限，则表明为关节内或关节内外同时病损，如纤维性或骨性强直。肌力的检查，可按 Code 六级分类法记录（表 50－1）：

表 50－1　肌力分级

级别	运　动
0 级	肌肉麻痹，肌肉无收缩能力，关节无活动
Ⅰ级	肌肉有轻微的收缩能力，但关节无活动
Ⅱ级	肌肉有收缩，关节稍有活动，但不能对抗地心引力
Ⅲ级	肌肉有收缩，能移动关节，能对抗地心引力，但不能对抗阻力
Ⅳ级	肌肉收缩能对抗外来阻力，使关节活动，但肌力相对较弱
Ⅴ级	肌力完全正常

（六）量诊

1. 肢体长度测量　测量时患肢与健肢必须放在同一位置，以骨性标志为基点进行测量，并在骨突出处用笔做好标记。

上肢长度：①上肢总长度是从肩峰至桡骨茎突尖端部（或中指指尖）；②上臂长度是从肩峰至肱骨外上髁；③前臂长度是从尺骨鹰嘴至尺骨茎突或从桡骨小头至桡骨茎突。

下肢长度：①下肢相对长度是从脐至内踝尖的距离；②下肢真实长度是从髂前上棘经髌骨内缘至内踝尖；③大腿长度则从髂前上棘至膝关节内侧缘（相对长度）；④小腿长度则从膝关节内缘至内踝尖或从腓骨小头至外踝尖部。

2. 周径测量　肢体周径测量不仅可了解患肢肌肉有否萎缩或肥大，同时也便于定性和随访。要求患肢与健肢对比测量，两侧肢体采取相对应的同一水平进行测量比较。大腿常选用髌上10cm～15cm处，小腿选择最粗处，遇有肌肉萎缩或肢体肿胀时应选择最明显的平面进行测量。

3. 关节活动范围测量　主要测量各关节主动与被动运动的幅度。角度记录一般采用中立位0°法，即以被测关节的中立位为0°，测量其活动的幅度。

（七）神经系统的检查

对疑有脊髓或马尾神经损伤或病变的病人，应进行全面的神经系统检查，主要有：

1. 感觉　即疼痛觉、冷热觉、触觉、震荡觉、位置觉、两点辨别觉等。检查后按感觉改变程度和分布区域详细记录在规定的神经分布图内。对感觉消失、减退或过敏区以不同的符号记载，以便在治疗过程中观察对比。

2. 反射　包括深、浅反射和病理反射。浅反射有腹壁反射、提睾反射及肛门反射等。深反射在上肢有肱二头肌反射、肱三头肌反射及桡骨骨膜反射等；在下肢有膝反射、跟腱反射等。病理反射在上肢有Hoffmann征，在下肢有Babinski征、Chaddock征、Oppenheim征、Gordon征、髌阵挛和踝阵挛等。

3. 括约肌功能　如无尿、尿潴留、尿失禁、肛门括约肌松弛、大便秘结或大便失禁等。

4. 肌肉力量检查　见前。

（八）肢体血运的检查

四肢疾患、创伤或手术前后常影响四肢血运，检查时应注意患肢的皮肤颜色，温度，动脉有无搏动，感觉有无麻木，如遇麻木、发凉、皮色青紫、肿胀、坏死等应及时进行治疗。

第二节　各部位的理学检查

一、脊柱检查法

（一）脊柱的体表标志

在进行脊柱检查前首先要充分了解脊柱的体表标志。

1. 水平定位

（1）两肩胛骨上角联线，相当于T_2；

（2）两肩胛下角联线，相当于T_7；

（3）两肩胛下角与两髂嵴最高点联线的中点，相当于T_{12}；

(4) 两髂嵴最高点的联线，相当于 L_4 平面。

2. 前后位定位

(1) 胸骨切迹，相当于 T_2；

(2) 胸骨角，相当于 T_4；

(3) 胸骨剑突，相当于 T_{10}；

(4) 剑突与脐的中点，相当于 L_1；

(5) 脐，相当于 L_3；

3. 脊髓节段定位　分为 31 节段（C_8，T_{12}，L_5，S_5，So_1）。脊髓颈部与上胸部（1～4）各节段比同位椎骨约高 1 个椎体；中胸部（5～9）各节段比同位椎骨约高两个椎体；下胸部（10～12）各节段比同位椎骨约高 3 个椎体；腰部 5 个节段位于第 11～12 胸椎水平；骶部节段位于第 1 腰椎水平。

（二）头颈部检查

视诊　观察头颈发育、五官的情况。颈部生理弯曲是否正常，有无脓肿、窦道和瘢痕等。①落枕者头颈呈歪斜的僵硬状体位；②胸锁乳突肌痉挛者呈斜颈外观；③颈部外伤后常呈现保护性姿态；④颈椎结核椎体破坏严重者，头不能自由转动，且可出现咽后壁脓肿；⑤新生儿先天性斜颈，胸锁乳突肌上有包块。

触诊　注意压痛点与疾病的部位和性质。颈椎综合征压痛点多位于第 5、6、7 颈椎棘突旁；脊神经受累者，压痛点多位于下个颈椎的横突、肩胛骨内侧及第 1、2 颈椎旁，基本上与斜方肌走行方向一致；落枕患者，压痛点多位于斜方肌中点处；肩周炎压痛点多在肩部附近；棘突压痛明显，多为颈椎骨折或脱位；横突部压痛，可能有关节突损伤或炎症。

动诊　坐位，头直立，让病人作头颈部前屈、后伸、侧屈、旋转活动，观察其活动功能是否受限，活动的幅度是否减小。

特殊检查：①椎间孔压缩试验（压头试验或 Spurling 征）：患者坐位，让患者头向患侧并略倾斜，并略呈后伸位，检查者双手掌叠放于患者头顶上，向下用力按压头部（也可用一手掌放在头顶上，另一手握拳，轻打放在头顶的手背），当出现颈根部、肩部、上肢放射性疼痛或麻木感时，即为阳性（图 50-1），提示有神经根性损伤，主要见于神经根型颈椎病。②椎间孔分离试验：检查时术者一手托起患者下颏部，另一手托住枕部，两手向上略偏后方用力牵引，若患者疼痛的症状减轻，则为阳性，意义同上。③臂丛神经牵拉试验：取坐位，术者立于患侧，一手置于患侧头部，另一手握住患腕作反向牵引，当患肢出现麻木或放射痛时为阳性（图 50-2），提示为神经根型颈椎病。

（三）腰骶部检查

视诊　站立位，观察有无脊柱侧弯或腰部前凸加大、变平、后凸，体位改变后能否纠正，有无肌肉痉挛，局部有无包块、窦道、脓肿。

触诊　棘突上有压痛者多为棘上韧带损伤及骨折。棘间压痛多为棘间韧带劳损。竖脊肌外缘有压痛常为横突骨折或肌肉劳损。竖脊肌肌旁压痛并向同侧下肢放射者，多提示有腰椎间盘突出综合征。压痛点较广泛者，多提示为腰背筋膜炎。深部叩击痛而压痛却不明显者常提示腰椎深部病变。

动诊　患者做前屈、后伸、侧屈、旋转等各方向的主动运动，观察有无障碍或受限，然后检查被动运动。前屈受限，多为损伤、椎体骨折、脱位、结核、腰突症等；后伸受限，多

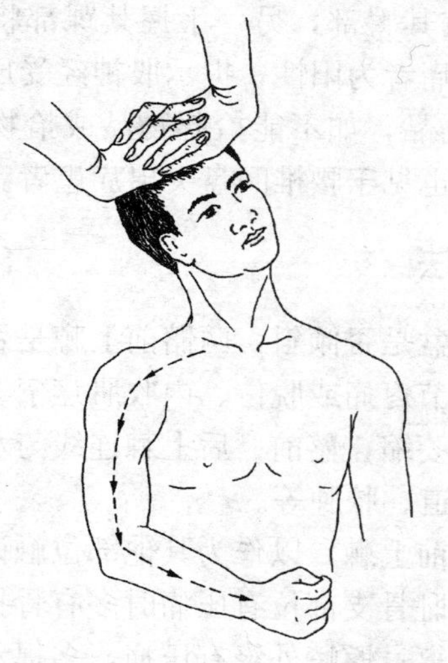

图 50-1　椎间孔压缩试验

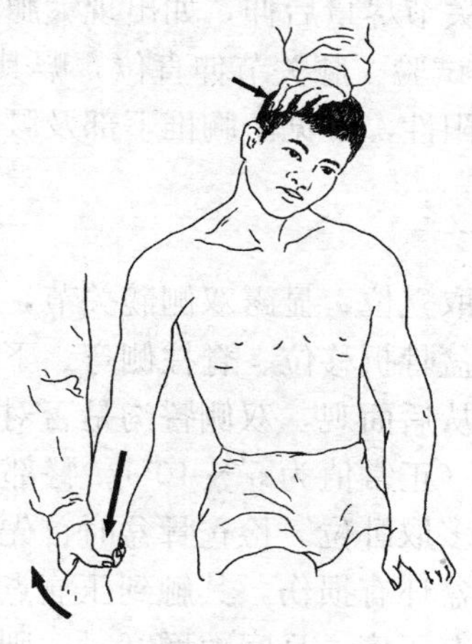

图 50-2　臂丛牵拉试验

为腰椎椎管狭窄，小关节突紊乱；旋转受限，见于腰背部损伤，腰椎后关节紊乱。

特殊检查

1. 托马征（Thomas 征）　仰卧位，大腿伸直时，腰部前凸明显；检查者用手握患者的健侧膝部，用力将髋关节尽量大能力屈曲，迫使腰部前凸消失，则患侧大腿被迫抬起，呈半屈曲位，不能接触床面，即托马征阳性。可见于腰椎疾患（如腰大肌周围脓肿、化脓性髂腰肌炎等），亦可见于髋关节结核、增生性髋关节炎等（图 50-3）。

2. 俯卧背伸试验（又叫儿童脊柱超伸展试验）　患儿俯卧，两下肢并拢，检查者双手握患儿的双踝将其两下肢抬起，使下腹部离开床面，正常者脊柱后伸自如且不疼痛，如脊柱呈僵直状并随臀部抬高者为阳性，多见于脊椎结核。

3. 直腿抬高试验　仰卧位，双下肢伸直，检查者用一手压住患膝，另一手托住患侧足跟，向上抬高患肢 30°～70°时，患者出现疼痛或因疼痛不能继续抬高为阳性，常提示为腰椎间盘突出症。（图 50-4）

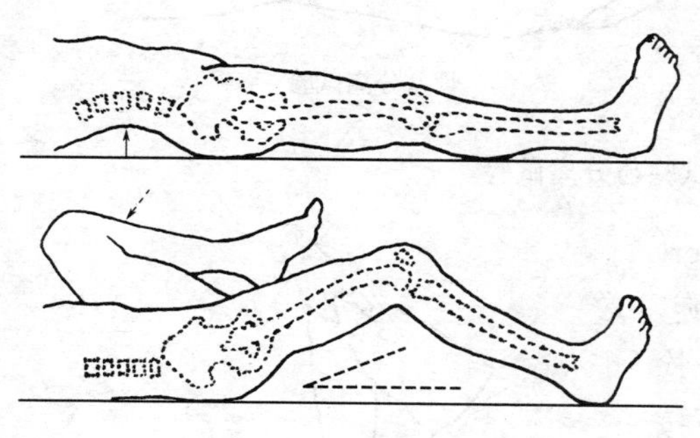

图 50-3　Thomas 试验

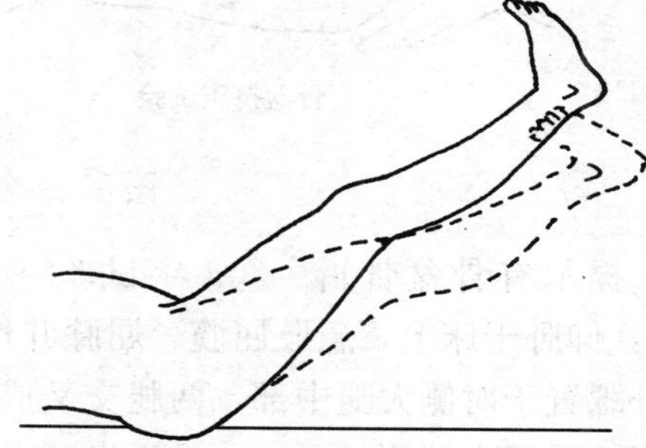

图 50-4　直腿抬高试验和加强试验

（实线为直腿抬高试验，虚线为加强试验）

4. 直腿抬高加强试验（又称足背伸试验、Bragarg 征）　如上述作法，直腿抬高至疼痛时，降低 5°左右，然后突然使足背伸，引起大腿后侧剧痛者为阳性，提示腰椎间盘突出症。

5. 股神经牵拉试验　俯卧位，屈膝，医生一手按其臀部，另一手握其踝部将小腿用力上提，使髋关节尽量后伸，如出现大腿前侧放射性疼痛者为阳性，提示股神经受压。

6. 拾物试验　膝关节伸直位，嘱其拾起地上的物品，如不能拾起物品或拾物时必须屈膝下蹲者为阳性，常见于胸椎下部及腰椎结核患者，也见于腰椎间盘突出症患者。

二、骨盆检查法

视诊　取立位，显露双侧髋关节，前面观察，骨盆是否倾斜，两髂前上棘是否在同一水平线上。骨盆骨折移位、脊柱侧弯、下肢短缩、髋关节疼痛或脱位、内收肌痉挛等均可引起骨盆倾斜；从后面观，双侧臀沟是否对称，臀肌有无萎缩，髂前、后上棘连线与水平线交角是否有改变（正常值为 5°～10°）。臀部有无瘢痕、窦道、脓肿等。

触诊　多取卧位。检查骨盆时首先要触到两侧髂前上棘，以作为其他部位触诊的骨性标志。如果骨盆环有损伤，其触到压痛点有定位意义；耻骨支部位有压痛时多有骨折存在；而耻骨联合处有压痛，且间隙增宽时，则为耻骨联合分离；髂嵴外缘有压痛，多提示为臀肌筋膜炎或臀上皮神经炎；腰骶部压痛则提示可能为劳损、结核、类风湿性关节炎；坐骨结节处有压痛，则提示坐骨结节滑囊炎及坐骨结节结核；如骶尾关节处有压痛则提示有骶尾骨挫伤。各部位的压痛点要结合临床病史进行分析判断。

动诊　骨盆环为一相对稳定的整体，活动度很小，如有明显活动并伴有疼痛者，则多提示有骨折脱位发生。

特殊检查　①骨盆挤压试验（图 50-5）：仰卧位，检查者双手从两侧髂骨翼的外侧向中心挤压，称为骨盆挤压试验，如产生疼痛者为阳性，提示有骨盆骨折。②骨盆分离试验：仰卧位，检查者用两手将两侧髂棘用力向外下方挤压，称骨盆分离试验，如产生疼痛者为阳性，提示有骨盆骨折。③4 字试验（又称 Fabere 征）：仰卧于床上，患肢屈髋、屈膝并作外展外旋，将外踝置于对侧大腿中部，两腿交叉成 4 字形，检查者一手固定健侧骨盆，一手于患膝内侧并向下按压，若骶髂关节处产生疼痛者为阳性。提示骶髂关节劳损、类风湿性关节炎、致密性骨炎等（图 50-6）。④床边试验（又称 Gaenslen 征）：仰卧位，患侧贴近床边使臀部能稍突出于床边外，患侧大腿能

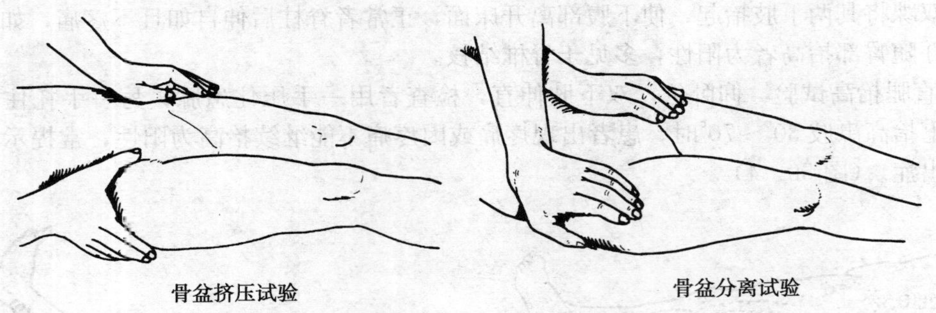

图 50-5　骨盆挤压试验与分离试验

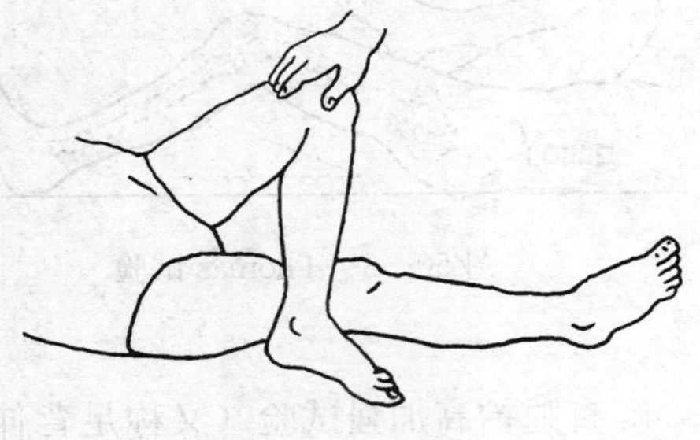

图 50-6　4 字试验

沿床边外下垂。对侧下肢屈髋屈膝，并让患者双手抱住膝部。检查者立于患侧床缘外，一手按住健侧髂嵴，以固定骨盆，另一手向下按压垂下的患侧大腿，如能诱发骶髂关节疼处痛者为阳性，见于骶髂关节病变。⑤伸髋试验（又称 Yeoman 试验）：做法同股神经牵拉试验。如能诱发骶髂关节部位疼痛者为阳性。

三、肩部检查法

肩部的活动是由胸锁关节、肩锁关节、肩肱关节和肩胛骨胸壁关节组成的结构复杂而又相互协调的骨连接。灵活性强、活动范围大，检查时要注意其协调功能。

视诊　观察肩部外形有无肿胀、畸形、肌萎缩，并注意两侧是否对称。如有方肩畸形则提示肩关节脱位，三角肌麻痹或废用性肌萎缩；肩胛骨短小上移，常提示为先天性高肩胛症。

触诊　主要检查肩关节周围有无压痛点及压痛点的位置。肱骨结节间沟处压痛，见于肱二头肌长头腱鞘炎；大结节的顶点部压痛，常见于冈上肌腱损伤；肩峰下方稍内侧压痛，常见于肩峰下滑囊炎；肩胛骨内下角压痛，多为颈椎病及项背肌劳损；肩周炎的压痛点在大结节及肩周。

动诊　检查肩关节屈伸、收展、旋转等运动的范围，有无疼痛，主、被动关系，肩周炎时各个方向运动均受限，骨折、脱位时主动运动受限。注意有无摩擦音与弹响声，活动肩部出现磨砂样响声，多为肩峰滑囊炎，出现弹响声常见于三角肌纤维增厚、陈旧性肩袖损伤。

特殊检查

1. Dugas 征　又称搭肩试验。让患者屈曲患肘，用患手去摸对侧肩部，肘部贴胸，如手掌搭不到对侧肩部，或着手掌搭到对侧肩部，而患侧肘部又无法贴近胸壁，即为阳性。提示肩关节脱位。

2. Yergason 征　又称肱二头肌长头紧张试验。患者屈肘 90°，术者立于患侧，一手握患肢肘部，另一手握患肢腕部，固定上肢，嘱患者用力屈肘，并作外展、外旋动作，如出现肱二头肌腱滑出或在结节间沟处产生疼痛为阳性。前者见于肱二头肌滑脱症；后者见于肱二头肌长头肌腱炎。

四、肘部检查法

视诊　应注意肘部有无肿胀，有无肘内、外翻畸形，并注意尺骨鹰嘴、肱骨内上髁与外上髁之间的关系；当屈肘 90°时，三点呈等边三角，在完全伸直时，三点呈一直线。携带角，即肘关节伸直时的生理外翻角，正常为 10°～15°；增大时称肘外翻，减小时称肘内翻。局部肿胀多见于撕脱性骨折或韧带损伤；肘部呈靴状畸形，见于肘关节后脱位。

触诊　应注意肘部有无压痛及压痛的部位，肱骨外上髁部压痛，常见于肱骨外上髁炎；尺神经沟压痛，见于尺神经损伤、尺神经炎。

动诊　肘关节主要由肱尺关节、肱桡关节、近端桡尺关节等三个关节构成，肘关节屈伸障碍，见于关节周围软组织挛缩、骨化性肌炎、骨折畸形愈合等；旋转受限，多是前臂双骨折、骨桥形成。

特殊检查

1. Mill 征　检查时让患者将肘关节伸直，前臂旋前，检查者一手握前臂下端，另一手握掌骨部，用力将腕关节屈曲，若在肱骨外上髁区产生疼痛为阳性，提示肱骨外上髁炎。

2. Hüter 三角（肘三角）　正常情况下，伸肘时，肱骨内、外上髁与尺骨的鹰咀在肘后成一条直线，屈肘时，成一等腰三角形称为肘三角。肘关节后脱位时，肘三角关系会发生变化。

五、腕和手部检查法

视诊　①畸形：腕部呈餐叉样畸形则提示 Colles 骨折；先天性畸形，有多指、并指、锤状指、鹅颈指及纽扣指畸形等。②肌萎缩：大鱼肌萎缩为正中神经损伤；小鱼肌及骨间肌萎缩为尺神经损伤，临床出现爪形手畸形；桡神经损伤临床出现腕下垂畸形；前臂屈肌群萎缩多是前臂缺血性肌痉挛。③肿胀：腕关节肿胀，“鼻烟窝”消失则提示可能有舟状骨骨折；个别手指呈梭形肼胀则提示可能为指骨结核或内生性软骨瘤；双手指间关节呈梭形肿胀者则提示类风湿性关节炎。

触诊　患者腕关节桡偏位，沿掌骨纵轴方向叩击第 3 掌骨头，如腕部有震痛，则提示可能为舟状骨骨折；腕关节尺偏位，沿掌骨纵轴方向叩击第 4 掌骨，如腕部有震痛，提示可能为月状骨骨折；中指轴向挤压痛、叩击痛，则提示可能有月骨坏死。

动诊　通过腕背伸、手指伸直；腕掌屈、手指屈曲；手指内收、外展；拇指屈伸、对掌等法，检查腕部屈伸活动是否正常，是否伴有弹响等。手指屈伸时闻及弹响声，称扳机指，见于狭窄性腱鞘炎。

特殊检查　①Finkel - Stein 试验（握拳尺偏试验）：检查时让患者握拳（拇指埋于拳内），使腕关节向尺侧偏，若桡骨茎突处出现疼痛者为阳性。提示为桡骨茎突狭窄性腱鞘炎。②腕关节尺侧挤压试验：检查时将患者腕关节置于中立位，检查者将腕尺偏并挤压，若有下桡尺关节处疼痛为阳性。提示腕三角软骨损伤或尺骨茎突骨折。③叩触试验（Tinel 征）：轻叩或压迫腕掌侧腕横韧带近侧缘中点，患侧手指出现刺痛及麻木感为阳性。常见腕管综合征。

六、髋关节检查法

视诊　观察髋关节外形是否正常，有无畸形、肿胀、窦道、淤斑等。两侧髂前上棘与股骨大粗隆是否在一同水平。若一侧股骨大粗隆突出或上移，可能有髋关节脱位、股骨颈骨折或髋内翻。

触诊　主要检查压痛点的部位和压痛的程度。在腹股沟中点下 2cm 及臀部有压痛，提示可能为髋关节病变。大转子处有浅压痛，多提示有大转子滑囊炎。

动诊　通过髋关节前屈、后伸、内收、外展、旋转等，检查其各方向的活动，观察活动幅度的大小及活动是否受限，在检查中一面记录，一面推测其活动受限的原因。旋转活动受限者常提示关节软骨面有破坏；外展受限者多提示为软组织的病变或有骨组织的病变；伸直活动受限者则多提示为关节内病变或为腰大肌挛缩或痉挛所致。

特殊检查

1. Trendelenburg 征（单足站立试验）　患者站立，裸露臀部，两下肢做交替的持重和抬高动作，正常时一侧下肢站立则对侧骨盆应上升，此为阴性。如抬腿侧骨盆不能上升反而下降且躯干的上半部向站立侧倾斜者为阳性（图 50－7）。提示可能有先天性髋关节脱位、股骨颈骨折、小儿麻痹后遗症等。

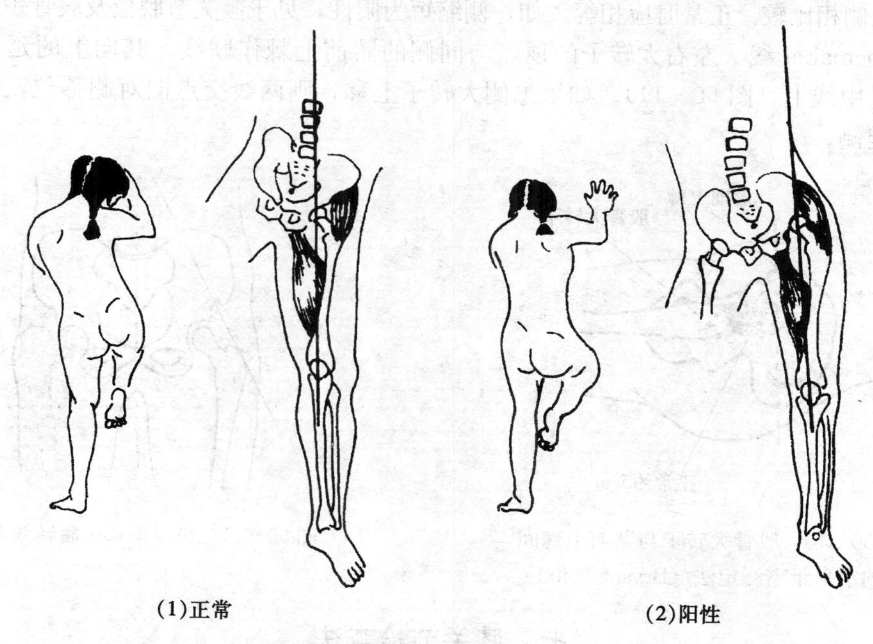

图 50－7 单足站立试验

2. Allis 征 患者仰卧，两腿并拢，屈髋屈膝，两足平齐，正常两膝顶点等高，不等高为阳性（图 50－8）。见于股骨或胫骨短缩、髋关节后脱位、股骨颈骨折等。

3. 望远镜征（Dupuytren） 仰卧于床上，检查者一手固定骨盆，另一手握住患膝，在屈髋屈膝位上下推动股部，如有抽动感或有弹响即为阳性，提示为先天性髋关节脱位。

4. 髂坐线（Nélaton 线） 侧卧稍屈髋，由从髂前上棘到坐骨结节做连线（图 50－9），正常时此线通过大转子的最高点。如大转子顶点位于此联线的前或后（上或下）为阳性，提示有股骨颈骨折或髋关节脱位。

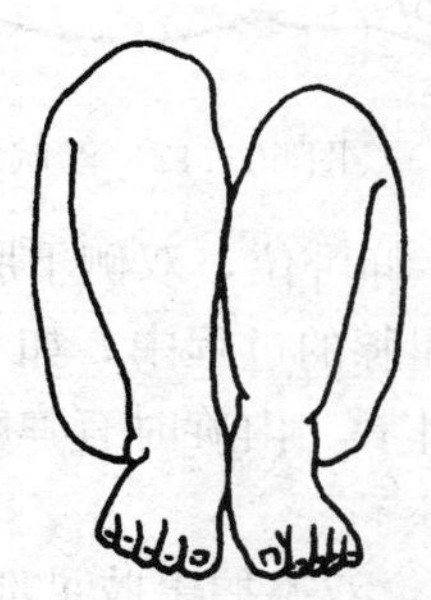

图 50－8 Allis 征左侧关节低于健侧（右）

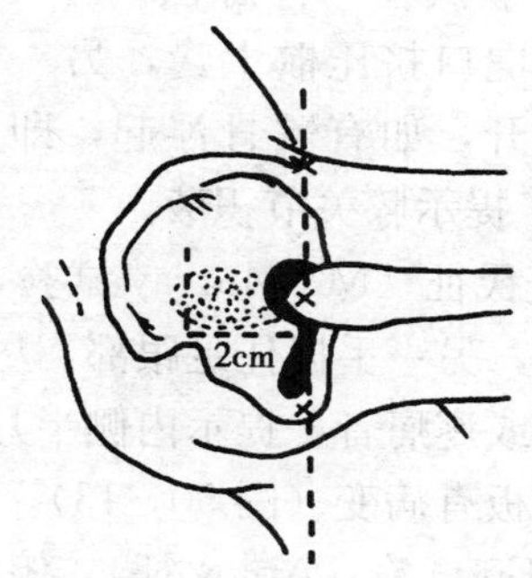

图 50－9 Nélaton 髂坐线测定

5. 髂股三角（Bryant 三角） 患者仰卧，在髋外自髂前上棘向床面作垂直线，由大转子向髂前上棘做连线，再从大转子向上作平行于床面的平行线，三条线在髋外侧相交成直角三角形，即为髂股三角（图50－10）。测量从大转子向上的与床面平行的线及垂直于床面的线相交处的长度，两侧相比较，正常时应相等。如一侧缩短为阳性，见于髋关节脱位及股骨颈骨折。

6. Shoemaker 线 左右大转子的顶点与同侧的髂前上棘作联线，其向上的延长线正常相交于腹正中线上（图 50－11）。如果患侧大转子上移，则两线交点向对侧移位，即相交于中线旁的健侧。

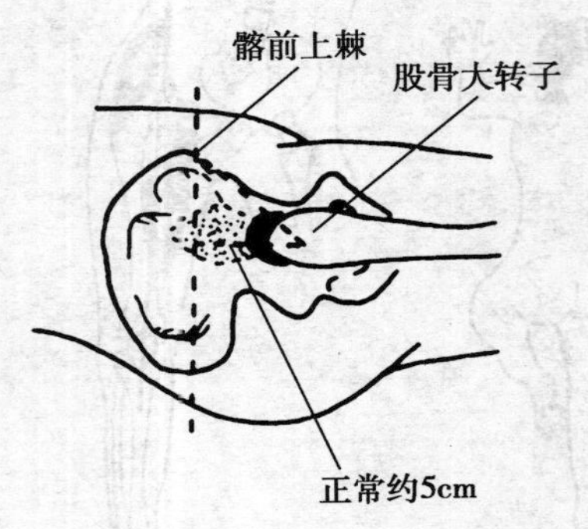

图 50－10 股骨大转子与髂前上棘间的水平距离测定法（Bryant 三角）

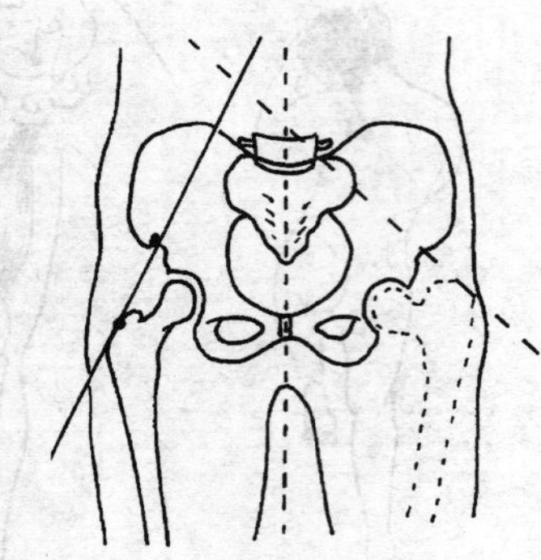

图 50－11 Shoemaker 髂转线测定法

七、膝关节检查法

视诊 正常膝关节有 5°～10°外翻角。如两内踝并拢而两膝分开＞5cm 者为膝内翻，又称 0 形腿；如两膝并拢而两踝分开＞5cm 者为膝外翻，又称 X 形腿；一侧膝外翻称 K 形腿。注意关节有无肿胀和肌萎缩，关节肿胀常见于损伤、结核、髌前滑囊炎、关节腔积液等；股四头肌萎缩，常见于半月板损伤。

触诊 膝关节压痛的位置往往就是病灶的位置。

动诊 膝关节的活动主要是屈伸活动。活动受限见于损伤和炎症；活动度增大多因骨折、韧带撕裂或骨结核。

特殊检查

1. 浮髌试验 仰卧位，膝关节伸直，检查者一手虎口挤压髌上囊，另一手轻压髌骨后快速松开，如有髌骨浮起，即为阳性（图 50－12）。提示膝关节积液。

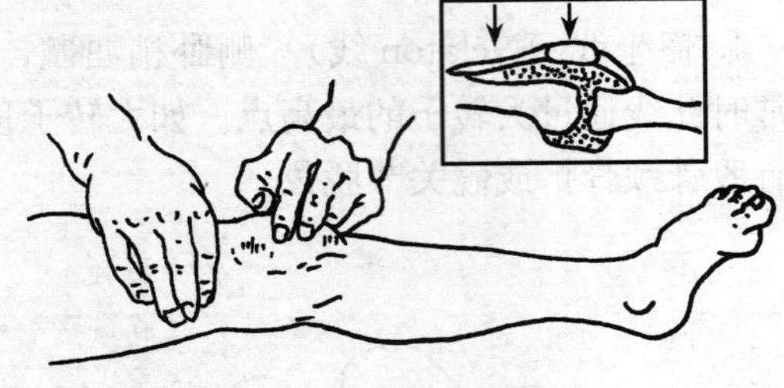

图 50－12 浮髌试验

2. 麦氏征（Mc Murray 试验，又称回旋挤压试验） 仰卧位，双侧下肢伸直，检查者一手扶患膝，另一手握住足跟部，尽量屈曲膝关节。在伸屈膝的过程中，如小腿在内收、外旋时有弹响或疼痛者，提示内侧半月板有病变；如小腿在外展、内旋时有弹响或疼痛者，提示外侧半月板有病变（图 50－13）。

3. 研磨试验（Apley 征） 俯卧位，检查者立于患侧，双手握患肢足部，屈膝 90 度，在不同角度加压研磨膝关节，若此时出现疼痛为阳性，提示为侧副韧带损伤；再将膝下压旋转，若出现疼痛提示为半月板损伤（图 50－14）。

4. 侧方应力试验（Bochler 征）　患者伸膝，检查者一手扶膝，另一手握踝，用扶膝部的手作侧方挤压运动，向内侧推膝时膝外侧疼痛，提示外侧副韧带损伤；向外侧推膝时膝内侧疼痛，则提示内侧副韧带损伤（图 50－15）。

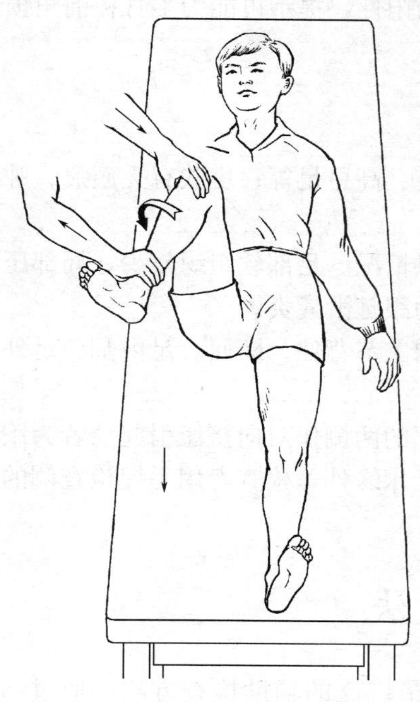

图 50－13　膝关节回旋挤压试验

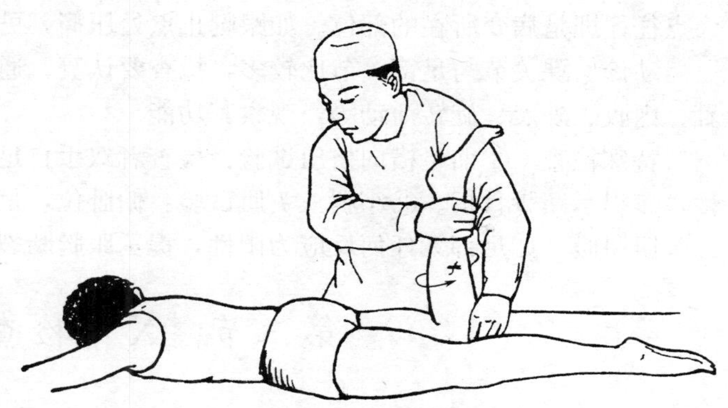

图 50－14　研磨试验（Apley 试验）

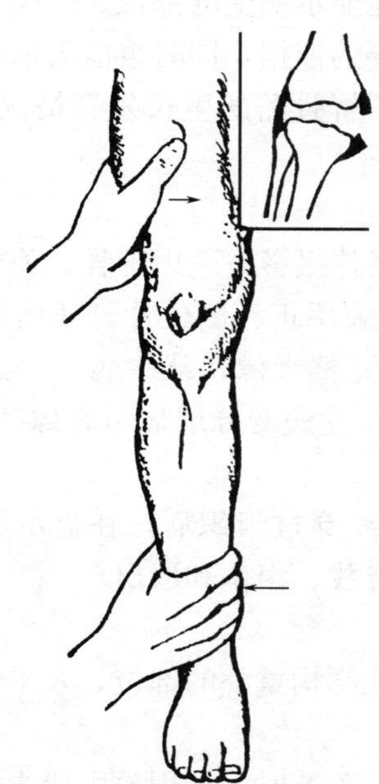

图 50－15　侧副韧带侧方应力试验（检查内侧副韧带）

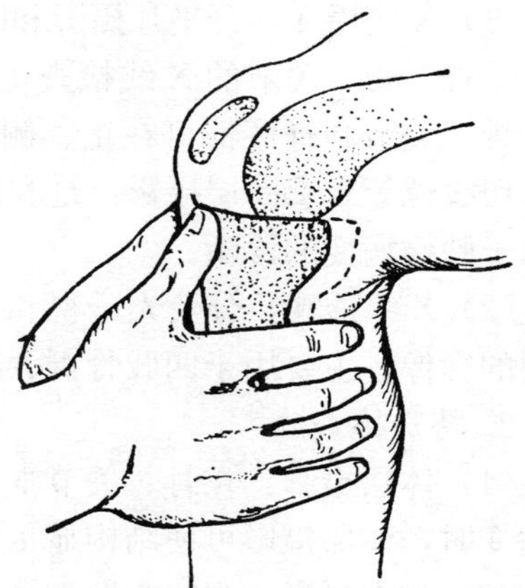

图 50－16　抽屉试验前拉阳性

5. 抽屉试验　仰卧位，屈膝 90°，屈髋 45°，双肘压住病人足背固定，双手握住小腿上段，向前、后推拉，若胫骨有过度的向前移动，则提示前交叉韧带损伤；反之，有向后过多的移动，则证明有后交叉韧带损伤（图 50－16）。

6. 过伸试验（又称 Jones 试验）　仰卧位，膝关节伸直，检查者用一手固定膝部，另一手托起小腿下端，用力抬起小腿，使膝过伸，出现疼痛者为阳性，提示可能为半月板前角损伤或髌下脂肪垫损伤。

八、踝及足部检查法

视诊　主要检查有无畸形，如马蹄足，内翻足、外翻足、高弓足等；皮肤有无瘢痕、肿胀等，有无肌肉萎缩，跛行。

触诊　最重要的是检查足背动脉，了解足及下肢的血供情况。足部软组织较少，局部压痛点往往即是病变所在的部位。如跟腱止点处压痛，可能为跟腱滑囊炎。

动诊　踝关节与足部关节比较多，检查要认真，通过踝关节背伸、跖屈、足内翻、足外翻、内收、外展、旋转活动等，观察其功能。

特殊检查　①前足横向挤压试验：检查者双手自足前部的两侧作对向挤压引起痛者为阳性，多提示跖骨骨折。②小腿三头肌试验：俯卧位，足悬于床缘外，检查者用手捏检查侧的三头肌肌腹，如足部无任何反应为阳性，提示跟腱断裂。

第三节　X 线检查方法

X 线检查是诊断骨科疾病的重要手段之一，亦是应用最广泛的辅助检查方法。通过 X 线检查，除可以明确有无骨折、脱位、炎症、骨肿瘤外，对全身疾病如营养代谢和内分泌等疾病引起的骨骼病变，且有较好的诊断价值。它不仅能显示病变的部位、范围、性质、程度及其与周围软组织的关系，为临床诊断、治疗提供重要的依据，同时也能为治疗起着指导的作用（如脱位的手法整复、牵引及固定等），还可以了解骨骼的生长发育情况、观察疗效、判断病变预后等。

1. X 线普通检查

（1）X 线摄片：分平片摄影和断层摄影两种：①平片摄影：适用于骨、关节所有部位的常规检查。骨、关节的 X 线检查主要是平片，临床多采用正、侧位片。任何部位，包括四肢长骨、关节和脊柱都可在正、侧位照片中获得立体完整影像，某些病变可选用斜位、轴位、切线位等。②断层摄影：是利用 X 线焦距的不同，使病变分层显示影像减少组织重叠，常用于肿瘤病变的诊断。

（2）X 线透视：分荧光透视和 X 线电视两种，X 线穿过组织后，在显示屏上显示密度不同的影像，主要用于四肢骨折、脱位整复，异物的寻找、定位和取出。

2. 特殊检查法

（1）体层摄影：在骨、关节本身结构复杂或同其他结构重叠的部位，及平片显示不出明显病变时，体层摄影可使结构显示清楚。

（2）放大摄影：观察骨骼细微结构和检查小的骨、关节时，选用放大摄影可获得满意的效果。

3. X线造影检查

(1) 关节造影：将造影剂注入关节腔内并摄片检查，进一步观察关节囊、关节软骨和关节内软组织的损伤状况及病理变化。常用于肩、腕、髋、膝等关节较复杂的病变检查。应用气体造影称阴性对比造影法，使用碘剂造影称阳性对比法，二者同时兼用则称为双重对比造影（多用于膝关节）。

(2) 血管造影：血管造多用于肢体动脉。主要对良、恶性肿瘤的鉴别。

(3) 其他造影：有椎间盘髓核造影、窦道及瘘管造影和血管造影检查等。

4. X线检查的注意事项　①X线片要清楚地显示骨与软组织界线。②一般均需摄正、侧位两个方向的X线片，对某些部位还须加拍特殊体位片。③四肢骨干照片至少应包括临近的一个关节。④儿童四肢靠近骨骺的损伤，需加摄健肢相应部位的X线片进行对比。⑤X线检查必须与临床检查相结合，才能做出正确的诊断。⑥对危重病人应先抢救，后摄片，以免发生意外。

（于万杰）

第五十一章

骨折

第一节 概 述

一、骨折的定义、病因、分类及移位

骨连续性和完整性中断称为骨折。

【病因】

1. 直接暴力　暴力直接作用部位发生骨折。如撞击、挤压、火器伤等，常伴有不同程度的软组织损伤。

2. 间接暴力　暴力通过传导、杠杆、旋转使远处发生骨折。软组织损伤程度较直接暴力引起的轻。发生在前臂或小腿时，骨折处常不在一个平面。

3. 肌肉牵拉　肌肉的猛烈收缩，造成肌肉附着处骨折。如骤然跪倒时，股四头肌猛烈收缩造成髌骨骨折。

4. 积累性劳损　长期、反复、轻微的直接或间接力量作用于骨骼的某一特定部位，并使其骨折。如远距离行军或长跑导致第2、3跖骨骨折及腓骨下1/3骨折，愈合较慢，X线表现骨折与骨痂形成同时存在。

5. 骨骼疾病　骨髓炎、骨结核、骨肿瘤的骨骼在受到轻微外力时也可发生骨折，临床上称为病理性骨折。

【分类】

（一）根据骨折部位是否与外界相通分为

1. 闭合性骨折　骨折部位皮肤粘膜完整，骨折端不与外界相通。

2. 开放性骨折　骨折部位皮肤粘膜破裂，骨折端与外界相通。骨盆骨折造成的膀胱、尿道破裂，尾骨骨折造成的直肠破裂也属于开放性骨折。

（二）根据骨折程度分为

1. 不完全骨折　骨的连续性和完整性部分中断。如骨盆、颅骨、肩胛骨的裂缝骨折；儿童的青枝骨折，儿童的骨质较软，骨膜厚，像青嫩的树枝不易完全折断。

2. 完全骨折　骨的连续性和完整性完全中断。

（三）根据骨折的形态分为（图51-1）

1. 横形骨折　骨折线与骨干纵轴几乎垂直。

2. 斜形骨折　骨折线与骨干纵轴线斜形相交。

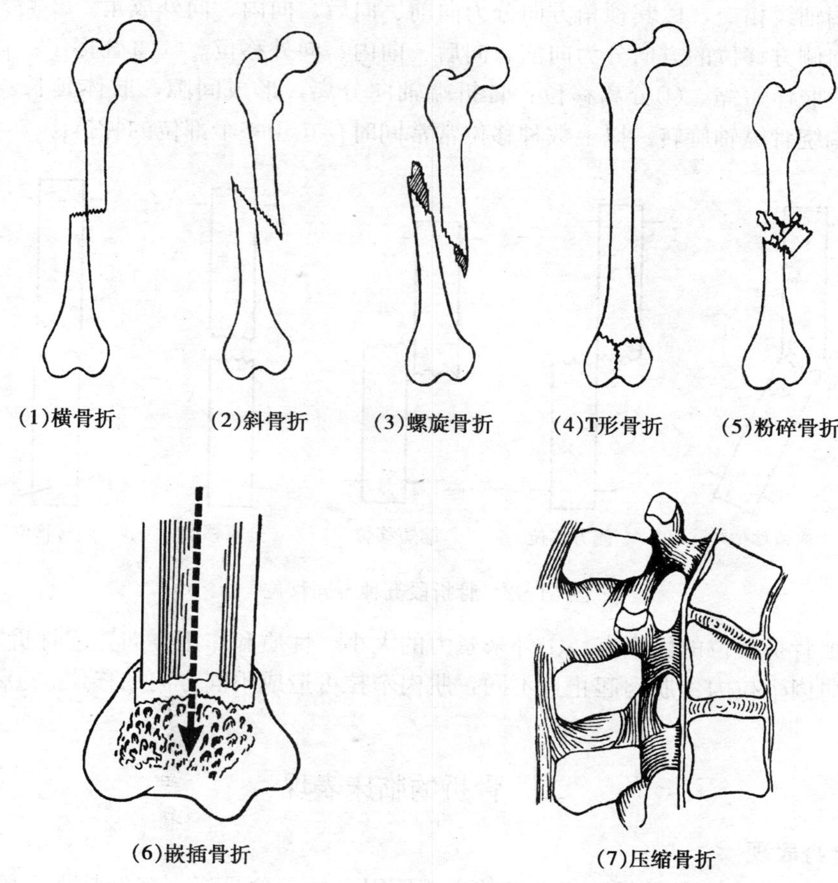

图 51-1 骨折的类型

3. 螺旋形骨折 骨折线呈螺旋状。

4. 粉碎性骨折 骨折破碎成 3 块以上，骨端骨折骨折线成 T 形或 Y 形时也称 T 形骨折或 Y 形骨折。

5. 嵌插骨折 骨折发生在骨干骺端，骨干的密质骨嵌入骺端的骨松质内。

6. 压缩性骨折 椎体骨和跟骨等骨松质受垂直暴力压缩变形。

7. 骨骺分离 发生在骨骺板部位的骨折，骨骺的断面常带有数量不等的骨组织。

(四) 根据骨折端的稳定程度分为

1. 稳定性骨折 骨折后无移位或经适当外固定不易发生再移位者。如不完全骨折、横形骨折、嵌插骨折等。

2. 不稳定性骨折 骨折端易移位或整复后经外固定仍易发生移位者。如粉碎性骨折、斜形骨折、螺旋形骨折等。

(五) 根据骨折发生后的时间分为

1. 新鲜骨折 在 3 周以内的骨折，此时骨折端尚未纤维连接。

2. 陈旧性骨折 超过 3 周以上的骨折。

【骨折移位】 大多数骨折伴有不同程度的移位。常见以下五种（图 51-2）：①成角移位：两骨折端轴线相交，以其顶角方向分为向前、向后、向内、向外成角。②侧方移位：以远侧骨折端向侧方移位的方向分为向前、向后、向内、向外移位。③重叠移位：骨折端相互重叠或嵌插，肢体短缩。④分离移位：骨折端轴向分离，形成间隙，肢体延长。⑤旋转移位：骨折远端绕骨纵轴旋转。以上数种移位常常同时存在于一个部位的骨折。

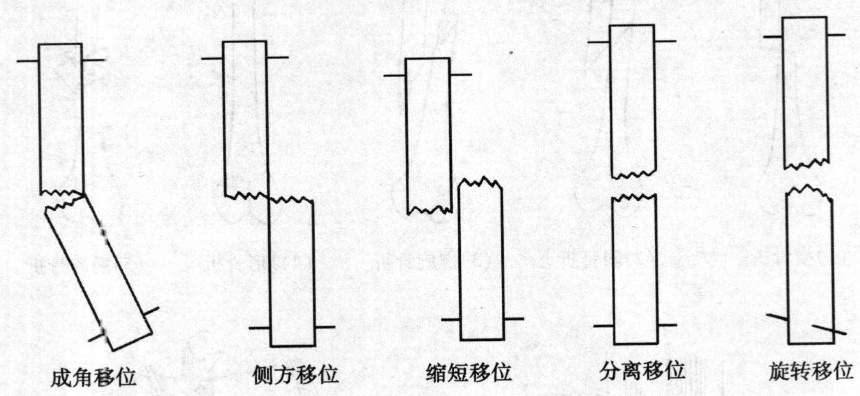

图 51-2 骨折段五种不同移位

造成以上骨折移位的因素有：①外来暴力的大小、性质和作用方向。②骨折端远侧的重量牵拉。③肌肉牵拉力：肌肉起止点不同，肌肉牵拉可造成不同方向的移位。④不恰当的搬运和治疗。

二、骨折的临床表现

（一）全身表现

1. 休克 大量出血是骨折造成休克的主要原因。如骨盆骨折、多发骨折、股骨骨折等，出血量多的可达 2 000ml 以上。合并重要脏器损伤时也可导致休克。

2. 发热 主要为吸收热，一般不超过 38℃。

（二）局部表现

1. 一般表现 为局部肿胀、疼痛、功能受限或障碍。可伴有皮下淤血、肿胀严重者可出现张力性水泡。

2. 骨折的特有体征 畸形、反常活动、骨擦音或骨擦感。具有以上三个特征之一，即可诊断为骨折。有些裂缝骨折和嵌插骨折可以不出现上述特征，需进行常规 X 线检查。

（三）X 线检查

X 线检查对骨折的诊断、治疗有重要价值。即使已经具有了骨折的上述特征，X 线检查可以了解骨折的形态和移位情况，对治疗有重要的指导意义。CT、MRI 对骨端骨折、关节内骨折、脊柱骨折有意义。

三、骨折并发症

1. 休克 骨折引起的大出血或严重的内脏器官损伤所致。

2. 脏器损伤 骨盆骨折、尾骨骨折可造成膀胱、直肠的损伤；肋骨骨折可造成肺或肝、脾的损伤。

3. 血管、神经损伤 明显移位的骨折可压迫、刺伤血管或神经。脊柱骨折可造成脊髓的损伤。

4. 脂肪栓塞综合征 骨折后骨髓破坏，当局部肿胀达到一定压力时，脂肪滴进入破裂的静脉窦内，引起肺、脑组织脂肪栓塞。临床表现为神志障碍、呼吸困难、皮下出血点，以及低氧血症、发热、血沉加快、尿中脂肪滴等。是一种严重并发症，可导致死亡。

5. 骨筋膜室综合征 是由于骨折后出血、组织水肿使骨筋膜室内压力增高造成室内肌肉和神经急性缺血而产生的一系列早期症候群。早期出现肿胀、疼痛、肢体远端皮温降低、麻木及功能受限，严重者部分肌肉坏死、造成肌肉挛缩畸形，影响肢体功能，长时间缺血可造成肢体坏疽，常需截肢。

6. 下肢深静脉血栓形成 脊柱骨折、骨盆骨折、下肢骨折者因长时间卧床可出现深静脉血栓形成。形成的主要因素是：①静脉血回流缓慢。②创伤导致的高凝状态。③静脉血管内膜的损伤。

7. 骨化性肌炎 关节附近的骨折，血肿形成后若处理不当，在关节周围软组织内广泛机化、骨化，造成关节功能障碍。常见于肘关节。

8. 创伤性关节炎 关节内骨折，关节面遭到破坏，如果达不到解剖复位，关节面不平整，长期摩擦易引起创伤性关节炎，而引起关节疼痛。

9. 感染 开放性骨折的病人，容易引起感染，甚至化脓性骨髓炎。

10. 关节僵硬 肢体长时间固定，关节内易发生粘连，关节囊及周围肌肉组织挛缩，使关节活动发生障碍。

11. 缺血性肌挛缩 是骨筋膜室综合征引起的严重并发症。

12. 缺血性骨坏死 骨折后某一骨段的血液供应被破坏，而造成该骨段的坏死。如临床上常见的股骨颈骨折后股骨头缺血性坏死。

四、骨折的愈合过程

骨折愈合总体分三个阶段，即血肿机化演进期、原始骨痂形成期和骨痂改造塑型期，但三者之间不能截然分开，而是相互交织进行。

1. 血肿机化演进期 骨折断端出血形成血肿，并凝结成血凝块，与局部失活组织引起无菌性炎性反应；继而演变转化为纤维结缔组织，同时骨内、外膜的成骨细胞活跃增生，开始形成骨样组织，并逐渐向骨折端延伸增厚，达到纤维性连接，此期约2周的时间。

2. 原始骨痂形成期 骨内膜和骨外膜形成骨样组织逐渐骨化，形成新骨，称为膜内化骨。骨折端间和髓腔内的纤维组织也逐渐转化为软骨组织，继而骨化，称为软骨内化骨。至此，在骨折端形成环状骨痂和髓腔内骨痂，骨折端完全由原始骨痂连接，骨折达到临床愈合，约需4～8周时间。

3. 骨痂塑型期 原始骨痂中的骨小梁排列不规则也不致密。随着肢体的活动和负重，骨小梁不断改善，在应力轴线上的骨痂不断改造、加强，应力线以外的骨痂逐渐被吸收。骨髓腔重新沟通，骨正常结构恢复。

【骨折的愈合标准】

1. 骨折临床愈合标准 ①骨折部位无压痛及纵向叩击痛；②局部无反常活动；③X线

显示有连续骨痂通过，骨折线模糊；④拆除外固定后，上肢平举1kg重物持续达1分钟；下肢不扶拐平地行走3分钟，不少于30步；连续观察2周骨折部位不变形。观察第2、4项时应慎重。

2. 骨性愈合标准　必须具备所有骨折临床愈合标准，并且X线显示骨折处有大量连续性骨痂通过，骨折线消失。

【影响骨折愈合的因素】　骨折愈合过程中受很多因素影响，既有有利因素，也有不利因素。只有充分认识这些因素，才能在治疗过程中发挥有利因素，克服不利因素，促进骨折愈合。

（一）全身因素

1. 年龄　一般是年龄越小骨折愈合速度越快，年龄越大骨折愈合速度越慢。儿童骨折愈合较快，而老年人骨折愈合则需要更长的时间。

2. 健康状况　全身情况欠佳，特别是患慢性消耗性疾病者，其骨折愈合时间较健康人明显延长。如糖尿病、营养不良症、恶性肿瘤以及钙、磷代谢紊乱的患者。

（二）局部因素

1. 骨折类型　骨折面接触越大的骨折愈合越快，接触面越小愈合越慢，骨块越多愈合越慢。

2. 骨折部位的血供　骨折部位的不同，骨折端的血运供应不同，血供好的骨折愈合快，血供差的骨折愈合慢。如干骺端的骨折愈合快，股骨颈、腕舟状骨、胫骨下段骨折愈合慢。

3. 软组织损伤的程度　骨折部位的肌肉、血管、骨膜损伤重，骨折处血供差，愈合时间较长。如果软组织嵌在骨折端，将影响骨的愈合。

4. 感染　开放骨折软组织的感染可导致骨感染，影响骨折的愈合。

（三）医源性因素

1. 反复手法复位，使周围软组织损伤加重，骨折端的血运破坏，影响骨折愈合。

2. 手术复位内固定，剥离过多的骨膜，延缓骨折的愈合；手术选择不恰当固定物，固定不牢固，不利于骨折愈合。

3. 手术摘除过多的骨块，造成骨缺损，影响骨折愈合。

4. 牵引力量过大，造成骨折端分离，导致骨延迟愈合或不愈合。

5. 过早或不恰当的功能锻炼，影响骨折端的稳定，不利于骨折愈合。

五、骨折的急救

骨折急救的目的是采取简单有效的方法抢救生命、保护患肢、安全转运、以便尽快得到后续治疗。

（一）抢救生命

快速检查病人全身状况，对于昏迷、呼吸困难、窒息、休克者应根据条件进行及时抢救。如输液、吸氧、保温及人工呼吸等措施，对于昏迷的病人要注意保持呼吸道通畅。

（二）伤口包扎

对开放性骨折的出血伤口，应用无菌敷料或现场最清洁的布料加压包扎。有大血管破裂者应用止血带，时间长的每小时放松止血带5分钟。骨折端戳出皮外者不能将骨折端复位，以免将污染物带入体内，包扎时自行复位的应做好记录，以便手术清创时做进一步处理。

（三）妥善固定

对骨折或疑有骨折者，均应现场固定，目的是止痛、避免继发损伤、预防休克、便于搬运。有条件者用夹板或下肢托板，无条件的可就地取材。如木板、棒、树枝等。也可将上肢固定于胸部，下肢与健肢捆绑在一起。

（四）迅速转运

伤员经现场初步处理、妥善固定后，应尽快送到就近医院进行治疗。颈椎损伤的病人在转运时应固定颈部，胸腰椎损伤的病人应平托转运，轴向翻动，不可扭转和屈曲脊柱，以免继发脊髓损伤。

六、骨折的治疗原则

治疗骨折有三项基本原则，即复位、固定、功能锻炼。

（一）复位

分解剖复位和功能复位。解剖复位指骨折复位后，恢复了正常的解剖关系，对位对线良好。功能复位是指骨折复位后，虽然骨折端未达到解剖复位，但骨折愈合后肢体功能不会受到影响。功能复位要达到以下要求：①骨折端的旋转、分离移位必须完全纠正；②下肢短缩移位成人不超过 1cm，儿童不超过 2cm；③下肢骨折与关节方向不一致的侧方成角必须纠正，而与关节方向一致的前、后成角成人$<10°$，儿童$<15°$日后可在骨痂改造期自行纠正；④长骨干横形骨折，骨折端至少对位达 1/3，干骺端骨折至少应对位 3/4。

（二）固定

固定的目的是防止已经复位的骨折再移位，为骨折愈合创造良好的环境。分外固定（用于身体外部的固定）和内固定（用于身体内部的固定）两种。外固定包括：小夹板固定、石

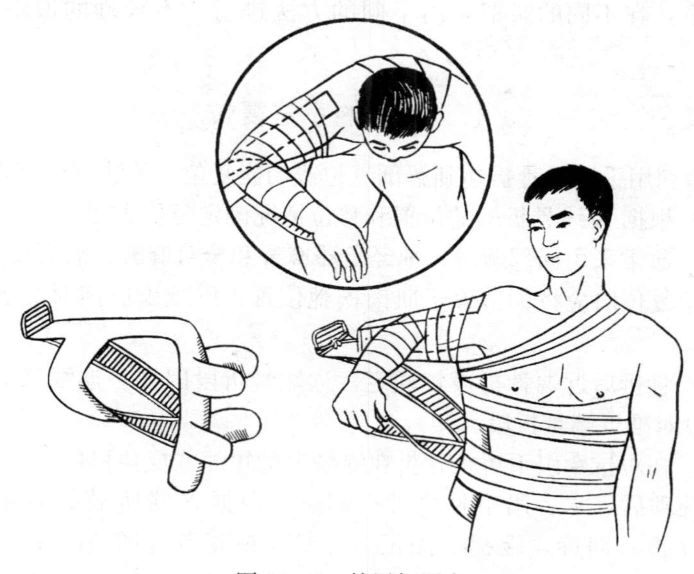

图 51-3　外展架固定

膏固定、外展架固定（图 51－3）、持续牵引、外固定器（图 51－4）等方法。内固定主要用于手术切开复位后，采用钢板、螺丝钉、髓内钉（图 51－5）等将复位的骨折端固定；特殊的病人也可在手法复位后经皮用钢针、螺纹钉等做内固定。

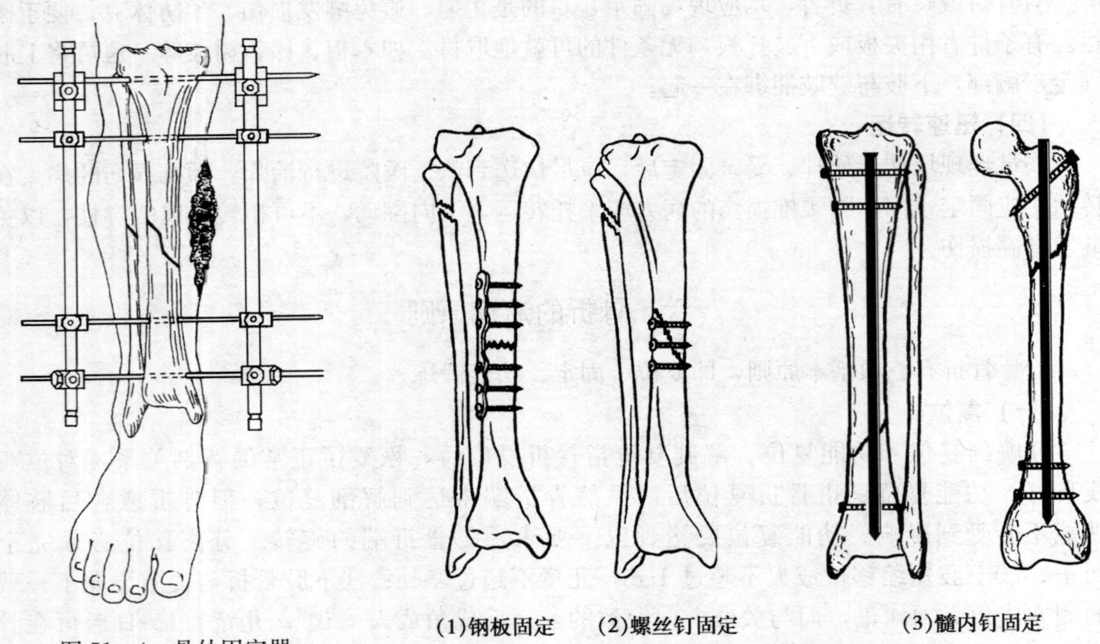

图 51－4　骨外固定器

适宜于治疗开放性骨折，便于处理创口

图 51－5　骨折内固定方法

(三) 功能锻炼

骨折治疗的最终目的是恢复肢体的正常功能，功能锻炼是完成这一目的的重要手段。合理的功能锻炼可防止肌肉萎缩和关节僵硬，改善关节的活动范围和促进肌力的恢复。应在医生的指导下，在不同的时期采用不同的方法进行。不合理的锻炼会影响骨折的愈合。

七、骨折的手法复位

手法复位是指利用手法使骨折达到解剖复位或功能复位。手法复位有以下步骤进行：

1. 确定方案　根据 X 线骨折端的位置和移位情况确定复位方案。

2. 缓解疼痛　通常采用局部麻醉、神经阻滞麻醉和全身麻醉，后者一般用于儿童。

3. 松弛肌肉　复位时应将关节置于肌肉松弛位置，以减少肌肉对骨折端的牵拉力，有利骨折端复位。

4. 对准方向　骨折后近端骨折段较固定，远端骨折段因失去连续性活动度较大。复位时应将远端骨折段对准近端骨折段。

5. 拔伸牵引　在对抗牵引下矫正骨折在纵轴上的短缩或成角移位。

在经过上述处理后，术者用手触摸骨折部位，根据 X 线所显示的骨折的类型和移位情况，分别采用反折、回旋，端提、捺正、分骨、扳正等（图 51－6～11）手法给予复位。

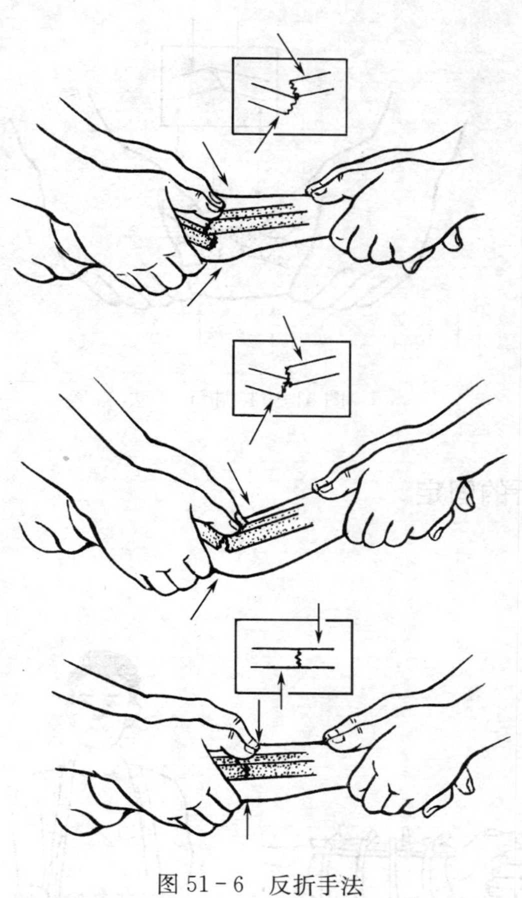
图 51-6 反折手法

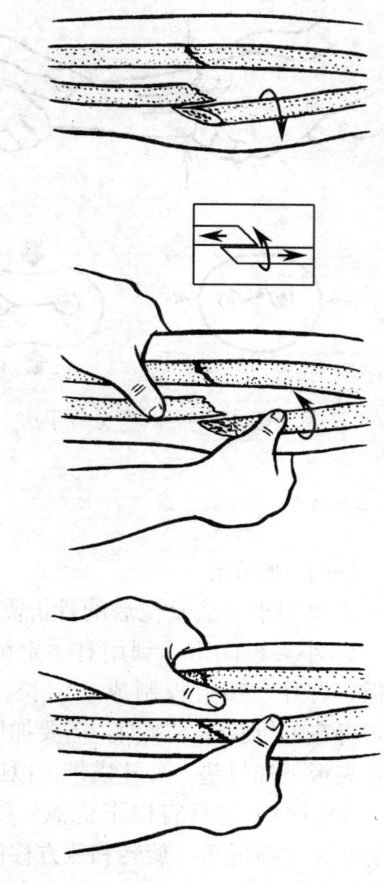
图 51-7 回旋手法

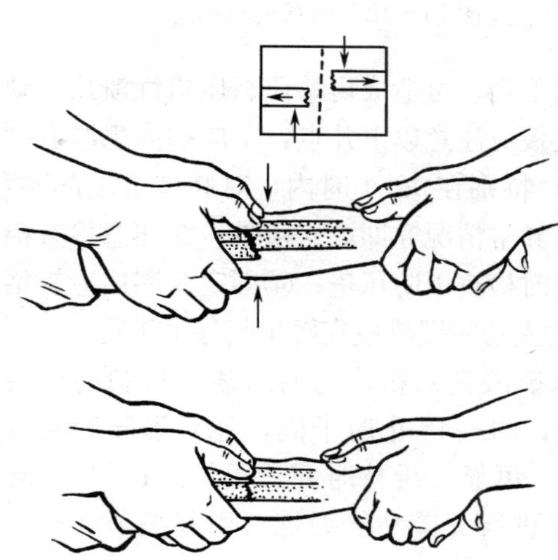
图 51-8 端提手法矫正上下侧移位

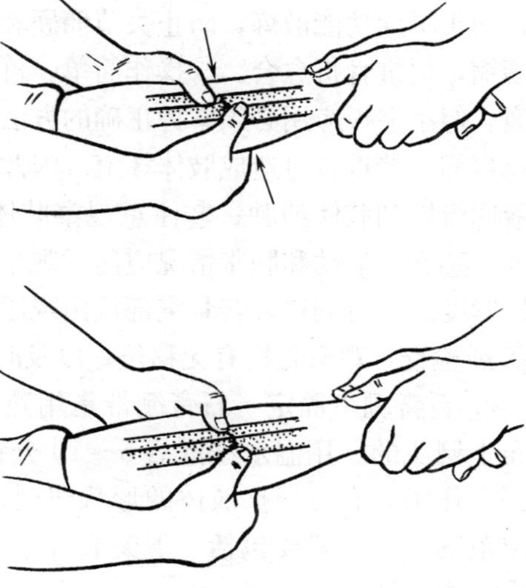
图 51-9 捺正手法矫正内外侧方移位

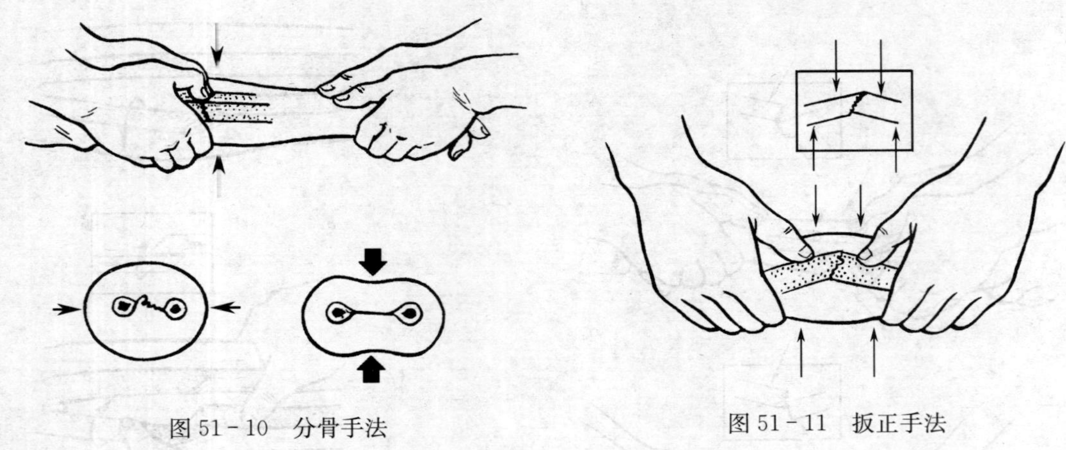

图 51-10 分骨手法　　　　图 51-11 扳正手法

八、骨折的固定

(一) 外固定

主要用于手法复位后的骨折需要外固定者。

1. 小夹板固定　利用有一定弹性的柳木板、竹片、塑料板制成一定长、宽的夹板，绑在骨折肢体的外面，需要加压的部位可在夹板下加衬垫，外扎横带，以固定骨折(图 51-12)。它具有以下优点：①可有效的防止发生再成角、旋转和侧方移位；②由于横带和衬垫的压力作用可使残余的成角和侧方移位得到进一步纠正；③可以随时调整横带的松紧度；④小夹板一般不超过上下关节，便于早期功能锻炼，防止关节僵硬和肌肉萎缩，促进骨折愈合。⑤操作简单、价格低廉。但小夹板应用必须掌握正确的方法，如果使用不当，可造成再移位、压迫性溃疡、缺血性肌挛缩，严重者可造成肢体坏疽。因此在使用小夹板应注意以下几点：①应抬高患肢有利于血液回流以利肢体消肿；②注意观察肢体血运情况，特别在 72 小时内，对肢体远端的颜色、温度、感觉、运动和肿胀情况应注意观察，一旦发现异常情况立即放松横带；③注意检查横带的松紧度，及时调整，若骨突部位出现固定疼痛应及时检查以防压疮；④固定 2 周内应视情况做 X 线检查，观察骨折有无移位，以及时调整；⑤病人功能锻炼应在医生指导下进行。

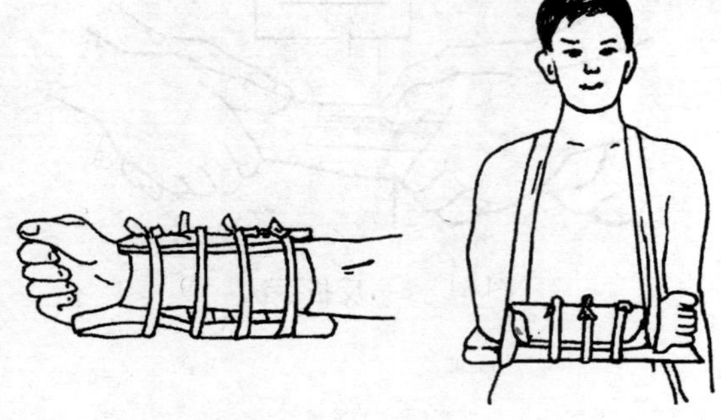

图 51-12 前臂夹板固定

2. 石膏绷带固定　石膏绷带是用熟石膏（无水硫酸钙）粉均匀的涂透在特制的稀网眼纱布上制成的。用温水浸泡后 5～10 分钟左右硬化，24～48 小时干固，能对患肢起到良好的固定作用。有可根据肢体的形状塑型，固定确实、可靠，维持时间长等优点；但无弹性、固定范围广（一般要包括上下关节）、固定期间不能进行关节功能锻炼可引起关节僵硬、易发生压疮等缺点。

(1) 石膏绷带的使用方法：

1）皮肤准备：应用前先清洗患肢皮肤，如有伤口应更换伤口敷料，但不可环形包扎伤口，以免肢体肿胀后形成环形压迫带，影响肢体血运。

2）体位：根据治疗的需要将肢体保持在关节功能位或某一特殊的位置，操作中不可轻易变动。

3）衬垫：为保护皮肤特别是骨突部位的皮肤免遭石膏压伤，单纯石膏固定时需要在皮肤表面用棉垫或棉纸做衬垫；若管型石膏固定，应将整个伤肢用棉纸或棉织物包裹。

4）操作：将石膏卷或制作好的石膏条平放到温水桶中，根据操作速度一次放1～2卷。等无水泡出现时，双手握其两端，将多余的水分轻轻挤出，即可使用。若是石膏托固定，将浸泡后的石膏条平铺抹平，铺上衬垫用绷带固定到患肢；管型石膏固定，术者一手握浸泡好的石膏卷，自患肢近侧迅速向远侧包缠肢体，另一手随即将已包缠的石膏抹平，石膏绷带不可拉紧缠绕，而是在肢体上贴紧滚动，每一圈石膏绷带应覆盖上一层的1/3。石膏的厚度以不致石膏断裂为准。

（2）石膏绷带固定的指征：

1）开放性骨折清创术后，石膏固定便于换药及观察伤口者。

2）脊柱等特殊部位的骨折，其他固定方法难以固定者。

3）某些切开复位内固定，内固定不坚强，需辅助性外固定者。如钢针、螺丝钉内固定术后。

4）关节融合术后及畸形矫形术后的固定。

5）血管、神经、肌腱吻合术后。

6）某些化脓性关节炎和骨髓炎的固定。

（3）注意事项：

1）石膏固定后应将患肢抬高，促进静脉回流，以利消肿。

2）在操作过程中，需将肢体保持在需要位置时，助手应用手掌平托肢体，不可用手指顶压石膏，以免突起的部分压迫皮肤而产生压疮。

3）关节部位应增加石膏的层数，以免折断。

4）石膏绷带未凝固前，不易随便改变肢体的位置。

5）石膏固定时应暴露肢体的指（趾）端，以便观察肢体远端的颜色、温度、皮肤感觉及指（趾）的运动情况。

6）肢体消肿后，原有的石膏松动，而失去固定作用，应及时更换。

7）治疗过程中，应进行肌肉舒缩锻炼及未固定关节的伸屈活动。

3. 持续牵引　是利用器械的牵引力作用于患肢或躯干，它既有复位作用，也是持续外固定的方法，分皮牵引和骨牵引。皮牵引是将宽胶布贴在肢体上（图51-13）或者利用特制的牵引带套在肢体或躯干上牵引。骨牵引是利用骨圆针从骨骼特殊的位置贯穿骨骼，经牵引弓连接到滑车进行牵引（图51-14），它包括颅骨牵引（适合颈椎骨折及脱位）、股骨髁上牵引（适合股骨粗隆间骨折、股骨颈骨折以及髋关节挛缩等）、胫骨结节牵引（适合股骨干骨折、股骨颈骨折、股骨粗

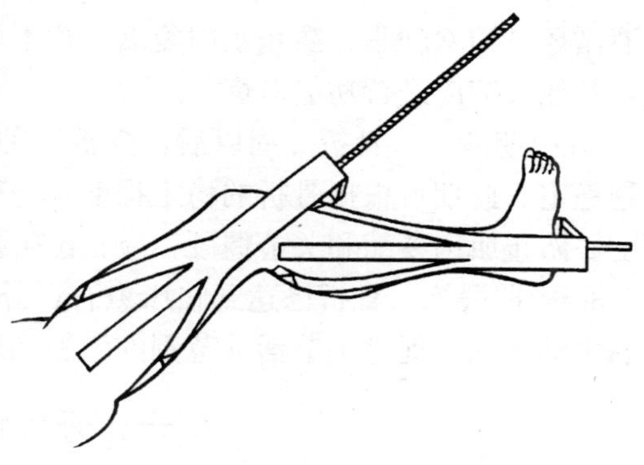

图51-13　下肢持续皮牵引　胶布条粘贴法

隆间骨折等)、跟骨牵引(适合胫骨粉碎骨折或开放性骨折、膝关节屈曲挛缩畸形等)和尺骨鹰嘴牵引(适合肿胀严重及有皮肤张力水泡的肱骨髁上骨折或肱骨髁部粉碎骨折等)。

4. 外固定器　将钢针穿过骨折的远近侧骨骼，然后与特制的外固定器连接，通过调节外固定器来纠正各种移位，锁定后可获得良好的固定作用。适用于开放性骨折、合并广泛软组织损伤的闭合性骨折、合并感染的骨折等。

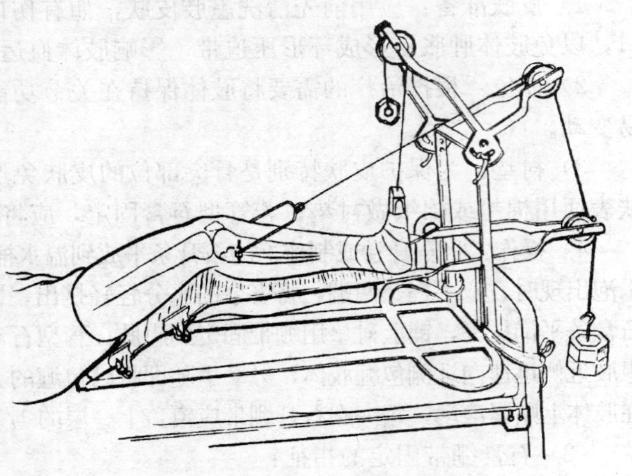

图 51-14　Braun架骨牵引

(二) 内固定

是利用手术暴露骨折端，直视下将骨折复位，然后用固定器材将骨折固定。

1. 内固定器材　包括钢丝、钢针、螺丝钉、接骨板、髓内钉以及固定脊柱骨折的棒、钉、钢板系统及可吸收螺钉等。

2. 内固定指征

(1) 骨折端有软组织嵌入，手法复位失败者。

(2) 关节内骨折，手法复位达不到解剖复位，将影响关节功能者。

(3) 手法复位达不到功能复位标准，将影响肢体功能者。

(4) 合并主要血管、神经损伤者，在处理血管、神经的同时行骨折的内固定。

(5) 多处骨折，为方便治疗和护理，可选择主要部位的骨折行内固定。

九、功 能 锻 炼

功能锻炼在治疗骨折的过程中起着重要作用，恰当的、积极的功能锻炼可预防并发症和及早恢复肢体的功能。在医生的指导下，发挥病人的主观能动性，遵循动静结合、主动锻炼和被动锻炼结合、循序渐进的原则，尽早进行功能锻炼。

1. 早期锻炼　骨折后的1～2周内，此期主要是做肢体肌肉的舒缩锻炼，来促进患肢的血液循环、消除肿胀、防止肌肉萎缩。暂不可做骨折部上、下关节的运动，预防骨折端再移位，其他关节应进行功能锻炼。

2. 中期锻炼　骨折2周以后，骨折处肿胀消退，疼痛减轻，骨折端已经纤维连接，且日趋稳定。此期可根据骨折的稳定程度，进行骨折上、下关节的运动，逐渐增加运动范围和强度，防止肌肉萎缩和关节僵硬，应在医生指导和健肢帮助下进行。

3. 后期锻炼　骨折已达到临床愈合，外固定已经拆除，此时的锻炼主要是加强患肢关节的主动活动，促进关节活动范围的增加和肌力的恢复。可进行物理治疗和中药外敷。

十、开放性骨折的处理

骨折部位的皮肤和粘膜破裂，骨折端与外界相通。大量细菌从伤口侵入，并在此迅速繁殖，易造成软组织和骨的感染，严重者可造成肢体残废，脓毒血症，甚至导致死亡。直接暴力造成的开放性骨折，软组织损伤较重；间接暴力造成的开放性骨折，骨折端一般由内向外刺破皮肤，软组织损伤较轻，污染也轻。

【分型】 根据软组织损伤的轻重及污染程度分为三型：

Ⅰ型　骨折端由内向外刺破皮肤，伤口小软组织损伤轻，污染轻。

Ⅱ型　骨折处伤口较大，皮下组织和肌肉组织中度损伤，中度污染。

Ⅲ型　广泛的皮肤撕脱，皮下组织和肌肉软组织严重损伤，污染重，常合并血管、神经损伤。

【治疗】

1. 术前检查与准备　仔细询问病史，了解受伤经过、时间和性质，以及现场的急救情况。检查全身情况，确定是否有休克以及危及生命的其他主要器官损伤。检查患肢远端的运动、感觉及血运情况，判断是否有血管、神经和肌腱损伤。仔细观察伤口，估计伤口的大小、深度和污染程度，以及软组织的损伤程度。患肢的X线检查是必要的，它可了解骨折的类型和移位情况。

2. 清创时间　清创时间越早，治疗效果越好，感染机会小。因早期细菌只是滞留在伤口表面，造成伤口污染，并没有繁殖而侵入伤口深部引起感染。因此应争取在此期感染未发生之前进行清创。一般认为伤后6～8小时进行。若是受伤时气温较低，如在冬季，伤口污染较清且软组织损伤也较轻的情况下，可适当延长清创时间。部分病人在伤后12～24小时，个别病人甚至在伤后24小时后仍可进行清创。

3. 清创术及软组织的修复（参见第十一章的第四节）。

4. 骨膜、骨端的处理　骨膜在骨折的愈合过程中起着重要的作用，因此对于骨膜应尽量保留。骨端的污染程度皮质骨一般深达0.5～1.0mm，而骨松质可达1.0cm，在清创时对于污染的皮质骨和骨松质应用骨钳咬除和刮匙刮除。对于粉碎骨折的骨块，不要轻易摘除，污染的较大的骨块应用消毒液浸泡5分钟，再用生理盐水冲洗后重新放回原处，保持骨的连续性。

5. 骨折的固定　开放骨折容易感染，传统的治疗是清创后给予石膏固定或牵引，但因卧床时间长，不能早期进行功能锻炼，往往造成较多并发症。近年来大多数学者认为，对于受伤时间短，伤口污染轻，周围软组织损伤轻的开放骨折，应进行坚强内固定，可早期活动患肢达到良好效果。对Ⅲ型开放骨折或Ⅱ型开放骨折时间超过6～8小时者，不宜用内固定，可选用外固定器固定。

6. 药物　破伤风抗毒素的应用是必须的，若对其过敏可在脱敏下应用，或改用中药。开放骨折伤后应尽早应用广谱抗生素，必要时手术中可追加使用。对于已感染者应做药敏试验，选择敏感的抗生素使用。

第二节　上肢骨折

一、锁骨骨折

锁骨骨折好发于青少年，多为间接暴力造成。

【受伤机制和移位】 受伤机制是患者摔倒，肩部或肘部着地，暴力传达至锁骨，造成锁骨中 1/3 骨折，也可发生于锁骨外 1/3。骨折多为斜形或横形，直接暴力撞击锁骨可造成锁骨的粉碎性骨折，但较少见。锁骨中部骨折时，由于胸锁乳突肌的牵拉骨折近端可向上、后移位，骨折远端则由于上肢的重力及胸大肌等牵拉向下、前方移位，骨折端可重叠移位。锁骨外部骨折，由于上肢的重力作用，骨折远端向下移位，近端则向上方移位。锁骨骨折还可造成臂丛神经及锁骨下血管的损伤。儿童发生的锁骨骨折多为青枝骨折。

【临床表现和诊断】 由于锁骨位置表浅，骨折后局部肿胀、皮下淤血，肩关节活动时疼痛加剧，患者多用手托住患肢肘部，以减少肩部活动造成的疼痛，头偏向患侧，以减轻胸锁乳突肌牵拉骨折端活动而产生的疼痛。检查时，检查者的手可触摸到骨折端，可触及骨擦感，局部有明显压痛。无移位骨折及儿童的青枝骨折，上述表现不明显，需要 X 线检查做出正确诊断。锁骨骨折患者还应注意患肢远端的血运、运动及感觉情况，以利对合并血管、神经损伤做出正确判断。

【治疗】

1. 儿童的青枝骨折及成人的无移位骨折，只用三角巾悬吊 3～4 周即可。

2. 有移位的锁骨骨折可采用手法复位（图 51－15）加横 8 字绷带固定（图 51－16）。病人取坐位，骨折部位实施局部麻醉，术者站在病人背后，用膝顶住病人背部，双手握住病人双臂向后、上牵拉。助手在病人前面用手指挤压骨折端辅助，可完成骨折复位。复位后，术者保持病人复位姿势，助手将棉垫分别置于两侧腋窝，然后用无弹性绷带做经两侧肩、腋及背部的横 8 字固定，再用胶布条做加强固定。固定后应注意观察肢体的血运、运动及感觉，若出现血管、神经受压症状或体征，应及时调整。固定时间一般为 4～6 周。

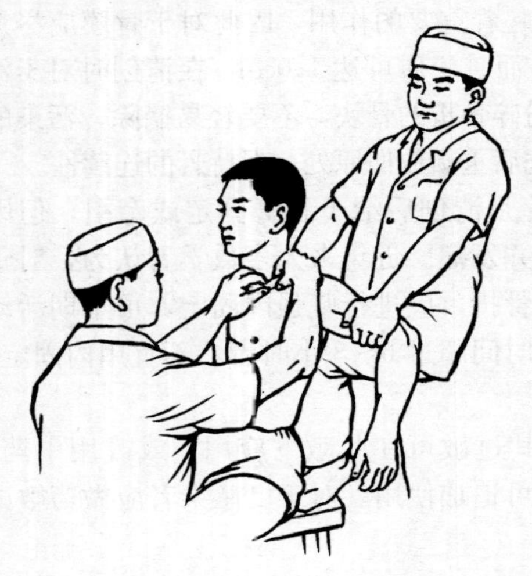

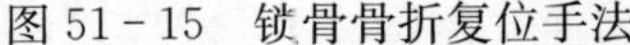

图 51－15　锁骨骨折复位手法

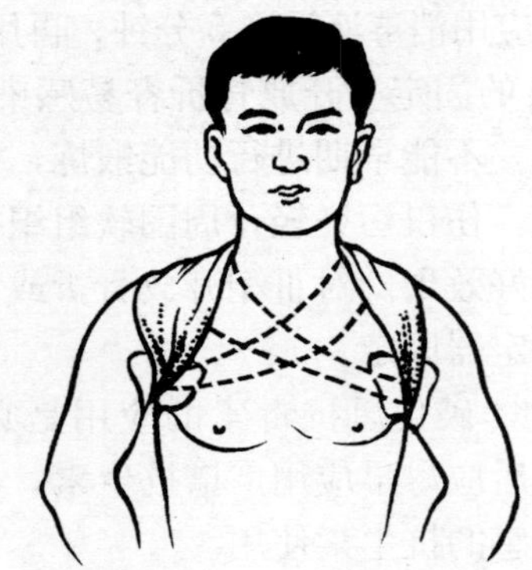

图 51－16　锁骨骨折横 8 字绷带粘贴胶布固定

3. 锁骨骨折合并血管神经损伤，开放的锁骨骨折，陈旧性不愈合的锁骨骨折及锁骨骨折合并肩锁关节脱位者，应行切开复位内固定术，一般选用克氏针、钢板做内固定。

二、肱骨干骨折

肱骨干骨折系肱骨外科颈以下 1～2cm 至肱骨髁上 2cm 之间的骨折。多发生于青壮年。

由于桡神经紧贴于肱骨中下1/3段的桡神经沟内通过，此处骨折易伤及桡神经。

【受伤机制和移位】 肱骨干骨折由直接暴力或间接暴力引起。直接暴力常由上臂外侧直接打击，造成肱骨干中上段的骨折，骨折常为横形或粉碎形。间接暴力常由于手或肘部着地，力向上传导，加上身体跌倒时上臂受到的应力，造成肱骨干下1/3的骨折，常为斜行和螺旋形。发生在三角肌止点以上的骨折，由于近侧骨折端受胸大肌、背阔肌和大圆肌的牵拉而向前、向内移位，远侧骨折端受三角肌、喙肱肌和肱二、三头肌的牵拉而向上、向外移位(图51-17)。发生在三角肌止点以下的骨折，近侧骨折端由于三角肌的牵拉向前、向外移位，远侧骨折端由于受肱二、三头肌的牵拉向上移位（图51-18)。

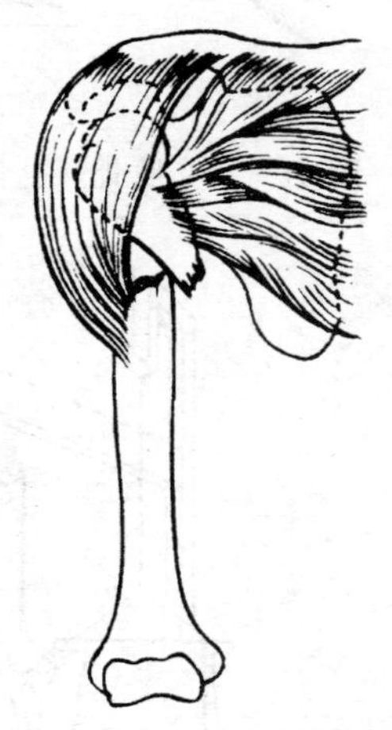

图51-17 骨折在三角肌止点以上

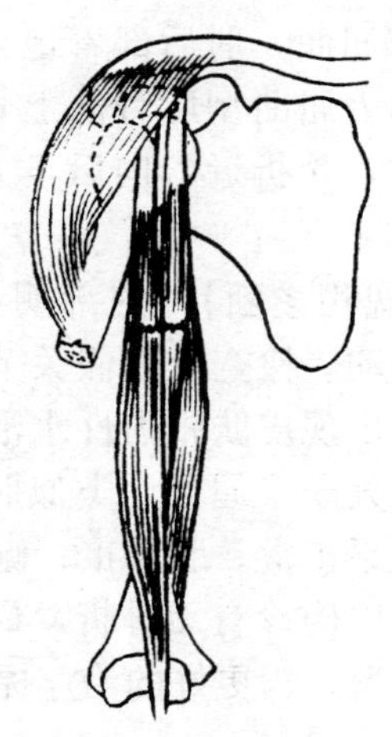

图51-18 骨折在三角肌止点以下

【临床表现和诊断】 受伤的上臂可出现肿胀、畸形、疼痛和活动障碍，检查时发现上臂有假关节形活动，可触及骨擦感。若合并桡神经损伤，可出现垂腕、掌指关节不能背伸、拇指不能伸指及外展，手背桡侧半皮肤感觉障碍。

X线检查可明确骨折的类型和移位情况。

【治疗】

1. 手法复位外固定 病人取平卧位，局部麻醉或臂丛神经阻滞麻醉。助手握住前臂曲肘牵引，同侧腋窝处做反向牵引，骨折端已分离者不应牵引。术者用双手握骨折端来纠正成角和侧方移位，肱骨干下1/3骨折，操作时应注意不要伤及桡神经。确定骨折复位后用4块夹板固定，根据成角和移位情况选择两点或三点加垫固定法，纠正残余移位。用三角巾悬掉在胸前位。也可用U形石膏或上肢悬垂石膏固定，为避免骨折端出现分离，石膏不易过重。成人固定6～8周，儿童固定4～6周。固定期间应定期复查，注意患肢的功能锻炼。

2. 切开复位内固定 对于手法复位失败，或伴有神经、血管损伤者，应采取手术治疗。手术内固定时注意保护桡神经，对桡神经已经损伤者应一期修复。内固定物一般选用加压钢板或带锁髓内钉。

三、肱骨髁上骨折

肱骨髁上骨折多见于儿童，发生在肱骨干与肱骨髁的交界处，此处肱骨干轴线与肱骨髁轴线有 30°～50°的前倾角，是易发骨折的解剖因素。肱骨髁内、前方有肱动脉、正中神经，外侧有桡神经，内侧有尺神经，此处骨折有时可伤及以上诸结构。

【受伤机制和移位】 多为间接暴力引起。若跌倒时手掌着地，暴力经前臂上传，加之身体前倾在肱骨干和肱骨髁交界处由上而下产生的剪式应力，而发生的骨折，称为伸直型肱骨髁上骨折，此型最为常见。骨折线自前下方斜向后上方，骨折近端向前移位，骨折远端向后上方移位，亦可伴有尺侧或桡侧移位。若跌倒时肘关节屈曲，肘后部着地，暴力传至肱骨下端发生骨折，称为屈曲型肱骨髁上骨折。骨折线自后下方斜上前上方，骨折近端向后下方移位，骨折远端向前移位（图 51-19）。

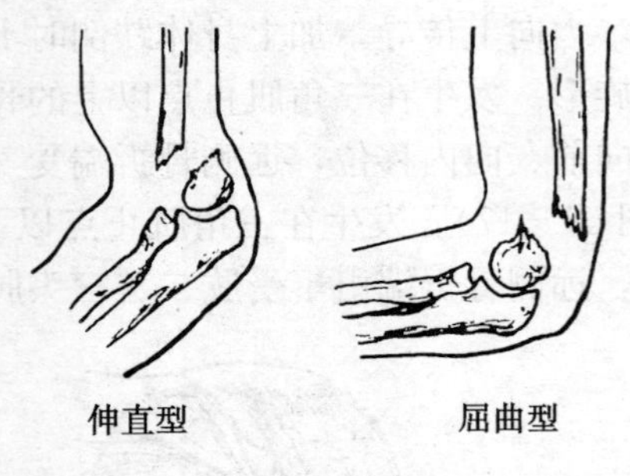

图 51-19 肱骨髁上骨折分型

【临床表现和诊断】 肘部明显肿胀、畸形、疼痛、不敢活动。检查发现假关节活动，骨擦感和骨擦音，可出现皮肤张力性水泡。伸直型骨折肘部向后突并处于半屈位，类似肘关节脱位，但其肘后三角关系正常。肘部正、侧位的 X 线检查是必须的，可以确诊有无骨折，最主要的是观察骨折的移位情况，为更好的治疗提供依据。

【治疗】

1. 手法复位及外固定 对于受伤时间短，肿胀轻、无循环障碍的患儿，可采用手法复位。局部麻醉，年龄小者可用全麻。对抗牵拉纠正短缩和成角移位，再用手指挤压纠正侧方移位。复位后用石膏或小夹板固定，伸直型的应在屈肘 100°左右固定，屈曲型的应在屈肘 40°左右固定。固定后应密切观察肢体远端的血运、运动及感觉情况。

2. 持续骨牵引 对肿胀严重且张力性水泡多的，可用尺骨鹰嘴牵引（图 51-20）。

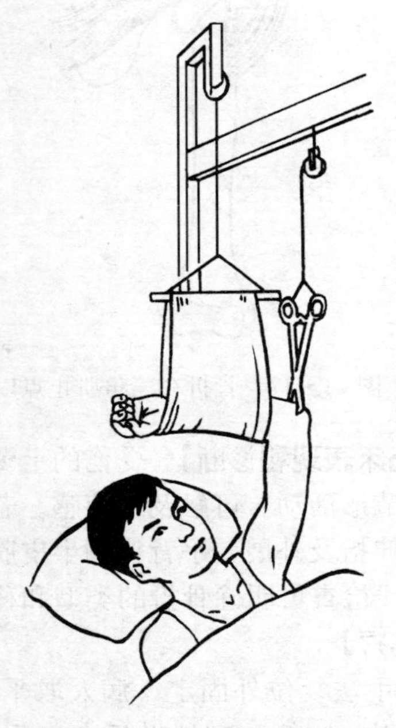

图 51-20 肱骨髁上骨折的尺骨鹰嘴悬吊牵引

3. 手术内固定 对于手法复位失败，污染不重的开放骨折，伴有血管、神经损伤的骨折行切开复位内固定。选用交叉钢针或拉力螺丝钉做内固定，也可选用重建钢板固定。

4. 并发症 骨折端压迫肱动脉，影响远端血运，若不及时解除，可导致前臂缺血性肌挛缩，形成爪形手。儿童肱骨髁上骨折若侧方移位未得到纠正，或合并伤及骨骺，可造成肘内、外翻畸形，严重影响功能者，宜在 12～14 岁时做矫正手术。

四、前臂双骨折

前臂骨由尺骨和桡骨组成。直接暴力、间接暴力及扭转暴力导致尺、桡骨同时骨折在前臂骨折中较常见。

【受伤机制和移位】 由重物直接打击，车轮或机器压榨，刀砍伤等导致的前臂双骨折为直接暴力骨折，骨折线处于同一平面，骨折多为横形和粉碎性；跌倒时手掌着地，暴力通过腕关节上传至桡骨，造成桡骨骨折，暴力继续作用通过骨间膜作用于尺骨造成尺骨骨折，称间接暴力骨折，桡骨骨折线多在中上段，尺骨骨折线多在下段，骨折多为横形和短斜形；跌倒时手掌着地，前臂极度旋前或旋后，导致的尺、桡骨折为扭转暴力骨折，骨折线的方向一致，为螺旋形和斜形，尺骨的骨折平面高于桡骨骨折平面。尺骨、和桡骨上有很多肌肉附着点，起点及止点分布分散，当受暴力发生骨折时，由于肌肉的牵拉，可使尺骨和桡骨的骨折端发生复杂的移位，导致复位困难。

【临床表现和诊断】 伤后患臂出现肿胀、畸形、疼痛及活动障碍，检查可发现局部骨擦感或骨擦音及假关节形成活动。X线检查应包括正、侧位和上、下两个关节，可观察骨折端的准确部位及移位情况，以及是否伴有关节脱位。若尺骨上1/3骨折合并桡骨小头脱位，称为孟氏骨折（Monteggia骨折）。桡骨下1/3骨折合并尺骨小头脱位，称为盖氏骨折（Galeazzi骨折）。

【治疗】 前臂双骨折后，可发生重叠、旋转、成角和侧方移位，处理不当可严重影响前臂的旋转功能。因此复位最好达到解剖复位。

1. 手法复位和外固定 病人坐位或仰卧位，采用局部麻醉或臂丛神经阻滞麻醉。因前臂骨折移位比较复杂，在抵抗牵引后，先解决旋转移位，再解决成角和重叠移位。若两骨折端一为稳定骨折，另一为不稳定骨折，应先复稳定骨折，再复不稳定骨折端。若骨折平面在骨干上段，应先复尺骨骨折，再复桡骨骨折。若骨折平面在骨干下段，应先复桡骨骨折，再复尺骨骨折。若骨折平面在骨干中段，应先复尺骨骨折，因尺骨的肌肉附着少，且位置表浅，容易复位。一般只要其中一根骨折稳定复位，另一骨折复位则较容易。复位后应分别在前臂掌侧和背侧放置分骨垫，尽量使尺、桡骨分开，避免骨间膜挛缩，而影响前臂的旋转功能。还要根据侧方移位及成角情况，放置骨垫，然后用小夹板或石膏固定。捆扎时要注意松紧度，避免皮肤受压迫坏死，或引起骨筋膜室综合征。固定后注意肢体远端血运，定期X线复查，如有再移位应及时纠正。功能锻炼应循序渐进，一般4周内不进行前臂的旋转活动。骨折一般在8～12周达到骨性愈合。

2. 手术治疗 对那些手法复位失败，污染不重的开放骨折，伴有血管、肌肉和神经损伤的病人，采取手术。在直视下将骨折端解剖复位，用加压钢板或髓内针固定。术后可不用石膏或夹板固定。

五、桡骨下端骨折

桡骨下端骨折是指发生在桡骨下端距关节面3厘米范围内的骨折。此处为骨松质与密质骨的交界部位，为解剖薄弱区，受力后易发生骨折。多见成年人和老年人。

【受伤机制和移位】 跌倒时腕关节背伸，手掌着地，前臂旋前，暴力向上传至桡骨下端发生骨折，称为伸直型骨折（Colles骨折）。跌倒时腕关节屈曲，手背着地受伤引起的称为屈曲型骨折（Smith骨折）。另一类型是在腕背伸及前臂旋前位着地，暴力通过腕骨撞击桡骨关节面背侧，导致此处发生骨折并腕关节随骨块向背侧移位（Barton骨折）（图51-21）。伸直型骨折骨块向背侧和桡侧移位（图51-22），屈曲型骨折远侧骨块向掌侧移位（图51-23）。

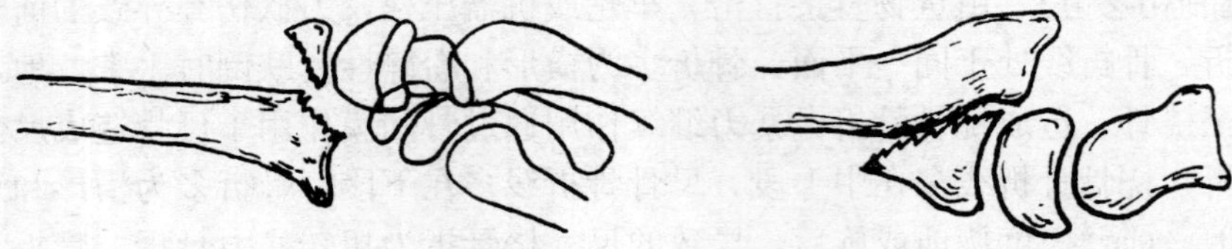

图51-21 桡骨远端关节面骨折伴腕关节脱位的典型移位

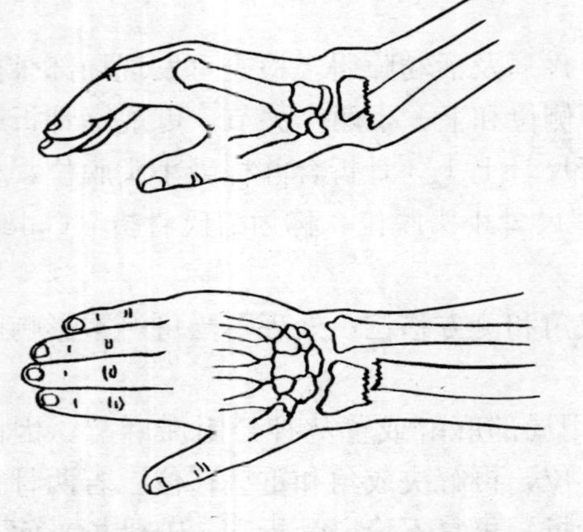

图51-22 伸直型桡骨下端骨折的典型移位

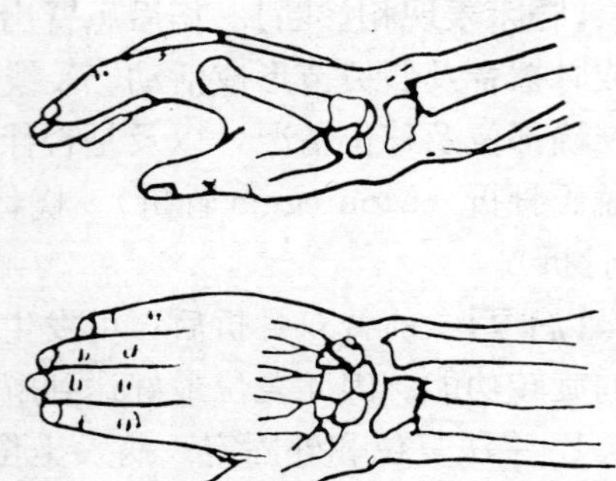

图51-23 屈曲型桡骨下端骨折典型移位

【临床表现和诊断】 受伤后腕关节肿胀、疼痛、活动障碍。伸直型的则出现典型畸形姿势，即侧面观呈餐叉样畸形，手掌正面观呈枪刺刀样畸形。检查时患处有压痛和骨擦感。X线检查可明确骨折情况。

【治疗】

1. 手法复位外固定 伸直型骨折和大部分屈曲型骨折，都可行手法复位，小夹板或石膏固定。很少需要手术治疗。伸直型骨折在屈腕、尺偏位固定，屈曲型骨折在腕伸位固定，2周后改为中立位固定，早期进行手指活动，4～6周拆除外固定。

2. 手术治疗 对复位后极不稳定，或外固定不能维持的屈曲型骨折，以及背侧骨折合并腕关节脱位的，应行手术复位，钢板或钢针内固定。对严重粉碎性的伸直型骨折，关节面破坏，或骨块碎裂、塌陷的应手术复位，必要时还需植骨，用螺丝钉或钢针固定。

第三节 下肢骨折

一、股骨颈骨折

股骨颈骨折多见于中、老年人，与骨质疏松导致的骨质量下降有关。

【解剖要点】 股骨头、股骨颈及髋臼是髋关节的骨性组成部分，是承重结构。股骨颈长轴线与股骨干纵轴线形成颈干角，正常为110°～140°，平均127°。儿童颈干角大于成人颈干角。若大于此角为髋外翻，小于此角为髋内翻。股骨颈长轴与股骨干额状面形成的角度，称为前倾角，成人约12°～15°。当股骨颈骨折复位或髋关节置换时应注意此角度。股骨颈的前侧由髋关节囊全部覆盖，而股骨颈远端的后、外侧则没有关节囊覆盖，关节囊覆盖的股骨颈部分没有骨膜。成人股骨头的血运主要来源于：①股骨头圆韧带内的小凹动脉，供应股骨头的凹部。老年人此血管多已闭锁；②股骨干滋养动脉的升支，经过股骨颈供应股骨头的血运；③旋股内侧动脉的分支是股骨头的主要营养动脉，它发自股深动脉。另外它的分支和同样发自股深动脉的旋股外侧动脉的分支在股骨颈基底部形成动脉环，发出分支营养股骨头、颈。股骨颈骨折后，旋股内侧动脉和旋股外侧动脉的损伤是股骨头坏死的主要因素。

【受伤机制及分类】 病人跌倒时下肢突然扭转，间接暴力作用于股骨颈，使其发生骨折。年轻人的股骨颈骨折，多为车祸伤和坠落伤等较大暴力引起，且多为不稳定型。

1. 按骨折线分类

（1）头下型骨折：骨折线在股骨头下，旋股内、外侧动脉分出的营养血管支损伤，中断了股骨头的血液供应。因此，骨折不易愈合，股骨头发生缺血坏死的几率大。

（2）经颈型骨折：骨折线位于股骨颈中部，因也损伤了股骨干滋养动脉的升支，故易发生股骨头缺血坏死和股骨颈骨折不愈合。

（3）基底型骨折：骨折线位于股骨颈基底部，因血液供应损伤小，骨折容易愈合。

2. 按X线表现分类

（1）内收型：骨折线与两侧髂棘连线的夹角（Pauwels角）大于50°，骨折面接触少，容易移位，为不稳定骨折。

（2）外展型：是指Pauwels角小于30°，骨折面接触多，不容易移位，属于稳定性骨折。

3. 按骨折移位程度即Garden分类（图51-24）

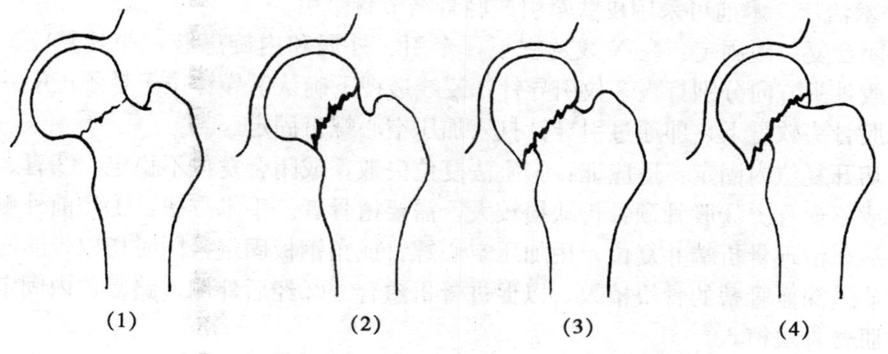

图51-24　股骨颈骨折的移位

（1）不完全骨折；（2）无移位的完全骨折；（3）完全骨折、部分移位；（4）完全骨折，完全移位

Ⅰ型　不完全骨折，股骨颈的连续性部分中断。

Ⅱ型　无移位的股骨颈完全骨折。

Ⅲ型　股骨颈骨折部分移位，股骨颈轻度上移和外旋。

Ⅳ型　股骨颈骨折完全移位，股骨颈明显上移并外旋。

【临床表现】 病人有摔伤跌倒史，伤后即感髋部疼痛，伤肢不敢活动，不能站立及行走。典型的股骨颈骨折，患肢呈屈曲、外旋、短缩畸形（图51-25），患髋压痛及叩击痛。大转子上移，在Nelaton线之上，Bryant三角底边缩短。外展型骨折有嵌插者，伤后可能不立即出现疼痛和功能障碍，检查时可发现下肢外旋，有纵向叩击痛。

X线检查可明确骨折的分类、移位情况，以利选择治疗方法。

【治疗】

1. 非手术治疗　无明显移位的股骨颈骨折，外展型或嵌插型等稳定性骨折，可采用非手术疗法，即穿防旋鞋，同时持续下肢皮肤牵引6～8周。在牵引的同时，进行股四头肌等长舒缩锻炼及足趾活动，以防止静脉回流障碍或静脉血栓形成。病人在卧床牵引期间不能侧卧，患肢不能内收，避免骨折发生移位。牵引完毕后，病人可以在床上坐起，但不可盘腿。3个月后可扶拐下地做患肢不负重行走，6个月后骨折已达骨性愈合，可弃拐行走。年龄大，全身状况差，或心、肺、肝、肾功能严重障碍的不稳定性骨折也应行非手术治疗。

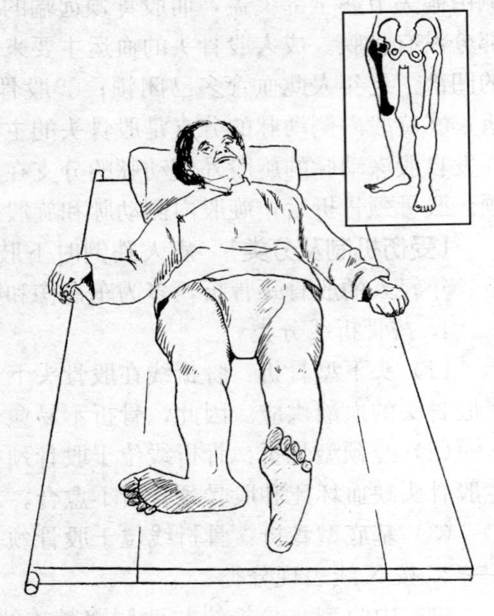

图51－25　股骨颈骨折伤肢的外旋畸形

非手术治疗常因长期卧床，而引起一些并发症，如坠积性肺炎、泌尿系感染、褥疮、下肢深静脉血栓形成等。有人认为这是老年人股骨颈骨折后的主要死亡原因，因此，近年来，对股骨颈骨折不少学者认为应行手术治疗。

2. 手术治疗　术前可采用皮肤牵引或胫骨结节骨牵引。

(1) 闭合复位内固定：在X线透视下，牵引、外展和内旋患肢，使其复位。然后，自大转子向股骨头方向分别打入3枚引导针，X线透视下确认引导针位于骨颈正中并穿过骨折线，达到股骨头软骨下，即通过引导针打入加压空心螺钉固定。

(2) 切开复位内固定：适应证：①手法复位失败，或闭合复位不稳定。②青、壮年的陈旧性骨折或不愈合。③股骨颈骨折缺损较大，需要植骨者。手术方法：①经前外侧入路，暴露骨折端后，清理骨折端并复位，用加压空心螺钉或角钢板固定，同时切取带缝匠肌蒂的髂骨块或带旋髂深血管蒂的骨块植入，以促进骨折愈合。②经后外侧入路复位内固定，同时切取带股方肌蒂骨块植入。

(3) 人工关节置换术：65岁以上的老年病人，不宜长期卧床，应根据身体情况行人工股骨头置换或人工全髋关节置换术。陈旧性股骨颈骨折不愈合，或已经发生股骨头坏死者，可视情况行人工段骨头或全髋关节置换。

(4) 术后处理：内固定术后的病人，2～3周后即可床上坐起，活动下肢关节和肌肉，6周后扶双拐下地活动，患肢不负重，骨愈合后可弃拐负重行走。行人工股骨头或全髋关节置换的病人，术后1～2周可下地活动。对老年人骨质疏松严重的可延长下地时间。

二、股骨干骨折

股骨干骨折是指股骨转子以下和股骨髁部以上之间的骨折，以青、壮年多见。由于股骨干是人体内最粗、最长、骨密度厚、承受应力最大的管状骨，因此多由强大暴力导致骨折。

【受伤机制、分类及移位】　股骨干骨折多由直接打击、车轮碾压、火器伤等直接暴力引起，骨折呈横形或粉碎性，软组织损伤较重。亦由坠落伤、机器扭转伤等间接暴力引起，骨折呈斜型或螺旋形，软组织损伤相对较轻。股骨干骨折分上 1/3、中 1/3 和下 1/3 骨折。各个类型的骨折有其典型的移位特点：①上 1/3 骨折，骨折近端由于受髂腰肌、臀肌和外旋肌的牵拉，向前、外及外旋方向移位。骨折远端由于受内收肌群的牵拉，向内、后及向上方向移位。②中 1/3 骨折，由于内收肌的牵拉，骨折端向外成角和重叠移位。③下 1/3 骨折，骨折近端常呈中立位，骨折远端由于腓肠肌的牵拉向后移位可损伤到腘窝的血管和神经（图 51－26）。另外，股骨干骨折的移位方向还与暴力作用的大小、方向、肢体受伤时处于的位置，以及搬运过程等诸多因素有关。

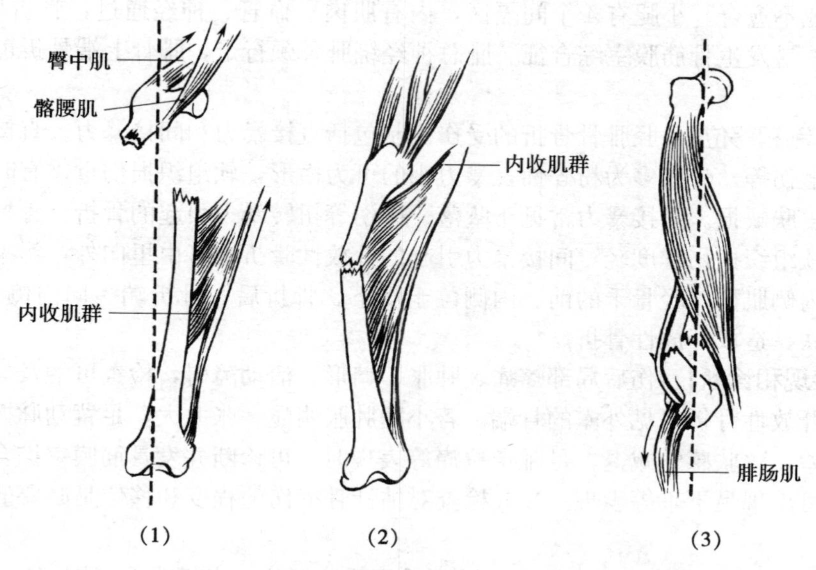

图 51－26　股骨干骨折移位方向

【临床表现和诊断】 伤后出现大腿肿胀、疼痛、髋、膝关节不敢活动，大腿出现成角、短缩和扭曲畸形。检查局部有压疼，骨擦感及反常活动。由于股骨干骨折出血量大，易导致休克。下 1/3 骨折，远端向后移位，可能伤及血管和神经，检查时应注意肢体远端的血运和运动情况。X 线检查可明确骨折的类型、移位方向。X 线检查要包括上、下关节，以免漏诊合并髋、膝关节脱位和骨折。

【治疗】

1. 非手术治疗　由于股骨干周围肌肉强大，手法复位难以实施，多采用牵引治疗。而牵引治疗时间长，合并关节僵硬等并发症多，成人股骨干骨折已一般不用此法。需要牵引的成人股骨干骨折，可采用股骨髁或胫骨结节持续骨牵引，并配合夹板固定，牵引 8～10 周，重量为体重的 1/7～1/8。3 岁以内儿童股骨干骨折采用悬吊牵引，用皮肤牵引将双下肢悬吊重量以臀部离开床面为准，一般牵引 3～4 周。牵引过程中，要定期测量肢体长度。肢体较健侧短说明牵引重量不足，应增加牵引重量；肢体较健侧长说明过牵，应减少牵引重量。

2. 手术治疗

（1）手术适应证：①非手术治疗失败；②同一肢体的多处骨折；③开放性骨折；④合并血管、神经损伤者；⑤陈旧骨折不愈合或畸形愈合影响肢体功能者；⑥老年人股骨干骨折不宜长期卧床者。

(2) 手术固定方法：①加压钢板固定，适合股骨干中、下1/3骨折，由于固定坚强，可早期关节活动；②传统的髓内钉如梅花钉或V形钉，适合股骨干中、上1/3骨折，但其防旋差。③闭合交锁髓内钉固定，具有较好的防旋功能，且手术出血少，创伤小，符合生物力学固定特点，是较理想的固定方法。

三、胫腓骨干骨折

胫腓骨骨折是较常见的骨折，多发生于中、下1/3交界处。因下1/3段血运差，易发生骨延迟愈合或不愈合。小腿有4个间隔区，内有肌肉、血管、神经通过，骨折后由于出血、软组织肿胀，易发生骨筋膜室综合征。腓总神经绕腓骨颈行走，腓骨上端骨折可导致腓总神经损伤。

【受伤机制和移位】 胫腓骨骨折的受伤机制包括直接暴力和间接暴力。直接暴力常见于交通事故、砸伤等，骨折多为粉碎性，暴力小的可为横形，软组织损伤重，有时合并严重的开放伤口和皮肤缺损。间接暴力常见于坠落、摔伤等扭转暴力引起的骨折，骨折常为长斜形或螺旋形，软组织损伤程度轻，间接暴力引起的开放性骨折则多由里向外，污染较轻。

小腿无内侧肌群，胫骨干的前、内侧位于皮下。骨折后，骨折端多向内侧移位、成角，且易刺伤皮肤，造成开放性骨折。

【临床表现和诊断】 伤后局部疼痛、肿胀、畸形、活动障碍，检查可触及局部骨擦感和反常活动。开放性骨折可见外露的骨端。若小腿肿胀明显、张力大，足背动脉搏动消失，足血末梢循环差，反肤感觉减退，足趾牵拉痛等表现时，可诊断并发骨筋膜室综合征。有腓总神经损伤，可出现足下垂等表现。X线检查对估计骨损伤的程度和移位是必要的。

【治疗】

1. 手法复位外固定　对稳定性骨折，可采用手法复位，夹板或石膏固定。

2. 钢板固定　适用于合并血管、神经损伤的骨折；开放性骨折污染及软组织损伤不严重者；不稳定估计非手术治疗效果差的骨折；无法手法复位的胫骨骨折。采用切开复位加压钢板内固定。对骨折不愈合或畸形愈合的，采用切开复位、植骨，钢板内固定。

3. 闭合复位交锁髓内钉内固定　适用于胫骨中段骨折或多段骨折，肿胀严重置入钢板后不能关闭切口者。

4. 外固定器　适用于开放骨折，软组织损伤严重清创术后，既方便换药又可及时调整，纠正残余畸形。

5. 骨牵引术　开放骨折清创后，不稳定的骨折可用跟骨牵引。应注意定期测量肢体长度和床边X线观察。

四、踝部骨折

踝部骨折临床上常见，为关节内骨折。可引起创伤性关节炎，畸形愈合影响踝关节功能。

【受伤机制和分类】 踝部骨折多由间接暴力引起，由于伤时暴力的大小、作用方向及踝足所处的姿势不同，可导致不同类型的骨折。如单踝骨折、双踝骨折、三踝骨折及累及关节面的胫骨下端粉碎性骨折（Pilon骨折），严重者合并踝关节脱位。踝部骨折国内、外分型方法很多。简单的可分以下三型即内翻骨折、外翻骨折和垂直压缩骨折（图 51－27)。

【临床表现】 伤后出现踝部肿胀、疼痛、皮肤淤血斑、功能障碍，严重者出现内、外翻畸形。检查时局部有压痛，可触及骨擦感。踝关节正、侧位片检查可明确骨折的部位、类型和移位情况。

【治疗】 踝关节结构复杂，发生骨折脱位后，其解剖关系紊乱，治疗不当可引起畸形愈合、创伤性关节炎，影响踝关节功能。因此，治疗目的是恢复其正常的解剖关系，减少并发症的发生。

1. 手法复位外固定　适用于无明显移位，或经牵引挤压复位后稳定者。复位后用 U 形石膏或夹板固定 6～8 周。

2. 切开复位内固定　对于手法复位失败或复位后不稳定者。内踝骨折可采用松质骨螺丝钉固定或张力带钢丝固定（图 51－28)；外踝骨折可采用钢板或张力带钢丝固定；Pilon 骨折多伴有骨缺损，治疗比较困难，可采用植骨，支持钢板结合拉力螺钉固定。

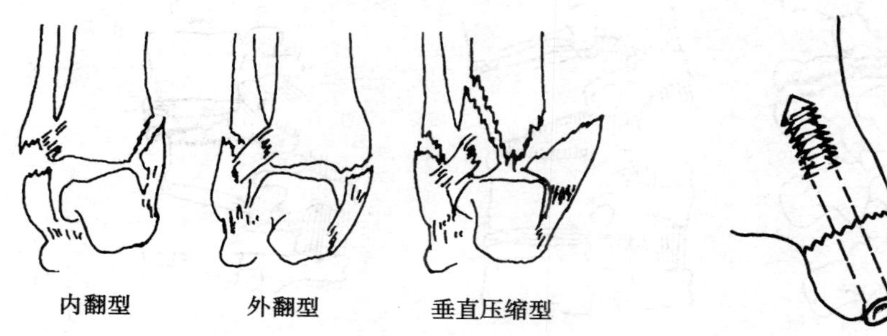

图 51－27　踝部骨折分类

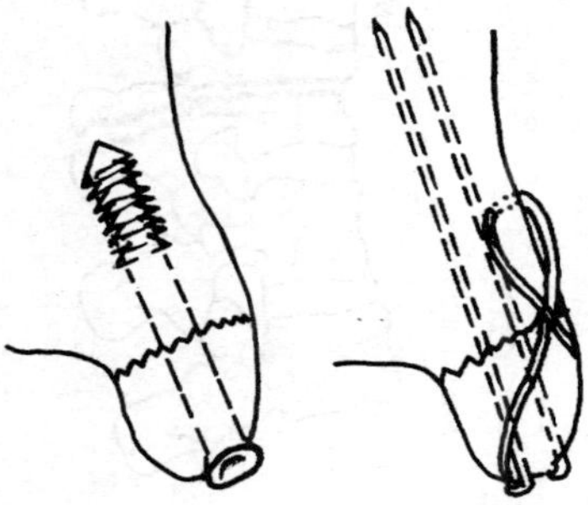

图 51－28　踝部骨折内固定

第四节　脊 柱 骨 折

脊柱骨折是临床上常见损伤，约占全身骨折的 5%～6%，其中又以胸腰段骨折多见。脊柱骨折常伴有脊髓或马尾神经损伤，颈椎的骨折-脱位合并脊髓损伤多见。

【受伤机制】 脊柱骨折及脱位多由间接暴力造成。如坠落伤中头、肩部着地，塌方伤中重物打击头、肩及背部的屈曲损伤，高处坠落背部被阻挡的过伸损伤等。根据受伤时暴力的方向分为：①屈曲型损伤；②过伸型损伤；③屈曲旋转型损伤；④垂直压缩型损伤。其中，以屈曲型损伤多见。

【分类】 脊柱纵向上可分为前、中、后三柱。前柱包括椎体的前 2/3、椎间盘的前半部分和前纵韧带；中柱包括椎体后 1/3、椎间盘后半部分和后纵韧带；后柱包括脊柱的附件、关节突、黄韧带、棘间韧带和棘上韧带等。根据暴力导致脊柱这三柱的损伤分以下类型（图 51－29)：

1. 单纯椎体压缩骨折　脊柱受向前的屈曲暴力，椎体呈楔形改变。中、后柱无损伤，属稳定型骨折，脊髓多不受损伤。

2. 爆裂型骨折　单纯垂直暴力造成脊柱前、中柱损伤，破裂椎体的骨块和椎间盘可突入椎管，损伤脊髓。因后柱完整，仍属稳定性骨折；垂直暴力加旋转暴力导致脊柱前、中、

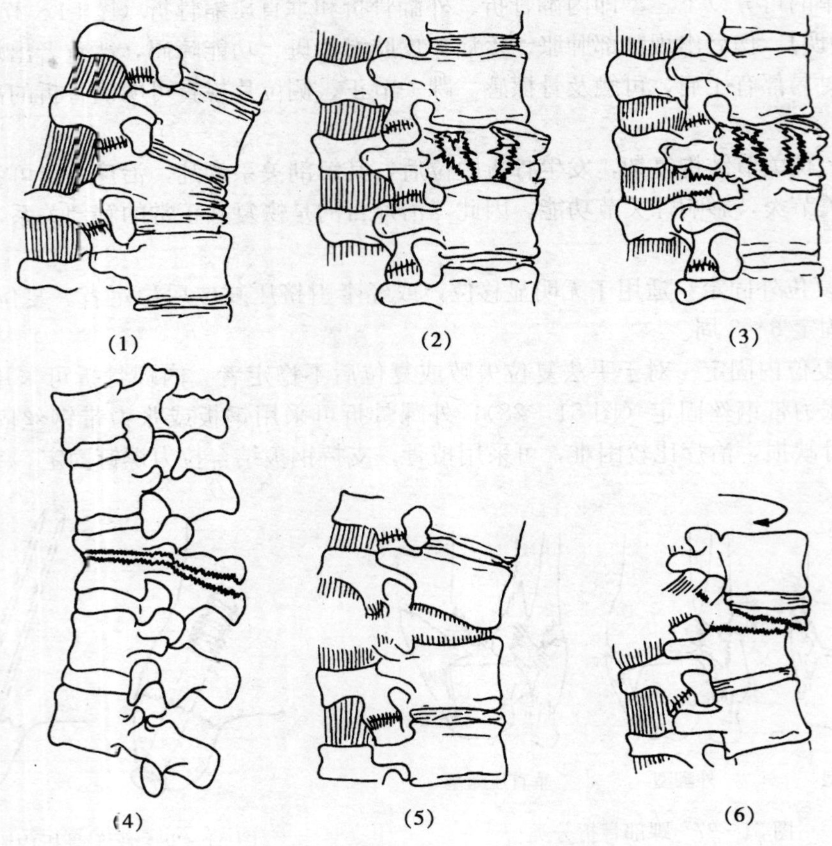

图 51-29 胸腰段脊柱骨折的分类

(1) 单纯性楔形压缩性骨折；(2) 稳定性爆破型骨折；(3) 不稳定性爆破型骨折；
(4) Chance 骨折；(5) 屈曲-牵拉型损伤；(6) 骨折-脱位

后柱均损伤，为不稳定型骨折，易损伤脊髓，且可致进行性神经症状加重。

3. Chance 骨折　过伸暴力导致前纵韧带断裂，椎体水平裂开，棘突相互挤压断裂，亦属不稳定型骨折。临床上少见。

4. 屈曲-牵拉型损伤　前柱因压缩力导致损伤，中、后柱因牵拉的张力导致损伤，包括后纵韧带损伤，关节突脱位或骨折，棘间韧带、棘上韧带及黄韧带的撕裂。属于潜在性不稳定型骨折。

5. 脊柱骨折-脱位　暴力直接作用于腰背部，如汽车直接撞击、重物高处坠落的直接打击。脊柱的序列完全破坏，脊椎横向移位。损伤平面往往通过椎间盘，加之旋转力量的参与，脱位程度重于骨折程度。关节突完全脱位时，下关节突位于下一脊柱骨上关节突的前方相互阻挡，称为关节交锁。此类骨折脊髓损伤一般很严重，预后差。

【临床表现】　有明显的外伤史，如车祸、高处坠落、塌方砸伤等。颈椎骨折脱位者，受伤后感颈部疼痛，颈部不敢活动，常常需要用双手托住两侧下颌部，以制动颈部减轻疼痛。伴有颈段脊髓损伤者，可出现四肢瘫痪及感觉障碍。C_4 以上损伤，因呼吸肌麻痹，导致呼吸障碍，甚至死亡。C_4 以下的损伤，因不影响膈肌保留了腹式呼吸，只造成呼吸困难。颈脊髓损伤可造成尿潴留。胸腰椎损伤后，表现为腰背局部疼痛，不能站立及翻身困难。骨折后常在腹膜后形成血肿，刺激腹腔神经丛，导致腹痛、腹胀，有时出现肠麻痹症状。伴脊髓损伤者，可出现双下肢运动障碍，以及脊髓损伤平面以下感觉障碍。检查者用手指按压棘突时，可发现局部肿胀及压痛，可触摸到伤处的后凸畸形。

【诊断】 详细询问病史，包括受伤方式、受伤时的姿势以及伤后有无感觉、运动障碍。仔细检查各脏器，排除合并伤。X 线检查可帮助诊断，还可以确定骨折类型和移位情况。CT 可进一步了解骨折的碎裂情况及骨块的移位，MRI 可观察到骨折处的血肿以及脊髓损伤的程度。

【搬运】 病人受伤后从现场运送到医院的搬运方式至关重要。搬运不当如一人抬脚，一人抬两侧腋下（图 51－30）或搂抱的方式可增加脊柱屈曲，导致或加重脊髓的损伤。正确的搬运应该是用硬垫担架或木板，病人保持脊柱和下肢伸直位，三人用双手将病人平托到担架或木板上（图 51－31）。翻动病人时应保持头颈、胸腰和臀部在一条纵轴线上。对怀疑有颈椎损伤者应用颈托先将颈椎固定。无条件者，应有专人托扶头部并略加牵引，以固定颈椎。

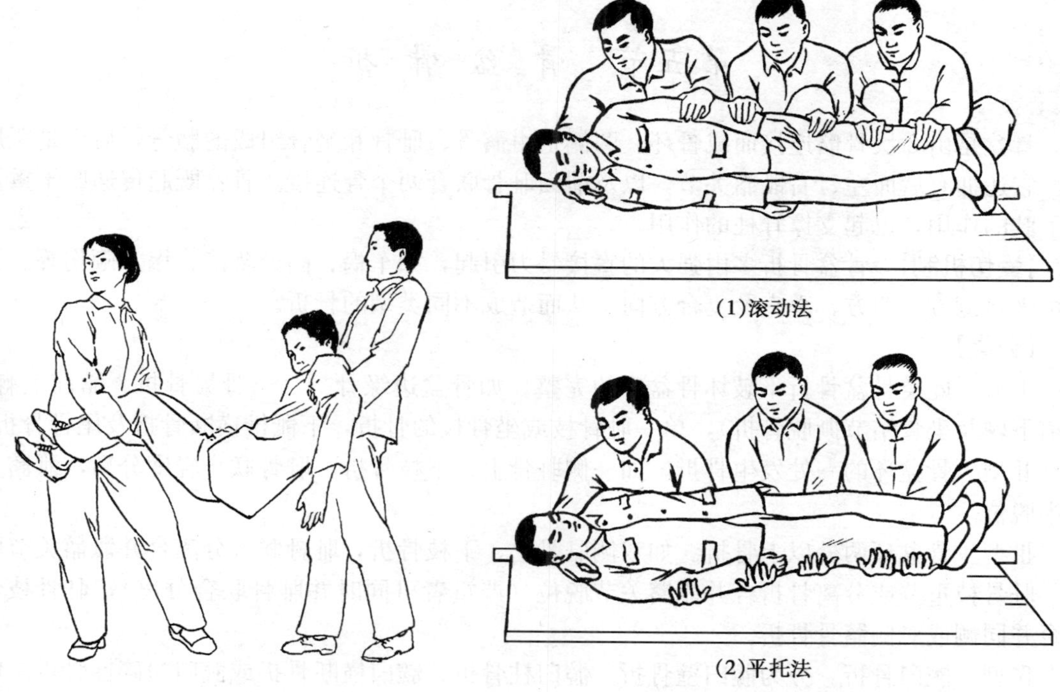

图 51－30 脊柱骨折不正确的搬运方法

图 51－31 脊柱骨折病人正确搬运法

【治疗】 应先治疗对生命构成威胁的重要脏器合并伤。如脑外伤、血气胸、肝脾破裂等。等病情平稳后再处理骨折。

（一）不合并脊髓损伤骨折脱位的处理

1. 颈椎骨折脱位 对颈椎轻度压缩骨折或轻度移位者，采用颌枕带牵引，重量 3～5kg。复位后用颈托或石膏围领固定 3 个月；明显压缩骨折和脱位者，采用颅骨牵引，初始重量为 3～5kg，根据情况逐渐增加到 6～10kg，骨折脱位复位后，用颈托或石膏围领固定 3 个月。牵引过程中，应定期床边 X 线检查，以观察复位情况。

2. 单纯胸腰椎压缩骨折　病人卧硬板床，骨折部根据骨折压缩程度加垫。疼痛减轻后，应早期行腰背肌锻炼，应按五点法→三点法→四点法→飞燕法顺序渐进。

3. 骨折脱位伴关节突交锁　此种情况非手术治疗难以成功。应切开复位，安装固定器，视情况给予植骨

(二) 合并脊髓损伤的骨折脱位

合并脊髓损伤的骨折脱位，为抢救脊髓，解除压迫、稳定脊柱。在排除严重威胁生命的合并伤后，尽量早期手术。手术前后应配合脱水药、激素应用可减轻脊髓水肿和继发性损害。大剂量甲泼尼龙冲击疗法：30mg/kg 一次性给药，30 分钟静脉注射完毕。30 分钟后，按 5.4mg/(kg·h) 剂量静脉滴注，维持 23 小时。

1. 颈椎骨折脱位伴脊髓损伤　脊柱前、中柱损伤严重者，经颈前路手术减压、植骨并安装内固定器。若后柱亦损伤严重并压迫脊髓，可分期再行后路减压并固定。

2. 合并脊髓损伤的胸腰椎骨折脱位　应尽早手术减压，常采用后路减压，最好安装撑开复位、固定可靠的椎弓根钉系统固定器。

第五节　骨 盆 骨 折

骨盆是由 3 块骨骼连接而成骨环。两侧是由髂骨、耻骨和坐骨组成的髋骨，后面是骶尾骨。它还拥有后面左、右骶髂关节，以及前面耻骨联合两个骨连接。骨盆既起传递躯干重量至下肢的作用，也起支撑脊柱的作用。

【受伤机制】　骨盆骨折多由强大的直接暴力引起，如车祸、高处坠落、塌方砸伤等。暴力可来自侧方、前方、垂直及复合方向，从而造成不同类型的骨折。

【分类】

Ⅰ型　此类骨盆骨折不破坏骨盆环的完整。如骨盆边缘骨折（髂骨翼骨折、髂前上棘、髂前下棘及坐骨结节撕脱骨折），单一耻骨枝或坐骨枝的骨折，下骶椎横断骨折及尾骨骨折。

Ⅱ型　骨盆环的一处发生骨折。如一侧耻骨上、下枝骨折，耻骨联合轻度分离，骶髂关节半脱位。

Ⅲ型　骨盆环两处以上骨折。如双侧耻骨上、下枝骨折，耻骨联合分离合并骶髂关节脱位，耻骨枝重叠或分离骨折合并骶髂关节脱位（严重者可同时并耻骨联合分离），耻骨枝骨折合并同侧或对侧髂骨骨折。

Ⅳ型　髋臼骨折。分为髋臼壁骨折、髋臼柱骨折、髋臼横断骨折或髋臼粉碎性骨折。髋臼骨折可同时合并髋关节脱位。

【并发症】

1. 出血　骨盆骨折的出血量大，常引起休克，严重者可致死亡。出血来源主要有以下方面：骨折断面的出血；骨盆血管的破裂；盆腔静脉丛损伤；贴附骨盆的肌肉及盆腔脏器损伤引起的出血。

2. 尿道或膀胱损伤　尿道损伤较膀胱损伤多见。泌尿生殖膈以上尿道损伤多见，多由耻骨枝骨折造成。坐骨枝骨折可引起后尿道损伤。

3. 直肠损伤　较少见。若发生部位在腹膜返折以上可出现弥漫性腹膜炎，若发生部位在腹膜返折以下可出现直肠周围感染。女性有时可合并阴道损伤。

4. 神经损伤　常导致腰骶神经丛和坐骨神经的损伤。

【临床表现】

1. 伤后可出现疼痛、肿胀，会阴和腹股沟区可见淤斑。双下肢出现活动受限。

2. 骶髂关节脱位或耻骨联合分离时，可造成下肢缩短或骨盆畸形。

3. 骨盆挤压和分离试验阳性。

4. 伴有尿道损伤者可在尿道口见到血迹。直肠损伤者做肛诊可发现手套表面沾有血迹。合并神经损伤者可出现肢体感觉、运动障碍。

5. 常并发创伤性和失血性休克。

【治疗】

1. 并发症的处理　合并休克的病人应立即抗休克治疗，若经补血、补液无改善，应在抗休克的同时，行髂内动脉结扎术，以减少出血。尿道断裂者先置管导尿，导尿失败可先行膀胱造漏，稳定后行尿道会师术。伴有内脏损伤者，应在抗休克同时行探查修复术。坐骨神经损伤者，可先行保守治疗，或在手术内固定时一并探查、修复。

2. 骨折的治疗

(1) 没有移位的Ⅰ、Ⅱ骨折：可卧床3～4周。

(2) 有移位Ⅱ型骨折：可给骨盆兜悬吊固定，合并骶髂关节脱位的可加下肢牵引。

(3) Ⅲ型骨折：保守治疗很难达到预期效果，目前大多数学者主张手术内固定治疗。Ⅳ型骨折是关节内骨折，移位明显者应手术复位内固定，伴坐骨神经损伤者手术时同时处理。

（张　峰）

第五十二章

关节损伤

第一节 关节脱位

一、概 述

构成关节各骨的关节面失去正常的对合关系，称为关节脱位（脱位，亦称脱臼），部分失去正常的对合关系，称半脱位。多发生在人体活动范围较大的关节和活动频繁的关节，如肩、肘、髋关节及颞颌关节。

【病因病理】 主要由较大的间接外力造成，如跌扑、扭转等损伤；也可由牵拉、冲撞等直接外伤所致。只要外力的作用达到一定程度，就会造成构成关节的稳定因素的破坏，使关节骨端越出正常范围，而发生脱位。另外，有些关节脱位的发生，与关节本身的情况或患者身体状况有关：①先天性发育异常，如先天性髋关节脱位；②体质虚弱或肌肉韧带松弛者，如老年人的下颌关节脱位；③关节局部的病变，如化脓性关节炎、关节结核或关节肿瘤等，可引起病理性脱位；④与关节的解剖结构特点有关，如肩关节，因关节周围的肌肉韧带及关节囊松弛，致使关节的活动范围大，加之关节盂较小而且浅，所以关节的稳定性差，易发生脱位；⑤脱位后治疗不当，如关节囊及其周围的软组织未能很好地修复，常发生习惯性脱位。其病理变化为脱位引起关节囊、韧带、肌肉、神经、血管或软骨等组织的损伤，出现局部渗出、血肿、肿胀，治疗不当可产生创伤性关节炎等。

【分类】

1. 按脱位的原因分类　①外伤性脱位；②病理性脱位；③先天性脱位；④习惯性脱位。

2. 按脱位发生后的时间分类　①新鲜性脱位（脱位发生 3 周以内者）；②陈旧性脱位（脱位发生 3 周以上者）。

3. 按脱位的程度分类　①完全脱位；②不完全脱位；③单纯脱位；④复杂性脱位。

4. 按脱位的方向或关节骨端停留的位置分类　①前脱位；②后脱位；③左脱位；④右脱位；⑤中心型脱位等。

5. 按关节腔是否有创口或与外界相通分类　①闭合性脱位；②开放性脱位。

【表现及诊断】

1. 一般症状　常伴有局部肿胀、疼痛、淤血、关节功能障碍。

2. 专有体征

（1）畸形：脱位发生后，因骨端关节面脱离正常位置，加之局部组织损伤出现的组织肿胀及关节周围血肿形成，所以关节形态发生改变，出现典型的畸形。如局部凹凸、肢体短缩、延长等畸形。

（2）关节盂空虚：脱位发生后，由于关节骨端脱离了关节盂，造成关节盂空虚。如髋关节脱位时，髋外侧凹陷，可触及髋臼。

（3）弹性固定：脱位发生后，因关节骨端位置改变、肢体长度改变、关节周围的肌肉韧带紧张，可将脱位后的骨端固定在特殊的位置上，肢体远端被动活动时，可有弹性阻力，被动活动停止后，关节又回到原来的特殊位置，称为弹性固定。但少数关节脱位，因损伤严重，如严重的肌肉韧带断裂、合并严重的骨折等，弹性固定可查不清。检查时要查清其损伤的程度，避免漏诊。

3. X线检查　常规拍X线正侧位片，以确定关节骨端的相对位置、移位的方向、关节脱位的类型和程度等，进而确定关节脱位的诊断及确定关节脱位是否伴有骨折等。脊柱脱位时，在条件允许的情况下，可行CT、MRI的检查。

【并发症】

1. 早期并发症　一般指在脱位发生时就出现的并发症，处理原则是以治疗为主。

（1）骨折：关节脱位时，可因外力大小的不同，常伴有不同程度的骨折。①软骨骨折：多发生在关节盂边缘、骨端关节面或关节附近的肌肉韧带附着处，如髋关节后脱位可并发髋臼缘骨折；②撕脱性骨折：肘关节前脱位时，可合并尺骨鹰嘴骨折，踝关节脱位时可合并内、外踝骨折，肩关节脱位可合并肱骨大结节撕脱性骨折等。

（2）神经血管损伤：多为碾挫、压迫、牵扯性损伤。如肩关节前脱位时，肱骨头可损伤腋神经；髋关节后脱位时可损伤坐骨神经；肘关节后脱位可损伤肱动脉等。

2. 晚期并发症　是指在关节脱位治疗的中晚期出现的并发症。处理原则是以预防为主。

（1）外伤性骨化性肌炎：又称为外伤性骨化或骨化性肌炎。脱位时损伤了关节附近的骨膜，以及关节周围的肌肉、韧带与附近的血肿相沟通，随着骨膜下骨细胞增生及血肿机化和骨样组织形成，可引起关节周围的骨化性肌炎。

（2）创伤性关节炎：脱位后关节面受损伤，造成关节表面不平或因整复不良，当活动、负重时关节面之间不断遭受摩擦和挤压，引起骨端关节面的进一步破坏，边缘骨质增生，发生创伤性关节炎。

（3）缺血性骨坏死：脱位发生后，损伤了骨膜及供应骨骼的血管，造成骨端关节面或某一骨骼的血液供应破坏或中断，发生骨骼的缺血性坏死。如舟骨脱位发生的舟骨缺血性坏死、髋关节脱位发生的股骨头缺血性坏死等。

【治疗】

1. 复位　绝大多数关节脱位，运用单纯手法即可达到整复的目的，整复的时间越早，复位就越容易。如能在伤后立即复位，可不用麻醉即能手法整复成功。关节脱位在手法整复时，应依据临床检查，结合X线检查所得的资料，做到心中有数，运用拔伸牵引、旋转屈伸、提按端挤等手法，力争一次成功。陈旧性外伤性脱位大多需要手术切开复位。

2. 固定　脱位经整复后，其骨骼的解剖关系已恢复正常，但软组织的损伤依旧存在，为了使受到损伤的软组织得以良好地修复，恢复关节的稳定性，复位后应予适当地固定。一般情况下，应将伤肢固定于功能位或关节稳定的位置，以减少出血，利于组织修复，防止发生再脱位或形成习惯性脱位。一般常用胶布、绷带、夹板、托板或石膏等进行固定，固定时间多为 2～3 周。

3. 功能锻炼　复位妥善固定后，按动静结合的原则，进行功能锻炼，并做到循序渐进，持之以恒，以促进关节功能迅速恢复。复位后其他未固定的关节应开始作主动活动锻炼，受伤关节附近的肌肉也应做舒缩活动。解除固定后，可逐步地进行受伤关节的功能活动。

二、肩关节脱位

【病因病理】 肩关节由肱骨头和肩胛盂构成，由于肩胛盂小而浅等解剖因素，加之外力作用，常可发生脱位。临床上按脱位的方向分为前脱位和后脱位两种，前脱位常见，多因侧向跌倒，上肢外展、外旋位撑地，外力上达肱骨头，冲破关节囊前壁致前脱位，以喙突下脱位最常见；后脱位少见，多由直接撞击肩前部所致。

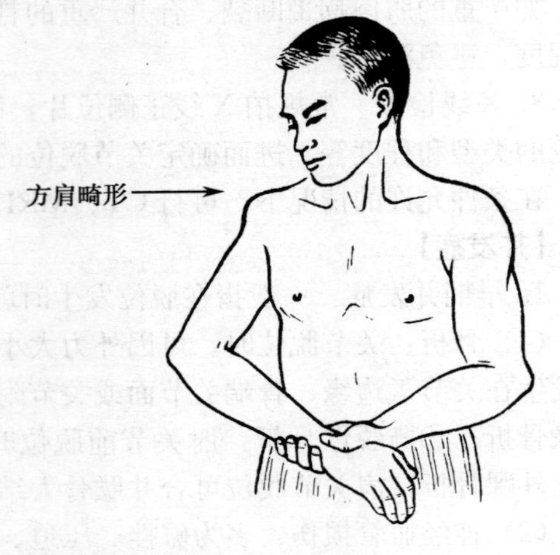

图 52-1　肩关节前脱位病人的姿势及方肩畸形

【表现及诊断】

1. 患者有明确的外伤史，伤后肩部肿胀、疼痛、肩关节功能障碍。

2. 检查时见患者常用健手托患肢前臂，肩峰突出，下方凹陷，呈现典型的方肩畸形，上臂外展 20°～30°弹性固定（图 52-1）。

3. 肩部触诊关节盂空虚　在不同位置可触摸到有肱骨头：①盂下型：患侧上肢长于健侧，腋窝可触到圆滑的肱骨头；②喙突下型：在喙突下可触摸到肱骨头；③锁骨下型：锁骨下可触到肱骨头；④后脱位：肩前方变平，喙突及肩峰明显突出，上臂内旋畸形，肩胛冈下可摸到肱骨头；⑤肩关节脱位合并骨折：局部肿胀明显，或有淤血，肱骨大结节压痛。

4. Dugas 征阳性　患侧肘部紧贴胸部时，其手掌触不到健侧肩部；或手掌搭在健侧肩部时，肘部不能贴近胸壁称为 Dugas 征阳性。

5. X 线检查　除能证实脱位的类型外，还可发现是否合并骨折。

【鉴别诊断】

肱骨外科颈骨折：①相同点：伤后肩部疼痛、肿胀、功能障碍；②不同点：骨折有大片瘀斑，肩峰下可触及大结节饱满，有骨擦音，无弹性固定，无方肩畸形，患肢比健肢短，Dugas 征阴性。

【治疗】

（一）复位

局部血肿内注射利多卡因局部麻醉，或臂丛麻醉，Hippocrates 法复位，

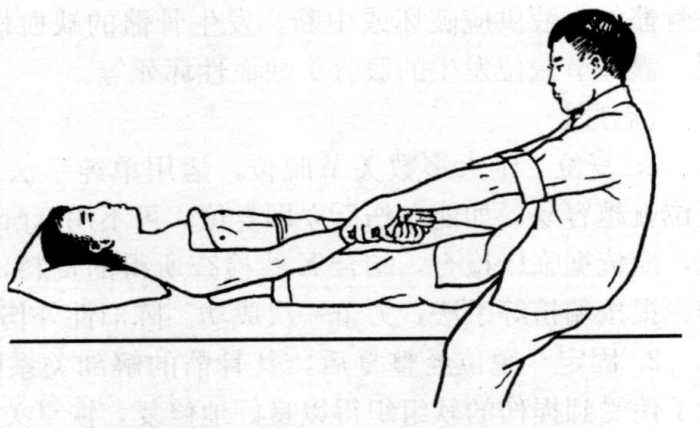
图 52-2　肩关节前脱位 Hippocrates 法复位

即病人取仰卧位，术者立于患侧，面朝病人头部，双手握患者腕部持续牵引，靠近病人一足蹬于患者腋下，牵引下外旋患肢，即可以复位（图52-2）。复位后肩部隆起饱满，方肩变成圆肩，X线检查可明确有无大结节骨折。若有关节内骨折、软组织嵌住肱骨颈及陈旧性脱位手法复位失败者，可实施手术治疗。

（二）固定

应用三角巾悬吊上肢2～3周，关节囊损伤严重者，将患手搭于对侧肩部，上肢贴胸位固定。合并肱骨大结节骨折时，可结合外展架治疗。

（三）功能锻炼

早期作腕、手关节活动，解除固定后，练习肩关节各个方向的活动。

三、肘关节脱位

【脱位机制】 肘关节后脱位常因肘关节伸直位跌倒，手掌着地，暴力沿着尺骨向上传达，尺骨鹰嘴撞击鹰嘴窝，产生杠杆作用，肱骨下端突破关节囊，滑向前方，尺骨鹰嘴则滑向后方。肘关节前脱位则常因直接暴力造成尺骨鹰嘴骨折引起。

【表现及诊断】

1. 典型的外伤史，肘部严重肿胀、疼痛，肘关节功能障碍。

2. 专有体征

（1）畸形：①后脱位：鹰嘴后突，上方凹陷，肘部呈靴样畸形；在肘后可触及尺骨鹰嘴上窝，肘窝饱满；肘后三角改变；前臂短缩，肘内、外翻畸形；②前脱位：肘关节后伸，屈曲受限，肘窝部隆起，可见前臂掌侧变长，肘后触诊可触到尺骨鹰嘴骨折裂隙及骨折端；③侧方脱位：肘内外径增宽，肘内、外翻畸形，肘内侧或外侧可触及移位的尺骨鹰嘴。

（2）肘关节弹性固定：半屈曲于120°～135°位（邻肢夹角法）弹性固定。

3. X线检查 肘关节正、侧位片，可明确脱位的方向及有无合并骨折。

【鉴别诊断】

肱骨髁上骨折：①相同点：伤后肘部疼痛与靴状畸形；②不同点：本病局部肿胀明显，肘后三角关系正常，有骨擦音及异常活动，无弹性固定，X线片显示骨折影像。

【治疗】

1. 治疗原则

（1）单纯脱位，无严重副损伤的病例，一般以手法整复为主。

（2）关节脱位合并重要血管损伤、骨折以及陈旧性关节脱位者应手术治疗。

2. 治疗方法

（1）复位：①肘关节后脱位：患者坐位，助手立于患者背后，用双手握上臂向后拔伸；术者站在伤侧前面，双手握腕部在前臂旋后位牵引数分钟后，一手（同侧手）继续牵引，一手（对侧手）放在肘部，拇指放在肱骨下端前方后推，四指将鹰嘴向前托提，同时屈肘可

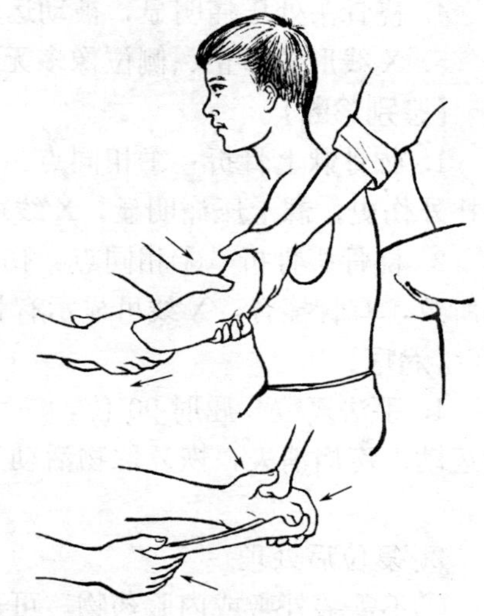

图52-3 肘关节后脱位复位法

复位（图 52－3）。②肘关节前脱位：主要是整复尺骨鹰嘴骨折，整复骨折应根据其移位方向进行整复。整复时患者取坐位，助手固定上臂，术者立于伤侧，一手握肘部（前臂近端），另一手握腕部，稍加牵引后握肘部的手用力向后按压，可听到肘关节复位声。此时虽然关节已复位，但尺骨鹰嘴复位尚不完全。术者握腕的手将前臂向后拉开，使肘关节伸直，握肘部的手在肘后将尺骨鹰嘴骨折近端向下推按，使折面叩紧。折面叩紧后，术者用握肘部的手把持肘后尺骨鹰嘴部，握腕部的手将患肢前臂稍加屈伸，以恢复尺骨鹰嘴关节面之滑度，再恢复伸肘位以备固定。

（2）固定：①后脱位：复位后肘关节屈曲 90°位用直角托板托住前臂，然后用三角巾悬吊置于胸前 2～3 周。②前脱位：整复对位后，将肘关节置于 135°位（邻肢夹角法）石膏固定 3～4 周。

（3）功能锻炼：早期应作关节周围肌肉的等长收缩及邻近关节的屈伸活动，解除固定后，练习损伤关节各个方向的活动。但应避免强力扳拉，防止发生骨化性肌炎。

（4）手术治疗：对于关节内骨折或关节脱位整复困难者可采用手术治疗。复位失败及陈旧性脱位者可实施手术治疗。

四、小儿桡骨头半脱位

因伸肘位时受到纵向牵拉，桡骨小头自环韧带下滑出，称小儿桡骨头半脱位。临床上较常见，多发生于 5 岁以内的儿童，男性多于女性，左侧略多于右侧。

【病因病理】 5 岁以下小儿的环状韧带松弛薄弱，桡骨头发育不全，在前臂受到突然牵拉时，桡骨头可从环状韧带中脱出，牵引力去除时，环状韧带即可卡于桡骨头与肱骨小头之间，形成半脱位。

【表现及诊断】

1. 患儿多为 5 岁以内，有前臂及腕部纵向牵拉史（部分患儿有过去脱位病史）。
2. 伤后肘外侧轻度肿胀、疼痛，患肘功能障碍，患侧手拒绝握物。
3. 患儿肘部拒绝检查，肘部无明显的畸形，患肘呈半屈曲，前臂旋前位。
4. 桡骨头处压痛明显，被动运动或屈肘时哭闹。
5. X 线肘关节正、侧位像多无异常。

【鉴别诊断】

1. 肱骨髁上骨折　①相同点：伤后局部肿胀、疼痛、不能抬举取物；②不同点：多有跌扑外伤史，髁上压痛明显，X 线可显示骨折线。

2. 桡骨头骨折　①相同点：伤后局部肿胀、疼痛、不能抬举取物；②不同点：多因摔伤所致，有骨擦音，X 线可显示有骨折或骨骺分离。

【治疗】

1. 手法复位　屈肘 90°位，一手拇指将桡骨头压向后内侧，另一手握住腕部并作旋前旋后运动。疼痛消失，恢复取物活动是复位成功的标志。嘱其家长避免再次牵拉患肢，以免复发。

2. 复位后处理

①不需要外敷或内服药物，可适当固定，悬吊前臂 2～3 日即可。在 1 周内前臂勿内旋。②嘱家人在日常活动中避免牵拉患肢，穿脱衣服时亦应多加注意，以免脱位再次发生或形成

习惯性脱位。

【预防】

1. 注意防止用力牵拉小儿的前臂及腕部。

2. 对于已经发生脱位的患者，应给予妥善固定，使其受伤的组织得以很好地修复，防止习惯性脱位的发生。

五、髋关节脱位

股骨头因外力作用而脱出髋臼，称髋关节脱位。多见男性青壮年。

【病因病理】 髋关节是全身最深的关节，也是完善的球凹关节（杵臼关节）。髋关节位于全身的中间部，它的主要功能是负重及维持相当大范围的运动。因此，髋关节的特点是稳定有力而灵活。当髋部损伤时，以上功能就会丧失或减弱。髋关节脱位临床上较常见，占全身大关节脱位的第三位。多因强大的暴力造成，如车祸、塌方等强大的传导暴力及杠杆作用，致使股骨头冲破关节囊或髋臼底部而发生。脱位发生后常伴严重的副损伤，如关节囊撕裂、韧带断裂及髋臼骨折等，治疗时除整复对位外，一定要正确处理好副损伤，才能恢复功能。脱位一般分前脱位、后脱位和中心型脱位三类，其中以后脱位为常见。

【表现及诊断】

1. 一般症状 具有严重的外伤史，髋部疼痛、肿胀、淤血、畸形、弹性固定、功能障碍。

2. 特有体征

(1) 后脱位：①患肢呈屈曲、内收、内旋、短缩畸形；②髋关节呈弹性固定，不能活动或站立，臀部向后突出；③于患侧臀后可摸到圆球状骨性隆起，大转子上缘位于 Nelaton 线以上；④部分患者可有骨折等合并症。

(2) 前脱位：①弹性固定；②大转子区域平坦或凹陷，耻骨部脱位时，于腹股沟处可触及球形股骨头；③伤肢屈曲、外旋、外展、延长畸形。

(3) 中心型脱位：①移位明显者肢体短缩、外旋畸形；②大转子平坦或内陷。

3. X 线检查

(1) 后脱位的 X 线检查：X 线髋关节正侧位片见股骨头向髋臼后上方移位，停留在髋臼的后上方，部分合并髋臼后上缘骨折者，X 线片上可见有骨折线。

(2) 前脱位的 X 线检查：①闭孔部脱位：股骨头移位至闭孔部前方，髋关节轻度外展外旋，小转子明显。②耻骨部脱位：股骨头移位至耻骨上支，侧位片股骨头位于髋臼前方。③臼前脱位：股骨头与髋臼重叠，股骨外旋、小转子明显、股骨颈变短、髋关节间隙异常。

(3) 中心型脱位的 X 线检查：正位片见臼底骨折，股骨头向盆腔突入。必要时可拍骨盆斜位片或 CT 检查。

【鉴别诊断】

1. 股骨颈骨折 ①相同点：有外伤史，伤后局部肿胀、疼痛、畸形、功能障碍、肢体缩短；②不同点：本病有骨擦音，无弹性固定，X 线可显示骨折类型。

2. 髋部扭挫伤 本病局部肿胀明显，皮下大片淤血，功能障碍轻，无弹性固定，关节盂无空虚感，X 线检查无异常。

【治疗】

1. 复位

(1) 后脱位：①屈髋拔伸法（Allis 法）：全麻或硬膜外麻醉后，患者仰卧木板床上，助手用双手按压髂嵴以固定骨盆。术者面对患者，用同侧手，握住伤侧小腿，使患肢屈膝屈髋至 90°。术者用对侧肘窝部托住伤肢腘窝部，股骨干纵轴方向向上拔伸牵引，使股骨头向前移动，接近关节囊裂口处，在向上牵引的同时，徐徐内旋患髋，促使股骨头滑入髋臼，当感到入臼声，再慢慢地伸直患肢（图 52-4）。②旋转复位法（回旋法）：患者仰卧位，助手固定骨盆。术者立于患侧，同侧手握住患肢踝部，以对侧肘窝部托住腘窝部，顺股骨轴线方向作屈膝屈髋 90°牵引，然后在牵引下，使髋关节内旋、内收，使股骨头与髋臼上缘分离，再作屈髋，尽量使大腿贴及腹部，使股骨头向前下方滑动，再将患肢大腿外展外旋，使股骨头滑至髋臼下缘，最后伸直髋关节，当伸直至 100°左右时，即可听到入臼声或感到复位时的入臼感，复位即告成功。

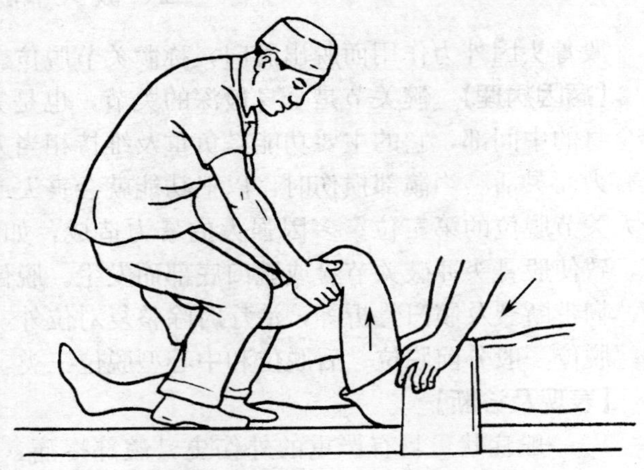

图 52-4　Allis 法

(2) 前脱位：①反回旋复位法：适于闭孔部脱位。操作步骤与回旋复位法相反，即将大腿外展、外旋、强度屈髋屈膝，内收、内旋，并逐渐伸直患髋，当伸直至 150°左右时，即出现复位的弹响音，整复即告成功。②推挤复位法：适用于耻骨部脱位。患者仰卧位，一助手同上法，固定骨盆；另一助手握住踝部，在外展 30°位牵引；术者站于健侧，用两手手掌根将股骨头向外、后推挤，并令二助手在持续牵引下，将患肢前屈、内旋，即可听到复位的弹响声。

(3) 中心型脱位：①手法复位：适用于轻度脱位者。患者仰卧位，一助手固定骨盆，二助手握住小腿下端，纵向牵引。术者用两手交叉抱住大腿上端内侧向外扳拉，致大转子处重新隆起时，表明股骨头已从盆内拔出，然后用胫骨结节骨牵引，重量为 6～10kg，维持 6～8 周。②骨牵引复位法：适于严重的中心型脱位。患者仰卧位，先作股骨髁上骨牵引，重量为 10～12kg，然后在大转子区，经股骨颈向股骨头方向钻入一枚螺丝钉，顺股骨颈轴线方向向外牵引，重量 3～4kg，以上两种骨牵引同时进行，3 天到 1 周内可达复位的目的，维持牵引 6～8 周。

2. 固定

(1) 后脱位：闭合复位后，一般采用皮肤牵引，髋关节保持在轻度外展、外旋、伸直、中立位 2～3 周。

(2) 前脱位：复位后亦可用皮肤牵引，保持下肢中立或轻度内收、内旋位，髋关节略屈曲位维持 3 周。

(3) 中心型脱位：中立位牵引 6～8 周，要待髋臼骨折愈合后，才可考虑解除牵引。

3. 功能锻炼　整复后，即可在牵引下，进行股四头肌及踝关节的功能锻炼。解除固定后，先在床上作屈髋、屈膝锻炼。以后逐步作扶拐不负重锻炼。3个月后，拍X线片复查，如股骨头供血良好，方可下地进行负重锻炼。中心脱位，因有关节面破坏，可适当提前进行床上练习，应相对推迟负重锻炼，以减少创伤性关节炎发生率，预防股骨头无菌性坏死的发生。

第二节　膝关节半月板损伤

【解剖概要】 在膝关节的股骨髁与胫骨平台之间的内、外侧，各有1个月牙状纤维软骨构成的半月板，横断面呈三角形，边缘厚，中间薄，内侧半月板较大弯如新月形，前后长，左右窄，其后半部与胫侧副韧带相连，故后半部固定，外侧半月板稍小，似O形，前后角距离较近，不与腓侧副韧带相连，外侧半月板的活动度较内侧大。半月板具有润滑、缓冲和稳定膝关节的功能。正常情况下膝关节屈伸及旋转时，半月板随之前后及内外侧滑动而不发生损伤。

【病因病理】 半月板损伤是膝部常见的损伤之一，多见于青壮年，男多于女。引起损伤的常见因素　①外力因素：在下肢负重，足部固定，膝部略屈时，如突然过度内旋伸膝或外旋伸膝，半月板来不及退开而被挤压，可引起内侧半月板或外侧半月板撕裂或断裂。②慢性劳损：如某些长期蹲位工作的人，可劳损致伤半月板的后角。③半月板自身因素：如半月板囊肿形成，在轻度运动时则可发生损伤。常见的损伤类型有边缘性破裂、中心型破裂、前角破裂、后角破裂及横行破裂。

【临床表现及诊断】

1. 症状　①疼痛：多数病人膝关节急性扭伤后，局部出现剧痛，膝关节屈伸时疼痛加重，膝关节间隙有压痛，后期疼痛可时轻时重，且可见股四头肌萎缩；②交锁现象：由于破裂移位的半月板嵌入股骨髁与胫骨平台之间，妨碍关节的正常活动，在关节屈伸时偶可出现卡住的感觉，而不能活动，此现象称交锁，经缓慢活动小腿或屈伸膝关节时，此现象解除。③弹响声：当膝关节突然屈、伸至某一位置时，可发出一较钝的响声，称弹响声；④不稳或滑落感：多数病人在走高低不平路面时或上下楼梯时常出现此症状。

2. 体征　①肿胀：急性半月板损伤，由于受损关节周围组织受累，产生水肿和出血，局部可出现严重的肿胀；②压痛：用拇指沿关节间隙下压，在半月板损伤处，可有明显压痛，如关节有积液时压痛则广泛；③肌萎缩：损伤后限制了关节的活动，久之可出现股四头肌萎缩。

3. 检查

(1) 一般检查：膝关节过伸、过屈时可引起疼痛，后期可见股四头肌萎缩。

(2) 特殊检查：①回旋挤压试验（Mcmurray-Fouche试验）：病人仰卧位，屈膝到最大限度。术者一手放于患膝前侧，另一手持足跟处旋足部内收小腿，作伸屈膝活动，如有弹响则为内侧半月板破裂的指征。反之，内旋其足部，外展小腿，同样地伸屈其膝关节，如有弹响，则为外侧半月板破裂。膝全部屈曲时发生弹响可考虑为后角破裂，90°屈曲时，为中央破裂。②研磨试验阳性：病人俯卧位，术者将自己的膝关节前部压于病人大腿的后部，两手持足部向上提拉膝关节，并向外或内侧旋转，如发生疼痛表示韧带扭伤。反之，双手持患侧足跟及足跖向下挤压膝关节，再向外或内侧旋转，同时屈到最大限度再继续伸直，如发生疼痛，则证实内侧或外侧半月板破裂，并依疼痛发生时的角度确定破裂所在部位。屈曲最大限度时疼痛，怀疑为后角破裂，90°时为中央破裂伸直时为前角破裂。③X线检查：常规拍摄膝关节X线片对半月板损伤诊断意义不大，但可排除其他疾病。而膝关节空气或碘油造影则具有一定的诊断意义，可确定半月板损伤的部位。④关节镜检查：可对半月板进行观察，同时可了解关节内其他结构的情况，对半月板损伤，尤其对症状、体征不典型的患者，在诊断上会有很大的帮助。⑤MRI检查可以了解半月板损伤的情况。

【鉴别诊断】

1. 膝关节内游离体　也能引起关节活动时交锁和响声，但由于游离体在关节内随意活动，故关节运动受阻也会随之变动，而不像半月板损伤，有固定的角度和体位发生交锁，X线片显示关节内游离碎骨片。

2. 先天性盘状半月板　外侧半月板多见，无外伤史也出现症状，X线片显示膝关节外间隙增宽，胫骨平台及胫骨外髁骨质增生。

【治疗】

半月板血运较差，除边缘性损伤部分可获愈合外，一般不易愈合。急性损伤期，可先抽净关节内积血，用石膏托固定膝关节于10°位4周，并进行股四头肌的主动收缩锻炼，防止肌肉萎缩。去除固定后，可进行膝关节屈伸功能活动和步行锻炼。

手术治疗：经保守治疗无效者，应尽量早期手术切除。一般认为，部分切除效果好于完全切除，而半月板修补又好于部分切除。关节镜下手术治疗，创伤小，恢复快。

第三节　膝关节韧带损伤

膝关节的稳定性主要靠韧带和肌肉的作用，主要有前后交叉韧带和内外侧副韧带。膝部外伤后，引起韧带损伤，导致关节不稳定、疼痛及功能受限。

【损伤机制】

1. 侧副韧带损伤　为膝内翻暴力引起，外侧髂胫束比较强大，外侧副韧带受损机会少。

2. 交叉韧带损伤　膝关节伸直位下内翻损伤，或膝关节屈曲位下外翻损伤都可引起前交叉韧带损伤，另外暴力来自于胫骨上端的后方时，也可造成前交叉韧带的断裂。

3. 交叉韧带损伤　膝关节伸直位或屈曲位时，来自前方使胫骨上端后移的力量，可引起后交叉韧带的断裂。

【临床表现及诊断】　外伤后出现关节疼痛、肿胀、不能走路，膝部肌肉痉挛。关节呈半屈曲位或伸直位，主动及被动活动受限。韧带断裂处压痛明显。以下几种检查有助于诊断：

1. 侧方应力试验　膝关节完全伸直时做膝内外翻应力试验，若有疼痛或内外翻幅度超过对侧时，提示有内外侧副韧带损伤。

2. 前后抽屉试验　膝关节屈曲90°位，检查者双手握住胫骨上段，做前拉和后推动作，前移增加表示有前交叉韧带损伤，后移增加表示有后交叉韧带的损伤。

3. 轴移试验　侧卧位，患侧在上，检查者一手握踝关节，使膝关节由屈至伸活动，另一手压于膝关节外侧，伸膝至30°位时，有疼痛及弹跳，说明为前交叉韧带损伤。

4. X线检查　患膝内侧（或外侧）局麻后，置两膝关节于外翻（或内翻）位作X线正位摄片，可发现韧带损伤处关节间隙增宽。若有撕脱骨折者，可在膝关节内见有碎骨片。

【鉴别诊断】

半月板损伤：膝部疼痛，肿胀，功能活动障碍，有交锁现象，麦氏征阳性。

【治疗】 内侧副韧带部分损伤可行石膏固定4～6周，完全损伤应尽早行手术治疗。前后交叉韧带损伤亦应尽早行手术修复，可行静力重建或动力重建。目前主张关节镜下做前后交叉韧带缝合手术或重建手术。

（于万杰）

第五十三章

手部损伤

第一节　手部损伤的一般处理

手部损伤在临床上常见，由于手部功能、解剖复杂，组织结构精良，处理起来比较困难。早期正确、及时的处理对最大限度的恢复手部功能，至关重要。

【损伤原因】

（一）刺伤

钉、针、竹签、木刺、碎玻璃片等刺入手部，造成损伤。此种损伤伤口小，损伤深，可将污染物带入深部组织导致感染，也可造成异物存留。

（二）锐器伤

被刀、玻璃、切割机或电锯割伤。伤口比较整齐，污染常较轻，伤口深者常造成肌腱、血管、神经被切断。严重者造成指端缺如、断指或断肢。

（三）钝器伤

钝器砸伤导致皮肤裂伤。严重者造成皮肤撕脱、骨折、肌腱、神经损伤。重物砸伤还可导致手部的毁损。

（四）挤压伤

门窗等轻挤压可引起指端的损伤，如甲下血肿、甲床破裂、远节指骨骨折等。机器滚轴或车轮挤压，可导致皮肤撕脱甚至全手皮肤套脱伤，多发性指骨骨折及关节脱位。严重者可造成手的毁损伤。

（五）爆炸伤

鞭炮、雷管等爆炸伤常造成大面积皮肤、软组织损伤或缺损，也可造成多发的指骨骨折。污染严重、坏死组织多，常引起感染。

【检查与诊断】 检查手外伤病人时，应首先检查病人的全身情况，检查有无合并伤，如有危及生命的重要器官损伤应立即处理。手部检查主要包括皮肤伤口、肌腱、神经、血管及骨关节等的检查。

（一）皮肤伤口

了解伤口的部位及性质，估计伤口的大小、范围及是否有缺损，判断皮肤及深部组织的活性，观察伤口是否有活动出血、肌腱及骨折端或开放关节的外露。

（二）肌腱

手部外伤常有肌腱断裂。肌腱断裂时手的休息位姿势发生改变，如屈指肌腱断裂时手指伸直角度增大，伸指肌腱断裂时手指屈曲角度增大，而且还会出现损伤手指的主动屈曲和伸直功能丧失。

1. 伸指肌腱损伤的检查　手背部伸指肌腱断裂，掌指关节呈屈曲状，不能主动伸直；近节指骨背侧伸指肌腱断裂，近侧指间关节呈屈曲状并不能主动伸直；中节指骨背侧伸指肌腱断裂，手指末节屈曲，呈锤状指畸形，不能伸直。

2. 屈指肌腱损伤的检查（图 53-1）　固定伤指近侧指间关节和掌指关节，远侧指间关节若不能主动屈曲则为指深屈肌腱断裂；固定伤指以外其余 3 指，伤指近侧指间关节若不能主动屈曲则为指浅屈肌腱断裂；固定拇指近节，远侧指间关节不能主动屈曲则是拇长屈肌腱断裂。

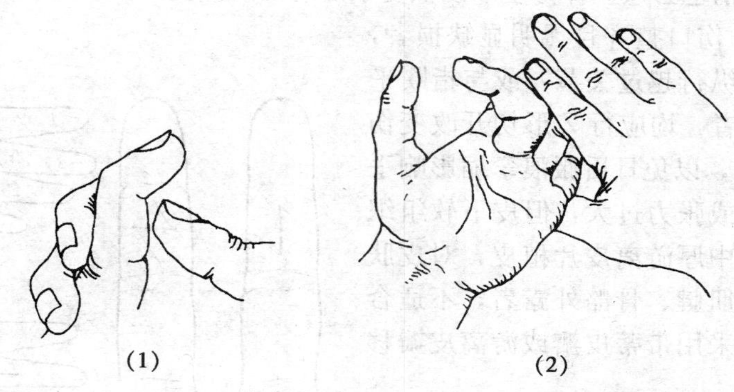

图 53-1　屈肌腱检查法

(1) 指深屈肌腱检查法；(2) 指浅屈肌腱检查法

3. 神经　手部损伤的神经检查（参阅第五十四章）。

4. 血管　可根据手指的皮肤颜色、温度、指腹瘪陷或肿胀、甲床毛细血管充盈时间、血管搏动或有无活动性出血等指标，来判断有无血管损伤。若皮肤颜色苍白、温度低、指腹瘪陷、甲床毛细血管充盈时间延长或消失、动脉搏动消失，则为动脉损伤；若皮肤颜色青紫、肿胀、甲床毛细血管充盈时间缩短、动脉搏动正常，则为静脉损伤。

5. 骨与关节　骨折或关节脱位后，局部可出现肿胀、疼痛、畸形和功能障碍。X 线检查可了解骨折的部位、类型、移位情况以及关节脱位情况。因此手部损伤时应将 X 线检查作为常规检查。

【治疗】

（一）现场急救

包括止血，包扎伤口减少进一步污染，局部临时固定防止组织再损伤，以及迅速转运。

1. 止血　局部加压包扎是处理手部损伤出血最简便有效的止血方法。若遇到较大血管损伤加压包扎不能奏效时，可在上臂的上 1/3 处应用止血带，应加用衬垫并记录好时间。时间不超过 1 小时，超过者应放松止血带 5～10 分钟。以免引起肢体的缺血、坏死。

2. 包扎伤口　在现场用无菌敷料或清洁布包扎，不能在伤口内涂药水或消炎药粉等。

3. 临时固定　为减轻搬运过程中病人疼痛和避免手部组织的进一部损伤，对骨折或疑有骨折脱位的应进行临时固定。可就地取材，用木板、竹片或硬纸壳等，固定范围应超越腕关节。

（二）外科治疗

1. 早期清创　清创时间越早，感染机会越少，治疗效果就越好。一般争取在伤后6～8小时内进行，对超过时限的伤口要根据伤口的污染程度而定。清创应在臂丛麻醉和气囊止血带应用下进行。清创应遵循由浅至深、逐层清除异物、彻底切除污染和失去活性的组织的原则进行。但皮肤不可切除过多以免缝合困难，血管、神经、肌腱等组织要尽可能保留。

2. 深部组织修复　对于受伤时间短，污染不严重的病人，应尽可能一期修复深部组织，恢复肌腱、神经、骨与关节的连续性。对污染严重，时间超过12小时以上或修复技术有困难者，可只清创闭合伤口，待伤口愈合后，再行二期修复。但骨折及关节脱位必须立即复位固定，恢复手部的骨骼支架，为软组织修复和手的功能恢复创造条件。另外，对造成手部血循环障碍的血管损伤也必须立即修复，以恢复手部的血液供应。

3. 闭合伤口　伤口整齐且无明显缺损者，可直接缝合；伤口纵行越过关节，或与指蹼平行，或与皮纹垂直者，均应行Z形切开改变伤口方向（图53-2），以免日后瘢痕挛缩影响手部功能；皮肤缺损或张力过大，但皮下软组织良好，可采用自体中厚游离皮片植皮，对皮肤缺损且伴有神经、肌腱、骨骼外露者，不适合游离皮片植皮，应采用带蒂皮瓣或游离皮瓣移植术。

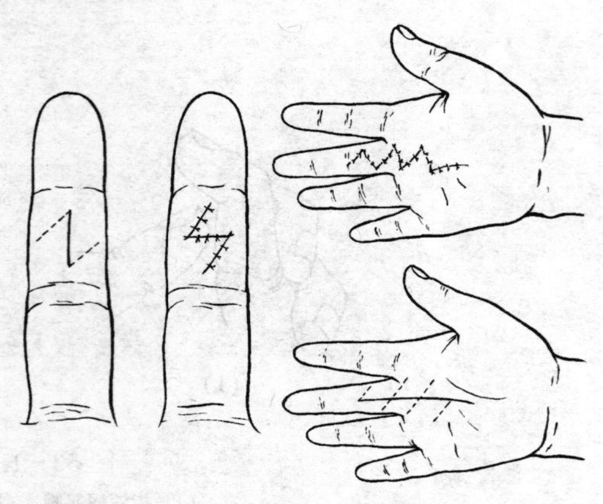

图53-2　Z字成形术

4. 术后处理　术后应用石膏将手固定于功能位，指蹼之间应用纱布衬垫隔开手指，但手指指端应暴露以便观察血运。患肢应抬高，利于回流，减轻肿胀。如肌腱、神经、血管断裂吻合后应固定在无张力位置，固定时间为血管2～3周、肌腱3～4周、神经和骨骼为4～6周。术后应用破伤风抗毒素血清，合理应用抗生素预防感染。一般术后10～14天拆线，组织愈合后尽早拆除石膏固定，以便争取早期主动或被动锻炼，尽早恢复手部功能。需要二期修复的深部组织，要根据伤口愈合及局部情况在伤后1～3个月内进行。

第二节　常见的手部损伤

一、手部骨折与脱位

（一）掌骨骨折

1. 第1掌骨基底部骨折　第1掌骨骨折多由直接暴力造成，常发生于掌骨的近端。分为关节外和关节内两种。骨折位于掌骨基底1cm为关节外，一般向桡、背侧成角。可采用手法复位，外展位牵引拇指，同时在掌骨基底桡、背侧加压，使之复位，给予短臂石膏固定。关节内骨折包括Bennett骨折和Rolando骨折。拇指处于轻度屈曲、内收位时受纵向暴力打击，造成基底部骨折，骨折线偏于掌侧，波及关节面形成一三角形骨块，骨块不超过掌骨基底的1/3与大多角骨关系不变，而掌骨远端则向桡、背侧移位，造成第1腕掌关节脱位，称 Bennett 骨折（图 53-3）。治疗首先采用手法复位，外展牵引拇指，并向掌侧按压掌骨基底部，骨折和脱位极易复位，但放松后也极易再脱位。因此，应在掌骨基底背侧加衬垫，然后用短臂人字石膏固定。因靠外固定很难维持位置，可经皮穿克氏针固定掌骨基底部于大多角骨上。Rolando 骨折较少见，骨折线成 T 形或 Y 形，基底骨块碎成 3 块或更多（图 53-4）。由于骨块碎而多，手法复位或手术内固定困难，预后较差。骨块较大者可切开复位内固定治疗。

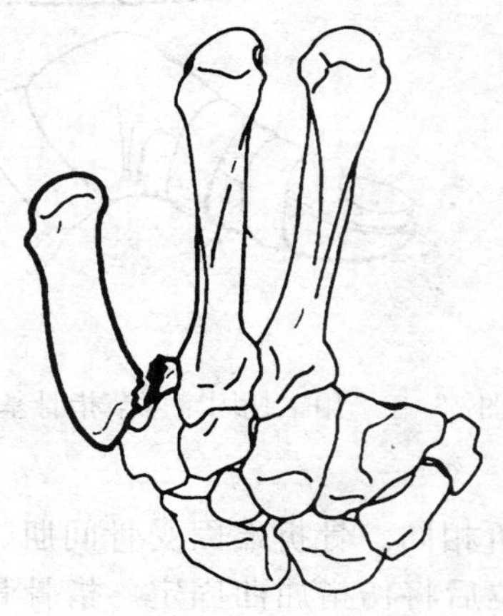

图 53-3 Bennett 骨折

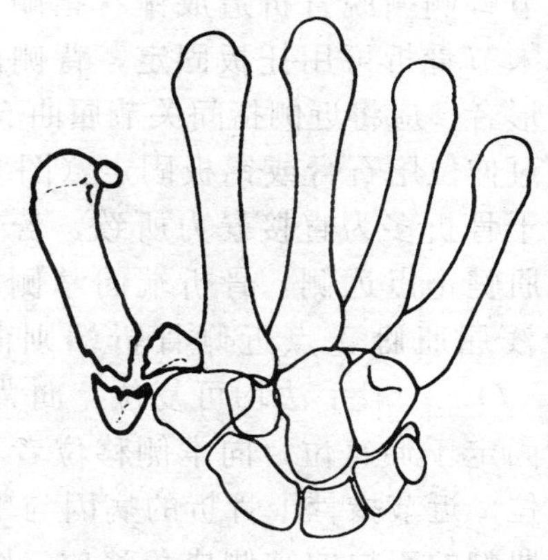

图 53-4 Rolando 骨折

2. 掌骨颈骨折　掌骨颈骨折多见于第五掌骨，其次是第 2 掌骨，由直接暴力引起骨折后因受骨间肌的牵拉掌骨头向掌侧翻转移位，骨折向背侧成角（图 53-5）。治疗以手法复位为主，将掌指关节屈曲 90°，向背侧推压掌骨头，同时向掌侧按压骨折近端即可复位（图 53-5）。复位后将掌指关节屈曲 90°位，用石膏固定 4 周（图 53-5）。

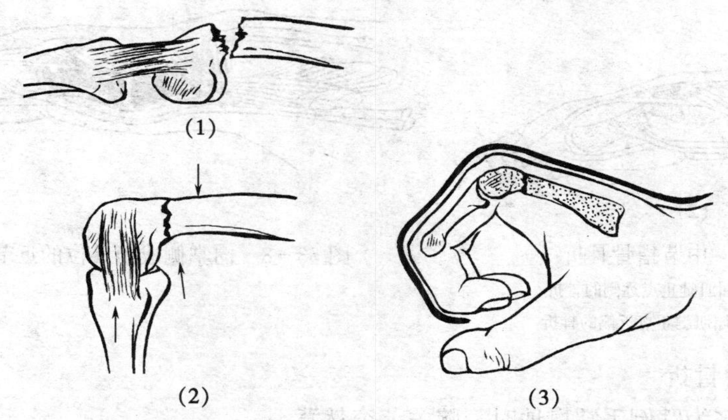

图 53-5 掌骨颈骨折

(1) 骨折移位；(2) 骨折整复；(3) 复位后外固定

3. 掌骨干骨折　掌骨干骨折好发于 3、4 掌骨，骨折端因受骨间肌和屈指肌的牵拉多向背侧成角移位。牵拉受伤手指，并在背侧加压，多可复位。复位后用短臂石膏固定 6 周即可。多发掌骨干骨折复位后不稳定者，可手术内固定治疗。

4. 2～5 掌骨基底骨折　多由挤压等直接暴力造成，虽然少有侧方和短缩移位，但可发生旋转移位，常常导致手指的旋转畸形，影响手的握物功能。治疗时应注意纠正旋转畸形。移位不明显或手法复位者可用短臂石膏固定，手法不能复位或复位后不稳定者，则行切开复位内固定。

（二）指骨骨折

指骨骨折可发生于任何一节。末节骨折多由直接砸伤或挤压伤因起，也可由间接暴力引起的指骨末节背侧撕脱骨折造成锤状指畸形。一般无移位的末节骨折可用托板固定，背侧撕脱造成锤状指畸形者，应将近侧指间关节屈曲 60°，远侧指间关节过伸位用石膏或铝板固定（图 53－6）。中节指骨干骨折多为直接暴力所致，若骨折发生在指浅屈肌腱止点远侧，骨折端向掌侧成角，若发生在指浅屈肌腱上点近侧骨折端则向背侧成角（图 53－7）。一般手法均可复位，向背侧移位者，将伤指固定于伸直位，向掌侧移位者将伤指固定在屈曲位。近节指骨干骨折的病因与中节指骨干骨折相同。骨折端因受骨间肌、蚓状肌和伸指肌腱的牵拉向掌侧成角移位（图53－8），复位后将伤指屈曲固定。指骨骨折若手法复位失败，可切开复位内固定。

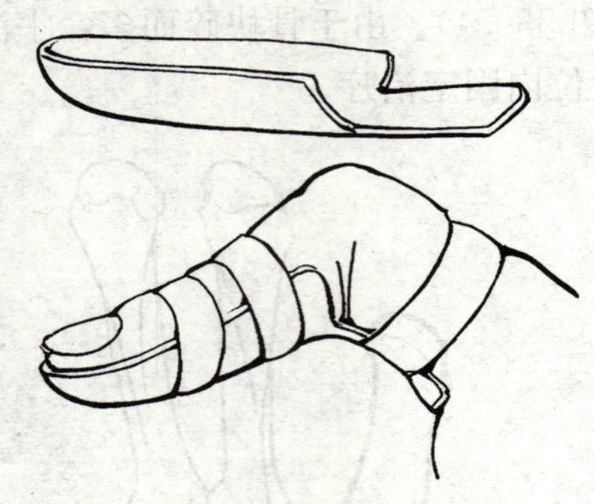

图 53－6 用铝托固定末节指骨基底骨折

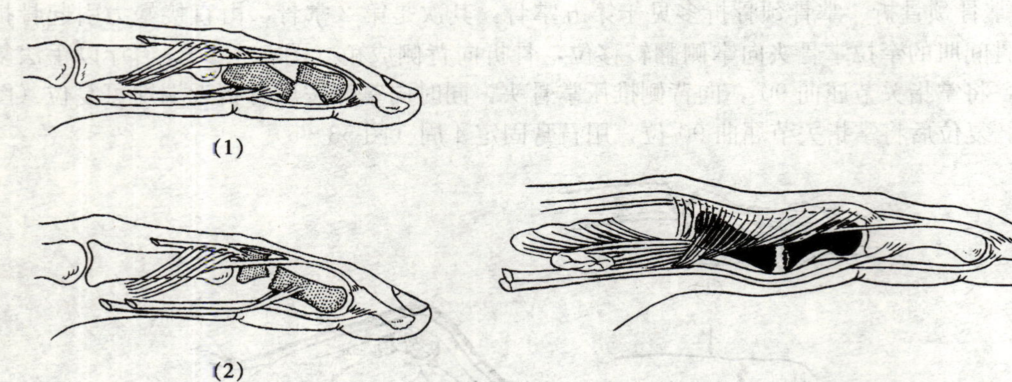

图 53－7 中节指骨骨折

（1）位于指浅屈肌腱止点远侧的骨折；

（2）位于指浅屈肌腱止点近侧的骨折

图 53－8 向掌侧成角移位的近节指骨骨折

（三）腕舟骨骨折

腕舟骨骨折多为跌倒手掌撑地时，腕关节突然背伸、桡偏及旋前，腕舟骨受桡骨茎突撞击发生骨折，骨折可发生于舟骨的不同部位。临床上表现为腕关节肿胀、疼痛、活动受限以及鼻咽窝明显压疼。早期 X 线常不易发现骨折线而发生漏诊，因此，只要临床上可疑舟骨骨折，应给予石膏固定，2 周后复查 X 线。骨折应行石膏固定 8～10 周（图 53－9）。腕舟骨腰部

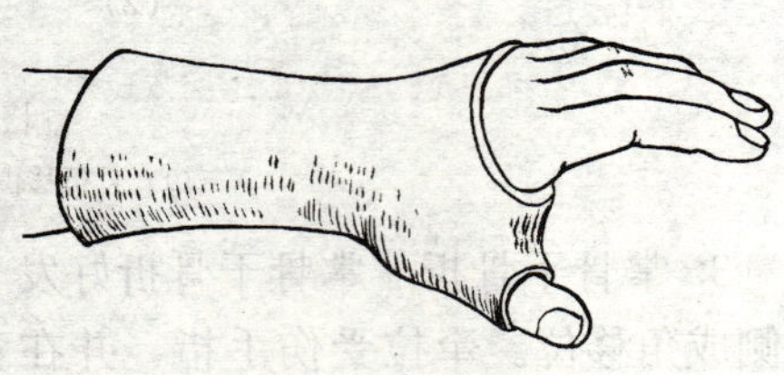

图 53－9 腕舟骨骨折石膏外固定

骨折最多见，由于血运关系，常造成骨不愈合或近侧缺血性骨坏死。

二、肌腱断裂与神经损伤

（一）肌腱断裂

肌腱是手部关节活动的传动装置，它的损伤可导致手部严重的活动障碍。因此，肌腱损伤后只要条件允许，应一期吻合修复，尽快恢复手部活动功能。伸指肌腱位于手背的皮下组织中吻合术后粘连轻、效果好。屈指肌腱分指浅屈肌腱和指深屈肌腱，特别是在中节指骨中远处（指浅屈肌腱的止点）至远侧掌横纹，在此区指浅屈肌腱和指深屈肌腱相互交叉换位，吻合后易发生粘连，亦称无人区，此区内的指浅屈肌腱单纯损伤可不予修复，深、浅屈肌腱损伤者只修复指深屈肌腱或行二期肌腱移植。但随着对肌腱愈合机制的研究和认识，目前主张对任何部位的屈指肌腱损伤均应一期修复。常用的肌腱吻合方法有：间断吻合法、双垂直吻合法、Bunnell 法、及 Kessler 法等（图 53-10）。吻合肌腱时，最好采用显微技术修复，可减少对肌腱血供的影响，有利于肌腱愈合和减少粘连发生。术后一般要固定 3 周，愈合后拆除固定，开始功能锻炼。

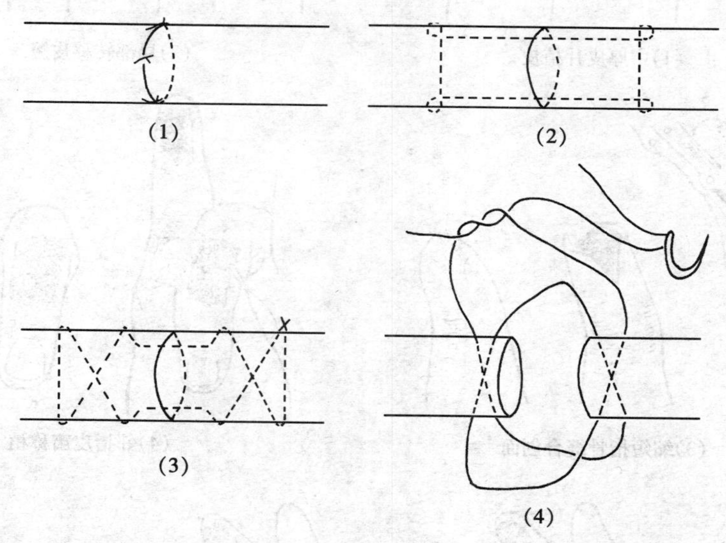

图 53-10 常用肌腱缝合法

（1）间断缝合法；（2）Bunnell 法；（3）Kessler 法；（4）双垂直缝合法

（二）神经损伤

神经损伤修复越早，其恢复效果就越好。因此，对损伤时间短，伤口较清洁，皮肤覆盖良好者，均应一期修复。对伤后时间长、污染重，估计有感染可能者，清创后应尽量使神经断端靠拢并用黑线标记，待伤口愈合后 2～3 周行二期修复。神经修复时应根据神经外膜血管走行及神经断端面准确对位，在无张力下进行神经外膜吻合或神经束膜吻合，张力太大有神经缺损者应行神经移植。神经修复后应固定 3 周。

三、手部切割伤

手部切割伤临床上多见。因多为锐器伤常伴有肌腱、血管和神经损伤，严重者可导致断指或断肢。对于单纯皮肤缺损者，或裸露的肌腱、骨骼有皮下软组织可以用来覆盖时，用中厚皮片游离植皮，打包加压即可。手指端缺损，骨骼外露且无法覆盖者，可根据残端局部组织情况做 V-Y 成形等方法修复。若残端缺损多，不能用上述方法者，对年龄大或 3、4、5 指可采用短指缝合法；对年轻人的拇指、示指或多指损伤，可采用邻指皮瓣或鱼际皮瓣等（图 53-11）。另外，胸壁皮瓣、腹部皮瓣以及交臂皮瓣均可修复皮肤缺损。一般根据情况 3 周断蒂。

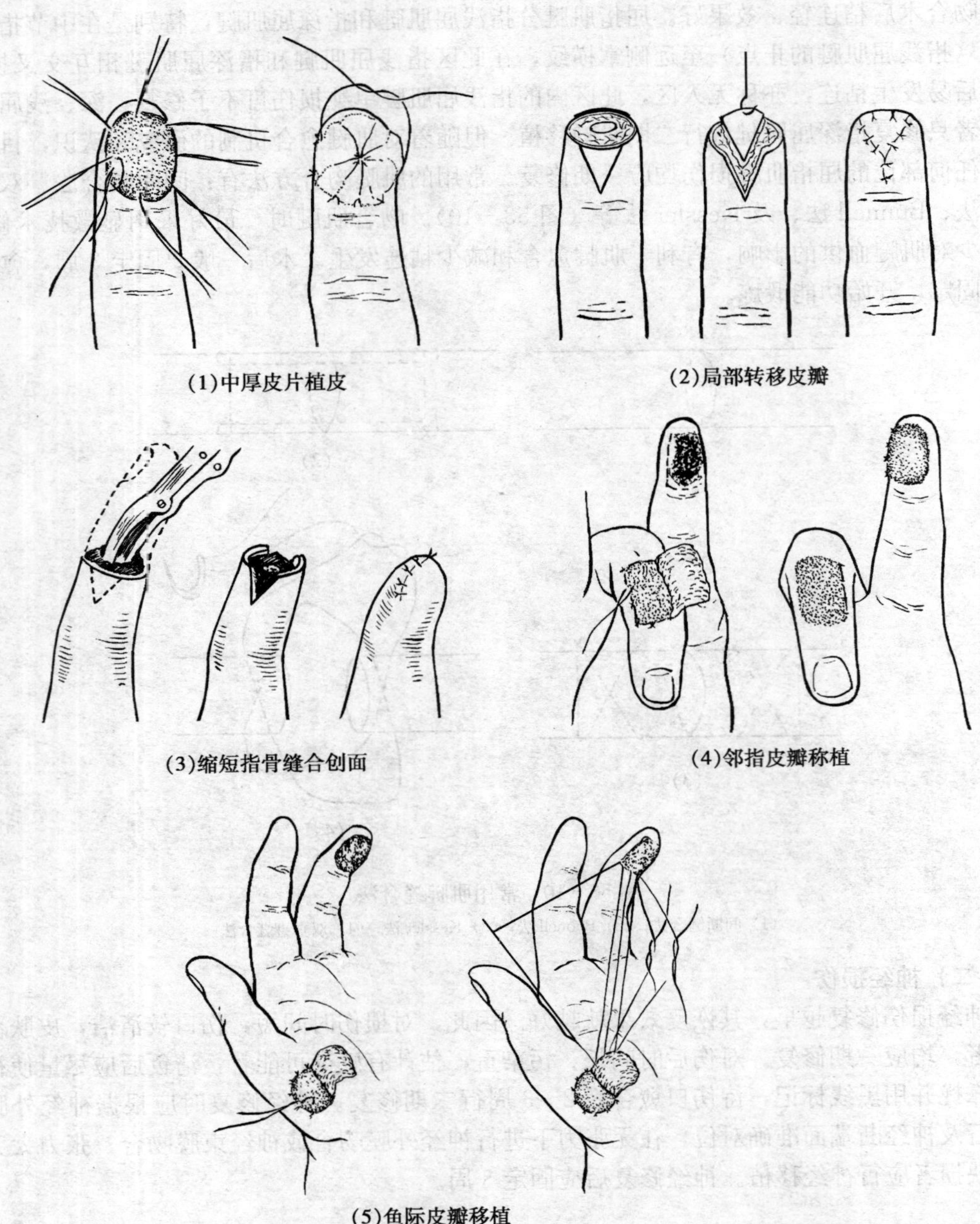

图 53-11 手部切割伤的处理

四、手部挤压伤及皮肤撕脱伤

手部受机器、车轮、重物等挤压造成挤压伤，常伴有多发骨折或开放性骨折，手内在肌肉或组织受碾挫致碎裂、严重水肿、甚至坏死，严重影响手部功能。治疗时除了正确处理骨折外，应仔细探查深部组织，做到彻底清除坏死组织，同时切开深筋膜减压，严防感染，以免造成严重后果。

手卷入机器滚轴内或被压时，用力回抽可造成手指、手背、手掌部的皮肤撕脱，严重者可造成全手的套状撕脱，即从手的近侧将皮肤连同皮下组织撕脱，手指血管、神经多伴损伤，手指远端虽仍与皮肤相连，但已经没有血运供应，此时，若单纯行清创缝合，可导致大片皮肤坏死。手掌部的血管因受掌筋膜保护，多不受破坏。对创面基底血运好的手掌或手背皮肤撕脱，可采用中厚皮片游离植皮。若手掌或手背撕脱的皮肤条件良好，可将其切取成中厚皮片再植。若单纯拇指或2个手指的可用胸壁或腹部皮管包埋，3周断蒂。若为多指撕脱或全手套脱伤，可采用腹部袋装皮瓣包埋法，5～6周后再行中厚皮片移植，但术后手部活动功能效果差。目前采用一期血管吻合修复撕脱的皮瓣，取得了较好的效果。

（张　峰）

第五十四章

周围神经损伤

第一节　概　论

周围神经包括脊神经，脑神经和自主神经三部分，通常所指的周围神经主要指脊神经。脊神经共31对，每一对脊神经都是由脊柱背侧的感觉根和掌侧的运动根混合而成，离开神经孔后分为前后两支，支配相应的区域。由切割、牵拉、挤压、骨折、脱位时，均可引起周围神经暂时失去传导功能或神经轴索中断，使其神经分布区运动、感觉功能丧失，称周围神经损伤。

【病因】

1. 闭合性损伤　如肩关节、髋关节脱位及长骨骨折均可合并神经受挤压或牵拉而致损伤；锐利骨折端刺破神经致神经裂伤；暴力冲击的钝性挫伤；止血带扎缚时间过长，小夹板或石膏过紧，都可造成局部缺血性痉挛而导致神经损伤。

2. 开放性损伤　如刀割、火器所致的神经断裂伤，或机器绞伤所致的神经扯断伤。

【分类】　按神经损伤后病理改变情况分为下列三种类型：

1. 神经失用（又称神经震荡）　神经纤维不出现明显的解剖和形态上的改变，神经轴突和神经外膜完整，远端神经不出现退行性改变，只是暂时失去传导功能，表现为运动瘫痪和感觉障碍，电生理反应正常，营养正常，一般数日后可自行恢复。

2. 神经轴突断裂　神经轴突断裂而神经鞘膜保持完整，远端神经纤维发生退行性变但神经内膜管保存，表现为神经完全性损伤，多因挤压或牵拉所致。可自行恢复，但需要的时间较长。

3. 神经断裂　神经干或束发生完全断裂，多见于开放性损伤，其远端神经纤维出现沃勒变性，其轴突坏死、髓鞘分解、神经鞘膜增生，临床表现为运动、感觉完全丧失，伴营养性改变。需及时吻合神经断端。

【临床表现和诊断】

1. 伤部检查　神经损伤平面经常与受伤部位一致，但牵拉伤、严重外伤、火器伤等可能存在更大的神经损伤范围。

2. 姿势改变及畸形　神经损伤后依其不同的损伤平面及时间长短而表现出特征性改变和畸形。如桡神经肘以上部位损伤出现的垂腕畸形，正中神经损伤出现的猿手畸形。腓总神经损伤引起的足下垂畸形等。

3. 运动功能检查　神经损伤后，表现为神经支配区的运动功能障碍，临床上将肌肉瘫痪按程度分为6级（表50-1）。

4. 感觉功能检查　仔细检查病人的痛、温、触觉，位置觉、实体感觉、两点辨别觉等，进行综合判断。因为相邻的感觉神经分布区有重叠支配现象所以依赖感觉缺失范围进行神经损伤的诊断和定位不准确。

5. 交感神经检查 神经损伤区皮温升高（早期）或降低（2周后）、无汗、光滑、萎缩改变。

6. 神经干叩击试验（Tinel征） 神经损伤或修复后，相应平面叩击神经，其分布区会出现放射痛和过电感。可判断神经损伤的位置及其生长的情况。

7. 电生理检查 临床上主要应用的有肌电图（electromyography，EMG）、体感诱发电位（SEP）。可凭此确定神经卡压的部位和鉴别神经根前后性撕脱。

【治疗】

1. 治疗原则 ①神经震荡所致轴突中断者，一般多能自行恢复，故宜非手术疗法。观察2～3个月仍不恢复或有神经受压现象，方考虑手术探查。②开放性损伤，伤后6～8小时内，伤口清洁、损伤范围小，神经断端清晰可见，应争取在彻底清创术同时修复神经；已超过6～8小时，伤口不整齐且有感染可能者，清创术后将神经断端用黑丝线作标志，并置神经于肌肉之间（便于下一次手术），需伤口愈合2～3周后再行二期神经缝合术。③伤口已感染者，只能在伤口愈合后2～3个月才处理。

2. 非手术疗法 ①控制感染：对开放性损伤或有感染伤口，要选用抗生素；化脓性伤口要畅通引流，以利愈合。②保持功能位：可用石膏、夹板或支架维持其功能位置，以防止肌肉牵伸、挛缩、畸形。③物理疗法：可热疗、按摩、被动及主动活动等，以防止肌肉挛缩、关节僵硬，利于功能恢复。④针刺等。

3. 手术治疗

（1）神经减压术：闭合性损伤时，应早期手术探查，发现神经挫伤处内部出血或肿胀，压迫神经轴索，神经外膜或束膜增厚者，用锐刀沿神经纵轴方向切开神经外膜以减压。

（2）神经松解术：①神经内松解术：适用于神经束间有瘢痕组织的神经损伤；②神经外松解术：适用于神经保持连续，神经外膜因粘连和压迫，或骨痂压迫者。

（3）神经缝合术：适用于神经断裂。①端端缝合术：适用于神经完全断裂者。②部分缝合术：适用于神经部分断裂者。③交叉缝合术：如两条神经干在不同两面断裂时，将次要神经之近端缝合于主要神经之远端。

（4）神经移植术：往往用于神经缺损较多时，采用游离神经移植术和神经带蒂移植术。近年来，由于显微外科的进展，采用断端神经束间吻合术可明显提高神经吻合术的疗效。

（5）功能重建术：适用于严重、广泛而无法修复的或修复后1年以上仍然没有恢复功能者。主要重建伸腕、伸指、伸拇功能。

神经修复手术后宜用石膏托将肢体固定于神经无张力的条件下，至少3周。有张力的神经缝合后或下肢较粗大的神经宜固定4～6周。去石膏托后逐步练习关节活动。

第二节 上肢神经损伤

一、臂丛神经损伤

【病因】 这是支配上肢的重要神经，由第5、6、7、8颈神经和第1胸神经前支部分纤维合并组成。臂丛在行经锁骨与第1肋之间时，与腋动脉一起被胸锁筋膜固定其上，然后自喙突下面经过。任何外力造成此两点间的距离增加时，即可造成神经牵拉伤。如新生儿在助产者协助娩出时所造成之臂丛产伤麻痹：①上干损害：多因肩部受到向下外力，而头部向对侧猛然侧屈时所致，如从摩托车摔下，肩部或头部着地，造成头部肩部向相反方向分离，引起损伤。上干损伤，又称上臂丛损伤。②下干损害：上肢在过度外展外旋时，受到外力牵拉，往往损伤臂丛下干，又称下臂丛损伤。③全臂丛损伤：暴力过大，损害广泛，可造成上肢运动与感觉全部麻痹。

【临床表现及诊断】

1. 表现　①上干损伤：主要表现为第5、6颈神经根所支配的肌群麻痹。如上肢外侧麻木，肩和上臂的运动功能丧失，伤侧上肢悬垂于体侧，上臂内旋、前臂旋前，腕部屈曲，掌心向后，肩不能外展、外旋及不能屈肘等自主活动。②下干损伤：为第8颈神经根与第1胸神经根损伤，即小、环指的屈伸功能丧失，屈腕功能部分或完全丧失。有时出现 Horner 征。③全臂型：振伤接近椎间孔可出现霍纳（Horner)征，即上眼睑下垂，眼裂变窄、瞳孔缩小，面颈部不出汗，感觉障碍出现在尺神经分布区。

2. 诊断　①桡神经、正中神经、尺神经中任何1条损伤合并前臂内侧皮损伤害（非切割伤）。②桡神经、正中神经、尺神经中任何1条损伤合并肩关节或肘关节功能障碍（被动活动正常）。③桡神经、正中神经、尺神经、腋神经、肌皮神经中任何两条损伤（非臂丛以下切割伤）。

3. 辅助检查　①电生理学检查：可提示有臂丛神经损伤。②X线检查：臂丛神经附近有骨折或脱位。

【治疗】 上臂丛损伤时，因手功能尚好，治疗效果较好，而下臂丛损伤因手功能受累较重，恢复较差。开放性臂丛神经损伤应早期探查；闭合性损伤可以先行保守治疗，但节前损伤是近椎管处的根性撕脱，一经明确诊断也要立即手术，一般采用多组神经移位术，如膈神经、副神经、颈丛、肋间神经以及健侧的 C_7 神经转位；肌肉或肌腱转位适用于神经术后恢复不佳的患者，如斜方肌代三角肌、胸大肌代肱二头肌术、前臂屈肌总腱上移代肱二头肌术等。

二、正中神经损伤

【病因】 其损伤发生于肱骨髁上骨折与腕舟骨脱位者，多为挫伤或挤压伤；继发于肩关节脱位者为牵拉伤。正中神经在腕部位置浅表，易被锐器切割伤。

【临床表现及诊断】 腕部损伤表现为大鱼际肌瘫痪，拇不能外展和对掌，出现猿手畸形，掌侧3个半手指和背侧示、中指末节感觉丧失；肘部损伤除上述表现外，还存在旋前圆肌、旋前方肌、桡侧腕屈肌、指浅屈肌、指深屈肌桡侧半、拇长屈肌、掌长肌瘫痪，故握拳时拇、示指不能启曲。

【治疗】

1. 手术治疗　神经断裂者应早做神经吻合或移植。如神经损伤居于瘢痕组织中，应早日从瘢痕组织中松解出来。

2. 非手术疗法　骨折造成的损伤多为非断裂伤，可将伤肢用石膏托或夹板固定使被损伤的肌肉不致过度牵伸。经3个月观察无恢复现象或发现有内痂压迫者，应行手术探查。

3. 正中神经损伤后不能修复，或修复后手内在肌功能恢复差，往往需动力重建或掌骨间植骨固定重建拇指对掌功能，可选用环指指浅屈肌、掌长肌、尺侧腕伸肌或小指展肌等作为动力腱。

三、尺神经损伤

【病因】 肘部损伤可同时发生尺神经损伤，如肱骨髁上骨折、内上髁骨折合并肘关节外侧脱位等。神经损伤多为挤压伤或牵拉伤。肘部伤可以在多年以后发生尺神经损伤称迟发性尺神经炎。

【临床表现和诊断】

1. 感觉障碍　小指和环指尺侧一半及相应的手掌、手背皮肤知觉迟钝或感觉消失。

2. 运动障碍　尺神经支配区的肌肉麻痹，腕屈曲，环指和小指掌指关节屈曲无力，指间关节不能伸直，各指不能外展及内收。拇指内收障碍，骨间肌（以第1背侧骨间肌为显著）及小鱼际肌萎缩，呈爪形手畸形。肘以上部之尺神经损伤时，并有尺侧屈腕障碍，作双手拇、示指夹指试验，伤侧拇指末节呈屈曲状畸形，说明是内收拇肌麻痹而用屈拇长肌替代所致。

3. 辅助检查　①电生理学检查：可提示尺神经损伤。②X线检查确定有无骨折及脱位。

【治疗】 神经断裂者应尽早缝合，在严重肘外翻及内上髁骨折，尺神经沟不平滑者，宜行尺神经前移术或同时作神经松解术。尺神经在前臂部以上的损伤经吻合术后手部内在肌的恢复往往不够理想，其功能恢复一般不如桡神经。

四、桡神经损伤

【原因】 桡神经在肱骨中下1/3处紧贴肱骨，此处骨折易伤及桡神经；其他开放性损伤及手术误伤也是桡神经损伤的常见原因。

【临床表现和诊断】 桡神经在不同平面损伤会出现不同的表现。桡骨骨折可以引起桡神经上臂部损伤，表现为腕下垂、拇指和各手指的掌指关节不能伸直，旋后肌瘫痪导致前臂旋前畸形，手背外侧面和桡侧2个半手指背侧的感觉障碍；桡神经在腋部损伤，除上述症状外，伸肘功能受限。桡神经损伤若发生在前臂，多为骨间背神经损伤，由于桡侧腕长伸肌支已经发出，无垂腕现象，感觉正常。

【治疗】

1. 肱骨闭合性骨折伴有桡神经损伤多数为神经挫伤，一般能自行恢复，应予腕背伸30°夹板固定或功能位石膏托固定，并练习掌指关节及指间关节活动，防止关节僵硬。

2. 有明确之神经断裂或有骨痂压迫者，应尽早手术探查做神经缝合术及松解术。

3. 闭合性损伤观察3个月以上，肱桡肌尚无主动收缩功能，表示无恢复可能者应手术探查。可根据情况采用神经吻合术、神经松解术、神经减压术等。其神经吻合效果要好于尺神经和正中神经，如果不能修复神经，可通过旋前圆肌、屈腕肌、掌长肌等屈肌肌腱转位重建伸腕、伸拇、伸指功能。

第三节　下肢神经损伤

一、坐骨神经损伤

坐骨神经系由第4、5腰神经和第1、2、3骶神经组成。经坐骨大孔于梨状肌下缘穿出沿大腿后部下行，在股后侧中、下 1/3 处分为腓总神经与胫神经两支；腓总神经行至腓骨颈外侧后，又分为深、浅两支；胫神经为坐骨神经之直接延续，往下直至足底。

【病因】 坐骨神经损伤常见的原因有髋关节骨折脱位、刀刺伤、枪弹伤以及药物注射等。由于它是全身最长的神经纤维，神经又比较粗大，因而修复困难。

【临床表现和诊断】

坐骨神经完全断裂时，膝以下肌肉全部瘫痪，腘绳肌受影响不重，不完全断伤则可表现为胫神经或腓总神经损伤为主的症状。感觉除小腿内侧和内踝处皮肤由隐神经支配仍存在外，膝以下其余皮肤感觉均消失。可出现严重的营养改变，足底出现较深的溃疡。灼性神经痛常见。

【治疗】

1. 神经断裂伤者应早缝合。挤压伤者可用非手术疗法。

2. 神经吻合术后，应用石膏绷带固定伤肢于屈膝、伸髋位，防止神经吻合口撕裂。

3. 对于神经损伤后，功能恢复无望者，宜分期行膝关节、踝关节及足三关节融合术。

二、腓总神经损伤

【病因】 腓总神经因位置表浅，在下肢神经损伤中最多见。如腓骨颈骨折，膝关节外侧脱位，膝外侧韧带撕伤，不恰当的石膏、夹板固定均可造成神经损伤。

【临床表现和诊断】 该神经损伤后，其支配区的肌肉产生运动障碍。其支配范围的感觉消失。

1. 腓深神经损伤　足下垂、踝关节及足趾不能背伸，踇趾内侧、第 2 趾间背侧有一小区感觉消失。

2. 腓浅神经损伤　足不能外翻，小腿外侧、足背、踇趾内侧、第 2 趾外侧及第3～4趾背侧感觉消失。

3. 腓总神经损伤　运动、感觉障碍兼有以上两者特点。腓总神经为坐骨神经的分支，在绕过腓骨颈处易受到骨折断端刺伤、小夹板或石膏压伤、或手术误伤。

【治疗】 明确诊断之后，应早行神经缝合术，由于神经内多为运动纤维，肌肉功能恢复多较满意。因挤压伤、闭合性骨折等所致者，多数可用非手术疗法，以石膏或夹板置踝关节于 90°位，可扶拐步行。对不能恢复神经功能者，可行足三关节融合术及肌腱转移术。

三、胫神经损伤

胫神经位置较深在，损伤机会少，常在贯通伤时发生。常见于腘窝、内踝部。

【临床表现和诊断】 胫神经损伤后表现为足不能跖屈和内翻，出现仰趾外翻畸形，行走时足跟离地困难，不能快走。感觉丧失区包括小腿后外侧、足外侧缘、足跟及各趾的跖侧和背侧，常出现皮肤溃疡。

【治疗】 行神经吻合术、减压和松解术多能得到满意恢复。手术后恢复不良者，可以行肌力均衡术，如排骨长、短肌腱转位改善足的外翻仰趾畸形，或行踝关节融合术；足底的保护性感觉即使部分恢复，也有助于改善足的功能和防治溃疡。

（于万杰）

第五十五章

骨与关节化脓性感染

第一节　化脓性骨髓炎

化脓性骨髓炎是化脓性细菌感染引起的骨膜、骨质和骨髓的炎症。常见的致病菌为金黄色葡萄球菌，其次为乙型链球菌、白葡萄球菌。骨髓炎的感染途径有三：①血源性感染：细菌从体内其他感染灶经血行到达骨组织引起感染，称血源性骨髓炎；②外伤性感染：开放性骨折，穿透到骨的损伤或手术创口感染，细菌从创口侵入骨组织，造成骨的感染，称创伤性骨髓炎；③直接蔓延：由骨附近的软组织化脓性感染病灶直接蔓延而来，如指端感染所引起的指骨骨髓炎。

一、急性血源性骨髓炎

【病因】 常发生在儿童四肢长骨的干骺端，以胫骨最多见，其次为股骨、肱骨、尺骨、桡骨等。引起的因素：①细菌感染：如疖、痈、扁桃体炎、中耳炎等，经血循环传播到骨；②全身疾病：慢性疾病，营养不良，抵抗力低下时易致病；③解剖因素：干骺端在生长活跃期，有丰富的毛细血管网，且血流缓慢，细菌易在此停留；④外伤：如跌倒、扭伤、撞伤等，致干骺端毛细管网破坏，细菌乘机而入。

【病理】 细菌在长管骨干骺端生长繁殖形成感染病灶，局部骨组织发生化脓性炎症反应，形成小的骨脓肿；在机体抵抗力低下时，病灶可继续扩大，侵犯更多的骨组织，甚至波及整个骨干。感染蔓延途径有三（图 55－1）：①向外发展：骨脓肿突破干骺端密质骨，扩散到骨膜下，形成骨膜下脓肿，继而穿破骨膜扩散到软组织；②直接向骨髓腔扩散，致髓腔内压力增高，经骨小管系统向外蔓延至骨膜下；③侵入关节：脓肿可直接侵入关节内引起化脓性关节炎。脓液进入骨髓腔和骨小管后，破坏了滋养血管，发生骨坏死，此时好发病理性骨折。被剥离的骨膜受到炎症刺激引起新骨生长，形

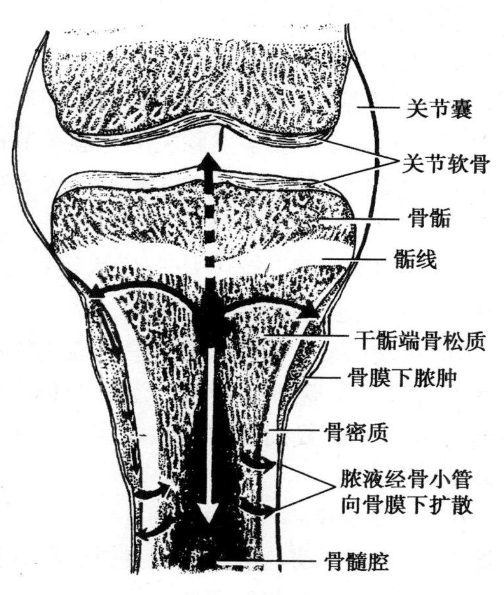

图 55－1　急性血源性骨髓炎的扩散途径

成骨包壳。整个病理过程中，新骨的形成与骨的坏死同时发生。

【临床表现】

1. 全身症状　病人自觉突然发热，寒战，持续高热可达39℃～40℃，全身关节酸痛，恶心呕吐，重者出现神志不清，神昏谵语等全身中毒症状。

2. 局部症状　①患肢剧痛，环形肿胀，皮温增高，肌肉痉挛；②脓肿形成后局部触诊可出现波动感或穿破皮肤形成窦道；③被动牵拉肿胀肢体时，附近关节疼痛加重；④长骨干骺端深部有压痛；⑤关节被动性屈曲，肢体活动受限，有时因不愿活动而出现假性瘫痪。

3. 分层穿刺　在疼痛最明显的干骺端刺入，边回抽边深入，以免将单纯软组织脓肿带入骨骼，抽出的混浊液体作涂片检查及细菌培养，有利于明确诊断。

4. 化验检查　白细胞计数增高，可达$10\times10^{9}/L$以上，中性粒细胞占90%以上，核左移；血液细菌培养（+），血沉增快。

5. X线检查

(1) 在发病两周内多无明显异常，仅有轻度的软组织改变，故阴性结果不能排除急性骨髓炎。

(2) 两周后干骺端出现骨质疏松，骨松质内可见斑片状骨质破坏区，有骨膜反应。

(3) 病变继续扩展，可见皮质骨内、外侧均出现虫蚀样改变，脱钙以及周围软组织明显肿胀阴影，4周后可见到密度增高，与周围失去联系的死骨。

6. CT检查　可提前发现骨膜下脓肿，能更早地发现骨髓炎的存在。

【诊断】

1. 早期诊断　依据：①有关病史；②患肢明显肿胀、剧痛、干骺端深部有压痛；③活动受限，呈假性瘫痪；④白细胞数增高、核左移；⑤全身中毒症状。

2. 中、晚期诊断　依据：①具备早期的表现及体征；②形成脓肿或窦道；③血液细菌培养（+）；④分层穿刺：可抽出脓液；⑤X线检查：骨膜反应、骨质破坏和死骨。

【鉴别诊断】

1. 急性化脓性关节炎

(1) 相同点：全身症状与骨髓炎相似。

(2) 不同点：①多发膝关节与髋关节；②早期有关节积液；疼痛，③肿胀、压痛位于关节处，④关节在各方向活动受限；⑤关节穿刺可抽出化脓性液体；⑥X线片可见关节间隙增宽。

2. 软组织炎症　全身中毒症状较轻，局部红肿热痛较表浅，局限于肢体一侧，而急性骨髓炎压痛常发生于长骨干骺端。

3. 尤文肉瘤　常伴发热，白细胞增多，葱皮样骨膜反应，与骨髓炎类似，但尤文肉瘤常发生于骨干，破坏范围较广泛，全身症状轻，有明显夜间痛，病变体表可有怒张的血管，活体组织检查可找到肿瘤细胞，确定诊断。

【治疗】

1. 一般治疗

(1) 患肢制动，早期应用夹板、石膏托或皮肤牵引外固定，抬高患肢并保持功能位，减轻疼痛，防止畸形和病理性骨折。

(2) 全身支持疗法及对症治疗，高热时降温、补液、纠正酸中毒，必要时少量多次输血，以增强病人的抵抗力，给予易消化富于蛋白和维生素的饮食。

2. 药物治疗 抗生素的使用至少应持续至体温下降，症状消失后 2 周左右，并根据细菌培养和药物敏感试验的结果以及在治疗中的反应，进行调整，选用敏感的抗生素。可根据血培养结果，选用一种或联合使用。

3. 手术治疗

（1）形成骨膜下脓肿或软组织脓肿者：切开排脓引流，在压痛最明显处皮质骨上钻数个小孔，或用骨凿开窗引流，清除脓汁坏死组织，并用含有抗生素的生理盐水冲洗脓腔、骨膜下间隙，放置引流管包扎创口。

（2）灌流冲洗术：病变范围广泛的可在髓腔内放置引流管，用含有抗生素的生理盐水 24 小时连续滴注，直到冲洗液连续 3 次培养阴性，即可拔除引流管。

【预防】

1. 减少伤口感染几率，有开放性损伤时要及时彻底清创。

2. 积极治疗身体其他部位感染病灶，防止感染扩散。

3. 加强体育锻炼，提高机体抵抗力。

4. 改变饮食观念，不偏食，均衡摄入营养成分。

二、慢性骨髓炎

【病因】 慢性骨髓炎是指骨组织的慢性化脓性感染，多因急性骨髓炎治疗不及时或治疗不彻底，逐渐演变而来。多见于儿童和青年，好发于长骨的干骺端。本病的特点是感染的骨组织增生、硬化、坏死、死腔、包壳、瘘管、窦道、脓肿并存，缠绵难愈，病程可达数月或数年。

【表现及诊断】

1. 一般症状

（1）有急性骨髓炎或开放性骨折感染病史。

（2）有反复发作病史，病程较长，并有患肢肿胀、隐痛、酸痛，时重时轻。

（3）皮肤有破口，时常流脓，时多时少。

（4）患肢活动受限。

（5）患者形体消瘦，面色苍白，呈慢性病容，低热。

2. 专有体征

（1）患肢肿胀，局部有压痛，叩击痛（＋）。

（2）皮肤上有长期不愈或反复发作的窦道口，时常流稀薄脓液，脓液时多时少，脓液呈腐肉恶臭味，时有坏死的小骨块随脓液排出。

（3）窦道口皮肤肉芽组织增生，高凸于皮肤表面，周围有色素沉着。

（4）患肢骨骺部受到刺激，患肢可增长，短缩或畸形，邻近关节强直，患肢增粗，皮肤上留有凹陷窦道瘢痕，紧贴于骨面，皮下组织变硬。

（5）局部肌肉萎缩。

3. 化验检查 白细胞正常或略高，红细胞总数减少。

4. X 线检查

（1）受累的骨骼失去原有外形，骨干不规则增粗，骨质密度增高、硬化，髓腔变窄，甚至消失。

（2）死骨致密，周围有一透亮带。死骨表现为完全孤立的骨片，没有骨小梁结构，浓白致密，周围有空隙。

（3）骨骺内有圆形或椭圆形透亮区。

【鉴别诊断】

1. 骨结核　①相同点：有窦道、流脓、死骨；②不同点：无急性发作史，全身有结核中毒症状；③脓液为干酪样物质；④X线以骨破坏为主。

2. 骨梅毒　①有梅毒病史；②X线片示骨膜反应明显，且呈花边状。

【治疗】

1. 治疗原则　彻底清除病灶，清除增生的瘢痕和肉芽组织，消灭死腔，闭合创面，改善局部血液循环，为愈合创造条件。

2. 治疗方法

（1）一般治疗：①注意休息，多高蛋白、高热量饮食；②有条件者可间断输血；③固定制动，可采用石膏托或夹板固定加以保护，防止病理性骨折；

（2）药物治疗：根据细菌培养及药物敏感试验结果，采用有效的抗生素。参考急性骨髓炎的治疗。

（3）手术治疗：只要有死腔、死骨、窦道流脓，且新生骨包壳能支持肢体者，均应手术治疗。①蝶形手术：清除病灶后，骨刀将骨腔边缘的骨质部分切除，使呈碟形，有利于软组织贴附以消灭死腔。②肌瓣充填术：在彻底清除髓腔内感染组织和瘢痕组织后，将邻近的肌瓣修整后充填于病灶内。③病灶清除加闭式冲洗引流术：适合四肢慢性骨髓炎，瘢痕面积较小，伤口缝合后，皮肤边缘无张力者。病灶清除后，根据髓腔大小，选用两根合适的硅橡胶管，一根为灌入管，另一根为吸引管，冲洗液中放入敏感抗生素，每日2 000～3 000ml冲洗液，冲洗2～4周，拔管前将吸出液作培养，阴性者于拔管前1日停止冲洗，继续吸引1日后拔管。④截肢术：适用于病程长、受累范围广泛、窦道周围有恶变者。

【预防】

1. 急性骨髓炎阶段要及时治疗，彻底根治。
2. 急性阶段选择治疗方法要准确，避免延误。
3. 加强体育锻炼，提高身体素质和抵抗力。
4. 增加饮食营养，不偏食。

第二节　化脓性关节炎

【概念】　化浓性关节炎是指由化脓性细菌侵入关节引起的关节内感染，称化脓性关节炎。多见于儿童，男性多于女性，通常是单个关节发病，少数病例可同时侵犯几个关节。

【病因】　感染途径多为细菌由身体其他部位的感染化脓灶，经血液循环传播到关节的化脓性感染，常见为金黄色葡萄球菌和溶血性链球菌所致，也可因手术无菌操作不严格而致感染；关节外伤性感染、关节内注射类固醇等药物等均可发病。最常受累的部位为膝、髋关节，其次为肘、肩和踝关节。

【病理】　关节感染后早期则出现滑膜炎，滑膜充血、水肿、渗出。渗出可分为三个阶段：

1. 浆液渗出期　渗出液中有大量白细胞，此期关节软骨无破坏；

2. 纤维蛋白渗出期　渗出液中有大量白细胞及少量单核细胞，多量的纤维蛋白造成关节内粘连形成，有不同程度的关节软骨破坏；

3. 脓性渗出期　关节腔内有大量脓液，关节软骨被溶解，关节囊及周围软组织可形成蜂窝织炎或脓肿，病变为不可逆性，将后遗重度关节功能障碍。

【表现及诊断】

1. 一般症状　①起病急，有寒战高热，体温可达39℃～40℃，小儿惊厥，神昏谵语等全身中毒症状；②关节疼痛、肿胀，活动时加重，活动受限。

2. 体征　①受累关节明显肿胀，疼痛、色红、皮温高，压痛明显；②病变关节各方向活动受限，由于肌肉保护性痉挛，关节处于半屈曲位，或半脱位状态，表浅关节可触及波动感；③严重时，关节内脓汁穿出关节囊，出现窦道，或发生关节病理性脱位。

3. 化验检查　①白细胞计数升高，以中性粒细胞升高为主，血沉增快。②血液细菌培养多数为阴性，少数患者可为阳性。

4. 关节腔穿刺抽液检查　依病变不同阶段，穿刺液可为浆液性、纤维蛋白性或脓性，涂片检查可发现大量白细胞、脓细胞和细菌。

5. X线检查

早期：关节周围软组织阴影扩大，关节肿胀，积液，关节间隙增宽；

晚期：关节间隙变窄，软骨下骨质疏松、破坏、增生和硬化，关节间隙逐渐消失，发生纤维性或骨性强直，有时可见骨骺滑脱或病理性脱位。

【鉴别诊断】

1. 风湿性关节炎　常为多关节游走性肿痛，关节积液内无脓细胞，无细菌，血清抗链球菌溶血素O试验常为阳性。

2. 类风湿性关节炎　常为多关节发病，手足小关节受累，以关节变形为特点，关节肿胀不红，类风湿因子试验常为阳性。

3. 关节结核　有结核病病史或结核病接触史；起病缓慢；常有低热、盗汗和面颊潮红等表现；关节局部肿胀，疼痛，活动受限；无急性炎症表现；X线片可见有骨质疏松、破坏，但很少有新骨形成。

【治疗】

1. 一般治疗　①早期足量全身性应用抗生素。②患肢制动：应用石膏固定、夹板固定或牵引等，将患肢固定于功能位，防止病理性骨折、关节畸形，并有止痛作用。③补液、输血、增加营养等全身治疗。

2. 关节腔内注射抗生素　每日抽除关节液后，注入敏感的抗生素，若症状逐渐减轻，可继续注射抗生素治疗，若症状不能控制，须改行关节腔灌洗。

3. 关节腔灌洗　表浅的大关节，可行关节穿刺置入2根硅胶管，经管道注入有效抗生素溶液进行冲洗，引流液培养无细菌生长，全身及局部症状消失后可拔管。

4. 关节切开引流术　较深的大关节，如髋关节，或关节液已成脓性者，应及时切开引流，用大量生理盐水冲洗。去除脓液、纤维块和坏死脱落组织后，按上述方法进行持续灌洗。

5. 恢复期治疗　应用CPM进行关节功能锻炼，若关节已有屈曲畸形时，应用牵引逐步矫正。

6. 后遗症治疗　①对关节强直于功能位无明显疼痛者，一般无需特殊治疗，髋关节可行关节置换术。②强直于非功能位可采用全关节置换术、截骨矫形术或关节融合术。

【预防】

1. 预防感染　有开放性损伤的患者要及时彻底清创，预防感染的发生，特别是关节的开放性损伤。

2. 积极治疗全身的化脓性疾病。

3. 关节穿刺或关节镜检查时要严格执行无菌操作技术。

4. 对化脓性关节炎，其治疗原则是早期诊断，及时正确处理，尽量保留关节功能，所以早期积极和正确的治疗，是避免肢体功能障碍的关键。

（于万杰）

第五十六章

骨与关节结核

第一节　概　　述

骨与关节结核是骨与关节的特异性感染，是一种继发性病变。95％原发灶在肺，其次为消化道，通过血行感染骨和关节；少数病变由邻近病灶蔓延而来，如纵隔淋巴结结核可蔓延至胸椎。

骨、关节结核多呈单发，发生于血流慢、负重大、活动多的部位。脊柱结核最常见，约占全部病例的50％左右，其次为膝、髋、肘等关节。

好发于儿童和青少年。80％以上的病人30岁以内发病，其中1/3为10岁以内儿童。若不能早期诊断和治疗，常引起脊柱、四肢畸形，关节功能障碍或残废。

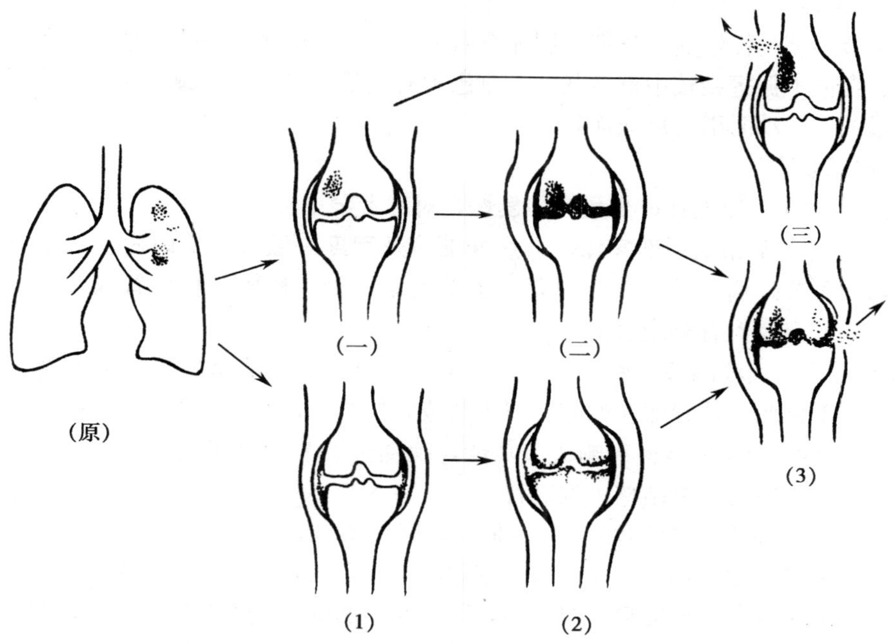

图56－1　骨关节结核临床病理发展示意图

(原) 原发病灶；(一) 单纯骨结核 (二) 由骨结核引起的全关节结核 (三) 单纯骨结核穿破皮肤形成窦道

(1) 单纯滑膜结核；(2) 由滑膜结核引起的全关节结核；(3) 全关节结核穿破皮肤形成窦道

【病理】 结核菌侵入骨关节后，当机体抵抗力强，入侵菌可被消灭或潜伏在骨的干骺端及关节滑膜中。至机体抗病力降低，则逐渐形成单纯骨结核或滑膜结核，进而演变为全关节结核（图 56-1）。骨关节结核的组织病理同样可分渗出期、增殖期、干酪样变性期，三期交错移行，界限并不清楚。

（一）单纯骨结核

如属骨端松质结核，中心型病灶位于骨松质中心，常有死骨，小死骨吸收出现空洞，周围骨质硬化，死骨较大难被吸收、系久病不愈的主要原因；边缘型因周围软组织供血良好，一般无死骨，仅表现为骨质侵蚀缺损。若为骨干处结核，也由于周围血液循环丰富，多不形成大块死骨或大片骨质坏死区，而以骨膜新生骨明显。

（二）单纯滑膜结核

好发于滑膜丰富的膝、髋关节。病初滑膜充血、水肿、渗出，使无色、透明、粘性的正常滑液变为浅黄、混浊、无粘性的结核性渗出液，此时治愈，关节功能尚可保存；后期滑膜因纤维组织增生变硬，影响关节活动。

（三）全关节结核

由于关节软骨具有一定的屏障作用，骨端单纯性松质骨结核较单纯滑膜结核更易变成全关节结核，随着关节软骨下骨质和关节囊等受破坏，关节软骨分离，干酪样坏死物、结核性肉芽及小死骨聚成寒性脓肿，一旦穿破为窦道，可继发化脓性感染，使骨关节破坏进一步加重。

【临床表现】

（一）全身症状

骨与关节结核是慢性病，早期无明显全身症状。儿童患者、原发灶活动期可有低热、盗汗、乏力、食欲不振等结核中毒症状。儿童患者有夜啼，是由于熟睡后保护性肌肉痉挛的消失，翻身或关节活动时引起疼痛而致。

（二）局部表现

1. 部位　大多为单发性，少数为多发性，对称者罕见。

2. 疼痛　骨关节结核局部疼痛，与病变部位及程度一致。关节内病变的压痛点分布在关节周围，而关节外病变的压痛点只限于关节的某一侧。椎体结核位置深在，不易引出压痛，叩击相应棘突时，有时能引出疼痛。

3. 肿胀　位置表浅的膝、肘、踝、腕关节肿胀明显。随病情发展，关节附近的肌肉萎缩，关节呈梭形肿胀。位置深在的髋、肩关节或脊柱结核，肿胀不明显。

4. 功能障碍　全关节结核影响关节功能，晚期全关节结核使关节强直。脊柱结核可使脊柱活动受限；下肢骨关节结核可致跛行。

5. 冷脓肿　骨关节结核病灶产生的脓肿，表皮不红，不热，称为寒性脓肿或冷脓肿。脓肿位于病灶周围，如颈椎结核形成咽后壁脓肿引起吞咽障碍；也可以沿疏松的软组织间隙向远处流注，如腰椎结核形成腰大肌脓肿，可流注到髂窝，触诊时髂窝饱满，有波动感。脓肿破溃后形成窦道，流出稀薄脓汁夹杂干酪样物、小块死骨，可继发混合感染。窦道闭合与反复发作交替，经久不愈。

6. 畸形　椎体结核楔形变引起角状后凸畸形；髋关节结核可出现髋关节屈曲挛缩畸形；下肢骨关节结核累及骨骺者，可造成双下肢不等长畸形。

7. 脊髓压迫　脊柱结核的冷脓肿压迫脊髓可出现肢体瘫痪。

8. 病理性脱位与病理性骨折常见。

（三）实验室检查

活动期血沉加快。合并混合感染时白细胞计数升高。

（四）X线检查

对诊断骨关节结核及其疗效判定都具有重要价值。

1. 单纯滑膜结核　关节肿胀，附近骨质疏松，关节间隙增宽。

2. 单纯松质骨结核　骨小梁模糊呈磨砂玻璃状；晚期有溶骨性变化，可见死骨形成或空洞。

3. 骨干结核　髓腔内呈溶骨性改变，骨膜新生骨较多，可见小死骨。

4. 全关节结核　早期关节间隙稍变窄，骨端骨松质有破坏；晚期关节间隙明显狭窄或消失。常合并脱位或畸形。

5. 脊柱结核　除具备松质骨结核的特征外，可见椎间隙变窄，椎体压缩变形及椎旁软组织脓肿阴影。

【诊断】 骨关节结核早期诊断比较困难，须考虑以下几个方面：

1. 仔细询问结核病史及接触史；

2. 骨关节结核临床表现；

3. X线检查对骨关节结核诊断具有重要价值，但滑膜结核X线征象不特异，要注意鉴别；

4. 活动期血沉加速。此外，CT、MRI、脓肿穿刺、病理检查等，在诊断有困难时，可酌情选用。

【鉴别诊断】

（一）类风湿性关节炎

与单纯滑膜结核鉴别。类风湿性关节常累及手足小关节，常为多关节受累。血清类风湿因子常呈阳性。诊断困难者可切取滑膜活检或关节液细胞学检查。

（二）化脓性关节炎

本病发病急骤，关节疼痛剧烈，中毒症状明显，白细胞计数增多，与骨关节结核一般不难鉴别。骨结核穿入关节致全关节结核时，其表现可与化脓性关节炎类似。需仔细询问病史，关节穿刺液细菌学检查有助于鉴别。

（三）骨肿瘤

椎体中心型结核须与转移癌，掌指骨骨干结核应与内生软骨瘤，寒性脓肿应与实质肿瘤鉴别，诊断不能确定时，可穿刺或切开活检。

（四）化脓性骨髓炎

干骺端的慢性化脓性骨髓炎与该部位的结核临床表现和X线检查相似，可做脓液细菌培养或病理检查鉴别之。

【治疗】 原则是早期诊断、早期治疗，方能及时控制病变发展，最大限度地保留关节功能，避免畸形和残废。

（一）抗结核药物治疗

用药原则：①早期用药：一经诊断立即用药。②联合用药：单用1种药易产生耐药性，宜2种或3种抗结核药联合用药。③足量：包括药量足及用药时间足够。一般3个月为1个疗程，连续3个疗程。大关节及脊柱结核用药时间需两年左右。

常用的抗结核药物有异烟肼、利福平和乙胺丁醇为第一线药物。长期使用抗结核药物，应注意药物反应和毒性作用，利福平可影响肝功能，乙胺丁醇从肾脏排泄，肾功能不全者需慎用。

（二）局部治疗

1. 局部制动　适当制动可以缓解肌肉痉挛，防止畸形及病理骨折。脊柱结核卧硬板床休息，四肢骨关节结核应减少负重，必要时可采用石膏绷带、夹板或皮肤牵引予以制动。

2. 局部注药　单纯滑膜结核可向关节内注射抗结核药，常用异烟肼或异烟肼与链霉素合用，每周1次，3个月为1疗程。注药前应抽净关节积液并注意无菌操作。寒性脓肿穿刺吸脓或切开排脓后，亦可注入抗结核药物。

3. 手术治疗　主要是病灶清除术，可缩短疗程、提高疗效。手术时既要彻底清除脓肿、干酪样物、死骨和坏死组织，又要避免损伤重要结构如血管、神经等。病灶清除后酌情实行关节融合、成形或者矫形手术。

病灶清除适应证：①任何骨、关节结核有明显死骨、冷脓肿；②单纯滑膜结核、骨结核非手术疗法无效，有发生全关节结核可能；③窦道流脓；④脊柱结核并截瘫。

病灶清除禁忌证：①中毒症状明显、抗结核药物疗效不佳或产生耐药；②有其他部位的活动期结核或严重疾病；③高龄、幼儿不能耐受大手术。

（三）支持疗法

骨关节结核通常为全身结核病的一部分，属慢性消耗性疾病，应注意加强营养，提高机体抵抗力，有利于组织修复。贫血者应给予抗贫血药物，必要时应间断输血。

第二节　脊 柱 结 核

脊椎结核较为常见，约占骨与关节结核的半数，脊柱结核中椎体结核占99%，单纯椎弓结核占1%。以腰椎和下位胸椎最多，上位胸椎和颈椎较少，骶椎更少，此可能与腰椎、下胸椎活动及负重较大有关。脊柱结核好发于青少年，但成人亦不少见，男略多于女。

【病理】 椎体结核一般分为中心型和边缘型两种，以中心型较为多见，椎体中心有骨质破坏，可形成死骨和空洞，早期椎间隙无变化，当椎体被破坏受压成为楔形时，脊柱可发生成角畸形。边缘型者为椎体上下缘有破坏，故椎间隙变窄或消失（图56-2）。

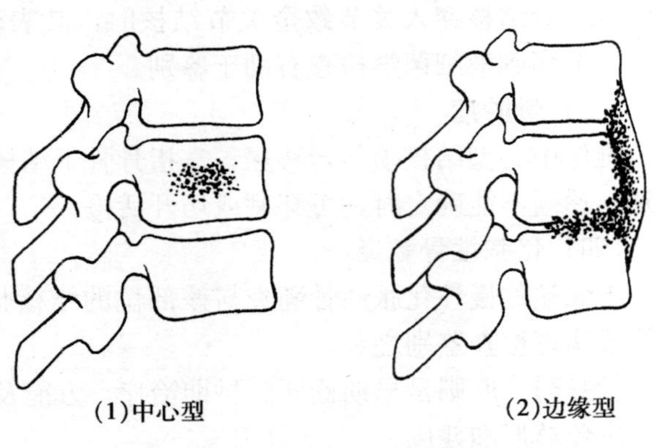

图56-2　脊柱结核病理示意图

椎体结核病变组织液化形成寒性脓肿，因重力影响常沿一定的组织间隙向下方流注，流注方向因病灶部位而异：①颈椎结核脓肿位于咽后壁，脓肿可沿胸锁乳突肌缘向下流注，而于锁骨上窝颈后三角区突出体表，故注意与颈淋巴结结核鉴别。②胸椎结核脓肿多在椎体两侧和前方聚集成梭形肿物，有时向前方穿越肋间肌突出于胸壁，故应注意与胸壁结核或交通性脓胸鉴别。③腰椎结核脓肿沿腰大肌流注，可突出于髂窝、腰三角区、腹股沟部、股三角区或臀部（图 56-3），故应注意与髂窝脓肿、阑尾周围脓肿或臀部脓肿相鉴别。

被破坏的病变组织如脓肿、死骨等可直接压迫脊髓，形成瘫痪，约占脊椎结核的10%，以胸椎结核多见，颈椎次之，腰椎很少发生。

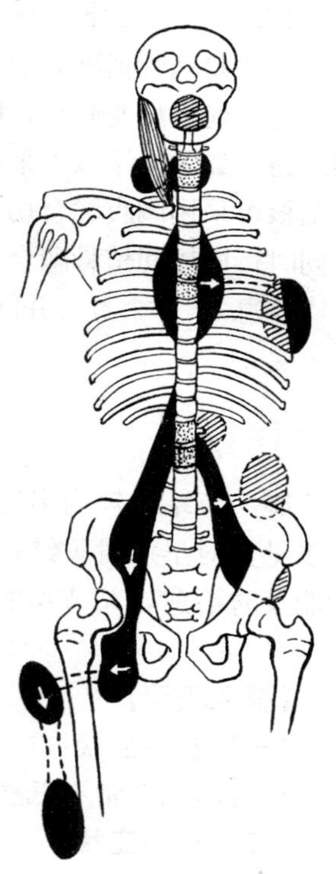

图 56-3 脊柱结核寒性脓肿流注途径

【临床表现】 早期多为局部症状，活动期方出现全身症状。

（一）全身症状

活动期可有低热、盗汗、乏力、消瘦等全身结核中毒症状。

（二）局部症状

1. 疼痛 多为隐痛或钝痛，局部有压痛或叩击痛，个别有脊神经的放射痛。

2. 功能障碍 多有活动受限，腰肌紧张，正常生理弯曲消失，脊柱僵直。

3. 脊柱后凸畸形 椎体被破坏后形成骨折致脊柱后凸，出现驼背。

4. 寒性脓肿 晚期在体表相应部位出现寒性脓肿，可有波动感。

5. 窦道和继发感染 寒性脓肿穿破皮肤形成窦道，并可继发感染，出现相应症状。

6. 瘫痪 多为逐渐发生，开始常表现为括约肌障碍，下肢无力，继而出现痉挛性瘫痪体征如肌张力增强，自主活动功能丧失，生理反射亢进和病理反射阳性等。瘫痪可根据感觉、运动和括约肌功能丧失的程度，分为完全性和不完全性瘫痪。

（三）X 线表现

早期仅有骨质疏松或椎间隙轻度狭窄，进一步发展出现椎体破坏或楔形变，椎间隙明显狭窄或消失，晚期有死骨或脓肿阴影，并多有程度不同的骨硬化现象。

【诊断】 根据症状和体征，结合 X 线摄片见椎体骨质破坏，诊断可确立。需与脊椎结核区别的疾病有脊椎转移癌及网状细胞肉瘤，可根据症状、X 线检查及病变部位穿刺查癌细胞和活组织病理检查确诊。

【治疗】

（一）非手术治疗

病人应卧床休息，如病变静止而脊椎比较稳定时，可以下床活动，如脊椎尚不稳定，则应在支架、围腰、石膏背心等保护下活动。

加强营养，给以高热、高蛋白、高维生素饮食。抗结核药物异烟肼、利福平及乙胺丁醇等应常规应用，以 2～3 种药物联合应用，效果较好。

较大的寒性脓肿，可在无菌条件下穿刺抽脓，减低压力。

瘫痪是脊椎结核最严重的并发症，应做好病人思想工作，加强护理工作，防止褥疮、尿路感染及肺部感染的发生。

（二）手术治疗

主要是病灶清除，解除压迫，将脓肿、肉芽、死骨和坏死椎间盘等予以清除，以改善局部血循环，促进病变修复，同时解除和防止对脊髓的压迫。手术途径根据病变不同部位采用不同的入路，如颈椎结核可采用经胸锁乳突肌前缘斜切口，胸椎结核常采用切除肋横突途径，胸腰段结核可采用胸腹联合切口进入及腰椎结核经腹壁切口，经腹膜外清除病灶等。在病灶清除后可同时行椎体间植骨融合，以稳定脊柱。病灶清除术应作好术前准备，操作应仔细，术后继续卧床休息3～6个月，并同时应用抗结核药物和增进营养，术后定期X线检查。

第三节 髋关节结核

髋关节结核较为多见，居全身骨与关节结核的第三位，好发于10岁以内的儿童，单侧性多见。对早期滑膜结核、单纯骨结核（髋臼、股骨头或大转子）以及较轻的全关节结核，如能及时治愈，关节功能多可保留，晚期者已有严重破坏或并发病理性脱位者，则愈后较差。

【临床表现】

（一）全身症状

病变活动期常有低热、盗汗、食欲减退、乏力、易哭、消瘦及血沉加快等。

（二）局部症状

1. 疼痛　属早期症状，与活动有关。幼儿表现为夜啼，有时仅表现为膝关节疼痛，应加以注意。

2. 功能障碍　活动受限，出现跛行，全关节结核跛行明显。因髂腰肌痉挛，患髋不能伸直，托马斯征阳性。

3. 畸形　髋关节多有屈曲、内收畸形。晚期可出现病理性脱位或畸形位强直。

4. 压痛、叩击痛　股三角和臀部常有压痛，大转子有叩击痛。

5. 脓肿或窦道　晚期全关节结核常在髋关节前内侧或后外侧出现脓肿，破溃后形成经久不愈的窦道。合并混合感染时，则有化脓性炎症表现。

（三）X线表现

X线摄片检查对滑膜结核非常重要，必须双侧对比，可见有关节周围软组织饱满的患侧闭孔变小、骨质疏松、滑膜肿胀、关节间隙增宽，晚期变窄。全关节结核、骨结核可见骨质与关节软骨面有破坏，出现死骨。

【诊断】 根据临床症状和体征，结合X线所见，一般即可诊断。CT和MRI可获得早期诊断。

髋关节结核早期应与股骨头骨骺炎鉴别，骨骺炎一般无结核中毒症状，血沉正常，髋关节功能障碍较轻，X线所见股骨头密度增高，多呈扁平状或碎裂，髋臼保持完好，关节间隙常增宽。

【治疗】 早期滑膜结核以非手术疗法为主，而全关节结核则多以手术为主，因儿童好发，早期病灶清除对保存关节功能有很大意义。

（一）非手术疗法

抗结核药物治疗加患肢行牵引或石膏固定，待局部症状消失，周身情况好转后逐渐再开始活动并功能锻炼。

（二）手术疗法

施行病灶清除术。一般在抗结核药物治疗下，对单纯骨结核和全关节结核，均应及早施行手术。14 岁以上的病人，可同时行植骨关节融合术。术后儿童用髋人字石膏固定 3～6 个月，成人用持续皮牵引固定。

对晚期病变已稳定而关节残留有畸形或其他功能障碍者，可行截骨矫形术或人工关节成形术。

第四节 膝关节结核

膝关节结核的发病率仅次于脊柱而居全身骨与关节结核的第二位，占四肢大关节的首位，多见于儿童和青少年。常为单侧，以滑膜结核多见。

【临床表现】 结核活动时有全身结核中毒症状。

（一）单纯滑膜结核

早期仅有关节肿胀，无明显疼痛。膝关节有积液，浮髌试验阳性。膝关节活动受限并跛行。病程较长时，肌肉萎缩，关节呈梭形肿胀。

（二）单纯骨结核

病灶附近轻度肿胀，有压痛。一般无关节功能上的障碍。

（三）全关节结核

多由滑膜结核发展而成，关节内软骨、骨质和滑膜均受侵犯，因此关节疼痛、肿胀、功能障碍、肌肉萎缩。晚期骨质破坏，脓肿形成并破溃，遗留皮肤窦道，可引起混合感染。

（四）X 线检查

单纯滑膜结核可见关节的骨质疏松，关节间隙早期增宽，晚期变窄。单纯骨结核可见关节端的骨质破坏，死骨和空洞形成。全关节结核除上述 X 线所见外，晚期有关节畸形。

【诊断】 根据病史、临床表现及 X 线所见，对膝关节骨结核，诊断一般较易，滑膜结核有时诊断较为困难，必要时可作滑膜病理切片检查，明确诊断。

【治疗】

（一）单纯滑膜结核

早期可行牵引或石膏托固定，同时全身抗结核药物治疗，亦可每周 1～2 次向关节腔内注入链霉素或异烟肼，效果较好。疗效较差者或滑膜明显增厚的病例，可在抗结核药物控制下行滑膜切除术。

（二）单纯骨结核

一般适于病灶清除手术。如病灶残腔过大，可同时予以植骨。

（三）全关节结核

除全身抗结核治疗外，局部应予固定。对关节破坏较为严重或已形成窦道者，年龄在 15 岁以上，可行病灶清除膝关节加压融合术。术后长腿石膏固定 10～12 周。

（王少六）

第五十七章

骨肿瘤

第一节　概　述

凡发生在骨内或起源于骨组织成分不论是原发性、继发性或是转移性肿瘤统称为骨肿瘤。

【病理】　原发性骨肿瘤，根据肿瘤组织的形态结构，特别是肿瘤细胞的分化类型及所产生的细胞间物质类型，分为良性和恶性两类。另一些病损类似肿瘤，称瘤样病变。继发性骨肿瘤，即转移性骨肿瘤，系指发生在其他器官的瘤细胞通过血液循环或淋巴管转移到骨骼上，此类肿瘤皆属恶性。良性的骨肿瘤多见于成人，生长慢，除局部发现边缘清楚的肿块外，常无不适。原发性恶性骨肿瘤多见于青少年，生长快，疼痛剧烈，常发热，并迅速出现恶病质；肿块有压痛，皮温增高，表浅静脉怒张，可转移；X线显示肿块边缘不清楚，骨质有破坏，骨膜反睓明显；病理检查异型细胞多、大小不等、核大深染、有核分裂。不过，恶性肿瘤也可貌似良性，而良性肿瘤在一定条件下（如损伤、不彻底手术），也可转化为恶性，故须慎重。

【临床表现】　骨肿瘤的发现常在损伤之后，因为损伤可促使原已存在的肿瘤及早发现，但损伤不会引起肿瘤。良性肿瘤发展缓慢，除了呈现肿块，多无明显症状。恶性骨肿瘤进展迅速、疼痛明显。常见的症状和体征有：①疼痛；②肿块与肿胀；③压迫症状；④功能障碍；⑤病理骨折；⑥转移和复发。

【诊断】　结合临床表现、X线影像和病理检查，可作诊断。

X线检查对骨肿瘤诊断有重要价值。X线片显示骨及软组织阴影。骨骼本身分骨质变化和骨膜反应，骨质变化分溶骨、成骨改变；软组织阴影中可见钙化影。良性骨肿瘤一般无软组织和骨膜反应阴影，骨骼变化规则，边界清楚，密度均匀。恶性肿瘤以骨破坏为主，密度不均，边界不清，软组织内有不规则阴影。骨膜反应在尤文氏肉瘤呈葱皮样，骨肉瘤中为Codman三角。其他如CT、MRI等影像学检查可帮助诊断。病理检查可分切开活检和穿刺活检两种方法鉴定骨肿瘤的性质。恶性骨肿瘤应测定血钙、血磷、碱性磷酸酶等生化指标。骨质破坏迅速时，血钙往往升高；血清碱性磷酸酶反映成骨活动，成骨性肿瘤碱性磷酸酶可增高；骨髓瘤约有一半病人尿中Bence-Jones蛋白阳性；前列腺癌骨转移者血酸性磷酸酶可增高。

【治疗】　良性骨肿瘤一般应采取手术治疗，恶性肿瘤采用结合术前、术后的化疗、放疗、免疫疗法、中药等的联合治疗方法，手术时应首先考虑保留肢体，尽量切除肿瘤，而将截肢放在慎重地位。

手术方法有：

1. 刮除植骨术 将病变组织彻底搔刮干净，用酒精、石炭酸或氯化锌涂抹骨腔壁，消灭残留瘤细胞，防止复发，然后植骨，填充骨缺损区。适用于溶骨型或混合性的良性病变，如骨囊肿、内生软骨瘤、良性骨巨细胞瘤等。

2. 切除术 在健康的骨质处，完整地切除肿瘤。适用于成骨型骨内或骨外生长的良性肿瘤，如骨瘤、骨软骨瘤等。

3. 截除术 将肿瘤所在部位的一段骨骼，连同完整的肿瘤一并截除，缺损区用异体半关节移植或人工关节置换。适用于良性肿瘤浸润或低度恶性的肿瘤（如Ⅱ级骨巨细胞瘤）。

4. 截肢或关节离断术 适用于恶性骨肿瘤。长管状骨下端的恶性肿瘤需高位截肢，上端的作关节离断术。

第二节 良性骨肿瘤和瘤样病变

一、骨 瘤

骨瘤是骨的成骨过程中发生异常引起组织过度增殖所产生的良性肿瘤，很少有恶变。颅骨和上、下颌骨为好发部位。多见于青少年。肿瘤的成分为致密的骨组织，系一真性肿瘤。临床表现除有局部骨突起外，一般无症状，偶可发生局部疼痛或压迫症状。

【治疗】 对无症状或不继续发展的骨瘤，不需治疗。如症状明显，可手术切除，预后良好。

二、软 骨 瘤

是以透明软骨为主要病变的良性肿瘤。多见于青少年，好发于手、足短管骨的中心部位，常为单发，但亦可为多发。发生于长管骨者多在干骺端。软骨瘤的主要成分为透明软骨及黄色或棕色的退化胶状物质，瘤外有一层纤维包膜。

【临床表现】 为局部逐渐肿胀，呈不规则的球形或梭形肿块，增大时可压迫周围组织而产生相应症状。偶可引起病理性骨折。

X线摄片可见有圆形或椭圆形的膨胀性透明区，皮质较薄，边缘整齐，其中有散在的砂粒钙化斑点。

【治疗】 应早期彻底行肿瘤刮除术。包括切除外层纤维膜，然后植入骨松质。对于长管骨的软骨瘤应做局部整块切除和大块植骨术，以防复发和恶变。

三、骨 软 骨 瘤

以透明软骨为主要病变的良性肿瘤，又称外生骨疣。多见于青年人。常发生在骨的干骺端，如股骨下端、胫骨和肱骨上端等处。骨软骨瘤的结构包括正常骨，上有正常软骨帽。在生长年龄内，骨软骨瘤有其本身的骨骺板，至生长年龄结束时，软骨瘤的生长即行停止。瘤体与周围组织间，可因摩擦而产生滑囊。骨软骨瘤可很长或很短，基底部较宽。约有1%的骨软骨瘤可发生恶变，以多发性骨软骨瘤发生的机会较多。

【诊断】 可长期无症状，但可压迫周围组织而产生相应的压迫症状。局部检查可扪及骨性肿块。X 线检查表现为骨性病损自干骺端突出，因软骨帽和滑囊不显影，故 X 线所见者较临床所见者实际要小（图 57－1）。

【治疗】 无症状者不需治疗，如肿瘤较大且有压迫症状，应考虑手术切除。切除范围应包括肿瘤基底部四周部分正常骨组织，以免复发。

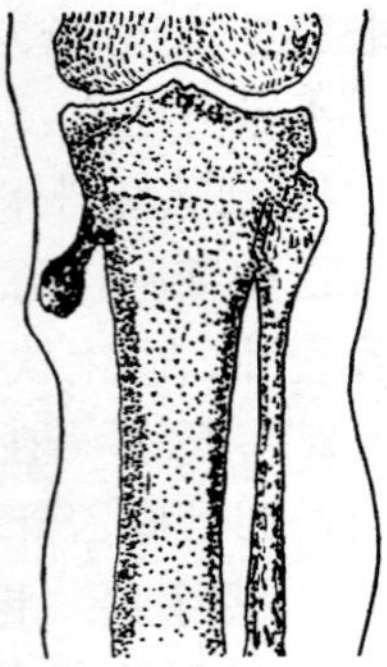

图 57－1 胫骨的骨软骨瘤

四、骨巨细胞瘤

骨巨细胞瘤是起源于骨松质的溶骨性肿瘤，有潜在恶性趋势。好发年龄 20～40 岁，女性多于男性，好发部位为股骨下端和胫骨上端。

【病理】 骨巨细胞瘤的主要细胞为巨细胞（破骨细胞）和基质细胞。巨细胞瘤的严重程度可分为三级：

Ⅰ级 基质细胞正常，有大量巨细胞；

Ⅱ级 基质细胞较多，巨细胞较少，有恶变趋势；

Ⅲ级 以基质细胞为主，巨细胞数量很少，并有明显肉瘤证据。

此种分级对治疗可起到参考作用，但不能以此来判断肿瘤的良、恶性。

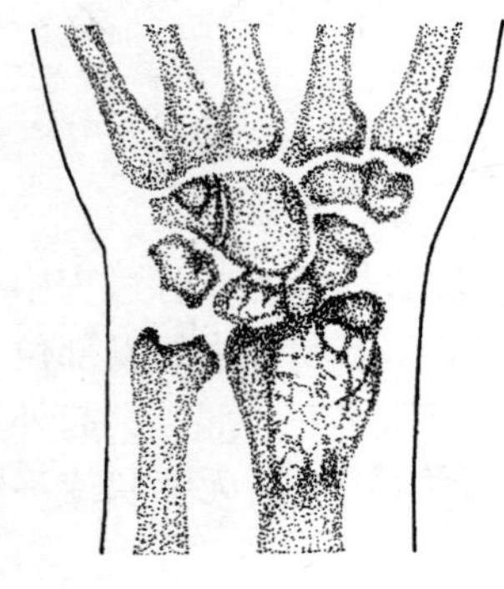

图 57－2 桡骨下端的骨巨细胞瘤

【临床表现】 局部疼痛，多为持续性痛，疼痛的严重程度与肿瘤的生长速度有关。如肿瘤侵及关节软骨，将影响关节的活动功能。X 线检查主要表现为骨端病灶处有骨质破坏，骨端膨胀。骨皮质亦有破坏（图 57－2）。

【治疗】 可行病灶局部刮除术，但易复发。刮除术加物理（如液氮等）或化学（如氯化锌等）处理，再用骨松质或骨水泥填充瘤腔，效果较好。如有复发，应行广泛切除和大块骨或假体植入。如证实为恶性，应行截肢术。化疗无效果。放疗易发生照射后肉瘤变，故多不采用。

五、骨 囊 肿

是一种骨的囊肿样局限性瘤样病损。常见部位为肱骨上端、股骨上端、胫骨上端和桡骨下端。多见于儿童和青少年。

骨囊肿一般开始于干骺端的附近，逐渐胀大，占满整个干骺端和骨干的一部分，内侧的皮质骨被吸收，但外侧的骨膜反应骨盖住病变部，腔内含有浆液或浆液素性液体。骨皮质可变得很薄，以致容易发生病理性骨折（图 57－3）。

骨囊肿膨胀性生长缓慢，一般无何症状，局部无疼痛，不被病人所发觉，很多病人是由于发生病理性骨折后就诊。

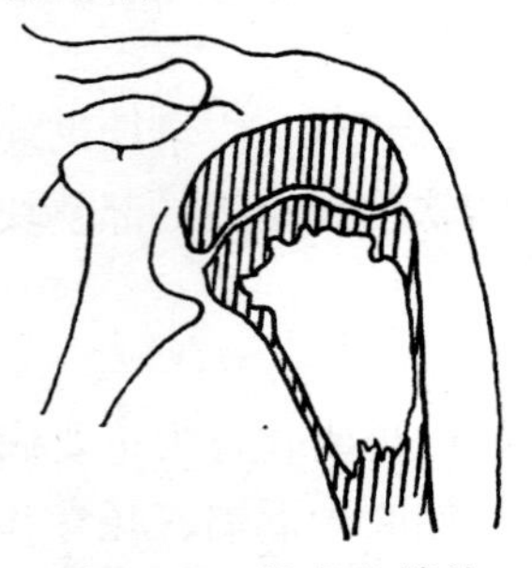

图 57－3 肱骨上端的骨囊肿

骨囊肿可自愈，特别于发生骨折后，囊腔可被新生骨填塞。已发生病理性骨折者，按骨折治疗原则处理。如囊肿仍存在，可行刮除术。刮除应彻底，不留囊壁，以防复发。刮除后可植入碎骨片。

第三节 恶性骨肿瘤

一、骨 肉 瘤

骨肉瘤是一种高度恶性的骨肿瘤，为原发性恶性骨肿瘤的首位。多发生在10～25岁的青少年，由畸形性骨炎转变者，年龄常超过50岁。长管状骨的干骺端为骨肉瘤最易发生的部位，骨骺骨干和其他任何部位的骨组织，均可发生骨肉瘤。约75%发生于股骨下端和胫、腓骨及肱骨上端。

【病理】 骨肉瘤的主要组织成分为肿瘤性成骨细胞，肿瘤性骨样组织和肿瘤骨，其成分的多少随肿瘤性成骨细胞的分化程度而异。分化比较成熟者，肿瘤骨多，称为硬化性骨肉瘤；分化比较原始者，肿瘤骨少，称为溶骨性骨肉瘤。亦有介乎二者之间的，即有不同程度的溶骨性和硬化性骨肉瘤。骨肉瘤转移较早而且迅速，肺转移发生率高。

【临床表现】

（一）疼痛

是最常见的症状，多为持续性局部钻入样疼痛，夜间明显，使病人不能忍受，影响睡眠。

（二）肿块

肿瘤增大时可于局部扪及，有压痛，软硬不一。肿瘤周围的肌肉很快发生萎缩，使肿瘤显得更大。

（三）皮肤改变

肿瘤表面皮肤呈紫铜色，紧张发亮，表面静脉怒张，有时还可触及搏动或听到血管杂音。

（四）全身症状

病人精神欠佳，消瘦，食欲不振，体重减轻，常有低热。

（五）化验检查

早期可有贫血，白细胞计数增多，血清碱性磷酸酶增高。

【诊断】 根据临床表现，一般诊断不难。X线检查可见干骺端呈现不规则的溶解破坏阴影，或为不规则的块状密度增浓阴影，骨膜增生呈日光放射线状并出现Codman三角（为肿瘤将骨膜掀起所形成的骨膜下三角状新骨）（图57-4）。肿瘤边缘模糊，境界不清。肺转移时X线摄片可见有球形阴影。

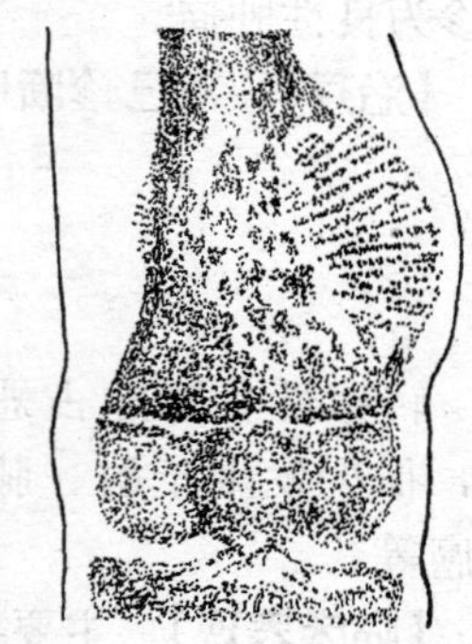

图57-4 股骨下端骨肉瘤（示骨质破坏及日光放射状阴影）

【治疗】 对尚无肺转移的骨肉瘤，应早期行高位截肢术，术前、术后配合化疗、放疗和中药等治疗，可提高5年生存率。

二、软骨肉瘤

软骨肉瘤是发生于软骨细胞的恶性骨肿瘤，分为原发性和继发性。

【病理】 表现为分化不良的软骨细胞，有丝分裂很少见。最常见发生部位是胫骨上端、股骨下端、骨盆及肋骨等处。亦可继发于内生软骨瘤、骨软骨瘤恶性变。原发性软骨肉瘤无包膜，与正常组织紧密相连。部分肿瘤可退行性变而形成假性囊肿或粘液样变。

【临床表现】 原发性软骨肉瘤多发生于20岁以下的青年人。主要症状为局部产生疼痛和早期出现恶病质，预后不良。继发性者多发生于30岁以上，发展较慢，恶性程度低，症状亦较轻。

X线检查可见肿瘤呈透明囊性变，囊内有钙化点或大量棉絮状物，有时可出现Codman三角。

【治疗】 原发性软骨肉瘤的治疗同骨肉瘤，5年生存率在20%～40%之间。继发性软骨肉瘤在肢体者，可局部整块切除并植骨；在骨盆或肩胛骨无法局部切除时，可行半骨盆或肩胛胸壁间离断术。

三、骨纤维肉瘤

骨纤维肉瘤是起源于非成骨纤维结缔组织的一种恶性肿瘤，比较少见，症状亦轻，好发于四肢长骨干骺端或骨干，以股骨多见。常在发生病理骨折后才就诊。X线检查见有骨质破坏，但四周反应较少，无骨扩张现象。骨纤维肉瘤转移较晚，故预后较好。

治疗应早期行整块切除植骨，但大多数需行截肢术。

第四节 滑膜肉瘤

滑膜肉瘤为起源于滑膜组织的恶性肿瘤，比较常见。

【临床表现】 多发于青壮年。好发部位为膝、髋等下肢大关节，也可发生于肌腱和筋膜上。主要表现为关节附近肿块，大小不等，质硬韧，边界不明显。生长较慢的滑膜肉瘤，易误诊为良性肿瘤。

【治疗】 对已诊断明确的滑膜肉瘤，应作截肢。局部切除极易复发，转移很慢。

第五节 转移性骨肿瘤

转移性骨肿瘤占恶性骨肿瘤的比率很高，好发年龄40～60岁，好发部位为躯干骨，很少发生于肘、膝以下。最易发生骨转移的恶性肿瘤有乳腺癌、前列腺癌、肺癌、肾癌等。

【临床表现】 主要症状是剧烈疼痛，病理性骨折和脊髓压迫。以疼痛最为常见。合并病理性骨折后，疼痛将加剧。脊柱转移肿瘤可因压迫脊髓而瘫痪。溶骨性骨转移时，X线表现为蚕食状不规则的骨质破坏，可出现血清钙升高；成骨性骨转移时，X线表现为斑点状或块状致密阴影，可出现血清碱性磷酸酶升高。但前列腺癌骨转移时血清酸性磷酸酶升高；混合性兼有成骨和溶骨性的变化。

【治疗】 治疗目的是延长寿命，减少病人痛苦及改善生活质量。可采用放疗、化疗、激素疗法及手术等综合治疗方法。对病理骨折可用内固定。对极难耐受的疼痛，可作姑息性截肢，为减少病人痛苦，可采用止痛麻醉药物。

（王少六）

第五十八章

非化脓性关节炎

第一节　骨性关节炎

骨性关节炎（osteoarthritis，OA）是骨科常见疾患之一，是指各种病因引起的关节的退行性、非炎症性病变。其病变特点是关节软骨变性，软骨下骨及软骨周围有新骨形成，病程常呈慢性、进行性发展，多累及手足小关节和负重关节，以疼痛、变形、和活动受限为特点。亦称肥大性关节炎、老年性关节炎、增生性关节炎、骨关节病等，我国目前OA的发病率为3%，随着我国人口老龄化，OA的发病率在不断升高。

【病因病理】 本病可分为原发性和继发性两类。原发性骨性关节炎，主要是由于日常关节活动对软骨损伤的积累作用，随着年龄的增长，软骨基质中的粘多糖含量减少，而纤维成分增加，软骨的韧性减低，易遭受力学伤害而产生退行性改变。病变以脊柱及四肢多见。继发性骨性关节炎，常发于关节畸形，关节损伤或关节炎症之后，由于负重不均衡或关节的破坏而导致软骨破坏，骨质增生，继而发病。主要病理改变为初起时局部软骨面变为浅黄色无光泽的粗糙面，以后软骨面沿水平方向脱落，脱落的软骨碎片或游离在关节腔内，或与滑膜粘连而引起滑膜增生，软骨面消失后，软骨下的骨板则暴露在关节腔内。在表层软骨破损的同时，深层钙化软骨和软骨下骨板也发生相应的改变。钙化软骨增厚，有血管自软骨周围和软骨下骨板区侵入，导致软骨下骨板致密增厚及边缘骨刺形成。晚期可有滑膜增生，关节囊纤维化。

【表现及诊断】

1. 临床表现　主要为关节疼痛，发病初始时关节疼痛为持续性钝痛或活动时加重，随病情发展，可出现间歇性疼痛或休息痛，病变时间的延长，疼痛呈递增性、功能呈递减性改变。可伴有关节无力欲跌倒的滑落感。关节活动轻度或中度受限，以外旋明显。关节骨性粗大，可触及滑膜肿胀，关节积液。主动或被动活动关节时，可触及或听到捻发音或摩擦音。晚期可见不同程度的挛缩畸形。

2. 化验检查　血、尿常规一般正常，少数病人血沉稍快。关节液检查可见到红细胞、软骨和胶原纤维碎片。

3. X线检查　可见关节间隙狭窄、软骨下骨板致密、关节边缘及关节内结构尖锐、边缘性骨刺形成，软骨下骨质内可见囊性改变，骨质疏松，有时可见关节内游离体。晚期可见关节半脱位。

【鉴别诊断】

1. 类风湿性关节炎　本病血沉多增快，类风湿因子多为阳性，受累关节肿胀为软组织肿胀所引起。常有全身症状和贫血及皮下结节等。

2. 大骨节病　为地方性疾病，发病于幼年，严重者身材矮小，关节病变以手指各关节和踝关节最明显，踝关节的病变主要为距骨关节面凹凸不平和跟骨结节发育不良。

【治疗】

1. 治疗原则　骨性关节炎的治疗以保守治疗为主，控制病情发展，缓解症状，对影响日常生活的病例，进行手术治疗。

2. 治疗方法

保守治疗

1. 药物治疗　治疗 OA 的药物可分为非特异性药物和特异性药物。非特异性药物有解热镇痛药、NSAIDs 和糖皮质激素。特异性药物又分改善症状药物和改善结构药物。改善症状药物是指那些起效缓慢、疗效持续较久的药物，这类药物通常可以改善疾病的进程。改善结构药物是指那些能够改变影像学可见的关节结构的药物。

2. 非药物治疗　治疗方法有减肥、理疗、功能锻炼、辅助器械等。

(1) 肥胖是骨关节炎的危险因子，有报道体重在 10 年内减轻 5kg，膝骨关节炎发病率减少 50%。减肥是治疗的重要环节之一。

(2) 理疗：常用方法有深部透热疗法、脉冲电刺激、矿泉疗法等。理疗不仅可以消肿止痛、减轻症状，而且可改善关节功能。

(3) 功能锻炼：通过锻炼可以保持关节的活动范围，增强肌肉力量以稳定关节，户外活动可提高日常活动能力和耐力。

(4) 辅助器械：对于下肢骨关节炎，应用拐杖、步行架、矫形器等器械能减轻关节的负荷，有利于病情的控制。

3. 关节局部处理

(1) 关节腔内注射透明质酸：透明质酸钠是软骨基质的成分之一，不仅可重建滑液的粘度，而且对构成软骨基质方面发挥作用。

(2) 关节镜下清理：比较适合于膝关节骨性关节炎的治疗，行关节冲洗、增生滑膜刨削、修整关节面、摘除游离体、半月板修复等处理，是治疗骨关节炎的有效手段。关节镜下钬激光清理术是近年兴起的治疗方法。

(3) 手术治疗：对于保守治疗效果欠佳的患者，可根据病情采用截骨术，如胫骨上端截骨术治疗膝内侧间隙关节炎，McMurray 股骨近端截骨术治疗髋关节骨性关节炎。随着材料学的发展和制作工艺的进步，人工假体置换术越来越广泛地应用于骨性关节炎的治疗中，且取得了较为理想的治疗效果。关节融合术适合于单关节发病的重体力劳动者。

【预防】

1. 中、老年人应节制饮食，适当运动，减轻体重，能推迟或避免骨性关节炎的发生。

2. 对各种畸形，应早期矫正。

3. 对关节外伤应力争解剖复位，可减少继发病变的发生。

4. 对于受过外伤的关节，治疗后期应延迟关节负重时间，在不负重情况下进行功能锻炼，使关节面得以很好地修复，治疗后的日常生活和工作中也要尽量减少负重，或改换工种，以推迟本病的发生。

5. 对运动员、舞蹈演员等应加强体育保护，并定期做关节的保健性检查。

第二节　类风湿性关节炎

类风湿性关节炎为全身进行性关节损害的慢性全身性结缔组织病。我国的发病率为0.35%。女性发病率略高于男性。本病常侵犯多个关节，而以手足小关节最先发病，多呈对称性。主要病理改变为关节滑膜的慢性炎症，单核细胞浸润，新生血管形成，软骨及骨组织的侵袭，导致关节结构的破坏，功能丧失。

【病因病理】

1. 病因　本病病因不明，可能与感染、过敏、内分泌失调、家族遗传、或免疫因素有关。本病为多发病常见病，女性多见，男女比例约为1∶2.5。隐渐发病，约占70%；急性发病，不超过10%；中间型发病，约占20%。受累关节以腕、指、膝、趾等关节最常见，在手指关节中以掌指关节和近侧指间关节最常见，其次为踝、肘、肩等关节，跟骨、颈椎及骶髂关节最少见。

2. 病理　早期变化可见滑膜出现炎性反应，滑膜充血、水肿、纤维蛋白渗出、绒毛增生，关节腔内积液，液体中有大量的中性粒细胞。积液增多时，使关节囊膨胀，导致关节松弛，造成关节脱位。后期类风湿肉芽侵蚀，破坏关节的软骨面、软骨下骨质、关节囊、韧带和关节附近的肌腱组织，关节畸形或强直，最后使受害关节完全丧失功能，除关节外，还常侵犯皮肤，眼、心脏、血管和其他器官。

【表现及诊断】

本病以女性患者多见，男女比例为3∶1，绝经期为发病高峰。女性以腕手小关节最先发病，而男性多先有膝、踝、髋等单关节发病。

（一）症状和体征

1. 关节肿胀和疼痛　开始可为酸痛，后可进行性加重，晨起时较明显，阴雨天气、寒冷可使症状加重。

2. 晨僵现象　晨起时感关节僵直、胀感，活动后可渐缓解。

3. 多个关节受累　多以手足小关节最先发病，受累关节多对称发病。有些可表现为四肢大关节均被累及。

4. 关节活动受限或关节畸形　晚期可出现关节的畸形，手部出现鹅颈畸形或尺偏畸形，膝关节可出现膝内外翻畸形，髋关节可强直于屈曲内收位。

（二）X线表现

可分为四期：

骨质疏松期　关节周围骨质普遍疏松，关节囊肿胀。

关节破坏期　早期关节间隙狭窄，严重者关节面模糊不清，可出现囊状透亮区。

严重破坏期　关节间隙明显狭窄，关节变形。

强直期　关节间隙消失，关节融合。

（三）化验检查

1. 轻度贫血，白细胞增高，CRP及血沉加快。

2. 活动期类风湿因子多为阳性，但有30%的病人为阴性，阴性患者治疗效果较好。

3. 部分病人抗O升高。

4. 血清免疫球蛋白升高率为50%～60%，多为IgG和IgM升高。

5. 抗核周因子（APF）、抗角蛋白抗体（AKA）、抗Sa抗体及抗RA33/36抗体监测对该病早期诊断有重要价值。

【鉴别诊断】

1. 强直性脊柱炎　初发部位常为骶髂关节、腰椎和膝关节，病人常为青年男性，RF阳性率低。

2. 风湿热　相同点为关节炎红、肿、热、痛，游走性关节疼痛，抗O增高；不同点是常侵犯大关节，倡累及小关节，急性期过后不留痕迹，常伴有心肌炎，X线骨质无改变。

3. 痛风　急性发作和慢性关节病变，均与本病相似。不同点是关节液检查尿酸或焦磷酸钙结晶，血尿酸浓度增高，痛风石等；X线可见关节附近骨质多处溶骨性破坏。

【治疗】

1. 治疗原则　缓解疼痛；抑制炎性反应，消除关节肿胀；保持关节功能，防止畸形的发生；纠正关节畸形，改善肢体功能。

2. 治疗方法

（1）支持疗法：富于蛋白及维生素的饮食，可补充铁剂、维生素D和钙剂；适当休息，改善阴冷、潮湿的工作环境，避免过劳；短暂或间断地使用局部外固定；慢性期病人，可适当选用物理疗法或中药外敷、按摩、练功、体操、疗养等。

（2）药物治疗：①一线药物：水杨酸制剂、消炎痛药物、灭酸类药物、吡罗昔康、丙酸类药如布洛芬等、吡唑酮类药物如保泰松和瑞比林等、苯乙酸类药物。②二线药物：金制剂如硫代苹果酸金钠等、抗疟药如氯奎和羟氯奎、D-青霉胺。③三线药物：免疫抑制剂如硫唑嘌呤和环磷酰胺。④肾上腺皮质类固醇或垂体促肾上腺皮质素。

（3）中医用药：长期使用一线药物，或长期使用皮质类固醇，效果不佳或已出现不良反应者。取雷公藤根，去内外皮，切碎木质15g加水400ml，温火水煎（不加盖）2小时，取汁150ml，渣再加水煎，取汁100ml，混合后分早晚两次服，每日1剂，7～10天为一疗程。疗程之间停药2～3天，可用3～4个疗程。

（4）手术治疗：①滑膜切除术。②截骨矫形术。③髋、膝屈曲挛缩畸形，可行关节松解和肌腱延长术。④关节融合术。⑤关节成形术或人工关节置换术。

（5）其他疗法：本病除上述疗法外还可用中药膏药外敷或熏洗、针灸治疗和物理疗法等。

【预防】

1. 避免寒、凉、潮湿的生活、工作环境。

2. 劳逸结合，避免过劳。

3. 关节肿痛时予以固定，以防畸形。

4. 多食用富含维生素及钙质的食物。

（于万杰）

第五十九章

运动系统畸形

第一节 先天性畸形

一、先天性肌斜颈

先天性肌斜颈为一侧胸锁乳突肌纤维性挛缩引起，其头向患侧倾斜，而面转向健侧的畸形（图 59-1）。发病与胸锁乳突肌因产伤发生出血、机化，以至肌纤维变性挛缩有关。

【诊断】 婴儿出生后，于一侧胸锁乳突肌内可扪及梭形肿块，质硬而较固定，斜颈很轻，随年龄增大才逐渐明显。2～3 岁后出现的后天斜颈，多由颈椎结核或其他疾病引起，可摄 X 线片予以鉴别。

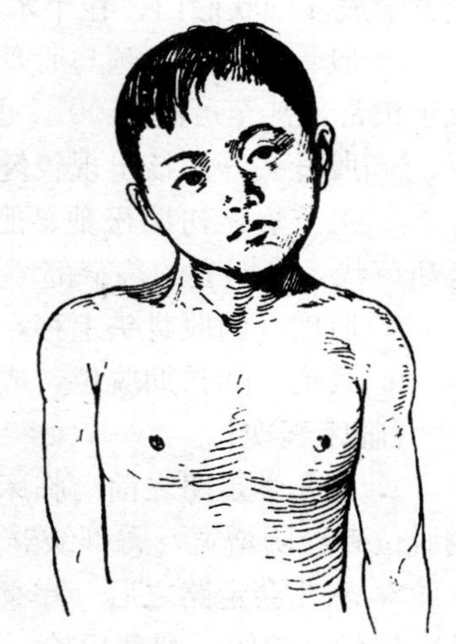

图 59-1 先天性肌性斜颈

【治疗】 治疗愈早效果愈好，年龄越大、斜颈和面部畸形越难完全矫正。

1. 非手术疗法　适用于 1 岁以内婴儿，采用局部热敷、按摩、手法扳正和固定头部的方法，以促进肿块的消散、防止肌挛缩。出生后 2 周起，每次哺乳时，由母亲按摩患侧胸锁乳突肌，并使头逐渐弯向健侧、面部移向患侧、枕部旋向健侧，婴儿入睡后，用沙袋仍保持上述矫正位，坚持做到过度矫正，2～3 个月可治愈。

2. 手术疗法　适用于 1 岁以上的患儿。3～4 岁前作胸锁乳突肌切断术，多能完全恢复；超过 8 岁手术，斜颈能矫正，面部畸形难完全矫正；12 岁以后手术，斜颈及面部畸形虽无法完全恢复正常，但仍有助于改善畸形程度。通常于锁骨内端上方一横指处作横切口，切断胸锁乳突头肌的锁骨头和胸骨头，年龄较大者可分别切去其 1～2cm，术后用头颈胸石膏固定头部于过度矫正位 3～4 周。术中注意避免损伤膈神经、颈总动脉及颈内静脉。

二、并指（趾）与多指（趾）

并指（趾）系先天性两指（趾）或更多的指（趾）连在一起，以第 3、4 指相连最为常见，拇指极少受累。连接两指（趾）间的组织多为皮肤和皮下组织，少数可有部分骨连接。

【治疗】 手并指应在3岁后进行手术分开，缝合伤口或用皮片移植修补缺损。脚并趾不影响功能者不必手术。

多指（趾）是最常见的先天性骨畸形，一般发生在拇指（趾）或小指上。治疗应尽早从根部切除多余指（趾），以免影响正常指（趾）的发育。多指（趾）较大时，术前需X线摄片确定正指（趾）、副指（趾），避免误将正指（趾）切除。

【治疗】 手术宜在1岁左右施行。

三、先天性髋关节脱位

先天性髋关节脱位较为多见，女多于男，约为5∶1，常为单侧发病，左侧比右侧多，双侧者少见。确切原因尚不清楚，可能系胚胎期髋臼上缘发育不良或异常，或与关节囊松弛有关，胎位不正也可影响髋臼发育。

【病理】 根据病变轻重程度分为发育不良、半脱位和全脱位三种情况。髋关节发育不良的患儿在出生后并无脱位，但于学会走路之后因局部负重而使股骨头逐渐向上滑脱。

1. 髋臼 较浅，常呈碟形或三角形，其后上缘变平，使臼窝倾斜度增大，臼内为大量脂肪纤维组织和肥厚的圆韧带所填充，因而使股骨头复位受到障碍。脱位已久者于原臼位后上方形成浅凹状假臼，在手术复位时应予注意，以免误认。

2. 股骨颈 股骨颈与股骨干所成的前倾角，在儿童正常约为25°～35°，患有本病时多大于正常，甚至可高达90°，也有同时出现髋外翻者。

3. 股骨头 骺核出现较健侧晚，发育较小，多呈不规则的扁平球形。

4. 关节囊 初期松弛、肥厚，股骨头仍在囊内。当股骨头脱位上升时关节囊被拉长，呈葫芦状。晚期囊的狭窄部增厚、粘连，阻碍股骨头还纳。

5. 肌肉 因股骨头上移，使髂腰肌、臀肌及内收肌缩短，造成股骨头复位困难。

6. 其他 如长期脱位，成年后可导致腰肌劳损及腰段脊柱增生性关节炎等。

【临床表现】

1. 患儿学走路之前 临床表现较轻，需仔细检查才能发现。单侧脱位者患肢较短，双侧脱位者会阴增宽，臀部皱襞加深，髋外展受限，活动时可有股骨头滑动感或音响。

2. 患儿会走路之后 单侧脱位时行走呈跛行，双侧脱位时行走左右摇摆呈鸭行步态，站立位骨盆前倾，臀部后抬，腰部凹陷。髋部检查股骨大转子上移。单腿站立试验（trendelenburg）阳性。套叠试验阳性（检查时，一手托扶大转子，拇指触在腹股沟部，另一手握踝部沿股骨纵轴推拉，阳性者可感到股骨头上下滑动）。

3. X线检查 摄骨盆正位片，以了解髋臼和股骨头的发育情况及其相互位置。

（1）髋臼角测定：在骨盆正位片上，通过两侧Y形软骨顶点连一水平线，从髋臼上缘至Y形软骨顶点连一斜线，两线间的夹角，即为髋臼角。正常新生儿的髋臼角为30°左右，2岁小儿为20°左右，成人为10°左右，先天性髋脱位患儿则大于正常。

（2）髋臼象限：从髋臼上缘向下作垂线与上述水平线成直角交叉，可将臼部划分为四个象限。正常时股骨头应处于内下象限，如超越此象限，可以其移位多少判定为半脱位或全脱位。

（3）颈闭孔线（Shenton线）：正常时股骨颈内缘与闭孔上缘可联成一完整弧形曲线，如此弧线中断，表示有脱位。

（4）测前倾角：患者仰卧，下肢伸直，在 X 线透视下逐渐使髋关节内旋。当股骨颈投影显示最长时，测其内旋角度，即为股骨颈的前倾角。新生儿为 25°～35°，学龄儿童为 15°～25°，成人为 10°～15°，先天性髋脱位时此角增大。

【治疗】 方法很多，应根据病人年龄、脱位程度等选择应用。

1. 1 周岁以内 可单纯外展髋关节，保持股骨头复位，使髋臼得到较好的发育即可治愈。常用方法有：①外展尿枕或外展布兜固定：即在两下肢间放一较大的尿枕，使两下肢逐渐外展，布兜固定与尿枕的作用相同。②外展夹板固定，下肢逐渐增加外展度数，达到治疗目的。上述方法需固定 9 个月以上，经 X 线检查证明股骨头已完全复位后，即可逐渐减少两髋外展角度，直至将固定去除。然后患儿卧床活动两髋并逐渐站立步行。如有脱位复发时，应继续行外展固定。

2. 1～3 岁 可在麻醉下行手法复位。方法为：术者一手握住患肢向下牵引并外展、外旋、屈膝、屈髋各 90°，在此位置用蛙式石膏裤固定 3 个月，然后改用双侧髋外展、内旋长腿石膏继续固定 3～6 个月。

3. 4～8 岁 可行手术治疗，3 岁内的患儿经手法复位失败者亦可手术。术前需行骨牵引，将股骨头拉至髋臼水平。

（1）单纯切开复位法：切开关节囊，清除臼内脂肪纤维组织，将股骨头复位，然后用髋人字石膏固定 2 个月左右。

（2）髋臼造盖术：适用于髋臼过浅，复位后仍易脱出者。在髋臼上缘造盖，使髋臼加深，复位后用髋人字形石膏固定 2 个月左右，拆除石膏后，开始练习走路。

（3）骨盆截骨术：适用于髋臼轻度变浅，于股骨头复位后，下肢轻度外展位不易脱位者。手术为自坐骨大切迹至髂前下棘上方用线锯截断，再从髂前上棘处截取一楔形骨块，将截缝牵开，并使远端向下外旋转，使髋臼角减小以增强稳定性。将楔形骨块嵌入截缝间，用克氏钢针固定骨块于髂骨上。然后用髋人字形石膏固定患髋于轻度外展内旋位 6 周。

4. 9 岁以上 手术效果多不满意。成年期如因髋部疼痛有碍行走或负重，可行股骨转子下外展或旋转截骨术，改善负重力线，减轻症状。

四、先天性马蹄内翻足

先天性马蹄内翻足也称先天性畸形足，多为单侧，也可为双侧。有跗骨间关节内收、踝关节跖屈、足内翻、胫骨内旋及胫后肌痉挛等畸形组成。

【病理】

1. 外形改变 表现为足的内翻、内收和跖屈，轻重程度不一。未行矫正者因长期使用足背外侧行走，致该处形成巨大胼胝，下方有滑囊形成。久之可继发踝关节和小腿向内旋转或合并膝关节外翻畸形等。

2. 软组织改变 表现有跟腱缩短、内侧韧带和关节囊及胫前、后肌挛缩等。相反，同时有足前外侧肌腱、韧带、关节囊的延长等。

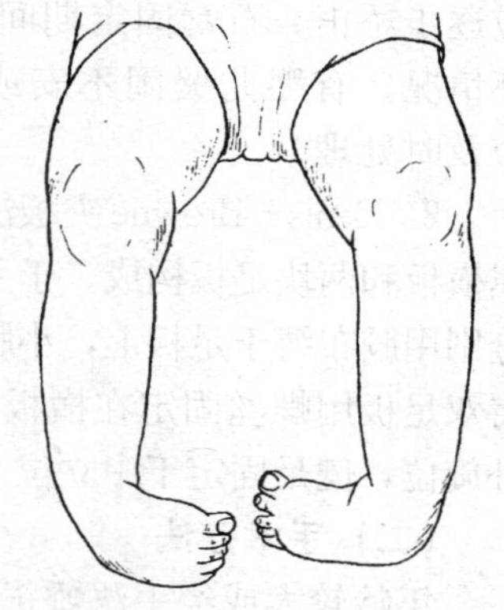

图 59-2 先天性马蹄内翻足

3. 骨与关节改变 早期仅有足骨变位，晚期发生内侧骨块变小，外侧骨块变大畸形，并可发生下肢各关节甚至腰椎出现器质性病变。

【临床表现】 生后即有单侧或双侧足内翻、跖屈，但多数可扳正。如畸形严重且足跟很小者，常不易扳正。病儿开始行走时跨步困难，一侧者有跛行，双侧者摇摆不稳。

【诊断】 患儿出生后即有程度不等的一足或双足马蹄内翻畸形（图 59－2），站立学步后畸形逐渐加重。初以足尖或足外缘着地，后足背着地行走，局部形成滑囊及胼胝。

【治疗】 愈早愈好，绝大多数可治愈。

（一）非手术疗法

1. 手法矫正和胶布、石膏固定法（图 59－3） 对于 2 个月以内的婴儿，可先用手法将

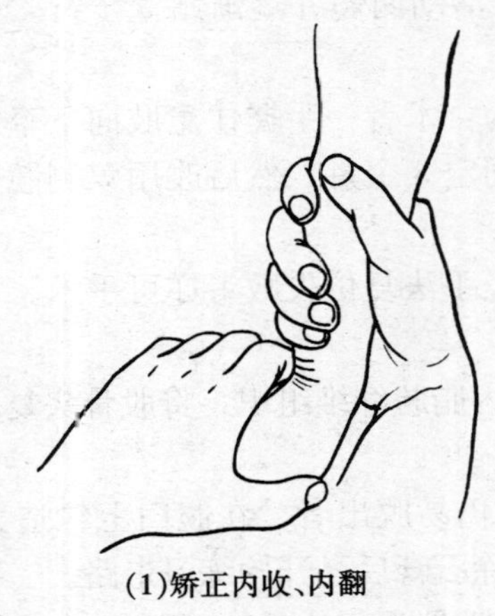

(1)矫正内收、内翻

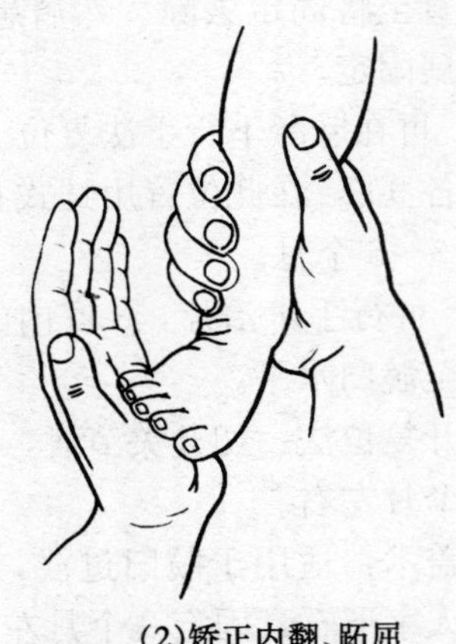

(2)矫正内翻、跖屈

图 59－3 手法扳正

畸形逐步矫正，并用胶布将患足固定于矫正位，可每 3 日进行 1 次。若是畸形显著改善，脚的外展背伸弹性抗阻力消失，即可改换为矫形足托（图 59－4）。亦可用石膏固定，固定范围应包括足、小腿和大腿，使膝关节屈曲在 90°～100°，以防石膏滑脱。每 2 周更换石膏一次，以后逐渐延长更换时间。每次矫正不要过多，应逐步矫正。石膏固定期间，应注意肢体血循环情况，有婴儿哭闹不安或足趾颜色改变时，应及时处理。

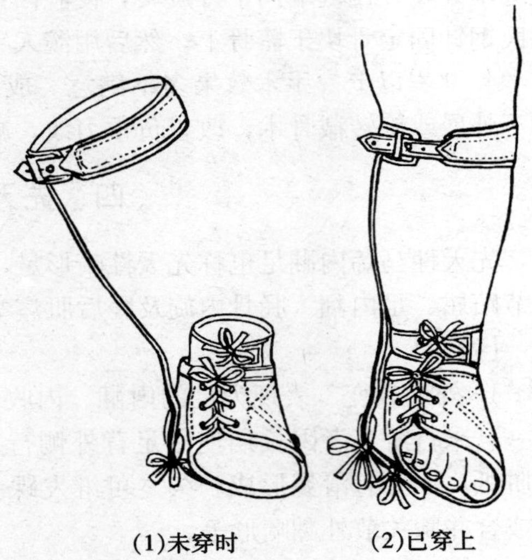

(1)未穿时　(2)已穿上

图 59－4 矫形足托

2. Denis－Browne 夹板法 整套夹板为一金属横板和两块足板构成。于手法矫正后，将双足分别用胶布缚于足板上，小腿缚于小腿板上，再将双足板用螺丝固定在横板上，患足固定于 60°外旋位，健足固定于中立位（图 59－5）。

（二）手术疗法

年龄较大或经手法矫正失败者，可考虑手术治疗。

1. 软组织手术 跟腱延长和踝关节后方关节囊切开仅能矫正跖屈，矫正内翻需剥离挛

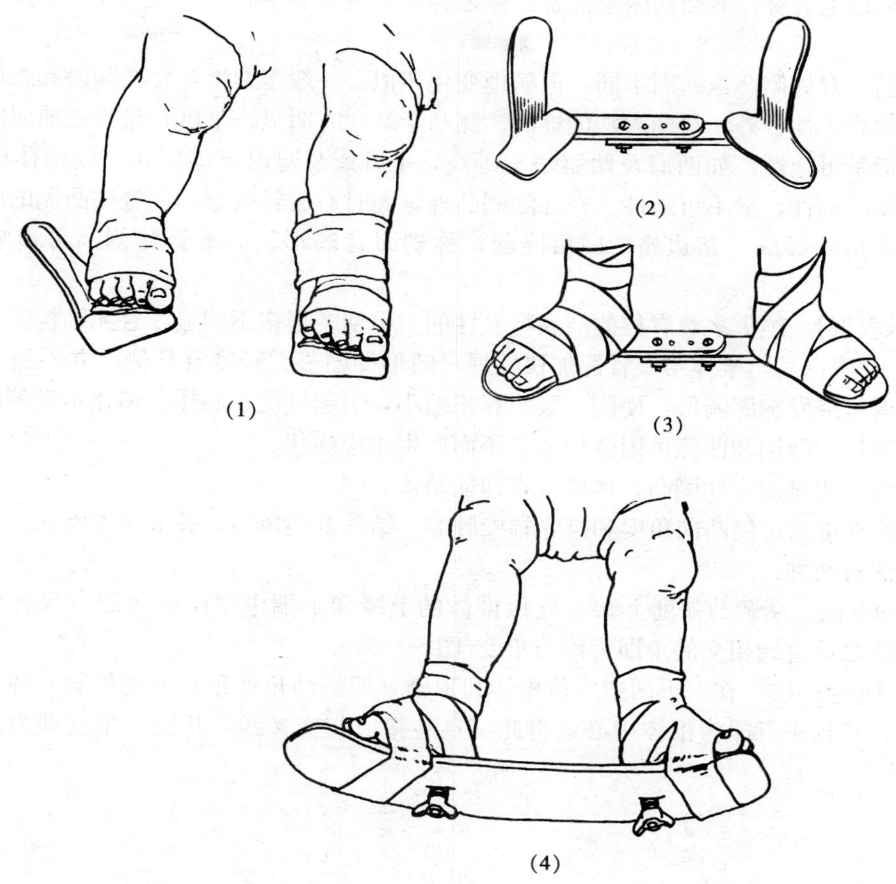

图 59-5　轻便的双侧马蹄内翻足矫形夹板（Denis-Browne 夹板）

（1）夹板上的足托可以取下，先将两足分别包在足托上；（2）两足托安装在夹板上的情况；
（3）两足包在足托上后，安装在夹板上的正面观；（4）两足包在足托上后，
安装在夹板上的跖面观。转动螺旋可以调节两足外展角度

缩的韧带及施行跖腱膜切断术，并加胫前肌止点外移术。此手术适用于尚未形成骨关节改变者，也可同时和骨性手术一起进行。

2. 骨关节手术　适用于 12 岁以上的儿童。骨变形明显者，可行三关节固定术，在此关节外行外宽内窄、上宽下窄的楔形截骨，可矫正内收、内翻和跖屈畸形，术后石膏固定 12 周。

对畸形严重的成年人，因其已适应畸形和姿态，不宜轻率地行手术治疗，手术多不能完全将畸形矫正，反而破坏其已代偿的平衡，效果不佳。

第二节　特发性脊柱侧凸

正常人脊柱从侧面观，有颈椎、腰椎前凸，胸椎、骶椎后凸共 4 个生理弯曲，从背面观，各棘突连线呈一直线。如果脊柱的某一段偏离中线，形成曲线，称为脊柱侧凸。约

80%～85%以上的脊柱侧凸病因不清楚，称之为特发性脊柱侧凸。好发于6～7岁女孩，男孩少见。

【病理】 脊柱侧凸虽病因不同，但病理变化相似。一般多发生在脊柱胸段和腰段，多凸向右侧。除先天性者外，早期为功能性的。侧凸于站立时明显，平卧、悬身或前屈时减轻或消失，畸形呈可逆性。如两肩及两髂嵴不等高，平卧或悬身时不能纠正，则椎体已有楔形变，畸形属结构性，呈不可逆性。脊柱除侧凸外，同时有旋转畸形，使脊柱凸侧的肋骨向后突出，肋骨角可形成一条边嵴，向后隆起，称剃刀背畸形。严重脊柱侧凸可影响心肺功能。

【临床表现】 绝大多数脊柱侧凸属特发性的。早期畸形多不明显，且无结构变化，易于矫正。至10岁以后，椎体第2骨骺加快发展，畸形即明显。轻度脊柱侧凸并不引起任何症状，严重者可继发胸廓畸形，使胸、腹腔容积缩小，引起气促、心悸、消化不良等内脏功能障碍。神经根在凸侧和凹侧可因牵拉或受压而产生相应症状。

【诊断】 明显的脊柱侧凸，体格检查即能确诊。

X线检查可测定侧凸的角度和排除脊椎肿瘤、结核及类风湿性关节炎等疾病。测定侧凸角度的方法有两种：

1. Cobb法 从侧凸弧度上端中立位椎体的上缘和下端中立位椎体的下缘各作一延长线，此两线之垂直线相交的角即为侧凸角度(图59-6)。

2. Ferguson法 在上下两中立位椎体和顶椎（即侧凸角度顶点处的椎骨）体上，各划两对角线，其相交点即为椎体中心，将此三点连接成相交叉线，其交叉角度即为侧凸角度(图59-7)。

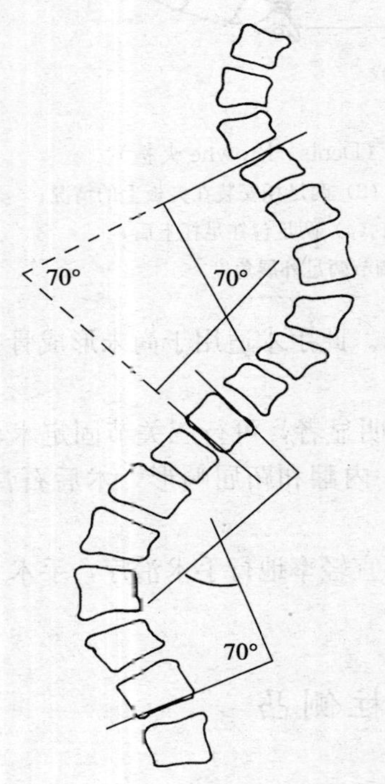

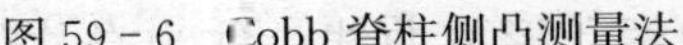

图59-6 Cobb脊柱侧凸测量法

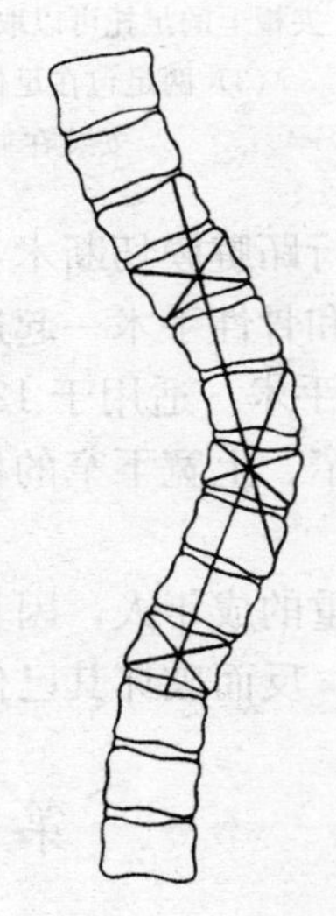

图59-7 Fergusom法

【预防】　学龄儿童坐位应保持正确姿势。姿势性侧凸不需矫形治疗，但应加强腰背肌、腹肌、髂肌及肩部肌肉的锻炼，以增强肌力，增加脊柱活动度及改善姿势。特发性侧凸弧度较大者，可穿戴支架，在凸侧支架上用加压垫挤压。12～16 岁期间畸形最易恶化，应加强治疗与观察。

【治疗】　有持续性疼痛及脊柱易于疲劳和不稳定者，可考虑手术治疗。手术方法有两种：

1. 特制器械矫正畸形　例如 Harrington 器械（图 59－8，9），包括一个撑开杆和一个压缩杆。前者用于侧凸的凹侧将脊柱撑开，后者用于凸侧用拉力使脊柱变直。

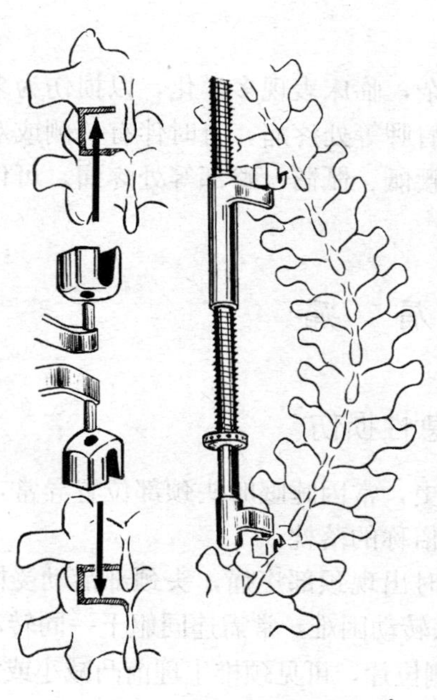

图 59－8　哈灵通（Harrington）器械撑开杆应用方法示意图

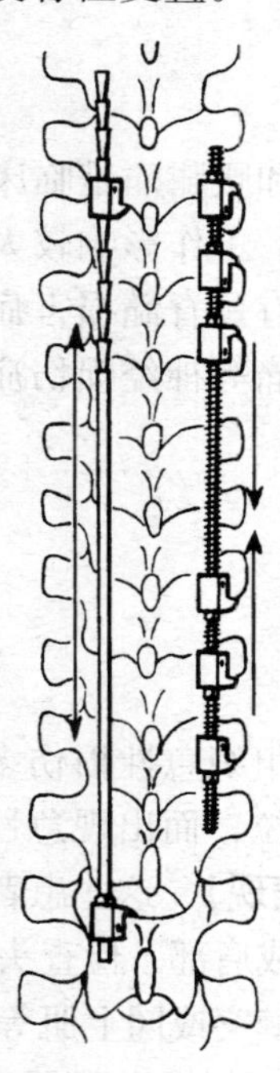

图 59－9　哈灵通器械矫正术后，左为撑开杆，右为压缩杆

2. 脊柱融合术　脊髓灰质炎后遗症所引起的脊柱侧凸，可穿戴支架；肢体不等长的可加高跟鞋或作肢体等长手术。

（王少六）

第六十章

颈肩痛和腰腿痛

颈肩痛和腰腿痛是临床常见的症状，其病因复杂，临床表现多样化，以损伤为多，病程长，对生活、工作影响较大。颈肩痛是指颈、肩、肩胛等处疼痛，有时伴有一侧或双侧上肢痛，部分并有颈脊髓损害症状。腰腿痛是指下腰、腰骶、骶髂、臀部等处疼痛，可伴有一侧或双侧下肢痛等神经损伤症状。

第一节　颈　肩　痛

一、颈部软组织急性损伤

颈部软组织急性损伤多见颈扭伤，或没有外伤史，常因睡眠时头颈部位置异常，颈部肌肉被持续牵拉，而出现急性颈肩痛，突然发作，即俗称的落枕。

【临床表现】 这些患者多有明显外伤史或起床时出现颈部疼痛，头颈部活动受限，可放射到枕顶部或肩部。检查头向患侧歪，颈部僵硬，头转动困难，常需连同躯干一同转动。多在颈椎横突、棘突或冈上肌等处有压痛点。颈椎X线侧位片，可见颈椎生理前凸减小或消失。

【治疗】 颈椎牵引器牵引或颈托制动；可行按摩、理疗或针灸治疗，也可口服活血化瘀、消炎止痛药。对有明显局限痛点者可行利多卡因加醋酸泼尼松龙痛点封闭。

二、颈肩部软组织慢性劳损

颈部软组织急性损伤，没有彻底治愈；工作、学习等活动姿势不当，长此以久引起颈部肌肉疲劳，终致劳损；有的与局部受寒冷刺激及年龄因素有一定关系。病理改变主要是软组织无菌性炎症反应，及时纠正上述病因，病情获得缓解，甚至终止病程发展。否则，长期下去会发展至骨与关节的退行性变。

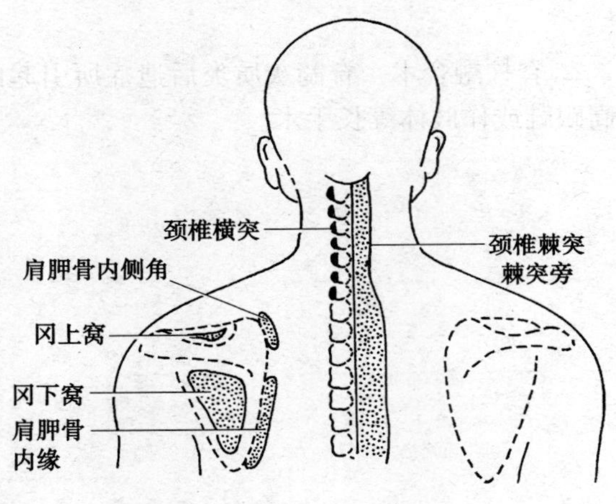

图 60-1　颈肩部软组织损伤常见压痛区

【临床表现】 本病多为中老年人，长期伏案工作者多发。表现为颈部肌肉的疼痛与不适，时轻时重，适当休息或活动后可自行缓解，但可反复发作。检查可在颈肩部查到压痛区（图 60－1），颈部活动受限，有时可触及痉挛的肌肉。

【治疗】 劳逸结合，调整工作和生活的习惯；纠正不正确的工作、学习姿势和体位；颌枕带牵引、理疗、按摩或针灸等；可结合中药治疗。

三、颈 椎 病

颈椎病系指由于颈椎间盘退行性变及其继发性椎间关节退行性变所致脊髓、神经、血管损害而表现的相应症状和体征。

【病因和病理】

1. 颈椎间盘退变　是颈椎病的发生和发展中最基本的原因。颈椎间盘退变而使椎间隙狭窄，韧带与关节囊松弛，引起颈椎节段间不稳定。骨质增生与椎间盘突出，导致椎间孔与椎管狭窄，刺激与压迫神经根、脊髓及椎动脉（图 60－2）。

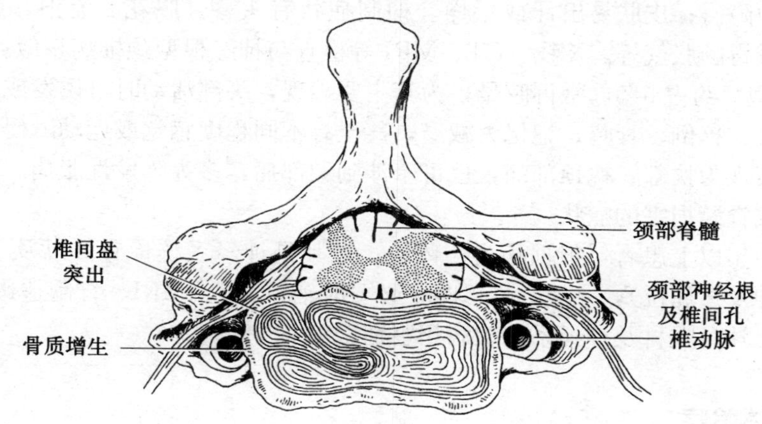

图 60－2　颈椎间盘突出和骨质增生刺激与压迫神经根、脊髓、椎动脉

2. 损伤　急性损伤可使原已退变的颈椎和椎间盘损害加重而诱发颈椎病；慢性损伤对已退变颈椎加速其退变过程而提前出现症状。由于暴力伤致颈椎骨折、脱位所并发的脊髓或神经根损害不属颈椎病范畴。

3. 先天性颈椎椎管狭窄　是指胚胎发育过程中椎弓根过短，椎管矢状径小于正常（14～16mm），在此基础上，即使退行性改变轻微，也可较早出现压迫症状而发病。

【临床表现】 根据其病变部位与受压组织的不同而主要分为神经根型、脊髓型、椎动脉型及交感神经型。也可见到各型症状掺杂的情况。好发部位依次为 $C_{5、6}$、$C_{6,7}$、$C_{4,5}$。

1. 神经根型　发病率最高，占颈椎病患者的 50％～60％。由于颈椎间盘侧后方突出和或骨质增生，使神经根受压迫所致。起病缓慢，常见的症状是颈痛、颈僵硬，疼痛放射至上臂、前臂或手指，上肢无力，皮肤麻木、过敏，手指活动不灵活。检查可见患侧颈部肌肉痉挛，活动受限，颈肩部有压痛。病程长者上肢肌肉可表现萎缩，相应的神经根支配区出现感觉异常、肌力减退与腱反射减弱。臂丛神经牵拉试验（Eaton 试验，见图 50－2）：检查者一手扶患侧颈部，一手握患腕外展，双手向相反方向牵拉，使已受压神经根受刺激而出现放射痛或疼痛加重为阳性。压头试验（Spurling 征，见图

50－1)：患者坐正，头后仰并偏向患侧，检查者用手压其头顶部，出现颈痛并放射到患侧手部疼痛为阳性。神经系统检查可有定位体征。颈椎X线正、侧位片可见颈椎生理前凸减少或消失，颈椎病变椎间隙变窄，椎体前、后缘骨质增生，颈椎斜位片可见钩椎关节、关节突关节增生、椎间孔狭窄。CT或MRI可见颈椎间盘突出、椎管和神经根管狭窄或神经根受压。

2. 脊髓型颈椎病　占颈椎病的10%～15%，多发生于50岁以上的男性，发病缓慢，可有下肢发麻及步态不稳、脚下有踩棉花感，躯干有束带感，大小便功能障碍。检查肢体可有不同程度的椎体束征，手持物不稳，腱反射亢进，髌阵挛、踝阵挛阳性、Babinski征阳性。X线片示相应椎体前和（或）后缘骨质增生、椎间隙变窄。椎管造影、CT、MRI可显示颈椎间盘突出、脊髓受压。

3. 交感神经型　约占5%，有交感神经兴奋或抑制症状。兴奋症状有头痛或偏头痛、头晕、视物模糊、视力减退、畏光、眼后部胀痛；心跳加快、血压升高、心前区疼痛或心律不齐；耳鸣、听力障碍；皮肤易出汗或干燥。抑制症状有头昏、眼花、流泪、鼻塞；心动过缓、血压下降或胃肠胀气等。X线、CT、MRI等检查与神经根型颈椎病相似。

4. 椎动脉型　约占5%，常诉眩晕，为其主要表现，头部活动时可诱发或加重。其次有头痛、视觉障碍、猝倒、耳鸣、记忆力减退，甚至有不同程度感觉或运动障碍，以及精神异常。头痛主要表现为枕部、枕顶部痛，也可牵涉到颞部痛，多为阵发性胀痛。病人也可同时有神经根受损或脊髓损害的症状。

【诊断】 中年以上患者，根据病史、体检，尤其是神经系统检查，以及X线片（正侧位、斜位、过伸及过屈位)，一般容易诊断，必要时辅以CT、MRI、脊髓造影等特殊检查。需要与胸腹部、耳鼻喉科及神经系统疾病相鉴别。

【治疗】

(一) 非手术治疗

1. 颌枕带牵引　适用于脊髓型以外的各型颈椎病。取坐位或卧位，头微屈。牵引重量2～6kg。每次1/2～1小时，每日1～2次，15日为一疗程。牵引后症状加重者，不宜再用。

2. 颈托和围领　主要用以限制颈椎过度活动，而病人行动不受影响。

3. 理疗　可加速炎性水肿消退和松弛肌肉的作用。

4. 推拿、按摩　对脊髓型以外的早期颈椎病可减轻肌肉痉挛，改善局部血液循环。需要专业人员进行，手法宜轻柔。脊髓型颈椎病要慎重操作，否则易加重脊髓损害。

5. 药物治疗　无特效药物。非甾体抗炎药物、肌松弛剂及镇静剂等均属对症治疗，但长期使用有一定副作用，故宜在症状剧烈、严重影响生活及睡眠时才短期交替使用。推拿按摩虽有一定效果，但它带来的问题有时则十分严重，特别是对脊髓型颈椎病，容易导致脊髓损伤，因而要慎重使用。

(二) 手术治疗

诊断明确的颈椎病经非手术治疗无效，或长期反复发作，生活、劳动受影响者，或脊髓型颈椎病症状进行性加重者适于手术治疗。根据手术途径不同，分为前路手术及后路手术，经颈椎前路手术切除椎间盘、椎体后方骨赘及钩椎关节骨赘，解除对脊髓、神经根和椎动脉的压迫。同时行椎体间植骨融合，以稳定颈椎，对多个节段病变或椎管狭窄者或对经前路手术后效果不佳者可用经后路椎板切除或椎板成形椎管扩大术。

四、胸廓出口综合征

胸廓出口综合征是指胸廓上口到腋部这段胸腋通途的不同部位，臂丛神经和锁骨下动、静脉受压而引起患侧上肢的一系列症状。

【病因和分类】 根据本综合征发生的原因，有以下几类：①颈肋综合征；②前斜角肌综合征；③肋锁综合征；④第1肋骨综合征；⑤过度外展综合征。

【临床表现和诊断】 病因虽不相同，其主要表现为臂丛神经和锁骨下血管受压迫、刺激的一系列症状。患侧颈肩部疼痛、麻木、感觉异常、肢体无力，疼痛可向肘部、前臂放射，骨间肌、小鱼际肌可有不同程度的萎缩，血管受压时，表现为肢端苍白或青紫、发凉脉弱甚至消失、患肢缺血性疼痛。检查锁骨上窝部有压痛及放射痛。可作下列试验证明：①斜角肌试验（Abson征，图60－3）：检查者触摸病侧桡动脉，令病人深吸气、头后伸并将下颌转向病侧，桡动脉减弱或消失为阳性。②肋锁试验：检查者触摸病侧桡动脉，令病人尽量将肩向后下移，出现桡动脉减弱或消失。同时牵引病肢向后下，可提高阳性率。③臂丛神经体位试验：嘱病人双上肢外展90°并外旋，不断用力作握拳与伸开动作，患侧易疲劳，并自远端向近端出现麻木、疼痛为阳性。颈椎正位X线片，可发现颈肋或其他骨性畸形。

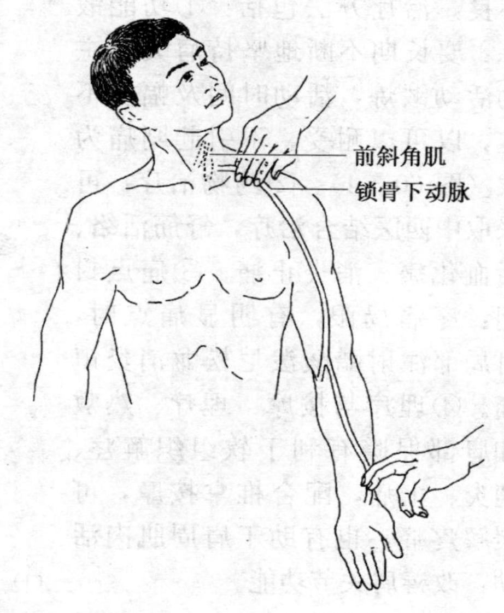

图60－3　斜角肌试验

【治疗】 对于症状较轻、无神经损伤症状者，行适当休息，局部热敷、理疗、按摩及对症治疗；经非手术治疗无效，症状严重者，应施行手术治疗。根据不同病因，可选用颈肋或第1肋骨切除术、前斜角肌切断术、臂丛及锁骨下血管探查松解或胸小肌位切断术。

五、肩关节周围炎

简称肩周炎，又称凝肩、冷冻肩或五十肩。是肩关节周围肌肉、肌腱、韧带、滑囊、关节囊等软组织发生的慢性损伤性炎症。因关节内外粘连，而以疼痛、肩关节功能活动受限为其临床特征。

【病因】 肩周软组织由于长期过度活动、姿势不良等致肩部慢性损伤、退变，或外伤后肩部固定过久，肩周组织继发萎缩、粘连，或肩部急性挫伤、牵拉伤后因治疗不当等，均可发生本病。此外，肩外疾病如颈椎病、心、肺、胆道等慢性疾病发生的肩部牵涉痛，也可能转变为肩周炎。

【临床表现和诊断】 本病多发生于50岁以上中、老年人，女性多于男性，主要症状是肩部疼痛及肩关节活动受限，疼痛可放射至颈部、肩胛背部或上臂。夜间疼痛加重，影响睡眠。严重时患肢穿衣、梳头等活动困难。检查可见肩部肌肉轻度萎缩，冈上肌腱、肱二头肌长、短头肌腱及三角肌前、后缘均有压痛。肩关节活动受限，尤以外展、外旋、后伸受限最明显。肩关节X线一般无特殊改变，有时可见局部骨质疏松、肩周软组织内钙化、大结节密度增高。根据临床表现容易诊断。本病需与颈椎病、颈肩部软组织劳损、肩部肿瘤等相鉴别。

【治疗】 本病病程1年左右，一般可自愈。可遗留肩关节功能不良，治疗方法包括：①功能锻炼：要长期不断地坚持肩关节主动活动锻炼，活动时间及幅度不定，以可以耐受、不引起剧痛为限（图60-4）。②药物治疗：可采取中西医结合治疗，舒筋活络、活血化瘀、消炎止痛。③痛点封闭：疼痛局限，有明显痛点时，可局部注射醋酸泼尼松龙消炎镇痛。④理疗与按摩：理疗、热敷和肩部保暖有利于软组织解痉、消炎、止痛，配合推拿按摩，可缓解疼痛，也有助于肩周肌肉活动，改善肩关节功能。

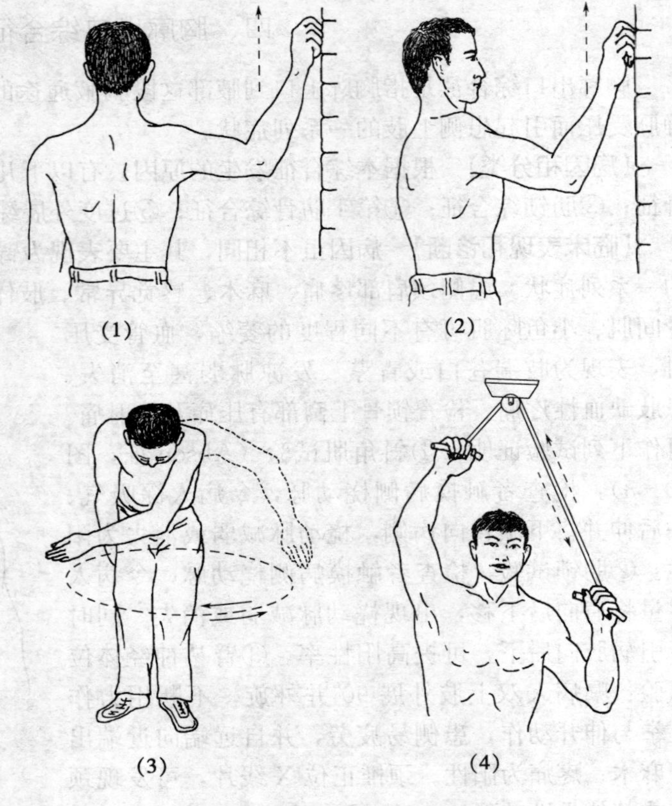

图60-4 肩关节功能锻炼

（1）爬墙外展；（2）爬墙上举；（3）弯腰垂臂旋转；（4）滑车带臂上举

第二节 腰腿痛

一、概述

腰腿痛是指腰背部疼痛而又可能并发一侧或两侧下肢疼痛的一种综合征。其病因复杂，但以腰骶部的损伤和退行性变最为常见。常与职业特点和生活劳动习惯有关。对人类的生活与劳动可产生严重影响。

【病因与分类】 引起腰腿痛的病因很多，大致可分为脊柱性（包括肌肉、韧带等软组织）病变和非脊柱性病变。后者指脊柱以外的内脏病变刺激自主神经末梢而出现反射性腰腿痛，亦可为局部的神经、血管本身病变引起。脊柱性病因较多，大致归纳如下：

1. 损伤性　骨折和（或）脱位、脊椎滑脱、椎间盘突出、腰扭伤、棘上、棘间韧带损伤、陈旧性骨折、脱位、第3腰椎横突综合征等。

2. 退行性变　腰椎骨关节炎、椎间盘退变、退行性椎管狭窄、骨质疏松症、内脏下垂、黄韧带肥厚等。

3. 炎症　化脓性脊椎炎、脊柱结核、脊髓炎、强直性脊柱炎、神经根炎等。

4. 发育及姿势异常　脊柱侧突、脊柱裂、脊膜膨出等。

5. 肿瘤及类肿瘤　骨巨细胞瘤、转移性肿瘤、纤维瘤、嗜伊红肉芽肿等。

【疼痛性质】

1. 局部疼痛　由局部病变或继发性肌痉挛所致。疼痛部位较局限，多有明显固定压痛点。

2. 牵涉痛　亦称反射痛，是指腰骶椎、腹腔脏器疾患时，刺激传递到脊神经或脊髓丘脑束神经元，使同一节段的神经元兴奋，在相应的体表感觉支配区出现疼痛不适。其疼痛定位较模糊，可伴腰肌痉挛。

3. 放射痛　神经根受到损害时，即有其特征性表现，疼痛沿受累神经行径向末梢放射，神经支配区的感觉、运动、反射异常表现，定位体征明显。

【治疗】

（一）非手术治疗

多数病人采用此法治愈或好转。

1. 动静结合疗法　疼痛发作期，卧床休息，以缓解疼痛；疼痛缓解后应佩戴腰围下床活动，适当进行腰背肌功能锻炼。

2. 推拿按摩　可使腰背部肌肉痉挛缓解，疼痛减轻。软组织损伤、椎间盘突出患者亦可选用，但必需由专业人员进行，以防发生新的并发症。

3. 针灸与小针刀　电针、银针、耳针、艾灸、拔火罐，穴位刺激后可缓解疼痛，一般需多次治疗，疗效慢，周期长。小针刀对于脊柱周围软组织慢性劳损、非感染性症引起的疼痛疗效确切。

4. 理疗　此类方法较多，如热敷、超短波、特定电磁波、多功能频谱、激光等，可改善局部血液循环、缓解疼痛。

5. 牵引　椎间盘突出病人，可采用腰椎牵引（图 60－5）。

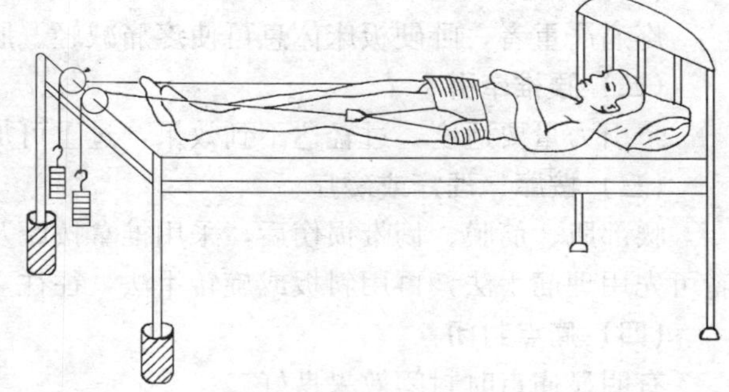

图 60－5　骨盆牵引法

6. 痛点及穴位封闭　药物可选用2%利多卡因 2～4ml 加入泼尼松龙 25mg，1 周 1 次，可连续 3～4 次。疼痛局限，有明显痛点者，效果较好。

7. 药物治疗　可服用非甾体类抗炎镇痛药、扩张血管及活血药。

8. 中药治疗　对于急慢性损伤、劳损、退行性变、慢性炎症等给予中药辨证施治，也会出现明显效果。

（二）手术治疗

非手术治疗无效者，要分析原因。有手术适应证者，可选择手术。要确保手术效果。在有关疾病中会进一步叙述。

【预防】　开展科普保健宣传，普及腰腿痛的防治知识；自觉采取合理的劳作姿势，并养成良好的生活、工作、学习习惯；劳逸结合，加强体育锻炼活动；改善劳保条件，改进做工方法。

二、急性腰扭伤

急性腰扭伤为腰部用力不当而导致的腰部各种软组织的急性损伤，亦称“闪腰”。损伤组织包括腰部肌肉、筋膜、韧带、关节囊等。损伤后可造成软组织的撕裂、出血及小关节滑膜嵌顿。

【临床表现】 病人有腰扭伤病史，即在抬重物或做某一动作时突感腰部剧痛，甚至动作被迫中止。在咳嗽、喷嚏或作腰部活动时疼痛加重。检查见腰部僵硬、不能主动活动、甚至拒绝他人协助活动。棘间韧带或棘上韧带损伤时，压痛点在后正中线棘突间或棘突上。肌或筋膜损伤时，压痛点多在棘突两侧软组织区肌附着处。在腰骶关节、骶髂关节损伤或滑膜嵌顿时，关节局部多有压痛（图 60－6）。本病可无下肢痛；但少数患者下肢有放射痛。X线检查一般无特殊改变。

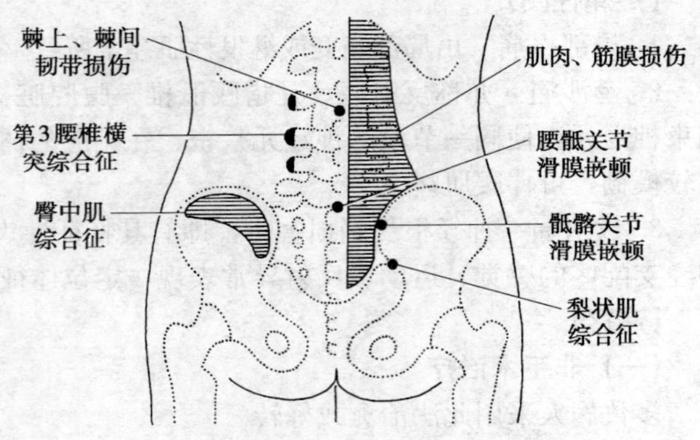

图 60－6 急性腰扭伤、慢性腰劳损疾病压痛区

【治疗】

（一）休息制动

疼痛严重者，卧硬板床休息可使疼痛减轻、肌痉挛解除，亦可佩戴腰围、支具制动。

（二）腰椎牵引

牵引力量要适度，过轻达不到效果，过重可加重损伤。

（三）按摩、理疗或磁疗

腰部肌、筋膜、韧带损伤后，采用推拿按摩及理疗或磁疗，可达到明显效果。滑膜嵌顿者可先用理筋手法，再用斜板或旋转手法，往往立即见效。

（四）痛点封闭

有明显痛点时封闭效果良好

（五）中西药治疗

辅以中药治疗，可舒筋活络、活血化瘀、消肿止痛，也可应用非甾体类抗炎镇痛药物。

（六）功能锻炼

痉挛和疼痛缓解后，可配合理疗，并加强腰背肌功能锻炼，改善腰背肌舒缩功能，使肌肉弹性恢复正常。要防止转变成慢性腰痛。

三、慢性腰部劳损

慢性腰部劳损是由于在日常生活和工作中，腰部长期反复活动或遭受不稳定外力的慢性刺激，使腰部肌肉、韧带、筋膜及关节囊积累性劳伤而引起。平常所谓腰痛大多属于此类。临床上包括棘上韧带炎（损伤）、棘间韧带炎（损伤）、腰肌筋膜炎（劳损）、第 3 腰椎横突综合征、臀中肌综合征等。

【病因和病理】 病因：①急性腰扭伤未及时彻底治愈，而迁延形成慢性腰肌劳损，发生疼痛。②长期弯腰工作、学习和工作姿势异常或长时间处于固定的单一姿势，腰部软组织长期处于异常紧张状态或慢性损伤，腰部肌肉舒缩功能紊乱，引起疼痛和保护性肌痉挛，甚至肌肉挛缩、失去弹性。③脊柱先天发育异常、脊柱畸形，易造成脊柱周围肌肉肌力不平衡，继发软组织劳损疼痛。④年龄因素和局部受寒冷刺激，也是发病的重要因素。尽管病因及疼痛部位不同，但病理表现基本一致，软组织表现为无菌性炎症，有充血、水肿、渗出，随后组织变性、瘢痕形成、组织粘连，并可能刺激神经，引起疼痛。

【临床表现和诊断】　部分患者有长期腰部过度活动或急性腰扭伤史。腰部疼痛、酸胀感，稍活动或休息后症状可减轻，过度劳累又可加重，不能久坐或久立。天气变凉时症状复发或加重。部分患者腰部活动正常，叩击腰部疼痛减轻，一部分病人腰部活动困难，病变部位有压痛（图 60-6）。少数患者有下肢放射痛、直腿抬高试验阳性，但加强试验阴性。腰椎 X 线片多属正常；少数可见腰椎骨质增生、生理前凸消失、腰椎侧弯、腰骶椎先天畸形等改变。

根据临床表现和 X 线改变多可诊断。少数病人应与各种内脏疾病引起的反射性腰痛相鉴别、同时要与腰椎间盘突出症、腰椎管狭窄症相鉴别。

【治疗】　各种非手术疗法都可选用，尤其要加强腰背肌的锻炼。对少数非手术治疗无效、症状严重者，可行小针刀治疗，行椎管外软组织松解术。

慢性腰部劳损要积极预防，及时治愈急性腰损伤，在学习、生活、工作中要防止或纠正不良的姿势，要劳逸结合，经常锻炼，提高全身的抵抗力和腰背部肌肉对外部负荷的承受力。

四、腰椎间盘突出症

腰椎间盘突出症是指因椎间盘退行性变，纤维环变性或破裂，髓核从纤维环薄弱处突出，刺激或压迫神经根、马尾神经，而引起的一系列症状和体征。是腰腿痛最常见原因。90%以上发生在 $L_{4\sim5}$、L_5S_1 椎间隙。

【病因和病理】　腰椎间盘突出症发生在椎间盘退变的基础上。正常的椎间盘具有良好的弹性和韧性，可承受强大的负荷而无损伤。青壮年时椎间盘即可出现退变。椎间盘血供较少，随着年龄增大，髓核含水量逐渐减少，弹性变差，纤维环长期经受外力变得薄弱。腰部急、慢性损伤如弯腰负荷时，髓核向后移动，纤维环后外侧没有后纵韧带的支持，受到强大挤压而发生不完全或完全破裂，髓核于是从此薄弱区突出，刺激或压迫神经根，向后正中突出压迫马尾神经。下腰椎是脊柱和骨盆移行区，承受负荷大，活动范围大，故 $L_{4\sim5}$、L_5S_1 发生椎间盘突出较多，少数见于 $L_{3\sim4}$ 或两个椎间盘同时突出。根据腰椎间盘突出方向的不同，临床上分为三型：

1. 后外侧突出型　椎间盘突出偏向后外，位于神经根内侧或前方，常从内前方或前方压迫相应神经根，此型最多见。

2. 中央突出型　椎间盘向后正中突出，对两侧神经根和马尾神经产生压迫。

3. 外侧突出型　椎间盘于神经根外侧及小关节处突出，压迫同侧相应一条或两条神经根。

腰椎间盘突出的基本病理变化：

1. 膨出　纤维环部分破裂，但表层完整髓核因压力而向椎管膨胀。

2. 突出　纤维环完全破裂，髓核突向椎管，仅有后纵韧带或一层纤维膜覆盖。

3. 脱垂游离　破裂突出的椎间盘组织或碎块脱落进入椎管内或完全游离。

4. Schlmorl 结节及经骨突出　Schlmorl 结节是指髓核向上或向下穿过软骨板垂直突入

椎体内；经骨突出指髓核沿椎体软骨板和椎体之间的血管通道向前方突出，在椎体前沿形成游离骨块。这两种情况临床上仅出现腰痛，可无神经根症状，不需手术治疗。

椎间盘突出后，神经根受到压迫，局部可出现充血、水肿、变性，甚至与其周围组织发生粘连，表现有不同程度的神经损害症状；突出的椎间盘可出现机化、钙化或骨化。

【临床表现和诊断】 腰间盘突出症多发于 20～50 岁患者，男女之比约为 4～6：1，多数有腰部急性或慢性损伤史。老年人发病较少。

(一) 症状

1. 腰痛伴坐骨神经痛　这是腰椎间盘突出症的主要症状，椎间盘突出，刺激外层纤维环及后纵韧带中的窦椎神经而出现下腰部疼痛。常为椎间盘突出的首发症状，并可反复发作，急性损伤后慢性腰痛可突然加重。坐骨神经痛多为单侧，少数可为双侧。常与腰痛并存，也可先有腰痛或先有腿痛，或者腰痛腿痛交替发生，最后可能只出现腿痛。典型的坐骨神经痛是从下腰部向臀部、大腿后侧、小腿外侧至足前外侧的放射痛，有时伴有皮肤发凉或麻木感。咳嗽、打喷嚏等使腹内压升高时，或者弯腰、屈髋伸膝等使坐骨神经受牵位时，都可使疼痛加重。病程较长者，患肢无力，行走不便，甚至出现跛行。

2. 马尾神经受压　中央突出型可压迫马尾神经，出现大、小便障碍，鞍区发凉或麻木感。

(二) 体征

1. 腰椎侧弯畸形　可代偿性缓解神经根受压而减轻疼痛。

2. 腰椎前屈活动受限。

3. 压痛　患考俯卧，在相应的棘突间或棘突旁有深压痛，并可有下肢放射痛。

4. 患肢直腿抬高试验和加强试验阳性　这是腰椎间盘突出症的主要体征，患者仰卧，伸膝，患肢被动抬高，小于 70°即出现患肢疼痛为阳性。在直腿抬高试验阳性时，逐渐降低患肢高度，肢体疼痛减轻并消失，再被动背屈踝关节，又出现肢体疼痛即为加强试验阳性。

5. 感觉、肌张力、肌力、腱反射改变　早期感觉过敏，后期感觉减退；肌张力减弱，肌力降低，甚至肌肉萎缩。腱反射减弱或消失。$L_{3\sim4}$ 椎间盘突出时，L_4 神经根受刺激，小腿前内侧感觉减退，出现股四头肌萎缩，伸膝力弱，膝反射减弱；$L_{4\sim5}$ 椎间盘突出时，L_5 神经根受损，感觉异常在小腿前外侧、足背内侧，拇趾背伸肌力减弱；L_5S_1 椎间盘突出时，S_1 神经根受损，感觉异常在小腿后外侧、足外侧，趾及足跖屈无力，跟腱反射减弱或消失。中央型椎间盘突出时，可出现骶尾部、会阴部发凉感或麻木感，膀胱及肛门括约肌麻痹，肛反射减弱，甚至大小便失禁。

(三) 影像学检查

腰椎 X 线片：可表现为腰椎变直或侧凸，相应椎间隙变窄，椎体骨质增生。根据 X 线片可间接推理、分析腰椎间盘突出的部位，而不能直接反映椎间盘突出。

CT 可显示椎管形态、黄韧带是否增厚或钙化、椎间盘突出的方向、大小、有无钙化及椎体和小关节增生的情况，对本病诊断意义很大，目前作为常规采用。

MRI 可了解各腰椎间盘是否变性，在矢状面可观察椎间盘突出的程度和部位，并了解椎管内有无其他病变，但价格较高，患者承受能力有限。

【鉴别诊断】 本病要与下列疾病鉴别：

(一) 腰部软组织损伤

可有腰部扭伤史，以腰痛为主，压痛部位主要为腰部肌肉组织。少数病人直腿抬高试验可呈现阳性，但加强试验阴性。休息、按摩、理疗或压痛区封闭治疗后，疼痛可迅速缓解或消失。

（二）腰椎椎管狭窄症

有间歇性跛行，主诉症状多而阳性体征少，腰椎后伸受限。可有多根神经根受损的症状。常需借助椎管造影、CT或MRI来明确诊断。

（三）马尾肿瘤

持续性疼痛，渐进性加重，夜间疼痛较重，卧床休息、牵引、按摩理疗等治疗无效，可出现下肢肌力、肌张力减弱、感觉减退、大小便功能障碍，稍活动后可有所缓解；脊柱无侧凸畸形，局部无压痛点；脑脊液检查蛋白增加，脊髓造影有阻塞，CT及MRI检查可显示肿瘤部位及大小，尤其要与中央型椎间盘突出相鉴别。

（四）腰椎结核

腰痛呈持续性，有低热、盗汗，部分患者有髂腹部或后腰部冷脓肿，血沉快。X线片腰椎间隙变窄、椎体骨质破坏、椎旁冷脓肿阴影。CT及MRI检查可进一步观察到椎体骨质破坏、冷脓肿及椎管受压变窄情况。

腰椎间盘突出症还需与腰椎肿瘤、椎弓根峡部不连与脊椎滑脱症、第3腰椎横突综合征、梨状肌综合征、盆腔疾病等相鉴别。

【治疗】

（一）卧硬板床休息

可减轻体重对椎间盘的压力，使肌肉松弛，循环改善，炎症和水肿消退。卧床期间可轻度屈髋、屈膝位仰卧或侧卧，直至症状明显缓解。急性期卧床至少3周。疼痛缓解后，可佩戴腰围或支具下床活动，尽量避免弯腰活动。

（二）骨盆牵引

可使前、后纵韧带及纤维环拉伸，椎间隙增宽，椎间盘内压减轻，突出的髓核回缩，对神经根的刺激和压迫减轻，神经根淤血、水肿消退，随即疼痛缓解。病人仰卧于硬板床，胸背带及骨盆带上下分别固定，反向水平牵引（见图60-5）。重量10～20kg，每日1～2次，每次半小时至两小时。高血压病、心脏病患者及孕妇禁用。也可采用多功能三维电脑牵引，可根据具体情况调整牵引重量和力线，操作简便，但牵引力量不能太大。若牵引无效，就应改变治疗方案，不能继续无效牵引，否则，引起新的并发症。

（三）理疗、按摩

可改善局部血液循环，使腰肌痉挛松弛，椎间盘的压力降低，部分病人症状明显改善。

（四）硬膜外神经根封闭

硬膜外注射皮质类固醇药，可抑制炎性反应，使神经水肿消退，疼痛缓解。

（五）髓核化学溶解法

在C臂X线机透视定位下，穿针直达突出的椎间盘，将胶原酶注入到椎间盘内或硬脊膜与突出的髓核之间，胶原酶选择性溶解髓核和纤维环的胶原成分，而不损害神经根，使突出的髓核缩小，椎间盘内压力降低，从而减轻对神经根的刺激和压迫，使症状缓解。注入此酶时要防止过敏反应。

（六）经皮穿刺椎间盘髓核切吸术

通过C臂X线机透视定位下，将特殊器械直接进入到椎间隙，把部分髓核组织切吸出来，显著降低椎间盘内压，使突出的椎间盘部分回缩，进而缓解或消除其对神经根及周围痛觉感受器的压迫和刺激，使疼痛减轻。

（七）椎间盘镜髓核摘除术

创伤小，视野清晰，定位准确，操作安全，术后康复快，但设备较贵，医院开展有限。

（八）经皮激光椎间盘减压术（PLDD）

激光使突出髓核气化缩小，使椎间盘内压降低，从而解除对神经根的压迫和刺激，使疼痛缓解。

（九）手术治疗

凡是确诊的腰椎间患者，经3个月以上的严格非手术治疗无效，反复发作，症状较重，影响生活和工作者；腰椎间盘突出症，压迫马尾合并大小便障碍，肌肉瘫痪，甚至截瘫者；突发腰椎间盘突出症，CT显示大块髓核脱出，根性痛剧烈无缓解并持续性加重者；腰椎间盘突出症合并椎管狭窄，非手术治疗无效者都是手术适应证。手术治疗有可能发生椎间隙感染、神经根损伤、硬脊膜损伤、马尾损伤、髓核残留以及术后粘连复发等并发症，故应严格掌握手术指征，提高手术技巧。

五、腰椎椎管狭窄症

腰椎椎管狭窄症是指腰椎管内因结构异常，椎管内径变小，导致一个或多个平面管腔狭窄，压迫马尾或神经根引起间歇性跛行，臀部、下肢疼痛，小腿无力及感觉障碍等综合征。本病是腰腿痛常见原因之一。腰椎椎管狭窄症发病有先天因素和后天因素，其机制和病理等目前还不十分清楚。近年来对其认识加深，临床比较重视，其发病率有升高趋势。

【病因和分类】

（一）先天性（发育性）**腰椎椎管狭窄症**

较少见，包括：①先天性小椎管；②软骨发育不全症；③先天性脊椎裂。

（二）后天性（继发性）**腰椎椎管狭窄症**

①退行性：椎间盘退变及向后膨出、椎体后缘及椎弓的骨质增生、小关节肥大与内聚、硬脊膜外血管异常及脂肪炎性水肿；②损伤性：腰椎骨折、脱位后，移位的骨块与新生骨可造成椎管狭窄；③医源性：后路脊柱融合术后形成的骨痂、椎板切除或腰椎间盘突出行注射疗法后的粘连与形成的瘢痕；④脊椎滑脱：先天或后天所致的脊椎峡部不连，继发脊椎滑脱。

（三）混合性腰椎椎管狭窄症

上述先天和后天两种因素并存，临床上较常见。

【临床表现和诊断】 间歇性跛行，步行数十米或数百米即产生腰腿痛，休息或下蹲后症状立即缓解或消失，继续步行再次出现上述症状。下腰部、骶尾部、臀部疼痛，单侧或双侧，长期反复发作，可向下肢放射。症状的轻重常与体位有关。直立、行走、后伸腰时症状加重，向前弯腰、下蹲、坐位及睡平时症状减轻，骑自行车不受影响。部分病人可有排尿不畅、男性性功能障碍及会阴部感觉异常。检查见下腰椎棘突旁有压痛，腰部后伸时，因椎管内有效间隙减小而疼痛加剧，使腰部后伸受限。直腿抬高试验可呈阳性。小腿外侧及足背感觉异常，胫前肌、拇伸肌、趾伸肌肌力减弱。膝腱反射和跟腱反射异常，少数病人下肢肌肉轻度萎缩。

根据临床表现，结合腰椎X线片、CT扫描及椎管造影容易诊断。鉴别诊断主要应注意同时存在的腰椎间盘突出症、马尾肿瘤、腰椎滑脱症及血管性间歇性跛行。

【治疗】

（一）非手术治疗

疼痛严重时卧床休息，缓解后下地行走锻炼，增加腰背肌练习，腰围固定保护，减少重体力劳动，骨盆牵引，腹肌锻炼，理疗按摩，腰围保护及适当的抗炎药物应用等。多数病人经非手术治疗后，症状都能缓解

（二）手术治疗

保守治疗无效，影响日常生活和工作，有较重的神经功能障碍，特别是马尾神经功能障碍，影响日常生活和工作；长期非手术治疗无效，症状严重者；多数混合性椎管狭窄症。手术要求解除对硬脊膜及神经根的压迫。狭窄节段开窗或多节段开窗减压术、减压加融合术、脊柱融合术三类手术可用于治疗不同病情的病人。操作包括椎板切除、肥厚黄韧带切除、上关节突部分切除、神经根管扩大及神经粘连松解等。

六、梨状肌综合征

是坐骨神经在臀部受到梨状肌卡压的一种综合征，是引起坐骨神经痛的原因之一。梨状肌起于骶骨前面、经坐骨大孔向外，止于股骨大转子内后上方，属髋关节外旋肌。梨状肌将坐骨大孔分为上、下孔，坐骨神经从梨状肌下缘出骨盆（图60-7）。

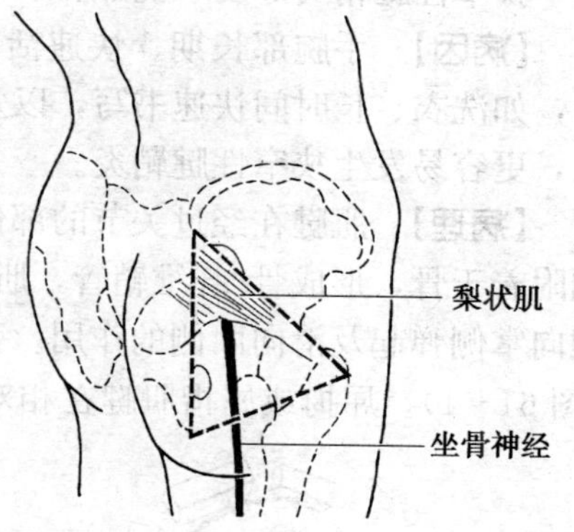

图60-7　梨状肌解剖示意图

【病因和病理】　臀部急、慢性损伤出血、粘连、瘢痕形成是引起本病常见的原因。病理变化有梨状肌的充血、水肿、痉挛、肥厚等。坐骨大孔由骨和韧带围成，伸展性很小，坐骨神经盆腔口段易受到刺激与压迫。另一方面臀部其他肌、筋膜病变造成组织内压增高时，同样可缩小坐骨神经盆腔出口的有效空隙，坐骨神经也易受到刺激与压迫。

【临床表现和诊断】　臀部及大腿后侧疼痛，可向小腿放射，偶有小腿外侧麻木。行走着力，臀腿疼痛加重。检查沿骶髂关节、坐骨切迹及坐骨神经走行的压痛点，以坐骨大孔区疼痛明显。俯卧位放松臀部时，可在臀中部触到横条较硬或隆起的梨状肌。局限性压痛明显，梨状肌紧张试验（髋关节内旋试验）：被动内旋髋关节，可诱发坐骨神经痛。直腿抬高试验60°以前疼痛明显，超过后疼痛反而减轻。腰椎X线片及椎管造影等检查一般无异常。本病应与腰椎间盘突出症、腰椎椎管狭窄症、腰臀部其他软组织慢性劳损相鉴别。

【治疗】　急性期卧床休息，可缓解疼痛；局部手法推拿、理疗或梨状肌封闭等，可缓解梨状肌痉挛及粘连等。诊断明确，经非手术治疗无效，症状严重者，可行坐骨神经骨盆出口段松解术及梨状肌切断。

（郑之和）

第六十一章

运动系统慢性损伤

运动系统慢性损伤是临床常见病损。运动系统的各种组织，经过长期、持续、反复、不恰当的活动，和一定的内在因素影响，可以发生慢性损伤。下面介绍几种常见的运动系统慢性损伤。

第一节　狭窄性腱鞘炎

狭窄性腱鞘炎好发于腕部和手指。临床上桡骨茎突狭窄性腱鞘炎最常见。

【病因】 手腕部长期、快速活动；比如织毛衣、演奏管弦乐器、打字；或手指长期用力，如洗衣、长时间快速书写，以及电脑操作均可引起本病。如果是产后、风湿或类风湿病人，更容易发生狭窄性腱鞘炎。

【病理】 肌腱在经过关节的部位都有骨纤维鞘管。鞘管内层为滑膜，外层为纤维鞘，两侧附着于骨，形成骨-纤维鞘管，肌腱在骨纤维鞘管内滑动。关节运动时，鞘管起到防止肌腱向掌侧弹起及滑向两侧的作用。弹射力最大的部位，鞘管壁增厚，形成韧带，起滑车作用（图 61-1）。屈拇或屈指肌腱在相对较窄而无弹性的骨-纤维鞘管内长时间、快速、用力的

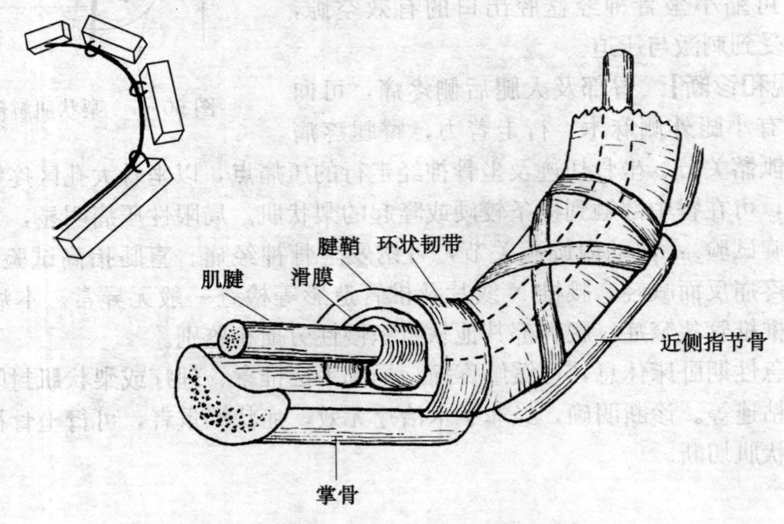

图 61-1　屈指肌腱的骨-纤维隧道示意图

手指活动中，与纤维鞘管增厚形成的环状韧带强烈摩擦而引起慢性损伤。肌腱和腱鞘发生水肿、变性、肉芽组织增生、肌腱和腱鞘粘连。腱鞘水肿、增生导致骨纤维鞘管狭窄，水肿、增生的肌腱受到压迫，形成葫芦形肿大，肌腱滑动受到阻碍。用力屈伸手指，葫芦状膨大部分在环状韧带处强行通过，即发生弹拨动作及响声。弹响发生在手指时称弹响指，发生在拇指时叫弹响拇。

狭窄性腱鞘炎常发生于桡骨茎突，该鞘外面覆有腕横韧带，内侧为桡骨茎突部之纵行窄沟，拇长展肌和拇短伸肌在内行走，管腔较窄而且无弹性，肌腱反复牵拉并摩擦，从而发生腱鞘炎。此外腱鞘与出鞘后的肌腱构成一定的角度，当腕关节及拇指活动时，角度增大、摩擦力随之增大，也是发生腱鞘炎的一个因素。除手与腕部容易产生腱鞘炎外，肱二头肌长头腱鞘，指总伸肌腱鞘，腓骨长、短肌腱鞘，胫前肌、胫后肌腱鞘也可以发生腱鞘炎。

【临床表现】

（一）桡骨茎突狭窄性腱鞘炎

起病缓慢，腕关节桡侧疼痛，可放射至手或肩臂，提重物时疼痛加重，拇指活动受限。双侧比较，可见患侧桡骨茎突略微肿胀，在局部可触及小的痛性结节。握拳尺屈试验（Eichoff－Finkelstein test）阳性。方法：拇指屈于掌心，然后握拳，轻轻将腕尺偏，桡骨茎突部产生剧痛者为阳性。

（二）屈指肌腱狭窄性腱鞘炎

起病缓慢。起初晨起患指发僵，局部疼痛，活动后减轻，进一步发展，疼痛加重，手指伸屈时有弹响声或弹响感。最后，患指可出现闭锁，即被动屈伸手指出现扳机样动作，活动明显受限。

【治疗】

1. 醋酸泼尼松龙鞘内注射有很好疗效，但注射部位一定要准确，注入皮下无效，注入桡动脉浅支，会引起桡侧 3 个手指血管痉挛或指端坏死。注射治疗期间必须结合预防，局部适当制动，以避免复发。

2. 对于非手术治疗无效者，可在局麻或臂丛麻醉下，纵形切开狭窄部分，松解粘连，直到关节屈伸无障碍，肌腱正常滑动为止（有关手术内容请参见本章所附）。

第二节 腱鞘囊肿

腱鞘囊肿是关节或腱鞘内的滑液增多形成的囊性包块，好发于腕部和足背部。慢性损伤和结缔组织退行性变可能是发病的重要原因。囊内为无色透明胶状物，囊壁为致密的纤维组织，壁内衬有滑膜细胞。

【临床表现】 青少年及中年都可发病，囊肿生长缓慢，一般无疼痛，呈半球形，直径约 0.5～2.5cm。囊肿表面光滑，皮色正常，与皮肤无粘连，基底固定，与橡皮硬度相当。

【治疗】

1. 挤压法　适用于患病初期，可用双手拇指挤压使囊肿破裂，具体方法是使囊肿处于张力较大的部位，比如腕背侧腱鞘囊肿应置于屈腕位，以便挤压，囊肿破裂后，每天坚持局部按摩 15 分钟，共 1 周，使其中的粘液消散，防止复发。

2. 囊内注药　首先用注射器抽尽囊内容物，然后向囊内注入泼尼松龙 25mg，加压包扎，无效者，1周后重复注射。

3. 手术治疗　适用于非手术治疗无效者。手术过程中将整个囊肿剥离，显露囊肿基底和关节囊，将囊肿壁彻底切除，对周围正常关节囊给予修整。

第三节　肱骨外上髁炎

伸肌总腱附着于肱骨外上髁，前臂不断用力旋转、伸腕运动，可产生慢性损伤，引起无菌性炎性反应，早年发现于网球运动员，故亦称网球肘。

【病因】 经常用手、腕劳动或工作的职业，如网球和乒乓球运动员、家庭妇女、钳工、木工易得此病。肱骨外上踝是伸肌总腱起点附着处，前臂旋前旋后、握拳、屈伸腕部都将对伸肌总腱产生应力，如果持续产生应力则导致肱骨外上髁慢性损伤。

【病理】 肱骨外上髁炎的基本病理变化是慢性损伤性炎症。伸肌总腱起点处有肉眼可见的或显微镜下可见的撕裂，在肌腱纤维内有退行性变。镜下可见炎症细胞浸润，散在的小的钙化灶，瘢痕组织以及边缘区有囊性变，有些病例可见纤维素样退变。

【临床表现】 肘关节外侧疼痛，向前臂桡侧放射，用力握拳、伸腕时加重导致不能持物，特别严重者做绞干毛巾、扫地等生活动作也感困难。查体时，在肱骨外上髁至桡骨小头范围内有非常局限的压痛点。前臂伸肌腱牵拉试验（Mills 试验）阳性：伸肘、握拳、屈腕，然后前臂旋前，肘外侧部出现疼痛者为阳性。

【治疗】

1. 限制腕关节的活动，特别是握拳、伸腕动作。

2. 压痛点局部封闭可以获得很好效果。

3. 经保守治疗症状无明显改善，或反复发作者可考虑手术治疗，施行伸肌总腱起点剥离松解术或卡压神经血管术切除结扎术。

第四节　滑　囊　炎

滑囊存在于骨骼隆突与皮肤、肌与肌腱、肌腱与肌腱之间，是结缔组织中的囊状间隙，其外层为致密结缔组织，内壁为滑膜，平时囊内仅有少许滑液。凡摩擦频繁或压力较大之处都有滑囊存在，起缓冲代偿作用。滑囊分成两类：一类是正常人皆有的恒定滑囊；另一类称为不定滑囊或附加滑囊，是在后天因素，如脊柱后突畸形的棘突表面、皮下埋藏的内固定物尾端等，因局部摩擦增加形成。滑囊通常不与关节相通。损伤、感染、类风湿、痛风以及化学性刺激都可以引起滑囊炎。本节只介绍损伤性滑囊炎。

【病理】 急性损伤引起的滑囊炎较少见，通常为急性外伤所致，滑囊内有急性炎性血性液。慢性损伤引起的滑囊炎临床较为多见。长期压迫、反复摩擦使滑囊内层滑膜水肿、充血、增厚呈绒毛状；滑液增多，充盈滑囊；囊壁增厚或纤维化。

【临床表现和诊断】 急性损伤导致的滑囊炎可有明显的外伤史，伤后局部肿痛，滑囊穿刺可抽出血性液。而慢性损伤引起者通常无明显外伤史，逐渐发现关节附近或骨突出部有圆或椭圆形肿块，疼痛不明显。如瘦弱老年妇女久坐硬凳引起的坐骨结节滑囊炎。髌前滑囊炎位置浅在，界线清楚有波动感，坐骨结节滑囊炎位于深部，不易触到波动，易误诊为实质性肿瘤。滑囊炎合并感染时，局部红肿热痛明显，穿刺有脓性液。

【鉴别诊断】

1. 结核性滑囊炎　发生于滑囊或者继发于邻近的骨结核病灶，病程缓慢。穿刺可抽出清淡脓液或干酪样物。X线片可见相邻骨质破坏。

2. 类风湿滑囊炎　常见于足跟部滑囊，多伴有类风湿性关节炎。

【治疗】　多采用非手术治疗，注射器抽吸净滑囊内的积液，然后注入醋酸泼尼松龙25mg，局部加压包扎。对于复发或较大的滑囊，则应手术切除囊肿。

第五节　骨软骨病

骨软骨病又称骨软骨炎、骨骺缺血性坏死，由于骨骺在发育过程中缺血而导致的疾病。基本病理是骨内压增高及静脉回流障碍导致骨骺缺血坏死。大多数发生于骨骺生长活跃期(3～16岁)，男多于女，下肢多于上肢，单侧发病者居多。全身许多骨骺可罹患此病，最多见的是股骨头、胫骨结节等部位。

一、股骨头骨软骨病

本病又称扁平髋、股骨头骨骺缺血坏死、股骨头骨骺无菌性坏死、Legg－Calve－Perthes病等。多发生于3～10岁儿童，男孩多于女孩，单侧多于双侧，一般无家族史。

【临床表现】　起病缓慢，从发病到病变静止约两年左右，开始是轻度跛行伴乏力，髋部、大腿或膝部酸痛不适和僵硬感，间歇性，活动和过度劳累后较明显，休息后减轻。继而病变发展，跛行加重，患髋疼痛，可放射至膝和腰部，患肢缩短，股内收肌和髂腰肌痉挛，髋关节屈曲内收畸形，外展、内旋受限。晚期症状缓解，大腿和臀肌萎缩，患髋关节外展和旋转受限，Thomas征阳性。部分患儿成年后有骨性关节炎表现。

X线检查：早期关节间隙增宽，骺线加宽，股骨颈上端有不规则骨质疏松；遂后骨股头骨质致密，变扁平，骨骺碎裂；最后疏松区重新钙化，骨骺碎块重新融合。病变静止后可见股骨头扁平、宽大、半脱位；股骨颈短而粗，髋臼也有相应的改变。

放射性核素骨显像：用计算机对骨显像进行定量分析，患侧与健侧放射量的比值小于0.6则为异常，其早期诊断准确率大于90％。

【诊断与鉴别诊断】　儿童跛行伴髋、膝疼痛，无全身症状，结合X线检查，放射性核素骨显像，诊断多无困难。但早期X线特征尚不明显，需要和髋关节结核进行鉴别，髋关节结核有关节僵直，血沉增快，髋臼破坏。

【治疗】　本病常能自愈，但病变易造成的股骨头、颈和髋臼的畸形可以引起骨关节病及关节功能障碍。因此保持一个理想的解剖学和生物力学环境，预防血供重建期和愈合期中股骨头的变形为治疗本病的主要目的。

（一）非手术疗法

早期应卧床外展牵引，以解除肌肉痉挛，减轻股骨头受压并达到股骨头被充分包容，此后，用外展支架保持两腿外展40°、轻度内旋位。白天带架扶持行走，夜间拆去支架，但双下肢仍需保持外展内旋位。每3～4个月复查X线片，了解病变情况，至坏死骨骺完全重建，方可拆去支架，约1～2年。

(二) 手术疗法

一般认为，非手术治疗不理想时，可采用髋关节滑膜切除术、软组织松解术、股骨头骨骺钻孔减压血管束置入以及骨盆或股骨近端截骨术等。

二、胫骨结节骨软骨炎

本病又称胫骨结节骨骺炎、胫骨结节骨骺缺血坏死或 Osgood - Schlatter 病。胫骨结节骨骺属于牵拉骨骺，其尖端有髌韧带止点附着。股四头肌产生的牵拉力通过髌骨和髌韧带，作用于胫骨结节骨骺，使之产生慢性损伤、血运障碍，继而坏死。

【临床表现】 本病好发于12～14岁好动的男孩，多为单侧，有近期参加跑、跳、球类等剧烈运动史。患侧胫骨结节逐渐肿大、疼痛、活动后可加重疼痛。双侧比较检查可发现患侧胫骨结节肿大、压痛明显。伸膝时疼痛加重。膝关节侧位X线片上可见胫骨结节骨骺密度增高。

【治疗】 本病属于自愈性疾病，18岁骨骺骨化后症状消失。轻者只要减少膝关节运动，症状即可缓解，重者，可辅以理疗或膝关节短期制动（长腿管型石膏固定）。

附：常见运动系统慢性损伤的门诊治疗

一、狭窄性腱鞘炎的门诊手术治疗

屈拇或屈指肌腱狭窄性腱鞘炎

【适应证】

1. 病程时间长，非手术治疗无效者；

2. 先天性拇长屈肌腱鞘狭窄；

【麻醉与体位】 局部浸润麻醉或臂丛阻滞麻醉。小儿宜选用全身麻醉。患者仰卧，患肢置于手术台上。

【手术步骤】

1. 指屈肌腱狭窄性腱鞘炎　在远侧掌横纹处做小横切口或L形切口，拇指切口在拇近侧横纹。

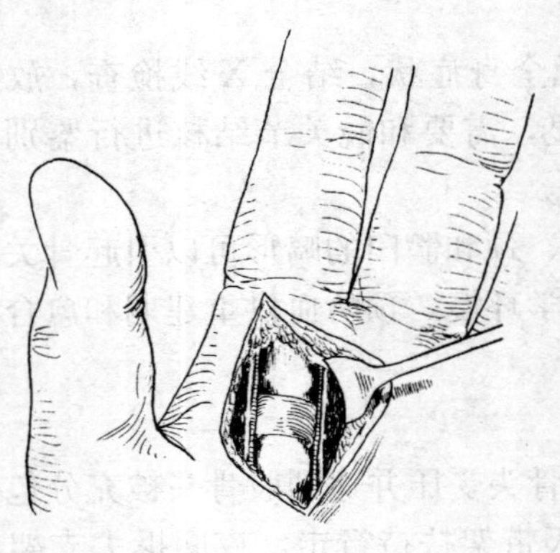

图 61-2　弹响指术中所见

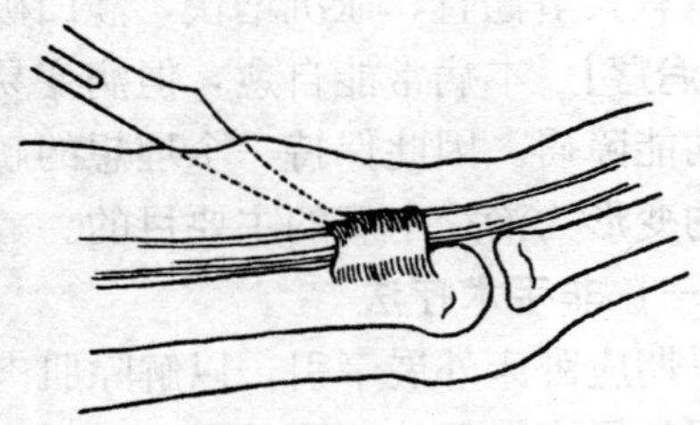

图 61-3　钩刀挑切环状韧带

2. 显露切断环状韧带　切开皮肤、用皮肤拉钩牵开皮下组织，钝性分离显露屈肌腱鞘及环状韧带，用血管钳从深面挑起环状韧带并切开，从而使屈指肌腱得到充分松解（图 61－2）。

3. 小切口小尖刀松解法　屈拇肌腱狭窄性腱鞘炎，沿拇指近侧指横纹做一小横切口；屈指肌腱狭窄性腱鞘炎，沿远侧掌横纹做一小横切口。用小尖刀插入环状韧带深面，挑切增厚的环状韧带，直至屈指肌腱活动自如（图 61－3）。

【注意事项】

1. 使狭窄的腱鞘得到充分松解。

2. 无损伤操作，避免损伤患指两侧的血管、神经。

【术后处理】

1. 鼓励患者术后立即屈伸患指。

2. 抬高患肢，术后 10～14 天拆线。

桡骨茎突狭窄性腱鞘炎

【适应证】　同屈指肌腱狭窄性腱鞘炎。

【麻醉与体位】　同屈指肌腱狭窄性腱鞘炎。

【手术步骤】

1. 做纵形切口　从桡骨茎突开始，向近侧切开皮肤、皮下组织，长约 2.5cm，也可以在桡骨茎突处做约 2cm 长的横切口（图 61－4）。

2. 暴露切开骨纤维鞘管　用小尖刀挑切环状韧带显露腕背韧带并切开，再行骨纤维鞘管全长切开，使拇长展肌及拇短伸肌与鞘管分离。

【注意事项】

1. 桡骨茎突骨纤维鞘管要充分打开，松解拇长展肌与拇短伸肌。

2. 切开鞘管时，勿损伤桡神经浅支（图 61－5）。

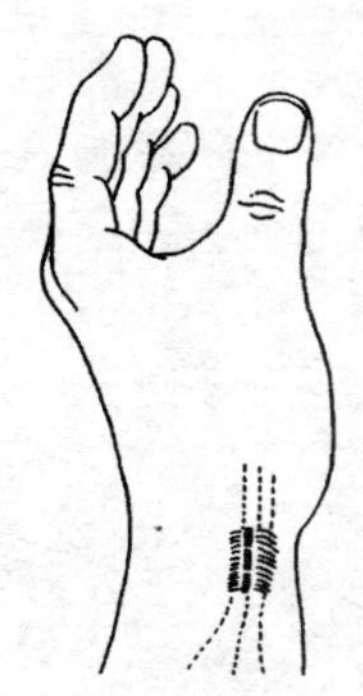

图 61－4　桡骨茎突狭窄性腱鞘炎手术切口

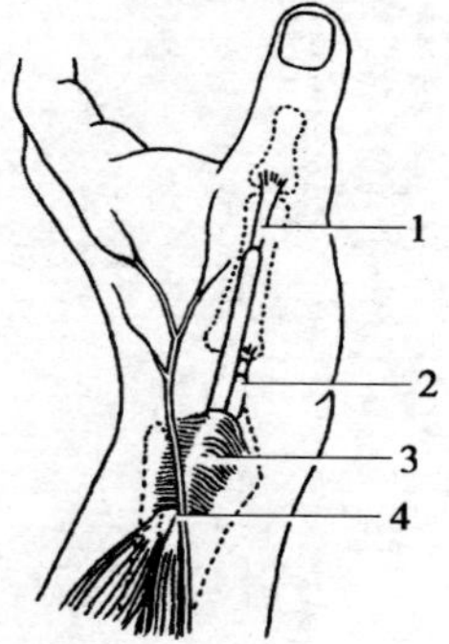

图 61－5　桡神经浅支解剖
1. 拇短伸肌腱；2. 拇长展肌腱鞘；3. 纤维鞘；4. 桡神经浅支

【术后处理】　同屈拇、屈指肌腱狭窄性腱鞘炎。

二、肱骨外上髁炎的封闭术

【适应证】　经休息、制动 2 周，并且服用阿司匹林等止痛消炎药无效者。

【操作步骤】

1. 找准部位　于肘关节外侧、肱骨外上髁往往能触及一个局限的压痛点，做好标记。

2. 药剂配制　醋酸泼尼松龙 25mg（1ml 和 1%利多卡因 2～4ml 混合）。

3. 局部封闭　以标记为中心，用 0.5%～1%碘伏消毒皮肤。抽吸 1%利多卡因 1ml，醋酸泼尼松龙 25mg，穿刺至骨膜，再略退出 0.2～0.4cm，回抽无血液后缓慢加压注射。抽出注射针头后，轻柔患处，使药液弥散。可收到很好效果。

【注意事项】

1. 严格无菌操作避免感染。

2. 治疗同时，需休息、制动。

3. 一般每隔 5～7 天封闭 1 次，共 1～3 次。

（郑之和）